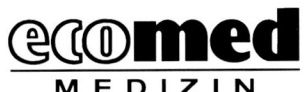

Ihr kostenloses E-Book
„Was gibt es Neues in der Chirurgie?" (Jahresband 2017)
exklusiv unter www.ecomed-storck.de/ebook-download

Mit dem Kauf dieses Buches erwerben Sie gleichzeitig ohne weitere Kosten das E-Book für unterwegs.

So erhalten Sie Ihr E-Book:

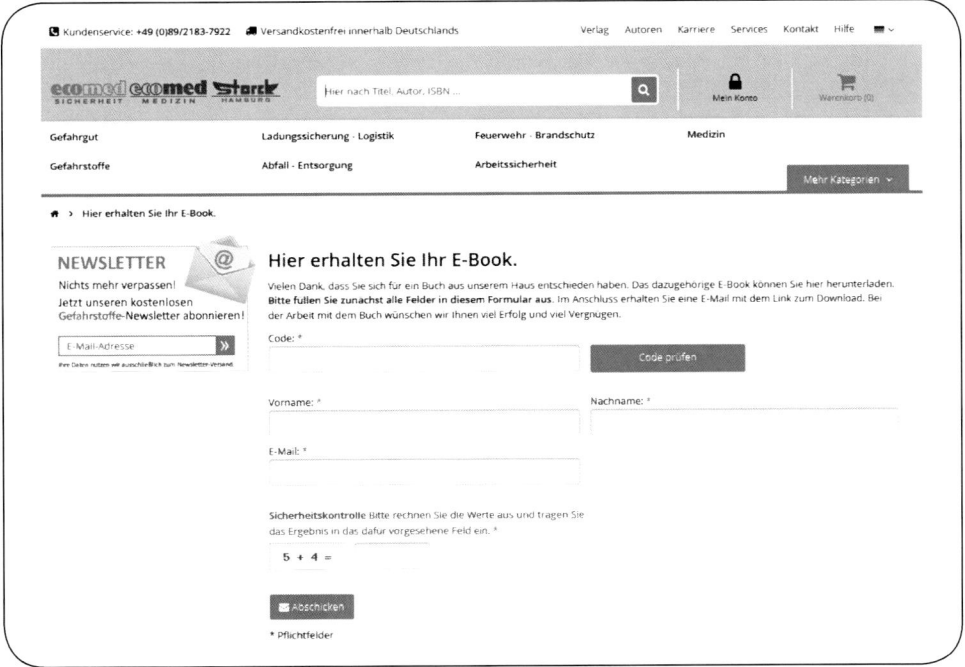

Unter **www.ecomed-storck.de/ebook-download** geben Sie den unten stehenden **freigerubbelten Code**, Ihren Namen und Vornamen sowie Ihre E-Mail-Adresse ein. Sie erhalten dann einen Download-Link und können das E-Book nach dem Herunterladen auf Ihrem Endgerät (Tablet, Laptop/PC, Smartphone) nutzen.

Code: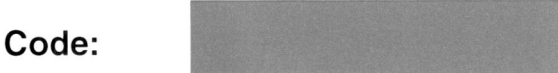

Für PC oder Notebook benötigen Sie einen epub-Reader. Laden Sie das E-Book auf Tablet oder Smartphone, brauchen Sie in der Regel keine weitere Software, da hier ein Reader (App iBooks) vorinstalliert ist. Bei Fragen informieren Sie sich bitte unter **www.ecomed-storck.de/FAQ/ebooks** oder kontaktieren Sie unsere Kundenbetreuung unter **kundenservice@ecomed-storck.de** oder telefonisch unter **089/2183-7922**.

Jähne ·
Königsrainer ·
Südkamp · Schröder

Was gibt es Neues in der Chirurgie?

Jahresband 2017

Jähne • Königsrainer • Südkamp • Schröder

Was gibt es Neues in der Chirurgie?

Berichte zur chirurgischen Weiter- und Fortbildung

In Zusammenarbeit mit

der DEUTSCHEN GESELLSCHAFT FÜR CHIRURGIE, den in ihr vertretenen Fachgesellschaften

und dem BERUFSVERBAND DER DEUTSCHEN CHIRURGEN

Jahresband 2017

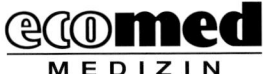

Bibliografische Informationen der Deutschen Nationalbibliothek

Die Deutsche Nationalbibliothek verzeichnet diese Publikation in der Deutschen Nationalbibliografie; detaillierte bibliografische Daten sind im Internet über <http://www.dnb.de> abrufbar.

Bei der Herstellung des Werkes haben wir uns zukunftsbewusst für umweltverträgliche und wiederverwertbare Materialien entschieden.

ISBN 978-3-609-76934-9

E-Mail: kundenservice@ecomed-storck.de
Telefon: 089/2183-7922
Telefax: 089/2183-7620

Jähne · Königsrainer · Südkamp · Schröder
Was gibt es Neues in der Chirurgie? Jahresband 2017
© 2017 ecomed MEDIZIN, eine Marke der ecomed-Storck GmbH, Landsberg am Lech

www.ecomed-storck.de

Dieses Werk, einschließlich aller seiner Teile, ist urheberrechtlich geschützt. Jede Verwertung außerhalb der engen Grenzen des Urheberrechtsgesetzes ist ohne Zustimmung des Verlages unzulässig und strafbar. Dies gilt insbesondere für Vervielfältigungen, Übersetzungen, Mikroverfilmungen und die Einspeicherung und Verarbeitung in elektronischen Systemen.

Satz: Fotosatz H. Buck, 84036 Kumhausen
Druck: Westermann Druck Zwickau, 08058 Zwickau

Vorwort

Wie in jedem Jahr legen wir Ihnen mit großer Freude den neuen Jahresband von „Was gibt es Neues in der Chirurgie?" vor. Auch in diesem Jahr waren wir sehr bestrebt, Ihnen die aktuellsten Aspekte aus den chirurgischen Fachdisziplinen zu präsentieren. So haben wir erstmals für das Gebiet der Viszeralchirurgie die roboterassistierte Chirurgie aufgenommen. Ursprünglich eingeführt in der Urologie, zeichnet sich gegenwärtig eine erhebliche Entwicklung der Roboterchirurgie auch in der Viszeralchirurgie ab, wobei bis dato allerdings der eindeutige klinische Vorteil gegenüber den laparoskopischen Operationsverfahren (noch) nicht erbracht ist. Sicherlich werden wir in den nächsten Jahren wiederholt dieses Thema aufgreifen, um die weitere Entwicklung auch vor dem Hintergrund eines sich erweiternden Anbieterfeldes auf dem Gebiet der robotergestützten Chirurgie zu verfolgen.

Als Herausgeber freuen wir uns in diesem Jahr besonders auch darüber, dass wir wiederum aktuelle Themen aus den chirurgischen Subspezialitäten wie Thoraxchirurgie und Kinderchirurgie präsentieren können. An dieser Stelle möchten wir daher allen Fachgesellschaften, die innerhalb der DGCH und auch des BDC repräsentiert sind, ausdrücklich danken, dass sie uns wiederum sowohl mit Themen als auch mit Autoren kompetent und zuverlässig unterstützt haben.

Bei dem übergreifenden Themenblock möchten wir in diesem Jahr besonders auf die berufsbedingten Erkrankungen des Chirurgen hinweisen. Gerade seit Einführung der laparoskopischen Chirurgie sind zum Teil doch erhebliche körperliche Fehlbelastungen bei Chirurgen aufgetreten, sodass es uns sinnvoll erschien, im Rahmen des diesjährigen Jahresbandes dieses Thema erstmals aufzugreifen. Insgesamt hoffen wir, dass es uns auch im Jahr 2017 gelungen ist, Ihnen, sehr geehrte Leserinnen und Leser, eine hoch aktuelle und umfassende Darstellung geliefert zu haben.

Als Herausgeber sind wir dem ecomed-Verlag, vertreten durch Frau Dr. Alexandra Herold sowie Frau Kerstin Weigel, zu besonderem Dank verpflichtet, da sie uns nicht nur als Herausgeber unterstützen, sondern auch den Autorinnen und Autoren jederzeit mit Rat und Tat zur Seite stehen. Ganz besonders möchten wir natürlich den Autorinnen und Autoren sowie den Koautoren danken, dass sie auch in diesem Jahr das Periodikum „Was gibt es Neues in der Chirurgie?" mit Leben gefüllt haben. Als Herausgeber, die jeden Artikel redigieren, ist es auch für uns immer wieder sehr interessant und spannend, die aktuellen Zusammenfassungen aus den Fachbereichen zu lesen, mit denen wir nicht in unserer täglichen Arbeit konfrontiert sind. Daher nochmals ein herzliches Dankeschön an alle Autorinnen und Autoren.

Ihnen als Leser wünschen wir nun viel Vergnügen und hoffentlich einen chirurgisch-wissenschaftlichen Zugewinn durch „Was gibt es Neues in der Chirurgie?". Wie immer freuen wir uns über Kritik und mögliche Verbesserungswünsche, wobei wir Sie auf die E-Mail-Adresse kundenservice@ecomed-storck.de verweisen dürfen.

Mit freundlichen kollegialen Grüßen

Joachim Jähne, Hannover

Alfred Königsrainer, Tübingen

Norbert Südkamp, Freiburg

Wolfgang Schröder, Köln

Vorwort

Herausgeber- und Autorenverzeichnis

Herausgeber

Prof. Dr. Joachim Jähne
Diakoniekrankenhaus Henriettenstiftung gGmbH
Klinik für Allgemein- und Viszeralchirurgie
Schwerpunkt für endokrine und onkologische
Chirurgie
Marienstr. 72–90
30171 Hannover

Prof. Dr. med. Alfred Königsrainer
Klinik für Allgemeine, Viszeral- und
Transplantationschirurgie
Universitätsklinikum Tübingen
Hoppe-Seyler-Str. 3
72076 Tübingen

Prof. Dr. med. Wolfgang Schröder
Klinik und Poliklinik für Allgemein-, Viszeral- und
Tumorchirurgie der Universität zu Köln
Kerpener Str. 62
50937 Köln

Prof. Dr. med. Norbert Südkamp
Klinik für Orthopädie und Unfallchirurgie
Universitätsklinikum Freiburg
Hugstetter Str. 55
79106 Freiburg i. Br.

Autoren

Dr. Jana I. Ahrend
Allgemein- und Viszeralchirurgie
Chirurgische Onkologie
Asklepios Klinik Barmbek
Rübenkamp 220
22291 Hamburg

PD Dr. med. Felix Aigner
Charité – Universitätsmedizin Berlin
Chirurgische Klinik
Campus Charité Mitte /
Campus Virchow-Klinikum
Augustenburger Platz 1
13353 Berlin

Dr. med. Annika Arsalan-Werner
Abteilung für Plastische, Hand- und
Rekonstruktive Chirurgie
Berufsgenossenschaftliche Unfallklinik
Frankfurt am Main
Friedberger Landstr. 430
60389 Frankfurt am Main

Dr. med. Heiko Aselmann
Universitätsklinikum Schleswig-Holstein
Campus Kiel
Klinik für Allgemein-, Viszeral-, Thorax-,
Transplantations- und Kinderchirurgie
Arnold-Heller-Str. 3
24105 Kiel

Dr. med. Fabian Bartsch
Klinik für Allgemein-, Viszeral- und
Transplantationschirurgie
Universitätsmedizin Mainz
Langenbeckstr. 1
55131 Mainz

Prof. Dr. med. Thomas Becker
Universitätsklinikum Schleswig-Holstein
Campus Kiel
Klinik für Allgemein-, Viszeral-, Thorax-,
Transplantations- und Kinderchirurgie
Arnold-Heller-Str. 3
24105 Kiel

Herausgeber- und Autorenverzeichnis

Dr. Jan Henrik Beckmann
Universitätsklinikum Schleswig-Holstein
Campus Kiel
Klinik für Allgemein-, Viszeral-, Thorax-,
Transplantations- und Kinderchirurgie
Arnold-Heller-Str. 3
24105 Kiel

Prof. Dr. med. Justus Beier
Plastisch- und Handchirurgische Klinik
Universitätsklinikum Erlangen
Krankenhausstr. 12
91054 Erlangen

Dr. med. Anja M. Boos
Plastisch- und Handchirurgische Klinik
Universitätsklinikum Erlangen
Krankenhausstr. 12
91054 Erlangen

Univ.-Prof. Dr. Christiane Bruns
Klinik und Poliklinik für Allgemein-, Viszeral- und
Tumorchirurgie der Universität zu Köln
Kerpener Str. 62
50937 Köln

Oliver Butzmann
Rechtsanwaltskanzlei Heberer & Kollegen
Paul-Hösch-Str. 25a
81243 München

J. Mauricio Ceron
Allgemein- und Viszeralchirurgie
Chirurgische Onkologie
Asklepios Klinik Barmbek
Rübenkamp 220
22291 Hamburg

Prof. Dr. med. Robert Cesnjevar
Kinderherzchirurgische Abteilung
Universitätsklinikum Erlangen
Loschgestr. 15
91054 Erlangen

Dr. med. Caroline Chmelar
Institut und Poliklinik für Arbeits-, Sozial- und
Umweltmedizin
Klinikum der Universität München
Ziemssenstr. 1
80336 München

Prof. Dr. med. Oliver Dewald
Klinik für Herzchirurgie
Universitätsklinikum Bonn
Sigmund-Freud-Str. 25
53127 Bonn

Dr. med. Wojciech Derwich
Universitätsklinikum Frankfurt
Goethe Universität
Klinik für Gefäß- und Endovascularchirurgie
Theodor-Stern-Kai 7
60590 Frankfurt am Main

PD Dr. med. Jens Dingemann
Kinderchirurgische Klinik
Medizinische Hochschule Hannover
Carl-Neuberg-Str. 1
30625 Hannover

Univ.-Prof. Dr. med. habil. Adrian Dragu, MHBA
Abteilung für Plastische und Handchirurgie
UniversitätsCentrum für Orthopädie und
Unfallchirurgie
Universitätsklinikum Dresden
Fetscherstr. 74
01307 Dresden

Prof. Dr. Jan-Hendrik Egberts
Universitätsklinikum Schleswig-Holstein
Campus Kiel
Klinik für Allgemein-, Viszeral-, Thorax-,
Transplantations- und Kinderchirurgie
Arnold-Heller-Str. 3
24105 Kiel

Dr. Manfred W. Elff
NIFE – Niedersächsisches Zentrum für
Biomedizintechnik/Implantatforschung
Stadtfelddamm 34
30625 Hannover

Herausgeber- und Autorenverzeichnis

PD Dr. med. habil. Martin Ellenrieder
Orthopädische Klinik und Poliklinik
Universitätsmedizin Rostock
Doberaner Str. 142
18057 Rostock

Prof. Dr. med. Christoph-Thomas Germer
Klinik für Allgemein-, Viszeral-, Gefäß und
Kinderchirurgie
Oberdürrbacher Str. 6
97080 Würzburg

Martin Goosmann
Orthopädische Klinik und Poliklinik
Universitätsmedizin Rostock
Doberaner Str. 142
18057 Rostock

Prof. Dr. med. Reinhart T. Grundmann
Deutsches Institut für Gefäßmedizinische
Gesundheitsforschung (DIGG)
der Deutschen Gesellschaft für Gefäßchirurgie
und Gefäßmedizin Berlin
In den Grüben 144
84489 Burghausen

Victoria S. A. Habbel
Allgemein- und Viszeralchirurgie
Chirurgische Onkologie
Asklepios Klinik Barmbek
Rübenkamp 220
22291 Hamburg

Prof. Dr. med. habil. Wolfgang H. Hartl
Klinik für Allgemein-, Viszeral-, Transplantations-
und Gefäßchirurgie
Klinikum der Universität München
Marchioninistr. 15
81377 München

Dr. jur. J. Heberer
Rechtsanwaltskanzlei Heberer & Kollegen
Paul-Hösch-Str. 25a
81243 München

PD Dr. Stefan Heinrich
Klinik für Allgemein-, Viszeral- und
Transplantationschirurgie
Universitätsmedizin Mainz
Langenbeckstr. 1
55131 Mainz

Alexander Hendricks
Universitätsklinikum Schleswig-Holstein
Campus Kiel
Klinik für Allgemein-, Viszeral-, Thorax-,
Transplantations- und Kinderchirurgie
Arnold-Heller-Str. 3
24105 Kiel

Maximilian Hessenauer
Universitätsklinikum Erlangen
Plastisch- und Handchirurgische Klinik
Friedrich Alexander Universität
Erlangen-Nürnberg FAU
Krankenhausstr. 12
91054 Erlangen

Prof. Dr. med. Christoph Hirche
BG Klinik Ludwigshafen
Klinik für Hand-, Plastische und Rekonstruktive
Chirurgie
Schwerbrandverletztenzentrum
Klinik für Plastische und Handchirurgie an der
Ruprecht-Karls-Universität zu Heidelberg
Ludwig-Guttmann-Str. 13
67071 Ludwigshafen

Univ.-Prof. Dr. Dr. h.c. Raymund E. Horch
Plastisch- und Handchirurgische Klinik
Universitätsklinik Erlangen
Krankenhausstr. 12
91054 Erlangen

Johannes Horter
BG Klinik Ludwigshafen
Klinik für Hand-, Plastische und Rekonstruktive
Chirurgie
Schwerbrandverletztenzentrum
Klinik für Plastische und Handchirurgie an der
Ruprecht-Karls-Universität zu Heidelberg
Ludwig-Guttmann-Str. 13
67071 Ludwigshafen

Dr. med. Philipp Horvath
Klinik für Allgemeine, Viszeral- und
Transplantationschirurgie
Universitätsklinikum Tübingen
Hoppe-Seyler-Str. 3
72076 Tübingen

Dr. Peter Hüttl
Rechtsanwaltskanzlei Heberer & Kollegen
Paul-Hösch-Str. 25a
81243 München

Oliver Jansen
Chirurgische Universitätsklinik und Poliklinik
Berufsgenossenschaftliches Universitätsklinikum
Bergmannsheil
Bürkle-de-la-Camp-Platz 1
44789 Bochum

Dr. Jan Niclas Kersebaum
Universitätsklinikum Schleswig-Holstein
Campus Kiel
Klinik für Allgemein-, Viszeral-, Thorax-,
Transplantations- und Kinderchirurgie
Arnold-Heller-Str. 3
24105 Kiel

Mona Kibat
Klinik für Allgemeine, Viszeral- und
Transplantationschirurgie
Universitätsklinikum Tübingen
Hoppe-Seyler-Str. 3
72076 Tübingen

PD Dr. med. Axel Kleespies
Klinik für Allgemein-, Viszeral- und
Transplantations- und Gefäßchirurgie
Klinikum der Universität München
Marchioninistr. 15
81377 München

Carsten Klinger
Deutsche Gesellschaft für Allgemein- und
Viszeralchirurgie e. V.
Haus der Bundespressekonferenz
Schiffbauerdamm 40
Mieteinheit 3 200
10117 Berlin

PD Dr.-Ing. habil. Daniel Klüß
Orthopädische Klinik und Poliklinik
Forschungslabor FORBIOMIT
Universitätsmedizin Rostock
Doberaner Str. 142
18057 Rostock

Prof. Dr. med. Ulrich Kneser
BG Klinik Ludwigshafen
Klinik für Hand-, Plastische und Rekonstruktive
Chirurgie
Schwerbrandverletztenzentrum
Klinik für Plastische und Handchirurgie an der
Ruprecht-Karls-Universität zu Heidelberg
Ludwig-Guttmann-Str. 13
67071 Ludwigshafen

Dr. med. Marios-Konstantinos Kokkalis
Klinik für Allgemeine, Viszeral- und
Transplantationschirurgie
Universitätsklinikum Tübingen
Hoppe-Seyler-Str. 3
72076 Tübingen

Dr. med. Christina Kujath
Kinderchirurgische Klinik
Medizinische Hochschule Hannover
Carl-Neuberg-Str. 1
30625 Hannover

Dr. David Kuppinger
Klinik für Allgemein-, Viszeral-, Transplantations-
und Gefäßchirurgie
Klinikum der Universität München
Marchioninistr. 15
81377 München

Dr. Rolf Lambertz
Klinik und Poliklinik für Allgemein-, Viszeral- und
Tumorchirurgie der Universität zu Köln
Kerpener Str. 62
50937 Köln

Prof. Dr. med. Hauke Lang
Klinik für Allgemein-, Viszeral- und
Transplantationschirurgie
Universitätsmedizin Mainz
Langenbeckstr. 1
55131 Mainz

Prof. Dr. med. Jessica Leers
Klinik und Poliklinik für Allgemein-, Viszeral- und Tumorchirurgie der Universität zu Köln
Kerpener Str. 62
50937 Köln

PD Dr. med. Kai S. Lehmann
Klinik für Allgemein-, Viszeral- und Gefäßchirurgie
Charité – Universitätsmedizin Berlin
Campus Benjamin Franklin
Hindenburgdamm 30
12203 Berlin

PD Dr. Justus Lieber
Abteilung für Kinderchirurgie und Kinderurologie
Universitätskinderklinik Tübingen
Hoppe-Seyler-Str. 1
72076 Tübingen

Dr. Michael J. Lipp
Allgemein- und Viszeralchirurgie
Chirurgische Onkologie
Asklepios Klinik Barmbek
Rübenkamp 220
22291 Hamburg
und
Medizinische Fakultät
Semmelweis Universität
Asklepios Campus Hamburg
Lohmühlenstr. 5, Haus P
20099 Hamburg

Dr. Klaus Michael Lücking
Universitätsklinikum Freiburg
Hugstetter Str. 55
79106 Freiburg

Dr. Ronald Lützenberg
Zentrum für interdisziplinäre Rekonstruktive Chirurgie
Universitätsklinikum Magdeburg A. ö. R.
Klinik für Plastische, Ästhetische und Handchirurgie
Leipziger Str. 44
39120 Magdeburg

Dr. med. Andres Maldonado
Abteilung für Plastische, Hand- und Rekonstruktive Chirurgie
Berufsgenossenschaftliche Unfallklinik Frankfurt am Main
Friedberger Landstr. 430
60389 Frankfurt am Main

Dr. med. Frank Mattes
Krankenhaus Stockach GmbH
Am Stadtgarten 10
78333 Stockach

PD Dr. Stefanie Märzheuser
Klinik für Kinderchirurgie
Charité Universitätsmedizin Berlin
Augustenburger Platz 1
13353 Berlin

Prof. Dr. med. Patrick Meybohm
Universitätsklinikum Frankfurt
Klinik für Anästhesiologie, Schmerztherapie und Intensivmedizin
Theodor-Stern-Kai 7
60590 Frankfurt

Prof. Dr. med. habil. Wolfram Mittelmeier
Orthopädische Klinik und Poliklinik
Universitätsmedizin Rostock
Doberaner Str. 142
18057 Rostock

Prof. Dr. med. Arash Moghaddam
Unfall- und Wiederherstellungschirurgie
Zentrum für Orthopädie, Unfallchirurgie und Paraplegiologie
Universitätsklinik Heidelberg
Schlierbacher Landstr. 200a
69118 Heidelberg

Dr. Sven Müller
Klinik für Allgemeine, Viszeral- und Transplantationschirurgie
Universitätsklinikum Tübingen
Hoppe-Seyler-Str. 3
72076 Tübingen

Prof. Dr. med. Dennis Nowak
Institut und Poliklinik für Arbeits-, Sozial- und
Umweltmedizin
Klinikum der Universität München
Ziemssenstr. 1
80336 München

Prof. Dr. Karl J. Oldhafer
Allgemein- und Viszeralchirurgie
Chirurgische Onkologie
Asklepios Klinik Barmbek
Rübenkamp 220
22291 Hamburg
und
Medizinische Fakultät
Semmelweis Universität
Asklepios Campus Hamburg
Lohmühlenstr. 5, Haus P
20099 Hamburg

Prof. Dr. med. Wolf Petersen
Klinik für Unfallchirurgie und Orthopädie
Martin-Luther-Krankenhaus
Caspar-Theyss-Str. 27–31
14193 Berlin

Prof. Dr. med. Ardawan Julian Rastan
Herz-Kreislauf-Zentrum des Klinikums Hersfeld-Rotenburg
Klinik für Herz- und Gefäßchirurgie
Heinz-Meise-Str. 100
36199 Rotenburg an der Fulda

Dr. med. Bernhard W. Renz
Klinik für Allgemein-, Viszeral- und
Transplantations- und Gefäßchirurgie
Klinikum der Universität München
Marchioninistr. 15
81377 München

Prof. Dr. med. Marc A. Reymond
Klinik für Allgemeine, Viszeral- und
Transplantationschirurgie
Universitätsklinikum Tübingen
Hoppe-Seyler-Str. 3
72076 Tübingen

Dr. med. Peter Richter
Universitätsklinik Ulm
Zentrum für Chirurgie
Klinik für Unfall-, Hand-, Plastische- und
Wiederherstellungschirurgie
Albert-Einstein-Allee 23
89081 Ulm

Prof. Dr. med. Götz Röderer
Universitätsklinik Ulm
Zentrum für Chirurgie
Klinik für Unfall-, Hand-, Plastische- und
Wiederherstellungschirurgie
Albert-Einstein-Allee 23
89081 Ulm

PD Dr. med. André Rüffer
Kinderherzchirurgische Abteilung
Universitätsklinikum Erlangen
Loschgestr. 15
91054 Erlangen

Maxi Sacher
Abteilung für Plastische, Hand- und
Rekonstruktive Chirurgie
Berufsgenossenschaftliche Unfallklinik
Frankfurt am Main
Friedberger Landstr. 430
60389 Frankfurt am Main

Prof. Dr. med. Dr. med. habil. Michael Sauerbier
Abteilung für Plastische, Hand- und
Rekonstruktive Chirurgie
Berufsgenossenschaftliche Unfallklinik
Frankfurt am Main
Friedberger Landstr. 430
60389 Frankfurt am Main

Prof. Dr. med. Gerhard Schmidmaier
Unfall- und Wiederherstellungschirurgie
Zentrum für Orthopädie, Unfallchirurgie und
Paraplegiologie
Universitätsklinik Heidelberg
Schlierbacher Landstr. 200a
69118 Heidelberg

Dr. med. Marweh Schmitz
Plastisch- und Handchirurgische Klinik
Universitätsklinikum Erlangen
Krankenhausstr. 12
91054 Erlangen

Univ.-Prof. Dr. med. Thomas Schmitz-Rixen
Universitätsklinikum Frankfurt
Goethe Universität
Klinik für Gefäß- und Endovascularchirurgie
Theodor-Stern-Kai 7
60590 Frankfurt am Main

Dr. med. Wiebke Solass
Klinik für Allgemeine, Viszeral- und
Transplantationschirurgie
Universitätsklinikum Tübingen
Hoppe-Seyler-Str. 3
72076 Tübingen

Dr. med. Dr. habil. Gregor A. Stavrou
Allgemein- und Viszeralchirurgie
Chirurgische Onkologie
Asklepios Klinik Barmbek
Rübenkamp 220
22291 Hamburg
und
Medizinische Fakultät
Semmelweis Universität
Asklepios Campus Hamburg
Lohmühlenstr. 5, Haus P
20099 Hamburg

Prof. Dr. med. Markus Steinbauer
Klinik für Gefäßchirurgie
Krankenhaus Barmherzige Brüder Regensburg
Prüfeninger Str. 86
93049 Regensburg

Dr. med. Tobias Steinke
Dominikus Krankenhaus Düsseldorf
Abteilung für Gefäßchirurgie
Am Heerdter Krankenhaus 2
40549 Düsseldorf

Prof. Dr. med. Erich Stoelben
Lehrstuhl für Thoraxchirurgie der Universität
Witten/Herdecke
Lungenklinik Köln Merheim
Klinikum der Privaten Universität Witten/
Herdecke
Ostmerheimer Str. 200
51109 Köln

Prof. Dr. med. Martin Storck
Klinik für Gefäß- und Thoraxchirurgie
Städt. Klinikum Karlsruhe
Moltkestr. 90
76133 Karlsruhe

Dr. med. Florian Struller
Klinik für Allgemeine, Viszeral- und
Transplantationschirurgie
Universitätsklinikum Tübingen
Hoppe-Seyler-Str. 3
72076 Tübingen

Univ.-Prof. Dr. med. Giovanni Torsello
Klinik für Vaskuläre und Endovaskuläre Chirurgie
Universitätsklinikum Münster
Waldeyerstr. 30
48149 Münster

Prof. Dr. med. Benno M. Ure
Kinderchirurgische Klinik
Medizinische Hochschule Hannover
Carl-Neuberg-Str. 1
30625 Hannover

Prof. Dr. med. Christian Waydhas
Chirurgische Universitätsklinik und Poliklinik
Berufsgenossenschaftliches Universitätsklinikum
Bergmannsheil
Bürkle-de-la-Camp-Platz 1
44789 Bochum
und
Medizinische Fakultät der Universität Duisburg-
Essen
45147 Essen

PD Dr. phil. Matthias Weigl
Institut und Poliklinik für Arbeits-, Sozial- und Umweltmedizin
Klinikum der Universität München
Ziemssenstr. 1
80336 München

Dr. rer. nat. Frank-Jürgen Weinreich
Klinik für Allgemeine, Viszeral- und Transplantationschirurgie
Universitätsklinikum Tübingen
Hoppe-Seyler-Str. 3
72076 Tübingen

Johanna Weis
Unfall- und Wiederherstellungschirurgie
Zentrum für Orthopädie, Unfallchirurgie und Paraplegiologie
Universitätsklinik Heidelberg
Schlierbacher Landstr. 200a
69118 Heidelberg

Dr. med. Katrin Welcker
Klinik für Thoraxchirurgie
Krankenhaus Maria Hilf
Sandradstr. 43
41061 Mönchengladbach

Prof. Dr. med. Jens Werner
Klinik für Allgemein-, Viszeral- und Transplantations- und Gefäßchirurgie
Klinikum der Universität München
Marchioninistr. 15
81377 München

Prof. Dr. med. Mathias H. Wilhelmi
Bereich Gefäßchirurgie – endovaskuläre Chirurgie
Klinik für Herz-, Thorax-, Transplantations- und Gefäßchirurgie
Medizinische Hochschule Hannover (MHH)
Carl-Neuberg-Str. 1
39625 Hannover

Prof. Dr. med. Thomas Wirth
Orthopädische Klinik des Olgahospitals
Kriegsbergstraße 62
70174 Stuttgart

Prof. Dr. Dr. med. Kai Zacharowski
Universitätsklinikum Frankfurt
Klinik für Anästhesiologie, Schmerztherapie und Intensivmedizin
Theodor-Stern-Kai 7
60590 Frankfurt

Inhaltsverzeichnis

Vorwort		5
Herausgeber- und Autorenverzeichnis		7
Inhaltsverzeichnis		15

1 Allgemeine und Viszeralchirurgie ... 19

1.1 Was gibt es Neues in der Schilddrüsen- und Nebenschilddrüsenchirurgie? ... 19
S. Müller, A. Königsrainer

1.2 Was gibt es Neues in der roboterassistierten Chirurgie? ... 29
H. Aselmann, J. Beckmann, J.-N. Kersebaum, A. Hendricks, J.-H. Egberts, T. Becker

1.3 Was gibt es Neues in der Ösophagus- und Magenchirurgie? ... 39
J. M. Leers, R. Lambertz, C. Bruns, W. Schröder

1.4 Was gibt es Neues in der Pankreaschirurgie? ... 48
A. Kleespies, B. W. Renz, J. Werner

1.5 Was gibt es Neues in der Chirurgie der Gallenwege, Gallenblase? ... 74
F. Bartsch, St. Heinrich, H. Lang

1.6 Was gibt es Neues in der Kolorektalchirurgie? ... 81
Ch.-Th. Germer

1.7 Was gibt es Neues in der Leberchirurgie? ... 95
G. A. Stavrou, V. S. A. Habbel, J. I. Ahrend, J. M. Ceron, M. J. Lipp, K. J. Oldhafer

1.8 Was gibt es Neues in der Proktologie? ... 106
F. Aigner

1.9 Was gibt es Neues bei der intraperitonealen Chemotherapie? ... 115
F. Struller, Ph. Horvath, W. Solass, M. Kibat, F.-J. Weinreich, M.-K. Kokkalis, M. A. Reymond

2 Thoraxchirurgie ... 131

2.1 Was gibt es Neues im Bereich Therapieoptionen beim Lungenemphysem? ... 131
E. Stoelben

2.2 Was gibt es Neues in der Entwicklung von Lungenkrebszentren? ... 138
K. Welcker

2.3 Was gibt es Neues bei Korrekturoperationen der Kielbrust? ... 147
R. Lützenberg

3 Gefäßchirurgie ... 153

3.1 Was gibt es Neues in der Chirurgie des Bauchaortenaneurysmas? ... 153
Th. Schmitz-Rixen, G. Torsello, R. T. Grundmann

3.2 Was gibt es Neues in der operativen und interventionellen Therapie der Carotisstenose? ... 168
M. Storck, M. Steinbauer, R. T. Grundmann

3.3 Was gibt es Neues in der Shuntchirurgie? ... 182
W. Derwich, T. Steinke, Th. Schmitz-Rixen

4	**Herzchirurgie**	189
4.1	Was gibt es Neues im Bereich neonatale ECMO bei kongenitaler Zwerchfellhernie? O. Dewald	189
4.2	Was gibt es Neues zu Behandlungsstrategien beim univentrikulären Herz? R. Cesnjevar, A. Rüffer	198
4.3	Was gibt es Neues bei Transkatheterverfahren der Klappenerkrankungen in der Herzchirurgie? A. J. Rastan	209
5	**Kinderchirurgie**	225
5.1	Was gibt es Neues bei anorektalen Fehlbildungen? S. Märzheuser	225
5.2	Was gibt es Neues bei der chirurgischen Therapie der asymptomatischen Kongenitalen Thorakalen Malformationen (KTM)? C. Kujath, B. M. Ure, J. Dingemann	234
5.3	Was gibt es Neues in der Kindertraumatologie? J. Lieber	240
6	**Orthopädie und Unfallchirurgie**	249
6.1	Was gib es Neues bei der proximalen Humerusfraktur? G. Röderer, P. Richter	249
6.2	Was gibt es Neues bei der Thromboembolieprophylaxe in Orthopädie und Unfallchirurgie? O. Jansen, Ch. Waydhas	258
6.3	Was gibt es Neues bei der Kniebandchirurgie? W. Petersen	269
6.4	Was gibt es Neues bei der Kinderorthopädie? T. Wirth	284
6.5	Was gibt es Neues bei der Pseudarthrosenchirurgie? G. Schmidmaier, J. Weis, A. Moghaddam	294
6.6	Was gibt es Neues bei der minimal-invasiven Fußchirurgie? F. Mattes	301
7	**Plastische, Rekonstruktive und Ästhetische Chirurgie**	309
7.1	Was gibt es Neues in der Plastischen Chirurgie? M. E. T. Hessenauer, A. M. Boos, J. P. Beier, R. E. Horch	309
7.2	Was gibt es Neues in der Handchirurgie? M. Sacher, A. Arsalan-Werner, A. Maldonado, M. Sauerbier	317
7.3	Was gibt es Neues in der Verbrennungschirurgie? – Präklinische Verbrennungsmedizin, Intensivmedizin des Schwerbrandverletzten und chirurgische Therapie Chr. Hirche, J. Horter, U. Kneser	329
7.4	Was gibt es Neues in der postbariatrischen-rekonstruktiven plastischen Chirurgie? A. Dragu, M. Schmitz	342

8	**Übergreifende Themen**	353
8.1	Was gibt es Neues in der Qualitätssicherung der Endoprothetik?	353
	W. Mittelmeier, M. Goosmann, D. Kluess, M. Ellenrieder	
8.2	Was gibt es Neues bei DGAV-StuDoQ?	364
	K. S. Lehmann, C. Klinger	
8.3	Was gibt es Neues bei der Biomedizin und in der Implantatforschung?	374
	M. Wilhelmi, M. Elff	
8.4	Was gibt es Neues beim Patient Blood Management?	386
	P. Meybohm, Th. Schmitz-Rixen, K. Zacharowski	
8.5	Was gibt es Neues in der Intensivmedizin?	394
	W. H. Hartl, D. Kuppinger	
8.6	Was gibt es Neues in der Rechtsprechung?	403
	J. Heberer, P. Hüttl, O. Butzmann	
8.7	Was gibt es Neues bei der Organspende?	418
	K. M. Lücking	
8.8	Was gibt es Neues bei berufsbedingten Gefährdungen und Erkrankungen des Chirurgen?	425
	C. Chmelar, M. Weigl, D. Nowak	

Teilnahme an der zertifizierten Fortbildung ... 437

Fragen zur CME-Zertifizierung zu den Kapiteln 1.1–8.8 ... 443

Stichwortverzeichnis ... 495

Inhaltsverzeichnis

1 Allgemeine und Viszeralchirurgie

1.1 Was gibt es Neues in der Schilddrüsen- und Nebenschilddrüsenchirurgie?

S. Müller, A. Königsrainer

1 Einleitung

Die Anzahl an Publikationen aus der Schilddrüsen- und Nebenschilddrüsenchirurgie mit mehr als 1 500 Einträgen im Jahr 2015 nehmen im Vergleich zu den Vorjahren deutlich zu und haben sich in den letzten 10 Jahren mehr als verdoppelt [1]. Die publizierten Daten weisen dabei analog zu anderen Bereichen in der Viszeralchirurgie in die Richtung einer individualisierten und risikoadaptierten Therapie. Dabei spielt für gut-differenzierte Schilddrüsenkarzinome eine optimierte präoperative Charakterisierung von Schilddrüsenknoten und postoperative Risikostratifizierung anhand von tumorspezifischen Befunde und des Therapieansprechens eine wichtige Rolle.

2 Schilddrüse

Eine systematische Übersichtsarbeit von Wiltshire et al. untermauert eine weltweite kontinuierliche Zunahme an Schilddrüsenmalignomen über die letzten Dekaden [2]. Bei dieser Beobachtung handelt es sich hauptsächlich um einen Anstieg der Rate von kleineren papillären Schilddrüsenkarzinomen, während die Raten anderer Entitäten weitestgehend konstant bleiben. Das und die Tatsache, dass die Überlebenszahlen bei Schilddrüsenmalignomen der letzten Jahrzehnte unverändert sind, zeugen davon, dass es sich bei diesen Beobachtungen hauptsächlich um eine Auswirkung einer präziseren und flächendeckenden Diagnostik von Schilddrüsenknoten handelt und weniger um eine veränderte Tumorbiologie. Die daraus entstehende Herausforderung für den einzelnen Behandler liegt darin, Schilddrüsenknoten mit einem „low-risk" Schilddrüsenmalignom oder gar gutartigen Knoten von denjenigen zu trennen, die aufgrund eines „high-risk" Schilddrüsenmalignoms von einem invasiveren Therapieansatz profitieren.

Mit einer neuen Leitlinie der American Thyroid Association wurden Anfang 2016 umfangreiche Empfehlungen für die klinische Evaluation und Diagnostik, chirurgische und nicht-chirurgische Behandlung und Nachsorge von Schilddrüsenknoten und Schilddrüsenmalignomen veröffentlich [3]. Zusammengefasst wird hier vor allem auf eine Risiko-stratifizierte präoperative und postoperative Einschätzung des Malignitätspotenzials zur Beurteilung des notwendigen Therapieausmaßes abgezielt. Resultierend ergibt sich in den Empfehlungen eine individualisierte Therapieplanung mit konservativeren und limitierten chirurgischen Behandlungsansätzen für einen Großteil der Patienten.

Aus chirurgischer Sicht fanden zudem 2016 in der wissenschaftlichen Literatur vor allem folgende Punkte Beachtung.

2.1 Präoperative Diagnostik

Bei Schilddrüsenknoten wird ein Ultraschall der Schilddrüse und der angrenzenden zervikalen Lymphknoten als obligater Bestandteil der diagnostischen Abklärung empfohlen. Horvath et al. untersuchten an einer prospektiven chirurgischen Kohorte von 210 Patienten mit insgesamt 502 Schilddrüsenknoten die diagnostische Wertigkeit des präoperativen Ultraschall-basierten „Thyroid Imaging Reporting And Data Systems" (TIRADS) bezüglich der Detektion von Malignität [4]. In der TIRADS-Klassifikation werden Schilddrüsenknoten nach den sonografischen Kriterien eines soliden Knotens (hohe Steifheit in der Elastografie), Hypoechogenität, einer unregelmäßige Berandung, Mikrokalk und einer „taller-than-wide"-Form in 5 Grade eingeteilt (Tab. 1). Dabei zeigte sich eine gute Korrelation zwischen präoperativ verdächtigen Schilddrüsenknoten (TIRADS-Stadium 4–5) im präoperativen Ultraschall und einer definitiv malignen Histopathologie. Somit kann bei Erhebung von sonografischen Befund-Typen TIRADS 4–5 die Notwendigkeit weiterer Abklärung mittels Feinnadelaspirationsbiopsie oder einer direkten Operationsindikation abgeleitet werden. Im Gegenzug kann man bei sonografisch benigne anmutenden Knoten (TIRADS-Typen 2–3) in der Regel auf weitere Maßnahmen verzichten. Eine prospektive Arbeit von Vargas-Uricoechea et al. zeigte, dass das TIRADS-Stadium sehr gut mit dem Ergebnis der zytopathologischen Bethesda-Klassifikation der Feinnadelaspirationsbiopsie korreliert [5].

Weiterhin zeigte eine systematische Übersichtsarbeit von insgesamt 7 Studien, dass ein alleiniges Größenwachstum eines Schilddrüsenknotens im Verlauf kein Malignitätskriterium darstellt und in Abwesenheit von klinischen Symptomen per se keine Operationsindikation ohne weitere diagnostische Abklärung ist [6].

Auf molekularbiologischer Ebene konnte für aus follikulären Zellen entstandenem Schilddrüsenkrebs (also papilläre und follikuläre Karzinome, schlecht differenzierte und anaplastische Schilddrüsenkarzinome) Mutationen in verschiedenen Genen (v. a. PAX8, RAS, RET und BRAF) mit einem aggressiveren Tumorverhalten assoziiert werden. Jedoch zeigt eine prospektive Evaluierung einer Mutationstestung mit einem typischen Gen-Panel bei Schilddrüsenknoten mit unklaren FNAB-Resultaten keine weitere wesentliche diagnostische Verbesserung in der präoperativen Diagnosestellung, sodass eine flächendeckende Anwendung von Mutationsanalysen in der klinischen Routine bisher noch nicht empfohlen werden kann [7].

Tab. 1: „Thyroid Imaging Reporting And Data Systems" (TIRADS) zur Malignitätsbeurteilung von Schilddrüsenknoten

TIRADS-Grad		Sonografischer Befund	Malignitätsrisiko
I	normale Schilddrüse		0 %
II	benigne	Einfache Zyste, spongiforme Knoten	0 %
III	wahrscheinlich benigne	hyper-, isoechogener Knoten	< 5 %
IV	verdächtig		
a		Knoten mit mindestens einem verdächtigen Ultraschallbefund *	5–10 %
b		Knoten mit mindestens 2 verdächtigen Ultraschallbefunden *	10–80 %
V	wahrscheinlich maligne	Knoten mit mehr als 3 verdächtigen Ultraschallbefunden *	> 80 %

* als verdächtige Ultraschallkriterien gelten: unregelmäßige oder mikrolobulierte Knotenränder, Mikroverkalkungen, Echoarmut, "taller than wide"-Form, intranodale Hypervaskularisierung

2.2 Operationsausmaß und Techniken

Gemäß Leboulleux et al. ist bei papillären Mikrokarzinomen mit präoperativer Diagnosestellung (sonografischer Knoten < 1 cm und FNAP) in Abhängigkeit vom Patientenalter und anderen Risikofaktoren (keine multifokalen Befunde, keine klinisch suspekten zervikalen Lymphknoten) auch eine alleinige Verlaufsbeobachtung gegenüber einer sofortigen Operation vertretbar, ohne dabei wesentliche Nachteile hinsichtlich Tumorprogress und krankheitsfreies Überleben in Kauf zu nehmen [8]. Dies begründet sich damit, dass über 90 % der Fälle im langjährigen Verlauf ohne Operation auskommen und auch bei Tumorprogress die dann durchgeführte Therapie vergleichbare onkologische Ergebnisse gegenüber einer initialen Operation aufweist. Eine Studie von Oda et al. zu diesem Thema, in der 1 179 Patienten mit einem papillären Mikrokarzinom in einem Zeitraum von 8 Jahren aktiv nachbeobachtet wurden, ergab, dass sich ein operationspflichtiger Tumorprogress in nur knapp 3 % der Fälle nachweisen ließ, allesamt kurativ behandelbar [9].

Für die multinoduläre Struma scheint sowohl die totale Thyreoidektomie als auch die Dunhill-Operation (Hemithyreoidektomie mit kontralateraler subtotaler Resektion) eine adäquate Behandlungsstrategie darzustellen. Eine Analyse aus 3 randomisierten und 18 retrospektiven Studien ergab, dass die Dunhill-Operation zwar mit einer leicht erhöhten Rezidivrate gegenüber der totalen Thyreoidektomie einhergeht, diese aber nicht zu signifikant vermehrten Rezidivoperationen führte [10]. Dem gegenüber wies die Dunhill-Operation eine niedrigere Komplikationsrate für Hypokalzämie und permanente Recurrensparesen auf. Für eine endgültige Abwägung zwischen Rezidivrisiko nach Dunhill-Operation und erhöhter Komplikationsrate nach totaler Thyreoidektomie ist hier jedoch eine von der Patientenzahl ausreichend groß angelegte randomisierte Studie mit einem längeren Nachbeobachtungszeitraum notwendig. Als obsolet sollte bei einer Struma multinodosa eine subtotale Resektion aufgrund doch deutlich erhöhter Rezidivraten und Reoperationsraten von bis zu 8–20 % angesehen werden.

Bezüglich gut-differenzierter Schilddrüsenkarzinome mit einem niedrigen Rezidivrisiko (kleiner 4 cm, kein Kapseldurchbruch, klinisch unauffällige zervikale Lymphknoten) scheint eine alleinige Hemithyreoidektomie ausreichend. In einem 10-Jahre-Nachbeobachtungszeitraum ließ sich dabei kein Unterschied für das Rezidiv-freie Überleben und Gesamtüberleben für Patienten nach Hemithyreoidektomie oder totaler Thyreoidektomie (mit oder ohne zentraler Lymphadenektomie) feststellen [11]. Gerade auch im Hinblick darauf, dass bei diesen Patienten die Diagnose häufig erst postoperativ gestellt wird und keine postoperative Radiojodtherapie notwendig ist [12], erhärtet sich die Evidenz, dass auf einen Komplettierungseingriff in Zukunft verzichtet werden kann.

Von Interesse ist zudem, dass mikroskopisch positive Tumorabsetzungsränder in einer retrospektiven Studie an 1 000 Patienten mit gut-differenzierten Schilddrüsenkarzinomen keinen Einfluss auf des Lokalrezidivrisiko und Patientenüberleben hatten [13]. In 60 % der Fälle erhielten die Patienten zusätzlich eine postoperative Radiojodtherapie.

Ebenfalls von Relevanz ist es, den klinischen und sonografischen zervikalen Lymphknotenstatus präoperativ zu erfassen, um unnötige zervikale Lymphadenektomien zu vermeiden. Dabei gilt es bei Patienten mit gut-differenzierten Schilddrüsenkarzinomen makroskopische Tumormassen und extranodale Ausdehnung in den zervikalen Lymphknoten präoperativ zu identifizieren und wenn vorhanden, diese Kompartimente gezielt operativ anzugehen, während ein mikroskopischer Lymphknotenbefall keinen nachweisbaren Einfluss auf das Patientenüberleben und die lokoregionäre Rezidivrate hat. Diese Vorgehensweise bestätigt sich zunehmend in mehreren größeren Serien, u. a. in einer Evaluation der amerikanischen National Cancer Data Base durch Ruel et al. von 39 301 Patienten, bei der Lymphknotenmetastasen, die sich präoperativ klinisch unauffällig darstellten, keinen Einfluss auf das Gesamtüberleben hatten und mit einer sehr niedrigen Lokalrezidivrate einhergingen [14].

Mehrere große Serien zur prophylaktischen zentralen Lymphadenektomie bei präoperativ klinisch unauffälligen Lymphknoten ergaben ebenfalls keinen nachweisbaren Vorteil für den Patienten [15, 16]. In einer großen Fallserie von 11 569 Patienten zeigte sich neben keinem nachweisbaren Vorteil einer prophylaktischen Lymphadenektomie bezüglich lokoregionärem Rezidiv zudem, dass die Komplikationsraten für einen permanenten Hypoparathyreoidismus und permanente Recurrensparese signifikant höher in der Patientengruppe mit prophylaktischer Lymphadenektomie war. Somit ist davon auszugehen, dass die meisten Patienten mit gut-differenzierten Schilddrüsenkarzinom und präoperativ unauffälligen zervikalen Lymphknoten nicht von einer prophylaktischen zentralen Lymphadenektomie profitieren. In Zukunft bleibt mittels genauerer Risikostratifizierung und molekulargenetischen Markern zu identifizieren, welche Patienten ein erhöhtes Risiko für die Entwicklung eines lokoregionären Rezidivs haben und von einer ausgedehnteren Therapie (erweiterten Chirurgie oder Radiojodtherapie) profitieren.

Bezüglich innovativer OP-Techniken ist in den letzten Jahren eine Zunahme an Berichten über im Halsbereich narbenlosen Schilddrüsenresektionen (sogenannte remote access surgery) zu verzeichnen. Allesamt haben sie das Ziel, die Schilddrüse ohne sichtbare Narbe am Hals zu entfernen [17]. Hierbei werden prinzipiell entweder endoskopische oder Roboter-assistierte Verfahren via mamillären, bilateral axillo-mamillären, axillären und retroaurikulären „Facelift"-Zugang genannt. Schlussfolgernd kann man zusammenfassen, dass all diese Verfahren nur für eine kleine Anzahl hoch selektionierter Patienten (kleine Struma uninodosa) geeignet sind. Alle genannten Techniken bedürfen zudem einer höheren Lernkurve als die konventionelle Schilddrüsenchirurgie, was die Anwendung im Routinealltag auf wenige spezialisierte Zentren beschränken dürfte.

2.3 Postoperative Risikostratifizierung bei Schilddrüsenkrebs

Für die prognostische Einschätzung des Rezidivrisikos von gut differenzierten Schilddrüsenkarzinomen und deren weiterer Therapieplanung werden in den neuesten ATA-Leitlinien 2 Risikostratifizierungen empfohlen. Das erste Risikostratifizierungssystem teilt Patienten nach erfolgter Therapie anhand klinisch-pathologischer Charakteristika in 3 Risikogruppen ein *(Tab. 2)*. Es werden Patienten mit einem niedrigen Risiko (kein Hinweis auf ein extrathyreoidales Tumorwachstum, keine vaskuläre Invasion, weniger als 5 zervikale Lymphknotenmetastasen < 0,2 cm), von Patienten mit einem mittleren (mikroskopisch extrathyreoidales Tumorwachstum, aggressive Tumorvarianten, vaskuläre Invasion, mehr als 5 befallene Lymphknotenmetastasen < 3 cm) und hohem Risiko

Tab. 2: Klassifizierung eines Rezidivrisikos nach initialer Therapie für gut differenzierte Schilddrüsenkarzinome gemäß ATA 2015

Risiko	Klinisch-pathologische Charakteristika	Rezidivrisiko
niedriges	• Intrathyreoidales gut differenziertes Schilddrüsenkarzinom (bis pT3) • keine vaskulären Invasionszeichen • weniger als 5 Lymphknotenmikrometastasen < 0,2 cm (pN1)	< 5 %
mittleres	• gut differenziertes Schilddrüsenkarzinom mit mikroskopisch positiven Tumorrändern (R1) • aggressive Tumorhistologie (z. B. großzellig, kolumnäre Variante) • papilläre Schilddrüsenkarzinome mit vaskulärer Invasion • mehr als 5 befallene Lymphknotenmetastasen < 3 cm (pN1)	5–20 %
hohes	• makroskopische Tumorinfiltration in umliegende Strukturen (pT4) • makroskopisch inkomplette Tumorresektion (R2) • Fernmetastasen (M1) • Lymphknotenmetastasen > 3 cm (pN1) • extensive vaskuläre Invasion bei follikulären Schilddrüsenkarzinomen (> 4 Bereiche)	20–40 %

(inkomplette Tumorentfernung, Fernmetastasen, zervikale Lymphknotenmetastasen > 3 cm) unterschieden. Bemerkenswert bei dieser Klassifizierung ist, dass Patienten mit Lymphknotenmetastasen abhängig von der Größe damit in alle 3 Risikogruppen eingeteilt werden können. Als Resultat könnten in Zukunft unnötig exzessive Therapien vor allem in „low-risk"-Patienten mit kleinen Lymphknotenmetastasen vermieden werden.

Während erstgenannte Risikostratifizierung nur eine statische Momentaufnahme darstellt und das Rezidivrisiko nach der initialen Therapie erfasst, dient die dynamische Risiko-Restratifizierung zu einer kontinuierlichen Neubewertung des Rezidivrisikos über die Zeit hinweg und berücksichtigt u. a. den unterschiedlichen klinischen Verlauf der Erkrankung und das Ansprechen auf die Therapie. Diese dynamische Risiko-Restratifizierung wird anhand biochemischer und bildgebender (struktureller) Parameter gemäß ATA 2015 kontinuierlich im Nachsorgeverlauf erhoben und wie folgt unterteilt:

- *Hervorragende Therapieantwort:* kein klinischer, biochemischer und struktureller Hinweis auf persistierende Erkrankung
- *Biochemisch inkomplette Therapieantwort:* erhöhtes Thyreoglobulin oder steigende Thyreoglobulin-Antikörper in Abwesenheit von detektierbaren strukturellen Veränderungen
- *Strukturell inkomplette Therapieantwort:* persistierende oder neu aufgetretene lokoregionäre oder Fernmetastasen
- *Unklare Therapieantwort:* unspezifische biochemische oder unklare strukturelle Veränderungen

Der Großteil der Studien, auf denen die Validität dieser dynamischen Restratifizierung beruht, wurde an Patientenpopulationen nach Thyreoidektomie und postoperativer Radiojodtherapie durchgeführt. Dabei zeigen Daten aus mehreren Studien, dass sich die Langzeitprognose bezüglich Überleben und Tumorrezidiv akkurater im Verlauf mittels dynamischer Risiko-Restratifizierung genüber alleiniger Risikoeinteilung nach initialer Therapie einschätzen lässt. Vor allem Patienten mit einer ursprünglich niedrigen Risikoeinschätzung

und einer hervorragenden Therapieantwort im Verlauf weisen ein extrem niedriges Rezidivrisiko auf. Resultierend hieraus, kann im Verlauf eine Adaptation der TSH-Suppressionstherapie und einer Verlängerung der Nachsorgeintervalle individuell abgewägt werden. Eine retrospektive Arbeit an 507 Patienten mit limitierter Resektion oder totaler Thyreoidektomie bei gut differenzierten Schilddrüsenkarzinomen ohne postoperativer Radiojodtherapie zeigt auch für diese Patientenpopulation eine gute Einschätzung des Rezidivrisikos mittels dynamischer Restratifizierung [18]. So erfuhr keiner von 326 Patienten mit hervorragender Therapieantwort und nur 2 von 152 Patienten über einen Nachbeobachtungszeitraum von fast 9 Jahren ein Tumorrezidiv, während 30 % der Patienten mit biochemisch inkompletter Therapieantwort im Verlauf ein Tumorrezidiv aufwiesen.

2.4 Komplikationsvermeidung

In der Diskussion von Mindestmengen in der Chirurgie zeigt sich auch in der Schilddrüsenchirurgie eine Definition von notwendigen Fallzahlen sowohl für den einzelnen Chirurgen als auch für eine Zentrumsexpertise. Eine amerikanische retrospektive Analyse von 16 954 Patienten ergab ein signifikant verbessertes postoperatives Ergebnis bezüglich Morbidität für den einzelnen Chirurgen ab einer Fallzahl von mehr als 25 durchgeführten Thyreoidektomien pro Jahr [19]. Interessant war dabei, dass 50 % der Chirurgen in den USA einen Eingriff pro Jahr durchführten und nur 19 % der Patienten von Chirurgen mit mehr als 25 Eingriffen im Jahr operiert wurden.

Als relevante postoperative Komplikation stellt sich neben Schädigungen des Nervus laryngeus recurrens zunehmend der permanente Hypoparathyreoidismus als Problem nach totaler Thyreoidektomie dar. In Einzelserien werden abhängig von der Definition des permanenten Hypoparathyreoidismus und dem Patientengut Raten von 5–10 % beschrieben. Eine Erhebung des südkoreanischen nationalen Klageregisters an über 192 000 Patienten über den Zeitraum von 2007–2013 ergab eine permanente Hypoparathyreoidismus-Rate von 5,4 % bei Patienten nach Thyreoidektomie und zentraler Lymphadenektomie und 4,6 % bei Patienten nach Thyreoidektomie und verdeutlicht, dass diese Komplikation medizinisch als auch ökonomisch in Zukunft das Hauptproblem nach totaler Thyreoidektomie darstellen wird [20]. Ursächlich für die Entwicklung eines permanenten Hypoparathyreoidismus ist hauptsächlich eine Devaskularisierung der Nebenschilddrüsen und eine akzidenzielle Entfernung von Nebenschilddrüsengewebe während des Eingriffes. Eine retrospektive Analyse der histopathologischen Befunde von 1 767 Patienten ergab, dass bei 16 % der Fälle eine oder mehrere Nebenschilddrüsen unbemerkt entfernt wurden [21]. Dabei hatten Patienten mit akzidenzieller Nebenschilddrüsenentfernung postoperativ signifikant häufiger eine symptomatische Hypokalzämie. Eine vorliegende Malignität und eine zentrale Lymphknotendissektion wurden als unabhängige Risikofaktoren für eine akzidenzielle Parathyreoidektomie identifiziert.

Als mögliche Vermeidungsstrategien für einen permanenten Hypoparathyreoidismus werden eine gefäßerhaltende Darstellung mehrerer oder aller Nebenschilddrüsen, die Replantation einer Nebenschilddrüse bei akzidenzieller Entfernung oder Devaskularisierung bis hin zur obligaten Routineautotransplantation einer Nebenschilddrüse bei totaler Thyreoidektomie diskutiert. Die optimale Strategie zur Reduktion des permanenten Hypoparathyreoidismus bleibt jedoch weiterhin in prospektiv-randomisierten Studien an einem klar definierten Patientengut und standardisiertem Eingriff zu klären.

Fazit

- Präoperativ sollte obligat eine objektivierbare Abklärung (z. B. durch TIRADS) der Schilddrüse und der zervikalen Lymphknoten mittels Ultraschall erfolgen, um unnötige Operationen und Komplettierungseingriffe zu vermeiden.
- Bei Struma multinodosa steht das Resektionsausmaß (totale Thyreoidektomie vs. Dunhill-Operation) in Abhängigkeit von Abwägung zwischen einem Rezidivrisiko und permanenten Komplikationen.
- Eine Hemithyreoidektomie bei papillären Mikrokarzinomen und ggf. intrathyreoidalen gut differenzierten Schilddrüsenkarzinomen ohne vaskuläre Invasion und klinisch unauffälligen zervikalen Lymphknoten erscheint onkologisch ausreichend.
- Die zentrale Lymphadenektomie sollte bei gut differenzierten Schilddrüsenkarzinomen nur bei klinisch nachweisbar verdächtigen zervikalen Lymphknoten oder individuell bei hohem Tumorrezidivrisiko erfolgen.
- In Abhängigkeit von der initialen klinisch-pathologischen Tumorcharakteristika und vom biochemischen und strukturellen Therapieansprechen kann eine gute prognostische Einteilung für das weitere Tumorrezidivrisiko abgeleitet werden und die entsprechende weitere Therapie und Nachsorge individuell geplant werden.
- Der permanente Hypoparathyreoidismus stellt neben der Recurrensparese eine relevante Komplikation – vor allem nach totaler Thyreoidektomie und zentraler Lymphadenektomie – dar; optimale Vermeidungsstrategien müssen in kontrollierten Studien evaluiert werden.

3 Nebenschilddrüse

Im Jahr 2016 sind ebenfalls erstmalig neue Leitlinien zur Behandlung des primären Hyperparathyreoidismus durch die amerikanische Vereinigung endokriner Chirurgen herausgegeben worden [22].

3.1 Präoperative Lokalisationsdiagnostik bei primärem Hyperparathyreoidismus

Bei der präoperativen bildgebenden Diagnostik des primären Hyperparathyreoidismus ist es von Bedeutung, solitäre Adenome von einer Mehrdrüsenerkrankung abzugrenzen, um bei solitären Adenomen gezielt Operationstechniken mit minimaler Gewebedissektion und kleineren Zugängen anzuwenden. Insgesamt gehen ca. 85 % aller Patienten mit einem primären Hyperparathyreoidismus mit einem solitären Adenom einher. In der präoperativen Bildgebung hat sich dabei der Halsultraschall zur Lokalisation von solitären Nebenschilddrüsenadenomen und zur Einschätzung von gleichzeitigen Schilddrüsenveränderungen etabliert. Ergänzend dazu lässt sich mit der MIBI-Szintigraphie eine hohe Detektionsrate von über 90 % erzielen. Zu beachten ist jedoch, dass die präoperative Bildgebung keinen Stellenwert in der Bestätigung oder Ausschluss der Diagnose eines primären Hyperparathyreoidismus hat und nur die Operationstechnik – nicht aber die eigentliche Operationsindikation – beeinflussen sollte. Patienten mit einem primären Hyperparathyreoidismus und einer negativen oder diskordanten Lokalisationsdiagnostik sollten auf jeden Fall durch einen endokrinen Chirurgen evaluiert und operiert werden.

Ein zusätzliches Lokalisationsdiagnostikum stellt die PET/CT dar. Eine systematische Übersichtsarbeit von Kluijfhout et al. analysierte die diagnostische Wertigkeit der PET/CT anhand von 24 Studien mit unterschiedlichen Tracer [23]. Als gängigster Tracer wurde dabei 11C-Methionin in 14 Studien untersucht und ergab dabei ähnliche diagnostische Werte wie die MIBI-Szintigraphie. Interessant ist jedoch, dass bei negativer bzw. diskordanter Lokalisationsdiagnostik im Ultraschall und MIBI-Szintigraphie, die 11C-Methionin PET/CT trotzdem noch eine gute Sensitivität von gut 80 % aufweist, sodass die 11C-Methionin PET/CT bei diesem Patientengut einen geeigneten Reservezusatz zu Lokalisationsdiagnostik darstellt. Weitere eingesetzte Tracer wie N-[(18F) Fluoromethyl]-2-hydroxy-N,N-dimethylethanaminium (18F-FCH) scheinen gegenüber dem 11C-Methionin noch vielversprechender, müssen aber in Zukunft in noch größeren prospektiven Serien evaluiert werden.

3.2 Operationsindikation bei primärem Hyperparathyreoidismus

Gemäß den oben erwähnten Leitlinien werden folgende Empfehlungen zur OP-Indikationsstellung ausgesprochen:

- Eine Parathyreoidektomie ist klar indiziert bei allen Patienten mit einem symptomatischen primären Hyperparathyreoidismus.
- Patienten mit einem primären Hyperparathyreoidismus und einem Serumkalzium-Spiegel größer 1 mg/dl über der Norm sollten unabhängig von Symptomen operiert werden. Dies begründet sich durch eine relevante Reduktion der Inzidenz von Nierensteinen und eine deutlich verzögerte Verschlechterung der Nierenfunktion über die Zeit bei parathyreoidektomierten Patienten.
- Eine Parathyreoidektomie sollte bei Patienten jünger als 50 Jahre und/oder fehlender Compliance für eine engmaschige Nachkontrolle erwogen werden.
- Bei Patienten mit einem asymptomatischen Hyperparathyreoidismus sollte in Abhängigkeit von einer stummen Nierenbeteiligung (Glomeruläre Filtrationsrate < 60 ml/Min, 24-Stunden-Urin Kalzium-Spiegel > 400 mg/dl) oder neurokognitiven bzw. psychiatrischen Symptomen die Operationsindikation abgewogen werden. Grundlegend sind dabei 3 randomisiert-kontrollierte Studien, die eine Verbesserung von neurokognitiven Symptomen durch eine Parathyreoidektomie versus einer alleinigen Observation zeigen.

3.3 Parathyreoidektomie bei chronischer Niereninsuffizienz und vor geplanter Nierentransplantation

Mehrere rezente Publikationen beschäftigten sich mit dem Resektionsausmaß bei sekundärem Hyperparathyreoidismus durch eine chronische Niereninsuffizienz. Eine deutsche multizentrische randomisierte Studie verglich die totale Parathyreoidektomie mit Thymektomie und Autotransplantation versus alleiniger totaler Parathyreoidektomie im Hinblick auf die Rezidivrate [24]. Ein persistenter Hyperparathyreoidismus bestand bei 1 von 52 Patienten nach alleiniger totaler Parathyreoidektomie und bei 2 von 48 Patienten nach totaler Parathyreoidektomie mit Thymektomie und Autotransplantation. Im Verlauf zeigte sich für die

Gruppe der Patienten mit Parathyreoidektomie plus Thymektomie und Autotransplantation ein signifikant stärkerer Anstieg des PTH-Spiegels. Ein Hyperparathyreoidismusrezidiv entwickelte sich bei 4 Patienten nach totaler Parathyreoidektomie mit Thymektomie und Autotransplantation und bei keinem nach alleiniger totaler Parathyreoidektomie innerhalb eines Nachbeobachtungszeitraums von knapp 3 Jahren. Zusätzlich benötigte keiner der total parathyreoidektomierten Patienten aufgrund eines permanenten Hypoparathyreoidismus eine Autotransplantation im Verlauf. Schlussfolgernd scheint eine alleinige totale Parathyreoidektomie einen renalen Hyperparathyreoidismus effektiv zu kontrollieren und stellt damit eine gute Therapieoption dar. Eine weitere retrospektive Studie von Boltz et al. beschäftigt sich mit dem Stellenwert einer zusätzlichen Thymektomie zur Parathyreoidektomie bei renalem Hyperparathyreoidismus und Mehrdrüsenerkrankung eines primären Hyperparathyreoidismus [25]. Dabei zeigte sich im Thymusgewebe bei Patienten mit renalem Hyperparathyreoidismus in 18 % der Fälle und in 9 % bei Patienten mit einem primären Hyperparathyreoidismus zusätzliches Nebenschilddrüsengewebe. Vor allem bei 128 Patienten mit renalem Hyperparathyreoidismus konnte mit zusätzlicher Thymektomie eine höhere Heilungsrate von 94 % gegenüber 89 % bei alleiniger subtotaler Parathyreoidektomie erreicht werden.

Patienten, die vor einer Nierentransplantation eine erfolgreiche Parathyreoidektomie erhielten, hatten nach einer Nierentransplantation ein deutlich niedrigeres Risiko für ein Transplantatversagen [26]. Von insgesamt 913 nierentransplantierten Patienten wiesen die Hälfte (50,6 %) präoperativ einen renalen Hyperparathyreoidismus auf. Vor allem Patienten mit einem vor der Transplantation 6-fach über der Norm liegenden Parathormonspiegel hatten signifikant häufiger ein Transplantatversagen innerhalb des ersten Jahres. Somit ist bei Patienten mit ausgeprägtem laborchemisch renalen Hyperparathyreoidismus eine Parathyreoidektomie vor geplanter Nierentransplantation zu bevorzugen.

Fazit

- Die Lokalisationsdiagnostik von Nebenschilddrüsenadenomen sollte mit Ultraschall und/oder MIBI-Szintigraphie bei primärem Hyperparathyreoidismus erfolgen.
- Bei primär negativer oder diskordanter Lokalisationsdiagnostik kann ein PET/CT die Diagnostik sinnvoll ergänzen.
- Bei primärem Hyperparathyreoidismus ist eine Parathyreoidektomie bei Symptomen, stummer Nierenbeteiligung, einem Serumkalzium-Spiegel größer 1 mg/dl über der Norm und einem Alter unter 50 Jahren indiziert.
- Eine alleinige totale Parathyreoidektomie ohne Autotransplantation scheint einen renalen Hyperparathyreoidismus effektiv zu kontrollieren.
- Eine Parathyreoidektomie bei ausgeprägtem renalen Hyperparathyreoidismus vor geplanter Nierentransplantation scheint das Risiko für ein Transplantatversagen im Verlauf zu senken.

Literatur

[1] Cooper DS, Anton B: The Decade in Clinical Thyroid Disease: An Analysis of Published Literature. Thyroid 2016; 26 (8): 993–1003. doi: 10.1089/thy.2016.0018. [EBM IV]

[2] Wiltshire JJ, Drake TM, Uttley L et al.: Systematic Review of Trends in the Incidence Rates of Thyroid Cancer. Thyroid 2016; 26 (11): 1541–1552. doi: 10.1089/thy.2016.0100. [EBM III]

[3] Haugen BR, Alexander EK, Bible KC et al.: 2015 American Thyroid Association Management Guidelines for Adult Patients with Thyroid Nodules and Differentiated Thyroid Cancer: The American Thyroid Association Guidelines Task Force on Thyroid Nodules and Differentiated Thyroid Cancer. Thyroid 2016; 26 (1): 1–133. doi: 10.1089/thy.2015.0020. [EBM IV]

[4] Horvath E, Silva CF, Majlis S et al.: Prospective validation of the ultrasound based TIRADS (Thyroid Imaging Reporting And Data System) classification: results in surgically resected thyroid nodules. European radiology

2016. doi: 10.1007/s00330-016-4605-y. [Epub ahead of print] [EBM IIa]

[5] Vargas-Uricoechea H, Meza-Cabrera I, Herrera-Chaparro J: Concordance between the TIRADS ultrasound criteria and the BETHESDA cytology criteria on the nontoxic thyroid nodule. Thyroid Res 2017; 10: 1. doi: 10.1186/s13044-017-0037-2. [EBM III]

[6] Singh Ospina N, Maraka S, Espinosa DeYcaza A et al.: Diagnostic accuracy of thyroid nodule growth to predict malignancy in thyroid nodules with benign cytology: systematic review and meta-analysis. Clinical endocrinology 2016; 85 (1): 122–131. doi: 10.1111/cen.12975. [EBM III]

[7] Eszlinger M, Bohme K, Ullmann M et al.: Evaluation of a Two-Year Routine Application of Molecular Testing of Thyroid Fine-Needle Aspirations Using a Seven-Gene Panel in a Primary Referral Setting in Germany. Thyroid 2017. doi: 10.1089/thy.2016.0445. [Epub ahead of print] [EBM IIa]

[8] Leboulleux S, Tuttle RM, Pacini F et al.: Papillary thyroid microcarcinoma: time to shift from surgery to active surveillance? Lancet Diabetes Endocrinol 2016; 4 (11): 933–942. doi: 10.1016/S2213-8587(16)30180-2. [EBM IV]

[9] Oda H, Miyauchi A, Ito Y et al.: Incidences of Unfavorable Events in the Management of Low-Risk Papillary Microcarcinoma of the Thyroid by Active Surveillance Versus Immediate Surgery. Thyroid 2016; 26 (1): 150–155. doi: 10.1089/thy.2015.0313. [EBM III]

[10] Mauriello C, Marte G, Canfora A et al.: Bilateral benign multinodular goiter: What is the adequate surgical therapy? A review of literature. Int J Surg 2016; 28 Suppl 1: S7–12. doi: 10.1016/j.ijsu.2015.12.041. [EBM III]

[11] Kuba S, Yamanouchi K, Hayashida N et al.: Total thyroidectomy versus thyroid lobectomy for papillary thyroid cancer: Comparative analysis after propensity score matching: A multicenter study. Int J Surg 2017; 38: 143–148. doi: 10.1016/j.ijsu.2016.09.083. [EBM IIa]

[12] Lamartina L, Durante C, Filetti S et al.: Low-risk differentiated thyroid cancer and radioiodine remnant ablation: a systematic review of the literature. The Journal of clinical endocrinology and metabolism 2015; 100 (5): 1748–1761. doi: 10.1210/jc.2014-3882. [EBM III]

[13] Kluijfhout WP, Pasternak JD, Kwon JS et al.: Microscopic Positive Tumor Margin Does Not Increase the Risk of Recurrence in Patients with T1-T2 Well-Differentiated Thyroid Cancer. Annals of surgical oncology 2016; 23 (5): 1446–1451. doi: 10.1245/s10434-015-4998-x. [EBM III]

[14] Ruel E, Thomas S, Perkins JM et al.: The Impact of Pathologically Positive Lymph Nodes in the Clinically Negative Neck: An Analysis of 39 301 Patients with Papillary Thyroid Cancer. Annals of surgical oncology 2017. [Epub ahead of print] doi: 10.1245/s10434-016-5719-9. [EBM III]

[15] Nixon IJ, Wang LY, Ganly I et al.: Outcomes for patients with papillary thyroid cancer who do not undergo prophylactic central neck dissection. The British journal of surgery 2016; 103 (3): 218–225. doi: 10.1002/bjs.10036 [EBM III]

[16] Kim SK, Woo JW, Lee JH et al.: Prophylactic Central Neck Dissection Might Not Be Necessary in Papillary Thyroid Carcinoma: Analysis of 11 569 Cases from a Single Institution. Journal of the American College of Surgeons 2016; 222 (5): 853–864. doi: 10.1016/j.jamcollsurg.2016.02.001. [EBM III]

[17] Berber E, Bernet V, Fahey TJ 3rd et al.: American Thyroid Association Statement on Remote-Access Thyroid Surgery. Thyroid 2016; 26 (3): 331–337. doi: 10.1089/thy.2015.0407. [EBM IV]

[18] Momesso DP, Vaisman F, Yang SP et al.: Dynamic Risk Stratification in Patients with Differentiated Thyroid Cancer Treated Without Radioactive Iodine. The Journal of clinical endocrinology and metabolism 2016; 101 (7): 2692–2700. doi: 10.1210/jc.2015-4290. [EBM IIb]

[19] Adam MA, Thomas S, Youngwirth L et al.: Is There a Minimum Number of Thyroidectomies a Surgeon Should Perform to

Optimize Patient Outcomes? Annals of surgery 2017; 265 (2): 402–407. doi: 10.1097/SLA.0000000000001688. [EBM III]

[20] Seo GH, Chai YJ, Choi HJ et al.: Incidence of permanent hypocalcaemia after total thyroidectomy with or without central neck dissection for thyroid carcinoma: a nationwide claim study. Clinical endocrinology 2016; 85 (3): 483–487. doi: 10.1111/cen.13082. [EBM III]

[21] Applewhite MK, White MG, Xiong M et al.: Incidence, Risk Factors, and Clinical Outcomes of Incidental Parathyroidectomy During Thyroid Surgery. Annals of surgical oncology 2016; 23 (13): 4310–4315. doi: 10.1245/s10434-016-5439-1. [EBM III]

[22] Wilhelm SM, Wang TS, Ruan DT et al.: The American Association of Endocrine Surgeons Guidelines for Definitive Management of Primary Hyperparathyroidism. JAMA Surg 2016; 151 (10): 959–968. doi: 10.1001/jamasurg.2016.2310. [EBM III]

[23] Kluijfhout WP, Pasternak JD, Drake FT et al.: Use of PET tracers for parathyroid localization: a systematic review and meta-analysis. Langenbeck's archives of surgery/Deutsche Gesellschaft fur Chirurgie 2016; 401 (7): 925–935. doi: 10.1007/s00423-016-1425-0. [EBM III]

[24] Schlosser K, Bartsch DK, Diener MK et al.: Total Parathyroidectomy With Routine Thymectomy and Autotransplantation Versus Total Parathyroidectomy Alone for Secondary Hyperparathyroidism: Results of a Nonconfirmatory Multicenter Prospective Randomized Controlled Pilot Trial. Annals of surgery 2016; 264 (5): 745–753. doi: 10.1097/SLA.0000000000001875. [EBM Ib]

[25] Boltz MM, Zhang N, Zhao C et al.: Value of Prophylactic Cervical Thymectomy in Parathyroid Hyperplasia. Annals of surgical oncology 2015; 22 Suppl 3: S662–668. doi: 10.1245/s10434-015-4859-7. [EBM III]

[26] Callender GG, Malinowski J, Javid M et al.: Parathyroidectomy prior to kidney transplant decreases graft failure. Surgery 2017; 161 (1): 44–50. doi: 10.1016/j.surg.2016.10.003. [EBM III]

# 1.2 Was gibt es Neues in der roboterassistierten Chirurgie?

H. Aselmann, J. Beckmann, J.-N. Kersebaum, A. Hendricks, J.-H. Egberts, T. Becker

1 Roboterassistierte kolorektale Chirurgie

1.1 Aktuelle Evidenz

Die roboterassistierte Chirurgie von Kolon und Rektum ist weltweit wahrscheinlich das häufigste Einsatzgebiet in der Viszeralchirurgie und hält mehr und mehr Einzug in den klinischen Alltag. Die Autoren wählten zur Etablierung der roboterassistierten Chirurgie im eigenen Vorgehen Eingriffe an Kolon und Rektum als primäres Indikationsgebiet, da die laparoskopischen Eingriffe in diesem Bereich bereits gut etabliert waren. Große internationale Multicenterstudien haben eindeutig belegt, dass die laparoskopische Rektumchirurgie der offenen ebenbürtige onkologische Ergebnisse erzielt [3a, 16a]. Die Color-II-Studie konnte bei Tumoren im unteren Rektumdrittel sogar Vorteile nachweisen, hier war der circumferentielle Resektionsrand in der laparoskopischen Gruppe seltener positiv [3a].

Die robotergestützte Chirurgie hält mehr und mehr Einzug in den klinischen Alltag.

In einer kürzlich publizierten Auswertung der National Inpatient Sample Datenbank von Yeo et al. zeigte sich, dass sich die Zahlen der roboterassistierten kolorektalen Chirurgie in den USA innerhalb von 4 Jahren vervierfacht haben [36]. Zusätzlich war in der Robotergruppe der Krankenhausaufenthalt signifikant kürzer im Vergleich zur laparoskopischen Gruppe.

In einer Metaanalyse zum Einsatz von Robotern in der kolorektalen Chirurgie, welche sich auf 24 Studien aus den Jahren 2010–2015 stützte, konnte gezeigt werden, dass zwar weiterhin die Operationszeit bei den roboterassistierten Eingriffen länger ist als bei den laparoskopischen Eingriffen, jedoch die Konversionsrate (RR 0,52, 95 % CI 0,33–0,81), der intraoperative Blutverlust und die postoperative Liegedauer signifikant geringer sind [37]. Das postoperative (RR 1,04, 95 % CI 0,91–1,18) Ergebnis sowie onkologische Qualitätskriterien waren bei beiden Techniken vergleichbar. Sun et al. werteten in ihrer Metaanalyse 8 Studien aus 2006–2015 zur laparoskopischen vs. roboterassistierten tiefen anterioren Rektumresektion aus. Eingeschlossen wurden 324 roboterassistierte und 268 laparoskopische Fälle. Die Ergebnisse zeigten eine signifikant verkürzte Hospitalisationszeit, eine geringere Konversionsrate (OR = 0,08; 95 % CI 0,02–0,319), eine geringere positive CRM (Zirkumferentieller Resektionsrand) (OR = 0,5; 95 % 0,25–1,01) und eine niedrigere Komplikationsrate in der Robotergruppe im Vergleich zur laparoskopischen Gruppe. Es zeigte sich jedoch kein signifikanter Unterschied in der Operationsdauer [33]. Zusätzlich suggerieren die Auswertungen von Park et al. eine frühere Verbesserung der erektilen Dysfunktion sowie signifikant höhere IIEF-Scores (International Index of Erectile Function) nach 6 Monaten in der roboterassistierten Gruppe im Vergleich zur Laparoskopiegruppe [30].

Die transanale TME (Ta-TME) ist eine vielversprechende Innovation der laparoskopischen Chirurgie [1, 19].

Leroy et al. publizierten im selben Jahr einen ähnlichen Casereport. Sie nannten den Eingriff die „no scar transanal TME" [21]. Auch roboterassistierte Techniken für die Ta-TME sind beschrieben, ob diese gegenüber der laparoskopischen Variante Vorteile aufweisen, bleibt abzuwarten [12].

Zwischen 2012 und 2016 rekrutierte die erste prospektive, internationale multizentrische, randomisierte Studie (ROLARR), welche die laparoskopische mit der roboterassistierten Chirurgie des Rektumkarzinoms vergleicht. Primärer Endpunkt ist die Konversionsrate, sekundäre Endpunkte sind onkologische und Qualitätsparameter, Komplikationen und Langzeitergebnisse wie auch Nervenerhalt gemessen anhand der Sexual- und Blasenfunktion. Eine Publikation erster Langzeitdaten wird Ende des Jahres erwartet [9].

Fazit

Zusammengefasst erhöhen sich die Zahlen der roboterassistierten Eingriffe im Bereich der kolorektalen Chirurgie stetig. 2 aktuelle Metaanalysen mit insgesamt 32 inkludierten Studien zeigen im Vergleich mit laparoskopischen Eingriffen Vorteile für die roboterassistierte kolorektale Chirurgie wie eine signifikant geringere Konversionsrate, reduzierter intraoperativer Blutverlust sowie eine signifikant niedrigere intraoperative Komplikationsrate bei nicht-signifikantem Unterschied in den onkologischen Qualitätsparametern. Bei der roboterassistierten tiefen anterioren Rektumresektion fand sich zusätzlich signifikant seltener ein positiver CRM.

2 Roboterassistierte hepatobiliäre- und Pankreaschirurgie

2.1 Leberchirurgie

Die vielfach beschriebenen Vorteile des DaVinci-Systems sind auch für die Leberchirurgie attraktiv. Das System bietet theoretische Vorteile bei Tumoren in für den die Laparoskopie schwer zugänglichen Segmenten 1, 4a, 7 und 8, bei komplexen Resektionen und biliären Tumoren, die eine Rekonstruktion der Gallenwege erfordern.

Die Parenchymdissektion erfolgt meist durch Clamp-Crush-Technik, durch bipolare Dissektions- und Koagulationszangen oder mit der Ultraschallschere, die allerdings nicht abwinkelbar ist. Ein Ultraschalldissektor-/aspirator (z. B. CUSA®) ist für das System nicht verfügbar, hier kommt gelegentlich das laparoskopische Instrument zum Einsatz. Ferner stehen robotische Clipapplikatoren und Klammernahtgeräte zur Anwendung.

Die Konsensuskonferenz von Morioka 2014 kam zu dem Schluss, dass die roboterassistierte Chirurgie in einzelnen Studien bessere oder gleiche Ergebnisse lieferte als die offene oder die laparoskopische Chirurgie. Aufgrund der limitierten Erfahrungen wurde weitere klinische Evaluation unter Studienbedingungen oder zumindest Überwachung durch nationale Register empfohlen [34].

2.1.1 Aktuelle Evidenz

In 2016 wurden mehrere Metaanalysen publiziert, die roboterassistierte mit laparoskopischen Leberresektionen verglichen. Die perioperativen Ergebnisse wie Konversionsrate, Morbidität, Mortalität und Krankenhausaufenthalt waren in den Metaanalysen vergleichbar, die Operationszeit in der roboterassistierten Gruppe war signifikant länger [29, 32]. Montalti et al. fanden in ihrer Metaanalyse einen signifikant höheren Blutverlust in der roboterassistierten Gruppe, den die oben genannten Autoren nicht bestätigten [26]. Die häufigsten Indikationen waren in der Metaanalyse von Qui et al. in ca. 85 % maligne Tumore, die häufigsten Eingriffe Minorresektionen (atypische-, Segment- und links-laterale Resektionen) in ca. 42 %, die Hemihepatektomie rechts als Majorresektion erfolgte in ca. 18 %. Die Konversionsrate betrug knapp 6 %, die häufigsten Gründe waren Blutungen (47 %) und unklarer Resektionsrand (33 %) [32]. Chen et al. verglichen das Langzeitüberleben nach offener (n = 275) und roboterassistierter (n = 183) Leberresektion beim HCC. Das 3-Jahre-Krankheitsfreie- und das Gesamtüberleben unterschieden sich nicht signifikant [32]. In einer 1 : 2 gematchten Analyse von 36 roboterassistierten vs. 72 laparoskopischen Resektionen der posterosuperioren Segmente 4a, 7 und 8 fanden Montalti et al. keine signifikanten Unterschiede für Morbidität, Mortalität, Blutverlust und R0-Resektionsrate. Bei Patienten mit kolorektalen Lebermetastasen (n = 21 vs. 44) war in dieser Untersuchung das 1-, 3- und 5-Jahresüberleben gleich [27].

2.1.2 Lernkurve

Lernkurveneffekte wurden anhand der Abnahme des Blutverlustes, der Operationsdauer und des Krankenhausaufenthaltes untersucht. Chen et al. fanden in einer Einzelserie mit 183 roboterassistierten Leberresektionen, davon 92 Majorresektionen, eine dreiphasige Lernkurve. In der ersten Phase wurde eine Verbesserung der OP-Dauer beobachtet, in der zweiten eine Abnahme des Blutverlustes und in der dritten Phase eine weitere Verbesserung beider Parameter. Einschränkend ist zu bemerken, dass die Autoren bereits 4 Jahre Erfahrung mit laparoskopischen Leberresektionen vorweisen konnten. Bei der Interpretation von Lernkurven roboterassistierter und laparoskopischer Lebereingriffe müssen diese Vorerfahrungen beachtet werden [7].

Fazit

Roboterassistierte Leberresektionen können aktuell in spezialisierten Zentren und bei noch ausgewählten Patienten mit guten perioperativen und Langzeitergebnissen sicher durchgeführt werden. Die weitere Verbreitung der Technik erscheint sinnvoll und sollte unter Meldung an nationale Register wie das StuDoQ Leber- bzw. Robotik-Register erfolgen.

2.2 Pankreaschirurgie

Die besondere Herausforderung bei laparoskopischen Eingriffen am Pankreas liegt in der feinen Präparation während der Dissektionsphase und in der Rekonstruktionsphase v. a. bei weichem Pankreas und nicht-dilatiertem Gallengang. Insbesondere die Pankreasanastomose, unabhängig, ob als Pancreat(ico)jejunostomie (PJ) bzw. -gastrostomie (PG) stellt mit den verfügbaren, starren Instrumenten aufgrund der oftmals weichen Parenchymstruktur eine Herausforderung dar. Die in der Literatur beschriebene Lernkurve verläuft relativ flach [35]. Aufgrund dieser Einschränkungen hat sich die laparoskopische Pankreaskopfresektion bisher nicht flächendeckend durchsetzen können. Die roboterassistierte Chirurgie stellt eine attraktive dar, ihre Vorteile bei Pankreaskopfresektionen werden bei der feinen Präparation des retropankreatischen Tunnels, der Mobilisation der Flexura duodenojejunalis, der Lymphadenektomie und insbesondere bei der Rekonstruktion gesehen [25].

Die Pankreaslinksresektion dagegen erscheint mit den starren laparoskopischen Instrumenten gut machbar, sodass die Vorteile der Roboterchirurgie hier eher bei den milzerhaltenden und den parenchymsparenden Eingriffen gesehen werden [38].

2.2.1 Aktuelle Evidenz

Einen guten Überblick über den aktuellen Stand der roboterassistierten Pankreaschirurgie vermittelt die Metaanalyse von Memeo et al.: 7 Publikationen zur roboterassistierten Pankreaskopfresektion mit 432 Patienten und 9 zur Pankreaslinksresektion mit 397 Patienten waren auswertbar. In 6 von 7 analysierten Studien erfolgte die Rekonstruktion nach Pankreaskopfresektion als Pankreatikojejunostomie, in einer Pankreatogastrostomie. Die perioperativen Ergebnisse nach roboterassistierter Pankreaskopfresektion sind in *Tabelle 1* aufgeführt.

Bei der Interpretation der Daten muss berücksichtigt werden, dass die Operateure in der Regel während des publizierten Zeitraums die Lernkurve durchliefen und dass es sich um ein selektioniertes Kollektiv handelt. Die Metaanalyse konnte für die roboterassistierte Chirurgie die gleichen Vorteile gegenüber der offenen Chirurgie zeigen wie sie für die laparoskopische Chirurgie beschrieben sind. Im Einzelnen sind dies geringerer Blutverlust, kürzerer Krankenhausaufenthalt und weniger postoperative Schmerzen bei vergleichbarer Morbidität, Pankreasfistelrate und Mortalität. Auch die onkologischen Qualitätsparameter wie R0-Resektionsrate und Anzahl resezierter Lymphknoten waren vergleichbar. Die Autoren schlussfolgern, dass die roboterassistierte Pankreaschirurgie in der noch frühen Phase der Entwicklung zufriedenstellende, der laparoskopischen Chirurgie vergleichbare Ergebnisse liefert. Ein Vorteil hinsichtlich postoperativer Schmerzen, des Blutverlustes oder der Reduktion postoperativer Komplikationen kann bisher nicht belegt werden [25].

1.2 Roboterassistierte Chirurgie

Tab. 1: Perioperative Ergebnisse nach roboterassistierter Pankreaskopfresektion (aus [25])

Autor (Zeitraum)	n (I%) aller PD)	maligne (%)	Mediane OP-Dauer (min)	Medianer Blutverlust (ml)	Konversion (%)	Morbidität (%)	Rekonstruktion	Pankreasfistel B/C (%)	Mortalität (%)	Medianer Aufenthalt (d)	R0-Rate (%)	Lymphknoten (n)
Boone [4] (2008–14)	200 (NA)	83	483	250	13	68	PJ	8,5	3,3	9	92	26
Chen [8] (2010–13)	60 (33%)	63	410	400	1	35	PJ	8,3	1,7	20	98	18
Giulianotti [14] (2000–09)	60 (NA)	75	421	394	11	35	PG	10,0	3,3	22	90	18
Boggi [3] (2008–11)	34 (15%)	63	517	220	0	56	PJ	11,8	0	23	100	32
Chalikonda [6] (2009–10)	30 (NA)	47	476	485	3	30	PJ	6,7	3,3	10	100	13
Bao [2] (2009–11)	28 (50%)	67	431	100	4	29	PJ	21,4	7,0	7	75	15
Lai [20] (2009–12)	20 (23%)	75	429	247	1	50	PJ	0	0	13	73	15

Die Komplikationsrate nach roboterassistierter Pankreaskopfresektion bei adipösen Patienten untersuchte die Arbeitsgruppe aus Pittsburgh. Die Autoren wiesen bei 70 Robotereingriffen verglichen mit 75 offenen Operationen bei adipösen Patienten (BMI > 30) in der multivariaten Analyse ein signifikant geringeres Risiko für eine Pankreasfistel Grad B/C und Wundinfektionen nach (p < 0,001) [13]. Diese Gruppe konnte in einer weiteren Arbeit einen höheren BMI, höheren intraoperativen Blutverlust, kleineren Tumor und kleineren Pankreasgangdurchmesser als unabhängige Risikofaktoren nach standardisierter Rekonstruktion (modifizierte Blumgart-Anastomose) nachweisen [31]. Hogg et al. entwickelten einen Score zur objektiven Beurteilung der technischen Qualität der robotischen Pankreasanastomose und konnten belegen, dass dieser Score ein unabhängiger Prädiktor einer postoperativen Pankreasfistel ist [16].

In einer retrospektiven Analyse von 41 Patienten konnten Eckhardt et al. zeigen, das nach roboterassistierter – verglichen mit der laparoskopischen Pankreaslinksresektion – tendenziell häufiger die Milz (92 vs. 79 %) und die Milzgefäße (50 vs. 17 %) erhalten werden konnte [11]. Eine aktuelle Metaanalyse von 7 kontrollierten Studien mit 568 Patienten fand einen signifikant geringeren Blutverlust und eine signifikant höhere Milzerhaltungsrate in der roboterassistierten Gruppe [38].

Jin et al. verglichen roboterassistierte Enukleationen von benignen Tumoren und Borderline-Läsionen des Pankreas mit offenen Eingriffen. Bei kleiner Fallzahl (31 vs. 25 Patienten) fanden sie Vorteile den Blutverlust, die Pankreasfistelrate (Grad B/C) und – interessanterweise – die OP-Dauer betreffend [17].

Neben den parenchymsparenden Eingriffen wurden auch erweiterte Pankreasresektionen beschrieben. So beschreiben z. B. Calin et al. eine erfolgreiche Pankreaslinksresektion mit Splenektomie kombiniert mit einer links-lateralen Leberresektion bei hepatisch metastasierter neuroendokriner Neoplasie des Pankreaskorpus [5]. Kauffmann et al. nahmen in einem Kollektiv von 130 roboterassistierten Eingriffen bei 9 Patienten eine Pankreaskopfresektion und bei 5 Patienten eine totale Pankreatektomie mit En-bloc-Teilresektion des mesenterico portalen Venensystems vor. Die OP-Dauer, der Blutverlust und die Transfusionsrate in dieser Gruppe waren höher. Die Gesamt-Komplikationsrate war vergleichbar zur roboterassistierten Pankreaskopfresektion/Pankreatektomie ohne Gefäßresektion, allerdings wurden Blutungen relativ häufiger beobachtet. In der Gruppe mit Gefäßresektion wurden signifikant mehr Lymphknoten reseziert. Die R0-Resektionsrate war gleich [18].

Im Falle grenzwertig resektabler Karzinome des Pankreaskopfes/Pro. uncinatus hat sich in der offenen Chirurgie die primäre Freilegung der A. mesenterica als vorteilhaft erwiesen. Dieser Artery-first-Approach ist roboterassistiert ebenfalls sicher durchführbar [24].

Fazit

Spezialisierte Zentren können exzellente Ergebnisse in der roboterassistierten Pankreaschirurgie aufweisen. Eine gewisse Selektion der Patienten ist nicht auszuschließen, jedoch belegen Einzelserien, dass auch erweiterte Eingriffe technisch sicher durchführbar sind und der offenen Chirurgie vergleichbare Ergebnisse liefern. Bei der Pankreaslinksresektion scheint eine Erhaltung von Milz und Milzgefäßen bei roboterassistierten Eingriffen häufiger möglich.

3 Roboterassistierte Ösophaguschirurgie

3.1 Aktuelle Evidenz

Die minimalinvasive Chirurgie (MIC) und hier insbesondere die roboterassistierte Chirurgie wurde in den letzten Jahren immens vorangetrieben und findet sich aktuell nahezu in dem gesamten chirurgischen Spektrum wieder. Im Rahmen der MIC-Ösophagusresektion konnten mehrere Autoren in großen Patientenkollektiven sehr eindrucksvoll die Abnahme der Morbidität und Mortalität, sowie ein der konventionellen Methode ebenbürtiges onkologisches Outcome darlegen [9a, 28a]. Die bis dato beispiellose Studie „ROBOT trial" der

1.2 Roboterassistierte Chirurgie

Kollegen van der Sluis et al. aus den Niederlanden soll im Sinne einer erstmals randomisierten Untersuchung die konventionelle mit der roboterassistierten Ösophagektomie vergleichen. Onkologische und postoperativ klinische Parameter sollen neben der Lebensqualität während eines 5-jährigen Follow-ups analysiert werden. Beginn der Studienregistrierung war 2012, sodass kurzfristig mit ersten Ergebnissen gerechnet werden kann [33a]. Zuletzt zeigt sich bei aktueller Literaturrecherche eine andauernde Diskussion der Autoren über das Operationsverfahren – transthorakal vs. transhiatal und McKeown vs. Ivor Lewis. Giugliano et al. fassen aktuelle Literatur in einem Review zusammen [13a]. Zur transthorakalen Ösophagektomie existiert eine ausgedehnte Datenlage, die in der Vielzahl die favorisierte Methode darstellt. In einem Kollektiv von über 1.000 Patienten analysierten Luketich et al. aus dem Zentrum in Pittsburgh, USA die Varianten McKeown vs. Ivor Lewis. Letztere Variante zeigte klare Vorteile für den Patienten. Sämtliche operativen Komplikationen nahmen nach der Umstellung der OP-Technik von McKeown hin zur thorakalen Anastomose ab. Die 30-Tage-Mortalität sank von 2,5 % auf 0,9 % [22b].

3.2 Fazit

Auch im Rahmen der Ösophaguschirurgie zeigt die MIC und ebenso die roboterassoziierte Ösophagektomie klare Vorteile für den Patienten. Mit großer Spannung werden erste Ergebnisse des „ROBOT trial" erwartet. Insbesondere das (onkologische) Langzeitoutcome der Patienten wird großen Einfluss auf das Voranschreiten der roboterassistierten Chirurgie haben.

4 Roboterassistierte Thoraxchirurgie

4.1 Aktuelle Evidenz

Im Bereich der onkologischen Lungenchirurgie konnte mehrfach der klare Gewinn durch ein minimalinvasives Vorgehen (Video Assisted Thoracoscopic Surgery, VATS) für den Patienten demonstriert werden. Deutlich verbessertes perioperatives Outcome, reduzierte postoperative Schmerzen und ein vergleichbares onkologisches Outcome, analog zu der konventionellen Thorakotomie wurden berichtet [35a]. Die roboterassistierte Lungenchirurgie blickt nun auch auf mehrjährige Erfahrung. Eine große Studie von Louie et al. mit über 13.000 Patienten der Datenbank der amerikanischen Thoraxchirurgischen Gesellschaft aus dem vergangenen Jahr schlussfolgert eine Ebenbürtigkeit zur VATS und beschreibt somit die roboterassistierte Lungenchirurgie als sicheres Verfahren [22a].

4.2 Fazit

Abgesehen von den längeren OP-Zeiten für das roboterassistierte Verfahren, sind aktuell die perioperativen und längerfristigen Ergebnisse der konventionellen VATS vergleichbar.

5 Roboterassistierte bariatrische Chirurgie

Während die Vorteile des OP-Roboter-Systems bei Operationen, die nicht routinemäßig laparoskopisch durchgeführt werden, auf der Hand liegen, muss sich das System in anderen Bereichen gegen sehr gut etablierte laparoskopische Eingriffe beweisen. Dies trifft auch auf die bariatrische Chirurgie zu. Die häufigsten Eingriffe wie Sleevegastrektomie und Roux-Y-Magenbypass werden routinemäßig laparoskopisch durchgeführt, sind hoch standardisiert, mit niedrigen Konversions- und Komplikationsraten.

Während allererste Erfahrungen mit der roboterassistierten Adipositaschirurgie bereits vor knapp 20 Jahren gemacht wurden, hat die Technik erst jüngst zunehmende Verbreitung gefunden. In Deutschland selbst wird das System erst seit 2016 in einzelnen universitären Adipositaszentren verwendet.

5.1 Roboterassistierte Sleevegastrektomie

Eine aktuelle Metaanalyse zur roboterassistierten Sleevegastrektomie wertete 16 Studien mit 29 787 Patienten aus. Es fand sich eine vergleichbare Rate an Komplikationen bei vergleichsweise längerer OP-Zeit mit dem OP-Roboter [23]. Moon et al. verglichen 100 laparoskopische vs. 100 roboterassistierte Sleevegastrektomien und fanden Unterschiede in der Rate an Klammernahtinsuffizienzen, allerdings nicht signifikant mit einer Inzidenz von 3,2 % nach laparoskopischer und 1,9 % nach roboterassistierter Operation [28].

5.2 Roboterassistierter Roux-Y-Magenbypass

Eine weitere aktuelle Metaanalyse verglich neben Sleevegastrektomien und Magenbandimplantationen auch Roux-Y-Magenbypass-Operationen. Eingeschlossen wurden 27 Studien mit insgesamt 27 997 Patienten. Bezüglich allgemeinen postoperativen Komplikationen, Reoperationsraten, Dauer des Aufenthaltes, Konversionsraten und Mortalität fanden sich keine signifikanten Unterschiede zwischen roboterassistierter vs. laparoskopischer bariatrischer Chirurgie bei tendenziell längeren OP-Zeiten und höheren Kosten durch den OP-Roboter. Die genauere Analyse der Magenbypass-Operationen zeigte jedoch eine signifikante Minderung der Inzidenz von Anastomoseninsuffizienzen [22].

Während bei technisch vergleichsweise einfachen bariatrischen Eingriffen die Vorteile des DaVinci-Systems nicht signifikant zum Tragen kommen, scheint die verbesserte Ergonomie, die intuitive Bedienbarkeit und die 3D-Full-HD-Sicht bei komplexeren Eingriffen mehr Sicherheit zu bieten und tendenziell zu einer verminderten Rate an Klammernahtinsuffizienzen und Anastomoseninsuffizienzen zu führen [22, 28]. Verminderte Komplikationsraten könnten wiederum die höheren Primärkosten egalisieren [15].

Insbesondere in der Ausbildungsphase eines Chirurgen führt die Technik zu vergleichsweise kürzeren Operationszeiten. Die Lernkurve scheint mit dem Roboter-System deutlich steiler zu verlaufen als mit der herkömmlichen laparoskopischen Technik [10]. Die Rate an Klammernahtinsuffizienzen nach roboterassistierter Sleevegastrektomie reduzierte sich signifikant nach den ersten 100 Fällen [28].

Fazit

Bariatrische Operationen können mit dem Roboter-System mit vergleichbaren Ergebnissen sicher durchgeführt werden. Bezüglich Gesamtkomplikationen und Dauer des stationären Aufenthalts findet sich kein signifikanter Unterschied im Vergleich zur herkömmlichen laparoskopischen Methode. Der Roboter bringt allerdings längere OP-Zeiten als auch höheren Kosten mit sich. Messbare Vorteile zeigen sich erst bei komplexeren Operationen wie dem Roux-Y-Magenbypass hinsichtlich der niedrigeren Rate an Anastomoseninsuffizienzen. Ähnliches scheint für die technisch noch anspruchsvolleren Revisionseingriffe in der bariatrischen Chirurgie zu gelten. Durch niedrigere Komplikationsraten könnte sich die roboterassistierte bariatrische Chirurgie bereits jetzt als kosteneffektiv erweisen. Da mittelfristig weitere technische Verbesserungen des Systems wie auch preisliche Veränderungen zu erwarten sind, wird sich der Roboter in der bariatrischen Chirurgie etablieren. Weitere Studien, insbesondere randomisierte kontrollierte Studien, sind jedoch weiterhin erforderlich.

Literatur

[1] Atallah S, Albert M, Debeche-Adams T et al.: Transanal minimally invasive surgery for total mesorectal excision (TAMIS-TME): a stepwise description of the surgical technique with video demonstration. Tech Coloproctol 2013; 17: 321–325.

[2] Bao PQ, Mazirka PO, Watkins KT: Retrospective comparison of robot-assisted minimally invasive versus open pancreaticoduodenectomy for periampullary neoplasms. J Gastrointest Surg 2014; 18: 682–689.

[3] Boggi U, Amorese G, Vistoli F et al.: Laparoscopic pancreaticoduodenectomy: a sys-

tematic literature review. Surg Endosc 2015; 29: 9–23.

[3a] Bonjer HJ, Deijen CL, Haglind E et al.: A Randomized Trial of Laparoscopic versus Open Surgery for Rectal Cancer. N Engl J Med 2015; 373: 194

[4] Boone BA, Zenati M, Hogg ME et al.: Assessment of quality outcomes for robotic pancreaticoduodenectomy: identification of the learning curve. JAMA Surg 2015; 150: 416–422.

[5] Calin ML, Sadiq A, Arevalo G et al.: The First Case Report of Robotic Multivisceral Resection for Synchronous Liver Metastasis from Pancreatic Neuroendocrine Tumor: A Case Report and Literature Review. J Laparoendosc Adv Surg Tech A 2016; 26: 816–824.

[6] Chalikonda S, Aguilar-Saavedra JR, Walsh RM: Laparoscopic robotic-assisted pancreaticoduodenectomy: a case-matched comparison with open resection. Surg Endosc 2012; 26: 2397–2402.

[7] Chen PD, Wu CY, Hu RH et al.: Robotic major hepatectomy: Is there a learning curve? Surgery 2017: 161: 642–649.

[8] Chen S, Chen JZ, Zhan Q et al.: Robot-assisted laparoscopic versus open pancreaticoduodenectomy: a prospective, matched, midterm follow-up study. Surg Endosc 2015; 29: 3698–3711.

[9] Collinson FJ, Jayne DG, Pigazzi A et al.: An international, multicentre, prospective, randomised, controlled, unblinded, parallel-group trial of robotic-assisted versus standard laparoscopic surgery for the curative treatment of rectal cancer. Int J Colorectal Dis 2012; 27: 233–241.

[9a] Dantoc M, Cox MR, Eslick GD: Evidence to support the use of minimally invasive esophagectomy for esophageal cancer: a meta-analysis. Arch Surg 2012; 147: 768–776

[10] Ecker BL, Maduka R, Ramdon A et al.: Resident education in robotic-assisted vertical sleeve gastrectomy: outcomes and cost-analysis of 411 consecutive cases. Surg Obes Relat Dis 2016; 12: 313–320.

[11] Eckhardt S, Schicker C, Maurer E et al.: Robotic-Assisted Approach Improves Vessel Preservation in Spleen-Preserving Distal Pancreatectomy. Dig Surg 2016; 33: 406–413.

[12] Franchini Melani AG, Diana M, Marescaux J: The quest for precision in transanal total mesorectal excision. Tech Coloproctol 2016; 20: 11–18.

[13] Girgis MD, Zenati MS, Steve J et al.: Robotic approach mitigates perioperative morbidity in obese patients following pancreaticoduodenectomy. HPB (Oxford) 2017; 19: 93–98.

[13a] Giugliano DN, Berger AC, Rosato EL et al.: Total minimally invasive esophagectomy for esophageal cancer: approaches and outcomes. Langenbecks Arch Surg 2016; 401: 747–756

[14] Giulianotti PC, Sbrana F, Bianco FM et al.: Robot-assisted laparoscopic pancreatic surgery: single-surgeon experience. Surg Endosc 2010; 24: 1646–1657.

[15] Hagen ME, Pugin F, Chassot G et al.: Reducing cost of surgery by avoiding complications: the model of robotic Roux-en-Y gastric bypass. Obes Surg 2012; 22: 52–61.

[16] Hogg ME, Zenati M, Novak S et al.: Grading of Surgeon Technical Performance Predicts Postoperative Pancreatic Fistula for Pancreaticoduodenectomy Independent of Patient-related Variables. Ann Surg 2016; 264: 482–491.

[16a] Jeong SY, Park JW, Nam BH et al.: Open versus laparoscopic surgery for mid-rectal or low-rectal cancer after neoadjuvant chemoradiotherapy (COREAN trial): survival outcomes of an open-label, non-inferiority, randomised controlled trial. Lancet Oncol 2014; 15: 767–774

[17] Jin JB, Qin K, Li H et al.: Robotic Enucleation for Benign or Borderline Tumours of the Pancreas: A Retrospective Analysis and Comparison from a High-Volume Centre in Asia. World J Surg 2016; 40: 3009–3020.

[18] Kauffmann EF, Napoli N, Menonna F et al.: Robotic pancreatoduodenectomy with

vascular resection. Langenbecks Arch Surg 2016; 401: 1111–1122.

[19] Lacy AM, Adelsdorfer C, Delgado S et al.: Minilaparoscopy-assisted transrectal low anterior resection (LAR): a preliminary study. Surg Endosc 2013; 27: 339–346.

[20] Lai EC, Yang GP, Tang CN: Robot-assisted laparoscopic pancreaticoduodenectomy versus open pancreaticoduodenectomy – a comparative study. Int J Surg 2012; 10: 475–479.

[21] Leroy J, Barry BD, Melani A et al.: No-scar transanal total mesorectal excision: the last step to pure NOTES for colorectal surgery. JAMA Surg 2013; 148: 226–230; discussion 231

[22] Li K, Zou J, Tang J et al.: Robotic Versus Laparoscopic Bariatric Surgery: a Systematic Review and Meta-Analysis. Obes Surg 2016; 26: 3031–3044.

[22a] Louie BE, Wilson JL, Kim S et al.: Comparison of Video-Assisted Thoracoscopic Surgery and Robotic Approaches for Clinical Stage I and Stage II Non-Small Cell Lung Cancer Using The Society of Thoracic Surgeons Database. Ann Thorac Surg 2016; 102: 917–924

[22b] Luketich JD, Pennathur A, Awais O et al.: Outcomes after minimally invasive esophagectomy: review of over 1000 patients. Ann Surg 2012; 256: 95–103

[23] Magouliotis DE, Tasiopoulou VS, Sioka E et al.: Robotic versus Laparoscopic Sleeve Gastrectomy for Morbid Obesity: a Systematic Review and Meta-analysis. Obes Surg 2017; 27: 245–253

[24] Memeo R, De Blasi V, Perotto O et al.: Robotic Lymphadenectomy During Pancreatoduodenectomy with First Superior Mesenteric Artery Dissection. Ann Surg Oncol 2016; 23: 968.

[25] Memeo R, Sangiuolo F, De Blasi V et al.: Robotic pancreaticoduodenectomy and distal pancreatectomy: State of the art. J Visc Surg 2016; 153: 353–359.

[26] Montalti R, Berardi G, Patriti A et al.: Outcomes of robotic vs laparoscopic hepatectomy: A systematic review and meta-analysis. World J Gastroenterol 2015; 21: 8441–8451.

[27] Montalti R, Scuderi V, Patriti A et al.: Robotic versus laparoscopic resections of posterosuperior segments of the liver: a propensity score-matched comparison. Surg Endosc 2016; 30: 1004–1013.

[28] Moon RC, Stephenson D, Royall NA et al.: Robot-Assisted Versus Laparoscopic Sleeve Gastrectomy: Learning Curve, Perioperative, and Short-Term Outcomes. Obes Surg 2016; 26: 2463–2468.

[28a] Nagpal K, Ahmed K, Vats A et al.: Is minimally invasive surgery beneficial in the management of esophageal cancer? A meta-analysis. Surg Endosc 2010; 24: 1621–1629

[29] Nota CL, Rinkes IH, Molenaar IQ et al.: Robot-assisted laparoscopic liver resection: a systematic review and pooled analysis of minor and major hepatectomies. HPB (Oxford) 2016; 18: 113–120.

[30] Park SY, Choi GS, Park JS et al.: Urinary and erectile function in men after total mesorectal excision by laparoscopic or robot-assisted methods for the treatment of rectal cancer: a case-matched comparison. World J Surg 2014; 38: 1834–1842.

[31] Polanco PM, Zenati MS, Hogg ME et al.: An analysis of risk factors for pancreatic fistula after robotic pancreaticoduodenectomy: outcomes from a consecutive series of standardized pancreatic reconstructions. Surg Endosc 2016; 30: 1523–1529.

[32] Qiu J, Chen S, Chengyou D: A systematic review of robotic-assisted liver resection and meta-analysis of robotic versus laparoscopic hepatectomy for hepatic neoplasms. Surg Endosc 2016; 30: 862–875.

[33] Sun Y, Xu H, Li Z et al.: Robotic versus laparoscopic low anterior resection for rectal cancer: a meta-analysis. World J Surg Oncol 2016; 14: 61.

[33a] Van Der Sluis PC, Ruurda JP, Van Der Horst S et al.: Robot-assisted minimally invasive thoraco-laparoscopic esophagectomy versus open transthoracic esophagectomy for

resectable esophageal cancer, a randomized controlled trial (ROBOT trial). Trials 2012; 13: 230

[34] Wakabayashi G, Cherqui D, Geller DA et al.: Recommendations for laparoscopic liver resection: a report from the second international consensus conference held in Morioka. Ann Surg 2015; 261: 619–629.

[35] Wang M, Cai H, Meng L et al.: Minimally invasive pancreaticoduodenectomy: A comprehensive review. Int J Surg 2016; 35: 139–146.

[35a] Yan TD, Black D, Bannon PG et al.: Systematic review and meta-analysis of randomized and nonrandomized trials on safety and efficacy of video-assisted thoracic surgery lobectomy for early-stage non-small-cell lung cancer. J Clin Oncol 2009; 27: 2553–2562

[36] Yeo HL, Isaacs AJ, Abelson JS et al.: Comparison of Open, Laparoscopic, and Robotic Colectomies Using a Large National Database: Outcomes and Trends Related to Surgery Center Volume. Dis Colon Rectum 2016; 59: 535–542.

[37] Zhang X, Wei Z, Bie M et al.: Robot-assisted versus laparoscopic-assisted surgery for colorectal cancer: a meta-analysis. Surg Endosc 2016; 30: 5601–5614.

[38] Zhou JY, Xin C, Mou YP et al.: Robotic versus Laparoscopic Distal Pancreatectomy: A Meta-Analysis of Short-Term Outcomes. PLoS One 2016; 11: e0151189.

… Ösophagus- und Magenchirurgie 1.3

1.3 Was gibt es Neues in der Ösophagus- und Magenchirurgie?

J. M. Leers, R. Lambertz, C. Bruns, W. Schröder

1 Ösophaguskarzinom

1.1 Chirurgische Trends in der operativen Behandlung des Ösophagus- und Kardiakarzinoms

Eine holländische Arbeitsgruppe initiierte 2015 eine weltweite Umfrage, um die gegenwärtigen chirurgischen Techniken beim Ösophaguskarzinom mit einer ersten Umfrage aus dem Jahr 2007 vergleichend zu analysieren [1]. An der Umfrage beteiligten sich 478 High-volume-Ösophaguschirurgen aus 49 Ländern und 6 Kontinenten. 81 % der befragten Chirurgen präferierten eine transthorakale Resektion, davon 43 % über einen minimal-invasiven Zugang. Damit verdreifachte sich die Rate minimal-invasiver Prozeduren im Vergleich zu 2007. In 95 % erfolgte die Rekonstruktion mittels Magenhochzug. In dem Beobachtungszeitraum gab es eine deutliche Verschiebung von der zervikalen zur intrathorakalen Anastomose (2015: 68 % beim offenen und 43 % beim minimal-invasiven Vorgehen), 77 % der intrathorakalen Rekonstruktion wurde mittels Stapler durchgeführt. Für die Karzinome des gastroösophagealen Übergangs Typ II (Kardiakarzinom) bleibt mit 73 % die (transhiatal erweiterte) Gastrektomie das Verfahren der Wahl gefolgt von der (transthorakalen oder transhiatalen) Ösophagektomie mit 27 %.

Fazit

Auch wenn im Fragebogen nicht zwischen den Hybrid-Verfahren und der total minimal-invasiven Ösophagektomie unterschieden wird und damit eine detaillierte Analyse der eingesetzten Verfahren nicht möglich ist, zeigt die Umfrage, dass der Trend zum minimal-invasiven Zugang trotz der komplexen und langen Lernkurven auch in Zukunft weiter zunehmen wird.

1.2 Intervall zwischen neoadjuvanter Radiochemotherapie und Ösophagektomie

In der aktuellen S3-Leitlinie „Ösophaguskarzinom" wird empfohlen, dass das Intervall zwischen Ende der neoadjuvanten Radiochemotherapie und der Ösophagektomie 4–6 Wochen betragen soll, ohne dass es für die Definition dieses Intervalls ausreichende Evidenz gibt. Im letzten Jahr wurden mehrere Arbeiten zu dieser Problematik publiziert, welche die Vorgabe der aktuellen deutschen Leitlinie in Frage stellen. In einer retrospektiven Arbeit aus den Niederlanden [2] wurden 190 Patienten nachuntersucht, bei denen das Intervall zwischen neoadjuvanter Radiochemotherapie und Operation < 8 Wochen (65 Patienten) und > 8 Wochen (125 Patienten) betrug. In der multivariaten Analyse waren die Ergebnisse für diese beiden Gruppen hinsichtlich postoperativer Komplikationen, Rate der histopathologischen vollständigen Remission (pCR) und dem Langzeitüberleben vergleichbar. Zu ähnlichen Ergebnissen kommt eine amerikanische Arbeitsgruppe, die 234 Patienten nach neoadjuvanter Radiochemotherapie untersuchte [3]. Wesentlicher Unterschied zur vorgenannten Arbeit war, dass die Rate histopathologischer Vollremissionen bei längerem Intervall (85–98 Tage) signifikant höher war, ohne jedoch das Langzeit-

1.3 Ösophagus- und Magenchirurgie

überleben zu verbessern. In einer dritten Arbeit zu diesem Thema aus den USA wurde die Daten der National Cancer Data Base (NCDB) bei 5 393 Patienten von 2003–2012 ausgewertet [4]. Die Patienten wurden hinsichtlich des Intervalls „neoadjuvante Therapie – Ösophagektomie" in 4 Gruppen eingeteilt (< 40 Tage, 40–50 Tage, 51–63 Tage, > 63 Tage). In diese Analyse gingen auch Patienten ein, die mit insgesamt 50.4 Gy bestrahlt wurden. Wie in der zuvor zitierten Arbeit konnte gezeigt werden, dass mit zunehmender Intervalllänge die Rate der histopathologischen „Complete Responder" anstieg, dass aber auf der anderen Seite das Überleben nicht positiv beeinflusst wurde, sondern ein Intervall von > 63 Tage das Gesamtüberleben sogar signifikant verschlechterte. Vergleichbare Ergebnisse und auch Schlussfolgerungen wurden in einer vierten Arbeit zu diesem Thema, in der ebenfalls die Daten des NCDB, allerdings mit einem kürzeren Beobachtungszeitraum und nur 4 284 Patienten ausgewertet werden, veröffentlicht [5].

Fazit

Die vorliegenden Daten sprechen dafür, dass die Rate der histopathologischen „Complete Responder" durch eine Verlängerung des Intervalls erhöht wird, dass dieses aber keinen positiven Einfluss auf das Langzeitüberleben hat. Zum gegenwärtigen Zeitpunkt gibt es somit keine hinreichende Evidenz, den Empfehlungen der S3-Leitlinie nicht zu folgen. Die Ergebnisse einer prospektiv-randomisierten Multicenterstudie aus Skandinavien (NeoRES II), welche zurzeit rekrutiert und welche die beiden Intervalle 4–6 und 10–12 Wochen vergleichend untersucht, werden daher mit Spannung erwartet.

1.3 Diagnostische Möglichkeiten zum Nachweis eines „Complete Response" nach neoadjuvanter Therapie

In den letzten Jahren wird zunehmend die Frage diskutiert, ob bei Patienten mit klinischem „Complete Response" nach neoadjuvanter Therapie eine chirurgische Resektion überhaupt notwendig ist oder ob auch eine „Watch-and-wait"-Strategie eine onkologische Alternative darstellt. Ein solcher Strategiewandel setzt jedoch voraus, dass eine vollständige Tumorregression mit den gegenwärtigen diagnostischen Methoden sicher diagnostiziert werden kann. In einem systematischen Review und Metaanalyse von einer holländischen Arbeitsgruppe aus Utrecht wurde der aktuelle wissenschaftliche Stand zu dieser Problematik zusammengefasst [6]. Insgesamt untersuchten 12 Studien mit 1 281 Patienten die Wertigkeit der endoskopischen Biopsie nach neoadjuvanter Radiochemotherapie. Hinsichtlich des ypT+-Stadiums lag die Sensitivität bei 34,5 % (95 % Confidence Interval: 26,0–44,1 %) und die Spezifität bei 91,0 % (95% Confidence Interval: 85,6–94,5 %). Für den endoluminalen Ultraschall (EUS) mit 11 eingeschlossenen Studien und 593 Patienten wurde die Sensitivität mit 96,4 % (95 % Confidence Interval: 91,7–98,5 %) und die Spezifität mit 10,9 % (95 % Confidence Interval: 3,5–29,0 %) berechnet. Die Autoren kommen zu dem Schluss, dass die gegenwärtig zur Verfügung stehenden diagnostischen Methoden insgesamt nicht in der Lage sind, histopathologische „Complete Responder" zu identifizieren und es daher nicht gerechtfertigt ist, Patienten mit vermeidlich vollständigem Ansprechen die geplante Ösophagektomie vorzuenthalten.

Fazit

Gegenwärtig gibt es bei klinisch gutem Ansprechen auf die neoadjuvante Therapie keinen Grund, die eindeutigen Empfehlungen der Leitlinie zur Ösophagektomie nicht umzusetzen.

1.4 Präoperative Risikoanalyse

Nach wie vor gibt es in der onkologischen Ösophaguschirurgie keinen Risikoscore, welcher mit einem hohen prädiktiven Wert postoperative Komplikationen vorhersagen kann und somit hilft, Patienten für dieses komplikationsträchtige operative Verfahren zu selektieren. Zu diesem Thema wurde von einer amerikanischen Arbeitsgruppe die bisher größte retrospektive Registeranalyse an 23 751 Patienten nach Ösophagektomie durchgeführt [7]. Die Gesamtmortalität in dieser Kohorte lag bei 7 %. Dabei hatten der Gebrauch minimalinvasiver Techniken sowie die Operation in Highvolumen-Zentren einen positiven Einfluss auf die Mortalität, während Patientenalter, Komorbiditäten (pulmonal, kardiovaskulär, hepatogen und renal) und die Diagnose eines Plattenepithelkarzinoms die postoperative Sterblichkeit erhöhten. Basierend auf diesen Faktoren wurde rechnerisch ein Score mit maximal zu erzielenden 16 Punkten ermittelt, welcher Patienten mit niedrigem (0–7 Punkte) und hohem Risiko (8–16) unterschied. Hierbei lag die Mortalität für „low risk"-Patienten bei 1,3–7,6 %, während die Sterblichkeit für „high risk"-Patienten auf 10,5–34,5 % anstieg.

Fazit

Nach Ansicht der Autoren ist dieser übersichtliche Score geeignet, Patienten für die geplante Ösophagektomie an Hand der zu erwartenden Mortalität präoperativ zu selektionieren. Die Überprüfung dieser Risikoevaluation in einem prospektiven Studiendesign an einem entsprechend großen Krankengut steht jedoch noch aus.

2 Magenkarzinom

2.1 Perioperative Chemotherapie

Ende letzten Jahres wurde eine qualitativ hochwertige Studie zur perioperativen Chemotherapie des Magenkarzinoms (FLOT4-AIO) publiziert [8]. In dieser prospektiv-randomisierten Phase-II/III-Studie wurden in 28 deutschen onkologischen Zentren 300 Patienten mit einem lokal fortgeschritten Magenkarzinom oder Karzinom des gastroösophagealen Übergangs (AEG Typ I–III) eingeschlossen. Die Patienten wurden nach Randomisierung entweder mittels ECF-Schema (152 Patienten mit jeweils 3 Zyklen prä-und postoperativ: Epirubicin, Cisplatin und 5-Fluoruracil/Capecitabine) oder dem FLOT-Regime (148 Patienten mit jeweils 4 Zyklen prä- und postoperativ: Doxecatel, Oxaliplatin, Leucoverin und 5-Fluoruracil) chemotherapiert. Aufgrund der inkludierten Karzinome reichte das chirurgische Spektrum von der subtotalen Gastrektomie bis zur transthorakalen Ösophagektomie. In der „Intention-to-treat"-Analyse konnten insgesamt 137 Patienten in der ECF-Gruppe und 128 Patienten in der FLOT-Gruppe ausgewertet werden. Als wesentliches Kurzzeitergebnis dieser Arbeit konnte gezeigt werden, dass die Rate der histopathologischen Vollremission in der FLOT-Gruppe signifikant höher war (16 % vs. 6 %, p = 0,02). Gleichzeitig war die Gesamtrate der Patienten mit mindestens einer nicht-chirurgischen oder chirurgischen schweren Komplikationen (SAE, serious adverse events) in der ECF-Gruppe signifikant höher (40 % vs. 25 %). Bemerkenswert ist, dass in der FLOT-Gruppe eine signifikant höhere R0-Resektionsrate, allerdings bei intention-to-treat Analyse, erzielt wurde (85 % vs. 74 %, p = 0,02).

Fazit

Die vorliegenden Ergebnisse sind vielversprechend und führen möglicherweise zu einer Änderung des gegenwärtigen perioperativen Behandlungskonzeptes beim Magenkarzinom. Für eine Anpassung der Leitlinie „Magenkarzinom" müssen jedoch die Langzeitergebnisse mit den 5-Jahres-Überlebensraten abgewartet werden.

2.2 Langzeitüberleben nach Resektion von Lebermetastasen

In den letzten Jahren wird zunehmend der onkologische Stellenwert der chirurgischen Behandlung des Magenkarzinoms bei Vorliegen einer Oligometastasierung diskutiert. In einer systematischen Literaturanalyse aus dem Zeitraum 1990–2015 konnten insgesamt 39 Studien mit den folgenden Einschlusskriterien identifiziert werden: > 10 Patienten, isolierte synchrone/metachrone Lebermetastasierung bei primärem Adenokarzinom des Magens. Die Gesamtmorbidität dieser Serien mit insgesamt 10–64 Patienten betrug 30 %, keiner der Patienten verstarb im postoperativen Verlauf. Insgesamt ist festzustellen, dass die Resektion von hepatischen Metastasen das Überleben signifikant verbesserte. Das mediane 1-, 3- und 5-Jahres-Überleben lag jeweils bei 68 %, 31 % und 27 %. Bemerkenswert ist, dass die Überlebensraten in den asiatischen Ländern besser als in den westlichen Ländern waren. Nicht überraschend ist, dass Patienten mit isolierten Lebermetastasen eine bessere Prognose hatten als Patienten mit multiplen hepatischen Metastasen.

Fazit

Diese Untersuchung bestätigt, dass auch im metastasierten Stadium des Magenkarzinoms die chirurgische Therapie die Prognose selektionierter Patienten verbessern kann und dass die vorliegenden Daten rechtfertigen, das Thema „Oligometastasierung" in den Fokus des wissenschaftlichen Interesses zu rücken.

2.3 Lernkurven in der onkologischen Magenchirurgie

Für die Chirurgie des Ösophaguskarzinoms gilt als gesichert, dass sowohl die Fallzahl des Zentrums aber auch der „Case Load" des einzelnen Chirurgen erheblichen Einfluss auf postoperative Morbidität und Mortalität und auch das Langzeitüberleben haben. Inwieweit dieses auch für die chirurgische Therapie des Magenkarzinoms gilt, wurde in mehreren Publikationen des letzten Jahres untersucht. In einer Studie aus England wurden 12 622 Patienten, die zwischen 2000 und 2010 in Krankenhäusern des National Health Service (NHS) von 452 Consultants operiert wurden, ausgewertet [10]. Der Case Load des einzelnen Chirurgen variierte von 1–14 Fällen pro Jahr. In dieser Analyse konnte, bezogen auf den einzelnen Operateur, ein eindeutiger Zusammenhang zwischen der Anzahl durchgeführter Gastrektomien pro Jahr und der Krankenhausmortalität aufgezeigt werden (OR low–high: 1,74, CI 1,33–2,28). Für „High-volume"-Chirurgen lag die Krankenhaus-Sterblichkeit nach Gastrektomie bei 3,36 %, für „Low-volume"-Chirurgen bei 5,20 % ($p < 0,001$). Die Mortalität stieg bis zu einer Gesamtzahl von 30 durchgeführten Gastrektomien. In einer zweiten Arbeit von der FREGAT-Gruppe aus Frankreich wurde die Frage nach einer notwendigen Zentralisation des Magenkarzinoms aufgeworfen [11]. In diese Analyse gingen 7 971 onkologische Magenresektionen ein, die entsprechend dem Krankenhausvolumen in 4 Gruppen eingeteilt wurden: „Low volume" (< 20 Fälle/Jahr) 5 817 Patienten, „Intermediate volume" (20–39 Fälle/Jahr) 1 066 Patienten, „High volume" (40–59 Fälle/Jahr) 909 Patienten, „Very high volume" (> 60 Fälle/Jahr) 179 Patienten. Die Mortalität für das Gesamtkollektiv lag bei 8,6 %. Es zeigte sich jedoch, dass für die definierten 4 Gruppen die 90-Tage-Mortalität kontinuierlich abnahm. In der „Low volume"-Gruppe betrug die 90-Tage-Mortalität 9,7 % und war damit signifikant höher als in der „Very high volume"-Gruppe mit 4,5 % ($p < 0,001$). Unabhängig vom Tumorstadium und Komorbiditäten konnte eine Reduktion des Risikos, in einem „Very high volumen"- gegenüber einem „low volumen"-Zentrum postoperativ zu versterben, mit 70 % berechnet werden. In einer weiteren Studie aus Korea wurde anhand eines großen Kollektivs von 3 284 Patienten mit offener Gastrektomie (2001–2006) die Lernkurve dieses Eingriffs und die entsprechenden Überlebensdaten analysiert [12]. Die Expertise der 9 Chirurgen wurde in die folgenden Gruppen eingeteilt: < 50, 51–100, 101–200 und > 200 Gastrektomien. Das wesentliche Ergebnis dieser Arbeit ist, dass hinsichtlich des Zielparameters Überleben ein Plateau erst nach 100 Eingriffen erreicht wurde, dass also bei Chirurgen mit weniger als 100 Gastektomien die 5-Jahres-Überlebensraten unabhängig vom Tumorstadium schlechter waren als bei Chirurgen, die den Eingriff mehr als 100-mal durchgeführt hatten.

Fazit

Nach den vorliegenden Daten muss auch die Gastrektomie zu den komplexen Eingriffen gezählt werden, bei denen die Erfahrung des Operateurs erheblich Einfluss auf die Prognose des Patienten nimmt. Insofern wäre auch für die Gastektomie eine Zentrierung in spezialisierten Zentren zu fordern.

2.4 Minimal-invasive Techniken beim Magenkarzinom

Auch in der Magenchirurgie gibt es einen eindeutigen Trend in Richtung minimal-invasiver Verfahren. Zu diesem Thema sind im letzten Jahr 2 prospektiv-randomisierte Studien publiziert worden. In einer ersten Studie von einer chinesischen Arbeitsgruppe [13] wurden insgesamt 1 056 Patienten mit einem lokal fortgeschrittenen Magenkarzinom (cT2-4a) aus 14 Zentren eingeschlossen, die von nur 15 spezialisierten Chirurgen operiert wurden. Verglichen wurde in einem randomisierten Studiendesign die laparoskopische (n = 528) mit der offenen distalen Magenresektion (n = 528), in beiden Fällen mit einer D2-Lymphadenektomie. Die postoperative Morbidität nach Dindo-Clavien war insgesamt auf einem niedrigen Niveau und lag bei vergleichbaren Schweregraden für die laparoskopische bei 15,2 % und für die offene Gruppe bei 12,9 %. 2 Patienten (0,4 %) verstarben in der laparoskopischen Gruppe, keiner von 528 Patienten in der offenen Gruppe. Überlebensdaten wurden in dieser Publikation nicht präsentiert. Eine zweite Studie (Korean Laparo-endoscopic Gastrointestinal Surgery Study, KLASS) mit insgesamt 1 416 randomisierten Patienten mit Magenkarzinom, allerdings im Stadium I, kam zu ähnlichen Ergebnissen [14]. Auch hier wurde die laparoskopische Magenresektion mit dem offenen Vorgehen verglichen. Die Morbidität in der laparoskopischen Gruppe war aufgrund einer geringeren Rate an Wundinfektionen signifikant niedriger (13,0 % vs. 19,9 %, p = 0,001). Die Rate intraabdomineller Major-Komplikationen (laparoskopisch 7,6 % vs. offen 10,3 %) und die 30-Tage-Mortalität (laparoskopisch 0,6 % vs. offen 0,3 %) waren vergleichbar. Beide Autoren empfehlen letztendlich die laparoskopische Resektion als Standard. Ergänzt werden diese Daten durch eine aktuelle Metaanalyse einer chinesischen Arbeitsgruppe [15], in welcher alle bisher publizierten Studien (n = 14, 2 307 Patienten) zum Vergleich laparoskopischer (1 163 Patienten) vs. offener Gastrektomie (1 144 Patienten) zusammenfassend analysiert wurden. Zusammengefasst wurden hier alle bekannten Vorteile eines laparoskopischen Vorgehens evident. Neben einem geringeren Blutverlust und postoperativen Schmerz war die postoperative Phase durch eine schnellere Rekonvaleszenz mit kürzerem Krankenhausaufenthalt aber auch eine geringere Morbidität gekennzeichnet.

Fazit

Alle genannten Autoren propagieren eindeutig ein laparoskopisches Vorgehen bei der onkologischen Gastrektomie/subtotalen Magenresektion. Inwieweit aber die Ergebnisse aus diesen spezialisierten asiatischen Zentren auf die westlichen Patienten übertragbar sind, bleibt gegenwärtig unklar.

3 Gastroösophageale Refluxerkrankung

3.1 5-Jahres-Ergebnisse der LOTUS-Studie (Esomeprazol vs. laparoskopische Fundoplicatio)

In diesem Jahr wurden die 5-Jahres-Ergebnisse der LOTUS-Studie veröffentlicht. In dieser multizentrischen, prospektiv-randomisierten Studie wurde die Therapie der GERD (gastroesophageal reflux disease) zwischen der medikamentösen Therapie mit Esomeprazol (20–40 mg) oder der laparoskopischen Fundoplicatio verglichen [16]. Es konnte gezeigt werden, dass nach 5 Jahren die Ergebnisse der 24-h-ph-Metrie mit einer Gesamtfraktionszeit des pH < 4 bei der Gruppe nach laparoskopischer Fundoplicatio (n = 169) mit 0,7 % weiterhin signifikant besser als präoperativ waren (8,6 %, p < 0,001). Ähnliches gilt für die 151 Patienten mit Esomeprazol-Therapie (8,8 % vs. 1,9 %, p < 0,001).

Fazit

Die Antirefluxtherapie mit Protonenpumpeninhibitoren und mit einer laparoskopischen Antirefluxoperation ist effektiv und erzielt eine signifikante Reduktion der Säureexposition im distalen Ösophagus auch nach 5 Jahren. Die operative Therapie erzielt sogar eine noch bessere Reduktion der Säureexposition.

3.2 Sicherheit der laparoskopischen Fundoplicatio

Die schwedische Arbeitsgruppe um J. Lagergren hat sich mit der Sicherheit der laparoskopischen Fundoplicatio in der flächendeckenden Anwendung auch außerhalb von Zentren anhand des populationsbasierten, nationalen schwedischen Registers auseinandergesetzt [17]. Anhand von 8 947 Patienten im arbeitsfähigem Alter, die im Zeitraum von 1997–2013 eine laparoskopische Fundoplicatio erhielten, konnte gezeigt werden, dass die Gesamtmortalität bei 0,03 % nach 30 Tagen und 0,08 % nach 90 Tagen lag. Lediglich ein Todesfall wurde in einen direkten Zusammenhang mit der Operation gebracht. Dieser Patient verstarb nach 19 Tagen an einem akuten Lungenversagen. Insgesamt 39 Patienten (0,4 %) wurden innerhalb von 90 Tagen re-operiert. Komorbiditäten und ein erhöhtes Lebensalter führten zu einem verlängerten Krankenhausaufenthalt. Die Autoren schlussfolgern, dass die laparoskopische Fundoplicatio ein sicheres Verfahren ist und sich diese Ergebnisse auf die Indikationsstellung auswirken können.

3.3 Elektrische Sphinkterstimulation (EndoStim)

Mit der elektrischen Sphinkterstimulation steht ein neues Antirefluxverfahren zur Verfügung, dass den unteren Ösophagussphinkter stimuliert und damit den Tonus langfristig erhöhen soll. Die Stimulation erfolgt durch 2 laparoskopisch eingeführte Elektroden auf Höhe des unteren Ösophagussphinkters, die mit einem subkutanen Schrittmacher verbunden und mit einer Grundfrequenz von 20 Hz, 220 µs, 12 × 5 mA à 30 Minuten in 24 Stunden stimuliert werden. Diese Frequenz kann je nach Symptomen patientengerecht verändert werden.

Die ersten 2- und 3-Jahres-Ergebnisse einer Registeranalyse wurden nun veröffentlicht. Untersucht wurden hier die Sicherheit und die Effektivität des neuen Verfahrens [18]. Bei 15 Patienten konnte nach 3 Jahren eine Verbesserung der Lebensqualität (HRQL) mit [9 (6–10) vs. 1 (0–2), p < 0,001] und ohne Protonenpumpeninhibitoren [22 (21–24) vs. 1 (0–2), p < 0,001] erzielt werden. Die Gesamtfraktionszeit des pH < 4 konnte von 10,3 % auf 3 %, p < 0,0001 reduziert werden. Eine Normalisierung der distalen Säureexposition konnte bei 11 von 15 Patienten (75 %) erreicht werden. Bei keinem der Patienten wurden Komplikationen beschrieben. In einer weiteren, prospektiven internationalen Multicenterstudie konnten diese Ergebnisse bestätigt werden. Von den 44 eingeschlossen Patienten standen bei 41 Patienten die 6-Monats-Ergebnisse zur Verfügung [19]. Auch in dieser Studie konnten sowohl die Lebensqualität als auch die 24-h-pH-Metrie-Ergebnisse signifikant verbessert werden. Im Gegensatz zur anderen Studie wurde hier jedoch eine Erosion der Elektroden in den Ösophagus im Rahmen der 6-Monats-Endoskopie detektiert. Der Patient war asymptomatisch, erhielt jedoch eine Revision mit Entfernung der Elektroden und Anlage einer Hemifundoplicatio.

Fazit

Die elektrische Stimulation des unteren Ösophagussphinkters bietet eine vielversprechende Therapieoption mit Erhalt der Anatomie und Reversibilität. Damit können möglicherweise die klassischen Nebenwirkungen der Fundoplicatio wie Dysphagie, Gas bloat und Dislokation der Fundusmanschette vermieden werden. Allerdings sind bislang nur 2 kleine Multicenterstudien veröffentlicht mit einer geringen Anzahl von Patienten. Weitere Daten und Studien sind wünschenswert.

4 Achalasie

Zur Behandlung der Achalasie stehen verschiedene Therapiemöglichkeiten, die sowohl konservativ-medikamentöse, interventionelle und operative Strategien beinhalten.

4.1 Therapievergleich endoskopische Ballondilatation vs. laparoskopische Myotomie

Bei Erstdiagnose einer Achalasie werden dem Patienten oft zunächst interventionelle Therapiestrategien wie eine pneumatische Ballondilatation oder eine Injektion von Botulinumtoxin empfohlen. Eine prospektiv-randomisierte europäische Multicenterstudie untersuchte das Outcome von 201 Patienten mit Achalasie. Patienten wurden nach dem Eckhardt-Score evaluiert und randomisiert in einen Arm mit pneumatischer Ballondilatation (PD, n = 96) oder einen mit laparoskopischer Myotomie (LM, n = 105) [20]. Im 5-Jahres-Follow-up zeigt sich eine nicht signifikant unterschiedliche Erfolgsrate (Eckhardt-Score < 3) beider Therapieverfahren von 84 % für die Myotomie und 82 % für die Ballondilatation (p = 0,92). Allerdings mussten 25 % der Patienten nach endoskopischer Ballondilatation in diesem Zeitraum re-dilatiert werden. Zudem werden Perforationsraten mit 5 % für die PD und 12 % für die LM beschrieben. Diese Zahlen sind jedoch schwer zu vergleichen, da die Mukosaverletzung während der laparoskopischen Myotomie direkt versorgt werden kann und den postoperativen Verlauf nicht zwingend beeinflusst. Bei der iatrogenen Perforation nach PD ist eine Erweiterung des stationären Aufenthaltes (n = 3) mit ggf. auch weiterführender Operation (n = 2) erforderlich. Bei den 13 Patienten mit Mukosaverletzung nach LM konnten alle Patienten intraoperativ versorgt werden, bei einem war jedoch eine Konversion auf ein offenes Verfahren erforderlich. In allen Fällen war der postoperative Verlauf nicht beeinflusst. Die Autoren schlussfolgern, dass beide Verfahren eine vergleichsweise Erfolgsrate haben, allerdings eine hohe Re-Dilatationsrate in der PD-Gruppe besteht.

Eine weitere prospektiv-randomisierte Studie aus Kanada kam zu ähnlichen Ergebnissen. Hier wurden 50 Patienten randomisiert und mit PD (n = 22) oder LM (n = 23) behandelt und ausgewertet. Der Erfolg wurde mittels des „Achalasia severity questionnaires (ASQ)" erhoben und zeigte keinen signifikanten Unterschied nach 1 und 5 Jahren. Auch hier mussten in der PD-Gruppe innerhalb der 5 Jahre 5 Patienten (23 %) erneut dilatiert werden, wobei keiner der operierten Patienten eine Re-Intervention benötigte [21].

Fazit

Die Ergebnisse der pneumatischen Ballondilatation und der laparoskopischen Myotomie sind hinsichtlich der Erfolgsrate vergleichbar, allerdings ist die Rate der Komplikationen und der erforderlichen Re-Interventionen in der Dilatationsgruppe höher, sodass eine individuelle Entscheidung zu treffen ist.

4.2 POEM (Perorale endoskopische Myotomie)

In einer Metaanalyse aus Italien wurden alle bislang veröffentlichten Studien zum Vergleich der POEM (peroral endoskopischen Myotomie) und der laparoskopischen Heller-Myotomie untersucht. Bei insgesamt 468 Patienten (POEM n = 196, Heller-Myotomie n = 290) fanden sich keine signifikanten Unterschiede in den untersuchten Parametern, die den Eckardt-Score, die Operationszeit, die postoperativen Schmerzen, den Analgetikabedarf und die Komplikationsraten beinhalteten. Jedoch war bei Patienten, die eine POEM erhielten, der stationäre Aufenthalt kürzer. Der Reflux wurde bei den Patienten nach Heller-Myotomie und Hemifundoplicatio besser kontrolliert [22]. Diese Ergebnisse lassen sich auch durch eine weitere Metaanalyse aus China bestätigen mit dem Fazit, dass die POEM zurzeit gleichwertig der Heller-Myotomie bei der Behandlung der Achalasie ist. Wie sich die Ergebnisse im Langzeitverlauf verhalten, muss noch abgewartet werden [23].

Fazit

Die POEM und die Heller-Myotomie sind bis jetzt als gleichwertige Verfahren zur Behandlung der Achalasie anzusehen. Jedoch muss hierbei abgewartet werden, wie sich die Ergebnisse im Langzeitverlauf verhalten und was die laufenden prospektiv-randomisierten Studien zeigen. Es sollte jedoch eine Behandlung in entsprechenden Zentren erfolgen.

Literatur

[1] Haverkamp L, Sessing MFJ, Ruurda JP, Bonne J, Hillegersberg R (2016). Worldwide trends in surgical technique in the treatment of esophageal and gastroesophageal junction cancer. Dis Esoph Aagus 29(7): 707–714. [EBM III]

[2] Kathiravetpillai N, Koëter M, van der Sangen MJ, Creemers GJ, Luyer MD, Rutten HJ, Nieuwenhuijzen GA (2016). Delaying surgery after neoadjuvant chemoradiotherapy does not significantly influence postoperative morbidity or oncological outcome in pa-

tients with oesophageal adenocarcinoma. Eur J Surg Oncol 42 (8): 1183–1190. [EBM III]

[3] Haisley KR, Laird AE, Nabavizadeh N, Gatter KM, Holland JM, Vaccaro GM, Thomas CR Jr, Schipper PH, Hunter JG, Dolan JP (2016). Association of Intervals between Neoadjuvant Chemoradiation and Surgical Resection with Pathologic Complete Response and Survival in Patients with Esophageal Cancer. JAMA Surg 151 (11): e162743, doi: 10.1001/jamasurg 2016.2743. [EBM III]

[4] Lee A, Wong AT, Schwartz D, Weiner JP, Osborn VW, Schreiber D (2016). Is There a Benefit to Prolonging the Interval Between Neoadjuvant Chemoradiation and Esophagectomy in Esophageal Cancer? Ann Thorac Surg 102 (2): 433–438. [EBM III]

[5] Franko J, Voynov G, Goldman CD (2016). Esophagectomy Timing After Neoadjuvant Therapy for Distal Esophageal Adenocarcinoma. Ann Thorac Surg 101 (3): 1123–1130. [EBM III]

[6] Van Rossum PS, Goense L, Meziani J, Reitsma JB, Siersema PD, Vleggaar FP, van Vulpen M, Meijer GJ, Ruurda JP, van Hillegersberg R (2016). Endoscopic biopsy and EUS for the detection of pathologic complete response after neoadjuvant chemoradiotherapy in esophageal cancer: a systematic review and meta-analysis. Gastrointest Endosc 83 (5): 866–879. [EBM III]

[7] Fuchs HF, Harnsberger CR, Broderick RC, Chang DC, Sandler BJ, Jacobsen GR, Bouvet M, Horgan S (2016). Simple preoperative risk scale accurately predicts perioperative mortality following esophagectomy for malignancy. Surg Endosc Sep 22 (Epub ahead of print). [EBM III]

[8] Al-Batran SE, Hofheinz RD, Pauligk C et al. (2016). Histopathological regression after neoadjuvant doxetacel, oxaliplatin, fluouracil, and leucoverin versus epirubicin, cisplatin, fluouracil, or capecitabine in patiens with resectable gastric or gastroesophageal junction adenocarcinoma (FLOT4-AIO): results from the phase 2 part of a multicentre, open-label, randomized phase 2/3 trial. Lancet Oncol 17: 1697–708. [EBM IB]

[9] Marker SR, Mikhail S, Malietzis G, Athanasiou T, Mariette C, Sasako M, Hanna GB (2016). Influence of Surgical Resection of Hepatic Metastases from Gastric Adenocarcinoma on Long-term Survival: Systematic Review and Pooled Analysis. Ann Surg 263 (6): 1092–1101. [EBM IIa]

[10] Mamidanna R, Ni Z, Anderson O, Spiegelhalter SD, Bottle A, Aylin P, Faiz O, Hanna GB (2016). Surgeon Volume and Cancer Esophagectomy, Gastrectomy, and Pancreatectomy: A Population-based Study in England. Ann Surg 263 (4): 727–732. [EBM III]

[11] Pasquer A, Renaud F, Hec F, Gandon A, Vanderbeken M, Drubay V, Caranhac G, Piessen G, Mariette C (2016). Is Centralization Needed for Esophageal and Gastric Cancer Patients with Low Operative Risk? A Nationwide Study. FREGAT Working Group FRENCH. Ann Surg 264 (5): 823–830. [EBM III]

[12] Kim CY, Nam BH, Cho GS, Hyung WJ, Kim MC, Lee HJ, Ryu KW, Ryu SW, Shin DW, Lee JH (2016). Learning curve for gastric cancer surgery based on actual survival. Gastric Cancer 19 (2): 631–638.

[13] Hu Y, Huang C, Sun Y, Su X, Cao H, Hu J, Xue Y, Suo J, Tao K, He X, Wei H, Ying M, Hu W, Du X, Chen P, Liu H, Zheng C, Liu F, Yu J, Li Z, Zhao G, Chen X, Wang K, Li P, Xing J, Li G (2016). Morbidity and Mortality of Laparoscopic Versus Open D2 Distal Gastrectomy for Advanced Gastric Cancer: A Randomized Controlled Trial. J Clin Oncol 34 (12): 1350–1357. [EBM Ib]

[14] Kim W, Kim HH, Han SU, Kim MC, Hyung WJ, Ryu SW, Cho GS, Kim CY, Yang HK, Park DJ, Song KY, Lee SI, Ryu SY, Lee JH, Lee HJ (2016). Decreased Morbidity of Laparoscopic Distal Gastrectomy Compared with Open Distal Gastrectomy for Stage I Gastric Cancer: Short-term Outcomes from a Multicenter Randomized Controlled Trial (KLASS-01). Korean Laparo-endoscopic Gastrointestinal Surgery Study (KLASS) Group. Ann Surg 263 (1): 28–35. [EBM Ib]

[15] Li HZ, Chen JX, Zheng Y, Zhu XN (2016). Laparoscopic-assisted versus open radical gastrectomy for resectable gastric cancer: Systematic review, meta-analysis, and trial sequential analysis of randomized controlled trials. J Surg Oncol 113 (7): 756–767. [EBM Ia]

[16] Hatlebakk JG, Zerbib F, Bruley des Varannes S, Attwood SE, Ell C, Fiocca R, Galmiche JP, Eklund S, Långström G, Lind T, Lundell LR, LOTUS Study Group (2016). Gastroesophageal Acid Reflux Control 5 Years After Antireflux Surgery, Compared with Long-term Esomeprazole Therapy. Clin Gastroenterol Hepatol 14 (5): 678–685.

[17] Maret-Ouda J, Yanes M, Konings P, Brusselaers N, Lagergren J (2016). Mortality from laparoscopic antireflux surgery in a nationwide cohort of the working-age population. Br J Surg 103 (7): 863–870.

[18] Rodríguez L, Rodriguez PA, Gómez B, Netto MG, Crowell MD, Soffer E (2016). Electrical stimulation therapy of the lower esophageal sphincter is successful in treating GERD: long-term 3-year results. Surg Endosc 30 (7): 2666–2672.

[19] Kappelle WF, Bredenoord AJ, Conchillo JM, Ruurda JP, Bouvy ND, van Berge Henegouwen MI, Chiu PW, Booth M, Hani A, Reddy DN, Bogte A, Smout AJ, Wu JC, Escalona A, Valdovinos MA, Torres-Villalobos G, Siersema PD (2015). Electrical stimulation therapy of the lower oesophageal sphincter for refractory gastro-oesophageal reflux disease – interim results of an international multicentre trial. Aliment Pharmacol Ther 42 (5): 614–625.

[20] Moonen A, Annese V, Belmans A, Bredenoord AJ, Bruley des Varannes S, Constantini M, Dousset B, Elizalde JI, Fumagalli U, Gaudric M, Merla A, Smout AJ, Tack J, Zaninotto G, Busch OR, Boeckxstaens GE (2016). Long-term results of the European achalasia trial: a multicentre randomised controlled trial comparing pneumatic dilatation versus laparoscopic Heller myotomy. Gut 65: 732–739.

[21] Chrystoja CC, Darling GE, Diamant NE, Kortan PP, Tomlinson GA, Deitel W, Laporte A, Takata J, Urbach DR (2016). Achalasia-Specific Quality of Life After Pneumatic Dilation or Laparoscopic Heller Myotomy With Partial Fundoplication: A Multicenter, Randomized Clinical Trial. Am J Gastroenterol 111 (11): 1536–1545.

[22] Marano L, Pallabazzer G, Solito B, Santi S, Pigazzi A, De Luca R, Biondo FG, Spaziani A, Longaroni M, Di Martino N, Boccardi V, Patriti A (2016). Surgery or Peroral Esophageal Myotomy for Achalasia: A Systematic Review and Meta-Analysis. Medicine (Baltimore) 95 (10).

[23] Zhang Y, Wang H, Chen X, Liu L, Wang H, Liu B, Guo J, Jia H (2016). Per-Oral Endoscopic Myotomy Versus Laparoscopic Heller Myotomy for Achalasia – A Meta-Analysis of Nonrandomized Comparative Studies. Medicine 95 (6) e2736.

1.4 Was gibt es Neues in der Pankreaschirurgie?

A. Kleespies, B. W. Renz, J. Werner

1 Pankreatitis

1.1 Akute Pankreatitis

In aktuellen Leitlinien zur akuten Pankreatitis wird Patienten mit biliärer Pankreatitis und begleitender Cholangitis eine frühe Dekompression der Gallenwege mittels ERC und Sphinkterotomie empfohlen. Die Rolle der ERC bei biliärer Pankreatitis ohne Cholangiosepsis ist jedoch umstritten. Aus diesem Grund untersucht der aktuelle APEC-Trial im Rahmen einer multizentrischen prospektiv-randomisierten kontrollierten Studie (RCT) den Stellenwert der ERC und Sphinkterotomie gegenüber einem konservativen Vorgehen in den Patienten, die bereits bei Diagnosestellung ein erhöhtes Risiko für schwere Komplikationen und Tod aufweisen. Nun wurde das umfängliche Studienprotokoll veröffentlicht [1].

Die Frage nach der Applikationsform und dem Applikationszeitpunkt von Indometacin als Prophylaxe der post-ERCP-Pankreatitis scheint nach wie vor ungelöst. In einer RCT vom Darthmouth Hitchcock Medical Center (n = 449 Patienten) konnte gezeigt werden, dass die rektale Indometacin-Verabreichung während einer ERCP keinen präventiven Einfluss auf die Inzidenz der post-ERCP-Pankreatitis hat [2]. Im Gegensatz dazu zeigte eine multizentrische randomisierte und einfach verblindete Studie aus China an n = 2 600 Patienten, dass die rektale Gabe von Indometacin vor dem Eingriff im Vergleich zur risikostratifizierten Applikation nach dem Eingriff das Auftreten einer Pankreatitis signifikant reduziert, das Blutungsrisiko hierbei jedoch nicht erhöht [3]. Diese Daten favorisieren die routinemäßige Verabreichung von Indometacin vor einer ERCP bei Patienten ohne Kontraindikationen.

Eine weitere Arbeit zu diesem Thema untersuchte in n = 623 Patienten die prophylaktische Wirkung einer Indometacin-Gabe 30 Minuten nach der ERCP gegenüber einer Stentplatzierung [4]. Die Autoren kamen zu dem Schluss, dass die post-ERCP-Pankreatitis effektiver durch Platzierung eines Stents als durch die nachträgliche Gabe von Indometacin verhindert werden kann. Eine kürzlich veröffentlichte Cochrane-Analyse über 7 RCTs mit insgesamt n = 577 Patienten, untersuchte die Effektivität der Platzierung eines Führungsdrahtes für die Kanülierung des Gallengangs in der Prävention der post-ERCP-Pankreatitis bei Patienten mit problematischer Hauptgallengangssondierung. Es zeigte sich jedoch, dass nach alleiniger Verwendung des Führungsdrahtes mit einem häufigeren Auftreten einer post-ERCP-Pankreatitis zu rechnen ist. Die Inzidenz der Pankreatitis scheint nur dann vermindert zu sein, wenn nach Einsatz des Führungsdrahtes nachfolgend auch ein Stent in den Pankreasgang platziert wird. Diese Technik scheint allerdings nicht besser zu sein als die konventionelle Kanülierung mit Sphinkterotomie oder die Stentplatzierung allein [5]. Zum Einfluss der zusätzlichen Verabreichung von NSAR kann hier keine Aussage getroffen werden. Um genau diese Frage zu beantworten, wurde der SVI-Trial (Stent vs. Indometacin) initiiert. In dieser multizentrisch angelegten, prospektiv-randomisierten, doppeltverblindeten Studie soll untersucht werden, ob die rektale Indometacin-Applikation nicht genauso gut ist wie eine Kombination aus Indometacin und Stent (non-inferiority Trial) [6]. Zusammenfassend lässt die aktuelle Datenlage bisher keine definitiven Schlüsse zu, legt aber nahe, dass Stents geeignet sind, um eine post-ERCP-Pankreatitis zu verhindern, und eine Indometacin-Gabe vor der ERCP hilfreich sein könnte.

Der Stellenwert der enteralen Flüssigkeitssubstitution in der schweren akuten Pankreatitis war bislang umstritten. Im vergangenen Jahr konnten Sharma et al. in einer kleinen randomisierten Studie mit n = 49 Patienten zeigen, dass die orale Hydratation mittels naso-jejunaler Sonde der intravenösen Flüssigkeitsgabe bzgl. fortbestehendem Organversagen, Entwicklung von Pankreasnekrosen, notwendigen Interventionen und Krankenhausmortalität ebenbürtig ist [7].

Die Autoren der PROPATRIA-Studie (Probiotics in Pancreatitis Trial) analysierten nun 8 Jahre nach der initialen Veröffentlichung [8] die Gründe für die damals fast 3-fach erhöhte Mortalitätsrate im Untersuchungsarm [9]. Sie kommen zu dem Schluss, dass die Schädigung des intestinalen Epithels durch pankreatische Proteasen und eine zu geringe Menge an verabreichten probiotischen Bakterien in Kombination mit einer sehr hohen Konzentration von Polysacchariden durch die Sondennahrung zu diesem fatalen Ergebnis geführt haben kann. Es wird als unwahrscheinlich angesehen, dass ein einzelner dieser Faktoren ausreichend wäre, um die hohe Mortalitätsrate in der Untersuchungsgruppe zu erklären. Allerdings wird hypothetisiert, dass dies durch eine Akkumulation der 3 genannten Faktoren bedingt gewesen sein könnte. Das Studienprotokoll könnte zu der Entstehung von übermäßig hohen Dosen von Milch- und Essigsäure resultiert haben und ist möglicherweise hierdurch verantwortlich für die fatalen Resultate. In der Konsequenz wird vorgeschlagen, dass eine probiotische Therapie in klinischen Studien zur schweren akuten Pankreatitis zukünftig nur Anwendung finden kann, wenn in diesen Untersuchungen sofort nach Einsetzen der Krankheitssymptome mit der probiotischen Therapie begonnen wird und die Verabreichung von gärungsfähigen Kohlenhydraten streng limitiert ist. Des Weiteren sollte eine sehr viel höhere Dosis an probiotischen Bakterien als in der ursprünglichen Studie verabreicht, aber ein überschießendes bakterielles Wachstum verhindert werden.

Seit Veröffentlichung der PANTER-Studie 2010 wurde in etlichen deutschen Kliniken ein phasenadaptierter, minimal-invasiver Behandlungsalgorithmus („step-up-approach") zur Behandlung der nekrotisierenden Pankreatitis etabliert. In einer retrospektiven multizentrischen Analyse der Deutschen Studiengruppe Pankreatitis wurden nun die Behandlungsergebnisse von n = 220 Patienten aus 10 deutschen Zentren zwischen 2008 und 2014 ausgewertet. In diesem Zeitraum wurden nur 13,6 % der Patienten primär chirurgisch therapiert, 86,4 % aber im Rahmen eines „step-up-approaches". Dieses Verfahren war im Vergleich zur primären Chirurgie mit einer geringeren Komplikationsrate (44,7 % vs. 73,3 %), mit geringerer Mortalität (10,5 % vs. 33,3 %) und mit einer geringeren Rate an postoperativem Diabetes mellitus Typ 3c (4,7 % vs. 33,3 %) assoziiert [10]. Vergleichbar sind hier die Ergebnisse einer Umfrage der Dutch Pancreatitis Study Group. Es wurden 118 internationale Pankreatologen anhand von Fallbeispielen zu ihrem Vorgehen befragt. Auch hier entschieden sich 87 % der Befragten für einen „step-up-approach" zur Behandlung der nekrotisierenden Pankreatitis. Gespalten waren die Experten jedoch in Bezug auf die invasive Behandlung von frühen infizierten Nekrosen (Tag 14). Hier intervenierten nur 45 % der Befragten mit einem „step-up-approach", 55 % gaben an, hier noch abzuwarten [11]. In einer Cochrane-Analyse wurden nun acht RCTs mit insgesamt n = 306 Patienten analysiert, in denen unterschiedliche Interventionen bei nekrotisierender Pankreatitis untersucht wurden [12]. Hierbei ist belegbar, dass der minimal-invasive „step-up-approach" zu weniger Komplikationen, Organversagen führt und mit niedrigeren Kosten verbunden ist als die primäre Durchführung der chirurgischen Therapie. Ebenfalls kann bestätigt werden, dass der endoskopische „step-up-approach" mit weniger Komplikationen einhergeht. Er macht jedoch eine höhere Anzahl an Revisionseingriffen erforderlich. Der Evidenzgrad aus den bisherigen Studien wird jedoch als gering bis sehr niedrig beschrieben. Mit Spannung werden daher die Ergebnisse des TENSION-Trials erwartet, der den optimalen Zugangsweg für den minimal-invasiven „step-up-approach" aufzeigen soll [13]. Hier werden eine endoskopische Drainage gefolgt von endoskopischer Nekrosektomie mit einer perkutanen Drainage gefolgt von Video-assistierter Nekrosektomie verglichen. Die Notwendigkeit weiterer Studien kann erst nach Veröffentlichung dieser Daten beurteilt werden. Mit einer kleinen Fallserie von n = 13 Patienten haben Albers et al.

zwischenzeitlich vorgeschlagen, dass die Kombination einer transluminalen Drainage mit endoskopischer Nekrosektomie und anschließend zusätzlicher perkutanen Drainage eine Alternative zur Chirurgie darstellen könnte [14]. In einer großen retrospektiven multivariaten Analyse von n = 394 Patienten aus Liverpool wurde weiterhin berichtet, dass der minimal-invasive retroperitoneale Zugang die Sterblichkeitsrate gegenüber der offenen Nekrosektomie verringert (OR 0,27) und daher ein multimodales Vorgehen zu bevorzugen ist [15].

1.2 Chronische Pankreatitis

Um den Stellenwert der unterschiedlichen Operationstechniken in Bezug auf ihre kurz- und langfristigen Ergebnisse nach Duodenum-erhaltender Pankreaskopfresektion (DEPKR) zu analysieren, wurden 5 Studien mit insgesamt n = 323 Patienten in einem systematischen Review mit Metaanalyse untersucht. Die Arbeit kommt zu dem Schluss, dass alle chirurgischen Verfahren der DEPKR (Operationen nach Beger, Bern und Frey) in Bezug auf ihre langfristige Schmerzkontrolle bei chronischer Pankreatitis (CP) als ebenbürtig zu bewerten sind [16]. Auch das Update der Heidelberger Studie zum Vergleich der Operation nach Beger mit der Berner-Variante (n = 65 Patienten, 2002–2005), kommt anhand der 10-Jahres-Follow-up-Daten (n = 40 Patienten) zu dem Ergebnis, dass die beiden Methoden in Bezug auf definitive Schmerzkontrolle, Lebensqualität, Arbeitsfähigkeit, exokriner und endokriner Funktion und der Notwendigkeit erneuter Operationen oder endoskopischen Interventionen vergleichbar sind [17].

Eine im letzten Jahr im Deutschen Ärzteblatt publizierte Metaanalyse [18] zum Vergleich unterschiedlicher OP-Techniken bei chronischer Pankreatitis kommt zu dem Schluss, dass sich auch zwischen den Duodenum-erhaltenden OP-Verfahren (DEPKR) und den klassischen Resektionsverfahren (PD, PPPD) kein signifikanter Unterschied in Bezug auf Morbidität, Schmerzkontrolle, exokrine und endokrine Funktion und Lebensqualität nachweisen lässt. Die Duodenum-erhaltenden Verfahren wären aber durch kürzere OP-Zeiten (-2 h, p = 0,001) und kürzere Krankenhausverweildauern (-3 Tage, p = 0,009) gekennzeichnet. Eine Cochrane-Analyse zum selben Thema kommt zu vergleichbaren Ergebnissen, beurteilt die Evidenz zur Verkürzung des Krankenhausaufenthaltes nach DEPKR allerdings als niedrig. Die Resultate seien diesbezüglich unpräzise und weitere RCTs werden empfohlen [19].

Die deutsche ChroPac-Studie wählte als primären Endpunkt die Lebensqualität nach Duodenumresezierenden vs. Duodenum-erhaltenden Verfahren [20]. Die 2-Jahres-Follow-up-Daten der multizentrischen, prospektiv-randomisierten Studie sind ausgewertet und werden im Laufe dieses Jahres publiziert. Ein signifikanter Vorteil für die DEPKR in Bezug auf den primären Endpunkt zeigte sich jedoch nicht.

Ebenfalls in einer Cochrane-Analyse wurde sich der Fragestellung gewidmet, ob Pregabalin (Lyrica) in der Schmerztherapie der chronischen Pankreatitis einen Stellenwert besitzt [21]. Diese Arbeit zeigte mit niedriger bis mäßiger Evidenz, dass der kurzzeitige Einsatz von Pregabalin den Opiat-Verbrauch und den Schmerz-Score reduziert, es aber zu vermehrten Nebenwirkungen im Vergleich zum Placebo kam. Der klinische Nutzen eines kurzzeitig geringeren Opiat-Bedarfs und eines kurzzeitig niedrigeren Schmerz-Scores ist allerdings unklar. Zukünftige Studien sollten die Rolle von Pregabalin in der mittel- und langfristigen Schmerzreduktion bei Patienten mit chronischer Pankreatitis untersuchen, sollten dabei aber auch die Nebenwirkungen und die Lebensqualität der Patienten berücksichtigen.

1.3 Autoimmunpankreatitis

Die korrekte Diagnose der Autoimmunpankreatitis (AIP) ist nach wie vor eine klinische Herausforderung. In einem systematischen Review mit Metaanalyse wurden nun 23 Studien analysiert, die den diagnostischen Nutzen von IgG4 (n = 15) oder Gesamt-IgG (n = 8) in der Differenzialdiagnose von AIP, chronischer Pankreatitis und Pankreaskarzinom untersucht haben [22]. Wie aus der klinischen Erfahrung zu erwarten, zeigte die Bestimmung von IgG und IgG4 eine hohe Spezifität bei nur geringer Sensitivität für die Diagnose einer AIP. IgG- und IgG4-Bestimmungen sind also geeignet, eine AIP gegenüber einer chronischen Pankreatitis anderen Ursprungs und gegenüber dem Pankreaskarzinom abzugrenzen.

2 Maligne Erkrankungen

2.1 Epidemiologie und Risikofaktoren

Einige Metaanalysen haben sich im letzten Jahr mit dem Risiko der Entstehung eines Pankreaskarzinoms beschäftigt. Alkoholkonsum, Kostform, Körpergewicht, Diabetes mellitus und das Lebensalter bei der Geburt des ersten Kindes (bei Frauen) scheinen einen Einfluss auf die Entstehung bzw. den klinischen Verlauf eines Pankreaskarzinoms zu haben. So hatten in der gepoolten Risikoanalyse aus 6 Kohorten und 5 Fall-Kontroll-Studien die Gruppe der ältesten Erstgebährenden gegenüber der Gruppe der jüngsten Mütter ein 1,21-fach erhöhtes relatives Risiko für die Entwicklung eines Pankreaskarzinoms. Auch nach Stratifizierung in Hinblick auf Studiendesign, geographischer Region, Nikotinkonsum und Diabetes war dieser Effekt stabil. Der vermutete protektive Mechanismus einer frühen Schwangerschaft bleibt aber bislang unklar [23]. Die Assoziation zwischen Alkoholkonsum und Entwicklung eines Pankreaskarzinoms ist seit langem bekannt. Eine dosisabhängige Korrelation konnte bislang jedoch nicht belegt werden. Nun konnte eine groß angelegte Metaanalyse über 21 prospektive Kohorten mit insgesamt 4,2 Millionen Individuen zeigen, dass ein geringer bis moderater Alkoholkonsum keinen nachweisbaren Einfluss auf die Entstehung eines Pankreaskarzinoms hat, während hoher Alkoholkonsum und insbesondere intensiver Schnapskonsum mit einem erhöhten Pankreaskarzinomrisiko verbunden sind. Nachweisbar wird dieser Effekt erst in Studien, die ein mindestens 10-jähriges Follow-up aufweisen. Auch in dieser Studie wurde zuvor eine Adjustierung an andere Risikofaktoren wie Zigarettenkonsum, Kalorienaufnahme, Body-Mass-Index (BMI) und Vorhandensein eines Diabetes mellitus vorgenommen [24]. Eine weitere Metaanalyse über nahezu 5 000 Patienten (20 Beobachtungsstudien), konnte den bisweilen postulierten protektiven Effekt von hoher Vitamin-C-Aufnahme gegen die Entwicklung eines Pankreaskarzinoms nicht bestätigen [25]. Es muss hier von einem Selektions- und Publikationsbias der bislang positiven Fall-Kontroll-Studien und retrospektiven Kohortenanalysen ausgegangen werden. Der regelmäßige Verzehr von Vollkornprodukten scheint das Risiko der Entwicklung eines Pankreaskarzinoms hingegen zu senken. In einer kleineren Metaanalyse von 8 Beobachtungsstudien (1980–2015) zeigt sich eine gepoolte Odds Ratio (OR) für die Entwicklung eines Pankreaskarzinoms von 0,76 [0,64–0,91] für die Gruppe der Menschen mit regelmäßigem Verzehr von Vollkornprodukten gegenüber der Gruppe mit nur geringem Verzehr von Vollkornprodukten und somit eine relative Risikoreduktion durch die Aufnahme von Vollkorn. Interessanterweise zeigt aber die geographische Subgruppenanalyse diesen protektiven Effekt des Vollkorns nur für die USA (OR: 0,64 [0,53–0,79]) nicht aber für Europa (OR: 0,95 [0,63–1,43]). Ein Überlappungs- oder Stellvertretereffekt für gesunde Ernährung an sich kann hier also nicht sicher ausgeschlossen werden [26]. Das Körpergewicht und der BMI könnten aber auch einen Einfluss auf die Prognose der Erkrankung besitzen. So konnte in einer kürzlich veröffentlichten Metaanalyse von 10 prospektiven Beobachtungsstudien (n = 6 801 Patienten) gezeigt werden, dass eine adulte Adipositas in der Krankengeschichte einen signifikanten Risikofaktor für kurzes Überleben nach Auftreten eines Pankreaskarzinoms darstellt (HR: 1,29 [1,17–1,41]). Wir können spekulieren, dass es sich hierbei am ehesten um einen äthiopathogenetischen Effekt handeln könnte (Pankreaskarzinom auf dem Boden chronischen Übergewichts und hoher Kalorienzufuhr), da in derselben Studie das Vorliegen einer Adipositas zum Zeitpunkt der Erstdiagnose keinen lebensverkürzenden Effekt aufweist (Adipositas bei ED; HR: 1,10 [0,78–1,48]) [27]. Aus anderen Erhebungen wissen wir, dass ein mäßiges Übergewicht zum Zeitpunkt der Erstdiagnose einer (katabolen) Tumorerkrankung im Gegenteil sogar einen protektiven Effekt auf Krankheitsverlauf und Therapieverträglichkeit entfalten kann.

Warum aber eine Adipostitas-assoziierte pankreatische Karzinogenese mit einem schlechteren Krankheitsverlauf assoziiert sein könnte, bleibt bislang unklar. Die überzufällige Koinzidenz von Diabetes mellitus (D. m.) und duktalem Pankreaskarzinom ist seit langem bekannt. Man geht heute davon aus, dass der D. m. in dieser Konstellation beides ist, äthiopathogener Risikofaktor und frühe Manifestationsform der Tumorerkrankung. Die prognostische und prädiktive Bedeutung eines präoperativ manifesten D. m. für die postoperative adjuvante Situation nach Resektion eines Pankreaskarzinoms war bisher aber unklar. Im Rahmen einer gepoolten Analyse der 3 großen adjuvanten Studien der ESPAC-Gruppe (ESPAC I–III) konnte nun an n = 1 105 Patienten gezeigt werden, dass 23 % aller Patienten präoperativ einen D. m. aufwiesen. Diese Patienten sind zudem durch höheres Alter, erhöhtes Körpergewicht, vermehrte Begleiterkrankungen und größere Tumore gekennzeichnet. Nach Berücksichtigung dieser *Confounder* in einer multivariaten Analyse konnte dennoch ein präoperativer D. m. als unabhängiger Risikofaktor für kürzeres Überleben nach Resektion und adjuvanter Chemotherapie herausgearbeitet werden (18,8 vs. 22,3 Monate) [28].

2.2 Pankreaskarzinom und Metastasierung

Bereits bei Erstdiagnose metastasierter Pankreaskarzinome haben trotz aller Fortschritte in der palliativen multimodalen Therapie eine besonders schlechte Prognose. Dies scheint aber nicht für alle Metastasen-Lokalisationen zu gelten. Patienten mit isolierten Lungenmetastasen stellen hier offensichtlich eine günstige Subgruppe dar [29]. So konnte in unserem Zentrum an n = 40 Patienten mit isolierter synchroner oder metachroner pulmonaler Metastasierung ein mittleres Überleben von 25,5 Monaten nach Erstdiagnose der Lungenmetastasen gezeigt werden. 71 % der Patienten erhielten eine Gemcitabine-basierte Chemotherapie. Einseitige (unilobäre) Metastasierung (OS: 31,3 vs. 18,7 Monate; p = 0,003) und Oligometastasierung von weniger als 10 pulmonalen Metastasen (OS: 31,3 vs. 21,8 Monate, p = 0,03) stellten

darüber hinaus günstige Prognosefaktoren für ein verlängertes Gesamtüberleben (OS) dar. Die Überlebensrate dieser Patienten scheint zumindest vergleichbar, wenn nicht gar besser zu sein als die von primär resezierten nicht metastasierten Patienten. Sollten sich diese Ergebnisse in anderen Kohorten bestätigen, muss offen darüber diskutiert werden, ob eine ausschließlich pulmonale Metastasierung weiterhin ein Ausschlusskriterium für die Operation des Primärtumors darstellen kann. Die Operation könnte zum Beispiel nach initialer Induktionschemotherapie bei solchen Patienten durchgeführt werden, die im Verlauf von 3 Monaten keine Lebermetastasen oder lokalen Tumorprogress aufweisen.

Andere Studien beschäftigten sich erneut mit der prognostischen Wertigkeit von Lage, Befallsmuster und extrakapsulärem Wachstum von Lymphknotenmetastasen. Die verschiedentlich propagierte Log-Odds-Ratio von befallenen und nicht-befallenen Lymphknoten scheint der klassischen Lymph-Node-Ratio (LNR) eines Pankreaskarzinoms prognostisch nicht überlegen zu sein, sodass hierauf verzichtet werden kann [30]. Das kapselüberschreitende, also extranodale Wachstum von LK-Metastasen (ENE+) zeigte jedoch in einer kürzlich veröffentlichten Metaanalyse zu Pankreas- und Papillenkarzinomen ein deutlich kürzeres Überleben der Patienten und eine höhere Rezidivrate an (RR: 1,2; 1,06–1,35, p = 0,003), sodass eine diesbezügliche Berichterstattung in pathologischen Befunden sinnvoll erscheint [31]. Der Befall von paraaortalen Lymphknoten (DIII, gemeinhin als Fernmetastasen gewertet) wurde im Rahmen einer Metaanalyse unter Einschluss von 13 Studien und n = 2 141 Patienten mit Pankreaskarzinom analysiert [32]. Etwa 15 % aller Patienten mit erweiterter Lymphadenektomie (n = 364) zeigten einen Befall paraaortaler Lymphknoten. Dieser war, wie erwartet, mit einer schlechteren Prognose assoziiert (Verringerung des mittleren Überlebens um -4,9 Monate, p < 0,001). Ein genereller Verzicht auf die Primärtumorresektion und/oder erweiterte Lymphadenektomie ergibt sich aus diesen Ergebnissen jedoch nicht. Der Befall paraaortaler Lymphknoten scheint eher ein Zeichen aggressiverer Tumorbiologie zu sein. Zudem sollte die Lage des Primärtumors in der Einschätzung des

Metastasierungsmusters berücksichtigt werden. Bei dorsalen Pankreaskopfkarzinomen oder Uncinatus-Karzinomen gehört die obere und ggf. auch untere (infrarenale) paraaortale Lymphadenektomie zum Standard-Vorgehen vieler Zentren.

Acinuszellkarzinome unterscheiden sich wesentlich in Bezug auf Behandlung und Prognose vom duktalen Pankreaskarzinom. Nur 1 % der nicht-neuroendokrinen Neoplasien der Bauchspeicheldrüse sind Acinuszellkarzinome. Sie sollten chirurgisch saniert und ggf. mit einer 5-FU oder Oxaliplatin-basierten Chemotherapie behandelt werden. Nun konnte an einer kleinen Kohorte von operablen und fortgeschrittenen Acinuszellkarzinomen gezeigt werden, dass die Tumormarker CEA und CA19-9 von untergeordneter klinischer Bedeutung sind. Repetitive Messungen der Serum-Lipase korrelieren jedoch gut mit dem Verlauf der Erkrankung und sollten deshalb regelhaft durchgeführt werden. Anhand des Verlaufs der Serum-Lipase können bei Patienten mit Acinuszellkarzinom und Lipase-Hypersekretion sowohl postoperative Rezidive als auch ein Ansprechen auf die Chemotherapie erkannt werden [33].

2.3 Multimodale Therapie

Bezüglich andjuvanter Therapieschemata hat die Diskussion um 5-FU gegenüber einer Gemcitabin-basierten Chemotherapie neuen Aufwind bekommen. Nachdem die ESPAC-3-Studie für beide Therapieschemata vergleichbare Ergebnisse nach Resektion von Pankreaskarzinomen zeigen konnte, wurden nun die Ergebnisse der japanischen JASPAC-01 veröffentlicht. In dieser multizentrischen Studie wurde eine adjuvante S-1-Therapie (orales 5-FU-Derivat) mit einer adjuvanten Gemcitabin-Therapie nach onkologischer Pankreasresektion verglichen. Die ursprünglich für n = 385 Patienten als *non-inferiority Trial* ausgelegte Studie wurde frühzeitig beendet, da sich in den Interimsanalysen bereits eine Überlegenheit der S-1-Therapie zeigte. Die 5-Jahres-Überlebensrate stieg unter einer adjuvanten S-1-Therapie auf 44,1 % gegenüber 24,4 % unter Gemcitabin (p < 0,0001). Für japanische Patienten wird somit S-1 als neue adjuvante Standardchemotherapie gehandelt [34]. Ob diese Ergebnisse auch für westeuropäische Patienten mit Pankreaskarzinom Bestand haben, bleibt abzuwarten.

Die Evidenz für eine neoadjuvante Radiochemotherapie (RCTx) in der Behandlung primär resektabler, Borderline-resektabler und lokal fortgeschrittener (LAPC) Pankreaskarzinome bleibt schlecht. Nach frühzeitiger Beendigung der deutschen CONSORT-Studie im Jahre 2009 (Einschluss von n = 73 Patienten) [35] wurde nun auch die zweite deutsche Studie zur Gemcitabin-basierten neoadjuvanten RCTx primär resektabler Pankreaskarzinome vorzeitig geschlossen. Wie schon bei der CONSORT-Studie zeigte sich auch bei der Hamburger NEOPA-Studie die Rekrutierung zu schleppend [36]. Ursächlich hierfür ist sicherlich auch, dass bislang keine zuverlässigen Parameter für die Vorhersage eines Ansprechens auf die neoadjuvante Therapie zur Verfügung stehen und somit die Sorge der Patienten und Behandler vor einem Fortschreiten des Tumorwachstums mit nachfolgender Inoperabilität berechtigt scheinen. Eine Metaanalyse zur neoadjuvanten RCTx kommt unter Einschluss von 8 internationalen Studien mit n = 833 Patienten zu dem Ergebnis, dass sich zwar kein signifikanter Überlebensvorteil für Patienten nach neoadjuvante RCTx nachweisen lässt (p = 0,051), bei vergleichbarer Krankenhausmortalität jedoch eine höhere R0-Resektionsrate erzielbar scheint (p = 0,012) [37]. Das Protokoll einer weiteren Studie dieser Thematik wurde nun durch die niederländische Arbeitsgruppe veröffentlicht. Auch in dieser PREOPANC-Studie wird an primär- und Borderline-resektablen Pankreaskarzinomen die R0-Resektionsrate und das Gesamtüberleben nach neoadjuvanter Gemcitabin-basierter RCTx untersucht [38]. Die kürzlich publizierten Ergebnisse der LAP07-Studie zeigen aber, dass eine zusätzliche RCTx lokal fortgeschrittener Pankreaskarzinome (LAPC) nach einer 4-monatigen Gemcitabine-basierten Induktionschemotherapie gegenüber der alleinigen Fortführung der Chemotherapie keinen Überlebensvorteil bringt (Medianes Überleben 15,2 Monate vs. 16,5 Monate, p = 0,83) [39]. Zusammenfassend lässt sich aus den bisherigen Publikationen kein Vorteil für eine neoadjuvante Radiochemotherapie erkennen.

Etwas anders könnte sich zukünftig die Situation für intensivierte neoadjuvante Chemotherapie-Regime bei LAPC-Patienten und Borderline-resektablen Tumoren darstellen. Genau zu dieser Thematik rekrutiert aktuell die NEOLAP-Studie.

2.4 Zystische Tumore

Die hohe Verfügbarkeit und zunehmend höhere Auflösung moderner Bildgebung führt zu vermehrten zystischen Befunden der Bauchspeicheldrüse im Rahmen von Routineuntersuchungen. Ob die Kernspintomographie (MRT) der Computertomographie (CT) in Bezug auf die Identifikation kritischer IPMN-Befunde (intraduktale papilläre muzinöse Neoplasie) der Bauchspeicheldrüse überlegen ist, war Gegenstand einer kürzlich veröffentlichten retrospektiven Analyse [40]. Anhand von n = 158 Patienten mit chirurgisch resezierten und pathologisch bestätigten IPMN des Pankreas wurde die Genauigkeit der präoperativen Bildgebung von 2 unabhängigen Radiologen in Bezug auf die sog. „high-risk-stigmata" der Sendai-Konsensuskriterien untersucht [41]. Bei allen Patienten wurde präoperativ sowohl ein CT als auch ein MRT durchgeführt. Maligne Tumore zeigten sich immerhin in 13,3 % aller Seitengang-IPMN (BD-IPMN) und in 44,9 % aller Hauptgang-IPMN (MD-IPMN) dieser Kohorte. Das Vorhandensein sog. „mural nodules" (Knoten in der Zystenwand) zeigte in beiden radiologischen Verfahren die höchste Vorhersagekraft für das Vorliegen einer „invasiven" BD- oder MD-IPMN (CT: OR = 9,2 bzw. 7,6, p = 0,01; MRT: OR = 5,7 bzw. 13,3, p < 0,04), wobei sich zwischen MRT und CT kein signifikanter Unterschied in der diagnostischen Genauigkeit zeigte (p > 0,34). Unabhängig von der diagnostischen Modalität sollte daher dem Vorhandensein von knotigen Veränderungen der Zystenwände i. S. e. Hochrisiko-Kriteriums besondere Aufmerksamkeit geschenkt werden und solche IPMN im Zweifel reseziert werden. Diese Ergebnisse unterliegen aber offensichtlich einem Selektionsbias. So wurden in der vorliegenden Studie retrospektiv nur histologisch gesicherte IPMN nachuntersucht. Dies war den nachbefundenden Radiologen bekannt. Dass wir trotz zunehmend hochauflösender Technik in der präoperativen Differenzialdiagnose aber häufig falsch liegen, zeigt die kürzlich publizierte Freiburger Serie von n = 232 Patienten mit zystischen Läsionen [42]. Benigne Pseudozysten zeigten sich hier in 36,2 % dieser Kohorte, IPMN in 25,2 % und seröse- oder muzinöse zystische Neoplasien (SCN, MCN), solide pseudopapilläre Tumore (SPPT, Frantz-Tumor) und neuroendokrine Tumore (NET) entsprechend seltener. Nur in 43 % aller Patienten stimmte die präoperative Diagnose mit dem histologischen Ergebnis überein. Die Diagnose von benignen Pseudozysten war i. d. R. korrekt, bei IPMN nur noch teilweise richtig und bei MCN, NET und SPPT häufig inkorrekt. Die präoperative Abschätzung der Tumorbiologie (benigne/maligne) war zwar in der Mehrzahl aller Fälle dennoch richtig (89 % der präoperativ als benigne eingeschätzten Tumore waren benigne), bei 11 % malignen Zufallsbefunden scheint die Ungenauigkeit der präoperativen Bildgebung jedoch evident. Bei vertretbarem individuellem OP-Risiko muss daher eine Resektion zystischer Tumore im Einzelfall immer erwogen werden, wenn nach bildgebenden Verfahren (MRT, CT, Endosonographie) weiterhin Unsicherheit über die exakte Diagnose besteht.

Der Verlauf von SCN (seröse zystische Neoplasie) stand im Mittelpunkt zweier weiterer Studien. Neoptolemos und Kollegen untersuchten in ihrer Serie aus Liverpool retrospektiv n = 64 Patienten mit SCN der Bauchspeicheldrüse aus den Jahren 2000–2013 [43]. 60,9 % der SCN-Patienten waren weiblich und 73,4 % wurden im Verlauf operiert. Die OP-Frequenz verringerte sich jedoch über die Jahre. Malignitätsverdacht, solide SCN-Komponenten, persistierender Schmerz und Patientenalter waren ausschlaggebende Kriterien für die Resektion. Die Morbidität und Mortalität dieser Serie war mit 55,3 % und 4,3 % nicht unerheblich. Die multinationale Erhebung der IAP (International Association of Pancreatology) gemeinsam mit dem EPC (European Pancreatic Club), kommt an n = 2 622 Patienten mit SCN aus den Jahren 1990–2014 zu vergleichbaren Ergebnissen [44]. 74 % der Patienten waren weiblich und nur 39 % zeigten (meist unspezifische) Symptome. Dennoch wurden 61 % der Patienten im Verlauf operiert. Die konservativ beobachteten Patienten (39 %) zeigten jedoch meist keine Größenzunahme des Tumors im 3-Jahres-Verlauf. Indikationen für die Operation waren diagnostische Unsicherheit in über 60 % der Fälle, Symptome (Schmerz, Druck) in 23 %, Größe (6 %) und Größenzunahme (12 %). Auch an dieser multinationalen Kohorte zeigt sich die große Bedeutung der präoperativen diagnostischen Unsicherheit, die im Zweifel zur OP-Indikation führt. Nun sind die bildgebenden Methoden im Verlauf der letzten Jahre deutlich exakter geworden, und die genannten Studien-Kohorten umfassen retrospektive 13- bzw. 24-Jahres-Zeiträume, sodass mit einer weiterhin rückläufigen OP-Frequenz dieser i. d. R. gutartigen Tumore zu rechnen ist.

SPPT (Frantz-Tumore) gehören ebenfalls zu den seltenen zystischen Pankreastumoren, die meist bei weiblichen Patienten zu finden sind. Nach WHO-Kriterien gelten sie aufgrund beobachteter Parenchyminfiltration, Angioinvasion und Perineuralscheideninfiltration als potenziell maligne. Die Zentren in Boston und Verona haben nun ihre Patienten gemeinsam ausgewertet [45]. 86,3 % der n = 131 Patienten waren weiblich und vergleichsweise jung, mit einem Durchschnittsalter von 33 Jahren. 12,2 % der resezierten Tumore wurden aufgrund einer Parenchyminfiltration (9,9 %), einer Perineuralscheideninfiltration (4,6 %) und/oder einer Gefäßinvasion (2,3 %) als maligne SPPT klassifiziert. Nur 2 von 131 Patienten (1,5 %) zeigten im 5-Jahres-Verlauf nach der Resektion ein Lokalrezidiv. Es kann somit geschlussfolgert werden, dass Patienten mit Frantz-Tumoren (SPPT) trotz des nicht unerheblichen Risikos lokal infiltrativen Wachstums (12,2 %) postoperativ eine sehr gute Langzeitprognose mit sehr geringem Rezidivrisiko aufweisen. Eine radikale Operation erscheint gerade aufgrund des geringen Patientenalters indiziert.

Die histopathologische Berichterstattung für IPMN zu standardisieren war Gegenstand des Verona-Konsensus-Meetings [46]. Hervorgehoben wird im Konsensus-Report die Bedeutung der vollständigen Aufarbeitung des Präparats, um invasive Anteile einer IPMN sicher auszuschließen. Die Begriffe „maligne IPMN" und „minimal-invasive IPMN" sollen künftig vermieden werden. Anstelle dessen wird eine genaue synoptische Kategorisierung der invasiven und nicht-invasiven Anteile der IPMN empfohlen. Der höchste Dysplasie-Grad des nicht-invasiven Anteils der IPMN soll künftig genauso angegeben werden wie Größe, Typ, histologischer Subtyp (gastrisch, intestinal, pankreatobiliär, onkozystisch oder gemischt), Grading und TNM-Staging des invasiven Anteils. Zusätzlich wird empfohlen, die Größe des invasiven Anteils in Form von T-Subklassifizierungen genau anzugeben (T1a < 5mm, T1b > 5 > 10 mm, T1c > 10 mm). Zusätzlich soll die Größe einer IPNM bei Aufreißen der zystischen Komponente mit der präoperativen Bildgebung abgeglichen werden, um hier zu einer validen Rekonstruktion zu kommen. Unabhängig vom Befall des Hauptgangs wird auch hier die Angabe des Durchmessers gefordert. Diese Empfehlungen sollen die Vergleichbarkeit pathologischer Befunde in zukünftigen Studien und klinischen Algorithmen vereinfachen.

3 Chirurgische Aspekte

3.1 Präoperative Gallengangsdrainage

Die präoperative Anlage von Gallengangsstents bei stenosierenden periampullären Tumoren führt zu vermehrten Wundinfekten (OR: 1,94 [1,48–2,53; p < 0,00001]) und erhöht die perioperative Morbidität (OR: 1,4 [1,14–1,72, p = 0,002]). Dies bestätigte nun eine Metaanalyse von 22 retrospektiven und 3 prospektiv-randomisierten Studien mit insgesamt n = 6 214 Patienten [47]. Hierbei könnte der Besiedlung der Galle und der ableitenden Gallenwege mit E. coli-, Enterobacter- und Citrobacter-Spezies eine besondere Rolle zukommen. Bassi und Kollegen berichten hierzu in einer präoperativ mittels Stent versorgten Gruppe von älteren Hochrisikopatienten eine Mortalität von bis zu 23,5 % bei Nachweis einer Besiedelung mit E. coli [48]. Die Gruppe um Warshaw, Lillemoe und Fernandez-del Castillo berichten über vermehrte Wundinfekte bei Besiedelung mit Enterobacter- und Citrobacter-Stämmen. In ihrer retrospektiven Analyse von 1 000 Patienten (n = 500 mit Stent), fanden die Autoren ansonsten jedoch keinen Nachteil in Bezug auf Morbidität und Mortalität nach Stenteinlage

[49]. Wenn nach exakter interdisziplinärer Abwägung, z. B. bei geplanter neoadjuvanter Therapie, eine präoperative Ableitung indiziert ist, dann sollte nach neuesten Daten der holländischen Studiengruppe ein selbstexpandierbarer Metallstent bevorzugt werden [50]. Die berichteten Komplikationsraten sind hier signifikant geringer (Plastikstent: 74 %, Metallstent 51 %, primäre Chirurgie 39 %).

3.2 Standardresektionen

Die pyloruserhaltende Pankreatoduodenektomie (PPPD) hat sich neben der klassischen Operation nach Kausch-Whipple (PD) fest etabliert und ist weitläufig zur rechtsseitigen Standardresektion avanciert. Retrospektive Kohorten-Analysen und prospektive randomisierte Studien zeigten bislang keine onkologischen Nachteile dieser weniger invasiven Resektionstechnik. Nun konnte anhand einer erneuten Cochrane-Analyse von 8 methodologisch sehr heterogenen, randomisierten kontrollierten Studien über insgesamt 512 Patienten mit periampullärem oder Pankreaskopfkarzinom bestätigt werden, was allgemeiner Konsens ist [51]: die beiden Operationstechniken unterscheiden sich nicht in Bezug auf perioperative Morbidität, Mortalität und onkologisches Langzeitergebnis. Die Operationsdauer (-45 Min, $p = 0,003$), der intraoperative Blutverlust (-0,3 Liter, $p = 0,03$) und der Transfusionsbedarf (-0,5 EK, $p = 0,02$), ist bei der pyloruserhaltenden Technik (PPPD) signifikant geringer, die Inzidenz von postoperativen Magenentleerungsstörungen (DGE; delayed gastric emptying) ist jedoch erhöht (OR: 3,03 [1,05–8,70], $p = 0,04$). Diesem geringfügigen, aber im klinischen Alltag relevanten Nachteil kann unserer Ansicht nach mit einer kurzstreckigen Resektion des Pylorus begegnet werden. Bereits vor 2 Jahren konnten wir an gleicher Stelle von 2 randomisierten japanischen Studien berichten, die durch eine Antrum-erhaltende Resektion gegenüber der PPPD eine Reduktion der Magenentleerungsstörungen ohne alimentäre Nachteile erzielen konnten [52, 53].

Ob bei der klassischen Pankreaslinksresektion, wenn onkologisch sinnvoll, ein Milzerhalt angestrebt werden sollte oder ob dieser vielleicht sogar Nachteile mit sich bringt (z. B. linksseitiger venöser Hypertonus bei Milzvenenthrombose) und wie der Milzerhalt dann im Einzelnen zu erfolgen hätte, ist immer wieder Teil chirurgischer Diskussionen. Durchführbar ist der Milzerhalt unter Schonung der zu- und abführenden Milzgefäße oder als sog. *Warshaw Prozedur* unter Resektion der Milzgefäße. Die Milz verbleibt in diesem Fall an den kurzen Magengefäßen (gastricae breves) und ggf. an der gastroepiploischen Gefäßarkade, die die Milz nun ersatzweise retrograd mit Blut versorgen. 2 Metaanalysen haben sich 2016 dieser Thematik gewidmet [54, 55]. Beiden ist leider gemeinsam, dass es sich bei den zugrundeliegenden Studien vornämlich um nicht-randomisierte Fall-Kontroll-Studien handelt, sodass hier eigentlich keine klare Aussage zu den Verfahren und deren Indikationen zu treffen ist. In wie vielen Fällen die Indikation zur Splenektomie oder auch zur Milzgefäßresektion erst intraoperativ gestellt wurde, nachdem zunächst ein Milz-erhaltendes oder zumindest Milzgefäß-erhaltendes Vorgehen geplant war, bleibt unklar. Das ist aber insofern von Bedeutung, als in der Metaanalyse von Shi et al. (18 Studien, n = 1 156 Patienten) ein signifikanter Nachteil für die Splenektomie-Gruppe in Vergleich zum Milzerhalt in Bezug auf Blutverlust ($p > 0,0001$), Pankreasfistelrate (OR: 0,42, $p = 0,002$), infektiöse Komplikationen (OR: 0,57, $p = 0,006$) und Gesamtmorbidität (OR: 0,66; $p = 0,002$) herausgearbeitet wurde [54]. Dies wäre mit Ausnahme der infektiösen Komplikationen für eine klassische distale Pankreatektomie mit geplanter Splenektomie kaum nachvollziehbar. Sollte sich jedoch, wie zu erwarten, hinter der Splenektomiegruppe eine relevante Anzahl von intraoperativen Salvage-Splenektomien verbergen, die im Rahmen einer zunächst Milz-erhaltend geplanten Operation z. B. aufgrund von Blutungen aus den Milzgefäßen, durchgeführt werden mussten, wären die Ergebnisse gut zu erklären. Wir würden dann aber zu einer anderen Schlussfolgerung kommen, nicht zum prinzipiell anzustrebenden Milzerhalt, sondern zu der Schlussfolgerung, dass bei nur fraglich möglichem Milzerhalt, die frühzeitige Splenektomie intra- und postoperative Komplikationen vermeiden hilft. Auch eine Stratifizierung der Studie nach laparoskopischem Vorgehen, Art des Tumors,

Tumorgröße und Tumorlage, könnte hier auch wesentlich bei der Interpretation der Ergebnisse helfen. Im Falle eines durchgeführten Milzerhalts zeigt sich in beiden Studien ein Nachteil für die Milzgefäßresektion (Warshaw Prozedur) gegenüber dem Gefäßerhalt in Bezug auf das Auftreten postoperativer Milzinfarkte (OR: 0,12, p = 0,00001) und der Notwendigkeit einer 2-zeitigen Splenektomie (OR: 0,13, p = 0,008). Die Warshaw Prozedur ist jedoch schneller (-21 Min) als der Milzgefäßerhalt und ein Unterschied in der Fistelrate und dem intraoperativen Blutverlust zeigt sich hier nicht [55]. Bei geplanter Warshaw Prozedur sollte also ein besonderes Augenmerk auf den vollständigen Erhalt der Ersatzdurchblutung (kurze Magengefäße, Magenarkade) und die abschließende kritische Beurteilung der Milzdurchblutung gelegt werden.

Die Technik der Enukleation kleinerer benigner oder semimaligner Pankreastumore ist in vielen größeren Pankreaszentren etabliert. Nun untersuchten die Autoren um Chua et al. die Vor-und Nachteile dieser parenchymsparenden Technik gegenüber klassischen Standardresektionen. In der vorliegenden Metaanalyse wurden 7 zweiarmige Vergleichsstudien (Enukleation vs. Resektion) ausgewertet. Erwartungsgemäß ging die Enukleation mit einer signifikant kürzeren Operationsdauer, geringerem Blutverlust, geringerem exokrinen und endokrinen Funktionsverlust, vergleichbarer perioperativer Morbidität und Mortalität, aber signifikant erhöhter postoperativer Pankreasfistelrate (B/C-Fisteln und Gesamtfistelrate) einher. Über die onkologische Effektivität der Enukleation in Bezug auf Rezidivquote und Langzeitüberleben kann anhand der zugrundeliegenden Studien leider keine ausreichende sichere Aussage getroffen werden [56].

3.3 Gefäßresektion und erweiterte Resektionen

Die Einengung oder der kurzstreckige tumoröse Verschluss von Pfortader (PA) oder V. mesenterica superior (VMS) stellen nach internationalem Konsens (ISGPS; AHPBA/SSO/SSAT) kein Irresektabilitätskriterium für ein Pankreaskopfkarzinom dar, solange anhand der präoperativen Bildgebung (hochauflösendes CT < 4 Wochen) eine sichere Resektion möglich erscheint [57]. Portalvenöse Resektionen *Borderline-resektabler* Tumore sind daher in großen deutschen Pankreaszentren an der Tagesordnung. In bisherigen Multicenterstudien zur Pfortaderresektion und einer großen Metaanalyse aus 2014 (n = 2 890 Patienten) zeigte sich bislang kein Anstieg der Mortalität gegenüber Standardresektionen und bei erfolgreicher R0-Resektion auch ein vergleichbares Langzeitüberleben [58, 59]. Diese Annahme kommt nun ins Wanken. Im Rahmen einer umfassenden Metaanalyse von 27 Studien und insgesamt n = 9 005 Patienten, 1 587 hiervon mit PA- oder SMV-Resektion, zeigt sich ein gering erhöhtes Mortalitätsrisiko (RD: 0,01), eine signifikant erhöhte R1/R2-Resektionsrate (RD: 0,09, p = 0,001) und ein signifikant schlechteres 1-, 3- und 5-Jahres-Überleben für Patienten mit PA- oder VMS-Resektion gegenüber Patienten mit Standardresektionen. Das mediane Überleben war hier auf 14,3 gegenüber 19,5 Monaten verkürzt. Die Einzelergebnisse dieser Analyse bedingen einander (R1/2-Resektion, verkürztes Überleben) und sprechen daher unserer Ansicht nach auch nicht gegen dieses etablierte operative Vorgehen. Sie sind Ausdruck des fortgeschrittenen Tumorstadiums bei Notwendigkeit einer Pfortaderresektion. Wird eine Pfortaderresektion routinemäßig bei Kontakt des Tumors zur Pfortader durchgeführt, so ergeben sich vergleichbare Unterschiede im Langzeitüberleben für die beiden Subgruppen von Patienten, bei denen eine Pfortaderinfiltration histologisch gesichert oder schließlich doch ausgeschlossen werden kann (OS: 14 vs. 25 Monate; p = 0,042) [60]. Anhand dieser Freiburger Ergebnisse lassen sich die weiter oben genannten Daten besser verstehen. Hartwig et al. untersuchten ebenfalls den klinischen Verlauf von n = 611 Patienten mit erweiterte Pankreasresektion bei Borderline-resektablen und lokal fortgeschrittenen Pankreaskarzinomen (nach aktueller ISGPS-Definition) im Vergleich zu einer Gruppe von n = 1 217 Patienten desselben Zentrums mit Standardresektionen. Es zeigten sich auch in dieser Studie eine höhere chirurgische Komplikationsrate (42,7 % vs. 34 %) und eine erhöhte 30-Tages- (4,3 % vs. 1,8 %) und Krankenhaus-Mortalität (7,5 % vs. 3,6 %). Auch das mediane Gesamtüberleben und die 5-Jahres-Überlebensrate waren signifikant reduziert (16,1 vs. 23,6 Monate; 11,3 % vs. 20,6 %).

1.4 Pankreaschirurgie

Eine R0-Situation zu erzielen, muss das oberste Ziel jeder Pankreasresektion sein. Ist dafür eine Pfortaderresektion oder anderweitig erweiterte Resektion notwendig, sollte sie durchgeführt werden. Stellt sich die R0-Resektion aber bereits präoperativ oder während der Exploration als unrealistisch dar, so sollte eine zusätzliche Gefäßresektion vermieden und der Patient in ein multimodales Studienprotokoll eingeschlossen werden.

Ebenso schwierig oder eigentlich unmöglich ist der immer wieder geführte Vergleich erweiterter Pankreaslinksresektionen (z. B. mit Resektion des Truncus coeliacus) mit Standard-Linksresektionen. Diese direkten, meist retrospektiven Vergleiche unterschiedlicher Kohorten bringen keinen wirklichen Erkenntnisgewinn, da es sich hier immer um unterschiedliche Tumorstadien und Tumorlokalisationen handelt, die unterschiedliche operative Konzepte erfordern. Es würde ja auch niemand eine Hemikolektomie rechts mit einer Rektumresektion vergleichen wollen. Der einzige Nutzen besteht darin, zu zeigen, dass die Ergebnisse ähnlich sein können wie bei der viel einfacheren und ungefährlicheren Standardresektion von kleineren Tumoren, wenn die erweiterte Resektion in einem entsprechenden Zentrum gekonnt durchgeführt wird. Wichtiger wäre zu zeigen, dass die Ergebnisse signifikant besser sind als gar nicht zu operieren, aber dieser Vergleich verbietet sich prospektiv, solange die Möglichkeit zur lokalen Sanierung in einem Zentrum besteht. Gong et al. haben nun kürzlich im Rahmen eines weiteren systematischen Reviews 18 Studien zu diesem Thema analysiert und konnten in ihrer Metaanalyse erwartungsgemäß zeigen, dass eine Pankreaslinksresektion mit Resektion des Truncus coeliacus mit einer verlängerten OP-Zeit, höherem Blutverlust, höherer Morbidität und Mortalität (letztere nicht signifikant) einhergeht. Das mittlere Überleben war mit 24,12 Monaten nach erweiterter Resektion vergleichbar zur Standardresektion und das 1-Jahres-Überleben signifikant besser als unter alleiniger palliativer Therapie [61]. Wenn also technisch möglich, sollten auch diese Tumore reseziert werden.

Ob unter bestimmten Voraussetzungen auch einzelne Lebermetastasen synchron mit einem Pankreaskarzinom reseziert werden sollten, ist umstritten. In Leitlinien wird dies nicht empfohlen. Dennoch finden dieser Art Resektionen vereinzelt statt. Im Rahmen einer retrospektiven multizentrischen Analyse von 6 europäischen Zentren wurden nun n = 69 solcher Patienten identifiziert und deren klinischer Verlauf mit dem einer entsprechenden Vergleichsgruppe (nur chirurgische Exploration, keine Resektion) verglichen. Es zeigte sich ein signifikanter und klinisch relevanter Überlebensvorteil für die Gruppe der Resezierten (14 vs. 8 Monate; p < 0,001). In der Subgruppenanalyse zeigte sich hier insbesondere die Resektion von oligometastasierten Pankreaskopfkarzinomen als vorteilhaft. Für Corpus- oder Schwanzkarzinome ließ sich kein Überlebensvorteil nachweisen. Trotz des signifikanten Überlebensvorteils, der so durch kaum eine Chemotherapie erreicht werden kann, sind aufgrund des retrospektiven Charakters der Studie und des anzunehmenden hohen Selektionsbias keine weitergehenden Empfehlungen möglich. Die Auswertung anderer Zentren bleibt abzuwarten.

3.4 Pankreasanastomose

Die Pankreasanastomose stellt in der Rekonstruktionsphase nach Pankreaskopfresektion die wahrscheinlich diffizilste Anastomose dar [62]. Die Schwierigkeit besteht u. a. darin, eine weiche parenchymatöse Drüse mit einem Hohlorgan zu verbinden und hierbei die Entwicklung einer Pankreasfistel zu vermeiden, denn diese ist ursächlich für den Großteil postoperativer Morbidität und Letalität. Jährlich werden neue Techniken vorgestellt und prospektive Vergleichsstudien zu unterschiedlichen Techniken publiziert. Im Jahr 2016 haben sich 2 Publikationen mit dem Vergleich zwischen einer „Duct-to-Mucosa"-Technik und einer Invaginationstechnik beschäftigt. Bei der „Duct-to-Mucosa"-Technik wird der Pankreasausführungsgang separat, meist in Einzelknopftechnik genäht. Es handelt sich also i. d. R. um eine zweireihige Anastomose. Bei der Invaginationstechnik wird der Bauchspeicheldrüsenstumpf im Dünndarm versenkt und der Gang nicht separat gestochen. Bai et al. veröffentlichen eine prospektive, randomisierte kontrollierte Studie über n = 132 Patienten, die in einem Zeitraum von

2½ Jahren an einem Zentrum von einem einzigen Chirurgen operiert wurden [63]. Der Chirurg war in beiden Techniken trainiert. Die Gesamtfistelrate (POPF A–C nach ISGPF) für „Duct-to-Mucosa" und Invagination war mit 28,5 % und 30,9 % gleich hoch, die Rate klinisch relevanter Fisteln (POPF B/C) unterschied sich jedoch mit 3,1 % vs. 17,6 % signifikant zugunsten der „Duct-to-Mucosa"-Technik (p = 0,004). Die Gesamtmorbidität war in beiden Gruppen vergleichbar, die Rate schwerer Komplikationen war jedoch in der Invaginationsgruppe ebenfalls signifikant erhöht (p = 0,013) und führte im Verlauf auch zu einem verlängerten Krankenhausaufenthalt der Patienten (13 d vs. 15d, p = 0,021). Nun kann man sicher den Einzelzentrumscharakter dieser Studie bemängeln und die vergleichsweise überschaubare Patientenzahl. Wenn man jedoch bedenkt, dass jeder einzelne der 132 eingeschlossenen Patienten vom selben Chirurgen operiert wurde, ergibt sich hierdurch ein hoher Grad an Standardisierung, den man in einer multizentrischen Studie in dieser Form selten finden wird. Dieser Vorteil der Standardisierung überwiegt vielleicht sogar den Vorteil kleiner multizentrischer Studien, in denen nicht selten viele Chirurgen wenige Patienten operieren und häufig eine Technik unter Studienbedingungen durchführen, in der sie nicht trainiert sind. Von der gleichen Autorengruppe wurde Ende des Jahres 2016 ein Update einer Metaanalyse zur selben Thematik publiziert [64]. Hier zeigt sich anhand von 7 randomisierten kontrollierten Studien mit n = 850 Patienten kein signifikanter Unterschied in der Gesamtfistelrate, Mortalität und Reoperationsrate für beiden OP-Techniken, jedoch weiterhin ein signifikant kürzerer Krankenhausaufenthalt für die „Duct-to-Mucosa"-Gruppe (-2,8 d).

Es besteht weitgehende Einigkeit darüber, dass der jeweilige Operateur, die ihm am besten geläufige Technik durchführen sollte und dass einzelne Chirurgen mit hoher persönlicher Expertise auch sehr geringe Fistelraten aufweisen können. So äußert sich dann auch das aktuelle Positionspapier der ISGPS (International Study Group of Pancreatic Cancer) nach Sichtung der aktuellen Literatur zu diesem Thema. Für keine einzelne Technik konnte hier bislang ein durchgehender Vorteil in Bezug auf die postoperative Fistelrate herausgearbeitet

werden [65]. Unserer Ansicht nach ist eine zweireihige Naht mit separatem Stechen des Pankreasgangs technisch anspruchsvoller und erfordert mehr Übung und Zeit als eine einreihige Invaginationstechnik, insbesondere, wenn es sich um ein zartes Pankreas und einen feinen Pankreasgang handelt. Bei entsprechend hoher OP-Frequenz und entsprechender Zentrumsstandardisierung wird sich die doppelreihige Naht und das separate Aufspannen des Gangs jedoch langfristig als eine sichere Nahttechnik bezahlt machen.

Halloran, Neoptolemos und Koautoren publizierten 2016 nun das Studienprotokoll der zur Rekrutierung geöffneten britischen PANasta-Trial, in der multizentrisch-randomisiert die beiden „Duct-to-Mucosa"-Techniken nach a) Blumgart (mit transpankreatischen U-Nähten/Matratzennähten als zweite Nahtreihe) und nach b) Catell-Warren (mit fortlaufender äußerer Nahtreihe) verglichen werden sollen [66]. Primärer Endpunkt ist die Reduktion der Fistelrate von 20 % auf 10 % durch die Blumgart-Technik. Dieses wurde zuvor in einer nicht-randomisierten Studie gezeigt [67]. Sekundäre Endpunkte sind der Beginn einer adjuvanten Therapie, Mortalität, chirurgische und allgemeine Komplikationsrate, Krankenhausaufenthalt, Lebensqualität und gesundheitsökonomische Erhebungen.

3.5 Magenanastomose, Magenentleerungsstörung

Die Magen- bzw. Duodenalanastomose (bei Erhalt des Pylorus) stellt im Gegensatz zur Pankreasanastomose den leichtesten Teil der Rekonstruktionsphase nach Pankreaskopfresektion dar und ist nur selten mit schwerwiegenden Komplikationen behaftet. Nichtsdestotrotz können Blutungen aus der Anastomose und eine postoperative verzögerte Magenentleerung (delayed gastric emptying, DGE) eine relevante postoperative Morbidität und einen verlängerten Krankenhausaufenthalt bedingen. Eine japanische prospektive RCT an 2 chirurgischen Zentren untersuchte den Einsatz eines zirkulären Klammernahtgerätes für die Herstellung der Duodeno-Jejunostomie n = 101 Patienten nach PPPD und kam zu dem Ergebnis, dass die Klammernaht der Handnaht nicht unterlegen ist (non-inferiority Trial). Analysiert wurden u. a. die postoperative Kontrastmittelpassage (p = 0,55), das Gesamtauftreten einer DGE (Grad A–C nach ISGPS-Definition; p = 0,98) und die Krankenhausverweildauer (p = 0,22). Klinisch relevante Magenentleerungsstörungen (Grad B/C) traten nach Stapleranastomose sogar signifikant seltener auf (8,9 % vs. 16 %, p = 0,015). Langzeitergebnisse fehlen bislang.

In Deutschland besteht weitgehender Konsens darüber, dass die Gastro- oder Pylorojejunostomie antekolisch erfolgen sollte. Eine Separation der Anastomose von möglichen septischen (biliären oder pankreatischen) Prozessen oder Verhalten und eine bessere Abgrenzung gegenüber einem frühen Lokalrezidiv sprechen dafür. Bereits im letzten Jahr berichteten wir über die Ergebnisse einer Metaanalyse von 6 radomisierten Studien und n = 588 Patienten, die keinen signifikanten Vorteil der antekolischen Technik erbrachte [68]. Eine weitere Metaanalyse unter zusätzlichem Einschluss von 8 nicht-randomisierten Beobachtungsstudien kommt zu dem Ergebnis, dass das Auftreten einer DGE (A–C), die Anzahl der Tage bis zur Aufnahme fester Nahrung und die Krankenhausverweildauer nach antekolischer Rekonstruktion geringer sind [69]. Betrachtet man im Rahmen dieser Analyse aber nur die ebenfalls eingeschlossenen 6 randomisierten kontrollierten Studien, so ergibt sich wie in vorgenannter Metaanalyse kein signifikanter Unterschied mehr zwischen den Techniken. Da es sich bei der antekolischen Anastomose um die schnellere und übersichtlichere Technik handelt, spricht aktuell einiges dafür, diese Routine beizubehalten.

3.6 Pankreasfistel, Stents und Drainagen

Der postoperative Verlauf des C-reaktiven Proteins (CRP) und der Amylasegehalt von Zieldrainagen am Tag 1 nach der Operation wurden von unterschiedlichen Autoren als Prädiktoren für die Entstehung von Pankreasfisteln (POPF) und septischen Komplikationen beschrieben. Giglio et al. veröffentlichten nun eine Metaanalyse aus 13 Studien und n = 4 416 Patienten zur Frage der Wertigkeit des Drainagen-Amylase-Gehalts [70]. Die Vorhersagegenauigkeit (accuracy) für POPF wurde für 3 unterschiedliche Amylase-Grenzwerte berechnet und ergab eine Sensitivität und Spezifität von 0,96 und 0,54 für 100 U/l, 0,91 und 0,84 für 350 U/l, und von 0,59 und 0,91 für 5 000 U/l. Es zeigte sich also eine hohe Vorhersagegenauigkeit für das Auftreten postoperativer Pankreasfisteln durch die Amylasebestimmung an Tag 1. Nach diesen Ergebnissen kann davon ausgegangen werden, dass bei Amylasewerten unter 100 U/l am ersten Tag die spätere Entwicklung einer Pankreasfistel weitgehend ausgeschlossen ist und somit ein frühzeitiger Drainagenzug vertretbar erschient, während bei Werten über 5 000 U/l eine spätere Pankreasfistel nahezu sicher ist, sodass die Drainagen belassen werden sollten. Der Vorteil eines frühen Drainagenzugs bei geringem Risiko für die Entwicklung einer Pankreasfistel wird durch eine aktuelle Cochrane-Analyse (5 RCT, n = 985 Patienten) in Bezug auf eine Verminderung postoperativer Komplikationen und eine Verkürzung des Krankenhausaufenthalts unterstützt, wenn auch mit nur niedriger Evidenz [71].

Eine weitere Studie zur Risikostratifizierung untersuchte an n = 230 Patienten nach PD die Wertigkeit der postoperativen Serumamylase noch am OP-Tag (> 130 U/l) in Kombination mit einem CRP von > 180 mg/l am 2. postoperativen Tag [72]. Ein Anteil von 41 % aller Patienten entwickelten postoperative pankreasspezifische Komplikationen (Flüssigkeitsverhalte, POPF und PPH = postpancreatectomy haemorrhage). Patienten mit Werten oberhalb der genannten Grenzwerte hatten häufiger pankreasspezifische Komplikationen, Revisionsoperationen und einen verlängerten Intensivaufenthalt. Die durch die Autoren definierte „low-risk"-Gruppe von Patienten, die Amylase- und CRP-Werte unterhalb der angegebenen Grenzen aufwies, zeigte wenige bis keine pankreasspezifische Komplikationen mit einem negativen Vorhersagewert von 86,5 %. In dieser Gruppe zeigten sich keine Todesfälle, während es in der Hochrisikogruppe (Serumamylase und CRP oberhalb der angegebenen Werte) zu 9 % Todesfällen kam.

Nun wurden auch die Ergebnisse der seit 2007 rekrutierenden PANDRA-Studie veröffentlicht. In dieser prospektiven randomisierten Studie an 2 deutschen Zentren wurde der gänzliche Verzicht auf Drainagen nach Pankreaskopfresektion untersucht [73]. Die Daten von n = 395 Patienten (n = 202 mit Drainagen und n = 193 ohne Drainagen) zeigten keinen Unterschied in der Krankenhausmortalität (3,0 % vs. 3,1 %), Re-Interventionsrate (21,3 % vs. 16,6 %), OP-Zeit und chirurgischen Morbidität. Klinisch relevanten Pankreasfisteln (Typ B/C) wurden in der Gruppe ohne Drainagen signifikant seltener nachgewiesen (Typ B/C; 11,9 % vs. 5,7 %, p = 0,030). Die Datenlage ist diesbezüglich aber weiterhin inhomogen. Mehrere negative prospektive Studien zu dieser Thematik und bisherige Metaanalysen sprechen sich aufgrund erhöhter Mortalität bei Pankreaskopfresektion (Level-I-Evidenz) gegen einen undifferenzierten Verzicht von Drainagen aus [68–70]. Inwieweit sich das Gesamtbild durch die Ergebnisse der PANDRA-Studie ändert, bleibt abzuwarten.

Wahrscheinlich liegt die Wahrheit irgendwo in der Mitte. Eine kürzlich veröffentlichte italienische Studie zweier Zentren (n = 260 konsekutive Pankreaskopfresektionen) berichtet über eine signifikante Reduktion von Krankenhausaufenthalt, schweren Komplikationen, Re-Operationen, klinisch relevanter Fistelrate (11,2 % vs. 20,6 %, p = 0,001) und perkutaner Drainagenanlage (p < 0,05) nach Einführung einer SOP zum differenzierten Drainagen-Management, nach Bestimmung des FRS (fistula-risk-score) [74]. In Abhängigkeit intra-und postoperativer Parameter wurde hier auf die Anlage von Drainagen nach Pankreaskopfresektion entweder ganz verzichtet (niedriges bis minimales Fistelrisiko) oder die Drainagen je nach Amylasegehalt frühzeitig entfernt oder belassen. In der Gruppe (n = 70 Patienten) mit niedrigem Fistelrisiko (n = 70, keine Drainage) wurde im Verlauf keine einzige Fistel registriert und somit bei etwa einem Viertel der Patienten zurecht auf eine Drainage verzichtet.

Der klinischen Erfahrung entsprechend und auch angelehnt an die weit verbreitete Berichterstattung nur klinisch relevanter Fisteln (Typ B/C), wurde 2016 der Ruf lauter, die Fisteldefinition zu überarbeiten [75]. Typ-A-Fisteln sollen zukünftig als biochemische Leckage bezeichnet werden. Die heute durchgeführte interventionelle CT-Drainagen-Anlage soll in die Typ-B-Kategorie mit aufgenommen werden. Als Typ-C-Fisteln werden künftig die Fisteln bezeichnet, die zu einer Re-Operation, Multiorganversagen oder zum Tod geführt haben. Dies wurde 2016 als Update der POPF-Definition der ISGPS beschlossen [76, 77].

Eine weitere aktuelle Cochrane-Analyse beschäftigte sich mit der intraoperativen Einlage von internen und externen Pankreasstents bei PD [78]. 8 Studien mit 1 018 Patienten wurden eingeschlossen. Aufgrund niedriger Studienqualität konnten keine abschließenden Aussagen über den Nutzen von Stents nach Pankreaskopfresektionen getroffen werden. Es fand sich kein Vorteil für externe gegenüber internen Stents. Unserer Ansicht nach sollte auf diese zusätzliche Manipulation am Pankreasgang, die zu einer weiteren Querschnittsverkleinerung des Ausführungsgangs führt, verzichtet werden.

Anstelle einer postoperativen ERCP mit Papillotomie und Pankreasgangstent zur Therapie hartnäckiger Pankreasfisteln nach Linksresektion wurde vielfach über eine Prävention nachgedacht (z. B. Stent und Papillotomie präoperativ). Im Rahmen eine Pilotstudie wurde nun in Heidelberg eine Gruppe von n = 29 Patienten 0–10 Tage präoperativ endoskopisch mit Botuliniumtoxin unterspritzt (Sphinkter Oddi-Injektion). Die Ergebnisse sind äußerst vielversprechend. Neben 29 % Typ-A-Fisteln (biochemische Fistel), traten keine klinisch relevanten Typ-B/C-Fisteln auf, während in einer Vergleichskohorte die Typ-B/C-Fistelrate hier bei 33 % lag (p < 0,004). Die Ergebnisse werden aktuell in der prospektiven PREBOT-Studie weiter validiert [79].

Chylusfisteln nach Pankreaseingriffen sind keine Seltenheit. In einer retrospektiven Patientenkohorte (n = 3 324 Patienten) wurden Chylusfisteln in 10,4 % beobachtet [80]. Ein vorbestehender Diabetes mellitus, onkologische Operationen, Pankreaslinksresektionen und gleichzeitiges Auftreten einer postoperativen Pankreasfistel waren unabhängige Risikofaktoren für die Entwicklung einer Chylusfistel. Die meisten der isolierten Chylusfisteln sistierten unter konservativer Therapie innerhalb von 14 Tagen (88 %), der postoperative Krankenhausaufenthalt war jedoch verlängert. Zu vergleichbaren Ergebnissen kommt eine diesbezügliche Metaanalyse. Hier werden Chylusfisteln in 11 % nach pankreaschirurgischen Eingriffen berichtet. Die Inzidenz ist abhängig von der Lymphadenektomie und steigt mit der Anzahl resezierter Lymphknoten [81].

3.7 Stumpfdeckung nach Linksresektion

Neben der Deckung des Pankreasstumpfes mit einem gestielten Lig. falciforme-Patch, wurde über viele Jahre hin das Aufbringen von Fibrin- oder Kollagenfliesen auf den Absetzungsrand propagiert. In einer prospektiv randomisierten Studie an 5 südkoreanischen Zentren wurden nun n = 101 Patienten mittels Staplerresektion distal pankreatektomiert. In dieser Studie zeigte sich kein Vorteil für die Verwendung von TachoSil® in Bezug auf Operationszeit, Krankenhausaufenthalt, oder der Rate an klinisch relevanter Pankreasfisteln (POPF-Grad B/C) [82]. Zu vergleichbaren Ergebnissen kommen auch 3 kürzlich publizierte Metaanalysen. Hüttner et al. analysierten 4 Studien (2 RCT) mit n = 738 Patienten und konnten zeigen, dass die Applikation von TachoSil® keinen zusätzlichen Nutzen in Bezug auf die postoperative Fistel- und die Reoperationsrate, den Blutverlust, Mortalität oder die Länge des Krankenhausaufenthalts nach distaler Pankreatektomie erbringt [83]. Weniger et al. analysierten 5 RCT und 6 Beobachtungsstudien und schlossen in ihre Metaanalyse auch Studien ein, die den Nutzen von autologen, vaskularisierten Patches untersuchten (z. B. Lig. falciforme-Patch) [84]. Hier zeigte sich eine Gesamtfistelrate von 43 %. Typ-C-Fisteln konnten durch zusätzliche Patches signifikant verringert werden (p = 0,006). Nur vaskularisierte autologe Patches führten jedoch zu einer Reduktion der Gesamtfistelrate (POPF A–C, p = 0,04) und zur Reduktion klinisch relevanter Fisteln (POPF-Grad B/C, p = 0,002), während Fibrinfliese hier keine Reduktion der Fistelrate bewirken konnten. Cheng et al. analysierten in ihrer Cochrane-Analyse schließlich 9 RCT und schlossen auch Studien zur Applikation von Fibrinkleber mit ein [85]. Auch in dieser Analyse zeigt sich kein Vorteil für fibrinhaltige Additiva nach Pankreasresektionen. Zusammenfassend muss geschlussfolgert werden, dass sich bislang kein messbarer Vorteil für die Applikation von Fibrinfliesen nach Pankreaslinksresektion ergibt. Eine zusätzliche Abdeckung mit vaskularisiertem Gewebe, z. B. einem Lig. falciforme-Patch erscheint jedoch sinnvoll. Dies wird nun auch durch die kürzlich publizierte DISCOVER-Studie bestätigt [86]. In dieser unizentrischen randomisierten Studie wurden n = 152 Patienten mit oder ohne Lig. falciforme-Patch nach Pankreaslinksresektion versorgt. Die Gruppe mit Lig. falciforme-Patch (n = 76) zeigte eine signifikant geringere Rate an Revisionsoperationen (1,3 % vs. 13,0 %; p = 0,009) und stationären Wiederaufnahmen (13,1 % vs. 31,5 %; p = 0,011) als die Gruppe ohne Patch (n = 76). In der Multivariaten-Analyse konnte zudem ein unabhängiger protektiver Effekt von Falciforme-Patches für das postoperative Auftreten klinisch relevanter Pankreasfisteln nachgewiesen werden (POPF B/C, p = 0,0146).

3.8 Laparoskopische Chirurgie

Wenig Neues ergibt sich auf dem Sektor der minimal-invasiven Pankreaschirurgie. Wissen wir seit letztem Jahr aus US-amerikanischen und französischen Register- und Datenbankanalysen, dass Morbidität und Mortalität von laparoskopischen Pankreaskopfresektionen nicht geringer, sondern wahrscheinlich höher sind als bei offenen Operationen [87, 88] und dass dies u. a. mit der geringen Expertise vieler Zentren in dieser Technik zusammenhängt. So wissen wir auch, dass einzelne asiatische Zentren z. T. hervorragende Ergebnisse in der laparoskopischen Pankreaschirurgie erzielen. Diese lassen sich aber nicht ohne weiteres auf die Allgemeinheit übertragen. Im letzten Jahr wurde erneut eine Cochrane-Analyse zur laparoskopischen versus offenen Linksresektion veröffentlicht. Sie kommt zu dem Ergebnis, dass sich aus den 11 nicht-randomisierten Studien (n = 1 506 Patienten, n = 394 laparoskopische Operationen) eine kürzere Liegezeit ergibt, aber sonst keine weiteren signifikanten Unterschiede.

In der Diskussion wird von den Autoren klargestellt, dass die bisherigen Studien keinerlei Aussage zur onkologischen Radikalität und somit onkologischen Äquivalenz der Operationen, zum Langzeit-Outcome oder zur Lebensqualität zulassen. Im Gegenteil wäre davon auszugehen, dass in den bisherigen Studien die einfacheren Befunde laparoskopisch und die größeren Tumore offen operiert wurden. Zu Recht kritisieren die Autoren, dass es, trotz weiterer Verbreitung dieser Technik, bislang keine einzige randomisierte Studie zu dieser Fragestellung gibt. Diese muss gefordert werden. Zu einer vergleichbaren Einschätzung kommen die meisten europäischen Pankreaschirurgen. Dies konnte in einer europäischen Umfrage bestätigt werden. Im Rahmen einer schriftlichen Befragung über die Vereinigungen EPC (European Pancreatic Club), EAHPBA (Euro-African Hepato-Pancreato-Biliary Association) und 5 nationale Pankreas-Vereinigungen wurden die Antworten von n = 203 europäischen Pankreaschirurgen zur minimal-invasiven Pankreaschirurgie ausgewertet. 31 % der Befragten hielten eine laparoskopische Pankreaslinkresektion bei Pankreaskarzinom für onkologisch nachteilig. 81 % der befragten Chirurgen waren an Universitätskliniken angestellt, 91 % waren fortgeschrittene minimal-invasive Chirurgen und 73 % führten selbst minimal-invasive Pankreaslinksresektionen durch. Pankreaskopfresektionen wurden von nur 21 % der Befragten durchgeführt und weniger als 5 % hatten hier eine größere Erfahrung (> 10 Eingriffe) [89]. 74 % der Befragten gaben jedoch an, von einem weiteren Training profitieren zu können. In den Niederlanden waren dies bereits 85 %. Von 2014–2015 nahmen daraufhin n = 32 niederländische Chirurgen aus 17 Zentren an einem nationalen Trainigsprogramm zur laparoskopischen Pankreaslinksresektion teil. Die nationale Anzahl an Resektionen nach dem Trainigsprogramm war 7-mal so hoch wie zuvor, die Konversionsrate fiel auf ein Viertel des Ausgangswertes und der Krankenhausaufenthalt der Patienten verkürzte sich um rund 2 Tage [90].

Eine kürzlich erschienene Metaanalyse vergleicht anhand von 7 nicht-randomisierten kontrollierten Studien (n = 568 Patienten) die Roboter-gestützte mit der laparoskopischen Technik und kann eine längere Operationszeit, einen geringeren Blutverlust, eine höhere Rate an Milzerhalt und einen kürzeren Krankenhausaufenthalt für die Roboter-assistierte Operation herausarbeiten [91]. Die Autoren schlussfolgern vorsichtig, dass sich aufgrund der Datenlage im kurzfristigen postoperativen Verlauf bislang kein Nachteil für die Robotor-gestützte Technik nachweisen lässt.

4 Perioperative Medizin

4.1 Hospital volume, Morbidität und Lebensqualität

Nicht allein die technischen Details der Operation, sondern auch und gerade perioperative Therapieregime, Versorgungsstandards und Krankenhaus-Ressourcen beeinflussen maßgeblich das Ergebnis einer Pankreasresektion. Inwieweit die Ergebnisse nach Pankreaskopfresektion (PD) auch direkt mit der Fallzahl eines Krankenhauses zusammenhängen oder vielleicht nur mit der Fallzahl des einzelnen Chirurgen, wird seit 2 Jahrzehnten diskutiert. In einer Metaanalyse wurde diese Frage erneut aufgegriffen und 13 internationale Studien nach strengen Einschlusskriterien inkludiert, die ausschließlich auf nationalen Registerdatenbanken aus 11 unterschiedlichen Nationen beruhen [92]. Eine Gesamtzahl von 58 023 Patienten konnte somit unter den Aspekten Pankreaskopfresektion (PD) und „hospital volume" gepoolt analysiert werden. Die Ergebnisse zeigen eine starke inverse Korrelation von „hospital volume", also Anzahl der durchgeführten PD pro Jahr, und der Krankenhausmortalität nach PD. Die Grenzwerte für die Bezeichnung „high-volume hospital" wurde hier nachträglich für alle eingeschlossenen Studien gleich formuliert (> 30 Pankreaskopfresektionen pro Jahr), und zeigen, dass auch die postoperative Verweildauer in „high-volume-hospitals" signifikant geringer ist. Vergleichbare Daten gibt es nun auch für Deutschland [93]. Anhand der anonymisierten AOK-Routinedaten von n = 9 566 Patienten (2008–2010) berechneten die Autoren die fallzahlbezogene Krankenhaus-, 90-Tage und 1-Jahres-Mortalität nach pankreaschirurgischen Eingriffen und kommen zu dem ernüchternden Ergebnis, dass die durchschnittliche Krankenhausmortalität in Deutschland immer noch bei über 10 % liegt (10,1 %) und das Mortalitätsrisiko in Deutschland in Krankenhäusern mit niedriger Fallzahl signifikant erhöht ist (1–12 Fälle/Jahr). Zu demselben Ergebnis kommt auch eine Studie, die dieses in den Jahren 2009–2013 deutschlandweit untersuchte [94]. Mortalitätsraten von 7,3 % (distale Pankreatektomie) bis zu 22,9 % (totale Pankreatektomie), Relaparotomieraten von 16 % und ein Transfusionsbedarf > 6 Erytrozytenkonserven in 20 % aller Fälle lassen aufhorchen und stellen die deutsche Versorgungsrealität außerhalb der spezialisierten Zentren in ein neues Licht.

Demgegenüber können in „high-volume-hospitals" durch entsprechende interdisziplinäre Strukturen und chirurgische wie anästhesiologische Expertise auch ältere Patienten mit einem akzeptablen perioperativen Risiko versorgt werden. So konnten wir in unserem Zentrum an n = 300 Patienten mit Pankreaskopfkarzinom zeigen, dass sich weder die chirurgische Komplikationsrate, noch die 30-Tages-Mortalität oder das Langzeitüberleben von Patienten über 75 Jahren von einer Gruppe jüngerer Patienten nach Pankreaskopfresektion unterscheidet [95].

Aus Patientensicht ist neben der komplikationslosen und onkologisch fachgerechten Operation die erreichbare Lebensqualität (QoL) von herausragender Bedeutung. Dies gilt insbesondere unter dem Aspekt, dass bis heute die postoperative Überlebenszeit nach Resektion eines Pankreaskarzinoms begrenzt ist. In einer niederländischen longitudinalen Beobachtungsstudie wurde nun die messbare Lebensqualität unmittelbar vor einer onkologischen Pankreasresektion sowie 1, 3, 6 und 12 Monate nach der Resektion mit etablierten Messinstrumenten dokumentiert (RAND-36, QLQ-C30 and QLQ-PAN26). Es zeigte sich in über der Hälfte der Patienten eine signifikante und klinisch relevante Reduktion der körperlichen, sozialen und psychischen Leistungsfähigkeit [96]. Die meisten Messwerte normalisierten sich postoperativ jedoch im Lauf der ersten 3 Monate oder stiegen auf höhere Werte als vor der Operation. Dies betrifft vor allem die psychisch-emotionalen Komponenten der QoL, weniger die körperliche Leistungsfähigkeit, die weiterhin eingeschränkt blieb.

Symptom Scores für Vitalität, Schmerzen, Abgeschlagenheit (Fatique), Appetitlosigkeit, veränderte Stuhlgewohnheiten und Nebenwirkungen von Medikamenten waren 1 Monat nach der Operation signifikant reduziert, stiegen aber ebenfalls fast ausnahmslos nach 3 Monaten auf oder über präoperativ dokumentierte Werte. Zusammenfassend muss von einer deutlichen Einschränkung der Lebensqualität in der frühen postoperativen Phase ausgegangen werden. Diese erstreckt sich auf einen Zeitraum von 1–3 Monaten nach der Operation. Intensive Rehabilitationsmaßnahmen sind daher in dieser Zeit besonders wichtig; im Hinblick auf die dann folgende Chemotherapie, aber insbesondere auch in Hinblick auf die verbleibende Lebenszeit.

4.2 Multimodale Rehabilitation

Intensivierte früh-postoperative Physiotherapie ist ein zentraler Bestandteil multimodaler Rehabilitationsprogramme nach Pankreasresektionen. Kürzlich wurde nun das pPRP-Studienprotokoll (progressive Post-Resection-Programm) vorgestellt [97]. In dieser kleinen 2-armigen Pilotstudie mit n = 2 × 30 Patienten wird ein frühes und intensiviertes Muskel-, Ausdauer- und Krafttraining mit einer Standard-Physiotherapie nach Pankreasresektion verglichen und mittels Lebensqualitätsmessung (QLQ-C30, QLQ-PAN26, EORTC Short Form-8 Health Survey) ausgewertet. Bei positivem Ergebnis soll eine größere multizentrische Studie folgen. Eine kürzlich Cochrane-Analyse untersuchte die Wertigkeit von ERP- (enhanced recovery protocol) und Fast-track-Programmen nach Leber- und Pankreaschirurgie [98]. 9 randomisierte kontrollierte Studien mit insgesamt n = 1 014 Patienten wurden eingeschlossen. Die Evidenzstärke der eingeschlossenen Studien wird in dieser Analyse als gering bis sehr gering bewertet. So wurden in keiner Studie Daten zur Langzeit-Sterblichkeit, zur mittelfristigen Lebensqualität und zu sozioökonomischen Parametern wie der Zeit bis zur Wiederaufnahme der Arbeit oder bis zur Etablierung normaler körperlicher Aktivität erhoben. Das Risiko eines „Bias" wurde in allen analysierten Studien als hoch eingeschätzt. Basierend auf der vorliegenden geringen Evidenz, lässt sich vorsichtig schlussfolgern, dass eine Verkürzung des Krankenhausaufenthaltes und eine Reduktion der Kosten durch ERP und Fast-track-Chirurgie möglich erscheint.

Auch die prä- und postoperative Katabolie und relative Immunsuppression eines Patienten mit Pankreaskarzinom durch den Tumor selbst und durch die Folgen des chirurgischen Eingriffs wurden und werden im Rahmen multimodaler Rehabilitationskonzepte adressiert. Supplementäre Immunonutrition ist hierbei seit Jahren ein Thema. In einer kleinen randomisierten kontrollierten Studie wurde nun die Wirkung des Produkts *Oral-Impact*® (Nestlé) an insgesamt n = 35 Patienten mit Resektion eines Pankreaskarzinoms untersucht [99]. Es zeigte sich hierbei keine Verringerung postoperativer Komplikationen und keine Verkürzung des Krankenhausaufenthaltes nach 7-tägiger präoperativer Konditionierung mit 250–1 000 ml Oral-Impact pro Tag. Die Patientenzahl erscheint für diese Endpunkte aber auch sehr gering.

Weiterer zentraler Bestandteil einer schnellen postoperativen Genesung ist die perioperative Analgesie. Einige Studien und etliche Statements haben in den letzten Jahren die thorakale epidurale Analgesie für große Oberbaucheingriffe propagiert. Alternativ hierzu ist auch die patientengesteuerte intravenöse Analgesie mittels Schmerzpumpe weit verbreitet. Beide Verfahren finden häufig in den gleichen Abteilungen parallel zueinander Anwendung. Unter dem Gesichtspunkt der Verringerung postoperativer gastrointestinaler Komplikationen in den ersten 30 Tagen nach der Operation (DGE, Ileus, gastrointestinale Blutungen, Pankreasfisteln, Galleleck) wurde nun das Studienprotokoll der PAKMAN-Studie veröffentlicht, die im Rahmen einer randomisierten kontrollierten Multizenterstudie beide Verfahren bei n = 370 elektiven Pankreaskopfresektionen miteinander vergleicht [100]. Aufgrund einer nicht seltenen Fehlfunktion epiduraler Katheter wäre eine diesbezügliche Einschätzung des realen Vorteils eines der beiden Verfahren in Bezug auf die postoperative intestinale Funktion nach Pankreasresektionen sinnvoll.

Literatur

[1] Schepers NJ, Bakker OJ, Besselink MGH, Bollen TL, Dijkgraaf MGW, van Eijck CHJ et al.: Early biliary decompression versus conservative treatment in acute biliary pancreatitis (APEC trial): study protocol for a randomized controlled trial. Trials 2016; 17: 5.

[2] Levenick JM, Gordon SR, Fadden LL, Levy LC, Rockacy MJ, Hyder SM et al.: Rectal Indomethacin Does Not Prevent Post-ERCP Pancreatitis in Consecutive Patients. Gastroenterology 2016; 150: 911–917.

[3] Luo H, Zhao L, Leung J, Zhang R, Liu Z, Wang X et al.: Routine pre-procedural rectal indometacin versus selective post-procedural rectal indometacin to prevent pancreatitis in patients undergoing endoscopic retrograde cholangiopancreatography: a multicentre, single-blinded, randomised controlled trial. Lancet 2016; 387: 2293–2301.

[4] Li G-D, Jia X-Y, Dong H-Y, Pang Q-P, Zhai H-L, Zhang X-J et al.: Pancreatic Stent or Rectal Indomethacin – Which Better Prevents Post-ERCP Pancreatitis? A Propensity Score Matching Analysis. Medicine 2016; 95.

[5] Tse F, Yuan Y, M. Bukhari, G.I. Leontiadis, P. Moayyedi, A. Barkun, Pancreatic duct guidewire placement for biliary cannulation for the prevention of post-endoscopic retrograde cholangiopancreatography (ERCP) pancreatitis, Cochrane Database Syst Rev 2016.

[6] Elmunzer BJ, Serrano J, Chak A, Edmundowicz SA, Papachristou GI, Scheiman JM et al.: Rectal indomethacin alone versus indomethacin and prophylactic pancreatic stent placement for preventing pancreatitis after ERCP: study protocol for a randomized controlled trial. Trials 2016; 17: 120.

[7] Sharma V, Rana SS, Sharma R, Chaudhary V, Gupta R, Bhasin DK: Naso-jejunal fluid resuscitation in predicted severe acute pancreatitis: Randomized comparative study with intravenous Ringer's lactate. J. Gastroenterol Hepatol 2016; 31: 265–269.

[8] Besselink MG, van Santvoort HC, Buskens E, Boermeester MA, van Goor H, Timmerman HM et al.: Probiotic prophylaxis in predicted severe acute pancreatitis: a randomised, double-blind, placebo-controlled trial. The Lancet 2008; 371: 651–659.

[9] Bongaerts GPA, Severijnen RSVM: A reassessment of the PROPATRIA study and its implications for probiotic therapy. Nat. Biotechnol 2016; 34: 55–63.

[10] Rasch S, Phillip V, Reichel S, Rau B, Zapf C, Rosendahl J, Halm U, Zachäus M, Müller M, Kleger A, Neesse A, Hampe J, Ellrichmann M, Rückert F, Strauß P, Arlt A, Ellenrieder V, Gress TM, Hartwig W, Klar E, Mössner J, Post S, Schmid RM, Seufferlein T, Siech M, Werner J, Will U, Algül H: Open Surgical versus Minimal Invasive Necrosectomy of the Pancreas – A Retrospective Multicenter Analysis of the German Pancreatitis Study Group. PLoS One 2016; 11 (9): e0163651.

[11] van Grinsven J, van Brunschot S, Bakker OJ, Bollen TL, Boermeester MA, Bruno MJ, Dejong CH, Dijkgraaf MG, van Eijck CH, Fockens P, van Goor H, Gooszen HG, Horvath KD, van Lienden KP, van Santvoort HC, Besselink MG, Dutch Pancreatitis Study Group: Diagnostic strategy and timing of intervention in infected necrotizing pancreatitis: an international expert survey and case vignette study. HPB 2016; 18 (1): 49–56.

[12] Gurusamy KS, Belgaumkar AP, Haswell A, Pereira SP, Davidson BR: Interventions for necrotising pancreatitis. Cochrane Database Syst Rev 2016; 4.

[13] van Brunschot S, van Grinsven J, Voermans RP, Bakker OJ, Besselink MGH, Boermeester MA et al.: Transluminal endoscopic step-up approach versus minimally invasive surgical step-up approach in patients with infected necrotizing pancreatitis (TENSION trial): design and rationale of a randomised controlled multicenter trial [ISRCTN09186711]. BMC Gastroenterol 2013; 13.

[14] Albers D, Toermer T, Charton JP, Neuhaus H, Schumacher B: Endoscopic therapy for infected pancreatic necrosis using fully covered self-expandable metal stents: combination of transluminal necrosectomy, transluminal and percutaneous drainage. Z Gastroenterol 2016; 54: 26–30.

[15] Gomatos IP, Halloran CM, Ghaneh P, Raraty MGT, Polydoros F, Evans JC et al.: Outcomes From Minimal Access Retroperitoneal and Open Pancreatic Necrosectomy in 394 Patients With Necrotizing Pancreatitis. Ann Surg 2016; 263: 992–1001.

[16] Jawad ZAR, Tsim N, Pai M, Bansi D, Westaby D, VlavianosP et al.: Short and long-term post-operative outcomes of duodenum preserving pancreatic head resection for chronic pancreatitis affecting the head of pancreas: a systematic review and meta-analysis. HPB 2016; 18: 121–128.

[17] Klaiber U, Alldinger I, Probst P, Bruckner T, Contin P, Köninger J, Hackert T, Büchler MW, Diener MK: Duodenum-preserving pancreatic head resection: 10-year follow-up of a randomized controlled trial comparing the Beger procedure with the Berne modification. Surgery 2016; 160 (1): 127–135.

[18] Kleeff J, Stöß C, Mayerle J, Stecher L, Maak M, Simon P, Nitsche U, Friess H: Evidence-Based Surgical Treatments for Chronic Pancreatitis. Dtsch Arztebl Int 2016; 113 (29–30): 489–496.

[19] Gurusamy KS, Lusuku C, Halkias C, Davidson BR: Duodenum-preserving pancreatic resection versus pancreaticoduodenectomy for chronic pancreatitis. Cochrane Database Syst Rev 2016; 2.

[20] Diener MK, Bruckner T, Contin P, Halloran C, Glanemann M, Schlitt HJ et al.: ChroPac-trial: duodenum-preserving pancreatic head resection versus pancreatoduodenectomy for chronic pancreatitis. Trial protocol of a randomised controlled multicentre trial. Trials 2010; 11: 47.

[21] Gurusamy KS, Lusuku C, Davidson BR: Pregabalin for decreasing pancreatic pain in chronic pancreatitis. Cochrane Database of Syst Rev 2016.

[22] Lian M-J, Liu S, Wu G-Y, Liu S-Y: Serum IgG4 and IgG for the diagnosis of autoimmune pancreatitis: A systematic review with me-

ta-analysis. Clin Res Hepatol Gastroenterol 2016; 40: 99–109.

[23] Luo AJ, Feng RH, Wang XW, Wang FZ: Older age at first birth is a risk factor for pancreatic cancer: a meta-analysis. Hepatobiliary Pancreat Dis Int 2016; 15 (2): 125–130.

[24] Wang YT, Gou YW, Jin WW, Xiao M, Fang HY: Association between alcohol intake and the risk of pancreatic cancer: a dose-response meta-analysis of cohort studies. BMC Cancer 2016; 16: 212.

[25] Hua YF, Wang GQ, Jiang W, Huang J, Chen GC, Lu CD: Vitamin C Intake and Pancreatic Cancer Risk: A Meta-Analysis of Published Case-Control and Cohort Studies. PLoS One 2016; 11 (2): e0148816.

[26] Lei Q, Zheng H, Bi J, Wang X, Jiang T, Gao X, Tian F, Xu M, Wu C, Zhang L, Li N, Li J: Whole Grain Intake Reduces Pancreatic Cancer Risk: A Meta-Analysis of Observational Studies. Medicine 2016; 95 (9): e2747.

[27] Shi YQ, Yang J, Du P, Xu T, Zhuang XH, Shen JQ, Xu CF: Effect of Body Mass Index on Overall Survival of Pancreatic Cancer: A Meta-Analysis. Medicine 2016; 95 (14): e3305.

[28] Kleeff J, Costello E, Jackson R, Halloran C, Greenhalf W, Ghaneh P, Lamb RF, Lerch MM, Mayerle J, Palmer D, Cox T, Rawcliffe CL, Strobel O, Büchler MW, Neoptolemos JP: The impact of diabetes mellitus on survival following resection and adjuvant chemotherapy for pancreatic cancer. Br J Cancer 2016; 115 (7): 887–894.

[29] Kruger S, Haas M, Burger PJ, Ormanns S, Modest DP, Westphalen CB, Michl M, Kleespies A, Angele MK, Hartwig W, Bruns CJ, Niyazi M, Roeder F, Kirchner T, Werner J, Heinemann V, Boeck S: Isolated pulmonary metastases define a favorable subgroup in metastatic pancreatic cancer. Pancreatology 2016; 16 (4): 593–598.

[30] Riediger H, Kulemann B, Wittel U, Adam U, Sick O, Neeff H, Höppner J, Hopt UT, Makowiec F: Prognostic Role of Log Odds of Lymph Nodes After Resection of Pancreatic Head Cancer. J Gastrointest Surg 2016; 20 (10): 1707–1715.

[31] Luchini C, Veronese N, Pea A, Sergi G, Manzato E, Nottegar A, Solmi M, Capelli P, Scarpa A: Extranodal extension in N1-adenocarcinoma of the pancreas and papilla of Vater: a systematic review and meta-analysis of its prognostic significance. Eur J Gastroenterol Hepatol 2016; 28 (2): 205–209.

[32] Paiella S, Sandini M, Gianotti L, Butturini G, Salvia R, Bassi C: The prognostic impact of para-aortic lymph node metastasis in pancreatic cancer: A systematic review and meta-analysis. Eur J Surg Oncol 2016; 42 (5): 616–624.

[33] Kruger S, Haas M, Burger PJ, Ormanns S, Modest DP, Westphalen CB, Kleespies A, Angele MK, Hartwig W, Bruns CJ, Kirchner T, Werner J, Heinemann V, Boeck S: Acinar cell carcinoma of the pancreas: a rare disease with different diagnostic and therapeutic implications than ductal adenocarcinoma. J Cancer Res Clin Oncol 2016; 142 (12): 2585–2591.

[34] Uesaka K, Boku N, Fukutomi A, Okamura Y, Konishi M, Matsumoto I, Kaneoka Y, Shimizu Y, Nakamori S, Sakamoto H, Morinaga S, Kainuma O, Imai K, Sata N, Hishinuma S, Ojima H, Yamaguchi R, Hirano S, Sudo T, Ohashi Y, JASPAC 01 Study Group: Adjuvant chemotherapy of S-1 versus gemcitabine for resected pancreatic cancer: a phase 3, open-label, randomised, non-inferiority trial (JASPAC 01). Lancet 2016; 388 (10041): 248–257.

[35] Golcher H, Brunner TB, Witzigmann H, Marti L, Bechstein WO, Bruns C, Jungnickel H, Schreiber S, Grabenbauer GG, Meyer T, Merkel S, Fietkau R, Hohenberger W: Neoadjuvant chemoradiation therapy with gemcitabine/cisplatin and surgery versus immediate surgery in resectable pancreatic cancer: results of the first prospective randomized phase II trial. Strahlenther Onkol 2015; 191 (1): 7–16.

[36] Tachezy M, Gebauer F, Petersen C, Arnold D, Trepel M, Wegscheider K, Schafhausen P, Bockhorn M, Izbicki JR, Yekebas E: Sequential neoadjuvant chemoradiotherapy (CRT) followed by curative surgery vs. pri-

mary surgery alone for resectable, non-metastasized pancreatic adenocarcinoma: NEOPA – a randomized multicenter phase III study (NCT01900327, DRKS00003893, IS-RCTN82191749). BMC Cancer 2014; 14: 411.

[37] Liu W, Fu XL, Yang JY, Liu DJ, Li J, Zhang JF, Huo YM, Yang MW, Hua R, Sun YW: Efficacy of Neo-Adjuvant Chemoradiotherapy for Resectable Pancreatic Adenocarcinoma: A PRISMA-Compliant Meta-Analysis and Systematic Review. Medicine 2016; 95 (15): e3009.

[38] Versteijne E, van Eijck CH, Punt CJ, Suker M, Zwinderman AH, Dohmen MA, Groothuis KB, Busch OR, Besselink MG, de Hingh IH, Ten Tije AJ, Patijn GA, Bonsing BA, de Vos-Geelen J, Klaase JM, Festen S, Boerma D, Erdmann JI, Molenaar IQ, van der Harst E, van der Kolk MB, Rasch CR, van Tienhoven G, Dutch Pancreatic Cancer Group (DPCG): Preoperative radiochemotherapy versus immediate surgery for resectable and borderline resectable pancreatic cancer (PREOPANC trial): study protocol for a multicentre randomized controlled trial. Trials 2016; 17 (1): 127.

[39] Hammel P, Huguet F, van Laethem JL, Goldstein D, Glimelius B, Artru P, Borbath I, Bouché O, Shannon J, André T, Mineur L, Chibaudel B, Bonnetain F, Louvet C, LAP07 Trial Group: Effect of Chemoradiotherapy vs. Chemotherapy on Survival in Patients With Locally Advanced Pancreatic Cancer Controlled After 4 Months of Gemcitabine With or Without Erlotinib: The LAP07 Randomized Clinical Trial. JAMA 2016; 315 (17): 1844–1853.

[40] Seo N, Byun JH, Kim JH, Kim HJ, Lee SS, Song KB, Kim SC, Han DJ, Hong SM, Lee MG: Validation of the 2012 International Consensus Guidelines Using Computed Tomography and Magnetic Resonance Imaging: Branch Duct and Main Duct Intraductal Papillary Mucinous Neoplasms of the Pancreas. Ann Surg 2016; 263 (3): 557–564.

[41] Tanaka M, Fernández-del Castillo C, Adsay V, Chari S, Falconi M, Jang JY, Kimura W, Levy P, Pitman MB, Schmidt CM, Shimizu M, Wolfgang CL, Yamaguchi K, Yamao K; International Association of Pancreatology: International consensus guidelines 2012 for the management of IPMN and MCN of the pancreas. Pancreatology 2012; 12 (3): 183–197.

[42] Honselmann KC, Krauss T, Gesierick S, Wellner UF, Wittel U, Hopt UT, Keck T, Bausch D: Cystic lesions of the pancreas – is radical surgery really warranted? Langenbecks Arch Surg 2016; 401 (4): 449–456.

[43] Gomatos IP, Halloran C, Ghaneh P, Raraty M, Polydoros F, Campbell F, Evans J, Sutton R, Garry J, Whelan P, Neoptolemos JP: Management and Outcome of 64 Patients with Pancreatic Serous Cystic Neoplasms. Dig Surg 2016; 33 (3): 203–212.

[44] Jais B, Rebours V, Malleo G, Salvia R, Fontana M, Maggino L, Bassi C, Manfredi R, Moran R, Lennon AM, Zaheer A, Wolfgang C, Hruban R, Marchegiani G, Fernández Del Castillo C, Brugge W, Ha Y, Kim MH, Oh D, Hirai I, Kimura W, Jang JY, Kim SW, Jung W, Kang H, Song SY, Kang CM, Lee WJ, Crippa S, Falconi M, Gomatos I, Neoptolemos J, Milanetto AC, Sperti C, Ricci C, Casadei R, Bissolati M, Balzano G, Frigerio I, Girelli R, Delhaye M, Bernier B, Wang H, Jang KT, Song DH, Huggett MT, Oppong KW, Pererva L, Kopchak KV, Del Chiaro M, Segersvard R, Lee LS, Conwell D, Osvaldt A, Campos V, Aguero Garcete G, Napoleon B, Matsumoto I, Shinzeki M, Bolado F, Fernandez JM, Keane MG, Pereira SP, Acuna IA, Vaquero EC, Angiolini MR, Zerbi A, Tang J, Leong RW, Faccinetto A, Morana G, Petrone MC, Arcidiacono PG, Moon JH, Choi HJ, Gill RS, Pavey D, Ouaïssi M, Sastre B, Spandre M, De Angelis CG, Rios-Vives MA, Concepcion-Martin M, Ikeura T, Okazaki K, Frulloni L, Messina O, Lévy P: Serous cystic neoplasm of the pancreas: a multinational study of 2 622 patients under the auspices of the International Association of Pancreatology and European Pancreatic Club (European Study Group on Cystic Tumors of the Pancreas). Gut 2016; 65 (2): 305–312.

[45] Marchegiani G, Andrianello S, Massignani M, Malleo G, Maggino L, Paiella S, Ferrone CR, Luchini C, Scarpa A, Capelli P, Mino-

Kenudson M, Lillemoe KD, Bassi C, Castillo CF, Salvia R: Solid pseudopapillary tumors of the pancreas: Specific pathological features predict the likelihood of postoperative recurrence. J Surg Oncol 2016; 114 (5): 597–601.

[46] Adsay V, Mino-Kenudson M, Furukawa T, Basturk O, Zamboni G, Marchegiani G, Bassi C, Salvia R, Malleo G, Paiella S, Wolfgang CL, Matthaei H, Offerhaus GJ, Adham M, Bruno MJ, Reid MD, Krasinskas A, Klöppel G, Ohike N, Tajiri T, Jang KT, Roa JC, Allen P, Fernández-del Castillo C, Jang JY, Klimstra DS, Hruban RH, Members of Verona Consensus Meeting: Pathologic Evaluation and Reporting of Intraductal Papillary Mucinous Neoplasms of the Pancreas and Other Tumoral Intraepithelial Neoplasms of Pancreatobiliary Tract: Recommendations of Verona Consensus Meeting, 2013. Ann Surg 2016; 263 (1): 162–177.

[47] Scheufele F, Schorn S, Demir IE, Sargut M, Tieftrunk E, Calavrezos L, Jäger C, Friess H, Ceyhan GO: Preoperative biliary stenting versus operation first in jaundiced patients due to malignant lesions in the pancreatic head: A meta-analysis of current literature. Surgery 2016.

[48] Costi R, De Pastena M, Malleo G, Marchegiani G, Butturini G, Violi V, Salvia R, Bassi C: Poor Results of Pancreatoduodenectomy in High-Risk Patients with Endoscopic Stent and Bile Colonization are Associated with E. coli, Diabetes and Advanced Age. J Gastrointest Surg 2016; 20 (7): 1359–1367.

[49] Sahora K, Morales-Oyarvide V, Ferrone C, Fong ZV, Warshaw AL, Lillemoe KD, Fernández-del Castillo C: Preoperative biliary drainage does not increase major complications in pancreaticoduodenectomy: a large single center experience from the Massachusetts General Hospital. J Hepatobiliary Pancreat Sci 2016; 23 (3): 181–187.

[50] Tol JA, van Hooft JE, Timmer R, Kubben FJ, van der Harst E, de Hingh IH, Vleggaar FP, Molenaar IQ, Keulemans YC, Boerma D, Bruno MJ, Schoon EJ, van der Gaag NA, Besselink MG, Fockens P, van Gulik TM, Rauws EA, Busch OR, Gouma DJ: Metal or plastic stents for preoperative biliary drainage in resectable pancreatic cancer. Gut 2016; 65 (12): 1981–1987.

[51] Hüttner FJ, Fitzmaurice C, Schwarzer G, Seiler CM, Antes G, Büchler MW, Diener MK: Pylorus-preserving pancreaticoduodenectomy (pp Whipple) versus pancreaticoduodenectomy (classic Whipple) for surgical treatment of periampullary and pancreatic carcinoma. Cochrane Database Syst Rev 2016; 2: CD006053.

[52] Kawai M, Tani M, Hirono S, Okada K, Miyazawa M, Yamaue H: Pylorus-resecting pancreaticoduodenectomy offers long-term outcomes similar to those of pylorus-preserving pancreaticoduodenectomy: results of a prospective study. World J Surg 2014; 38 (6): 1476–1483.

[53] Matsumoto I, Shinzeki M, Asari S, Goto T, Shirakawa S, Ajiki T, Fukumoto T, Suzuki Y, Ku Y: A prospective randomized comparison between pylorus- and subtotal stomach-preserving pancreatoduodenectomy on postoperative delayed gastric emptying occurrence and long-term nutritional status. J Surg Oncol 2014; 109 (7): 690–696.

[54] Shi N, Liu SL, Li YT, You L, Dai MH, Zhao YP: Splenic Preservation Versus Splenectomy During Distal Pancreatectomy: A Systematic Review and Meta-analysis. Ann Surg Oncol 2016; 23 (2): 365–374.

[55] Partelli S, Cirocchi R, Randolph J, Parisi A, Coratti A, Falconi M: A systematic review and meta-analysis of spleen-preserving distal pancreatectomy with preservation or ligation of the splenic artery and vein. Surgeon 2016; 14 (2): 109–118.

[56] Chua TC, Yang TX, Gill AJ, Samra JS: Systematic Review and Meta-Analysis of Enucleation Versus Standardized Resection for Small Pancreatic Lesions. Ann Surg Oncol 2016; 23 (2): 592–599.

[57] Bockhorn M, Uzunoglu FG, Adham M, Imrie C, Milicevic M, Sandberg AA, Asbun HJ, Bassi C, Büchler M, Charnley RM, Conlon K, Cruz LF, Dervenis C, Fingerhutt A, Friess H, Gouma

DJ, Hartwig W, Lillemoe KD, Montorsi M, Neoptolemos JP, Shrikhande SV, Takaori K, Traverso W, Vashist YK, Vollmer C, Yeo CJ, Izbicki JR, International Study Group of Pancreatic Surgery: Borderline resectable pancreatic cancer: a consensus statement by the International Study Group of Pancreatic Surgery (ISGPS). Surgery 2014; 155 (6): 977–988.

[58] Ravikumar R, Sabin C, Abu Hilal M, Bramhall S, White S, Wigmore S, Imber CJ, Fusai G, UK Vascular Resection in Pancreatic Cancer Study Group: Portal vein resection in borderline resectable pancreatic cancer: a United Kingdom multicenter study. J Am Coll Surg 2014; 218 (3): 401–411.

[59] Yu XZ, Li J, Fu DL, Di Y, Yang F, Hao SJ, Jin C: Benefit from synchronous portal-superior mesenteric vein resection during pancreaticoduodenectomy for cancer: a meta-analysis. Eur J Surg Oncol 2014; 40 (4): 371–378.

[60] Lapshyn H, Bronsert P, Bolm L, Werner M, Hopt UT, Makowiec F, Wittel UA, Keck T, Wellner UF, Bausch D: Prognostic factors after pancreatoduodenectomy with en bloc portal venous resection for pancreatic cancer. Langenbecks Arch Surg 2016; 401 (1): 63–69.

[61] Gong H, Ma R, Gong J, Cai C, Song Z, Xu B: Distal Pancreatectomy With En Bloc Celiac Axis Resection for Locally Advanced Pancreatic Cancer: A Systematic Review and Meta-Analysis. Medicine 2016; 95 (10): e3061.

[62] Kleespies A, Albertsmeier M, Obeidat F, Seeliger H, Jauch KW, Bruns CJ: The challenge of pancreatic anastomosis. Langenbecks Arch Surg 2008; 393 (4): 459–471.

[63] Bai X, Zhang Q, Gao S, Lou J, Li G, Zhang Y, Ma T, Zhang Y, Xu Y, Liang T: Duct-to-Mucosa vs. Invagination for Pancreaticojejunostomy after Pancreaticoduodenectomy: A Prospective, Randomized Controlled Trial from a Single Surgeon. J Am Coll Surg 2016; 222 (1): 10–18.

[64] Sun X, Zhang Q, Zhang J, Lou Y, Fu Q, Zhang X, Liang T, Bai X: Meta-analysis of invagination and duct-to-mucosa pancreaticojejunostomy after pancreaticoduodenectomy: An update. Int J Surg 2016; 36 (Pt A): 240–247.

[65] Shrikhande SV, Sivasanker M, Vollmer CM, Friess H, Besselink MG, Fingerhut A, Yeo CJ, Fernandez-delCastillo C, Dervenis C, Halloran C, Gouma DJ, Radenkovic D, Asbun HJ, Neoptolemos JP, Izbicki JR, Lillemoe KD, Conlon KC, Fernandez-Cruz L, Montorsi M, Bockhorn M, Adham M, Charnley R, Carter R, Hackert T, Hartwig W, Miao Y, Sarr M, Bassi C, Büchler MW, International Study Group of Pancreatic Surgery (ISGPS): Pancreatic anastomosis after pancreatoduodenectomy: A position statement by the International Study Group of Pancreatic Surgery (ISGPS). Surgery 2016.

[66] Halloran CM, Platt K, Gerard A, Polydoros F, O'Reilly DA, Gomez D, Smith A, Neoptolemos JP, Soonwalla Z, Taylor M, Blazeby JM, Ghaneh P: PANasta Trial; Cattell Warren versus Blumgart techniques of panreatico-jejunostomy following pancreato-duodenectomy: Study protocol for a randomized controlled trial. Trials 2016; 17: 30.

[67] Kleespies A, Rentsch M, Seeliger H, Albertsmeier M, Jauch KW, Bruns CJ: Blumgart anastomosis for pancreaticojejunostomy minimizes severe complications after pancreatic head resection. Br J Surg 2009; 96 (7): 741–750.

[68] Joliat GR, Labgaa I, Demartines N, Schäfer M, Allemann P: Effect of Antecolic versus Retrocolic Gastroenteric Reconstruction after Pancreaticoduodenectomy on Delayed Gastric Emptying: A Meta-Analysis of Six Randomized Controlled Trials. Dig Surg 2016; 33 (1): 15–25.

[69] Imamura M, Kimura Y, Ito T, Kyuno T, Nobuoka T, Mizuguchi T, Hirata K: Effects of antecolic versus retrocolic reconstruction for gastro/duodenojejunostomy on delayed gastric emptying after pancreatoduodenectomy: a systematic review and meta-analysis J Surg Res 2016; 200 (1): 147–157.

[70] Giglio MC, Spalding DR, Giakoustidis A, Zarzavadjian Le Bian A, Jiao LR, Habib NA, Pai M: Meta-analysis of drain amylase content on

postoperative day 1 as a predictor of pancreatic fistula following pancreatic resection. Br J Surg 2016; 103 (4): 328–336.

[71] Cheng Y, Xia J, Lai M, Cheng N, He S: Prophylactic abdominal drainage for pancreatic surgery. Cochrane Database Syst Rev 2016; 10: CD010583.

[72] Palani Velu LK, McKay CJ, Carter CR, McMillan DC, Jamieson NB, Dickson EJ: Serum amylase and C-reactive protein in risk stratification of pancreas-specific complications after pancreaticoduodenectomy. Br J Surg 2016; 103 (5): 553–563.

[73] Witzigmann H, Diener MK, Kienkötter S, Rossion I, Bruckner T, Bärbel Werner, Pridöhl O, Radulova-Mauersberger O, Lauer H, Knebel P, Ulrich A, Strobel O, Hackert T, Büchler MW: No Need for Routine Drainage After Pancreatic Head Resection: The Dual-Center, Randomized, Controlled PANDRA Trial (ISRCTN04937707). Ann Surg 2016; 264 (3): 528–537.

[74] McMillan MT, Malleo G, Bassi C, Allegrini V, Casetti L, Drebin JA, Esposito A, Landoni L, Lee MK, Pulvirenti A, Roses RE, Salvia R, Vollmer CM Jr: Multicenter, Prospective Trial of Selective Drain Management for Pancreatoduodenectomy Using Risk Stratification. Ann Surg 2016.

[75] Hackert T, Hinz U, Pausch T, Fesenbeck I, Strobel O, Schneider L, Fritz S, Büchler MW: Postoperative pancreatic fistula: We need to redefine grades B and C. Surgery 2016; 159 (3): 872–877.

[76] McMillan MT, Vollmer CM Jr, Asbun HJ, Ball CG, Bassi C, Beane JD, Berger AC, Bloomston M, Callery MP, Christein JD, Dixon E, Drebin JA, Castillo CF, Fisher WE, Fong ZV, Haverick E, House MG, Hughes SJ, Kent TS, Kunstman JW, Malleo G, McElhany AL, Salem RR, Soares K, Sprys MH, Valero V 3rd, Watkins AA, Wolfgang CL, Behrman SW: The Characterization and Prediction of ISGPF Grade C Fistulas Following Pancreatoduodenectomy. J Gastrointest Surg 2016; 20 (2): 262–276.

[77] Bassi C, Marchegiani G, Dervenis C, Sarr M, Abu Hilal M, Adham M, Allen P, Andersson R, Asbun HJ, Besselink MG, Conlon K, Del Chiaro M, Falconi M, Fernandez-Cruz L, Fernandez-Del Castillo C, Fingerhut A, Friess H, Gouma DJ, Hackert T, Izbicki J, Lillemoe KD, Neoptolemos JP, Olah A, Schulick R, Shrikhande SV, Takada T, Takaori K, Traverso W, Vollmer CR, Wolfgang CL, Yeo CJ, Salvia R, Buchler M, International Study Group on Pancreatic Surgery (ISGPS): The 2016 update of the International Study Group (ISGPS) definition and grading of postoperative pancreatic fistula: 11 Years After. Surgery 2017; 161 (3): 584–591.

[78] Dong Z, Xu J, Wang Z, Petrov MS: Stents for the prevention of pancreatic fistula following pancreaticoduodenectomy. Cochrane Database Syst Rev 2016; (5): CD008914.

[79] Hackert T, Klaiber U, Hinz U, Kehayova T, Probst P, Knebel P, Diener MK, Schneider L, Strobel O, Michalski CW, Ulrich A, Sauer P, Büchler MW: Sphincter of Oddi botulinum toxin injection to prevent pancreatic fistula after distal pancreatectomy. Surgery 2016; S0039-6060(16)30505-0.

[80] Strobel O, Brangs S, Hinz U, Pausch T, Hüttner FJ, Diener MK, Schneider L, Hackert T, Büchler MW: Incidence, risk factors and clinical implications of chyle leak after pancreatic surgery. Br J Surg 2017; 104 (1): 108–117.

[81] Weniger M, D'Haese JG, Angele MK, Kleespies A, Werner J, Hartwig W: Treatment options for chylous ascites after major abdominal surgery: a systematic review. Am J Surg 2016; 211 (1): 206–213.

[82] Park JS, Lee DH, Jang JY, Han Y, Yoon DS, Kim JK, Han HS, Yoon Y, Hwang D, Kang CM, Hwang HK, Lee WJ, Heo J, Chang YR, Kang MJ, Shin YC, Chang J, Kim H, Jung W, Kim SW: Use of TachoSil® patches to prevent pancreatic leaks after distal pancreatectomy: a prospective, multicenter, randomized controlled study. J Hepatobiliary Pancreat Sci 2016; 23 (2): 110–117.

[83] Hüttner FJ, Mihaljevic AL, Hackert T, Ulrich A, Büchler MW, Diener MK: Effectiveness of TachoSil® in the prevention of postoperative

pancreatic fistula after distal pancreatectomy: a systematic review and meta-analysis. Langenbecks Arch Surg 2016; 401 (2): 151–159. doi: 10.1007/s00423-016-1382-7.

[84] Weniger M, D'Haese JG, Crispin A, Angele MK, Werner J, Hartwig W: Autologous but not Fibrin Sealant Patches for Stump Coverage Reduce Clinically Relevant Pancreatic Fistula in Distal Pancreatectomy: A Systematic Review and Meta-analysis. World J Surg 2016; 40 (11): 2771–2781.

[85] Cheng Y, Ye M, Xiong X, Peng S, Wu HM, Cheng N, Gong J: Fibrin sealants for the prevention of postoperative pancreatic fistula following pancreatic surgery. Cochrane Database Syst Rev 2016; 2: CD009621.

[86] Hassenpflug M, Hinz U, Strobel O, Volpert J, Knebel P, Diener MK, Doerr-Harim C, Werner J, Hackert T, Büchler MW: Teres Ligament Patch Reduces Relevant Morbidity After Distal Pancreatectomy (the DISCOVER Randomized Controlled Trial). Ann Surg 2016; 264 (5): 723–730.

[87] Adam MA, Choudhury K, Dinan MA, Reed SD, Scheri RP, Blazer DG 3rd, Roman SA, Sosa JA: Minimally Invasive Versus Open Pancreaticoduodenectomy for Cancer: Practice Patterns and Short-term Outcomes Among 7061 Patients. Ann Surg 2015; 262 (2): 372–377.

[88] Dokmak S, Ftériche FS, Aussilhou B, Bensafta Y, Lévy P, Ruszniewski P, Belghiti J, Sauvanet A: Laparoscopic pancreaticoduodenectomy should not be routine for resection of periampullary tumors. J Am Coll Surg 2015; 220 (5): 831–838.

[89] de Rooij T, Besselink MG, Shamali A, Butturini G, Busch OR, Edwin B, Troisi R, Fernández-Cruz L, Dagher I, Bassi C, Abu Hilal M, DIPLOMA trial group: Pan-European survey on the implementation of minimally invasive pancreatic surgery with emphasis on cancer. HPB 2016; 18 (2): 170–176.

[90] de Rooij T, van Hilst J, Boerma D, Bonsing BA, Daams F, van Dam RM, Dijkgraaf MG, van Eijck CH, Festen S, Gerhards MF, Koerkamp BG, van der Harst E, de Hingh IH, Kazemier G, Klaase J, de Kleine RH, van Laarhoven CJ, Lips DJ, Luyer MD, Molenaar IQ, Patijn GA, Roos D, Scheepers JJ, van der Schelling GP, Steenvoorde P, Vriens MR, Wijsman JH, Gouma DJ, Busch OR, Hilal MA, Besselink MG, Dutch Pancreatic Cancer Group: Impact of a Nationwide Training Program in Minimally Invasive Distal Pancreatectomy (LAELAPS). Ann Surg 2016; 264 (5): 754–762.

[91] Zhou JY, Xin C, Mou YP, Xu XW, Zhang MZ, Zhou YC, Lu C, Chen RG: Robotic versus Laparoscopic Distal Pancreatectomy: A Meta-Analysis of Short-Term Outcomes. PLoS One 2016; 11 (3): e0151189.

[92] Hata T, Motoi F, Ishida M, Naitoh T, Katayose Y, Egawa S, Unno M: Effect of Hospital Volume on Surgical Outcomes After Pancreaticoduodenectomy: A Systematic Review and Meta-analysis. Ann Surg 2016; 263 (4): 664–672.

[93] Alsfasser G, Leicht H, Günster C, Rau BM, Schillinger G, Klar E: Volume-outcome relationship in pancreatic surgery. Br J Surg 2016; 103 (1): 136–143.

[94] Nimptsch U, Krautz C, Weber GF, Mansky T, Grützmann R: Nationwide In-hospital Mortality Following Pancreatic Surgery in Germany is Higher than Anticipated. Ann Surg 2016; 264 (6): 1082–1090.

[95] Renz BW, Khalil PN, Mikhailov M, Graf S, Schiergens TS, Niess H, Boeck S, Heinemann V, Hartwig W, Werner J, Bruns CJ, Kleespies A: Pancreaticoduodenectomy for adenocarcinoma of the pancreatic head is justified in elderly patients: A Retrospective Cohort Study. Int J Surg 2016; 28: 118–125.

[96] Heerkens HD, Tseng DS, Lips IM, van Santvoort HC, Vriens MR, Hagendoorn J, Meijer GJ, Borel Rinkes IH, van Vulpen M, Molenaar IQ: Health-related quality of life after pancreatic resection for malignancy. Br J Surg 2016; 103 (3): 257–266.

[97] Richter S, Uslar V, Tabriz N, Mueser T, Weyhe D: Progressive postresection program (pPRP) after pancreatic resection: study protocol for a randomized controlled trial. Trials 2016; 17: 74.

[98] Bond-Smith G, Belgaumkar AP, Davidson BR, Gurusamy KS: Enhanced recovery protocols for major upper gastrointestinal, liver and pancreatic surgery. Cochrane Database Syst Rev 2016; 2: CD011382.

[99] Gade J, Levring T, Hillingsø J, Hansen CP, Andersen JR: The Effect of Preoperative Oral Immunonutrition on Complications and Length of Hospital Stay After Elective Surgery for Pancreatic Cancer – A Randomized Controlled Trial. Nutr Cancer 2016; 68 (2): 225–233.

[100] Klotz R, Hofer S, Schellhaaß A, Dörr-Harim C, Tenckhoff S, Bruckner T, Klose C, Diener MK, Weigand MA, Büchler MW, Knebel P: Intravenous versus epidural analgesia to reduce the incidence of gastrointestinal complications after elective pancreatoduodenectomy (the PAKMAN trial, DRKS 00007784): study protocol for a randomized controlled trial. Trials 2016; 17: 194.

1.5 Was gibt es Neues in der Chirurgie der Gallenwege, Gallenblase?

F. Bartsch, St. Heinrich, H. Lang

1 Gallengangszysten

Gallengangszysten sind eine angeborene Erkrankung der Gallenwege und in der westlichen Welt sehr selten. Deutlich häufiger treten sie in Japan und dem Orient auf. Klassifiziert werden Gallengangszysten nach Todani, welcher in seiner Arbeit aus dem Jahr 1977 5 Typen unterscheidet [17]. Der häufigste Typ I betrifft den Ductus hepatocholedochus (DHC) mit einer vollständigen Aussackung (Typ Ia), einer segmentalen DHC-Aussackung (Ib) oder einer zylindrischen Aufweitung (Ic). Des Weiteren unterscheidet man einen Divertikel-artigen Typ (II) von einer Papillen-nahen Aussackung (III). Beim Todani Typ IV werden multiple Zysten der intra- und extrahepatischen Gallenwege (IV-A) von multiplen Zysten isoliert an den extrahepatischen Gallenwegen (IV-B) differenziert. Beim Typ V liegen einzelne oder multiple intrahepatische Gallenwegszysten vor, weswegen der Typ V einer Caroli-Krankheit bzw. dem Caroli-Syndrom entspricht.

Die Pathophysiologie der Gallengangszysten ist nicht abschließend geklärt. Mabrut und Kollegen diskutieren in ihrer Übersichtsarbeit unterschiedliche Hypothesen [13]. Ein frühes Einmünden des D. choledochus in den Pankreasgang ist möglicherweise mit einem Rückfluss von Pankreassekret in den D. choledochus verbunden, welches zu einer chronischen Entzündung und sekundären Dilatation führen könnte. Weitere Möglichkeiten liegen in einer funktionellen Obstruktion des distalen Gallenganges, zum Beispiel auch bedingt durch eine Oligoganglionose, welche zu einer inadäquaten autonomen Innervierung und Motilitätsstörungen führen könnte. Beim Typ V nach Todani (Caroli-Syndrom bzw. Krankheit) ist eine embryonale Malformation der duktalen Platte ursächlich.

In derselben Arbeit wird auch das Risiko einer malignen Transformation behandelt. Die Assoziation von Gallengangszysten mit malignen Erkrankungen ist unbestritten und die Inzidenz steigt altersbezogen an. Das Risiko einer malignen Entartung ist ca. 20- bis 30-fach erhöht gegenüber der normalen Population und besonders Cholangiokarzinome treten bereits 2 Dekaden (im Mittel zu Beginn der 4. Dekade) früher auf. Tumore treten sowohl im Bereich der Zyste selbst als auch in nicht zystisch veränderten Anteilen der Gallenwege auf und eine besondere Häufung ist bei Zysten des Typs I und IVa beschrieben. Eine Zysto-Enterostomie senkt das Risiko der Entartung scheinbar nicht, weswegen auch bei asymptomatischen Patienten eine Resektion der Zyste bzw. der dilatierten Gallengangsabschnitte durchgeführt werden sollte [13].

In einer retrospektiven Aufarbeitung über einen Zeitraum von 30 Jahren berichten Moslim und Kollegen von insgesamt 67 Patienten (15 Kinder, 52 Erwachsene) mit Gallengangszysten. Bei 49 Patienten erfolgte eine Resektion der Gallengangszyste(n) mit Hepaticojejunostomie (HJ) nach Y-Roux, bei 8 weiteren Patienten erfolgte eine Hepaticoduodenostomie. Bei jeweils 5 Patienten wurde eine Hemihepatektomie mit HJ oder eine orthotope Lebertransplantation vorgenommen. Der Todani Typ I (n = 49) war am häufigsten (II n = 1, IV n = 8, V n = 1). Bei 5 erwachsenen Patienten konnte Malignität (7,5 %), bei 3 weiteren Patienten Atypien nachgewiesen werden (4,5 %) [15].

In einer ähnlichen Übersicht aus Mexiko analysierten Ortiz und Kollegen 25 Patienten über einen Zeitraum von 26 Jahren. Auch hier war Typ I am häufigsten mit 19 Patienten (II n = 1, III n = 1, IV-A n = 4) und bei allen Patienten erfolgte eine Resektion der Zysten mit Rekonstruktion. Bei einem der Patienten konnte Malignität nachgewiesen werden (4 %) [14].

In einem Bericht aus Korea beschreiben Ko und Kollegen den Fall einer 41-jährigen Patientin mit Todani Typ IV-A-Zysten, welche erfolgreich einer Roboter-assistierten Hemihepatektomie rechts und extrahepatischen Gallengangsresektion unterzogen wurde. Die Rekonstruktion erfolgte mittels biliodigestiver Anastomose nach Y-Roux [10].

Fazit

Gallengangszysten sind sehr selten und werden in der Regel inzidentell diagnostiziert. Die Pathophysiologie ist nicht in allen Fällen abschließend geklärt. Aufgrund der großen Häufigkeit von maligner Entartung ist eine chirurgische Therapie nach der Diagnose einer Gallengangszyste empfohlen. In Einzelfällen ist hierbei auch eine minimalinvasive Resektion und Rekonstruktion möglich.

2 Cholezystektomie

2.1 Allgemeine Übersicht

Comajuncosas und Kollegen führten eine prospektiv randomisierte Studie über den Effekt der Beutel-Bergung in Bezug auf Wundinfektionen bei elektiven laparoskopischen Cholezystektomien bei symptomatischer Cholezystolithiasis durch [7]. Verglichen wurde in 2 randomisierten Armen die Bergung der Gallenblase mit (n = 80) oder ohne (n = 76) einen Bergebeutel. Fälle, bei denen die Gallenblase intraoperativ perforiert oder entzündet war, wurden ausgeschlossen. Insgesamt traten in beiden Gruppen 15 Wundinfektionen auf, 8 in der Gruppe mit Bergebeutel und 7 in der Gruppe ohne Hilfsmittel. Statistische Signifikanz wurde nicht erzielt. Gemäß dieser Arbeit ist eine Bergung mit Bergebeutel somit nicht erforderlich und der direkte Kontakt der Gallenblase mit den Schichten der Bauchdecke scheint keine negative Auswirkung zu haben.

In einer Post-hoc-Analyse einer randomisiert kontrollierten Studie überprüften Prevot und Kollegen den Stellenwert von abdominalen Drainagen nach laparoskopischer Cholezystektomie aufgrund einer milden oder moderaten akuten Cholezystitis [16]. Von insgesamt 414 Patienten wurden bei 178 keine und bei 236 eine Drainage eingelegt. Für die statistische Analyse erfolgte eine Paarung der Gewohnheit des Chirurgen (Bevorzugung einer/ keiner Drainagenanlage) sowie von Gründen zur Drainagenanlage zur besseren Vergleichbarkeit zwischen beiden Gruppen. Sowohl für tiefe als auch oberflächliche Wundinfekte, Infektionen anderenorts, Morbidität und Wiederaufnahmerate konnte zwischen beiden Gruppen kein statistisch signifikanter Unterschied gezeigt werden. Lediglich die Länge des Krankenhausaufenthaltes war in der Gruppe mit Drainagenanlage signifikant erhöht (p = 0,003). Zusammenfassend sehen die Autoren keinen Nutzen einer Drainagenanlage, sondern sogar eine Verzögerung der Rekonvaleszenz.

In einer randomisiert kontrollierten Studie untersuchten Zhao und Kollegen bei 150 Patienten in 3 Gruppen (jeweils à 50 Patienten) die laparoskopische Cholezystektomie mittels Single Port mit neuartigem Instrumentarium, mittels Single Port und konventionellem Instrumentarium sowie mittels des konventionellen laparoskopischen Vorgehens [20]. Bezüglich der Operationszeit waren beide Single-Port-Vorgehen der konventionell laparoskopischen Cholezystektomie signifikant unterlegen, ebenso hinsichtlich des Blutverlustes. Für die Patientenzufriedenheit und Schmerzbelastung konnte in den 3 Gruppen kein signifikanter Unterschied gezeigt werden. Die Autoren sprechen sich in ihrer Zusammenfassung prinzipiell für ein Single-Port-Vorgehen mit neuartigem Instrumentarium aus, dies wird durch die erhobenen Daten jedoch nicht gestützt.

Lee und Hong untersuchten den intraumbilikalen gegen den periumbilikalen Zugang bei laparoskopischen Cholezystektomien im Hinblick auf die Operationszeit und das kosmetische Ergebnis gemessen durch einen Erhebungsbogen und die Komplikationsrate [12]. In dieser randomisiert kontrollierten Studie wurden insgesamt 130 Patienten verglichen, welche aufgrund einer akuten

1.5 Gallenwege, Gallenblase

oder chronischen Cholezystitis, Gallenblasenpolypen oder einer Porzellan-Gallenblase einer laparoskopischen Cholezystektomie unterzogen wurden. Im Vergleich der intraumbilikalen (n = 64) gegen die periumbilikale Inzision (n = 66) zeigten sich keine demographischen Unterschiede. Die Operationszeit war signifikant kürzer und das kosmetische Ergebnis signifikant besser in der intraumbilikalen Gruppe. Bei keinem Unterschied in den Komplikationsraten zeigt sich der intraumbilikale Zugang insgesamt als überlegen.

In einer Population-basierenden Kohortenstudie der CholeS Study Group des West Midlands Research Collaborative aus Großbritannien wurden in einem Zeitraum von 2 Monaten 4 744 Cholezystektomien aus 165 Kliniken des Vereinigten Königreiches und Irlands bezüglich Variationen in der Indikationsstellung zur Notfall-Cholezystektomie bei gutartigen Gallenblasen-Erkrankungen untersucht [5]. In einem Multilevel-Regressionsmodell wurde die Wahrscheinlichkeit für die Indikationsstellung zur Notfall-Cholezystektomie bei einer 40-jährigen Frau mit einer ASA-Klassifikation Grad I und II sowie einem BMI von mindestens 25 kg/m^2 aufgezeigt, welche sich mit einer akuten Cholezystitis mit sonographisch nachweisbarer Wandverdickung im jeweiligen Klinikum vorstellte. Die Vorhersage-Wahrscheinlichkeit zur Indikationsstellung zur Operation betrug 52 % (CI 45–57 %). Die Vorhersagewahrscheinlichkeit variierte zwischen 2 und 95 % zwischen den 165 Kliniken, was eine signifikante Varianz aufzeigte. Demnach werden Patienten mit vergleichbaren Krankheitscharakteristiken bzw. Symptomen, welche sich mit akuten Gallenblasen-Pathologien an unterschiedlichen Kliniken vorstellen, unterschiedlichen Therapien unterzogen.

Fazit

Die Bergung der Gallenblase über einen Bergebeutel scheint keinen Vorteil hinsichtlich der Vermeidung von möglichen Wundinfektionen zu bieten. Auch die Anlage einer abdominalen Drainage nach laparoskopischer Cholezystektomie bei milden oder moderaten akuten Cholezystitiden scheint dem Patienten keinen Vorteil zu verschaffen, im Gegenteil wird die Zeit des Krankenhausaufenthaltes durch die Anlage einer Drainage in der Regel verlängert. Die laparoskopische Single-Port-Cholezystektomie scheint nach eingehender Betrachtung der konventionell laparoskopischen Cholezystektomie unterlegen zu sein. Bezüglich des primären laparoskopischen Zugangs zeigt sich der intraumbilikale Zugang dem periumbilikalen in Bezug auf die Operationszeit und das kosmetische Ergebnis überlegen. Abschließend zeigte die CholeS Study Group, dass die Indikationsstellung zur Operation bei akuter Cholezystektomie in Großbritannien von Klinik zu Klinik in ihrer Häufigkeit stark variiert und somit ein vergleichbares Patientenkollektiv unterschiedlich therapiert wird.

2.2 Gallengangsverletzungen

Wysocki untersuchte in einer Übersichtsarbeit die Aussagekraft von Populations-basierenden Studien bezüglich der Routine-Cholangiographie zur Vermeidung von schwerwiegenden Gallengangsverletzungen während laparoskopischen Cholezystektomien [19]. Analysiert wurden 7 Arbeiten, welche zwischen 1999 und 2013 publiziert wurden. Allen gemeinsam ist die Aussage, dass die Anzahl an schwerwiegenden Gallengangsverletzungen in der Gruppe der Patienten höher war, welche nicht einer Routine-Cholangiographie unterzogen wurden. Lediglich eine Studie versuchte Störfaktoren zu identifizieren (prozentualer Anteil der regelmäßigen Nutzung einer intraoperativen Cholangiographie durch die jeweilige Klinik bzw. den Chirurgen), welche die Ergebnisse nachhaltig beeinflussen. Nach Eliminierung des Einflusses dieser Variablen konnte kein Unterschied in der Rate von schwerwiegenden Gallengangsverletzungen mit oder ohne intraoperativer Cholangiographie gezeigt werden. Wysocki rät somit zu großer Vorsicht bei der Bewertung von Population-basierenden Studien und betont, dass es aktuell keine Studien gibt, die eine routinemäßige intraoperative Cholangiographie unterstützen.

Boni und Fingerhut gehen der Frage nach, was es braucht, um einer Rate von 0 % schwerwiegender Gallengangsverletzungen bei laparoskopischen Cholezystektomien nahe zu kommen [2]. Neben der intraoperativen Cholangiographie und dem „Critical View" wird die Nahinfrarot-Fluoreszenz-

Cholangiographie (NIRFC) genannt, welche nach Injektion von Indocyanine Green mit speziellen Lichtquellen bereits vor Beginn der Präparation die Gallenwege zur Darstellung bringen kann. Im Vergleich zur intraoperativen Cholangiographie sei die NIRFC leichter in der Anwendung und kostengünstiger. Zusammenfassend kommen die Autoren zu dem Schluss, dass es durch die Fortschritte in der Technik eine neue, praktikable Möglichkeit gibt, Gallengangsverletzungen zu verhindern. Die Technik müsse jedoch angewendet und ihr Nutzen in Studien bestätigt werden.

Van den Bos und Kollegen publizierten das Studienprotokoll der FALCON-Studie, welche die konventionelle laparoskopische Cholezystektomie mit der NIRFC-laparoskopischen Cholezystektomie vergleichen soll [18]. Bei dieser multizentrischen, randomisierten und kontrollierten Studie wird als primärer Endpunkt die Zeit bis zum Erreichen des „Critical Views" untersucht. Sekundäre Endpunkte sind die Zeit bis zur Identifikation des Ductus cysticus, des Ductus choledochus, des Übergangs des Ductus cysticus und der Arteria cystica in die Gallenblase sowie diverse andere Faktoren wie die totale Operationszeit, die Konversion auf einen offenen Zugang und weitere. Die Autoren weisen darauf hin, dass als primärer Endpunkt das Auftreten bzw. die Vermeidung einer Gallengangsverletzung wünschenswert gewesen wäre, dieses jedoch aufgrund der notwendigen extrem großen Fallzahl nicht umsetzbar war.

Kirks und Kollegen vergleichen in einer unizentrischen Untersuchung eines Zentrums für hepatopankreatobiliäre Chirurgie die frühzeitige mit der verzögerten Versorgung von Gallengangsverletzungen an 61 Patienten. Alle Patienten wurden einer chirurgischen Revision unterzogen. Sowohl die Demographik, die Subtypen der Verletzungen, die vaskulobiliären Verletzungen, die Länge des Krankenhausaufenthaltes, die 30-Tage-Wiederaufnahmerate und 90-Tage-Mortalitäts-Rate waren gleichwertig und unabhängig vom Zeitpunkt der Versorgung [9].

Fazit

Der Nutzen der intraoperativen Cholangiographie als Routine während einer Cholezystektomie zur Vermeidung von Gallengangsverletzungen bleibt fraglich und besonders Population-basierende Studien sollten hier mit Vorsicht betrachtet werden. Mit der Nahinfrarot-Fluoreszenz-Cholangiographie steht eine neue Technik zur frühzeitigen Identifikation der Gallenwege zur Verfügung, welche bereits in mindestens einer multizentrischen, kontrollierten und randomisierten Studie untersucht wird. Im Falle einer Gallengangsverletzung spielt der Zeitpunkt der operativen Versorgung keine entscheidende Rolle. Allerdings sollte die Versorgung, nach Möglichkeit, an einem spezialisierten Zentrum erfolgen.

3 Maligne Erkrankungen der Gallenwege und der Gallenblase

3.1 Perihiläres Cholangiokarzinom (Klatskin-Tumor)

Das perihiläre Cholangiokarzinom (PHCC) ist die häufigste maligne Erkrankung der Gallenwege, hierbei dennoch insgesamt mit einer niedrigen Inzidenz. Sowohl die Diagnostik als auch Therapie sind anspruchsvoll. In der Regel fallen die Patienten mit einem schmerzlosen Ikterus auf, weswegen eine weitere Diagnostik eingeleitet wird. Bei oft deutlich erhöhten Bilirubin-Werten ist eine Entlastung der Gallenwege zwingend erforderlich. Gebräuchlich sind hierbei sowohl die Stenteinlage mittels endoskopischer retrograder Cholangiopankreatographie (ERCP, zum Teil mit zusätzlicher Platzierung einer nasobiliären Drainage (vor allem gebräuchlich in Japan)) oder die perkutane transhepatische Cholangiodrainage (PTCD). Komaya und Kollegen widmen sich in ihrer Arbeit der oft diskutierten Frage, ob die Entlastung mittels PTCD onkologisch der ERCP unterlegen ist [11]. Von insgesamt 320 Patienten, welche einer Resektion in kurativer Intention unterzogen wurden, erhielten 189 eine PTCD und 187 eine Entlastung mittels ERCP und Stent. Das 5-Jahres-Überleben war in der PTCD-Gruppe signifikant schlechter als in der ERCP-Gruppe. Eine multivariate Analyse zeigte eine präoperative PTCD als unabhängigen Prädiktor für ein schlechtes Überleben sowie als Risikofaktor zur Ausbildung von Impfmetastasen. Impfmetastasen traten bei 38 der 189 Patienten in der PTCD-Gruppe auf. Nach Gruppierung der beeinflussenden Variablen und Bildung zweier homogener Gruppierungen à 71 Patienten zeigte sich das Überleben der PTCD-Gruppe ebenfalls signifikant schlechter, wie auch die Rezidivrate in Form von Impfmetastasen. Die Rezidivraten andernorts waren in beiden Gruppen vergleichbar. Somit soll eine onkologische Unterlegenheit der Entlastung mittels PTCD dargestellt worden sein. Es sei hierzu jedoch angemerkt, dass in dieser Arbeit keine Randomisierung erfolgte und weder in der Methodik noch in den Ergebnissen Gründe benannt wurden, welche zu der Entscheidung führten, eine PTCD anzulegen bzw. eine ERCP mit Stent durchzuführen. Sollte in den Fällen eine PTCD angelegt worden sein, bei welchen eine ERCP mit Stent nicht erfolgreich war, so ist dies am ehesten auf eine größere Tumorausdehnung zurückzuführen. Somit sind die Ergebnisse kritisch zu hinterfragen und die daraus gezogenen Schlüsse fraglich. Das Risiko von Impfmetastasen nach PTCD-Anlage ist allerdings nachvollziehbar und vorhanden.

Die Resektabilität von PHCC kann in aller Regel nur mittels einer Exploration geklärt werden. Eine Staging-Laparoskopie (SL) kann in ausgewählten Fällen zur Sicherung der Irresektabilität helfen. Coelen und Kollegen erstellten anhand einer retrospektiven Auswertung einen Risiko-Score, welcher anhand der erfolgten präoperativen Bildgebung Patienten identifizieren soll, welche von einer SL profitieren [6]. Unter Berücksichtigung der Tumorgröße (< 4,5 cm vs. > 4,5 cm), einer Pfortaderinfiltration (nicht oder unilateral vs. bilateral bzw. Hauptstamm), einer vermuteten Lymphknotenmetastasierung (nicht oder N1 vs. N2) oder extrahepatischen Metastasierung (nein vs. ja) konnten eine Niedrig-, Intermediär- und Hoch-Risiko-Gruppe identifiziert werden, welche eine gute Vorhersagekraft bezüglich der Sinnhaftigkeit einer SL hatten, um die (lokale) Resektabilität zu beurteilen und das Operationstrauma bei Irresektabilität zu senken. Allerdings erscheint eine Tumorgröße von > 4,5 cm bei perihilären Cholangiokarzinomen suspekt. Möglicherweise wurden intrahepatische Cholangiokarzinome des D. hepaticus dexter/sinister als perihiläre Karzinome fehldiagnostiziert.

Die Routine-Lymphadenektomie ist ebenfalls ein viel diskutiertes Thema im Rahmen der Resektion von PHCC. In einer Analyse einer multi-institutionellen Datenbank mit 437 Patienten, welche einer Resektion unterzogen wurden, überprüften Bagante und Kollegen die Mindestanzahl an untersuchten Lymphknoten, um eine akkurate prognostische Aussagekraft zu erreichen [1]. Es konnte gezeigt werden, dass für ein adäquates Staging eine Mindestanzahl von 4 Lymphknoten untersucht werden muss, damit das N-Stadium eine prognostische Aussagekraft hat.

Nach der Resektion soll besonders das UICC-Stadium eine prognostische Einschätzung des Gesamtüberlebens erleichtern. Dieses zeigt sich in seiner Aussagekraft aufgrund der berücksichtigten Faktoren jedoch limitiert. Buettner und Kollegen haben daher in einer multi-institutionellen Analyse an 407 Patienten ein aktuelles Nomogramm von Groot Koerkamp et al. [8] in seiner prädiktiven Aussagekraft mit dem UICC-Stadium verglichen und ein neues Nomogramm erstellt [4]. Anhand der Überlebensdaten erfolgte eine Analyse und sowohl das UICC-Stadium als auch das Nomogramm von Groot Koerkamp et al. zeigten eine schlechte Performance. Das Nomogramm wurde überarbeitet und basierend auf dem Alter des Patienten, lymphovaskulärer Invasion, perineuraler Invasion und Lymphknoten-Metastasen konnte eine bessere prognostische Vorhersagekraft erzielt werden.

Fazit

Bei dem Verdacht auf das Vorliegen eines perihilären Cholangiokarzinoms sollte die Ableitung der Gallenwege mittels ERCP-Stent favorisiert werden, da die Anlage einer PTCD zumindest mit einem erhöhten Risiko für Impfmetastasen einhergeht. Die Sinnhaftigkeit einer Staging-Laparoskopie ist nicht für jeden Patienten identisch. Der Risiko-Score von Coelen und Kollegen scheint valide Patienten zu identifizieren, welche von einer Staging-Laparoskopie profitieren oder dies nicht tun. In der viel diskutierten Frage der Lymphadenektomie sollte eine Mindestanzahl von 4 Lymphknoten untersucht werden, um eine gute prognostische Aussagekraft zu erreichen. Die Prognose kann durch das UICC-Stadium nur mäßig gut abgeschätzt werden. Ein neues Nomogramm von Buettner und Kollegen erweitert die Risikofaktoren und konnte eine bessere Vorhersagekraft erzielen.

3.2 Gallenblasenkarzinom

Das Gallenblasenkarzinom ist sehr aggressiv und hat dementsprechend eine schlechte Prognose. Eine deutlich bessere Prognose bieten aber Patienten mit Nachweis eines inzidentellen Karzinoms im Rahmen einer Cholezystektomie aus anderen Gründen. Aufgrund der niedrigen Inzidenz sind Übersichtsarbeiten mit größeren Fallzahlen selten, weswegen an dieser Stelle lediglich eine Arbeit betrachtet werden soll. Buettner und Kollegen analysieren in ihrer multizentrischen Arbeit über einen Zeitraum von 14 Jahren insgesamt 312 Patienten, welche in kurativer Intention der Resektion eines Gallenblasenkarzinoms unterzogen wurden [3]. Neben der Aufarbeitung des Gesamtüberlebens widmet sich diese Arbeit dem Vergleich des Gesamtüberlebens mit einem konditionellen Überleben, welches der Wahrscheinlichkeit des Überlebens weiterer 3 Jahre vom Jahr „X" entspricht. Das mediane Gesamtüberleben betrug 24,8 Monate (IQR 13,3–88,9). Das konditionelle Überleben (Wahrscheinlichkeit weitere 3 Jahre zu leben) nimmt mit der Zeit zu und betrug nach 2 Jahren 61,8 %. Nach Identifikation der Faktoren, welche das Gesamtüberleben negativ beeinflussen (R1/R2-Status, Tumorgröße, T-Stadium, Tumorresiduen bei einer Nachresektion und Lymphknotenmetastasen), erfolgte ein Vergleich des Gesamt- mit dem konditionellen Überleben in den einzelnen Hoch-Risiko-Subgruppen. Hier zeigte sich, dass das konditionelle Überleben nach 2 Jahren (Wahrscheinlichkeit, dass ein Patient weitere 3 Jahre überlebt) das Gesamtüberleben auch in den Hoch-Risiko-Gruppen jeweils übersteigt. Zum Beispiel betrug bei Patienten mit dem Nachweis von Tumorresiduen im Falle einer Nachresektion das 5-Jahres-Überleben 23,1 %, während das konditionelle Überleben nach 2 überlebten Jahren 56,3 % ausmachte. Letztlich sterben Patienten mit hoch-malignen Erkrankungen häufig innerhalb der ersten 2 Jahre. Es ist leicht nachvollziehbar, dass die Überlebenswahrscheinlichkeit der Patienten, welche bereits 2 Jahre überlebt haben, deutlich ansteigt. Dies ist nicht exklusiv für Gallenblasenkarzinome und das konditionelle Überleben wird bei vielen anderen Tumorerkrankungen zu ähnlichen Ergebnissen führen.

Fazit

Besonders bei aggressiven Tumoren wie dem Gallenblasenkarzinom kann die Analyse eines konditionellen Überlebens helfen, die Prognose von Patienten, welche bereits mehrere Jahre überlebt haben, genauer vorherzusagen.

Interessenkonflikte und finanzielle Abhängigkeiten

Weder Interessenkonflikte noch finanzielle Abhängigkeiten sind zu erklären.

Literatur

[1] Bagante F, Tran T, Spolverato G, Ruzzenente A, Buettner S, Ethun CG et al.: Perihilar Cholangiocarcinoma: Number of Nodes Examined and Optimal Lymph Node Prognostic Scheme. J Am Coll Surg 2016; 222 (5): 750–759e2. [EBM III]

[2] Boni L, Fingerhut A: Toward 0 % Bile Duct Injury During Laparoscopic Cholecystectomy? Surg Innov 2016; 23 (2): 113–114. [EBM IV]

[3] Buettner S, Margonis GA, Kim Y, Gani F, Ethun CG, Poultsides GA et al.: Changing Odds of Survival Over Time among Patients Undergoing Surgical Resection of Gallbladder Carcinoma. Ann Surg Oncol 2016; 23 (13): 4401–4409. [EBM III]

[4] Buettner S, van Vugt JL, Gani F, Groot Koerkamp B, Margonis GA, Ethun CG et al.: A Comparison of Prognostic Schemes for Perihilar Cholangiocarcinoma. J Gastrointest Surg 2016; 20 (10): 1716–1724. [EBM III]

[5] CholeS Study Group WMRC: Population-based cohort study of variation in the use

of emergency cholecystectomy for benign gallbladder diseases. Br J Surg 2016; 103 (12): 1716–1726. [EBM IIa]

[6] Coelen RJ, Ruys AT, Wiggers JK, Nio CY, Verheij J, Gouma DJ et al.: Development of a Risk Score to Predict Detection of Metastasized or Locally Advanced Perihilar Cholangiocarcinoma at Staging Laparoscopy. Ann Surg Oncol 2016; 23 (Suppl 5): 904–910. [EBM III]

[7] Comajuncosas J, Hermoso J, Jimeno J, Gris P, Orbeal R, Cruz A et al.: Effect of bag extraction to prevent wound infection on umbilical port site wound on elective laparoscopic cholecystectomy: a prospective randomised clinical trial. Surg Endosc 2017; 31 (1): 249–254. [EBM Ib]

[8] Groot Koerkamp B, Wiggers JK, Gonen M, Doussot A, Allen PJ, Besselink MG et al.: Survival after resection of perihilar cholangiocarcinoma-development and external validation of a prognostic nomogram. Ann Oncol 2016; 27 (4): 753. [EBM III]

[9] Kirks RC, Barnes TE, Lorimer PD, Cochran A, Siddiqui I, Martinie JB et al.: Comparing early and delayed repair of common bile duct injury to identify clinical drivers of outcome and morbidity. HPB (Oxford) 2016; 18 (9): 718–725. [EBM III]

[10] Ko JW, Choi SH, Kwon SW, Ko KH: Robot-assisted hepatectomy and complete excision of the extrahepatic bile duct for type IV-A choledochal cysts. Surg Endosc 2016; 30 (12): 5626–5627. [EBM IV]

[11] Komaya K, Ebata T, Yokoyama Y, Igami T, Sugawara G, Mizuno T et al.: Verification of the oncologic inferiority of percutaneous biliary drainage to endoscopic drainage: A propensity score matching analysis of resectable perihilar cholangiocarcinoma. Surgery 2017; 161 (2): 394–404. [EBM III]

[12] Lee JS, Hong TH: Intraumbilical versus periumbilical incision in laparoscopic cholecystectomy: A randomized controlled trial. Int J Surg 2016; 33 Pt A: 83–87. [EBM Ib]

[13] Mabrut JY, Bozio G, Hubert C, Gigot JF: Management of congenital bile duct cysts. Dig Surg. 2010; 27 (1): 12–18. [EBM IV]

[14] Martinez Ortiz CA, Jimenez-Lopez M, Serrano Franco S: Biliary cysts in adults. 26 years experience at a single center. Ann Med Surg (Lond) 2016; 11: 29–31. [EBM III]

[15] Moslim MA, Takahashi H, Seifarth FG, Walsh RM, Morris-Stiff G: Choledochal Cyst Disease in a Western Center: A 30-Year Experience. J Gastrointest Surg 2016; 20 (8): 1453–1463. [EBM III]

[16] Prevot F, Fuks D, Cosse C, Pautrat K, Msika S, Mathonnet M et al.: The Value of Abdominal Drainage After Laparoscopic Cholecystectomy for Mild or Moderate Acute Calculous Cholecystitis: A Post Hoc Analysis of a Randomized Clinical Trial. World J Surg 2016; 40 (11): 2726–2734. [EBM Ib]

[17] Todani T, Watanabe Y, Narusue M, Tabuchi K, Okajima K: Congenital bile duct cysts: Classification, operative procedures, and review of thirty-seven cases including cancer arising from choledochal cyst. Am J Surg 1977; 134 (2): 263–269. [EBM IV]

[18] van den Bos J, Schols RM, Luyer MD, van Dam RM, Vahrmeijer AL, Meijerink WJ et al.: Near-infrared fluorescence cholangiography assisted laparoscopic cholecystectomy versus conventional laparoscopic cholecystectomy (FALCON trial): study protocol for a multicentre randomised controlled trial. BMJ Open 2016; 6 (8): e011668. [EBM keine – Studienprotokoll]

[19] Wysocki AP: Population-Based Studies Should not be Used to Justify a Policy of Routine Cholangiography to Prevent Major Bile Duct Injury During Laparoscopic Cholecystectomy. World J Surg 2017; 41 (1): 82–89. [EBM III]

[20] Zhao L, Wang Z, Xu J, Wei Y, Guan Y, Liu C et al.: A randomized controlled trial comparing single-incision laparoscopic cholecystectomy using a novel instrument to that using a common instrument. Int J Surg 2016; 32: 174–178. [EBM Ib]

1.6 Was gibt es Neues in der Kolorektalchirurgie?

CH.-TH. GERMER

1 Sigmadivertikulitis

1.1 Laparoskopische Lavage bei perforierter Sigmadivertikulitis

Die laparoskopische Lavage bei perforierter Sigmadivertikulitis ist weiterhin in der Diskussion: Patienten mit perforierter Sigmadivertikulitis mit purulenter Peritonitis bedürfen in der Regel einer notfallmäßigen Sigmaresektion, häufig unter Anlage eines (protektiven) Stomas. Als weniger invasive Alternative wurde dagegen bereits 1996 durch O'Sullivan die laparoskopische Lavage und Drainage beschrieben [1]. Ziel einer 2016 publizierten randomisierten, multizentrischen Studie (Diverticulitis Laparoscopic Lavage vs. Resection, DILALA-Trial) war der Vergleich der laparoskopischen Lavage mit der Hartmann-Resektion bei Patienten mit perforierter Sigmadivertikulitis mit purulenter Peritonitis (Hinchey III) [2]. Hierzu wurden Patienten mit gegebener OP-Indikation nach initialer diagnostischer Laparoskopie und Bestätigung der Diagnose in einen der jeweiligen Behandlungsarme randomisiert. Primärer Endpunkt war der Anteil an Patienten mit Notwendigkeit einer/mehrerer Reoperationen binnen 12 Monate, sekundäre Endpunkte beinhalteten eine Analyse der Letalität, der Komplikationsraten, der Dauer des stationären Aufenthaltes und der Lebensqualität. So konnten in dem 4-jährigen Rekrutierungszeitraum der Studie aus 9 Zentren in Dänemark und Schweden insgesamt n = 43 Patienten in die Laparoskopie-Gruppe und n = 40 Patienten in die Hartmann-Gruppe eingeschlossen werden. In der Laparoskopie-Gruppe bedurften während des 12-monatigen Follow-up mit 28 % vs. 63 % weniger Patienten einer Reoperation als in der Hartmann-Gruppe. Die Gesamtzahl an stationären Tagen (innerhalb 12 Monate) war ebenfalls kürzer in der Laparoskopie-Gruppe. Die Letalität sowie die Rate an schwerwiegenden Komplikationen binnen 90 Tagen war für laparoskopierte und resezierte Patienten dagegen vergleichbar. 12 Monate nach Erstoperation hatten noch 3 Patienten in der Laparoskopie-Gruppe und 11 Patienten in der Hartmann-Gruppe ein Stoma [2].

Kurzzeitergebnisse der o. g. DILALA-Studie wurden ebenfalls in 2016 publiziert [3]. Hierbei zeigte sich bei Patienten der Lavage-Gruppe gegenüber der Hartmann-Gruppe eine signifikant kürzere Operationszeit und eine kürzere stationäre Aufenthaltsdauer. Die postoperative Morbidität und die 90-Tage-Letalität waren für beide Kollektive vergleichbar. Auch die 30-Tage-Reoperationsrate unterschied sich mit 13,2 vs. 17,1 % nicht zwischen lavagierten oder nach Hartmann operierten Patienten.

Die aktualisierten Ergebnisse der DILALA-Studie befürworteten damit weiterhin die laparoskopische Lavage gegenüber der Hartmann-Resektion als definitive Therapie der perforierten Sigmadivertikulitis, was v. a. durch eine reduzierte Rate an notwendigen Reoperationen begründet wird [2]. Dies steht im Widerspruch zu den Ergebnissen zweier weiterer prospektiv-randomisierter Studien zu dieser Fragestellung (SCANDIV-Trial, LADIES-Trial), die keine Vorteile für die Laparoskopie sahen bzw. für diese sogar eine erhöhte Kurzzeit-Morbidität nachweisen konnten [4, 5]. Die Diskussion hinsichtlich der operativen Strategie bei perforierter Divertikulitis ist damit auch mit der Literatur des vergangenen Jahres nicht abschließend zu beantworten.

1.2 Antibiotische Therapie bei unkomplizierter Divertikulitis?

Auch im therapeutischen Algorithmus der unkomplizierten Divertikulitis tauchen neue Fragen auf bzw. werden aktuell wieder aufgegriffen. So gehörte in der Vergangenheit zur konservativen Therapie der unkomplizierten Divertikulitis neben diätetischen Maßnahmen fast schon „routinemäßig" die antibiotische Behandlung. Die Sinnhaftigkeit einer generellen antibiotischen Therapie bei unkomplizierter Divertikulitis wurde jedoch unter Nutzen-Risiko-Abwägungen durch die jüngste Literatur auf den Prüfstand gestellt. Ziel einer aktuellen multizentrischen Studie war der Vergleich von antibiotischer Therapie versus abwartendem Vorgehen bei unkomplizierter Divertikulitis [6]. Eingeschlossen in diese sog. DIverticulitis: Anti-Biotics Or cLose Observation? (DIABOLO-Studie) wurden Patienten mit dem Erstereignis einer unkomplizierten Sigmadivertikulitis. Primärer Endpunkt der DIABOLO-Studie war die komplette klinische Erholung. Innerhalb eines 2-jährigen Studienzeitraums konnten in 22 niederländischen Zentren insgesamt 528 Patienten eingeschlossen und in die Therapiearme „Observation" (n = 262) vs. „antibiotische Therapie" (Amoxicillin + Clavulansäure für 10 Tage, n = 266) randomisiert werden. Die Zeitdauer bis zur klinischen Erholung war in der Antibiotikagruppe mit 12 vs. 14 Tagen nur nicht-signifikant verkürzt. Auch hinsichtlich der sekundären Endpunkte zeigten sich in dem 6-monatigen Nachbeobachtungszeitraum keine signifikanten Unterschiede zwischen beiden Behandlungsarmen. So waren die Häufigkeiten an komplizierten Divertikulitiden, anhaltenden Divertikulitisbeschwerden, Rezidiv-Divertikulitiden, der Notwendigkeit der Sigmaresektion, die stationäre Wiederaufnahme und die Letalität für beide Behandlungsarme vergleichbar. Die initiale stationäre Aufenthaltsdauer war in der Observations-Gruppe gegenüber der Antibiotikagruppe dagegen um einen Tag – und damit signifikant – kürzer. Ebenso konnten in der Observations-Gruppe bereits initial mehr Patienten ambulant behandelt werden. Zusammenfassend zeigt die Studie somit, dass bei Erstereignis einer unkomplizierten Divertikulitis der Verzicht auf eine antibiotische Therapie für den Patienten nicht nachteilig ist. Die Dauer der initialen Hospitalisierung und die Rate an Medikamenten-assoziierten Nebenwirkungen war in der Beobachtungsgruppe gegenüber der Antibiotikagruppe sogar reduziert. Dies lässt vermuten, dass bei unkomplizierter Divertikulitis guten Gewissens auf eine antibiotische Behandlung verzichtet werden kann [6]. Die Daten stehen in Einklang mit einer weiteren bereits 2012 publizierten multizentrisch-randomisierten Studie, die zeigt, dass eine antibiotische Behandlung weder die Genesung der Patienten mit unkomplizierter Divertikulitis zu beschleunigen noch Komplikationen oder Rezidive der Divertikulitis zu verhindern vermag [7]. Eine antibiotische Therapie sollte daher den komplizierten Divertikulitisstadien vorbehalten bleiben.

In diesem Zusammenhang sei auch auf eine aktuell publizierte Studie hingewiesen, die die Wertigkeit der Routinekoloskopie nach konservativer Therapie einer unkomplizierten Divertikulitis überprüfte [8]. Eingeschlossen waren nur Patienten mit unkomplizierter Divertikulitis (Hinchey 0 und I), bei denen im Intervall eine Koloskopie indiziert wurde. Das Ergebnis der Koloskopie (maligne Befunde oder nicht) wurde in Abhängigkeit von „Alarmsymptomen" zum Zeitpunkt der Divertikulitis ausgewertet. Insgesamt konnten knapp 1 000 Patienten identifiziert werden, die konservativ an einer akuten, unkomplizierten Divertikulitis behandelt wurden. 66 % dieser Patienten erhielten im Intervall eine Koloskopie. Hiervon präsentierten sich knapp ⅓ initial mit möglichen „Alarmsymptomen" eines kolorektalen Karzinoms, wohingegen bei den übrigen Patienten (68 %) keine solchen Beschwerden vorlagen. Die Intervallkoloskopie konnte bei insgesamt 1,6 % der eingeschlossenen Patienten die Diagnosen eines kolorektalen Karzinoms stellen. Dabei zeigten sich 9 der 10 diagnostizierten Karzinome in der Gruppe der Patienten mit „Alarmsymptomen" (4,4 %), wohingegen sich in der Gruppe der Patienten ohne „Alarmsymptome" nur ein kolorektales Karzinom zeigte (0,2 %, p = 0,0002). Die aktuelle Studie zeigt somit, dass nach konservativer Therapie einer unkomplizierten Divertikulitis eine routinemäßige Koloskopie zum Ausschluss eines kolorektalen Karzinoms nicht indiziert erscheint. Insbesondere wenn die Patienten keine weiteren Alarmsymptome haben, ist die Wahrscheinlichkeit, ein Karzinom mit der Koloskopie zu detektieren, mit 0,2 % sehr gering, jedoch signifikant höher, wenn gleichzeitig Alarmsymptome vorliegen (4,4 %) [8].

1.3 Die konservative Therapie bei komplizierter Divertikulitis zeigt eine hohe Versagerquote

Während die jüngere Literatur bestätigt, dass die unkomplizierte Divertikulitis eine klare Domäne der konservativen Therapie darstellt, ist die Therapieempfehlung (konservativ vs. operativ) bei einer durch Abszessbildung komplizierten, akuten Divertikulitis weiterhin uneinheitlich. Ziel einer aktuellen retrospektiven Studie war daher, den Krankheitsverlauf von Patienten zu charakterisieren, die initial konservativ an einer durch Abszessbildung komplizierten, akuten Divertikulitis behandelt wurden [9]. Hierzu wurden mittels Datenbankanalyse alle konsekutiven Patienten identifiziert, bei denen auf Basis der CT-Diagnostik ein divertikulitischer Abszess nachgewiesen und eine initial konservative Therapie eingeleitet wurde. Primärer Endpunkt der Studie war die Rate an Rezidiven und krankheitsassoziierten Komplikationen, ebenso wie die Notwendigkeit der Operation nach initial erfolgreicher konservativer Therapie. Insgesamt konnten knapp 1 200 Patienten mit akuter Divertikulitis identifiziert werden, von denen auf Basis der modifizierten Hinchey-Klassifikation 210 Patienten aufgrund einer parakolischen oder pelvinen Abszedierung die Einschlusskriterien erfüllten. Die initiale Abszessgröße betrug knapp 4 cm, 65 der 210 Patienten erhielten eine interventionelle Abszessdrainage. Der stationäre Aufenthalt lag im Median bei 4 Tagen. 12 % der Patienten mit abszedierender Divertikulitis bedurften der dringlichen Operation im Rahmen des initialen stationären Aufenthalts, 80 % dieser Eingriffe erfolgten als Hartmann-Resektion. Die übrigen 88 % der Patienten konnten initial erfolgreich konservativ therapiert und aus der stationären Behandlung entlassen werden. Fast ⅔ dieser Patienten (61 %) entwickelten jedoch bereits nach im Median 3,5 Monaten eine Rezidivdivertikulitis. Zum Zeitpunkt des Rezidivs zeigten 63 % der Patienten ein kompliziertes Krankheitsstadium mit erneuter Abszedierung oder interenterischer Fistulierung. Knapp die Hälfte der Patienten mit Rezidiv hatten entsprechend der Hinchey-Klassifikation ein „schwereres" Rezidivereignis verglichen mit dem Initialstadium. Mehr als die Hälfte der Rezidiv-Patienten (59 %) mussten operiert werden. Die aktuelle Studie zeigt somit eindrücklich, dass nach initial erfolgreicher konservativer Therapie einer komplizierten Divertikulitis bei der Mehrzahl der Patienten frühzeitig (innerhalb von 3–4 Monaten) mit einem Erkrankungsrezidiv und weiteren krankheitsassoziierten Komplikationen zu rechnen ist. Entgegen früherer Publikationen, die mit wiederholten Episoden der Divertikulitis eine abnehmende Krankheitsintensität berichteten, zeigt die vorliegende Studie bei der Hälfte der Patienten ein schwereres Rezidivereignis, verglichen mit dem Initialstadium. Auch eine erfolgreiche interventionelle Drainage des initialen Abszesses konnte das Risiko eines Rezidivs oder von Komplikationen nicht reduzieren [9].

2 Kolonkarzinom

2.1 CME-Chirurgie – Risiko und Nutzen

Auch die komplette mesokolische Exzision (CME-Chirurgie) bleibt 2016 in der Diskussion. Unlängst konnte bestätigt werden, dass die CME – entsprechend einer Dissektion entlang embryonaler Schichten zusammen mit der zentralen Gefäßligatur – verglichen mit der konventionellen Operation in einem signifikant verbesserten onkologischen Outcome resultiert [10]. Eine erhöhte Morbidität (und Letalität) der CME-Chirurgie kann jedoch nicht komplett ausgeschlossen werden, da die Dissektion bei der CME üblicherweise entlang von Organen/-strukturen und Gefäßen erfolgt, die bei der konventionellen Resektion nicht komplett exponiert werden. Ziel einer aktuellen populationsbasierten Studie war daher die Analyse der Kurzzeitergebnisse der CME-Chirurgie, verglichen mit der konventionellen onkologischen Resektion beim Kolonkarzinom [11]. Analysiert wurden Daten der Danish Colorectal Cancer Group von Patienten, die zwischen Juni 2008 bis Dezember 2013 elektiv an einem Kolonkarzinom im Stadium I–III operiert wurden. Ausgeschlossen waren Rektumkarzinome (≤ 15 cm ab ano), metachrone kolorektale Zweitkarzinome und R2-Resektionen. Postoperative Komplikationen wurden bis zum 60. postoperativen Tag erfasst und entsprechend Clavien-Dindo klassifiziert (Grad I–IIIa = Minor-Komplikation, Grad IIIb–V = Major-Komplikation). Insgesamt konnten die perioperativen Daten von 529 CME-Patienten mit denen von 1 701 konventionell operierten Patienten verglichen werden. Hierbei zeigten sich intraoperative Verletzungen von benachbarten Organen/Strukturen mit 9 % vs. 4 % signifikant häufiger bei der CME-Chirurgie, wobei dies hauptsächlich Milzverletzungen, Verletzungen der V. mesenterica sup. oder anderer (nicht tumortragender) Darmsegmente betraf. Postoperative nicht-chirurgische Komplikationen bis zum 60. postoperativen Tag waren ebenfalls häufiger in der CME-Gruppe, wohingegen die Rate an chirurgischen Komplikationen – inklusive Anastomoseninsuffizienz – für beide Patientenkollektive vergleichbar war. Die 90-Tage-Letalität war mit 6,2 % in der CME-Gruppe gegenüber 4,9 % in der Kontrollgruppe nicht signifikant erhöht. Die vorliegende Arbeit zeigt somit, dass die CME ein erhöhtes Risiko für intraoperative Verletzungen von Milz, V. mesenterica sup. sowie nicht-tumortragenden Darmsegmenten birgt, was mutmaßlich Folge der zentralen und damit „radikaleren" Dissektion bei Anwendung der CME-Chirurgie ist. Verglichen mit der konventionellen Resektion führt dies jedoch nicht zu einer statistisch signifikant erhöhten 30- bzw. 90-Tage-Letalität [11].

Zur CME-Chirurgie wurden 2016 nochmals Daten aus Erlangen der Jahre 1978–2014 publiziert, die sich mit der Prozess- und Ergebnisqualität vor, während und nach der Implementierung der CME auseinandersetzen [12]. Die vorliegende Arbeit zeigt, dass es im Zuge der Implementierung der CME zu einer Verbesserung der Indikatoren der Prozess- und Outcomequalität gekommen ist. So führt die Präparation entlang embryonaler (mesokolischer) Schichten, zusammen mit der zentralen Gefäßligatur dazu, dass die geforderten 12 Lymphknoten (nach WHO) in 100 % der Fälle erreicht werden, ebenso wie eine R0-Resektionsrate von 100 %, bei gleichzeitig minimalem Risiko einer Tumorzelldissemination. Der hieraus resultierende onkologische Vorteil manifestiert sich laut vorliegenden Daten insbesondere bei Patienten im UICC-Stadium III.

Unter Gesichtspunkten der Prozessqualität nach CME-Chirurgie ist eine weitere 2016 publizierte Arbeit interessant, die sich mit der pathologischen Beurteilung der CME-Präparate beschäftigt [13]. Ziel dieser Studie war die Validierung der der pathologischen Beurteilung der CME-Präparate zugrunde liegenden Prinzipien. Hierzu wurden CME-Präparate der Jahre 2008–2011 von 4 spezialisierten Pathologen und 2 Abdominalchirurgen zu 2 aufeinanderfolgenden Zeitpunkten beurteilt. Im Ergebnis zeigte sich, dass in der Qualitätsbeurteilung von CME-Präparaten auch bei in dieser Technik erfahrenen Pathologen deutliche Unterschiede bestehen. Dies betrifft sowohl die „Intraobserver-Variabilität" (= gleicher Untersucher beurteilt das gleiche Präparat zu unterschiedlichen Zeitpunkten unterschiedlich) wie auch die „Interobserver-Variabilität" (= verschiedene Untersucher beurteilen das gleiche Präparat unterschiedlich). Erstaunlich war insbesondere, dass dies vor allem die „Verletzung der Muscularis propria", die ja eigentlich am Präparat eindeutig zu erkennen sein sollte, betrifft. Hier stimmten weniger als 50 % der Beurteilungen überein [13].

2.2 Darmvorbereitung in der elektiven Kolorektalchirurgie

Die Datenlage hinsichtlich der Notwendigkeit und Art der Darmvorbereitung in der elektiven Kolonchirurgie wird in der Literatur durchaus kontrovers diskutiert [14–16]. Daher existiert bislang kein Konsens darüber, ob eine Darmvorbereitung vorteilhaft ist oder nicht und ob diese zusätzlich mit einer oralen Antibiotikatherapie zur selektiven Darmdekontamination kombiniert werden soll. Gegner der Darmvorbereitung argumentieren mit hierdurch verursachten Elektrolytstörungen, Dehydratation, prolongierter postoperativer Atonie, Übelkeit/Erbrechen und entsprechendem

Unbehagen für die Patienten. Befürworter sehen hierin einen Nutzen in Bezug auf die Entleerung grober Stuhlverschmutzungen aus dem Darm und Reduktion der Keimbelastung. Aufgrund dieser Kontroverse war es das Ziel einer aktuellen Analyse, den Einfluss der Darmvorbereitung auf das Risiko infektiöser postoperativer Komplikationen (Surgical Site Infections, SSI) im Rahmen der elektiven Kolonchirurgie zu analysieren, was wiederum Einfluss auf Nicht-SSI-abhängige postoperative Komplikationen haben könnte [17]. Hierzu wurden aus der NSQIP-Datenbank alle Fälle elektiver Kolonresektionen der Jahre 2012 und 2013 extrahiert. Primärer Endpunkt war das Auftreten postoperativer Komplikationen (z. B. Wunddehiszenz, Anastomoseninsuffizienz, Sepsis, prolongierte Beatmungsdauer etc.) binnen 30 Tage postoperativ in Abhängigkeit der durchgeführten Darmvorbereitung: keine, nur orale Darmlavage, nur selektive Darmdekontamination, Darmlavage + Darmdekontamination. Insgesamt konnten knapp 20 000 Fälle analysiert werden. Das mediane Alter der eingeschlossenen Patienten lag bei 61 Jahren, 42 % der Resektionen erfolgten aufgrund eines kolorektalen Karzinoms. Hinsichtlich der Patientencharakteristik zeigten sich zwischen den einzelnen Kollektiven gewisse Ungleichgewichte: So erhielten gesündere Patienten und adipöse Patienten häufiger eine Darmvorbereitung. Ebenso kam diese häufiger bei Kolonkarzinom und Divertikelkrankheit zur Anwendung als bei Patienten mit chronisch-entzündlichen Darmerkrankungen. Im Ergebnis zeigten sich für Patienten mit durchgeführter Darmvorbereitung niedrigere Inzidenzen an oberflächlichen/tiefen (Wund-) Infektionen, intraabdominellen Abszessen, Anastomoseninsuffizienzen, postoperativem Ileus, Sepsis, Notwendigkeit zur stationären Wiederaufnahme und eine niedrigere Reoperationsrate gegenüber Patienten, die keine Darmvorbereitung erhielten. So betrug z. B. die Rate an jeglichen SSI 13,7 % (keine Darmvorbereitung), und reduzierte sich graduell über 11,5 % (nur orale Darmlavage) auf 8,2 % (nur selektive Darmdekontamination), auf 6,3 % (Darmlavage + Darmdekontamination, p < 0,001). Gleiches ließ sich auch für die Anastomoseninsuffizienzrate nachweisen. Damit zeigt die vorliegende Datenbankanalyse an einem sehr großen Patientenkollektiv, dass eine Kombination aus orthograder Darmlavage und selektiver Darmdekontamination vor elektiver Kolonchirurgie das Risiko infektiöser Wundkomplikationen signifikant reduziert, was wiederum mit einer Reduktion Nicht-SSI-abhängiger Komplikationen (Anastomoseninsuffizienz, postoperativer Ileus, Reoperationsrate etc.) und damit einem insgesamt besseren postoperativen Outcome assoziiert ist [17]. Die aktuelle Arbeit geht dabei über Analysen und Ergebnisse vorangegangener randomisierter und nicht-randomisierter Studien hinaus, indem sie neben Wund-assoziierten Komplikationen auch das Risiko für systemische Komplikationen adressiert. In diesem Lichte scheinen auch Ergebnisse interessant, die einen Zusammenhang zwischen einer Darmvorbereitung und krankheitsspezifischem Überleben beim Kolonkarzinom nachweisen konnten. So konnten Collin und Mitarbeiter unlängst an Follow-up-Daten einer randomisiert-kontrollierten Multicenterstudie ein signifikant besseres 10-Jahres-krankheitsfreies-Überleben für Patienten nach Darmvorbereitung belegen [18]. Ebenfalls im Jahr 2016 wurde eine Metaanalyse zur Frage der orthograden Darmlavage und selektiven Darmdekontamination publiziert. Unter Einschluss von 7 randomisiert-kontrollierten Studien fand sich nach elektiven kolorektalen Eingriffen eine signifikant reduzierte Rate an jeglichen infektiösen Komplikationen und Wund-assoziierten Komplikationen durch eine Kombination aus selektiver oraler Darmdekontamination und systemisch gegebenen Antibiotika + Darmlavage gegenüber ausschließlich systemisch gegebenen Antibiotika [19].

2.3 Diagnostische Genauigkeit von Inflammationsmarkern in der Identifikation von infektiösen Komplikationen in der Kolorektalchirurgie

Die im vorangegangenen Kapitel erwähnten infektiösen Komplikationen und insbesondere schwerwiegende intraabdominelle Infektionen treten nach kolorektalen Eingriffen in 5–15 % der Fälle auf und stellen eine u. U. lebensbedrohliche

Komplikation dar. Falls frühzeitig diagnostiziert, kann eine intraabdominelle Infektion effektiv therapiert und die daraus resultierende Morbidität reduziert werden. Diese Problematik adressiert eine aktuell publizierte Studie, indem sie die Wertigkeit der bekannten Inflammationsmarker C-reaktives Protein (CRP) und Procalcitonin (PCT) als frühe Marker einer septischen Komplikation nach elektiver kolorektaler Chirurgie evaluiert [20]. In diese sog. „Inflammatory Markers After COloRectal Surgery (IMACORS)-Studie" waren Patienten eingeschlossen, bei denen nach elektiver kolorektaler Chirurgie intraoperativ eine Anastomose angelegt wurde. Postoperativ wurden CRP- und PCT-Werte täglich bis einschließlich zum 4. postoperativen Tag gemessen. Primärer Endpunkt war die Genauigkeit von CRP und PCT in der Detektion einer postoperativen intraabdominellen Infektion. Innerhalb eines 3-jährigen Studienzeitraums konnten 501 Patienten analysiert werden. Insgesamt zeigten 25 % der Patienten eine infektiöse Komplikation (jeglicher Genese), davon 11,8 % eine intraabdominelle Infektion. Das mediane Zeitintervall zwischen Operation und der Diagnose einer intraabdominellen Infektion betrug 7 Tage. Die 30-Tage-Letalität betrug im Gesamtkollektiv 1,2 % und betraf ausschließlich Patienten mit einer nachgewiesenen intraabdominellen Infektion. Am 4. postoperativen Tag hatte das CRP eine signifikant höhere Genauigkeit als das PCT im Nachweis einer intraabdominellen Infektion. Bei einem Grenzwert von 94 mg/l zeigte das CRP einen negativen prädiktiven Wert von 96 %, eine Sensitivität von 81 % und eine Spezifität von 64 % für den Nachweis einer intraabdominellen Infektion. Das PCT war hierin dem CRP unterlegen. Auch im Nachweis jeglicher postoperativer infektiöser Komplikationen zeigte das CRP zwischen dem 2. bis 4. postoperativen Tag eine signifikant höhere Genauigkeit als das PCT. Somit zeigt die Studie, dass das CRP einen akkurateren Marker als PCT in der frühen Detektion von intraabdominellen (sowie jeglichen postoperativen) Infektionen nach elektiver Kolorektalchirurgie darstellt. Beide Marker zeigten die höchste Genauigkeit am 4. postoperativen Tag, eine Kombination aus CRP und PCT verbesserte jedoch die Detektionsrate postoperativer Infektionen nicht. Bereits 2014 konnte durch Metaanalyse-Daten bestätigt werden, dass das CRP ein wichtiger negativer Prädiktor infektiöser Komplikationen ist: ein niedriger CRP-Wert zwischen dem 3.–5. postoperativen Tag hilft Patienten zu identifizieren, bei denen die Ausbildung einer intraabdominellen Infektion unwahrscheinlich ist [21].

3 Rektumkarzinom

3.1 Neoadjuvante Radiochemotherapie beim Rektumkarzinom

Die neoadjuvante Langzeit-Radiochemotherapie gefolgt von der totalen mesorektalen Exzision (TME) ist die leitliniengerechte Therapie des lokal fortgeschrittenen Rektumkarzinoms. Hierbei wird üblicherweise ein Zeitintervall zwischen Abschluss der nRCT und der Operation von 6–8 Wochen eingehalten. In jüngster Vergangenheit wurden jedoch zunehmend Daten publiziert, die darauf hindeuten, dass eine Verlängerung dieses Zeitintervalls mit einer höheren Rate an pathologischem Komplettansprechen (pCR) einhergeht. Diese Frage wurde mit einer aktuell publizierten Metaanalyse aufgearbeitet [22]. Eingeschlossen waren retrospektive und prospektive Studien, die das onkologische Outcome in Abhängigkeit der Länge des Zeitintervalls (> vs. < 6–8 Wochen) zwischen Abschluss der neoadjuvanten Radiochemotherapie und der Operation analysierten. Primärer Endpunkt war die Rate an pCR. Sekundäre Endpunkte beinhalteten Gesamtüberleben, krankheitsfreies Überleben, die R0-Resektionsrate, die Rate an Sphinktererhalt sowie die chirurgische Komplikationsrate. Insgesamt konnten 13 Studien mit über 3 500 Patienten in die Metaanalyse eingeschlossen werden. In 8 Studien kam eine konventionell-fraktionierte 5-FU-basierte neoadjuvante Radiochemotherapie zur Anwendung, in den übrigen 5 Studien erfolgte eine intensivierte Therapie mit Irinotecan oder Oxaliplatin. Das mediane Follow-up der Studien schwankte zwischen 27 Monaten und 4,9 Jahren, Indikation für die neoadjuvante Radiochemotherapie war in den meisten Fällen ein lokal fortgeschrittenes Tumorstadium (cT3/4, cN0/ N+). Im Ergebnis zeigten die Studien mit einem längeren Zeitintervall zwischen Radiochemotherapie und der Operation (> 6–8 Wochen) einen signifikanten Anstieg der Rate an pCR von 13,7 % auf 19,5 %. Hinsichtlich Gesamtüberleben, krankheitsfreiem Überleben, R0-Resektionsrate, der Rate an Sphinktererhalt und den Komplikationsraten zeigten sich keine signifikanten Unterschiede zwischen Patienten mit kürzerem oder längerem Therapieintervall. Somit bestätigen nun auch Metaanalysedaten unter Würdigung der aktuellen Literatur, dass eine Verlängerung des Zeitintervalls zwischen Ende der Radiochemotherapie und der Operation über die üblichen 6–8 Wochen hinaus mit einer höheren Rate an pathologischem Komplettabsprechen einhergeht, ohne die perioperative Morbidität zu erhöhen [22]. Dabei dürften diese Ergebnisse vor allem deswegen als besonders „robust" angesehen werden, da die analysierten Studienpopulationen hinsichtlich Einschlusskriterien (cTNM-basiertes Tumorstadium) und durchgeführter Intervention (standardisierte Radiochemotherapie) relativ homogen waren. Gestützt werden die aktuellen Daten durch eine bereits 2013 publizierte Literaturübersicht [23]. Zwar waren für eine eindeutige Empfehlung die Ergebnisse der eingeschlossenen, meist retrospektiven Originalpublikationen zu widersprüchlich, jedoch zeichnete sich auch in dieser Arbeit in der Summe eine Tendenz ab: Ein verlängertes Therapieintervall bis zur Operation (> 6–8 Wochen) könnte bezüglich des Tumoransprechens vorteilhaft sein, ohne gleichzeitig die Morbidität des Eingriffs zu erhöhen. Dies wird durch Daten aus dem Dutch Surgical Colorectal Audit unterstützt, die nicht in das oben zitierte Review eingegangen ist. An über 1 500 eingeschlossenen Patienten konnten die Autoren nachweisen, dass eine Verlängerung des Intervalls zwischen Beginn der neoadjuvanten Radiochemotherapie und der Operation auf 15–16 Wochen (entspricht 10–11 Wochen nach Abschluss der neoadjuvanten Radiochemotherapie) in den höchsten Raten an pathologischem Komplettansprechen resultiert, wiederum ohne Erhöhung der chirurgischen Komplikationsrate [24].

Im Zusammenhang mit dem Tumoransprechen der neoadjuvanten Radiochemotherapie des Rektumkarzinoms ist auch eine weitere 2016 publizierte Studie relevant, die sich mit der Watch-and-Wait-Strategie auseinandersetzt [25]. Insgesamt kann laut Literatur bei bis zu 15 % der so behandelten Patienten eine pCR erreicht werden. Für dieses Kollektiv wurde federführend durch die Arbeitsgruppe um Habr-Gama, Brasilien, der Verzicht auf die Rektumresektion (sogenannte Watch-and-Wait-Strategie) als mögliche Therapieoption zur Vermeidung operationsassoziierter Komplikationen etabliert. Da klinische Informationen über das onkologische Outcome der Watch-and-Wait-Strategie für Patienten mit Complete Response weiterhin nur spärlich vorliegen, wurde unter anderem das Oncological Outcomes after Clinical Complete Response in Patients with Rectal Cancer-Projekt (OnCoRe) initiiert [25]. Hierbei handelt es sich um eine Kohortenstudie aus 4 benachbarten Krebszentren im Großraum Manchester, UK. Eingeschlossen waren alle Patienten mit einem histologisch gesicherten, nicht-metastasierten Rektumkarzinom, die in der Zeit zwischen Januar 2011 bis April 2013 eine 5-FU-basierte Langzeit-Radiochemotherapie erhalten hatten. Allen Patienten mit klinischer Complete Response wurde die Watch-and-Wait-Strategie angeboten, bei allen übrigen Patienten erfolgte die Indikationsstellung zur Rektumresektion. Nach einem medianen Follow-up von 33 Monaten nach Beginn der Radiochemotherapie zeigten 34 % der Watch-and-Wait-Gruppe ein Lokalrezidiv, wobei es sich 95 % der Fälle um ein rein mukosales Tumorwachstum handelte, bei 10 % der Patienten fanden sich parallel zum Lokalrezidiv auch Fernmetastasen. Von den nicht-metastasierten Patienten mit Lokalrezidiv erhielten 88 % eine Salvage-Therapie. In der gematchten Analyse zeigte sich mit 88 % vs. 75 % kein Unterschied im 3-Jahresrezidivfreien Überleben zwischen den Watch-and-Wait-Patienten und chirurgisch therapierten Patienten. Auch das 3-Jahres-Gesamtüberleben war mit 96 % vs. 87 % vergleichbar. Hingegen war das 3-Jahres-kolostomiefreie Überleben signifikant besser in der Watch-and-Wait-Gruppe. Zusammenfassend zeigt die Studie, dass bei Patienten mit Rektumkarzinom, die nach klinischer Complete Response im Rahmen einer Watch-and-Wait-Strategie behandelt wurden, in ca. ⅓ der Fälle mit einem Lokalrezidiv zu rechnen ist – hauptsächlich in den ersten 2 Jahren – wobei die überwiegende Mehrzahl dieser Patienten einer

1.6 Kolorektalchirurgie

sekundären Operation zugeführt werden kann. Auf der anderen Seite bedeuten diese Daten, dass mehr als 60 % der Patienten zum Zeitpunkt des 3-Jahres-Follow-up die Rektumresektion erspart bleibt und bei 25 % der Patienten eine permanente Kolostomie vermieden werden kann [25]. Dies sollte im Entscheidungsprozess im Rahmen der initialen Therapieplanung Berücksichtigung finden. Die Definition des Complete Response folgte dabei in der vorliegenden Studie den unter definierten klinisch-endoskopischen Kriterien der auf diesem Gebiet international führenden Arbeitsgruppe [26]. Weiterhin wenig definiert sind jedoch die notwendigen Nachsorgeuntersuchungen und -termine bei Anwendungen der Strategie. Die aktuelle deutsche Leitlinie „Kolorektales Karzinom" empfiehlt als Voraussetzung für eine Watch-and-Wait-Strategie eine „gründliche Aufklärung über die noch unzureichende Validierung dieses Vorgehens und die Bereitschaft des Patienten, sich einer sehr engmaschigen mindestens 5-jährigen Nachsorge zu unterziehen" [27].

Auch zur bildgebenden Beurteilung des Ansprechens auf die neoadjuvante Radiochemotherapie wurden aktuell Metaanalysedaten publiziert [28], die die diagnostischen Genauigkeiten der Magnetresonanztomografie (MRT), der transanalen Endosonografie (ERUS) und der Computertomografie (CT) im Restaging von Patienten mit lokal fortgeschrittenem Rektumkarzinom nach neoadjuvanter Therapie vergleichen. Hierbei wurde jeweils untersucht: die Genauigkeit (a) ein Complete Response zu erkennen, (b) eine Beteiligung des zirkumferenziellen Resektionsrandes (CRM) zu erkennen und (c) Lymphknotenmetastasen korrekt vorherzusagen, wobei die Histopathologie des Operationspräparates jeweils als Referenz galt. Unter Einschluss von 46 Studien und über 2 200 Patienten betrug die diagnostische Genauigkeit hinsichtlich Complete Response für die MRT 75 %, für die ERUS 82 % und für die CT von 83 %. Die diagnostische Genauigkeit in der Vorhersage einer T4-Situation oder einer CRM-Beteiligung betrug für die MRT 88 % und für die ERUS 94 %. Mangels Daten war eine Metaanalyse hinsichtlich T4-Situation oder CRM-Beteiligung für die CT nicht möglich. Die diagnostische Genauigkeit in der korrekten Vorhersage von Lymphknotenmetastasen betrug für die MRT und den ERUS je 72 % und für die CT 65 % *(Tab. 1)*.

Die bildgebenden Untersuchungsmodalitäten haben somit große Probleme in der Beurteilung des Ansprechens auf die neoadjuvante Therapie beim Rektumkarzinom. Dies ist hauptsächlich den therapiebedingten Veränderungen im Gewebe (Fibrose, Ödem, Entzündung, Nekrose) geschuldet, die nicht vom residuellen Tumor differenziert werden können. Leider zeigen die Ergebnisse (erwartungsgemäß), dass sämtliche bildgebenden Modalitäten ein komplettes Ansprechen auf die neoadjuvante Therapie zwar relativ sicher ausschließen, jedoch kaum bestätigen können.

Diesbezüglich konnten Habr-Gama und Mitarbeiter zeigen, dass komplettes Tumoransprechen weniger eine Domäne der Bildgebung als vielmehr eine klinisch-endoskopische Diagnose ist [26].

Tab. 1: Ergebnisse aus [28]

	Sensitivität (%)	Spezifität (%)	PPV (%)	NPV (%)	Accuracy (%)
MRT - Complete Response - T4 oder CRM(+) - LK-Metastasen	95 (87–98) 78 (61–90) 59 (48–70)	31 (14–56) 91 (80–96) 77 (67–84)	83 (77–87) 60 (46–73) 46 (38–54)	47 (32–62) 96 (91–98) 83 (79–87)	75 (72–78) 88 (86–90) 72 (68–76)
ERUS - Complete Response - T4 oder CRM(+) - LK-Metastasen	97 (90–99) 69 (45–86) 53 (42–65)	30 (16–49) 96 (91–98) 80 (73–86)	86 (80–90) 61 (35–82) 55 (42–67)	42 (19–68) 95 (95–98) 79 (74–84)	82 (79–85) 94 (92–96) 72 (69–75)
CT - Complete Response - LK-Metastasen	96 (92–98) 60 (47–72)	21 (7.0–49) 66 (58–74)	86 (80–91) 34 (26–43)	53 (31–74) 85 (79–90)	83 (79–88) 65 (59–70)

Endoskopische Zeichen einer Complete Response wären demnach:

- weißliche Veränderung der Mucosa im ehemaligen Tumorbereich,
- Teleangiektasien der Rektummukosa im ehemaligen Tumorbereich,
- palpatorischer Verlust der „Geschmeidigkeit" im Bereich der Tumornarbe.

Hiernach sollte daher Complete Response nach neoadjuvanter Radiochemotherapie immer dann angenommen werden, wenn der Tumor weder „getastet noch gesehen" werden kann. Im Umkehrschluss muss der Nachweis eines Ulcus, eines palpablen Knotens oder einer Stenose im Rektum als sicheres Zeichen eines residuellen Tumors gewertet werden [26].

4 Akute Appendizitis

4.1 Antibiotische Therapie vs. Appendektomie bei unkomplizierter Appendizitis

Da in der chirurgischen Lehre die Auffassung vertreten wird, dass die akute Appendizitis unweigerlich zur Perforation voranschreitet, stellt die notfallmäßige Appendektomie seit mehr als hundert Jahren die Standardtherapie bei (vermuteter) akuter Appendizitis dar. Diese Auffassung geht jedoch auf die prä-antibiotische Ära Ende des 19. Jahrhunderts zurück: ohne Antibiotikum rettet nur die Appendektomie das Leben des Betroffenen, indem sie das Risiko einer unkontrollierten abdominellen und pelvinen Sepsis reduziert. Mehrere aktuelle Studien unterstützen jedoch die These einer antibiotische Therapie anstatt der Operation in der Therapie der Appendizitis. Aktuell wird zu dieser Thematik eine Metaanalyse vorgestellt [29]. Eingeschlossen waren ausschließlich randomisiert-kontrollierte Studien, die die antibiotische Therapie mit der Appendektomie bei unkomplizierter Appendizitis verglichen. Hierbei wurden als Endpunkte Minor- und Major-Komplikationen, ein vermutetes oder bestätigtes Appendizitisrezidiv sowie die Notwendigkeit der Appendektomie innerhalb 1 Monats nach Intervention analysiert. Unter Einschluss von insgesamt 5 Studien mit 1 116 Patienten fand sich keine unterschiedliche Rate an Minor- und Major-Komplikationen zwischen beiden Interventionsarmen. In der Gruppe der initial antibiotisch behandelten Patienten mussten 8,5 % innerhalb eines Monats doch appendektomiert werden, 23 % der Patienten präsentierten sich binnen eines Jahres nach Intervention mit einem Appendizitisrezidiv. Das Intervall zwischen antibiotischer Therapie bis zum Appendizitisrezidiv schwankte zwischen 3,4 und 7,0 Monaten. Appendektomierte Patienten hatten einen geringgradig reduzierten stationären Aufenthalt, die Dauer der Krankschreibung war dagegen bei den antibiotisch behandelten Patienten etwas geringer.

Die vorliegende Metaanalyse bestätigt somit für die initial konservativ-antibiotische Therapie der Appendizitis eine deutlich reduzierte Rate an notwendigen Appendektomien innerhalb des ersten Monats und eine 4 Tage kürzere Krankschreibung. Diese Vorteile müssen abgewogen werden gegenüber einer etwa 23 %igen Rate an Rezidiv-Appendektomien innerhalb des ersten Jahres und eines um 0,5 Tage verlängertem stationären Aufenthaltes in dieser Gruppe [29]. Je nach Patientenpräferenz halten sich diese Vor- und Nachteile die Waage, in jedem Fall scheint ein Aufschub einer Appendektomie bei nicht-perforierter Appendizitis für den Patienten aber ohne erhöhtes Risiko möglich, sofern antibiotisch behandelt wird.

Bereits im vorangegangenen Band dieses Buches konnten wir an dieser Stelle die Ergebnisse einer großen multizentrischen Nichtunterlegenheits-Studie zur antibiotischen Therapie der akuten Appendizitis vorstellen [30]. Zwar konnte bei einer Versagerquote von 27 % die Nichtunterlegenheit der antibiotischen Therapie gegenüber der Appendektomie bei unkomplizierter Appendizitis knapp nicht bestätigt werden. Trotzdem blieben knapp 73 % der antibiotisch behandelten Patienten während des 12-monatigen Follow-up „Appendektomie-frei" und keiner der antibiotisch behandelten Patienten erlitt eine ernsthafte Komplikation durch die verzögert durchgeführte Appendektomie. Bei der Indikationsstellung zur Appendektomie bei unkomplizierter Appendizitis könnte sich daher ein Paradigmenwechsel hin zu einer partizipativen Entscheidungsfindung ergeben: Patienten, die einer Operation kritisch gegenüberstehen oder ein hohes Narkoserisiko aufweisen, könnte ein antibiotischer Therapieversuch angeboten werden, wohingegen Patienten, die ein Appendizitisrezidiv fürchten (z. B. häufige Auslandsaufenthalte), eine primäre Appendektomie empfohlen werden sollte.

4.2 Art des Appendixstumpfverschlusses bei der laparoskopischen Appendektomie

Die Art des Appendixstumpfverschlusses ist der am intensivsten diskutierte technische Aspekt der laparoskopischen Appendektomie, da hiervon möglicherweise spezifische Komplikationen (z. B. Appendixstumpfinsuffizienz, Rate an intraabdominellen Abszessen) abhängen könnten. Zum Appendixstumpfverschluss können Endoloops oder Endostapler verwendet werden. Aktuell wurde eine prospektive Beobachtungsstudie zum Vergleich beider Techniken hinsichtlich infektiöser Komplikationen nach laparoskopischer Appendektomie bei akuter Appendizitis präsentiert [31]. Hierzu wurden multizentrisch alle konsekutiven Patienten identifiziert, die aufgrund einer komplizierten oder unkomplizierten Appendizitis laparoskopisch operiert wurden. Primärer Endpunkt war das Auftreten infektiöser/lokal-septischer Komplikationen in Abhängigkeit des durchgeführten Appendixstumpfverschlusses. Von den in die Studie eingeschlossenen knapp 1 400 Patienten erfolgte in 77 % der Fälle der Appendixstumpfverschluss mittels Endoloop, bei den übrigen 23 % mittels Endostapler. Kamen Endoloops zur Anwendung, wurden in der Hälfte der Fälle 2 proximale Loops platziert. Die mediane Operationszeit unterschied sich nicht in Abhängigkeit des gewählten Appendixstumpfverschlusses (Endoloop: 42,0 vs. Endostapler: 44,0 min). Ein oberflächlicher Wundinfekt zeigte sich bei 2 % der Patienten nach unkomplizierter Appendizitis und bei knapp 1 % der Patienten nach komplizierter Appendizitis. Die intraabdominelle Abszessrate lag bei 1,9 % nach unkomplizierter und bei 11 % nach komplizierter Appendizitis. Die Art des Appendixstumpfverschlusses hatte dabei weder in der univariaten, noch in der multivariaten Regressionsanalyse Einfluss auf die Rate an jeglichen infektiösen Komplikationen oder die Rate an intraabdominellen Abszessen. Auch die Anzahl der verwendeten Endoloops blieb ohne Einfluss auf infektiöse Komplikationen. Hinsichtlich der Ausbildung jeglicher infektiöser Komplikationen konnte in der multivariaten Analyse lediglich das Vorliegen einer komplizierten Appendizitis (3-fach erhöhtes Risiko) und eine präoperative Leukozytose $> 14 \times 10^9/L$ (1,6-fach erhöhtes Risiko) identifiziert werden. Für die Ausbildung eines intraabdominellen Abszesses war ausschließlich das Vorliegen einer komplizierten Appendizitis prädiktiv (6-fach erhöhtes Risiko).

Somit zeigt sich in der vorliegenden Arbeit der Schweregrad der Appendizitis als hauptsächlicher Risikofaktor für die Ausbildung von infektiösen Komplikationen. Dagegen bleibt die Durchführung des Appendixstumpfverschlusses ohne Einfluss auf postoperative infektiöse oder lokalseptische Komplikationen [31]. Dies steht in Einklang mit einer kürzlich publizierten prospektiven Studie [32].

Insgesamt scheint die Datenlage zur Frage Endoloop vs. Endostapler jedoch weiterhin kontrovers. Aus dem Jahr 2006 liegt ein systematisches Review vor, welches schlussfolgert, dass bei Anwendung eines Endostaplers die Wundinfektionsrate reduziert ist [33]. Vergleichbar hiermit favorisiert auch eine große prospektive Datenbankanalyse unter Einschluss fast 6 500 Patienten aufgrund eines geringeren Risikos intraabdomineller Abszesse bei nicht-perforierter Appendizitis den Einsatz von Endostaplern [34]. Demgegenüber steht ein weiterer Übersichtsartikel aus dem Jahr 2009, der unter Einschluss von 5 randomisierten Studien aus Kostengründen zum Appendixstumpfverschluss die Verwendung von Endoloops empfiehlt, da dies mit einer vergleichbaren Rate an perioperativen Komplikationen und intraabdominellen Abszessen wie der Endostapler-Verschluss einhergeht [35].

5 Chronisch-entzündliche Darmerkrankungen

5.1 Ileorektostomie vs. ileoanaler Pouch bei Colitis ulcerosa

Etwa 20–30 % der Patienten mit Colitis ulcerosa bedürfen im Rahmen des Krankheitsverlaufs der Kolektomie, wobei die Rekonstruktion – auch in Abhängigkeit der Dringlichkeit des Eingriffs – als ileoanaler Pouch (IPAA) oder als Ileorektostomie (IRA) durchgeführt werden kann. Beide Operationsverfahren haben ihre spezifischen Komplikationen, Risiken sowie Auswirkungen auf die Lebensqualität. Nicht abschließend geklärt ist, ob der postoperative Zugewinn an Lebensqualität bedingt ist durch die Beseitigung der Grunderkrankungen oder relevant mit der Rekonstruktionsform in Verbindung steht. Obwohl in nationalen und internationalen Leitlinien als Standardeingriff favorisiert, hat die IPAA vor allem durch die technische Komplexität des Eingriffs, eine möglicherweise herabgesetzte Fertilität und beeinträchtigte Sexualfunktion auch Nachteile. Hinzu kommen langfristig Probleme einer möglichen Pouchitis. Daher kommt in der klinischen Praxis häufig noch die IRA zur Anwendung, wobei wenig über deren langfristiges Outcome und Versagerquote bekannt ist. Ziel einer aktuell publizierten Arbeit war die Erhebung der kumulativen Inzidenz und prognostischer Faktoren, die mit einem Versagen der IRA nach Kolektomie wegen Colitis ulcerosa einhergehen [36]. Primärer Endpunkt war ein Versagen der IRA („IRA Failure"), definiert als Notwendigkeit der sekundären Proktokolektomie oder dem Auftreten eines Rektumkarzinoms im belassenen Rektumstumpf. Insgesamt konnten mittels Datenbankanalyse 343 Patienten ausgewertet werden. Das mediane Follow-up nach IRA betrug knapp 11 Jahre, die mediane Dauer zwischen CED-Diagnose und IRA betrug 2,4 Jahre. Hauptindikation zur Operation war die schwere, akute Colitis. Die „IRA Failure"-Rate betrug 27 % nach 10 Jahren bzw. 40 % nach 20 Jahren Follow-up. Das mediane Überleben ohne „IRA Failure" errechnete sich auf 26,8 Jahre. Bei 30 % der Patienten musste die sekundäre Proktektomie erfolgen: In 66 % der Fälle aufgrund einer refraktären Proktitis, in 18 % der Fälle aufgrund eines Rektumkarzinoms. Das Risiko eines Rektumkarzinoms im belassenen Rektumstumpf errechnete sich auf 3,2 % nach 10 Jahren bzw. auf 7,4 % nach 20 Jahren und war signifikant höher bei Patienten, bei denen die initiale Kolektomie aufgrund einer Neoplasie durchgeführt worden war (22,8 %, P = 0,0002). In der multivariaten Analyse bestätigten sich die Art der medikamentösen Behandlung vor der Kolektomie und die Indikation zur Kolektomie als unabhängige Risikofaktoren eines „IRA Failure". So war die kombinierte Therapie mit Immunsuppressiva + TNFalpha-Antikörpern vor der Kolektomie mit einem erhöhten Risiko des „IRA Failure" behaftet (3-fach erhöhtes Risiko); die akute Colitis als Indikation zur Kolektomie war hingegen ein protektiver Faktor hinsichtlich „IRA Failure", verglichen mit Patienten, die wegen refraktärer Colitis operiert werden mussten (Risikoreduktion auf 0,6-faches Risiko).

Die aktuellen Daten deuten somit auf ein insgesamt hohes Risiko für ein Versagen der Ileorektostomie bei Patienten mit Colitis ulcerosa. Insbesondere bei Patienten, bei denen die Kolektomie aufgrund einer refraktären Colitis erfolgte oder bei denen bereits multiple Immunsuppressiva zur Kontrolle der Kolitis zum Einsatz kamen, sollte eine IRA-Operation aufgrund der hohen Rate an Proktitiden oder Rektumkarzinomen im belassenen Rektum vermieden werden [36]. Dieses Patientenkollektiv scheint besser mit einem ileoanalen Pouch versorgt. Auf der anderen Seite scheint für Patienten, bei denen die Kolektomie aufgrund einer akuten, schweren Colitis erfolgte, eine IRA-Operation aufgrund eines geringeren „IRA-Failure" in diesem Kollektiv eine gute Alternative zum ileoanalen Pouch zu sein. Diesen Patienten könnten daher die „Langzeit-Probleme" des IPAA (z. B. herabgesetzte Fertilität, beeinträchtigte Sexualfunktion, Pouchitis) erspart werden. Daher sollte durchaus die Indikation zum Eingriff bei der Art der geplanten Rekonstruktion Berücksichtigung finden.

5.2 Lebensqualität von Patienten mit (permanentem) Ileostoma

Bei den chronisch-entzündlichen Darmerkrankungen haben Fortschritte in der chirurgischen Technik (z. B. ileoanaler Pouch, IPAA), neue immunsuppressive Medikamente und ein besseres Verständnis der Biologie der jeweiligen Erkrankung es ermöglicht, in vielen Fällen ein permanentes Stoma zu vermeiden. In bestimmten Situationen, z. B. schwerem analen Crohnbefall, Versagen des ileoanalen Pouches nach IPAA-Operation oder bei vorbestehender Stuhlinkontinenz, kann ein endgültiges Stoma jedoch weiterhin notwendig werden. Obwohl in der Literatur einige Daten zum kurz- und mittelfristigen Einfluss der Stomaanlage auf die Lebensqualität vorliegen, ist bisher wenig über deren Langzeitauswirkungen bekannt. Dies wird nun durch eine aktuelle Studie untersucht, die gesundheitsrelevante Lebensqualität von Patienten mit permanentem, endständigem Ileostoma im Langzeitverlauf mit derer der Allgemeinbevölkerung vergleicht [37]. Neben demographischen, klinischen und Stoma-abhängigen Faktoren wurde hierzu die Lebensqualität mittels verschiedener anerkannter Fragebögen erhoben. Die Ergebnisse bestätigten bei insgesamt 63 % der befragten Patienten Lebensqualitäteinschränkende, Stoma-abhängige Beschwerden: Hautirritationen und Dermatitis (37 %), sistierende Förderung/ Subileusbeschwerden (17 %) oder Beschwerden durch parastomale Hernien (14 %). Etwa ⅓ der Stomaträger bedurfte in regelmäßigen Abständen der Hilfe eines Stomatherapeuten, ebenfalls ⅓ der Patienten beurteilte die Lage des Stomas als unglücklich. Hauptsorge der befragten Patienten im Alltag war die Angst vor einem akzidenziellen Lösen des Stomabeutels (60 %), die Notwendigkeit, regelmäßig den Beutel leeren zu müssen (47 %) sowie unangenehmer Geräusche (34 %). Insgesamt war die generische und gesundheitsbezogene Lebensqualität von Stomaträgern gegenüber der Vergleichspopulation in allen Summery Scores und vielen Subskalen reduziert. Auch eine mögliche „Gewöhnung" an das Stoma und die damit assoziierten Beschwerden wurden mit der vorliegenden Studie untersucht. Hierbei zeigte sich, dass sich die Lebensqualität mit zunehmender Dauer des bestehenden Stomas etwas, jedoch nicht bedeutsam besserte.

Die Studie belegt somit eindrücklich die im Langzeitverlauf durch ein dauerhaftes Stoma hervorgerufenen Sorgen und Belastungen betroffener Patienten und die damit einhergehende signifikant reduzierte Lebensqualität im Vergleich zur Normalbevölkerung. Insbesondere Stoma-Versorgungsprobleme, die wiederholte Notwendigkeit zur Inanspruchnahme von Stomatherapeuten und verschiedene durch das Stoma hervorgerufene Mangelerscheinungen (Elektrolytverlust, Vitaminmangel) sind Hauptfaktoren, die die Lebensqualität negativ beeinflussen [37].

Literatur

[1] O'Sullivan GC, Murphy D, O'Brien MG et al.: Laparoscopic management of generalized peritonitis due to perforated colonic diverticula. American journal of surgery 1996; 171: 432–434.

[2] Thornell A, Angenete E, Bisgaard T et al.: Laparoscopic Lavage for Perforated Diverticulitis With Purulent Peritonitis: A Randomized Trial. Annals of internal medicine 2016; 164: 137–145.

[3] Angenete E, Thornell A, Burcharth J et al.: Laparoscopic Lavage Is Feasible and Safe for the Treatment of Perforated Diverticulitis With Purulent Peritonitis: The First Results From the Randomized Controlled Trial DILALA. Annals of surgery 2016; 263: 117–122

[4] Schultz JK, Yaqub S, Wallon C et al.: Laparoscopic Lavage vs Primary Resection for Acute Perforated Diverticulitis: The SCANDIV Randomized Clinical Trial. JAMA 2015; 314: 1364–1375.

[5] Vennix S, Musters GD, Mulder IM et al.: Laparoscopic peritoneal lavage or sigmoidectomy for perforated diverticulitis with purulent peritonitis: a multicentre, parallel-group, randomised, open-label trial. Lancet (London, England) 2015; 386: 1269–1277.

[6] Daniels L, Unlu C, de Korte N et al.: Randomized clinical trial of observational versus antibiotic treatment for a first episode of

CT-proven uncomplicated acute diverticulitis. The British journal of surgery 2017; 104: 52–61.

[7] Chabok A, Pahlman L, Hjern F et al.: Randomized clinical trial of antibiotics in acute uncomplicated diverticulitis. The British journal of surgery 2012; 99: 532–539.

[8] Ramphal W, Schreinemakers JM, Seerden TC et al.: What is the Risk of Colorectal Cancer After an Episode of Acute Diverticulitis in Conservatively Treated Patients? Journal of clinical gastroenterology 2016; 50: e35–39.

[9] Devaraj B, Liu W, Tatum J et al.: Medically Treated Diverticular Abscess Associated With High Risk of Recurrence and Disease Complications. Diseases of the colon and rectum 2016; 59: 208–215.

[10] Bertelsen CA, Neuenschwander AU, Jansen JE et al.: Disease-free survival after complete mesocolic excision compared with conventional colon cancer surgery: a retrospective, population-based study. The Lancet Oncology 2015; 16: 161–168.

[11] Bertelsen CA, Neuenschwander AU, Jansen JE et al.: Short-term outcomes after complete mesocolic excision compared with 'conventional' colonic cancer surgery. The British journal of surgery 2016; 103: 581–589.

[12] Merkel S, Weber K, Matzel KE et al.: Prognosis of patients with colonic carcinoma before, during and after implementation of complete mesocolic excision. The British journal of surgery 2016; 103: 1220–1229.

[13] Munkedal DL, Laurberg S, Hagemann-Madsen R et al.: Significant Individual Variation Between Pathologists in the Evaluation of Colon Cancer Specimens After Complete Mesocolic Excision. Diseases of the colon and rectum 2016; 59: 953–961.

[14] Cao F, Li J, Li F. Mechanical bowel preparation for elective colorectal surgery: updated systematic review and meta-analysis. International journal of colorectal disease 2012; 27: 803–810.

[15] Cannon JA, Altom LK, Deierhoi RJ et al.: Preoperative oral antibiotics reduce surgical site infection following elective colorectal resections. Diseases of the colon and rectum 2012; 55: 1160–1166.

[16] Kim EK, Sheetz KH, Bonn J et al.: A statewide colectomy experience: the role of full bowel preparation in preventing surgical site infection. Annals of surgery 2014; 259: 310–314.

[17] Althumairi AA, Canner JK, Pawlik TM et al.: Benefits of Bowel Preparation Beyond Surgical Site Infection: A Retrospective Study. Annals of surgery 2016; 264: 1051–1057.

[18] Collin A, Jung B, Nilsson E et al.: Impact of mechanical bowel preparation on survival after colonic cancer resection. The British journal of surgery 2014; 101: 1594–1600.

[19] Chen M, Song X, Chen LZ et al.: Comparing Mechanical Bowel Preparation With Both Oral and Systemic Antibiotics Versus Mechanical Bowel Preparation and Systemic Antibiotics Alone for the Prevention of Surgical Site Infection After Elective Colorectal Surgery: A Meta-Analysis of Randomized Controlled Clinical Trials. Diseases of the colon and rectum 2016; 59: 70–78.

[20] Facy O, Paquette B, Orry D et al.: Diagnostic Accuracy of Inflammatory Markers As Early Predictors of Infection After Elective Colorectal Surgery: Results From the IMACORS Study. Annals of surgery 2016; 263: 961–966.

[21] Singh PP, Zeng IS, Srinivasa S et al.: Systematic review and meta-analysis of use of serum C-reactive protein levels to predict anastomotic leak after colorectal surgery. The British journal of surgery 2014; 101: 339–346.

[22] Petrelli F, Sgroi G, Sarti E et al.: Increasing the Interval Between Neoadjuvant Chemoradiotherapy and Surgery in Rectal Cancer: A Meta-analysis of Published Studies. Annals of surgery 2016; 263: 458–464.

[23] Foster JD, Jones EL, Falk S et al.: Timing of surgery after long-course neoadjuvant chemoradiotherapy for rectal cancer: a systematic review of the literature. Diseases of the colon and rectum 2013; 56: 921–930.

[24] Sloothaak DA, Geijsen DE, van Leersum NJ et al.: Optimal time interval between neoad-

juvant chemoradiotherapy and surgery for rectal cancer. The British journal of surgery 2013; 100: 933–939.

[25] Renehan AG, Malcomson L, Emsley R et al.: Watch-and-wait approach versus surgical resection after chemoradiotherapy for patients with rectal cancer (the OnCoRe project): a propensity-score matched cohort analysis. The Lancet Oncology 2016; 17: 174–183.

[26] Habr-Gama A, Perez RO, Wynn G et al.: Complete clinical response after neoadjuvant chemoradiation therapy for distal rectal cancer: characterization of clinical and endoscopic findings for standardization. Diseases of the colon and rectum 2010; 53: 1692–1698.

[27] Pox C, Aretz S, Bischoff SC et al.: S3-guideline colorectal cancer version 1.0. Zeitschrift fur Gastroenterologie 2013; 51: 753–854.

[28] de Jong EA, ten Berge JC, Dwarkasing RS et al.: The accuracy of MRI, endorectal ultrasonography, and computed tomography in predicting the response of locally advanced rectal cancer after preoperative therapy: A metaanalysis. Surgery 2016; 159: 688–699.

[29] Sallinen V, Akl EA, You JJ et al.: Meta-analysis of antibiotics versus appendicectomy for non-perforated acute appendicitis. The British journal of surgery 2016; Epub ahead of print.

[30] Salminen P, Paajanen H, Rautio T et al.: Antibiotic Therapy vs Appendectomy for Treatment of Uncomplicated Acute Appendicitis: The APPAC Randomized Clinical Trial. Jama 2015; 313: 2340–2348.

[31] van Rossem CC, van Geloven AA, Schreinemacher MH et al.: Endoloops or endostapler use in laparoscopic appendectomy for acute uncomplicated and complicated appendicitis: No difference in infectious complications. Surgical endoscopy 2017; 31: 178–184.

[32] Beldi G, Muggli K, Helbling C et al.: Laparoscopic appendectomy using endoloops: a prospective, randomized clinical trial. Surgical endoscopy 2004; 18: 749–750.

[33] Kazemier G, in't Hof KH, Saad S et al.: Securing the appendiceal stump in laparoscopic appendectomy: evidence for routine stapling? Surgical endoscopy 2006; 20: 1473–1476.

[34] Beldi G, Vorburger SA, Bruegger LE et al.: Analysis of stapling versus endoloops in appendiceal stump closure. The British journal of surgery 2006; 93: 1390–1393.

[35] Sajid MS, Rimple J, Cheek E et al.: Use of endo-GIA versus endo-loop for securing the appendicular stump in laparoscopic appendicectomy: a systematic review. Surgical laparoscopy, endoscopy & percutaneous techniques 2009; 19: 11–15.

[36] Uzzan M, Cosnes J, Amiot A et al.: Long-term Follow-up After Ileorectal Anastomosis for Ulcerative Colitis: A GETAID/GETAID Chirurgie Multicenter Retrospective Cohort of 343 Patients. Annals of surgery 2016; Epub ahead of print.

[37] Schiergens TS, Hoffmann V, Schobel TN et al.: Long-term Quality of Life of Patients With Permanent End Ileostomy: Results of a Nationwide Cross-Sectional Survey. Diseases of the colon and rectum 2017; 60: 51–60.

1.7 Was gibt es Neues in der Leberchirurgie?

G. A. Stavrou, V. S. A. Habbel, J. I. Ahrend, J. M. Ceron, M. J. Lipp, K. J. Oldhafer

1 Einleitung

Die Leberchirurgie hat sich auch in den letzten 2 Jahren in vielen Bereichen wie z. B. der Traumaversorgung oder auch der präoperativen Bildgebung stetig weiterentwickelt und einen immer größeren Raum in der chirurgischen Onkologie eingenommen. Einen kompletten Überblick zu geben, ist nicht möglich. In dieser Arbeit möchten wir uns auf die Themen Qualität in der Leberchirurgie, technische Entwicklungen (Laparoskopie, Hypertrophiekonzepte) sowie die Beschäftigung mit dem onkologischen Outcome konzentrieren. Die Grundlage dieser Arbeit stellt eine Auswahl der – aus unserer Sicht –wichtigsten Publikationen des letzten Jahres dar.

2 Indikation zur Leberchirurgie

Neben den klassischen Indikationen wie primären Lebertumoren und kolorektalen Lebermetastasen, die in den letzten Jahren eine deutliche Ausweitung erfahren konnten, kommen mit der Weiterentwicklung der chemotherapeutischen Optionen auch immer mehr die Metastasen von Mammakarzinomen in die Diskussion für eine operative Therapie – diese ist bislang sehr kontrovers. Ein interessanter Ansatz der Arbeitsgruppe um Pawlik aus Johns Hopkins aus 2016 [1] beleuchtet die Frage, ob die chirurgische Resektion mit adjuvanter Chemotherapie aus Kostengründen bevorzugt werden sollte, im Vergleich zur alleinigen Chemotherapie bei resektablen Lebermetastasen. Ein Entscheidungs-Analyse-Model wurde konzipiert, um die Kosten-Effekte von Leberresektion mit adjuvanter Systemtherapie (Strategie A) vs. lediglicher konventioneller Therapie (Strategie B) vs. Target-Therapie = neuere Therapien (Strategie C) zu evaluieren. Die Auswirkungen der Verwendung von verschiedenen Chemotherapie-Regimen mit positivem Östrogen-Rezeptor und EGFR-2-Status wurden ebenfalls beurteilt. Der Outcome beinhaltete die „qualitätsangepassten" Lebensmonate (QALMS= Quality-Adjusted Life Months), das inkrementelle Kosten-Nutzen-Verhältnis und das Net-Health-Benefit (NHB = Netto-Gesundheits-Benefit). Durch alle Modelle der Berechnung, in denen die Leberresektion mit adjuvanter Standardtherapie mit den entsprechenden Systemtherapien verglichen wurde, war der Gewinn an QUALMS deutlich, auch in der Berechnung des Parameters NHB auf die QUALMS zeigte sich ein deutlicher Benefit für die OP, dieser war nur in der Gruppe der HER2/neu positiven Tumore geringer. Als Hauptfaktor für den Einfluss auf das NHB im Vergleich der Strategien konnten die Kosten der Systemtherapie identifiziert werden. Zusammenfassend konnte gezeigt werden, dass die Leberresektion plus konventioneller Chemotherapie für ER-negative Tumore deutlich effektiver war als die alleinige Systemtherapie. Für Patienten mit HER2/neu + Tumoren ergab sich ein vergleichbares Ergebnis für die Resektion plus Chemotherapie im Vergleich zur alleinigen Systemtherapie, sodass in dieser Gruppe eine genaue Evaluation zur Chirurgie erfolgen sollte. Die neuen Systemtherapien mit Palbociclib oder Pertuzumab bei Patienten mit resektablem Befund zeigten sich nicht kosteneffektiv.

Fazit

Auch wenn Kosteneffektivität kein unbedingter Parameter für die Entscheidung über eine Thera-

1.7 Leberchirurgie

pie sein kann, sind diese Ergebnisse sicherlich für die weitere Diskussion über operatives Vorgehen bei Lebermetastasen des Mammakarzinoms wichtig. Es scheint doch immer mehr klar zu werden, dass auch Patientinnen mit Lebermetastasen eines Mammakarzinoms enorm von einer in ein interdisziplinäres Konzept eingebetteten Leberresektion profitieren – zudem ist diese Therapie bei gleicher/besserer Effektivität günstiger als moderne Systemtherapien.

2 Prä- und intraoperative Diagnostik in der Leberchirurgie

Die Verlässlichkeit der präoperativen Bildgebung bei kolorektalen Lebermetastasen (CRLM) wurde in einer sehr gut konzipierten japanischen Studie um Arita et al. [2] aus Tokio untersucht. In erster Linie ging es dabei um die Frage, ob in Anbetracht einer hochwertigen Bildgebung auf die intraoperative Sonografie ggf. mit Kontrastmittel (IOUS/CEIOUS) verzichtet werden kann. Unter der Annahme, dass die in der Literatur als neuer Goldstandard avisierte MRT-Untersuchung mit hepatozytenspezifischem Kontrastmittel das genaueste Verfahren ist, wurde ein striktes präoperatives Bildgebungsprotokoll aus CT/MRT verfolgt, intraoperativ wurden IOUS und CEIOUS (intraoperative ultrasound/contrast-enhanced intraoperative ultrasound) durchgeführt. Als Goldstandard diente die Histologie. Es wurden insgesamt 100 Patienten vollständig untersucht und ausgewertet. Präoperativ wurden 242 Läsionen beschrieben, die intraoperativ zugeordnet werden konnten. IOUS identifizierte 25 weitere Läsionen, durch CEIOUS konnten 21 davon als Metastasen identifiziert werden. Damit konnten bei 16 % der Patienten intraoperative neue Herde gesichert werden, die in 14 % zu einer Änderung der Resektionsstrategie führten. Betrachtet man die Sensitivitäten und positiven prädiktiven Werte der einzelnen Methoden, waren CT (81 %, 99 %) und MRT (82 %, 99 %) nicht weit voneinander entfernt, der IOUS/CEIOUS aber mit 99 % und 97 % deutlich überlegen.

In Zusammenfassung bleibt es bei der Notwendigkeit einer guten präoperativen Bildgebung, diese ist aber keineswegs in der Lage, die intraoperative Ultraschalluntersuchung zu ersetzen. Insbesondere der neu verfügbare intraoperative Kontrastmittelultraschall hat einen hohen Stellenwert und wird künftig weitere Verbreitung finden.

Fazit

Als Leberchirurg bleibt die Beherrschung des intraoperativen Ultraschalls weiterhin essenziell, das MRT kann die intraoperative Überprüfung der Resektionsstrategie nicht ersetzen und ist in seiner Aussage auch nicht wesentlich besser als ein gutes CT. Daher kann es auch nur begrenzt als Goldstandard der präoperativen Bildgebung angesehen werden. Der CEIOUS hat Potenzial, zur Standarduntersuchung intraoperativ zu werden, da er gut durchführbar ist – dafür bleibt noch die Entwicklung neuer Kontrastmittel abzuwarten.

3 Resektionstechnik

In den letzten Jahren hat die Industrie immer mehr neue elektrochirurgische Geräte entwickelt, die durch ihre Versiegelungstechnik die Leberchirurgie erleichtern sollen. Trotz wenig verfügbarer Daten haben sie eine weite Verbreitung erfahren, in einer in 2016 publizierten randomisierten multizentrischen klinischen Studie aus Japan von Ichida et al. [3] konnte die Überlegenheit der Kombination eines modernen Versiegelungs-Devices (UAD = ultrasonically activated device oder BVSD = bipolar vessel sealing device) in Kombination mit der Crush-Clamping-Methode bezogen auf den Blutverlust während der Parenchymdurchtrennung bei Leberresektionen nun belegt werden.

Dabei wurden im Rahmen einer einfach verblindeten, randomisierten 2-Center-Studie 380 Patienten im Zeitraum von Juli 2012 bis Mai 2014 in die Studie eingeschlossen. Die Patienten wurden dabei 3 Gruppen zugewiesen: Kontrollgruppe „Crush-Clamping", „UAD + Crush-Clamping" und „BVSD + Crush Clamping". Als UAD wurde Harmonic FOCUS® von Ethicon verwendet, als BVSD das LigaSure® von Coviden/Medtronic.

Bisherige Daten zeigen einen signifikanten Vorteil bei der Reduktion der Operationszeit und der postoperativen Galleleckagen durch den Einsatz von Vessel-Sealing-Devices. Primärer Endpunkt dieser Studie war die Reduktion des intraoperativen Blutverlustes während der Parenchymdurchtrennung. Sekundäre Endpunkte waren u. a. die Resektionszeit, die Gesamtdauer des Eingriffs, die Anzahl der intraoperativ verabreichten Erythrozytenkonzentrate, die Länge des postoperativen Krankenhausaufenthaltes und die perioperative Mortalität. Die Leberkapselinzision erfolgte in der Kontrollgruppe mittels HF-Strom. Die Parenchymdurchtrennung erfolgte in allen Gruppen unter intermittierendem Pringle-Maneuver. Gefäßstrukturen über 2 mm Durchmesser wurden dabei in allen 3 Gruppen selektiv ligiert (3/0 oder 4/0 Ligatur). Nur Gefäßstrukturen unter 2 mm wurden mittels der eingesetzten Sealing-Devices verschlossen. In allen Gruppen wurde die Resektionsfläche am Ende der Resektion mittels Fibrinkleber benetzt sowie eine Drainage am Resektionsrand platziert. Der mediane Blutverlust während der Lebertranssektionsphase war in den Sealing-Device-Gruppen mit 190 ml (Range 0–3 575 ml) signifikant geringer als in der Kontrollgruppe (230 ml, Range 3–1 570 ml/P = 0,048; Signifikanzniveau = 0,050). Auch der mediane Blutverlust bezogen auf die Resektionsfläche war in diesen Gruppen geringer (3,19 vs. 4,07 ml/cm^2). Ebenso war die mediane Resektionszeit insgesamt geringer und die mediane Transsektionszeit (1,11 vs. 0,86 cm^2/min) schneller.

Zusammengefasst findet sich hier ein Nachweis für eine sichere Applikation der neuen Devices – dennoch sind die Ergebnisse kritisch zu werten, da die in Japan verwendete Technik mit vielen Ligaturen so nicht einfach übertragbar ist, zumal die Geräthersteller eine sichere Versiegelung bis 6 mm angeben, diese konnte mit dieser Studie somit leider nicht auf die für die Leberchirurgie interessanten Parameter validiert werden.

Fazit

Die technischen Neuheiten sind auf dem Vormarsch und im Alltag verbreitet. Hier kann erstmals der Vergleich der beiden Lager Ultraschallaktivierte Versiegelung und bipolare Versiegelung betrachtet werden. Hier ergeben sich keine nennenswerten Unterschiede, die Verwendung der Instrumente hat aber scheinbar Vorteile gegenüber der klassischen Technik mit Clips, was den Blutverlust angeht – dies können wir aus eigener Erfahrung bestätigen.

Insofern spricht nichts gegen den Einsatz der Geräte, auch wenn sie nicht die ultimative Lösung sind und auch hier Galleleckagen auftreten.

4 Laparoskopische Leberchirurgie

In einer Metaanalyse zum Stand der laparoskopischen Leberchirurgie einer internationalen Expertengruppe um Cherqui und Wakabayashi [4] publiziert in 2016, wurde die aktuelle Entwicklung der laparoskopischen Leberchirurgie untersucht. Nach Auswertung der Literaturrecherche flossen 179 Manuskripte, in denen insgesamt 9 527 laparoskopische Leberresektionen berichtet wurden, in die Analyse ein. Als Ausdruck der weltweiten Lernkurve war die Verteilung im Indikationsspektrum benigne zu maligne bei 35 % zu 65 %. In der Analyse der Daten lässt sich seit 2007 ein zunehmender Anstieg der Resektionen insgesamt zeigen, analog ist der Anteil der Major-Resektionen deutlich gestiegen, er liegt heute in erfahrenen Zentren bei etwa 30 % der laparoskopischen Eingriffe. Praktisch ist heute jede denkbare Resektion zumindest einmal berichtet, durchgeführt worden. Insgesamt sind die nicht anatomischen lokalen Resektionen sowie die links-laterale Resektion die am meisten durchgeführten Eingriffe. Die aufwändige Analyse kann auch im Hinblick auf die Sicherheit der laparoskopischen Chirurgie zeigen, dass die publizierten Vergleichsstudien offen vs. laparoskopisch im Hinblick auf Komplikationen, Blutverlust etc. zum Vorteil des laparoskopischen Vorgehens ausfallen. Trotz aller Probleme der Datenqualität der Analyse zeigt diese lesenswerte Übersicht, dass sich der laparoskopische Ansatz vielerorts zum Standard entwickelt hat und dass das Verfahren bei in der neuen Technik gut ausgebildeten Chirurgen sicher ist.

Fazit

Die laparoskopische Leberchirurgie ist nicht aufzuhalten. Es kann mittlerweile gezeigt werden, dass das Verfahren für die weniger komplexen Eingriffe (z. B. links-laterale Resektion) von Vorteil gegenüber dem offenen Verfahren ist. Auch die Leberlebendspende wird in einigen Zentren bereits laparoskopisch durchgeführt. Mit der zunehmenden Verbreitung der Laparoskopie und der notwendigen technischen Ausstattung wird auch der Anteil der laparoskopischen Leberresektionen in Deutschland zunehmen.

5 Benchmarking in der Leberchirurgie

Es ist prinzipiell unmöglich, ein Normalkollektiv in der Chirurgie zu definieren. Die Patienten leiden an Erkrankungen, die ein Risikoprofil verursachen. In der Arbeit von Rössler et al. [5] handelt es sich um einen sehr interessanten und neuen methodischen Ansatz, an einem Kollektiv Operierter (es sind keine „Patienten") zu zeigen, welches Ziel im Idealfall erreicht werden kann. Ein solcher Ansatz ist für die onkologische Chirurgie grundsätzlich schwer definierbar – im Bereich der minimal-invasiven Ösophaguschirurgie wird gerade eine Studie dieser Art vorbereitet. In der Leberchirurgie bietet die Transplantation eine Möglichkeit zur Analyse. In vorliegender Arbeit werden die Ergebnisse von insgesamt 5 202 Leberlebendspenden in Form von Hemihepatektomien rechts (n = 4 206) und links (n = 996) analysiert. Leberlebendspenden werden in der Regel bei gesunden Menschen unter optimalen Voraussetzungen durchgeführt. Das Durchschnittsalter bei den Leberspendern lag bei 30,9 Jahren, mit einer Standardabweichung von 9,8 Jahren. Die Rate an kardiopulmonalen Komorbiditäten lag unter 1 % (ASA-Score < II bei 99,9 % der Spender). Bessere Voraussetzungen sind z. B. bei Tumorpatienten keinesfalls zu erwarten, sodass die in diesem Kollektiv erreichten postoperativen Ergebnisse die bestmögliche erreichbare Qualität darstellen. Die Ergebnisse stammen von 12 internationalen Zentren, die jeweils mehr als 50 Leberlebendspenden durchgeführt haben und eine entsprechende Expertise in der Leberchirurgie vorweisen. Die Zentren stammen aus Asien, Europa, Nord- und Südamerika. Die stationäre Aufenthaltsdauer lag im Durchschnitt bei 11,7 Tagen nach Rechtsresektionen und bei 11,8 Tagen nach Linksresektionen. Bluttransfusionen wurden bei 28 von 5 202 (0,5 %) Leberspendern gegeben. Insgesamt traten während einer Beobachtungszeit von 6 Monaten bei 628 Spendern (12 %) 817 Komplikationen auf. Die häufigsten Komplikationen waren mit n = 146 Gallengangskomplikationen (Leckagen). Nur 75 Spender (1,5 %) entwickelten eine Komplikation > IIIb (schwere Morbidität) nach der Dindo-Clavien-Klassifikation für Komplikationen. Komplikationen > IV wurden bei 7 von 5 202 (0,13 %) beobachtet (kardiopulmonale Komplikationen bei 4 und Vena cava-Thrombosen bei 2 Spendern, 1 Todesfall bei intraoperativem Herzstillstand). Leberversagen definiert nach den 50 : 50-Kriterien wurden nicht beobachtet, nach den empfindlicheren ISGLS (International Study Group for Liver Surgery)-Kriterien (INR > 1,3 und Bilirubin > 1,2 mg/dl am 5. POD) fand sich ein passageres Versagen bei 256 Spendern nach Rechtsresektionen und 3 Spendern nach Linksresektionen. Bei der Studie handelt es sich um eine retrospektive Analyse, damit ist nicht komplett auszuschließen, dass einige Komplikationen nicht mit in die Auswertung eingeflossen sind. Dennoch gibt uns die Arbeit eine Vorstellung, was im Idealfall an Morbidität und Mortalität erreicht werden kann, aber auch die Erkenntnis, dass selbst unter diesen optimalen Voraussetzungen auch Komplikationen auftreten.

Fazit

Das Problem des Leberversagens und der postoperativen Galleleckage mit potenziell schwerer Morbidität bleibt die Herausforderung in der Leberchirurgie. Auch bei diesem „Normalkollektiv" ohne Vorbehandlung und Parenchymschäden bleibt es beim Auftreten dieser Komplikationen von etwa 2 % mit schwerer Morbidität von 1,5 % und sogar einem Todesfall.

6 Hypertrophiekonzepte

Mit der Verbreitung von 2-zeitigen Resektionskonzepten und der portalvenösen Embolisation sowie insbesondere der In-Situ-Split-Technik (ALPPS – Associating Liver Partition with Portal Vein Ligation for Staged Hepatectomy) wurde sowohl klinisch als auch wissenschaftlich ein viel beachtetes Thema in den Mittelpunkt gerückt.

Zu diesem Themenkreis gibt es in der aktuellen Literatur mehrere neue Aspekte, die im Folgenden zusammengefasst werden.

Insbesondere die Diskussion um Morbidität und Mortalität bei ALPPS ist weiterhin kontrovers. In den Daten des internationalen ALPPS-Registers zeigt sich, dass in den meisten Fällen trotz aller Bemühungen ein Leberversagen ursächlich für die Mortalität nach Step 2 war. Ausgehend von der Prämisse, dass Volumenzunahme nicht gleichbedeutend mit Funktionszunahme ist, berichtet die Arbeitsgruppe um de Sanitbanes [6] aus Buenos Aires 2017 ihre ersten Erfahrungen mit einer neuen Leberfunktionserfassungstechnik, in der die Patienten mittels einer hepatobiliären Szintigraphietechnik kombiniert mit PET/CT (HBS + SPECT) zwischen den beiden ALPPS-Operationen untersucht wurden. Die Ergebnisse wurden dann retrospektiv in Bezug zu Anzeichen von Leberversagen bei den Patienten gesetzt. Untersucht wurden 39 Patienten, bei denen zwischen 2011 und 2016 eine ALPPS-Prozedur durchgeführt wurde, bei 20 Patienten wurde nach Step 1 eine HBS + SPECT-Untersuchung ergänzt. 4 Patienten zeigten nach Step 2 Anzeichen eines Leberversagens, davon verstarb letztendlich 1 Patient. Bei allen 4 Patienten zeigte die reine Volumetrie ein ausreichendes standardisiertes Restlebervolumen von im Median 35 %. Über die neu gesammelten Erfahrungen wurde in Buenos Aires neben den bisher bekannten Parametern zur Einschätzung der ausreichenden Leberfunktion noch ein eigener Score (HIBA-Score) entwickelt, der die höchste statistische Signifikanz in der Prädiktion eines Leberversagens im Vergleich zu den anderen Parametern hatte. Letztendlich ist aufgrund der geringen weltweiten Erfahrungen mit dem HBS + SPECT-Scan noch kein klarer Cut off-Wert für die Funktionsparameter etabliert, sodass mit diesem weiteren Index eventuell ein für ALPPS-spezifischer Parameter entsteht, der eine Hilfestellung geben kann, ob mit Step 2 fortgefahren werden kann. Die Autoren folgern, dass ihr neuer Score bei unter 15 % signifikant ein Leberversagen vorhersagen kann, auch wenn ein einzelner Parameter sicher nicht ausschlaggebend in der Entscheidung für Step 2 sein kann. Es handelt sich bei vorliegender Arbeit letztendlich auch um eine kleine Kohortenanalyse eines einzigen Zentrums, weshalb die Ergebnisse vorsichtig interpretiert werden müssen. Dennoch ist der Ansatz der zusätzlichen Funktionsmessung vielversprechend und sollte weiter in größeren Kollektiven validiert werden.

Aus der Pariser Arbeitsgruppe um Adam und Castaing [7] wurde 2016 eine Single-Center-Analyse publiziert. Hier wird die durch die Gruppe maßgeblich entwickelte 2-Stage-Hepatektomie mit der neueren ALPPS-Technik verglichen.

In die Analyse aus dem Zeitraum 2010–2014 wurden 17 Patienten mit ALPPS und 41 Patienten mit konventioneller 2-Stage-Resektion (TSH) eingeschlossen.

Als erstes interessantes Ergebnis stellt sich dabei heraus, dass ALPPS und TSH im Morbiditätsprofil absolut vergleichbar sind. Was die Mortalität angeht, bestätigen die Ergebnisse aus Paris den Trend, dass die Mortalität mit der Entwicklung der Methode mittlerweile deutlich abgesunken ist. Die Kernfrage des Papers beschäftigt sich mit dem onkologischen Outcome-Vergleich beider Resektionsansätze.

Bei der TSH bleibt es bei einem Progress bei ca. 30 % der Patienten nach Stage 1, sodass diese nicht mehr zur Resektion kommen. Dennoch zeigt sich bei der Analyse des ALPPS-Kollektives, bei dem alle Patienten beide Operationen durchlaufen haben, die hohe und frühe Rezidivrate bei den R0-resezierten Patienten im Vergleich zur komplettierten TSH (8 von 8 vs. 9 von 17). In der Überlebensanalyse lässt sich in dieser Arbeit ein Vorteil für die TSH zeigen (Medianes Überleben 20 vs. 37 Monate), dieser ist allerdings nur durch die Patienten bedingt, die beide TSH-Schritte absolviert haben.

Am Ende wird von den Autoren gefolgert, dass sich ALPPS mittlerweile etabliert hat und dass die eigenen Ergebnisse im Hinblick auf Follow-up, kleiner Patientenanzahl und des Single-Center-Bias keine wesentliche Schlussfolgerung im Hinblick auf eine höhere Wertigkeit der TSH gegenüber ALPPS zulassen. Dieses entspricht auch der bisherigen zum Thema publizierten Literatur, wenn auch die Rezidivwahrscheinlichkeit als Ausdruck der initialen Tumorlast bei Patienten nach ALPPS sehr hoch ist.

Aus dem internationalen ALPPS-Register kommt eine Studie, die den wichtigen Aspekt der Chemotherapie im Zusammenhang mit ALPPS bearbeitet und von Hasselgren et al. [8] in 2017 publiziert wurde. Es handelt sich um eine retrospektive Analyse der Registerdaten des ALPPS-Registers, bezogen auf die Patienten, die wegen kolorektalen Lebermetastasen (CRLM) behandelt wurden. In dem Register sind die Daten von 91 Zentren aus 30 Ländern kumuliert. Insgesamt konnten zwischen 2012–2016 insgesamt 442 Patienten mit CRLM identifiziert werden, die einer ALPPS-Prozedur unterzogen wurden. Es wurden die Hypertrophieergebnisse im Hinblick auf vorher verabreichte Chemotherapie analysiert, um hier einen Einfluss auf die Hypertrophie zeigen zu können (die Datenvollständigkeit des Registers bezogen auf diese Parameter lag bei knapp 80 %). Die Patienten wurden bezogen auf neoadjuvante Behandlung in 4 Gruppen eingeteilt (keine Chemo, Erstlinien-Chemo, Zweitlinien-Chemo, kombinierte Erstlinien-Chemo mit monoklonalem Antikörper). Letztendlich fanden sich in allen Gruppen keine relevanten Unterschiede der Hypertrophie nach ALPPS Step 1 bezogen auf die Chemotherapie, selbst wenn Antikörper (50 % mit EGFR-Antikörpertherapie) verwendet wurden. Interessant ist, dass die Anzahl der Chemotherapiekurse einen Einfluss auf die kinetische Wachstumsrate hatte, sodass hier eventuell ein etwas langsameres Wachstum beobachtet werden kann, je mehr Kurse verabreicht werden. Trotz einiger Schwächen, bedingt durch eine retrospektive Analyse von Registerdaten, kann dennoch festgehalten werden, dass eine neoadjvante Chemotherapie, die heute auch zumeist Antikörper beinhaltet, keinen Einfluss auf den Hypertrophieeffekt auf ALPPS hat.

Dies bedeutet einen wichtigen Beitrag, da eine Behandlung von Patienten mit einer hohen Last an CRLM ohne eine ausreichende systemische Vortherapie nicht sinnvoll erscheint. Ähnliche Ergebnisse konnten bereits für die PVE gezeigt werden, sodass mit den jetzt vorliegenden Daten durchaus gefolgert werden kann, dass eine präoperative Chemotherapie keinen Einfluss auf die Wahl der 2-zeitigen Strategie hat und dass diese in jedem Fall durchgeführt werden sollte.

Die Hypertrophiekonzepte spielen auch weiterhin eine wichtige Rolle, da sie momentan der einzige Baustein sind, mit dem die Resektabilität in Kombination mit systemischer Chemotherapie gesteigert werden kann. ALPPS hat sich in spezialisierten Zentren etabliert, die Morbidität und Mortalität ist abgesunken – selbst die etablierte Two Stage Hepatektomie wird von deren ursprünglichen Akteuren aus Paris nicht mehr als überlegen betrachtet. Neue Tests wie die Szintigraphie können perspektivisch helfen, die Funktion der Restleber genauer zu bestimmen, da mittlerweile klar ist, dass Volumen nicht gleich Funktion ist. Ähnlich wie bei der PVE hat die moderne Chemotherapie (auch mit Antikörpern) nur bedingten Einfluss auf die Hypertrophieleistung der Leber, sodass diese ohne Bedenken neoadjuvant oder während des Wartens auf Hypertrophie eingesetzt werden können.

Im Folgenden werden noch 2 gänzlich neue technische Varianten für ein 2-zeitiges Verfahren berichtet: Dupre et al. [9] aus Lyon berichteten Ende 2015 über erste Erfahrungen einer modifizierten 2-zeitigen Operationstechnik, die von den Autoren als APEAL-Verfahren beschrieben wird. Es handelt sich dabei um eine bisher eher ungewöhnliche Methode, bei der im 1. Schritt eine chirurgische portalvenöse Embolisation rechts mit anschließender Durchtrennung des rechten Pfortderastes vorgenommen wird. Zusätzlich werden die glissonschen Branchen (arteriell und portalvenös) zu Segment IV, die aus der rechten Seite des Ligamentum Rotundum resultieren, möglichst alle durchtrennt, ohne eine Parenchymdurchtrennung durchzuführen. Dazu kommt dann noch eine selektive Durchtrennung der rechten Leberarterienäste der anterioren oder posterioren Pedikel, sodass auch auf der rechten Seite eine deutliche arterielle Minderperfusion entsteht. Auch diese Präparation bis zur Bifurkation der rechten Arterie wird extrahepatisch durchgeführt. Im Gegensatz zu ALPPS setzt diese Technik damit gerade nicht auf den Reiz der Parenchymdurchtrennung für die Hypertrophie, sondern auf eine deutlich verstärkte Ischämie der zu resezierenden Leberseite. Die arterielle Devaskularisation von Segment IV in Kombination mit ALPPS hat sich als sehr komplikationsträchtig erwiesen und wird daher nicht empfohlen.

In der Studie aus Lyon wurden 10 Patienten mit der neuen Methode operiert, bei 5 Patienten wurden kleine Resektionen in der künftigen Restleber (FLR) vorgenommen – bemerkenswert ist, dass diese neue Methode bei 7/10 Patienten mit einer Primariusresektion im 1. Schritt kombiniert wurde. In der Analyse der Kontrollbildgebung zeigte sich eine rasche Hypertrophie, die im Median eine Regenerationsrate des FLR von 100 % nach 7 Tagen ergab. Ebenfalls ließ sich eine bildmorphologische schwere Ischämie von Segment IV und auch im rechten Leberlappen zeigen. In der Studie wurde das klassische 2-zeitige Intervall von 1–2 Monaten zum 2. Schritt eingehalten, bildgebend normalisierte sich die Ischämie bis dahin weitestgehend, alle 10 Patienten konnten schließlich operiert werden.

In der Komplikationsanalyse zeigt sich keine Mortalität 90 Tage nach Step 2, insgesamt wurde eine Morbidität von 60 % über beide Operationsschritte berichtet, die in Anbetracht der komplexen und ausgedehnten Operation im Bereich der publizierten Morbidität von 2-zeitigen Eingriffen liegt – der Anteil an schwerer Morbidität nach Step 2 (> Dindo III) war bei 3/10 Patienten ebenfalls nicht unerheblich. Die Autoren schlossen dabei eine Ischämie-induzierte Komplikation, z. B. verursacht durch eine Lebernekrose, explizit aus.

Es handelt sich hier um einen völlig neuen Ansatz für ein Hypertrophiekonzept, der zwar in einer kleinen Serie von 10 Patienten ein gutes Ergebnis hat, dennoch erscheint die simultane portale Devaskularisation der Segmente IV–VIII kombiniert mit einer weitgehenden arteriellen Devaskularisation sehr gewagt – um dieses Vorgehen zu beurteilen, sind größere Patientenzahlen notwendig.

Dennoch ist das Ausmaß der erreichten Hypertrophie in Anbetracht der durchgeführten Prozedur ein sehr interessanter Aspekt.

Auch im Bereich der interventionellen Radiologie gibt es neue Ansätze, die Hypertrophiekonzepte auszuweiten und erfolgreicher zu machen. Nach ersten Erfahrungen mit der Liver Venous Deprivation (LVD)-Technik, bei der die PVE rechts mit der Embolisation der rechten und ggf. inferioren rechten Lebervene kombiniert wird, hat die Arbeitsgruppe um Guiu et al. [10] aus Montpellier diese Technik zur extended LVD (eLVD)-Technik erweitert, bei der zusätzlich auch noch die mittlere Lebervene in der gleichen Sitzung embolisiert wird. Berichtet werden 2017 nun die retrospektiven Erfahrungen an 10 Patienten. Als Besonderheit wurde bei den Patienten auch eine prä- und postinterventionelle HBS-Szintigraphie (HBS + SPECT) ergänzt, um neben der Volumenzunahme auch einen Surrogatparameter für die Funktion der Restleber bestimmen zu können.

Die Autoren konnten mit der neuen Methode eine bisher bei interventionellen Ansätzen unerreichte Hypertrophierate zeigen, deren Maximum wie bei ALPPS bereits nach 7 Tagen erreicht wird – durch die Kombination der Analyse mit dem HIDA-Scan lässt sich auch die Zunahme der Leberfunktion des FLR um 64 % nach 21 Tagen zeigen – auch die Funktionszunahme ist als neuer Aspekt dabei bis Tag 7 am höchsten und fällt nach 14 Tagen ab, bleibt dann aber nach 21 Tagen stabil. Umgekehrt konnte die Abnahme der Funktion in der zu resezierenden Leber analog gezeigt werden. 9/10 Patienten wurden im Median nach 4 Wochen operiert, dabei ergaben sich eine niedrige Morbidität (3/9) bei nur 1/9 Major-Komplikationen. Auch wenn es sich hier nur um ein sehr kleines untersuchtes Patientenkollektiv handelt, ist der neue interventionelle Ansatz sehr vielversprechend. Von der Effektivität der Hypertrophie und Funktionszunahme ist diese Methode mit ALPPS vergleichbar, die Autoren erklären dies mit dem durch die erweiterte venöse Embolisation erhöhten Druckgradienten und damit einer verminderten, wenn auch weiterhin bestehenden, leberarteriellen Durchblutung. Direkte Komplikationen durch die erweiterte Embolisation wurden nicht berichtet, ebenso wurde der Situs intraoperativ nicht als technisch anspruchsvoller beschrieben. Diese Studie zeigt, dass die neue Methode großes Potenzial – aus unserer Sicht beispielsweise in der Behandlung von Klatskin-Tumoren – bietet, dennoch ist dies nur ein erster Erfahrungsbericht, weitere Studien sind für eine genauere Beurteilung notwendig.

Fazit

Die neuen Wege zu Hypertrophiekonzepten scheinen unbegrenzt, dennoch erscheinen manche Ansätze als sehr riskant, um sie zu empfehlen. Die Weiterentwicklungen der interventionellen Möglichkeiten sind sehr spannend und können evtl. die 2-zeitigen Konzepte künftig sicherer machen bzw. zu Hybrid-Konzepten führen.

7 Onkologisches Outcome

In Bezug auf das onkologische Outcome bei kolorektalen Metastasen (CRLM) gibt es ebenfalls neue Erkenntnisse.

In einer in 2016 publizierten Studie mit Daten aus dem MD Anderson Center um Vauthey et al. [11] geht es um die Betrachtung einer Single-Center-Experience in Bezug auf die in den letzten Jahren propagierte parenchymsparende Resektion bei CRLM. Ein Sicherheitssaum von 1 mm hatte sich in vorangehenden Studien zur kurativen Resektion als ausreichend erwiesen, ein größerer Sicherheitsabstand konnte weder die Lokalrezidivrate noch das Rezidiv-freie Überleben steigern. Der Trend zur sparsamen Resektion ist auch an einer Zunahme der Rate sparsam resezierter Patienten im zeitlichen Verlauf der Studie ersichtlich. Analysiert wurden Daten von 1 914 Patienten, bei denen zwischen 1993 und 2013 bei CRLM eine Leberresektion vorgenommen wurde. Von 423 Patienten mit solitärer CRLM < 3 cm erhielten 371 Patienten eine partielle Resektion, eine Hemihepatektomie rechts, eine Hemihepatektomie links oder eine links-laterale Resektion. Nach Ausschluss kombinierter Eingriffe verblieben letztlich 300 Patienten, die in parenchymsparend (156) und anatomisch reseziert (144) aufgeteilt wurden. Der Follow-up betrug im Median 37 Monate. Die Auswertung der Daten widerlegte einen negativen Einfluss der sparsamen Resektion auf das Gesamtüberleben, das Rezidiv-freie Überleben oder die Lokalrezidivrate. Diese traten bei 22 (14 %) der parenchymsparend resezierten Patienten auf versus 25 (17 %) in Gruppe 2. In Gruppe 1 wurde häufiger eine erneute Resektion bei Lokalrezidiv durchgeführt (68 % vs. 24 %) und damit die 5-Jahre-Überlebensrate in dieser Subgruppe verbessert (72,4 % vs. 47,2 %). Die parenchymsparende Resektion verbesserte also die Überlebensrate im Falle eines hepatischen Rezidives und sollte somit zusammenfassend Standard bei der chirurgischen Therapie CRLM sein.

In 2017 ist die Publikation der ersten randomisierten Studie zu diesem Thema (dem CoMet-Trial aus Oslo) zu erwarten, laut Angaben des Studienleiters (persönliche Kommunikation mit Prof. Bjoern Edwin) werden die Daten aus Texas darin bestätigt.

Eine Analyse der französischen AG Kolorektale Metastasen aus 2016 um Hallet et al. [12] beschäftigt sich mit den Faktoren, die nach Resektion zum hepatischen Rezidiv bei CRLM führen. Hierzu wurden auf dem Boden der Datenbank der Association Francaise de Chirurgie, bestehend aus 3 034 Datensätzen aus 39 französischen Instituten, die Datensätze von 2 310 Patienten mit initialer Hepatektomie bei CRLM zwischen 2006 und 2013 retrospektiv ausgewertet. Als Ausschlusskriterien galten Rezidive, eine 2-zeitige Resektion, eine primäre Inoperabilität oder unvollständige Daten, wie zum Beispiel bei einem Follow-up unter 12 Monaten. Die Rezidivrate und der zeitliche Abstand zum Eintritt des Rezidives wurden als primäre Endpunkte festgelegt. Das Follow-up erfolgte im Durchschnitt über 27,2 Monate. Von 2 310 Patienten erlitten 1 099 – und damit knapp die Hälfte (47,4 %) – ein Rezidiv. Bis zum Auftreten des Rezidives vergingen im Mittel 10,1 Monate. Ein nodal-positiver Primarius, das Vorliegen von mehr als 3 Lebermetastasen und eine Metastasengröße > 4 cm wurden als Risikofaktoren für ein Rezidiv detektiert. In 46,2 % kam es zu einem intrahepatischen, in 31,8 % zu einem extrahepatischen (davon 54 % pulmonal) und in 22,0 % zu einem kombiniert intra- und extrahepatischen Rezidiv. Die 5-Jahre-Überlebensrate lag im Gesamtkollektiv bei 63,9 %, in der rezidivfreien Subgruppe bei 74,3 % und im Falle eines Rezidives bei 57,5 %.

Kam es zu einem Rezidiv, so lag die 5-Jahres-Überlebensrate ab Rezidiveintritt bei 35,7 %, wobei diese von 27,5 % bei Rezidiveintritt im ersten Jahr über 33,0 % bei Rezidiveintritt innerhalb von 3 Jahren auf 78,0 % bei Rezidiveintritt nach mehr als 3 Jahren zunahm. Die 5-Jahre-Überlebensrate hing zudem von der Manifestation des Rezidives ab und lag bei 44,3 % bei kombiniert intra- und extrahepatischem Rezidiv, bei 60,8 % bei rein intrahepatischem Rezidiv und bei 64,3 % bei rein extrahepatischem Rezidiv.

Zusammenfassend zeigt die Studie, dass das Rezidivrisiko nach Resektion von CRLM hoch ist. Die Autoren sprechen sich für eine offene Aufklärung der Patienten aus, auch unter dem Hinweis, dass auch im Rezidivfall gute Überlebensraten realistisch sind.

Ein zu beachtender Aspekt der Analyse ist, dass die Angaben zum Survival sich auf die statistische Überlebenswahrscheinlichkeit beziehen, ein Overall Median Survival konnte in der Studie nicht erreicht werden, damit gelten die oben genannten Werte nur als Anhaltspunkt.

Eine weitere in 2016 publizierte Arbeit von Welsh et al. [13] untersuchte von 2004–2014 prospektiv an 1 171 Patienten die Frage nach dem präferierten Therapie-Konzept bei synchronen kolorektalen Lebermetastasen (sCRLM). Sollten zunächst die Lebermetastasen („Liver-first approach") oder der Primarius („Classical approach") operiert werden? 98 Patienten wurden zuerst an der Leber reseziert (Liver-first approach) und 467 Patienten erhielten zuerst eine Primarius-Operation (Classical approach). Für eine Aussage bzgl. des prädiktiven Überlebens wurde das kumulative krankheitsfreie Überleben (disease free survival), das tumorspezifische Überleben (cancer specific survival) und das Gesamtüberleben (overall survival) der Patienten in Bezug auf den Basingstoke-Index (BPI) in einer case-matched-Analyse verglichen. Indikationen für einen Liver-first approach waren inoperable sCRLM, die eine Chemotherapie verlangten, Borderline-resektable sCRLM, die eine oder keine neoadjuvante CTx erforderten, Zustand nach langer Radiochemotherapie eines Rektumkarzinoms, nach der ein Bordeline-resektabler Befund bestand. 84 % der Patienten mit Liver-first approach erhielten eine neoadjuvante CTx. Die Patienten in der Classical approach-Gruppe nur in 59,7 %. Der BPI war in der Liver first-Gruppe signifikant höher (Median 8,5 vs. 8, p = 0,03). Insgesamt wurden in der Liver first-Gruppe mehr Major-Resektionen (69 vs. 46,5 %, p = 0,018) durchgeführt. Das disease free survival (DFS) war signifikant kürzer in der Liver first- als in der Classical-Gruppe (36,4 vs. 53 Monate, p = 0,001) (5-JDFS-Rate: 23 vs. 45,6 %). In Bezug auf das karzinomspezifische Überleben (59 vs. 67 Monate, p = 0,379) und das Gesamtüberleben (overall survival, 49,5 vs. 59,7 Monate, p = 0,305) zeigten sich keine signifikanten Unterschiede (5-JCSS- und OS-Raten waren 51 vs. 53,8 % und 44 vs. 49 %).

In der case-matched-Überlebensanalyse, wobei der präoperative BPI verwendet wurde, zeigten sich keine Unterschiede in Bezug auf das Median-CSS (60,8 vs. 63,1 Monate) oder das Gesamtüberleben. Die Daten der Studie lassen also darauf schließen, dass eine Liver-first-Herangehensweise onkologisch genauso sinnvoll wie eine initiale Primarius-Resektion ist. Schwierig ist in dem Studienzeitraum der Einsatz der Chemotherapie zu bewerten, da in diesem Zeitraum inhomogene Protokolle verwendet wurden, sodass die Daten mit Vorsicht behandelt werden müssen.

In einer weiteren Arbeit der Gruppe um Vauthey et al. [14] aus 2015 wird auf den Einfluss der KRAS-Mutation im Sinne eines Prognosefaktors in Bezug zum Überleben nach Leberresektion bei CRLM eingegangen. Die Autoren stellen die Frage, ob der KRAS-Status als Auswahlkriterium für die Leberresektion sinnvoll ist.

Analysiert wurden nach Stratifizierung der Literatur letztendlich 8 Arbeiten mit insgesamt 1 181 Patienten. 8 Studien (n = 1 181, KRAS-Mutation in 27,6 %) berichten von einem overall survival nach Metastasen-Resektion: Die KRAS-Rate-Mutation ist dabei konsistent negativ mit dem OS assoziiert (Hazard Ratio 2,24, 95 % KI 1,76–2,85). Dies gilt auch für 7 Studien (n = 906, KRAS-Mutation 28,0 %), die von einem recurrence free survival berichten: Auch hier ist die KRAS-Mutationsrate negativ mit dem RFS assoziiert. Aus der Metaanalyse geht hervor, dass eine KRAS-Mutation als Indikator für ein niedriges OS bzw. ein schlechtes RFS gesehen werden kann – da bei den betrachteten Patienten nur bei wenigen Patienten ein EGFR-Antikörper verwendet wurde, bedeutet dies, dass der KRAS-Status in der Analyse unabhängig von dieser Therapie zu betrachten ist. Zusammenfassend folgern die Autoren, dass der KRAS-Status einen konsistenten unabhängigen Prädiktor für das Überleben darstellt, dieses ist im Falle einer KRAS-Mutation schlechter. Zwar sollten aufgrund der vorhandenen Daten Patienten auch dann reseziert werden, wenn ihr KRAS-Status mutiert ist, bei Patienten mit KRAS-Wildtyp ist wahrscheinlich jedoch ein deutlich aggressiveres multimodales Vorgehen auch in der Borderline-Situation gerechtfertigt, da ihre Gesamtprognose besser ist. Daher sollte bereits initial eine KRAS-Mutationsanalyse (heute gesamte RAS-Mutationsanalyse) erfolgen und das Ergebnis in die Therapieentscheidung einfließen.

Fazit

Es scheint nun Klarheit zu geben, dass die parenchymsparende Resektion bei CRLM der anatomischen nicht nur gleichwertig, sondern sogar bzgl. Überleben der Patienten vorzuziehen ist (die endgültige Publikation des CoMet-Trials bleibt abzuwarten). Ein Grund könnte die hohe Rezidivwahrscheinlichkeit von knapp 50 % sein, die zu erneuten Chemotherapien und Resektionen führt, womit das Überleben verbessert werden kann. Die Frage nach dem Liver- oder Primarius first-Approach bei synchronen CRLM kann auch weiterhin nicht schlüssig beantwortet werden, die vorliegenden Daten sind inhomogen und insbesondere auch bezüglich der verwendeten Chemotherapien nicht mit heutigen Daten vergleichbar – in diesem Fall bleibt momentan nach wie vor die kritische Einzelfalldiskussion.

Der KRAS- bzw. RAS-Status könnte als Selektionsmarker für die Indikation zur Metastasenchirurgie gelten – bei Patienten mit Wildtyp scheint ein maximales Konzept auch in der Borderline-Situation gerechtfertigt.

Literatur

[1] Spolverato G, Vitale A, Bagante F, Connolly R, Pawlik TM: Liver Resection for Breast Cancer Liver Metastases. Ann Surg 2016; 1–8.

[2] Arita J, Ono Y, Takahashi M, Inoue Y, Takahashi Y, Matsueda K et al.: Routine Preoperative Liver-Specific Magnetic Resonance Imaging Does Not Exclude the Necessity of Contrast-Enhanced Intraoperative Ultrasound in Hepatic Resection for Colorectal Liver Metastasis. Ann Surg 2015; 262 (6): 1086–1091.

[3] Ichida A, Hasegawa K, Takayama T, Kudo H, Sakamoto Y, Yamazaki S et al.: Randomized clinical trial comparing two vessel-sealing devices with crush clamping during liver transection. Br J Surg 2016; 103 (13): 1795–1803.

[4] Ciria R, Cherqui D, Geller DA, Briceno J, Wakabayashi G: Comparative Short-term Benefits of Laparoscopic Liver Resection. Ann Surg 2016; 263 (4): 761–777.

[5] Rössler F, Sapisochin G, Song G, Lin Y-H, Simpson MA, Hasegawa K et al.: Defining Benchmarks for Major Liver Surgery. Ann Surg 2016; 264 (3): 492–500.

[6] Serenari M, Collaud C, Alvarez FA, de Santibañes M, Giunta D, Pekolj J et al.: Interstage Assessment of Remnant Liver Function in ALPPS Using Hepatobiliary Scintigraphy. Ann Surg 2017: 1–7 [Epub ahead of print].

[7] Adam R, Imai K, Castro Benitez C, Allard MA, Vibert E, Sa Cunha A et al.: Outcome after associating liver partition and portal vein ligation for staged hepatectomy and conventional two-stage hepatectomy for colorectal liver metastases. Br J Surg 2016; 103 (11): 1521–1529.

[8] Hasselgren K, Malagó M, Vyas S, Campos RR, Brusadin R, Linecker M et al.: Neoadjuvant chemotherapy does not affect future liver remnant growth and outcomes of associating liver partition and portal vein ligation for staged hepatectomy. Surgery 2017 [Epub ahead of print].

[9] Dupré A, Hitier M, Peyrat P, Chen Y, Meeus P, Rivoire M: Associating portal embolization and artery ligation to induce rapid liver regeneration in staged hepatectomy. Br J Surg 2015; 102 (12): 1541–1550.

[10] Guiu B, Quenet F, Escal L, Bibeau F, Piron L, Rouanet P et al.: Extended liver venous deprivation before major hepatectomy induces marked and very rapid increase in future liver remnant function. European radiology. European Radiology 2017; 1–10. [Epub ahead of print].

[11] Mise Y, Aloia TA, Brudvik KW, Schwarz L, Vauthey J-N, Conrad C: Parenchymal-sparing Hepatectomy in Colorectal Liver Metastasis Improves Salvageability and Survival. Ann Surg 2016; 263 (1): 146–152.

[12] Hallet J, Sa Cunha A, Adam R, Goere D, Bachellier P, Azoulay D et al.: Factors influencing recurrence following initial hepatectomy for colorectal liver metastases. Br J Surg 2016; 103 (10): 1366–1376.

[13] Welsh FKS, Chandrakumaran K, John TG, Cresswell AB, Rees M: Propensity score-matched outcomes analysis of the liver-first approach for synchronous colorectal liver metastases. Br J Surg 2016; 103 (5): 600–606.

[14] Brudvik KW, Kopetz SE, Li L, Conrad C, Aloia TA, Vauthey JN: Meta-analysis of KRAS mutations and survival after resection of colorectal liver metastases. Br J Surg 2015; 102 (10): 1175–1183.

1.8 Was gibt es Neues in der Proktologie?

F. Aigner

1 Hämorrhoidalleiden

Im letzten Jahr wurde die chirurgische Therapie des Hämorrhoidalleidens in Anlehnung an den Bericht des letzten Jahres desselben Autors in dieser Rubrik in der Literatur einmal mehr kritisch beleuchtet. Einerseits wurde die Frage nach der Sinnhaftigkeit einer „aggressiven" operativen Therapie jeglichen Grades des Hämorrhoidalleidens gegenüber einer ausgewogenen konservativen Therapie und v. a. Verhaltensmaßregeln in puncto Stuhlgewohnheiten gestellt [1]. Andererseits wurde dem *tailored approach* (entgegen *one fits all*) und dem *Corpus cavernosum recti* (CCR) erhaltenden Verfahren wie Staplerhämorrhoidopexie [2] und Nahtmucopexie [3] angelehnt an frühere anatomische Arbeiten noch mehr Bedeutung zugeschrieben.

Im Speziellen sollen hier die rezent publizierten Daten über die Ergebnisse jener CCR erhaltender Techniken wie Staplerhämorrhoideopexie (SH), „schleimhautraffende" Methoden wie dem Recto Anal Repair (RAR) mit oder ohne Doppler-gesteuerter Hämorrhoidalarterienligatur (DG-HAL) und der Laserhämorrhoidoplastie (LHP) präsentiert werden.

1.1 Staplerhämorrhoidopexie

An den Erfolg dieser Technik der letzten Jahre in Hinblick auf weniger Schmerzen und raschere Erholungsphase als bei konventionellen Hämorrhoidektomiemethoden anknüpfend, wurden im letzten Jahr 2 interessante Studien publiziert, die den Effekt der SH mit größeren Resektionsvolumina untersucht haben [4, 5]. Altomare et al. konnten in einer multizentrischen prospektiv-randomisierten Studie nach einem Mindestbeobachtungszeitraum von 4 Jahren an 135 Patienten keinen signifikanten Unterschied in dem primären Endpunkt Rezidivprolaps zwischen den beiden Gruppen mit einem „mehr Volumen-resezierenden Stapler" (EEA Stapler), 23 %, einerseits, und dem herkömmlichen Hämorrhoidenstapler (PPH01/03), immerhin 32 %, andererseits, erkennen (p = 0,409) [4]. Die Patienten in der „high-volume"-Stapler-Gruppe wiesen jedoch signifikant bessere Ergebnisse hinsichtlich der Verbesserung eines postoperativen *Haemorrhoid Symptom Score* (1,73 ± 1,65 vs. 3,17 ± 1,94; p < 0,001) und eines *Wellness Evaluation Score* (1,2 ± 1,27 vs. 0,6 ± 1,0; p = 0,028). Außerdem hatten die Patienten in der PPH01/03-Gruppe signifikant mehr Entleerungsstörungen als in der „high-volume"-Staplergruppe (36 % vs. 15 %; p = 0,021).

In einer anderen Studie wurde in 8 deutschen Proktologie-Zentren prospektiv die Anwendung eines neuen hochvoluminösen Zirkularstaplers mit 36 mm Durchmesser (TST36) (im Vergleich dazu: die herkömmlichen Stapler maßen 33/34 mm) beobachtet [5]. Die Gruppe um Petersen et al. rekrutierten dazu im Zeitraum zwischen September 2013 und Juni 2014 110 Patienten (davon 71 Frauen) mit III° Hämorrhoiden und/oder *(sic!) Obstructive Defaecation Syndrome* (ODS) mit Mucosaprolaps. Der Altomare Konstipationsscore (ODS-Score) und der Cleveland Clinic Incontinence Score (CCIS) konnten durch die Operation signifikant verbessert werden. Ersterer verständlicherweise wesentlich deutlicher in der Subgruppe der Obstruktionspatienten (17,3 präoperativ vs. 9,1 ein Monat postoperativ; p < 0,01), wobei hier eine signifikante Korrelation zwischen der Verbesserung des ODS-Score und dem Ausmaß der resezierten Rektumwand bestand (p = 0,01; R = 0,3). Erstaunlich waren jedoch technische Schwierigkeiten wie mechanische Probleme beim Einführen des Staplers in 22 Fällen (20 %) und eine partielle Klammernahtdehiszenz in 4 Fällen (3,6 %) sowie zusätzliche Umstechungen bei Blutungen aus der Klammernahtreihe bei 86 Patienten (78,2 %).

Zusammenfassend kann betont werden, dass der Effekt der SH – abhängig vom Resektionsausmaß – zumindest kurzfristig positiv beeinflusst wird. Die Rezidivrate hingegen war im Langzeitverlauf in der italienischen Studie mit 23 % relativ hoch, in der deutschen Studie zumindest im kurzen Follow-up (bis 6 Monate postoperativ) mit 4,5 % zwar relativ gering, Langzeitergebnisse bleiben jedoch noch abzuwarten.

Mit ebenso großer Spannung wurde die Auswertung des eTHoS-Trial, einer multizentrischen, britischen prospektiv-randomisierten Vergleichsstudie zwischen SH (n = 389) und konventioneller Hämorrhoidektomie (n = 388) bei der Behandlung des II–IV° Hämorrhoidalleidens [6] erwartet. Als primärer Endpunkt wurde die Lebensqualität definiert, erfasst nach dem EQ-5D-3L-Fragebogen nach 24 Monaten, die in der konventionellen Hämorrhoidektomiegruppe signifikant höher war (mean difference -0,073 (95 % CI -0,140 bis -0,006; p = 0,0342). Ebenso signifikant geringer waren die Rezidivraten in der Gruppe der konventionellen Hämorrhoidektomie sowohl nach 12 Monaten (14 vs. 32 %; p < 0,0001) als auch nach 24 Monaten (25 vs. 42 %; p < 0,0001). Die Autoren schlussfolgern, dass die konventionelle Hämorrhoidektomie nach Gesichtspunkten der geringeren Kosten, höheren Lebensqualität im Langzeitverlauf sowie der höheren klinischen Effizienz der SH bei der Behandlung des II–IV° Hämorrhoidalleidens überlegen ist.

1.2 Dopplergesteuerte Ligatur- und Raffungsmethoden

Die Sinnhaftigkeit der ultraschallgesteuerten Hämorrhoidalarterienligatur (DG-HAL) wurde bereits in vergangenen Jahren auch in dieser Rubrik von demselben Autor in Frage gestellt und durch Studien widerlegt [7]. Nun konnte in einer weiteren prospektiv-randomisierten Studie aus Shanghai an 100 Patienten mit III° Hämorrhoiden kein klarer Vorteil der DG-HAL im Vergleich zur reinen Nahtmucopexie in Bezug auf die Rezidivrate im kurzen Follow-up gezeigt werden. Darüber hinaus war die Rezidivrate nach 24 Monaten in der DG-HAL Gruppe signifikant höher als in der Mucopexiegruppe (19,0 % vs. 2,3 %; p = 0,030) [3]. In einer weiteren italienischen Studie wurden 100 Patienten mit II–III° Hämorrhoiden mittels speziellem Anoskop (HemorPex System®) unter Verzicht einer integrierten Ultraschallsonde einer „Muco-Haemorrhoidopexie" in Steinschnittlagerung an 6 definierten Stellen (1, 3, 5, 7, 9 und 11 Uhr) unterzogen [8]. Wenngleich Limitationen wie Langzeit-Follow-up (≥ 12 Monate) nur als Telefoninterview mit geringer Responserate (67 % nach 12 und 56 % nach 24 Monaten) und das Fehlen einer Vergleichsgruppe die Aussagekraft dieser prospektiven Studie beeinträchtigen, so waren doch die Ergebnisse hinsichtlich Patientenzufriedenheit und Rezidivrate (11,9 % nach 12 Monaten und 14,2 % nach 24 Monaten) recht erstaunlich.

Mit Spannung wurden die Ergebnisse des HubBLe-Trials [9] erwartet. In dieser multizentrischen, Open-Label prospektiv-randomisierten britischen Studie wurde die Ein-Jahres-Rezidivrate zwischen DG-HAL (n = 185) und Gummibandligatur (n = 187) bei Patienten mit II–III° Hämorrhoiden anhand von Fragebögen analysiert. Eine klinische Untersuchung fand routinemäßig nur nach 6 Wochen statt. In der Gummibandligatur-Gruppe war die Rezidivrate nach einem Jahr signifikant höher als in der DG-HAL-Gruppe (49 % vs. 30 %; p = 0,0005). Die höhere Rezidivrate war assoziiert mit einem nicht unerwarteten, erhöhten Aufkommen von Folgeeingriffen im Ein-Jahres-Follow-up bei den gummibandligierten Patienten (Folgeligaturen) in 32 % vs. 14 % der Fälle (p = 0,0002). Die Gummibandligatur war jedoch in den Bereichen Gesamtbehandlungskosten und Schmerzen unmittelbar nach Intervention (bis 7 Tage postoperativ) der DG-HAL-Gruppe überlegen, wenngleich in beiden Gruppen sich Faktoren wie Lebensqualität und der *Haemorrhoid Symptom Score* postinterventionell signifikant besserten. Den Ergebnissen dieser Studie zufolge wird das National Institute for Health and Care Excellence (NICE) als bestimmende Institution in Großbritannien die Empfehlungen für die DG-HAL reevaluieren.

Zusammenfassend muss auf die Reposition des CCR bei den Mucopexie-Methoden im Allgemeinen als die effizientere Komponente vor der auch kostenintensiveren Ultraschall-gesteuerten Ligatur in der Behandlung des II–III° Hämorrhoidalleiden verwiesen werden.

1.3 Laserhämorrhoidoplastie

Die Anwendung eines 980-nm-Diodenlasers in der Behandlung von 51 Patienten mit II–III° Hämorrhoiden wurde in einer italienischen multizentrischen Studie prospektiv beobachtet und als sicher, rasch und tageschirurgisch anwendbar bewertet [10]. Symptome wie Blutung und Schmerzen konnten nach einer verbalen Ratingskala formal signifikant, wenngleich klinisch fragwürdig, verbessert bewertet werden. Die Rezidivrate lag nach 5 Monaten bei 7,8 %, Langzeitergebnisse diesbezüglich wurden nicht berichtet. Bleibt die kritische Anmerkung, ob nach o. g. Studienergebnissen die Anwendung eines kostenintensiven Lasers in Hinblick auf günstige Langzeitergebnisse der Gummibandligatur für II° Hämorrhoiden und der alleinigen Mucopexie für III° Hämorrhoiden als kostengünstigere Therapiealternativen bei einem der häufigsten gutartigen Erkrankungen des unteren Gastrointestinaltraktes mit entsprechend intensiver Belastung unserer Gesundheitssysteme gerechtfertigt ist.

Sollten wir uns nicht grundsätzlich wieder mehr den konventionellen und traditionellen Behandlungsmethoden des Hämorrhoidalleidens unter Berücksichtigung der anatomischen Restauration widmen?

2 Analfisteln

Herausragende innovative Publikationen zum Thema Analfisteln haben sich im letzten Jahr kaum aufgetan, das Ziel um die Reduktion der Rezidiv- oder Heilungsrate konnte auch in den folgenden Studien nicht suffizient erfüllt werden.

Einmal mehr lohnt es sich, dabei einen Blick in die Historie der Proktologie zu werfen wie geschehen in dem Editorial von Donato Altomare, hinsichtlich neuer Techniken wie der Laserverödung (FiLaC) mit dem Untertitel „New hope or the same old story?" [11].

Anhand der Tatsache, dass beispielsweise der Analfistelplug an Bedeutung – zumindest in Deutschland – bei der Behandlung von Analfisteln verloren hat und ein Produkt, wie der in dieser deutschen Multicenterstudie mit nur 52 % Heilungsrate für transsphinktäre Fisteln nach einem Jahr Follow-up [12] vorgestellte synthetische Plug, gänzlich vom Markt genommen wurde, müssen wir erkennen, dass die Analfisteltherapie damals wie heute einer hohen Rezidivrate und verzögerter Wundheilung unterlegen ist.

Auch 2016 füllen chinesische Metaanalysen die Online-Fachbibliotheken, so auch im Vergleich der einzelnen Analfisteltherapien bei tiefen Analfisteln – eine genauere Klassifikation bzw. Art der Fisteltherapie (Sphinkterotomie oder Lappenplastik) wurde dabei nicht berücksichtigt (!) [13]. Von insgesamt 64 Studien blieben letztlich für den unmittelbaren Vergleich zwischen Fistelspaltung und Fistelexzision 6 Studien übrig, mit allesamt geringer Patientenzahl und nur einer einzigen mit über 100 Patienten und einem mittleren Beobachtungszeitraum von nur 7 Monaten. Grundtenor der Analyse war kein signifikanter Unterschied in Operationsdauer, Heilungsverlauf, Rezidivrate und Komplikationsrate wie postoperativer Stuhlinkontinenz.

In einem weiteren systematischen Review wurden sämtliche sogenannte neuere Fisteltherapien unter die Lupe genommen [14]. *Tabelle 1* zeigt die Innovationen in der Analfisteltherapie der letzten Jahre. Heilungsraten in den durchwegs kleinen Serien unter 100 Teilnehmern fanden sich in den beschriebenen Studien zwischen 54 und 100 % *(sic!)*. Jene Techniken mit scheinbar vielversprechenden Heilungsraten von > 90 % waren der klassische Mukosaflap, jedoch mit zusätzlicher Applikation von *Platelet Rich Plasma* (90 % nach 26 Monaten), die Anwendung von azellulärer extrazellulärer Matrix (AEM, 100 % nach 8 Monaten) und einer Art *Tight Seton* (mit unglaublichen 0 % Inkontinenzraten), Cable Tie mit 95 % Heilungsrate nach einem Jahr sowie Hybrid-Verfahren wie das LIFT-Verfahren (Ligation of the Intersphincteric Fistula Tract) mit einem Plug aus azellulärer dermaler Matrix und einer Heilungsrate von 95 % nach 14 Monaten. Der OTSC-Clip (Over The-Scope) scheint mit einer Heilungsrate von 90 % nach 6 Monaten bei transsphinktären und suprasphinktären Fisteln bei jedoch geringer Patientenanzahl (n = 20) ebenso erwähnenswert. Die Autoren des Reviews schlussfolgern aber ehrlicherweise, dass diese Frühergebnisse schwer zu reproduzieren und Langzeitergebnisse noch ausständig sind. Daher kann zum jetzigen Zeitpunkt keine allgemeine Empfehlung abgegeben werden.

Tab. 1: Klassifikation neuer Analfisteltherapien (mod. nach [14])

Novel biomaterials	
Autograft	Adipose derived Stem Cells Platelet rich plasma
Allograft	Human Acellular Dermal Matrix – AEM Porcine intestinal submucosal collagen – AEM
Xenograft	Porcine dermal cross-linked collagen – Permacol
Energy Devices	Fistula Laser Closure – FiLaC
New Seton	Comfort Drain Cable Tie
Hybrid Techniques	LIFT Plug (ADM) Bio LIFT Collagen Matrix and Rectal Flap
Others	Over the Scope Clip-OTSC Proctology Video Assisted Anal Fistula Treatment-VAAFT

AEM: acellular extracellular matrix, ADM: acellular dermal matrix

Weitere Untersuchungen konnten zeigen, dass die Fistelexzision nach Sphinkterotomie und primärer Sphinkterrekonstruktion aufgrund der besseren Übersicht über ein etwaiges verzweigtes Fistelsystem, die radikale Entfernung der Proktodealdrüse als Ausgangspunkt der Analfistel günstig beeinflusst [15]. Dabei konnte in einem systematischen Review von 14 Studien mit über 600 Patienten eine durchschnittliche Erfolgsrate von 93,2 % beobachtet werden. Interessanterweise bestand hinsichtlich einer Verschlechterung der Kontinenzleistung kein Unterschied, ob die Fistel gespalten oder exstirpiert wurde (Ø 12 %), sehr wohl zwischen der Sphinkterrekonstruktion mittels Overlap oder End-zu-End-Naht (19,4 vs. 10,9 %).

Letzten Endes stellen aber für uns Koloproktologen die hohen transsphinktären/suprasphinktären oder extrasphinktären Analfisteln eine besondere Herausforderung dar, nicht die tiefen oder gar subkutanen Fisteln, die bei der radikalen Behandlung – egal wie – im Gegensatz zu den Erstgenannten selten bis kaum mit Komplikationen wie Schließmuskelschwäche und konsekutiver Stuhlinkontinenz vergesellschaftet sind.

3 Komplikationsmanagement und -vermeidung

Die häufigsten Komplikationen unmittelbar nach Hämorrhoiden- aber auch Analfistelbehandlung sind die Nachblutung, die frühzeitig – ggf. auch in erneuter Narkose – gestillt werden sollte und die lokale Infektion, die insbesondere nach plastischen Eingriffen (Flap-Verfahren, Rekonstruktion) auftreten und zu einer Dehiszenz der Nähte führen kann [16]. Postoperative Schmerzen sowie die Harnretention aufgrund insuffizienter perioperativer Analgesie oder übermäßiger Flüssigkeitszufuhr können durch ausreichende Schmerzmittelgabe und perioperative Katheterisierung vermieden werden, die überholte anale Tamponade, die neben erhöhten postoperativen Schmerzen keine signifikante Senkung der Nachblutungsrate ergeben hat, kann entbehrt werden [17].

Ein relevantes Problem stellt die nicht seltene Minderung der Kontinenzleistung unterschiedlichen Grades nach Analoperationen dar. Dabei ist es entscheidend, die willkürliche und unwillkürliche Schließmuskelfunktion nicht zuletzt aus forensischen Gründen präoperativ eingehend zu erfassen, um das Ausmaß einer postoperativen Stuhlinkontinenz objektiver einschätzen zu können, da diese Einschränkungen bekanntermaßen durch das subjektive Empfinden des Patienten stark beeinflusst werden. Faktoren, die zu einer iatrogenen

1.8 Proktologie

Schließmuskelschädigung zumeist des glatten, inneren Schließmuskels führen können sind

1. eine Überdehnung des Analkanals durch übermäßiges Spreizen oder unzureichende Relaxation des Patienten bei lokalen oder spinalen Anästhesieverfahren,
2. ausgedehnte, zu tiefe Resektionen bei der konventionellen Hämorrhoidektomie oder zu tiefe Tabaksbeutelnaht bei der Anwendung eines Zirkularstaplers nicht nur bei der Hämorrhoidopexie, sondern auch bei koloanalen/-rektalen Anastomosen oder
3. die extensive willkürliche Spaltung v. a. höher gelegener Analfisteln ohne anschließende Rekonstruktion, was auch direkt mit der Anzahl an Fisteloperationen in der Vorgeschichte zusammenhängt [16].

4 Inkontinenz und Obstipation

Die Möglichkeit der sakralen Neuromodulation (SNM) als Therapiealternative im Behandlungsalgorithmus der Stuhlinkontinenz und der chronischen Obstipation wurde in den letzten Jahren in der Literatur vielerorts gewürdigt. Der eingeschränkte Erfolg dieser Methode bei der *Slow Transit Constipation* wurde im letzten Jahr durch den Autor dieser Rubrik bereits kritisch hinterfragt. Ein europäisches Konsensuspapier zur Anwendung der SNM zur Behandlung der Stuhlinkontinenz und Obstipation [18] berichtet zwar über den Erfolg – auch als First-Line-Therapie – der SNM v. a. bei der Stuhldranginkontinenz, stellt diesen jedoch der weniger effektiven Anwendung der SNM bei chronisch therapierefraktärer Obstipation entgegen früheren Berichten ernüchternd gegenüber. Nun konnte erstmals auch in einer australischen, zweiphasigen, doppelt verblindeten prospektiv-randomisierten Cross-Over-Studie [19] an 59 Patienten gezeigt werden, dass die SNM bei der chronischen *Slow Transit Constipation* keinen signifikanten Effekt auf die Erhöhung der Stuhlfrequenz (≥ 2 Stuhlgänge/Woche) bzw. auf die Beseitigung des Gefühls der inkompletten Stuhlentleerung weder durch suprasensorische (30 % vs. 21 %) (primärer Studienendpunkt) noch durch subsensorische (25 % vs. 25 %) (sekundärer Studienendpunkt) Stimulation im Vergleich zu einer Sham-Gruppe hat. Außerdem kam es zu keiner signifikanten Veränderung in den Lebensqualitätsscores (SF-36). Vergleichbare Ergebnisse erzielte eine französische prospektiv-randomisierte Studie bei ähnlichem Patientengut (n = 36) nach einem achtwöchigen Intervall aktiver und *Sham*-Stimulation und einer anschließenden aktiven Stimulationsperiode mit Evaluation nach einem Jahr ohne signifikantem Effekt auf die Kolontransitzeit oder einem Unterschied zwischen der aktiven und der *Sham*-Gruppe [20].

Dem Wirkungsgrad der SNM auf den Grund gingen im vergangenen Jahr einige experimentelle Arbeiten wie die von Langlois et al. [21], die in einem Reizblasen/-darmmodell in der Ratte durch SNM eine Reduktion der viszeralen Mechanosensitvität nachweisen und damit Hinweise auf eine mögliche Wirkung der SNM beim Reizdarmsyndrom erbringen konnte. In einer zweiten, dänischen Pilotstudie an 15 Frauen mit idiopathischer Stuhlinkontinenz (Durchschnittsalter 58 ± 12,2 Jahre) wurde die Wirkung von SNM in der Testphase auf die anorektale Sensitivität durch Ballondistension im Rektum und Analkanal untersucht [22]. Die Autoren fanden heraus, dass durch SNM bei Ballondistension im Analkanal nicht jedoch im Rektum die Schwelle zum Stuhldrang signifikant gesenkt werden konnte. Sie schlussfolgern, dass die SNM den Kontinenzapparat über somato-afferente Fasern durch erhöhte anale Sensitivität positiv beeinflussen kann.

Erstmals wird in einer multizentrischen prospektiv-randomisierten Studie die Wirkung des Magnetsphinkter (FENIX®) im Vergleich zur SNM bei 350 Patienten mit konservativ therapierefraktärer Stuhlinkontinenz untersucht [23], nachdem erste ermutigende Ergebnisse auf dem Gebiet der Implantologie bei der Behandlung vornehmlich der passiven Stuhlinkontinenz mit dem Magnetsphinkter [24] und den intersphinktären Implantaten (GateKeeper®, SphinKeeper®) [25, 26] bereits im vergangenen Jahr verzeichnet werden konnten. Dabei handelt es sich bei beiden Operationsmethoden um Implantate, die einen künstlichen Sphinkterverschluss herbeiführen oder eine Sphinkteraugmentation bewirken sollen.

Eine noch minimal-invasivere Technik zur Behandlung der Stuhlinkontinenz der letzten Jahre stellt die perkutane N. tibialis-Stimulation (PTNS) dar. Neben ernüchternden Ergebnissen in der ersten großen multizentrischen, doppel-verblindeten, prospektiv-randomisierten Studie (CONFIDeNT-Trial) [27] für die Stuhlinkontinenz gelang auch mittlerweile für die chronische Obstipation, wenngleich nur in einer kleinen Pilotstudie (n = 20) keine signifikante Verbesserung der Obstipationssymptome oder der Lebensqualität in einer 4 Wochen dauerhaften (12 Stunden täglich) Testphase [28].

Somit scheint zusammenfassend die SNM nach wie vor der Goldstandard in der interventionellen Therapie der Stuhlinkontinenz, nicht aber der chronischen Obstipation vor invasiveren chirurgischen Maßnahmen (Deviationsstoma und Kolektomie) zu sein. Die Rolle von Implantaten wie dem Magnetsphinkter und dem Gatekeeper® gilt es in zukünftigen Vergleichsstudien zu bewerten.

5 Rektumprolaps

Bezugnehmend auf die Therapie des externen Rektumprolaps war in der bisher am besten verfügbaren Evidenz, dem PROSPER-Trial [29], kein signifikanter Unterschied hinsichtlich dem primären Endpunkt Rezidivrate zwischen abdominellen und perinealen Verfahren, aber auch nicht zwischen Resektions- und Nahtrektopexie bzw. zwischen OP nach Altemeier und Delorme zu verzeichnen. In einem rezenten britischen Kommentar werden die Auswirkungen der PROSPER-Studie auf eine Änderung der operativen Strategie bei der Behandlung des externen Rektumprolaps dargelegt [30]. Interessanterweise hat sich diesbezüglich trotz nicht signifikantem Unterschied zwischen den einzelnen Operationsmethoden eine dennoch signifikante Verschiebung der Präferenzen in Richtung abdominelle Verfahren (63,5 % auf 81,7 % im Jahre 2014; p < 0,01), mit der ventralen Rektopexie als das populärste abdominelle Verfahren (48,6 % im Jahre 2014 vs. 5,9 % im Jahre 1997, p < 0,01), das in 96,3 % laparoskopisch durchgeführt wird, erge-

ben. Die Rate an Altemeier-Operationen hat ebenso zugenommen (von 14,9 % im Jahre 1997 auf 39,3 % im Jahre 2014), die in Deutschland immer noch als Goldstandard angesehene Resektionsrektopexie wurde in Großbritannien signifikant zurückgenommen (9,9 % im Jahre 2014 verglichen mit 39,7 % im Jahre 1997; p < 0,01).

Die laparoskopische ventrale Meshrektopexie (LVMR) bleibt auch 2016 international eine weit verbreitete Technik, die nicht nur den externen Rektumprolaps, sondern v. a. Obstruktionsbeschwerden im Sinne eines *Obstructive Defaecation Syndrome* (ODS) adressiert und wurde einmal mehr als eine sehr sichere und v. a. sicher übertragbare Technik im Sinne eines definierten *Proctorships* bei einer Lernkurve von 25–30 Fällen ohne Einbuße im Outcome demonstriert [31]. Diese Technik eignet sich auch für den Roboter-assistierten Zugang gerade bei der Mobilisation des rektogenitalen Spaltes und der tiefen Fixation des Meshes, wobei so wie in vielen Bereichen nach wie vor die hohen Kosten des Roboters kritisch diskutiert werden [32].

Fazit

- Grundtenor in der Behandlung des Hämorrhoidalleidens bleibt die individualisierte, auf den Leidensdruck der Patienten abgestimmte maßgeschneiderte Therapie unter weitestgehender Erhaltung des feinkontinenzbestimmenden *Corpus cavernosum recti*.
- Der Erfolg der Staplerhämorrhoidopexie hinsichtlich Verbesserung der Hämorrhoidalbeschwerden und der Lebensqualität hängt unmittelbar mit dem Volumen des resezierten Rektumschleimhautringes zusammen.
- Die konventionelle Hämorrhoidektomie konnte sich allerdings im Langzeitverlauf gegenüber der Staplerhämorrhoidopexie einmal mehr bezüglich Lebensqualität und Rezidivrate behaupten.
- Beim Analfistelleiden werden neuere Techniken wie Plugs, Clips und semiradikale Ligaturmethoden weiterhin kritisch unter die Lupe genommen und die Sphinkterotomie mit primärer Rekonstruktion gerade in Bezug auf die Heilungsrate zunehmend favorisiert.

- Während die sakrale Neuromodulation in der Behandlung der therapieresistenten Stuhlinkontinenz konstant effektiv bestätigt wird, rückt deren Bedeutung bei der Behandlung der chronischen Obstipation nach anfänglicher Euphorie zunehmend aufgrund ernüchternder Ergebnisse in den Hintergrund.
- Es gibt einen Trend in der Behandlung des externen Rektumprolaps vor allem in der post-PROSPER-Studienära hinsichtlich Favorisierung abdomineller, laparoskopischer Techniken weg von der Resektions- hin zur ventralen Meshrektopexie.

Interessenskonflikt

Es besteht kein Interessenskonflikt.

Literatur

[1] Garg P: Why Should a Good Proportion of Hemorrhoids Not Be Operated On? – Let's TONE Up. Dis Colon Rectum 2016; 59 (6): 583–585. [EBM IV]

[2] Venturi M, Salamina G, Vergani C: Stapled anopexy versus transanal hemorrhoidal dearterialization for hemorrhoidal disease: a three-year follow-up from a randomized study. Minerva Chir 2016; 71 (6): 365–371. [EBM Ib]

[3] Zhai M, Zhang YA, Wang ZY, Sun JH, Wen J, Zhang Q et al.: A Randomized Controlled Trial Comparing Suture-Fixation Mucopexy and Doppler-Guided Hemorrhoidal Artery Ligation in Patients with Grade III Hemorrhoids. Gastroenterol Res Pract 2016; 2016: 8143703. [EBM Ib]

[4] Altomare DF, Pecorella G, Tegon G, Aquilino F, Pennisi D, De Fazio M: Does a more extensive mucosal excision prevent haemorrhoidal recurrence after stapled haemorrhoidopexy? Long-term outcome of a randomised controlled trial. Colorectal Dis 2016. [EBM Ib]

[5] Petersen S, Sterzing D, Ommer A, Mladenov A, Nakic Z, Pakravan F et al.: TST36 stapling for rectocele and hemorrhoidal prolapse – early results of the prospective German multicenter study. Ger Med Sci 2016; 14: Doc 14. [EBM IIb]

[6] Watson AJ, Hudson J, Wood J, Kilonzo M, Brown SR, McDonald A et al.: Comparison of stapled haemorrhoidopexy with traditional excisional surgery for haemorrhoidal disease (eTHoS): a pragmatic, multicentre, randomised controlled trial. Lancet 2016; 388 (10058): 2375–2385. [EMB Ib]

[7] Aigner F, Kronberger I, Oberwalder M, Loizides A, Ulmer H, Gruber L et al.: Doppler-guided haemorrhoidal artery ligation with suture mucopexy compared with suture mucopexy alone for the treatment of grade III haemorrhoids: a prospective-randomised controlled trial. Colorectal Dis 2016. doi: 10.1111/codi.13280. [EBM Ib]

[8] Basile M, Di Resta V, Ranieri E: Transanal anopexy with HemorPex System (HPS) is effective in treating grade II and III hemorrhoids: medium-term follow-up. Tech Coloproctol. 2016;20(6):353-9. [EBM IIb]

[9] Brown SR, Tiernan JP, Watson AJ, Biggs K, Shephard N, Wailoo AJ et al.: Haemorrhoidal artery ligation versus rubber band ligation for the management of symptomatic second-degree and third-degree haemorrhoids (HubBLe): a multicentre, open-label, randomised controlled trial. Lancet 2016; 388 (10042): 356–364. [EBM Ib]

[10] De Nardi P, Tamburini AM, Gazzetta PG, Lemma M, Pascariello A, Asteria CR: Hemorrhoid laser procedure for second- and third-degree hemorrhoids: results from a multicenter prospective study. Tech Coloproctol 2016; 20 (7): 455–459. [EBM IIa]

[11] Altomare DF: Anal fistula closure with FiLaC: new hope or the same old story? Tech Coloproctol 2015; 19 (8): 441–442. [EBM IV]

[12] Herold A, Ommer A, Furst A, Pakravan F, Hahnloser D, Strittmatter B et al.: Results of the Gore Bio-A fistula plug implantation in the treatment of anal fistula: a multicentre study. Tech Coloproctol 2016; 20 (8): 585–590. [EBM IIa]

[13] Xu Y, Liang S, Tang W: Meta-analysis of randomized clinical trials comparing fistulectomy versus fistulotomy for low anal fistula. Springerplus 2016; 5 (1): 1722. [EBM Ia]

[14] Narang SK, Keogh K, Alam NN, Pathak S, Daniels IR, Smart NJ: A systematic review of new treatments for cryptoglandular fistula in ano. Surgeon 2016. doi: 10.1016/j.surge.2016.02.002. [EBM Ib]

[15] Ratto C, Litta F, Donisi L, Parello A: Fistulotomy or fistulectomy and primary sphincteroplasty for anal fistula (FIPS): a systematic review. Tech Coloproctol 2015; 19 (7): 391–400. [EBM Ib]

[16] Ommer A: Management of complications of fissure and fistula surgery. Chirurg 2015; 86 (8): 734–740. [EBM III]

[17] Jongen J: Tamponade nach Hämorrhoidektomie möglicherweise entbehrlich. Coloproctology 2015; 37: 39–40. [EBM IV]

[18] Munoz-Duyos A, Navarro-Luna A: The European Consensus Statement on sacral neuromodulation. Colorectal Dis 2015; 17 (7): 644–646. [EBM IV]

[19] Dinning PG, Hunt L, Patton V, Zhang T, Szczesniak M, Gebski V et al.: Treatment efficacy of sacral nerve stimulation in slow transit constipation: a two-phase, double-blind randomized controlled crossover study. Am J Gastroenterol 2015; 110 (5): 733–740. [EBM Ib]

[20] Zerbib F, Siproudhis L, Lehur PA, Germain C, Mion F, Leroi AM et al.: Randomized clinical trial of sacral nerve stimulation for refractory constipation. Br J Surg 2017; 104 (3): 205–213. [EL Ib]

[21] Langlois LD, Le Long E, Meleine M, Antor M, Atmani K, Dechelotte P et al.: Acute sacral nerve stimulation reduces visceral mechanosensitivity in a cross-organ sensitization model. Neurogastroenterol Motil 2016. doi: 10.1111/nmo.12987. [EBM IIb]

[22] Haas S, Brock C, Krogh K, Gram M, Lundby L, Drewes AM et al.: Does Sacral Nerve Stimulation Improve Continence Through Enhanced Sensitivity of the Anal Canal? A Pilot Study. Dis Colon Rectum 2016; 59 (11): 1039–1046. [EBM IIb]

[23] Williams AE, Croft J, Napp V, Corrigan N, Brown JM, Hulme C et al.: SaFaRI: sacral nerve stimulation versus the FENIX magnetic sphincter augmentation for adult faecal incontinence: a randomised investigation. Int J Colorectal Dis 2016; 31 (2): 465–472. [EBM Ib]

[24] Pakravan F, Helmes C: Magnetic anal sphincter augmentation in patients with severe fecal incontinence. Dis Colon Rectum 2015; 58 (1): 109–114. [EBM III]

[25] Ratto C, Buntzen S, Aigner F, Altomare DF, Heydari A, Donisi L et al.: Multicentre observational study of the Gatekeeper for faecal incontinence. Br J Surg 2016; 103 (3): 290–299. [EBM IIa]

[26] Ratto C, Donisi L, Litta F, Campenni P, Parello A: Implantation of SphinKeeper(TM): a new artificial anal sphincter. Tech Coloproctol 2016; 20 (1): 59–66. [EBM IIb]

[27] Knowles CH, Horrocks EJ, Bremner SA, Stevens N, Norton C, O'Connell PR et al.: Percutaneous tibial nerve stimulation versus sham electrical stimulation for the treatment of faecal incontinence in adults (CONFIDeNT): a double-blind, multicentre, pragmatic, parallel-group, randomised controlled trial. Lancet 2015; 386 (10004): 1640–1648. [EBM Ib]

[28] Iqbal F, Thomas GP, Tan E, Askari A, Dastur JK, Nicholls J et al.: Transcutaneous Sacral Electrical Stimulation for Chronic Functional Constipation. Dis Colon Rectum 2016; 59 (2): 132–139. [EBM IIa]

[29] Senapati A, Gray RG, Middleton LJ, Harding J, Hills RK, Armitage NC et al.: PROSPER: a randomised comparison of surgical treatments for rectal prolapse. Colorectal Dis 2013; 15 (7): 858–868. [EBM Ib]

[30] Gunner CK, Senapati A, Northover JM, Brown SR: Life after PROSPER. What do people do for external rectal prolapse? Colorectal Dis 2016; 18 (8): 811–814. [EBM IV]

[31] Pucher PH, Mayo D, Dixon AR, Clarke A, Lamparelli MJ: Learning curves and surgical outcomes for proctored adoption of laparoscopic ventral mesh rectopexy: cumulative sum curve analysis. Surg Endosc 2017; 31: 1421. [EBM III]

[32] Faucheron JL, Trilling B, Barbois S, Sage PY, Waroquet PA, Reche F: Day case robotic ventral rectopexy compared with day case laparoscopic ventral rectopexy: a prospective study. Tech Coloproctol 2016; 20 (10): 695–700. [EBM IIa]

1.9 Was gibt es Neues bei der intraperitonealen Chemotherapie?

F. STRULLER, PH. HORVATH, W. SOLASS, M. KIBAT, F.-J. WEINREICH, M.-K. KOKKALIS, M. A. REYMOND

Die Diagnose der Peritonealmetastasierung ist mit einer ungünstigen Prognose verbunden, die in Wochen bis Monaten gemessen wird. Folglich handelt es sich beim Management der Peritonealmetastasen weitgehend um die Linderung von Symptomen wie Darmverschluss, Übelkeit, Schmerzen, Müdigkeit und Kachexie. Die Resignation der Ärzte vor der Peritonealmetastasierung ist derzeit noch weit verbreitet und hält an, obwohl Fortschritte in der medikamentösen Therapie erreicht wurden und trotz der Verfügbarkeit von multimodalen Therapieansätzen – wo Chirurgie, systemische und intraperitoneale Chemotherapie wirksam kombiniert werden [15].

Am Beispiel des kolorektalen Karzinoms fasst dieser Artikel den aktuellen, Evidenz-basierten Stand der Therapieoptionen für Patienten mit Peritonealmetastasen zusammen. Darüber hinaus werden die jüngsten Fortschritte in der intraperitonealen Chemotherapie vorgestellt.

1 Inzidenz

Ungefähr 10 % der kolorektalen Krebspatienten zeigen bei der Erstdiagnose Peritonealmetastasen und weitere 4–19 % der Patienten entwickeln metachrone Peritonealmetastasen nach radikaler Resektion des Primärtumors. Bei 25–35 % dieser Patienten sind die Peritonealmetastasen die einzige Rezidivform [6].

2 Prognose

Nicht alle peritonealen „Metastasen" sind gleich, weder zwischen verschiedenen Tumorarten noch innerhalb eines einzigen Tumortyps wie dem kolorektalen Karzinom. Unterschiedliche Tumorbiologien spielen eine entscheidende Rolle: die Prognose der peritonealen Aussaat eines indolenten muzinösen Neoplasmas des Appendix („Pseudomyxoma peritonei") wird typischerweise in Jahre gemessen, während die erwartete Prognose der Peritonealmetastasierung eines Siegelringzellkarzinoms des Dickdarms nur wenige Monate beträgt. Neben der Tumorbiologie ist die Ausbreitung des Peritonealbefalls ebenfalls prognostisch signifikant: Patienten mit einem miliären Befall der Dünndarmserosa haben eine deutlich schlechtere Prognose als Patienten mit einem T4, Lymphknoten-negativen kolorektalen Karzinom mit einer begrenzten Anzahl von lokalisierten, resektablen Tumorknoten am Peritoneum.

Die klinischen Beobachtungen einer signifikanten prognostischen Heterogenität zwischen Patienten mit Peritonealmetastasen (M1b) wurde in der Metaanalyse von Franko und Kollegen [6] bestätigt. Einerseits wurde belegt, dass isolierte Peritonealmetastasen mit signifikant schlechteren Überlebensraten verbunden waren (medianes Überleben von 16,3 Monaten) im Vergleich zu isolierten Metastasen in anderen Organen wie z. B. in der Leber (medianes Überleben von 19,1 Monaten, korrigierte HR 0,75, 95 % CI 0,63–0,91, p = 0,003). Die entsprechenden Überlebenskurven werden in *Abbildung 1* dargestellt. Diese Ergebnisse bestätigen frühere Ergebnisse aus prospektiv randomisierten Studien [14, 18] und epidemiologischen Studien [11].

Das mediane Überleben von Patienten mit Peritonealmetastasen und Lebermetastasen (n = 252) war nicht schlechter als bei Patienten mit isolierten Peritonealmetastasen (adjusted HR 1,15, 95 % CI 0,90–1,46; p = 0,27). Auch war die Kombination der

1.9 Intraperitoneale Chemotherapie

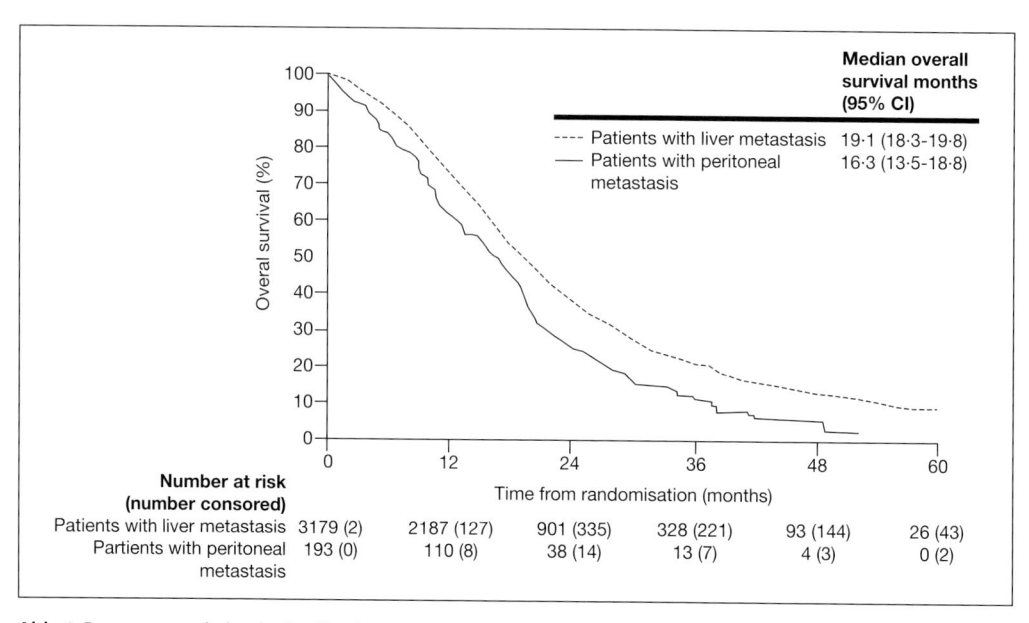

Abb. 1: Prognose von kolorektalen Karzinompatienten mit isolierten Lebermetastasen vs. isolierten Peritonealmetastasen unter moderner systemischer Chemotherapie. Das mediane Überleben beträgt 19,1 Monate bei Lebermetastasen vs. nur 16,3 Monate bei Peritonealmetastasen (mod. aus [6])

peritonealen Beteiligung mit mehr als 2 weiteren Lokalisationen von Metastasen (n = 313) nicht mit einem schlechteren Überleben verbunden im Vergleich zu Patienten mit isolierten Peritonealmetastasen (n = 194, korrigierte HR 1,13, CI 0,89–1,42; p = 0,31). Diese Beobachtungen untermauern die besonders infauste prognostische Bedeutung von Peritonealmetastasen bei kolorektalen Karzinompatienten.

Fazit

Isolierte Peritonealmetastasen eines kolorektalen Karzinoms sind mit einem medianen Überleben von ca. 16 Monaten verbunden. Wenn die Peritonealmetastasen in Kombination mit anderen Lokalisationen auftreten, verschlechtert sich das Gesamtüberleben mit der Anzahl der befallenen Organe weiter (Evidenzgrad: Level 1A).

3 Palliative systemische Chemotherapie

Am Beispiel des metastasierten kolorektalen Karzinoms lassen die aktuellsten Kombinationen bekannter Medikamente (wie z. B. FOLFIRINOX und Bevacizumab) [19] oder von Immuncheckpoint-Modulatoren wie PD-1 (Pembrolizumab) [16] neue Fortschritte bei den Therapieergebnissen erwarten, mit einem medianen Überleben von bis zu 30 Monaten.

Obwohl das kolorektale Karzinom die zweithäufigste Krebsart in der westlichen Welt ist und die peritoneale Metastasierung beim kolorektalen Karzinom kein seltenes Ereignis ist, wurden die betroffenen Patienten nur selten in prospektiv-randomisierte Chemotherapie-Studien eingeschlossen. In einer im Oktober 2016 publizierten, qualitativ-hochwertigen Metaanalyse [6] wurden 28 prospektiv-randomisierte Studien beim metastasierten kolorektalen Karzinom zwischen 1997 und 2008 identifiziert. Nur 14 dieser Studien (50 %) gaben Informationen zur Präsenz von Peritonealmetastasen in individuellen Patienten, davon nur 5 Studien (18 %), in denen zielgerichtete Therapien eingesetzt wurden. Der Anteil der Patienten mit isolierten Peritonealmetastasen in dieser Metaanalyse war 2 % [6], d. h. lediglich 194 Patienten aus einem Gesamtkollektiv von 10 553 Patienten mit metastasiertem kolorektalem Karzinom. Aus diesen 194 Patienten wurden nur 30 Patienten mit zielgerichteter Therapie behandelt.

Fazit

Patienten mit isolierten Peritonealmetastasen sind in prospektiv-randomisierten Chemotherapiestudien beim kolorektalen Karzinom kaum vertreten. Die Wirksamkeit der einzelnen Wirkstoffe oder Kombinationen im peritoneal metastasierten kolorektalen Karzinom wurde nicht umfassend untersucht. (Evidenzgrad: Level 1A)

Ein besseres Überleben wurde mit der Einführung von modernen zytostatischen Agenzien (Irinotecan und Oxaliplatin) und eine weitere Verbesserung mit der Einführung von zielgerichteten Therapien berichtet. Jedoch sind die verfügbaren Daten limitiert: die prospektiv-randomisierten Studien beim peritoneal metastasierten kolorektalen Karzinom untersuchten vor allem die Wirkung von klassischen zyotoxischen Mitteln (8 185 (78 %) der 10 553 Patienten). Nur 15 % der Patienten (n = 1 568) haben Angiogenese-Hemmer erhalten.

Lediglich 10 % der Patienten (n = 1 037) haben E-GFR-Inhibitoren erhalten. Etwa 2 % der Patienten wurden (n = 237) wurden mit einer Kombination von Angiogenese-Hemmern und E-GFR-Inhibitoren behandelt. Die Überlebensdaten dieser verschiedenen Gruppen werden in der Tabelle 1 zusammengefasst.

Das mediane Überleben der Patienten mit isolierten Peritonealmetastasen verbessert sich etwas mit dem Einsatz von zielgerichteten Therapien (von 16,3 auf 17,1 Monaten, 0,8 Monate im Schnitt). Jedoch lässt sich diese Verbesserung nicht im gleichen Maß wie bei isolierten Organmetastasen feststellen (von 19,3 auf 22,7 Monaten, 3,4 Monate im Schnitt). Die prognostische Diskrepanz zwischen Peritonealmetastasen und extraperitonealen Metastasen nimmt mit dem Einsatz von zielgerichteten Therapien zu, was darauf hindeutet, dass diese zielgerichteten Therapien bei Peritonealmetastasen nicht so wirksam sind wie bei Organmetastasen. In der Metaanalyse von Franko waren die Patientenzahlen zu gering, um eine konkrete explorative Analyse der Aktivität einzelner Agenzien vorzunehmen [6]. Obwohl nur eine kleine Anzahl von Studien, in denen Patienten mit einer gezielten Therapie (vor allem vor 2006) behandelt wurden, in der Metaanalyse von Franko berücksichtigt wurden, bleiben diese Daten relevant, da sie die derzeit meistens eingesetzten Erstlinien-Therapieformen wie die Behandlung

Tab. 1: Überleben von Patienten mit Peritonealmetastasen eines kolorektalen Karzinoms. Das Überleben der Patienten mit isolierten Peritonealmetastasen ist ungünstiger als bei isolierten Organmetastasen (mod. aus [6])

	Ereignisse/ Gesamt	Medianes Überleben (Monate)	Hazard Ratio	p-Wert
Alle Behandlungen				
Isolierte Peritonealmetastasen	159/193	16,3 (13,5–18,8)	1,42 (1,21–1,66)	< 0,0001
Isolierte extraperitoneale Metastasen	3068/4790	20,0 (19,4–20,6)	Referenz	
Patienten behandelt mit Chemotherapie				
Isolierte Peritonealmetastasen	137/163	16,3 (12,9–19,2)	1,36 (1,15–1,62)	< 0,0005
Isolierte extraperitoneale Metastasen	2 904/3 562	19,3 (18,5–20,0)	Referenz	
Patienten behandelt mit ≥ 1 zielgerichteten Therapie				
Isolierte Peritonealmetastasen	22/30	17,1 (13,0–22,1)	1,79 (1,16–2,76)	< 0,008
Isolierte extraperitoneale Metastasen	494/864	22,7 (21,6–25,7)	Referenz	

mit FOLFOX (Leucovorin, Fluorouracil, Oxaliplatin) oder FOLFIRI (Leucovorin, Fluorouracil, Irinotecan) in Kombination mit einer gezielten Therapie bei Patienten mit metastasierendem kolorektalem Karzinom widerspiegeln.

Warum ist die Prognose von Peritonealmetastasen-Patienten ungünstiger? Oft wird der geringe Anteil des Herzminutenvolumens, der das Peritoneum erreicht, für die eingeschränkte Wirkung der intravenösen Gabe von Chemotherapeutika auf Peritonealmetastasen verantwortlich gemacht [31]. In einigen Studien wurde eine erhöhte Chemoresistenz von Peritonealmetastasen sowohl vor als auch nach der Irinotecan/Oxaliplatin-Einführung beobachtet. Weitere plausible Erklärungen sind eine schlechte Toleranz gegenüber der Chemotherapie mit resultierender Unterbehandlung, eine Chemotherapieresistenz und eine steilere Leistungsabnahme [22], möglicherweise im Zusammenhang mit dem sog. Kachexie-Anorexie-Syndrom, das mit einer Peritonealkarzinose assoziiert ist [21].

Fazit

Beim kolorektalen Karzinom erreichen die palliativen Systemtherapien bei der Behandlung der Peritonealmetastasen nicht in gleichem Maße die Therapieergebnisse wie bei anderen Organmetastasen. Es muss – auch bei den neuen Kombinationen und innovativen Substanzen – von einem um Monate schlechteren Überleben im Vergleich zu Leber- oder Lungenmetastasen ausgegangen werden (Evidenzlevel 1A).

4 Chirurgische Zytoreduktion und Hypertherme Intraperitoneale Chemotherapie (HIPEC)

Die Prognose der einzelnen Patienten mit metastasierendem kolorektalen Karzinom sind sehr variabel [18]. Das Ausmaß der metastasierenden Erkrankung und ihre mögliche Resektabilität gehören zu den wichtigsten Prädiktoren. In ausgewählten Fällen ist auch eine komplette Resektion der Peritonealmetastasen (CC-0) durch peritoneale zytoreduktive Chirurgie möglich. Diese Zytoreduktion wird oft mit intraperitonealer (HIPEC) und systemischer Chemotherapie kombiniert. Die Resektion von Leber-, Lungen- oder sogar kombinierten Leber- und Lungenmetastasen wurde mit einem verbesserten Überleben in retrospektiven Studien assoziiert und wird in der aktuellen deutschen S3-Leitlinie empfohlen [17].

Angesichts der schlechteren Prognose der Patienten mit isolierten Peritonealmetastasen könnte eine Abschätzung des Nutzens der Resektion von peritonealen Metastasen durch zytoreduktive Chirurgie auch sinnvoll sein [6]. Soweit bleibt die Resektion der Peritonealmetastasen durch zytoreduktive Chirurgie, mit oder ohne intraperitoneale Chemotherapie, jedoch umstritten. Der Mangel an randomisierten kontrollierten Studien, das Ausmaß der chirurgischen Intervention, eine Historie signifikanter Morbidität und Mortalität, technische Unterschiede (z. B. offene vs. geschlossene HIPEC, Dauer der Applikation, Wahl der Chemotherapie) zwischen den Zentren und der unklare respektive Effekt der Zytoreduktion vs. HIPEC haben alle zur aktuellen Kontroverse um die Indikationen dieser Therapie beigetragen.

Laut aktueller Leitlinie kann in Deutschland bei Patienten mit einer isolierten und limitierten Peritonealkarzinose eine zytoreduktive Chirurgie gefolgt von einer HIPEC durchgeführt werden [20], wenn folgenden Voraussetzungen erfüllt sind:

- PCI (Peritoneal Cancer Index) < 20
- keine extraabdominellen Metastasen
- Möglichkeit der makroskopisch kompletten Entfernung oder Destruktion jeglicher Tumormanifestation
- Therapie in einem spezialisierten Zentrum

Die Durchführung im Rahmen von Studien sollte bevorzugt werden.

Die abgeschlossenen und laufenden randomisierten kontrollierten Studien zur Bewertung von CRS und HIPEC beim kolorektalen Karzinom sind in *Tabelle 2* zusammengefasst [5]. Diese Studien untersuchen 2 unterschiedliche klinische Situationen: 1) die therapeutische Situation (bei Vorliegen

Intraperitoneale Chemotherapie 1.9

Tab. 2: Übersicht der laufenden und abgeschlossenen prospektiv randomisierten Studien zur Evaluation der CRS und HIPEC beim kolorektalen Karzinom (Stand: 11/2016, aus [5])

	Indikation	Akronym	Studienleiter	Land	Eröffnet	Status	Geplante Patienten	Patienten eingeschlossen (11/2016)	Medikament IP	M/M Ergebnisse	Onkologische Ergebnisse
	Prophylaktisch (Risikopatienten ohne Peritonealmetastasen)										
1	NCT01226394	ProphyloCHIP (PRODIGE 15)	Goere D	Frankreich	2010/4	Aktiv	130	130	Oxaliplatin	Vorgestellt	Nicht verfügbar
2	NCT02179489	N/A	Sun L	China	2014/10	Rekrutiert	300	Nicht verfügbar	MMC	Nicht verfügbar	Nicht verfügbar
3	NCT02231086	COLOPEC	Tanis PJ	Holland	2015/3	Rekrutiert	200	181	Oxaliplatin	Nicht verfügbar	Nicht verfügbar
4	NCT02614534	HIPECT4	Arjona-Sanchez	Spanien	2015/11	Rekrutiert	190	Nicht verfügbar	MMC	Nicht verfügbar	Nicht verfügbar
5	NCT02965248	APEC	Cai G	China	2016/11	Rekrutiert	147	0	Raltitrexed Oxaliplatin	Nicht verfügbar	Nicht verfügbar
6	NCT02974556	PROMENADE	Sammartino P	Italien	2017/3	Rekrutiert noch nicht	140	0	Oxaliplatin	Nicht verfügbar	Nicht verfügbar
Gesamt							1107				
	Therapeutisch (Patienten mit Peritonealmetastasen)										
1	N/A	N/A	Verwaal VJ	Holland	1995/2	Geschlossen	105	105	MMC	Publiziert	Publiziert
2	NCT00769405	PRODIGE 7	Quenet F	France	2008/2	Aktiv	264	265	Oxaliplatin	Vorgestellt	Erwartet 2017
3	NCT01540344	COMBATAC	Piso P	Germany	2010/10	Unterbrochen	60	20	Oxaliplatin	Vorgestellt	Erwartet 2017
4	NCT01628211	HIPEC	Perrone F	Italy	2012/4	Rekrutiert	140	Nicht verfügbar	Oxaliplatin	Nicht verfügbar	Nicht verfügbar
5	NCT01815359	ICArUS	Nash G	USA	2013/4	Rekrutiert	212	94	MMC	Vorgestellt	Nicht verfügbar
Gesamt							781				

1.9 Intraperitoneale Chemotherapie

einer Peritonealmetastase) und 2) die prophylaktische Situation bei Patienten mit hohem Risiko der Sekundärentwicklung von Peritonealmetastasen.

4.1 Therapeutische Indikation (bei vorhandenen Peritonealmetastasen)

5 prospektiv-randomisierte Studien mit einer geplanten Gesamtzahl von 781 Patienten wurden bei Patienten mit synchronen, isolierten peritonealen Metastasen eines kolorektalen Karzinoms geplant. Die erste Studie ist nun geschlossen und die Ergebnisse wurden veröffentlicht. 2 weitere Studien sind aktiv, die Patientenrekrutierung wurde abgeschlossen und die Untersucher warten auf die Nachsorgedaten. 2 zusätzliche prospektiv-randomisierte Studien sind derzeit in der Rekrutierungsphase. Die Ergebnisse der ersten monozentrischen niederländischen Studie wurden 2003 veröffentlicht und wurden im Jahr 2008 nach 8 Jahren Beobachtungszeit aktualisiert [40]. In dieser Studie wurden 105 Patienten mit peritonealen Metastasen eines kolorektalen Karzinoms randomisiert (palliative systemische Chemotherapie (Kontrollgruppe) vs. CRS und HIPEC gefolgt von einer palliativen systemischen Chemotherapie (Testgruppe)). Patienten mit extraperitonealen Metastasen wurden ausgeschlossen. In der Testgruppe erfolgte die Operation mit dem Ziel der vollständigen Zytoreduktion (CC-0) und umfasste die subtotale Peritonektomie, die Omentektomie sowie – falls erforderlich – die Resektion anderer beteiligter Organe. Die Vollständigkeit der Zytoreduktion wurde am Ende der Operation beurteilt. Dann wurde eine HIPEC für 90 Minuten unter Verwendung von Mitomycin C verabreicht. In der Kontrollgruppe wurden lediglich palliative Eingriffe wie z. B. Bypass-Operation oder Stomaanlage erlaubt. Die Sicherheitsergebnisse zeigten eine höhere Morbidität und Mortalität in der Testgruppe (CRS und HIPEC), insbesondere eine postoperative Mortalität von 8 %. Die wichtigsten chirurgischen Komplikationen waren Anastomoseninsuffizienzen und Peritonitis bei 15 % der Patienten. Auch systemische Nebenwirkungen wie Grad 3 oder 4 Leukopenie wurden bei einem signifikanten Anteil der Patienten registriert. Im Gegensatz dazu zeigten die onkologischen Ergebnisse einen signifikanten Vorteil für die Testgruppe. Nach einer medianen Nachuntersuchung von 21,6 Monaten waren 39 % der Patienten der Kontrollgruppe im Vergleich zu 55 % der Patienten in der Testgruppe am Leben (HR für den Tod, 0,55; 95 % CI, 0,32–0,95; p = 0,03). Das mediane Gesamtüberleben in der Kontrollgruppe betrug 12,6 Monate im Vergleich zu 22,4 Monaten in der Testgruppe. Das Gesamtüberleben war schlecht (5 Monate) bei Patienten, bei denen keine vollständige Zytoreduktion erreicht werden konnte (CC-2) und bei Patienten mit ausgedehntem Peritonealbefall (mehr als 6 anatomische Regionen nach PCI beteiligt). Langzeitonkologische Ergebnisse wurden veröffentlicht, als die minimale Beobachtungszeit 6 Jahre für alle Patienten betrug. Zu diesem späten Zeitpunkt waren noch 4 Patienten in der Kontrollgruppe (2 mit Krankheit und 2 ohne Krankheit) gegen 5 Patienten in der experimentellen Gruppe (2 mit Krankheit und 3 ohne Krankheit) am Leben. Das mediane krankheitsspezifische Überleben betrug 12,6 Monate im Kontrollarm und 22,2 Monate in der CRS- und HIPEC-Gruppe (p = 0,03).

Diese prospektiv-randomisierte Studie war die erste, die die positive Wirkung vom kombinierten Verfahren CRS und HIPEC auf das Überleben von Patienten mit Peritonealmetastasen demonstrierte. Allerdings wurden sowohl das Design als auch die Ergebnisse dieser Studie kritisiert:

- Obwohl diese Studie zeigte, dass eine multimodale Therapie bestehend aus CRS, HIPEC und systemischer Chemotherapie das Überleben verglichen mit der systemischen Chemotherapie allein fast verdoppelte, zeigte sie nicht, wie viel von diesem Vorteil durch die Zytoreduktion und wieviel durch die HIPEC erreicht wurde,
- die HIPEC könnte möglicherweise nicht zum verbesserten Überleben beitragen, aber dafür eine zusätzliche Morbidität verursachen,
- die Überlebensdaten in der Kontrollgruppe (palliative systemische Chemotherapie alleine) waren relativ enttäuschend (12,6 Monate) und stimmen nicht mit Ergebnissen überein, die mit modernen Chemotherapeutika und zielgerichteten Therapien erreicht werden (16–17 Monate, s. o.),

- wenn das Ziel der Therapie kurativ war, war der Anteil der Langzeit-Überlebenden ohne Anzeichen von Krankheit nicht unterschiedlich zwischen den beiden Gruppen,

- wenn das Ziel der Therapie palliativ war, wurden keine sog. *Patient-reported Outcomes* (PROs), insbesondere keine Lebensqualitätsdaten berichtet, die in dieser Situation signifikant sind. Tatsächlich deuten der lange Krankenhausaufenthalt (29 Tage) und die Inzidenz schwerer Komplikationen indirekt darauf hin, dass die Lebensqualität in der Testgruppe zumindest kurzfristig kompromittiert wurde.

Im Gegensatz zur oben beschriebenen Verwaal-Studie vergleicht die französische PRODIGE-7-Studie (NCT00769405, www.clinicaltrials.gov) nicht die CRS- und HIPEC- vs. palliative systemische Chemotherapie, sondern untersucht den potenziellen zusätzlichen Nutzen von CRS und HIPEC gegenüber CRS allein. Diese größere multizentrische Studie randomisiert Patienten intraoperativ nach vollständiger Zytoreduktion (CC-0 oder CC-1) mit oder ohne HIPEC mit Oxaliplatin. 6 Monate systemische Chemotherapie (die beste Wahl des Arztes) sind zusätzlich vorgesehen und können vor und/oder nach dem HIPEC-Verfahren verabreicht werden. Die Mehrheit der chirurgischen Teams wählte ein Programm mit 3 Monaten Chemotherapie vor CRS und HIPEC und 3 Monate nach dem Eingriff. Die Art der systemischen Chemotherapie ist nicht vordefiniert und der Onkologe ist frei, die Therapie seiner Wahl zu verschreiben. Das Einschließen der Patienten ist nun abgeschlossen und erste Überlebensergebnisse werden bereits im Jahr 2017 erwartet. Die deutsche COMBATAC-Studie [7] ist eine kleinere Studie mit einer beabsichtigten Kohorte von 60 Patienten. Die Studie wurde entwickelt, um die Sicherheit und Wirksamkeit eines kombinierten multimodalen Behandlungsschemas, bestehend aus einer systemischen Kombinationschemotherapie plus Cetuximab gefolgt von CRS und bidirektionaler Chemotherapie (HIPEC mit intraperitonealen Oxaliplatin) zu prüfen. Die Studie wurde nach Einschluss von 20 Patienten unterbrochen. Die ersten Morbiditäts- und Mortalitätsdaten wurden präsentiert. Erste Überlebensdaten werden im Jahr 2017 erwartet.

4.2 HIPEC bei Patienten mit hohem Risiko der Peritonealmetastasenentwicklung (prophylaktische Indikation)

6 prospektiv-randomisierte Studien mit insgesamt 1 107 Patienten wurden initiiert, um die prophylaktische Rolle von HIPEC bei Patienten mit kolorektalem Karzinom bei hohem Risiko der Entwicklung peritonealer Metastasen zu analysieren. Eine Studie hat die Patientenrekrutierung abgeschlossen, 5 Studien rekrutieren derzeit Patienten.

Die französische Prophylochip (oder PRODIGE 15)-Studie (www.clinicaltrials.gov, NCT01226394) untersucht eine potenzielle positive Wirkung von HIPEC bei kolorektalen Patienten mit hohem Risiko einer peritonealen Metastasierung. Die beabsichtigte Kohorte war 130 Patienten. Einschlusskriterien waren eine minimale synchrone Peritonealmetastase (komplett reseziert), Ovarialmetastasen und/oder eine Tumorperforation zum Zeitpunkt der Kolektomie. Alle Patienten wurden dann 6 Monate mit einer adjuvanten systemischen Chemotherapie behandelt, in der Regel FOLFOX-4. Nach erfolgter adjuvanter Chemotherapie wurden die Patienten wieder untersucht: in Anwesenheit eines Tumorrezidivs wurden sie von der Studie ausgeschlossen. Bei fehlenden Rezidivzeichen wurden die Patienten randomisiert (Überwachung allein vs. explorative Laparotomie und HIPEC). Der Endpunkt ist das krankheitsfreies Überleben nach 3 Jahren. Die Studie ist nun geschlossen und erste Überleben-Ergebnisse werden zu Beginn des Jahres 2019 erwartet.

Die niederländische COLOPEC-Studie untersucht die onkologische Wirksamkeit der adjuvanten HIPEC unter Verwendung von Oxaliplatin nach der kurativen Resektion eines T4- oder perforierten Kolonkarzinoms zur Vorbeugung von Peritonealmetastasen [13]. Die beabsichtigte Inklusionszahl betrug 174, wurde aber auf 200 Patienten erhöht. Patienten, die einer kurativen Resektion bei UICC-Tumorkategorie T4 (oder perforiertem Karzinom) unterzogen wurden, werden randomisiert (simultane oder zweizeitige HIPEC vs. Beobachtung). Eine adjuvante systemische Chemotherapie wird innerhalb von 3 Wochen nach HIPEC in beiden

Studiengruppen gegeben. Sekundäre Ziele der COLOPEC-Studie sind:

- die Bestimmung der Inzidenz von metachronen peritonealen Metastasen bei pT4 und perforiertem kolorektalen Karzinomen, mit einer Laparoskopie als neuer diagnostischer Goldstandard,
- molekulare Parameter zu identifizieren, die ein hohes Risiko der Entwicklung einer peritonealen Metastase anzeigen und
- die Morbidität vom offenen und laparoskopischen HIPEC-Verfahren zu bestimmen.

Die Anwesenheit oder Abwesenheit eines Peritoneal-Rezidivs wird 18 Monate postoperativ durch CEA und CT-Thorax/Abdomen ausgewertet. Wenn keine radiologischen Zeichen des Rezidivs vorliegen, wird eine diagnostische Laparoskopie durchgeführt. Die Studie hat bereits 90 % der beabsichtigten Patienten rekrutiert und wird voraussichtlich im Jahr 2017 die Rekrutierung abschließen. Onkologische Ergebnisse werden zu Beginn des Jahres 2019 erwartet.

Fazit

Die Zahl der Patienten mit peritonealen Metastasen eines kolorektalen Karzinoms, die nicht reseziert werden können, ist hoch. Bei kleinknotigem Befall fällt die Diagnose meistens erst durch eine diagnostische Laparoskopie oder auch immer wieder im Rahmen der offenen Exploration. Der Eingriff soll abgebrochen werden, falls die Metastasen nicht vollständig reseziert werden können, da eine suboptimale Resektion mit einer (ggf. schweren) Morbidität aber mit keinem Überlebensvorteil verbunden wäre. (Evidenzgrad: Level 2A)

5 Intraperitoneale Chemotherapie

Bei Patienten mit Tumoren, die auf die Peritonealhöhle beschränkt sind, gibt es etablierte pharmakokinetische und tumorbiologische Hinweise, dass die direkte intraperitoneale Arzneimittelgabe vorteilhaft ist. Obwohl die intraperitoneale Therapie mit lokoregionalen toxischen Effekten assoziiert ist, deuten jüngste Studien darauf hin, dass bei einigen Modifikationen der lokalen Verabreichungsmethoden dieser Ansatz bei 80–90 % der Patienten in einer kurzstationären oder ambulanten Umgebung sicher ist.

Jedoch wird die Wirksamkeit der intraperitonealen Chemotherapie durch gut dokumentierte pharmakologische Limitationen, vor allem inhomogene Wirkstoffverteilung und schlechte Gewebepenetration, eingeschränkt [2]. Die intraperitoneale Druck-Aerosolchemotherapie (Pressurized IntraPeritoneal Aerosol Chemotherapy, PIPAC) ist ein innovatives Wirkstoffabgabesystem, das die physikalischen Eigenschaften von Gas und Druck zur Überwindung dieser pharmakologischen Beschränkungen nutzt. Übereinstimmende Hinweise in vitro [8], im Tiermodell [30], ex vivo [29] und bei menschlichen Patienten [32] deuten darauf hin, dass das PIPAC-Verfahren überlegene pharmakologische Eigenschaften aufweist. Da das therapeutische Verhältnis zwischen den lokalen und systemischen Arzneimittelkonzentrationen durch PIPAC erhöht wird, wird eine verstärkte lokale Wirksamkeit und eine geringe systemische Toxizität verursacht [1, 26]. Retrospektive Analysen der ersten Kohorten von Patienten mit Eierstock- [36, 37], Magen- [20] und kolorektalem [3] Karzinom aus verschiedenen Arbeitsgruppen [10, 26] zeigten ermutigende Ergebnisse. Inzwischen liegen die Ergebnisse von 3 prospektiven Phase-II-Studien mit niedrig dosiertem Doxorubicin und Cisplatin bei peritoneal metastasiertem Magenkarzinom [12, 34] und beim Ovarialkarzinom [38] vor. Diese klinischen Studien bestätigen die retrospektiven Daten mit einer hohen objektiven histologischen Regressionsrate, ein Clinical Benefit Rate (CBR) nach RECIST-Kriterien von 62 % beim Platin-resistenten Ovarialkarzinom und 40 % beim therapieresistenten Siegelringkarzinom des Magens und eine niedrige Rate an schweren Nebenwirkungen (Grad 3 zwischen 16 und 25 %, kein Grad 4, keine Krankenhausmortalität).

Die Wirksamkeit und die Sicherheit der PIPAC wurde bei 17 konsekutiven Patienten mit Peritonealmetastasen eines vorbehandelten kolorektalen Karzinoms untersucht [3]. Bei allen Patienten wurde zuvor der Primärtumor reseziert und 16/17 Patienten waren mit mindestens einer Linie (Median:

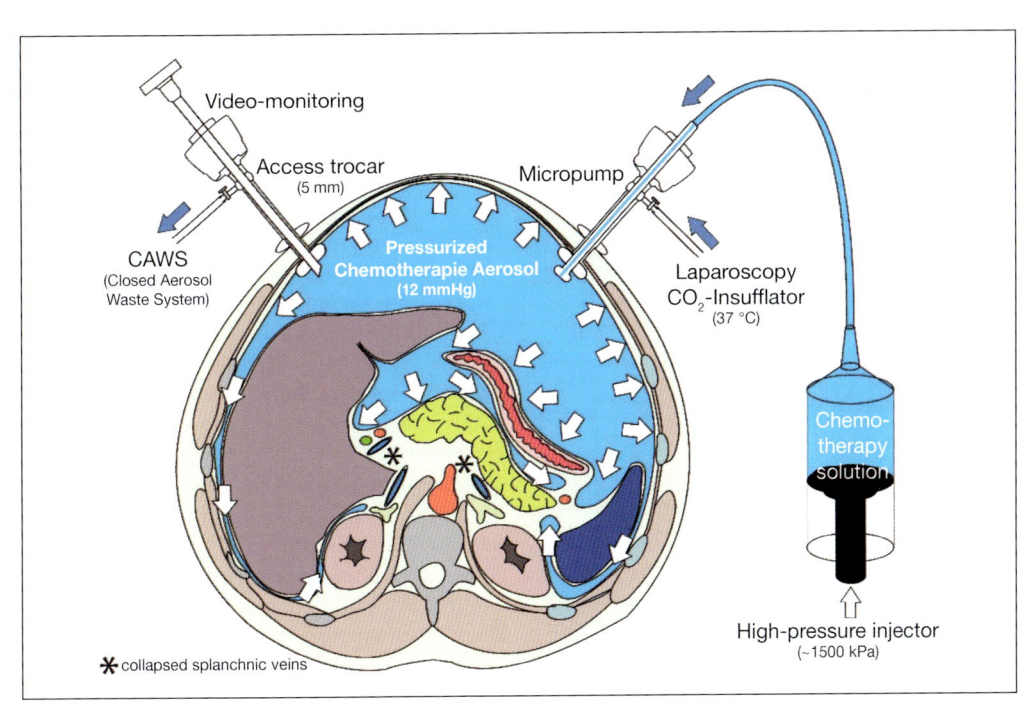

Abb. 2: Prinzip der intraperitonealen Druck-Aerosolchemotherapie (PIPAC). Während einer Staging-Laparoskopie wird über einen Vernebler ein Zytostatikum als Aerosol in den Bauchraum appliziert. Die Applikation als Aerosol ermöglicht eine relativ gleichmäßige Verteilung der Substanz. Durch den erhöhten Druck (12 mmHg) wird eine tiefere Gewebspenetration erreicht

2 Linien) systemischer palliativer Chemotherapie vorbehandelt. Der mittlere Peritoneal Carcinomatosis-Index nach Sugarbaker (PCI) betrug 16 ± 10. Die PIPAC-Anwendungen mit Oxaliplatin 92 mg/m² Körperoberfläche wurden alle 6 Wochen bei 37°C und 12 mmHg für 30 Minuten wiederholt. Die untersuchten Zielkriterien waren die histologische Tumorregression, das Überleben und das Auftreten von unerwünschten Ereignissen nach CTCAE (Version 4.0). 48 PIPAC-Applikationen wurden ohne intraoperative Komplikationen durchgeführt. Die mittlere Anzahl der PIPAC-Zyklen pro Patient betrug 2,8 (mindestens 1, maximal 6). Postoperative Nebenwirkungen (CTCAE-Level 3) wurden bei 4/17 Patienten beobachtet (23 %). Es wurden keine CTCAE-Level-4-Nebenwirkungen berichtet. Es gab keine Krankenhaus-Mortalität. Eine objektive histologische Tumorregression wurde bei 12/17 Patienten (71%) beobachtet: komplette Tumorregression (keine Tumorzellen, 7 Patienten), hochgradige Regression (4 Patienten), partielle Regression (1 Patient), keine Tumorregression (2 Patienten) und nicht beurteilbar (3 Patienten mit nur 1 PIPAC). Das mittlere Überleben nach der ersten PIPAC betrug 15,7 Monate, was in der Salvage-Situation außerordentlich lang erscheint. Diese retrospektive Studie zeigte zum ersten Mal, dass die wiederholte intraperitoneale Anwendung von Oxaliplatin als PIPAC die Regression von vorbehandelten, therapieresistenten Peritonealmetastasen eines kolorektalen Karzinoms induzieren kann. Die lokale Toxizität war gering, was ein wesentlicher Fortschritt in der intraperitonealen Chemotherapie bedeuten könnte. Auch die systemischen Nebenwirkungen waren gering, die Eingriffe wurden von den Patienten gut vertragen. Diese vorläufigen Ergebnisse der PIPAC beim kolorektalen Karzinom sind ermutigend und rechtfertigen künftige klinische Studien.

Fazit

Die intraperitoneale Druck-Aerosolchemotherapie (PIPAC) kann eine objektive Regression von intraperitonealen Metastasen in der Platin-resistenten Situation induzieren. Die PIPAC ist sicher, wird gut vertragen und kann die Lebensqualität der Patienten mit Peritonealkarzinose stabilisieren (Evidenzgrad: Level 2A). Vergleichende Phase-III-Studien sind noch nicht vorhanden.

6 Lebensqualität

In einer palliativen Situation wie der Peritonealmetastasierung eines kolorektalen Karzinoms nehmen die *Patient-reported outcomes (PROs)*, insbesondere die Lebensqualität unter Therapie, eine besondere Bedeutung ein. Ein eingeschränkter Leistungsstatus der kolorektalen Karzinom-Patienten mit Peritonealmetastasen wurde beim Studieneinschluss dokumentiert [21, 22]. Der folgende Leistungsabfall bei Patienten, die mehrere Linien einer systemischen Chemotherapie erhalten, ist wenig untersucht, aber wiederholt beobachtete klinische Realität [6].

Interessanterweise konnte die Lebensqualität von Patienten mit Peritonealmetastasen mittels PIPAC stabilisiert werden, wie 3 retrospektiven Patientenkohorten [22, 35, 37] und eine prospektive Phase-II-klinische Studie [38] es kürzlich dokumentiert haben.

7 Molekulare Charakteristiken

Das zunehmende Wissen um das biologische Verhalten der Peritonealmetastasen führt damit konsequenterweise zu einer größeren Zahl an Patienten, denen eine radikale chirurgische Option nicht primär empfohlen werden sollte. So sind Peritonealmetastasen eines schlecht differenzierten kolorektalen Karzinoms oder eine Siegelring-Histologie mit einer schlechten Prognose verbunden. Im Peritoneal Surface Disease Severity of Patients (PSDSS) [24] trägt eine Siegelring-Histologie schon allein 9 Punkte bei, d. h. ein PSDSS im Stadium III, ein Stadium, wo eine zytoreduktive Chirurgie nicht mehr empfohlen wird. Das PSDSS wurde inzwischen in einer unabhängigen Patientenkohorte mit über 1 000 Patienten validiert [4].

Das molekulare Profil vom metastatischen kolorektalen Karzinom hat bekannterweise therapeutische und prognostische Konsequenzen [27, 39]. Die molekularen Profile der Peritonealmetastasen wurden bisher wenig untersucht, was in Zeiten der individualisierten Medizin überraschen kann. In der großen Metaanalyse von Franko [6] war der BRAF-Status nur in etwa einem Viertel der Patienten bekannt. Ein signifikant höherer Anteil der Patienten mit isolierten Peritonealmetastasen (8/44, 18 %) und aller Patienten mit Peritonealmetastasen (34/289, 12 %) zeigte BRAF-Mutationen, verglichen mit den Patienten mit nur extraperitonealen Metastasen. BRAF-Mutationen sind beim kolorektalen Karzinom mit einer schlechten Prognose verbunden, aber in der Metaanalyse von Franko ließ sich diese Korrelation mit Peritonealmetastasen nicht bestätigen.

Das histologische Ansprechen der Peritonealmetastasen eines kolorektalen Karzinoms auf eine „neoadjuvante" Chemotherapie hat eine nachgewiesene prognostische Bedeutung [23]. Kürzlich wurde gezeigt, dass die wiederholte Bestimmung von Genexpressionsmustern bei konsekutiven PIPAC-Zyklen die Identifizierung von molekularen prognostischen Faktoren ermöglicht [25]. Diese erste Machbarkeitsstudie ebnet den Weg für eine patientenspezifische Therapie von Peritonealmetastasen.

Fazit

Das molekulare Profil vom metastatischen kolorektalen Karzinom hat therapeutische und prognostische Konsequenzen. Das histologische Ansprechen der Peritonealmetastasen auf eine „neoadjuvante" Chemotherapie hat eine nachgewiesene prognostische Bedeutung. Eine Siegelring-Histologie sollte vor einer CRS und HIPEC ausgeschlossen werden. Die wiederholte Bestimmung von Genexpressionsmustern bei iterativen intraperitonealen Chemotherapiezyklen ebnet den Weg für eine patientenspezifische Behandlung von Peritonealmetastasen. Evidenzgrad: Level 3.

8 Beurteilung der Therapieantwort

Peritoneale Metastasen, ihr Volumen und ihre Verteilung sind schwierig darzustellen, da sie klinisch nicht sichtbar sind und auch radiologisch nur im fortgeschrittenem Stadium objektiviert werden können. Auch die moderne Schnittbild-Diagnostik kann eine beginnende Peritonealmetastasierung immer noch nicht erkennen, was zu Verspätungen in der Einleitung von Therapien führt, die in diesem Frühstadium möglicherweise noch lebensrettend sein könnten. Auch eine kleinknotige, miliare Peritonealmetastasierung kann radiologisch nicht erkannt werden. Die RECIST-Kriterien in der letzten Version (1.1) schließen kleinvolumetrische, nicht messbare Läsionen aus. Auch die Aszitesmenge wird in diesen RECIST-Kriterien ausdrücklich von den Therapieansprechen-Kriterien ausgeschlossen. Die direkte chirurgische Beobachtung während einer Laparoskopie oder einer Laparotomie bleibt im klinischen Alltag der Goldstandard. Leider wird auch die laparoskopische Einschätzung von den RECIST-Kriterien ausdrücklich ausgeschlossen. Dieser Zustand führt dazu, dass die Bestimmung vom krankheitsfreien Überleben (Progression-Free Survival, PFS) bei Peritonealmetastasen schwierig und hochgradig subjektiv ist. Erschwerend kommt dazu, dass Patienten mit beginnendem Befall des Peritoneums gar nicht in klinische Studien aufgenommen werden.

Um diese Problematik zu lösen, hat eine internationale Gruppe von interessierten Pathologen in 2016 ein speziell für die Peritonealmetastasen entwickeltes Regressionsgrading-System vorgeschlagen, der sog. Peritoneal Regression Grading-Score (PRGS) [33] *(Abb. 3)*.

Dieser Score soll erlauben, die Wirkung der systemischen und der intraperitonealen Chemotherapie zu objektivieren, um belastbare und vergleichbare Ergebnisse zu generieren und das auch im frühen Stadium der tumoralen Peritonealdissemination. Ähnliche Grading-Systeme haben ihre prognostische Bedeutung bei Lebermetastasen eines kolorektalen Karzinoms schon unter Beweis gestellt [28].

Fazit

Die Objektivierung des Therapieeffektes, insbesondere des krankheitsfreien Überlebens (Progression-free Survival, PFS) ist bei Peritonealmetastasen schwierig, da die moderne Schnittbilddiagnostik eine beginnende Peritonealmetastasierung nicht erkennt. Auch die RECIST-Kriterien sind bei Peritonealmetastasen-Patienten nur bedingt einsetzbar. Der Stellenwert der histologischen Feststellung des Tumoransprechens (z. B. mittels Peritoneal Regression Grading-Score, PRGS) wird an Bedeutung zunehmen. Evidenzgrad: Level 3.

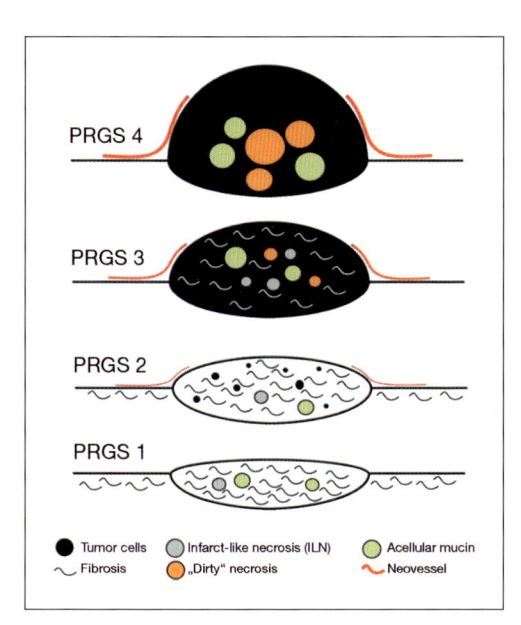

Abb. 3: Peritoneal Regression Grading-Score (PRGS) zur Objektivierung der Effekte der systemischen und/oder intraperitonealen Chemotherapie bei Peritonealmetastasen

9 Ausblick

Die Zukunft in der Behandlung der Peritonealmetastasen liegt in multimodalen Verfahren und in einer verbesserten Patientenselektion. Hier werden die diagnostische Laparoskopie und die Histologie zur Beurteilung des Therapieerfolges eine zunehmende Rolle spielen. Die zukünftige Behandlung der Peritonealmetastasen wird folgende Bedingungen erfüllen müssen:

- die zytostatische Behandlung muss wirksam sein, d. h. möglichst jede Tumorzelle in ausreichend hoher Konzentration erreichen,
- diese zytostatische Behandlung soll nach biologischen Kriterien individualisiert werden,
- wie jede palliative Chemotherapie sollte die Behandlung wiederholt werden können, um den Tumor über längere Zeit in die Remission zu bringen, resp. zu halten,
- die Behandlung sollte komplikationsarm sein, wenig Risiken und Nebenwirkungen aufweisen und die Lebensqualität der Patienten nicht weiter verschlechtern,
- die Behandlung sollte einfach und kosteneffektiv sein, damit möglichst viele Patienten mit Peritonealmetastasen dieser Therapie zugeführt werden können.

Die Positionierung einer CRS und HIPEC auf der Zeitachse der multimodalen Behandlung wird sich in den nächsten Jahren ergeben. Wahrscheinlich werden sich die Indikationen dieses aggressiven kombinierten Verfahrens auf leistungsfähige Patienten mit limitiertem Peritonealbefall und biologisch günstigem Tumor begrenzen, d. h. auf potenziell kurative Indikationen. Bei den meisten Patienten mit fortgeschrittenen Peritonealmetastasen oder einer aggressiven Tumorbiologie, die schon aus heutiger Sicht keinen Vorteil der CRS und HIPEC erhoffen können, wird eine Kombination von intraperitonealen und systemischen Chemotherapieverfahren eine zunehmende Rolle spielen. Bei prophylaktischen Indikationen und in der palliativen Situation wird die HIPEC wegen weniger invasiven Verfahren wie NIPS und PIPAC zunehmend unter Druck kommen. Da diese minimal-invasiven Verfahren komplikationsarm sind und wiederholt werden können, haben sie deutliche theoretische Vorteile gegenüber der CRS und HIPEC in der palliativen Situation. Diese theoretischen Vorteile werden im Rahmen von kontrollierten Studien allerdings noch verifiziert werden müssen.

Literatur

[1] Blanco A, Giger-Pabst U, Solass W, Zieren J, Reymond MA: Renal and hepatic toxicities after pressurized intraperitoneal aerosol chemotherapy (PIPAC). Ann Surg Oncol 2013; 20: 2311–2316. [EBM III]

[2] Ceelen WP, Flessner MF: Intraperitoneal therapy for peritoneal tumors: biophysics and clinical evidence. Nat Rev Clin Oncol 2010; 7: 108–115. [EBM III]

[3] Demtröder C, Solass W, Zieren J, Strumberg D, Giger-Pabst U, Reymond MA: Pressurized intraperitoneal aerosol chemotherapy with oxaliplatin in colorectal peritoneal metastasis. Colorectal Dis 2016; 18: 364–371. [EBM III]

[4] Esquivel J, Lowy AM, Markman M, Chua T, Pelz J, Baratti D et al.: Multiinstitution Evaluation of the Peritoneal Surface Disease Severity Score (PSDSS) in 1 013 Patients with Colorectal Cancer with Peritoneal Carcinomatosis. Ann Surg Oncol 2014; 21: 4195–4201. [EBM III]

[5] Eveno C, Pocard M: Randomized controlled trials evaluating cytoreductive surgery (CRS) and hyperthermic intraperitoneal chemotherapy (HIPEC) in prevention and therapy of peritoneal metastasis. Pleura Peritoneum 2016; 1: 169–182. [EBM IIa]

[6] Franko J, Shi Q, Meyers JP, Maughan TS, Adams RA, Seymour MT et al.: Prognosis of patients with peritoneal metastatic colorectal cancer given systemic therapy: an analysis of individual patient data from prospective randomised trials from the Analysis and Research in Cancers of the Digestive System (ARCAD) database. Lancet Oncol 2016; 17: 1709–1719. [EBM Ia]

[7] Glockzin G, Rochon J, Arnold D, Lang SA, Klebl F, Zeman F et al.: A prospective multicenter phase II study evaluating multimo-

dality treatment of patients with peritoneal carcinomatosis arising from appendiceal and colorectal cancer: the COMBATAC trial. BMC Cancer 2013; 13: 67. [EBM IIa]

[8] Haidira A, Pocard M: Nouveau mode d'administration en intrapéritoneal d'une chimiothérapie dans le traitement de la carcinose péritonéale: PIPAC (Pressurized Intraperitoneal Aerosol Chemotherapy). Master Thesis, University Paris 13, 2015. [EBM III]

[9] https://www.bcidaho.com/providers/medical_policies/med/mp_20307.asp, consulted on Nov 30th, 2016.

[10] Hubner M, Teixeira Farinha H, Grass F, Wolfer A, Mathevet P, Hahnloser D et al.: Feasibility and Safety of Pressurized IntraPeritoneal Aerosol Chemotherapy for Peritoneal Carcinomatosis: a Retrospective Cohort Study. Gastroenterology Res Pract 2017 (in press). [EBM III]

[11] Kerscher AG, Chua TC, Gasser M et al.: Impact of peritoneal carcinomatosis in the disease history of colorectal cancer management: a longitudinal experience of 2406 patients over two decades. Br J Cancer 2013; 108: 1432–1439. [EBM Ia]

[12] Khomyakov V, Ryabov A, Ivanov A, Bolotina L, Utkina A, Volchenko N et al.: Bidirectional chemotherapy in gastric cancer with peritoneal metastasis combining intravenous XELOX with intraperitoneal chemotherapy with low-dose cisplatin and Doxorubicin administered as a pressurized aerosol: an open-label, Phase-2 study (PIPAC-GA2). Pleura Peritoneum 2016; 1: 159–166. [EBM III]

[13] Klaver CEL, Musters GD, Bemelman WA, Punt JA, Verwaal VJ, Dijkgraaf MGW, Aalbers AGJ et al. Adjuvant hyperthermic intraperitoneal chemotherapy (HIPEC) in patients with colon cancer at high risk of peritoneal carcinomatosis; the COLOPEC randomized multicentre trial. BMC Cancer 2015; 15: 428. [EBM IIa]

[14] Klaver YL, Simkens LH, Lemmens VE et al.: Outcomes of colorectal cancer patients with peritoneal carcinomatosis treated with chemotherapy with and without targeted therapy. Eur J Surg Oncol 2012; 38: 617–623. [EBM Ia]

[15] Lambert LA: Looking up: Recent advances in understanding and treating peritoneal carcinomatosis. CA Cancer J Clin 2015; 65: 284–298. [EBM Ia]

[16] Le DT, Uram JN, Wang H et al.: PD-1 Blockade in Tumors with Mismatch-Repair Deficiency. N Engl J Med 2015; 372: 2509–2520. [EBM Ia]

[17] Leitlinienprogramm Onkologie (Deutsche Krebsgesellschaft, Deutsche Krebshilfe, AWMF): S3-Leitlinie Kolorektales Karzinom, Kurzversion 1.1, 2014, AWMF Registrierungsnummer: 021-007OL, http://leitlinienprogramm-onkologie.de/Leitlinien.7.0.html (Stand: 05.02.2017) [EBM IIa]

[18] Lieu CH, Renfro LA, de Gramont A et al.: Association of age with survival in patients with metastatic colorectal cancer: analysis from the ARCAD Clinical Trials Program. J Clin Oncol 2014; 32: 2975–2984. [EBM Ia]

[19] Loupakis F, Cremolini C, Masi G et al.: Initial therapy with FOLFOXIRI and bevacizumab for metastatic colorectal cancer. N Engl J Med 2014; 371: 1609–1618. [EBM Ia]

[20] Nadiradze G, Giger-Pabst U, Zieren J, Strumberg D, Solass W, Reymond MA: Pressurized Intraperitoneal Aerosol Chemotherapy (PIPAC) with Low-Dose Cisplatin and Doxorubicin in Gastric Peritoneal Metastasis. J Gastrointest Surg 2016; 20: 367–373. [EBM III]

[21] Nordhausen K, Solass W, Demtröder C, Tempfer CB, Reymond MA: Cachexia-anorexia syndrome in patients with peritoneal metastasis: an observational study. Pleura Peritoneum 2016; 1: 57–63. [EBM Ia]

[22] Odendahl K, Solass W, Demtröder C, Giger-Pabst U, Zieren J, Tempfer C et al.: Quality of life of patients with end-stage peritoneal metastasis treated with Pressurized IntraPeritoneal Aerosol Chemotherapy (PIPAC). Eur J Surg Oncol 2015; 41: 1379–1385. [EBM Ia]

[23] Passot G, You B, Boschetti G, Fontaine J, Isaac S, Decullier E et al.: Pathological response to neoadjuvant chemotherapy: a new prog-

nosis tool for the curative management of peritoneal colorectal carcinomatosis. Ann Surg Oncol 2014; 21: 2608–2614. [EBM III]

[24] Pelz JO, Chua TC, Esquivel J, Stojadinovic A, Doerfer J, Morris DL et al.: Evaluation of best supportive care and systemic chemotherapy as treatment stratified according to the retrospective peritoneal surface disease severity score (PSDSS) for peritoneal carcinomatosis of colorectal origin. BMC Cancer 2010; 10: 689. [EBM III]

[25] Rezniczek GA, Jüngst F, Jütte H, Tannapfel A, Hilal Z, Hefler LA, Reymond MA, Tempfer CB: Dynamic changes of tumor gene expression during repeated pressurized intraperitoneal aerosol chemotherapy (PIPAC) in women with peritoneal cancer. BMC Cancer 2016; 16: 654. [EBM III]

[26] Robella M, Vaira M, De Simone M: Safety and feasibility of pressurized intraperitoneal aerosol chemotherapy (PIPAC) associated with systemic chemotherapy: an innovative approach to treat peritoneal carcinomatosis. World J Surg Oncol 2016; 14: 128. [EBM III]

[27] Sasaki Y, Hamaguchi T, Yamada Y et al.: Value of KRAS, BRAF, and PIK3CA mutations and survival benefit from systemic chemotherapy in colorectal peritoneal carcinomatosis. Asian Pac J Cancer Prev 2016; 17: 539–543. [EBM III]

[28] Sebagh M, Allard MA, Cunha AS, Ruiz A, Araujo R, Lemoine A et al.: A proposed new method for assessing the pathological response to chemotherapy in resected colorectal liver metastases. Br J Cancer 2014; 111: 470–476.

[29] Solass W, Herbette A, Schwarz T et al.: Therapeutic approach of human peritoneal metastasis with Dbait in combination with capnoperitoneum: proof of concept. Surg Endosc 2012; 26: 847–852. [EBM III]

[30] Solaß W, Hetzel A, Nadiradze G et al.: Description of a novel approach for intraperitoneal drug delivery and the related device. Surg Endosc 2012; 26: 1849–1855. [EBM III]

[31] Solass W, Horvath P, Struller F, Königsrainer I, Beckert S, Königsrainer A, Weinreich FJ, Schenk M: Functional vascular anatomy of the peritoneum in health and disease. Pleura Peritoneum 2016; 1: 145–158. [EBM Ia]

[32] Solass W, Kerb R, Murdter T et al.: Intraperitoneal chemotherapy of peritoneal metastasis using pressurized aerosol as an alternative to liquid solution: first evidence for efficacy. Ann Surg Oncol 2014; 21: 553–559. [EBM III]

[33] Solass W, Sempoux C, Carr NJ, Detlefsen S, Bibeau F: Peritoneal sampling and histological assessment of therapeutic response in peritoneal metastasis: proposal of the Peritoneal Regression Grading Score (PRGS). Pleura Peritoneum 2016; 1: 99–107. [EBM III]

[34] Struller F, Horvath H, Solass W, Weinreich FJ, Königsrainer A, Reymond MA: Pressurized intraperitoneal aerosol chemotherapy with low-dose cisplatin and doxorubicin (PIPAC C/D) in patients with gastric cancer and peritoneal metastasis (PIPAC-GA1). J Clin Oncol 2017; 35 (suppl 4S): abstract 99. [EBM III]

[35] Teixeira Farinha H, Grass F, Kefleyesus A, Achtari C, Romain B, Montemurro M et al.: Impact of Pressurized IntraPeritoneal Aerosol Chemotherapy on Quality of Life and Symptoms in patients with peritoneal carcinomatosis – A retrospective cohort study. Gastroenterologs Res Pract 2017 (in press).

[36] Tempfer CB, Celik I, Solass W et al.: Activity of Pressurized Intraperitoneal Aerosol Chemotherapy (PIPAC) with cisplatin and doxorubicin in women with recurrent, platinumresistant ovarian cancer: preliminary clinical experience. Gynecol Oncol 2014; 132: 307–311. [EBM III]

[37] Tempfer CB, Rezniczek GA, Ende P, Solass W, Reymond MA: Pressurized Intraperitoneal Aerosol Chemotherapy with Cisplatin and Doxorubicin in Women with Peritoneal Carcinomatosis: A Cohort Study. Anticancer Res 2015; 35: 6723–6729. [EBM III]

[38] Tempfer CB, Winnekendonk G, Solass W, Horvat R, Giger-Pabst U, Zieren J et al.: Pressurized intraperitoneal aerosol chemotherapy in women with recurrent ovarian cancer: A phase 2 study. Gynecol Oncol 2015; 137: 223–228. [EBM III]

[39] Van Cutsem E, Kohne CH, Lang I et al.: Cetuximab plus irinotecan, fluorouracil, and leucovorin as first-line treatment for metastatic colorectal cancer: updated analysis of overall survival according to tumor KRAS and BRAF mutation status. J Clin Oncol 2011; 29: 2011–2019. [EBM III]

[40] Verwaal VJ, Bruin S, Boot H, van Slooten G, van Tinteren H: 8-year follow-up of randomized trial: cytoreduction and hyperthermic intraperitoneal chemotherapy versus systemic chemotherapy in patients with peritoneal metastasis of colorectal cancer. Ann Surg Oncol 2008; 15: 2426–2432. [EBM IIa]

1.9 Intraperitoneale Chemotherapie

2 Thoraxchirurgie

2.1 Was gibt es Neues im Bereich Therapieoptionen beim Lungenemphysem?

E. Stoelben

1 Einleitung

Zur Lungenvolumenreduktion (LVR) wurden in den vergangenen 2 Jahren mehrere randomisierte Studien vorgelegt und die Verfahren haben eine breite Anwendung gefunden. Gleichzeitig werden die Verfahren nicht in allen Ländern von den gesetzlichen Krankenversicherungen getragen, da der Nachweis der Effektivität bis jetzt aussteht. Aktuell wird eine Begutachtung der Verfahren zur Lungenvolumenreduktion in Deutschland durch das Institut für Qualität und Wirtschaftlichkeit im Gesundheitswesen im Auftrag des Gemeinsamen Bundesausschusses durchgeführt. Aus diesem Grund ist eine aktuelle Bewertung der Verfahren zur Lungenvolumenreduktion sinnvoll.

2 Einführung in die Lungenvolumenreduktion bei Lungenemphysem

2.1 Pathophysiologie des Lungenemphysems

In der Regel entsteht das Lungenemphysem im Rahmen einer chronisch obstruktiven Erkrankung als Folge von langjährigem Rauchen. Es kommt zu einem dramatischen Verlust von Lungenbläschen und terminalen Bronchien mit einer Reduktion der Atemfläche. Gleichzeitig nimmt das Volumen der Lunge zu und die kleinen Atemwege kollabieren bei der Exspiration [20]. Die Zunahme des Lungenvolumens zwingt die Zwerchfelle in einen dauerhaften Tiefstand bzw. Kontraktion, wodurch die Effektivität des wichtigsten Atemmuskels beeinträchtigt wird. Im selben Sinne befindet sich die Atemhilfsmuskulatur interkostal und zervikal in Inspirationsstellung [4]. Die Erkrankung führt zu einer Einschränkung der Lebensqualität und der Prognose der Patienten [8].

2.2 Mechanismus der Funktionsverbesserung

Die Volumenreduktion hat zum Ziel, die Atemmechanik durch Anhebung der Zwerchfelle bzw. Entspannung der Atemhilfsmuskulatur zu verbessern. Gleichzeitig soll der exspiratorische Kollaps der kleinen Atemwege durch eine Absenkung des intrathorakalen Drucks bei der Exspiration vermieden werden [7].

2.3 Indikation zur Volumenreduktion

Die Indikation zur Volumenreduktion wird bestimmt durch die klinische Einschränkung des

2.1 Lungenemphysem

Patienten, funktionelle Messparameter wie Lungenfunktion und Belastungstests und die radiologische Darstellung des Lungenemphysems. Da die Lunge des Patienten bereits eine erhebliche Reduktion der terminalen Atemwege und Lungenbläschen aufweist, wird eine maximale Volumenreduktion in Verbindung mit einem minimalen weiteren Verlust an funktionierendem Parenchym angestrebt. Ideale Voraussetzung dafür ist eine inhomogene Verteilung des Emphysems über die Lunge. Auf diese Weise können stark emphysematös betroffene Areale ausgeschaltet und funktionell bessere Lungenabschnitte geschont werden *(Abb. 1)*. Eine systematische Erarbeitung der Parameter für eine Indikation zur Volumenreduktion hat bisher nicht stattgefunden. Dementsprechend werden klinische, lungenfunktionelle und radiologische Daten herangezogen [11].

mit den klinischen Beschwerden des Patienten korrelieren. Deshalb werden folgende Endpunkte als klinisch relevant betrachtet: Morbidität und Frühmortalität, Symptome der chronisch obstruktiven Lungenerkrankung COPD (Dyspnoe-Score), körperliche Belastbarkeit (6-Minuten-Gehtest), Krankenhausaufenthaltsdauer, gesundheitsbezogene Lebensqualität und Langzeitüberleben [18, 32]. Weitere Endpunkte sind systemische Nebeneffekte wie Gewichtszunahme oder die Normalisierung pathologischer vitaler Parameter [5, 15]. Die klinischen Endpunkte können zwischen den Behandlungsgruppen statistisch signifikante Unterschiede aufweisen, ohne dass dem Unterschied eine klinische Relevanz zukommt. Deshalb werden für die Beurteilung der klinischen Wertigkeit minimale klinische relevante Differenzen (MICD) festgelegt [24].

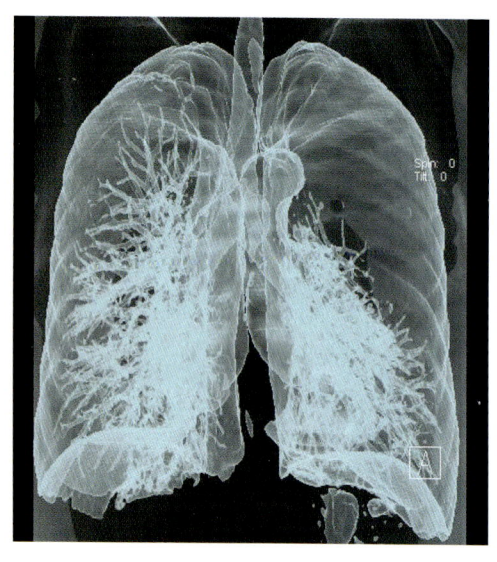

Abb. 1: CT-Thorax-Rekonstruktion dreidimensional: Lungenemphysem mit Betonung Oberlappen links

2.4 Patientenrelevante Endpunkte

Die Ergebnisse der Volumenreduktion werden häufig in Form der Lungenfunktionsparameter (Forcierte Expiratorische Vitalkapazität FEV_1, Residualvolumen RV) bestimmt. Dabei muss man berücksichtigen, dass diese Parameter nicht gut

3 Chirurgische Verfahren der Volumenreduktion

3.1 Techniken

Cooper hat 1996 [7] die Idee von Brantigan aus dem Jahr 1959 [3] zur chirurgischen Behandlung des Lungenemphysems erfolgreich wiederaufgenommen. In der Folge wurde eine große prospektive randomisierte Studie (National Emphysema Treatment Trial, NETT) aufgelegt, die den Vorteil der chirurgischen gegenüber der konservativen Therapie belegen sollte [11, 23]. Während in der NETT-Studie vorzugsweise eine mediane Sternotomie und Volumenreduktion bds. durchgeführt wurde, wird in aktuellen Studien die Video-assistierte Thoraxchirurgie mit einseitigem Vorgehen bevorzugt, da diese Operationsmethode mittlerweile Standard für atypische und anatomische Resektionen an der Lunge geworden ist. Randomisierte prospektive Studien, die einen Vorteil für das minimal-invasive Vorgehen für die Lungenvolumenreduktion belegen, fehlen [2, 5].

Die chirurgische Volumenreduktion entfernt entsprechend dem physiologischen Konzept die Lungenareale, die eine minimale Funktion bei relativ hohem Volumen aufweisen *(Abb. 2)*. Somit sind segmentale und auch lobäre Resektion in verschiedenen Kombinationen flexibel möglich. Die Volumenreduktion kann weiterhin genutzt werden, um funktionell grenzwertig operable Patienten mit einem Lungenkarzinom zu resezieren. Dabei wird die Tumorresektion gleichzeitig mit der Volumenreduktion am gleichen Lungenlappen oder in Kombination von 2 Resektionen durchgeführt [25, 31].

3.2 Ergebnisse der chirurgischen Lungenvolumenreduktion

Die NETT-Studie ergab einen Vorteil für die Parameter Lungenfunktion, Gesamtmortalität, Lebensqualität und COPD-Symptome. Die Frühmortalität war in der chirurgischen Gruppe erhöht. Es konnte ein Hochrisikokollektiv mit stark eingeschränkter Lungenfunktion und homogenem Emphysem definiert werden *(Tab. 1)* [23]. Mehrere kleinere randomisierte Studien bestätigten diese Vorteile der chirurgischen Volumenreduktion [1, 5, 12, 13, 14, 21, 22, 30].

Tab. 1: Kriterien zur Patientenselektion für die chirurgische Lungenvolumenreduktion (nach [11, 23])

Hochrisikogruppe für die chirurgische Lungenvolumenreduktion
$FEV_1 \leq 20\ \%$ und homogenes Emphysem
oder
$FEV_1 \leq 20\ \%$ und $DLCO \leq 20\ \%$
Patienten, die besonders von einer chirurgischen Volumenreduktion in Bezug auf Überleben und Funktion profitieren
Oberlappenbetontes Lungenemphysem und eine Belastbarkeit von weniger als 40 Watt bei Männern und weniger als 25 Watt bei Frauen

DLCO = Diffusing capacity or Transfer factor of the lung for carbon monoxide (Syn.: Kohlenmonoxid-Diffusionskapazität, Kohlenmonoxid-Transferfaktor, TLCO)

Insgesamt wurden in der NETT-Study 1 218 Patienten randomisiert. Die Langzeitmortalität nach Ausschluss der Hochrisikopatienten liegt in der chirurgischen Gruppe um 11 % niedriger als in der nichtchirurgischen Gruppe (115/538 vs. 130/540). In der besonders geeigneten Untergruppe *(Tab. 1)* halbiert sich die Zahl der Todesfälle (26/139 vs. 51/151).

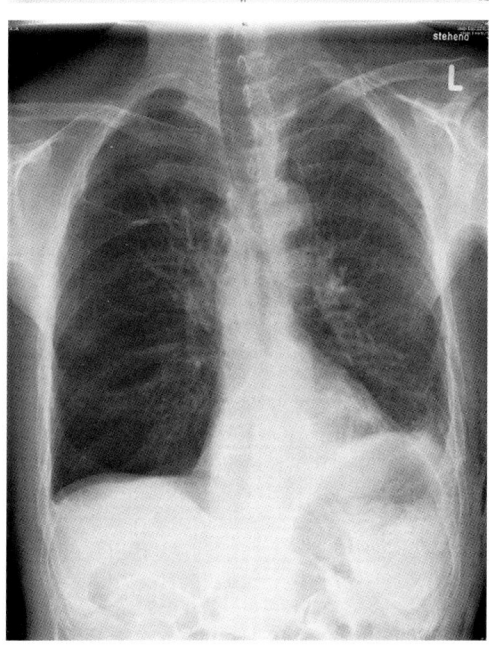

Abb. 2: Röntgen-Thorax p. a. vor und nach Volumenreduktion: Anhebung und Abrundung des Zwerchfells

Das gleiche Bild ergibt sich für die Verbesserung der Belastbarkeit und der Lebensqualität. Eine

2.1 Lungenemphysem

Steigerung der Belastbarkeit über 10 Watt bzw. eine Verbesserung des Dyspnoe-Scores gelang in der chirurgischen Gruppe ohne Hochrisikopatienten in 50 bzw. 115 von 313 Patienten, während dies bei den nichtchirurgischen Patienten lediglich in 9 bzw. 34 von 330 Patienten möglich war [11] *(Tab. 2)*.

4 Bronchoskopische Verfahren der Volumenreduktion

4.1 Techniken

Die endoskopischen Verfahren zur Volumenreduktion verwenden Techniken, die eine Entlüftung oder Schrumpfung der Zielregion anstreben. Im ersteren Fall können Ventile oder Klebstoffe in die Bronchien eingebracht werden. Im zweiten Fall wird das Lungengewebe durch Spiralen, die transbronchial im Parenchym platziert werden, gerafft oder durch transbronchial applizierten Dampf und die daraus resultierende Denaturierung der eiweißhaltigen Gewebestruktur geschrumpft.

Die Applikation der Ventile führt nicht zwangsläufig zu einer Lungenatelektase, da über die Kohnschen Poren eine ausreichende Kollateralventilation möglich ist. Deshalb werden Ventile lappenweise eingesetzt, um die physiologische Grenze des Lappenspaltes zu nutzen. Dieser ist jedoch nur in einem Teil der Lappenspalten vollständig ausgebildet, weshalb eine Messung der Kollateralventilation bzw. die Beurteilung des relevanten Lappenspaltes in einem hochauflösenden CT-Thorax notwendig ist [17, 19]). Die Erfahrungen mit Klebstoffen sind sehr begrenzt [6].

Die Applikation von Spiralen oder Wasserdampf ist unabhängig von der Kollateralventilation möglich und erlaubt ohne Orientierung an den Lappengrenzen eine Therapie von definierten Lungenarealen [10, 27]. Die Indikation zur Volumenreduktion wird auch bei den endoskopischen Verfahren anhand klinischer, lungenfunktioneller und radiologischer Kriterien gestellt, die nicht systematisch evaluiert wurden. Auch die Bedeutung der Verteilung des Lungenemphysems über die Lunge und die Indikation in Abhängigkeit von der Grunderkrankung sind nicht definiert.

4.2 Ergebnisse der bronchoskopischen Volumenreduktion

Es liegt eine Reihe von aktuellen randomisierten klinischen Studien zu den verschiedenen Verfahren vor. Bisher liegen nur Studienergebnisse von 3 Monaten bis 1 Jahr nach Behandlung vor. Die Mortalität wurde durch keine der Behandlungen beeinflusst.

Endobronchiale Ventile mit dem Ziel der vollständigen Okklusion zeigen einen Effekt auf die körperliche Belastbarkeit. Die Gehstrecke verlängert sich um 40–75 Meter 3–6 Monate nach der Intervention im Vergleich zur rein medikamentösen Behandlung. Eine Verbesserung des Dyspnoe-Scores MRC um mindestens 1 Punkt konnte nur in einer Studie nachgewiesen werden. Längerfristige Ergebnisse liegen nicht vor. Auch die Lebensqualität gemessen in Form des SGRQ (Saint George Respiratory Questionaire) ergab in einem Teil der Studien eine Verbesserung um mindestens 4 Punkte. Demgegenüber nehmen die Symptome der COPD und Exazerbationen der COPD zu. Des Weiteren finden sich in bis zu 30 % der Fälle schwere Komplikationen wie Ventildislokationen, Pneumonien und Pneumothoraces [9, 16, 29].

Spiralen und Wasserdampfapplikation führten zu einer Minderung der Dyspnoe-Symptome unter Zunahme der Exazerbationen der COPD sowie weiterer unerwünschter Nebenwirkungen [26, 27, 28] *(Tab. 2)*.

Die Studien leiden trotz ihrer Aktualität und somit modernen Anforderungen an ein Studiendesign an einem hohen Verzerrungspotenzial durch Ungenauigkeiten bei der Studiendurchführung. Dazu kommt die Randomisation von Patienten mit unterschiedlichen Erkrankungen (COPD und α-1-Antitrysinmangel) und von Patienten mit unterschiedlichen Emphysemverteilungstypen. Weiterhin haben teilweise mehr als 20 % der Pa-

Tab. 2: Ergebnisse der Lungenvolumenreduktion in Abhängigkeit vom Verfahren

	Chirurgische LVR	Endobronchiale Ventile (nur 3–6 Monate nach Intervention belegt)	Spiralen (nur 3–6 Monate nach Intervention belegt)
Frühmortalität	–	o	o
Gesamtmortalität	+	o	o
Belastbarkeit	+	+	o
Dyspnoe	+	(+)	+
Lebensqualität	+	(+)	o
Exazerbation COPD	+	–	–
Komplikationen	(–)	–	o

+ besser, o gleich, – schlechter als konservative Behandlung, in Klammern bedeutet unzureichende Datenlage [1, 5, 9, 12, 13, 14, 16, 21, 22, 23, 26, 27, 28, 29, 30]

tienten des Interventionsarms die Studie nicht abgeschlossen.

Späte Ergebnisse über 1 Jahr nach Implantation wurden nicht berichtet. Komplikationen wie Migration der Ventile mit pulmonalen Blutungen oder narbiger Verschluss der Bronchien mit rezidivierenden Pneumonien sind somit nicht beschrieben worden.

Fazit

Die oftmals zitierten Lungenfunktionsparameter bzw. eine statistisch signifikante Verbesserung dieser Parameter durch eine Intervention haben für die klinische Bedeutung von Verfahren zur Lungenvolumenreduktion nur eine eingeschränkte Wertigkeit. Die chirurgische LVR ist durch Studien als umfassende Verbesserung mehrerer klinisch relevanter Parameter inklusive Langzeitmortalität bei erhöhter Frühmortalität belegt. Demgegenüber liegen für die bronchoskopischen Methoden der LVR zwar eine Reihe randomisierter Studien vor, sie beschreiben jedoch nur einen Behandlungszeitraum von maximal 1 Jahr. Weiterhin ist die signifikante Verbesserung der Parameter wie FEV_1 klinisch nicht relevant oder die Verbesserung der Parameter ist in ihrer klinischen Bedeutung zu gering. Somit erreicht die bronchoskopische Volumenreduktion nur in wenigen klinisch relevanten Parametern eine Besserung bei z. T. erheblichen Nebenwirkungen. Die Methoden der Lungenvolumenreduktion sollten in Lungenzentren mit interdisziplinärer Konferenz eingesetzt werden.

Literatur

[1] Agzarian J, Miller JD, Kosa SD et al.: Long-term survival analysis of the Canadian Lung Volume Reduction Surgery trial. Ann Thorac Surg 2013; 96: 1217–1222. [EBM II]

[2] Beckers F, Lange N, Koryllos A et al.: Unilateral Lobe Resection by Video-Assisted Thoracoscopy Leads to the Most Optimal Functional Improvement in Severe Emphysema. Thorac Cardiovasc Surg 2016; 64: 336–342. [EBM IVa]

[3] Brantigan OC, Mueller E, Kress MB: A surgical approach to pulmonary emphysema. Am Rev Respir Dis 1959; 80; 194–206. [EBM IVa]

[4] Cassart M, Hamacher J, Verbandt Y et al.: Effects of lung volume reduction surgery for emphysema on diaphragm dimensions and configuration. Am J Respir Crit Care Med 2001; 163: 1171–1175. [EBM IVa]

[5] Clarenbach CF, Sievi NA, Brock M et al.: Lung volume reduction surgery and improvement of endothelial function and blood pressure in patients with chronic obstructive pulmonary disease: a randomized controlled trial. Am J Respir Crit Care Med 2015; 192: 307–314. [EBM II]

[6] Come CE, Kramer MR, Dransfield MT et al.: A randomised trial of lung sealant versus medical therapy for advanced emphysema. Eur Respir J 2015; 46: 651–662. [EBM II]

[7] Cooper JD, Patterson GA, Sundaresan RS et al.: Results of 150 consecutive bilateral lung volume reduction procedures in patients with severe emphysema. J Thorac Cardiovasc Surg 1996; 112: 1319–1330.

[8] Corris PA: Quality of life and predictions of survival in patients with advanced emphysema. Chest Surg Clin N Am 1995; 5: 659–671. [EBM IVb]

[9] Davey C, Zoumot Z, Jordan S et al.: Bronchoscopic lung volume reduction with endobronchial valves for patients with heterogeneous emphysema and intact interlobar fissures (the BeLieVeR-HIFi study): a randomised controlled trial. Lancet 2015M; 386: 1066–1073. [EBM II]

[10] Deslee G, Mal H, Dutau H, Bourdin A et al.: Lung volume reduction coil treatment vs usual care in patients with severe emphysema: the REVOLENS randomized clinical trial. JAMA 2016; 315: 175–184. [EBM II]

[11] Fishman A, Martinez F, Naunheim K et al.: A randomized trial comparing lung-volume-reduction surgery with medical therapy for severe emphysema. N Engl J Med 2003; 348: 2059–2073. [EBM II]

[12] Geddes D, Davies M, Koyama H et al.: Effect of lung-volume-reduction surgery in patients with severe emphysema. N Engl J Med 2000; 343: 239–245. [EBM II]

[13] Goldstein RS, Todd TRJ, Guyatt G et al.: Influence of lung volume reduction surgery (LVRS) on health-related quality of life in patients with chronic obstructive pulmonary disease. Thorax 2003; 58: 405–410. [EBM II]

[14] Hillerdal G, Lofdahl CG, Strom K et al.: Comparison of lung volume reduction surgery and physical training on health status and physiologic outcomes: a randomized controlled clinical trial. Chest 2005; 128: 3489–3499. [EBM II]

[15] Kim V, Kretschman DM, Sternberg AL et al.: Weight gain after lung reduction surgery is related to improved lung function and ventilatory efficiency. Am J Respir Crit Care Med 2012; 186: 1109–1116. [EBM III]

[16] Klooster K, Ten Hacken NH, Hartman JE et al.: Endobronchial valves for emphysema without interlobar collateral ventilation. N Engl J Med 2015; 373: 2325–2335. [EBM II]

[17] Koster TD, van Rikxoort EM, Huebner RH et al.: Predicting Lung Volume Reduction after Endobronchial Valve Therapy Is Maximized Using a Combination of Diagnostic Tools. Respiration 2016; 92: 150–157. [EBM IVa]

[18] Kozora E, Emery CF, Ellison MC et al.: Improved neurobehavioral functioning in emphysema patients following lung volume reduction surgery compared with medical therapy. Chest 2005; 128: 2653–2663. [EBM III]

[19] Mantri S, Macaraeg C, Shetty S et al.: Technical advances: measurement of collateral flow in the lung with a dedicated endobronchial catheter system. J Bronchology Interv Pulmonol 2009; 16: 141–144. [EBM IVa]

[20] McDonough JE, Yuan R, Suzuki M, Seyednejad N, Elliott WM, Sanchez PG et al.: Small-airway obstruction and emphysema in chronic obstructive pulmonary disease. N Engl J Med 2011; 365: 1567–1575. [EBM III]

[21] Miller JD, Malthaner RA, Goldsmith CH et al.: A randomized clinical trial of lung volume reduction surgery versus best medical care for patients with advanced emphysema: a two-year study from Canada. Ann Thorac Surg 2006; 81: 314–320. [EBM II]

[22] Mineo TC, Ambrogi V, Pompeo E et al.: Impact of lung volume reduction surgery versus rehabilitation on quality of life. Eur Respir J 2004, 23: 275–280. [EBM Ib]

[23] Pompeo E, Rogliani P, Tacconi F et al.: Randomized comparison of awake nonresectional versus nonawake resectional lung volume reduction surgery. J Thorac Cardiovasc Surg 2012; 143: 47–54. [EBM II]

[24] National Emphysema Treatment Trial Research Group: Patients at high risk of death after lung-volume-reduction surgery. N Engl J Med 2001; 345: 1075–1083. [EBM III]

[25] Norman GR: The relation between the minimally important difference and patient benefit. COPD 2005; 2: 69–673. [EBM IVb]

[26] Pompeo E, De Dominicis E, Ambrogi V et al.: Quality of Life After Tailored Combined Surgery for Stage I Non–Small-Cell Lung Cancer and Severe Emphysema. Ann Thorac Surg 2003; 76: 1821–1827. [EBM IVa]

[27] Sciurba FC, Criner GJ, Strange C et al.: Effect of endobronchial coils vs usual care on exercise tolerance in patients with severe emphysema: the RENEW randomized clinical trial. JAMA 2016; 315: 2178–2189. [EBM II]

[28] Shah PL, Zoumot Z, Singh S et al.: Endobronchial coils for the treatment of severe emphysema with hyperinflation (RESET): a randomised controlled trial. Lancet Respir Med 2013; 1: 233–240. [EBM II]

[29] Shah PL, Gompelmann D, Valipour A et al.: Thermal vapour ablation to reduce segmental volume in patients with severe emphysema: STEP-UP 12 month results. Lancet Respir Med 2016; 4: e44–e45. [EBM II]

[30] Valipour A, Slebos DJ, Herth F et al.: Endobronchial valve therapy in patients with homogeneous emphysema: results from the IMPACT Study. Am J Respir Crit Care Med 2016; 194: 1073–1082. [EBM II]

[31] van Agteren JE, Carson KV, Tiong LU et al.: Lung volume reduction surgery for diffuse emphysema. Cochrane Database Syst Rev 2016; Oct 14,10 [EBM I]

[32] Vaughan P, Oey I, Nakas A et al.: Is there a role for therapeutic lobectomy for emphysema? Eur J Cardiothorac Surg 2007; 31: 486–490. [EBM IVa]

[33] Westwood M, Bourbeau J, Jones PJ et al.: Relationship between FEV_1 change and patient-reported outcomes in randomised trials of inhaled bronchodilators for stable COPD: a systematic review. Respiratory Research 2011; 40–49. [EBM I]

2.2 Was gibt es Neues in der Entwicklung von Lungenkrebszentren?

K. Welcker

1 Einleitung

53 500 Menschen erkrankten 2013 in Deutschland an Lungenkrebs. Rund 65 % davon waren Männer. Die Zahl der stationären Behandlungen bei Lungenkrebs lag im gleichen Zeitraum sogar 3- bis 5-fach höher. Im Vergleich zu anderen soliden Tumoren sind die Überlebenschancen bei Lungenkrebs trotz verbesserter Prognose bei speziellen histologischen Typen dennoch im Vergleich immer noch relativ ungünstig. So liegt die 5-Jahres-Überlebensrate für Frauen bei 21 %, für Männer bei nur 16 %. Nach 10 Jahren sind über alle Stadien nur 16 % der Frauen und 12 % der Männer am Leben [16, 17].

Um bei hoher Inzidenz und ungünstiger Prognose die Versorgung von Lungenkrebspatienten zu verbessern, wurde neben der Entwicklung und Implementierung von Leitlinien der Aufbau von zertifizierten Versorgungszentren als erklärtes politisches Ziel gefordert und gefördert und durch die Zertifizierung der ersten Lungenkrebszentren nach Vorgabe der Deutschen Krebsgesellschaft im Jahre 2008 vorangetrieben. Im Folgenden soll eine Übersicht über Entwicklung, Aufbau und Struktur derselben auch im Kontext des Nationalen Krebsplanes und des Aufbaus übergeordneter Onkologischer Zentren gegeben werden.

2 Struktur der Zertifizierungssystems

2.1 Nationaler Krebsplan

Am 18. Juni 2008 wurde vom Bundesministerium für Gesundheit, gemeinsam mit der Deutschen Krebsgesellschaft, der Deutschen Krebshilfe und der Arbeitsgemeinschaft Deutscher Tumorzentren der Nationale Krebsplan als Koordinierungs- und Kooperationsprogramm zur Weiterentwicklung und Verbesserung der Versorgung krebskranker Menschen und Krebsfrüherkennung in Deutschland initiiert [1]. In 4 Handlungsfeldern wurden Ziele und Umsetzungsempfehlungen erarbeitet:

- Handlungsfeld 1 beschäftigt sich mit der Weiterentwicklung der Krebsfrüherkennung,
- Handlungsfeld 2 fördert die Weiterentwicklung onkologischer Versorgungsstrukturen und die Qualitätssicherung,
- Handlungsfeld 3 die Sicherstellung einer effizienten onkologischen Behandlung und
- Handlungsfeld 4 die Stärkung der Patientenorientierung.

Die Zertifizierung onkologischer Behandlungseinrichtungen ist als Ziel Nummer 5 des Handlungsfeldes 2 des Nationalen Krebsplanes verankert.

Der Nationale Krebsplan sieht vor, Netzwerke von Versorgungseinrichtungen – Sektor-übergreifend – als Krebszentren zu zertifizieren. So soll die Qualität aller Bereiche der onkologischen Versorgung, von stationär über ambulant, rehabilitativ bis zur palliativen Versorgung, gesichert werden. Hierdurch soll vor allen den Patienten und Angehörigen die Transparenz und Sicherheit gegeben werden, dass in dem entsprechend zertifizierten Zentrum für ihre Erkrankung hohe und überprüfte Qualitätsstandards erfüllt und kontinuierlich eingehalten werden.

2.2 Hierarchieebenen der Zertifizierung nach DKG

Die Zertifizierung erfolgt hier als dreistufiges Model: Die *Organkrebszentren* – wie das Lungenkrebszentrum – bilden die Basis. Organkrebszentren sollen Patienten möglichst flächendeckend, wohnortnah und qualitätsgesichert versorgen.

Bei folgenden Tumorentitäten ist eine Zertifizierung als Organkrebszentrum nach DKG aktuell möglich: Darm-/Viszeralonkologisches Zentrum, Brustkrebszentrum, gynäkologische Tumore, Hautkrebszentrum, Prostatakrebszentrum und Lungenkrebszentrum.

Die Entwicklung des Zertifizierungssystems begann 2003 mit der Zertifizierung der ersten Brustkrebszentren. Die ersten 8 Lungenkrebszentren wurden 2008/09 als Pilotzentren zertifiziert.

Während Organkrebszentren auf Tumorerkrankungen von einem Organ spezialisiert sind, werden in *Onkologischen Zentren* mehrere Tumorarten unter einem Dach behandelt sowie die Versorgung von seltenen Tumorerkrankungen in Modulen und Schwerpunkten. Zur Erstzertifizierung muss ein Onkologisches Zentrum mindestens über 2 zertifizierte Organkrebszentren verfügen sowie eine Mindestanzahl an Schwerpunkten und Modulen, entsprechend festgelegter und individuell berechneter Versorgungquoten im sogenannten Zertrechner.

Onkologische Spitzenzentren erfüllen neben der klinischen Versorgung zusätzliche Forschungsaufgaben mit dem Fokus auf die Entwicklung innovativer Therapien und Etablierung neuer Standards. Sie werden durch die Deutsche Krebshilfe begutachtet [22].

2.3 Struktur der Organkrebszentren

Voraussetzung ist, dass die klinische Versorgung der Patienten auf allen Ebenen des dreistufigen Models nach den gleichen strukturellen und qualitativen Anforderungen erfolgt. Die Behandlung muss auf der Basis aktueller Leitlinien erfolgen. Die Diagnostik und Behandlung muss interdisziplinär und interprofessionell abgestimmt und durchgeführt werden. So sind beispielsweise sämtliche Primärfälle in der mindestens wöchentlich stattfindenden Tumorkonferenz zu besprechen. Eine ausreichende Anzahl an Patienten (200 Primärfälle) muss das Lungenkrebszentrum behandeln und eine entsprechend definierte operative Expertise (mindestens 2 Fachärzte für Thoraxchirurgie und 75 onkologisch-anatomische Resektionen) nachweisen. Die Vorhaltung von Studien soll in einem ausreichenden Maß gewährleistet sein und Patienten zur Teilnahme an diesen motiviert werden. Die verwendeten Behandlungsverfahren sind einer objektiven Prozess- und Ergebnisqualität zu unterziehen. Das Zentrum muss ein funktionierendes Tumordokumentationssystem bereitstellen, das dem Datensatz entsprechend des einheitlichen onkologischen Basisdatensatzes der Arbeitsgemeinschaft Deutscher Tumorzentren (ADT) und der Gesellschaft der epidemiologischen Krebsregister in Deutschland e. V. (GEKID) entspricht. Die zertifizierten Zentren sind verpflichtet, jährlich Kennzahlen für die leitlinienbasierten Qualitätsindikatoren der Deutschen Krebsgesellschaft zu übermitteln [2].

2.4 Gewaltenteilung

Innerhalb des Zertifizierungssystems gibt es eine eindeutige Trennung der Aufgaben, Verantwortlichkeiten und Befugnisse. Das Zertifizierungssystem der Deutschen Krebsgesellschaft wird hierbei in 3 voneinander unabhängige Aufgabenbereiche unterteilt.

Die Legislative bildet die Zertifizierungskommission, hier werden die Zertifikatanforderungen erstellt und in einem Erhebungsbogen festgelegt. Mitglieder in der Kommission werden von den

Fachgesellschaften, Berufsverbänden, Patientenvertretern sowie Mandatsträgern von Pflege, Sozialarbeit und Psychoonkologie entsandt, wobei jeder Verband eine Stimme hat.

Als Exekutive sind ausgebildete onkologisch versierte Fachexperten tätig. Diese überprüfen die Erfüllung der Anforderungen des Erhebungsbogens vor Ort in den Zentren. Die Auditoren sprechen in ihrem Auditbericht eine Empfehlung für oder gegen die Zertifikaterteilung mit entsprechenden Auflagen aus.

Schlussendlich ist die Judikative – also der Ausschuss Zertifikatvergabe – für die Vergabe des Zertifikats zuständig.

2.5 Audit und Zertifikaterteilung

Voraussetzung für die Erstzertifizierung ist – neben den aufgezeigten strukturellen Bedingungen – die Erfüllung der Primärfälle des letzten Kalenderjahres und der letzten 12 Monate vor dem Audit. Als Primärfälle wird jeder erstdiagnostizierte Lungentumor, der im Zentrum hauptverantwortlich behandelt wird, bezeichnet.

Nach der Erstzertifizierung erfolgt in jährlichen Überwachungsaudits und alle 3 Jahre stattfindenden Re-Zertifizierungen die Überprüfung der Einhaltung der Anforderungen. Zum jährlichen Überwachungsaudit kann bei positivem Auditergebnis die Aufrechterhaltung des Zertifikates trotz Nichterfüllung der Primärfallzahl möglich sein.

Zum Wiederholaudit nach 3 Jahren muss ab 2017 für eine reguläre dreijährige Verlängerung des Zertifikates im Durchschnitt der 3 letzten Kalenderjahre die geforderte Fallzahl erreicht werden. Der Verlauf der letzten 12 Monate fließt nicht in die Bewertung ein. Bei einer grenzwertigen Fallzahlerfüllung kann auch eine auf 12 Monate verkürzte Laufzeit der Re-Zertifizierung möglich sein [11, 12].

3 Medizinische Leitlinien und Qualitätsindikatoren

Grundlage für die Zusammenarbeit in einem zertifizierten Zentrum sind die Empfehlungen der jeweils aktuellen S3-Leitlinie. Zur Prävention, Diagnostik, Therapie und Nachsorge von Lungenkrebs ist eine interdisziplinäre evidenz- und konsensbasierte S3-Leitlinie aus dem Jahre 2010 verfügbar. Diese Leitlinie wurde 2016 aktualisiert. Die Aktualisierung wird zeitnah publiziert und in das Leitlinienprogramm Onkologie aufgenommen werden. Ein wesentlicher Bestandteil der medizinischen Leitlinie sind Qualitätsindikatoren für die Struktur-Prozess- und Ergebnisqualität [10].

Diese Empfehlungen sind in Form von Kennzahlen und Qualitätsindikatoren in die Erhebungsbögen der Zertifizierung aufgenommen.

Die Zentren sind verpflichtet, die Kennzahlen jährlich an die Zertifizierungsstelle OnkoZert zu melden. Die Richtigkeit der Angaben wird im Audit vor Ort überprüft.

Für die Organkrebszentren werden Jahresberichte veröffentlicht. Hier sind die Ergebnisse Kennzahlen und Qualitätsindikatoren beschrieben. Ein Benchmarking der einzelnen Zentren ist somit möglich und gibt einen guten Überblick über den Qualitätsstand der Zentren.

Die Auswertung der Einhaltung dieser Qualitätsindikatoren wird wiederum bei der Weiterentwicklung der Leitlinien mitberücksichtigt. Das System ist somit bidirektional lernend.

Des Weiteren bieten gerade die zertifizierten Zentren die Möglichkeit, Informationen zu speziellen Fragestellungen (z. B. durch gezielte Fragebögen) einzuholen. Da in Lungenkrebszentren sowohl strukturell als auch personell vergleichbare hohe Qualität und Expertise für die Behandlung der Erkrankung vorliegt, sind durch diese Befragungen und Analysen Rückschlüsse über die Versorgungsqualität in nachgewiesen führenden Zentren zu erzielen. Dies wiederum ermöglicht eine entsprechende Berücksichtigung in Leitlinien und im internationalen Vergleich [3, 4, 8, 20].

4 Numerische und geographische Entwicklung der Zentren

4.1 Organkrebszentren

Insgesamt ist die Zahl der zertifizierten Organkrebszentren in Deutschland seit Beginn des Zertifizierungsprozesses 2003 kontinuierlich gestiegen. Waren 2012 insgesamt 882 zertifizierte Organkrebszentren – darunter 34 Lungenkrebszentren an 430 Kliniken in Deutschland – zertifiziert, hat sich zum Stichtag 31.12.2015 die Zahl der Organzentren auf 1 023 mit 42 Lungenkrebszentren erhöht. Somit hatten zum Stichtag 31.12.2015 in Deutschland insgesamt 427 Krankenhäuser zumindest ein nach DKG-zertifiziertes Organkrebszentrum. Dies entspricht einer Quote von 40 % aller deutschen Kliniken, die mindestens 100 Fälle mit maligner Hauptdiagnose (Kalkulationsjahr 2012) behandelt hatten [6, 18].

4.2 Lungenkrebszentren

In einer Evaluations- und Pilotphase wurden 2009 die ersten 8 Lungenkrebszentren nach DKG zertifiziert. Alle initial zertifizierten Zentren sind seitdem erfolgreiche kontinuierliche Teilnehmer des Re-Zertifizierungprozesses.

Die Zahl der Lungenkrebszentren ist seitdem kontinuierlich stetig gewachsen. Das erste mehrstandortige Lungenkrebszentrum wurde 2011 zertifiziert. Aktuell (Stand 22.12.2016) sind 45 Lungenkrebszentren nach DKG zertifiziert. Darunter sind 8 mehrstandortige Zentren (Quote von 18 %).

Durch die alle 3 Jahre stattfindende Re-Zertifizierung sind diese Zahlen allerdings ständigen Veränderungen ausgesetzt und können jeweils tagesaktuell über die Homepage der Deutschen Krebsgesellschaft abgerufen werden [5].

4.3 Onkologische Zentren

Bereits 2010 wurden die ersten Lungenkrebszentren als Teil eines Onkologischen Zentrums zertifiziert. Aktuell (Stand 22.12.2016) verfügen von 115 Onkologischen Zentren 17 über ein zertifiziertes Lungenkrebszentrum. Der Anteil der Onkologischen Zentren mit zertifiziertem Lungenkrebszentrum liegt somit bei 15 %. Darüber hinaus wird in 9 Onkologischen Zentren das Lungenkrebszentrum in den kommenden 3 Jahren angestrebt (aktuell sogenannte Transitzentren). Die Quote der Lungenkrebszentren, die Teil eines übergeordneten onkologischen Zentrums sind, beträgt wiederum 37 % [6].

4.4 Primärfallzahlen Lungenkrebszentren

Im Jahr 2013 wurden 13 826 Patienten als Primärfälle in zertifizierten Lungenkrebszentren versorgt. Dies entspricht etwa 26 % der geschätzten inzidenten Fälle. 2014 waren es bereits 15 045 Primärfälle und für das Auditjahr 2015 sind 16 578 erfasst. Dies entspricht bei jährlich geschätzten Krebsneuerkrankungen von 48 986 Patienten einem Gesamtanteil von 33 %.

Die durchschnittliche Primärfallzahl pro Lungenkrebszentrum liegt 2015 bei 395. Aktuell werden etwa 48 % aller anatomischen Lungenresektionen bei Diagnose Lungenkrebs in zertifizierten Lungenkrebszentren operativ versorgt – mit einer Mindestanforderung von 75 anatomischen Resektionen bei Primärdiagnose Lungenkrebs pro Jahr.

Demgegenüber stehen 201 nicht zertifizierte Kliniken, die weniger als 25 anatomische Resektionen jährlich durchführen. Statistisch ist in Kliniken, die weniger als 25 anatomische Resektionen pro Jahr durchführen, mit einer Letalität von 6 % zu rechnen. Aktuell liegt diese in den zertifizierten Lungenkrebszentren im Vergleich bei 1,69 % [5, 16, 17].

Die allgemeine Versorgungsquote in zertifizierten Zentren anderer Organentitäten ist teilweise deutlich höher: So werden (Stand 31.12.2015) bereits 76 % aller Primärfälle in Brustkrebszentren behandelt. Es folgen mit 49,7 % die Behandlung maligner Melanome in zertifizierten Hautkrebszentren.

Ähnliche Versorgungsquoten wie beim Lungenkarzinom werden bei Prostatakrebs (29,3 %) und Kopf-Hals-Tumoren (28,5 %) aktuell erzielt.

4.5 Flächendeckende Versorgung

Wie im Nationalen Krebsplan vorgesehen, ist ein erklärtes Ziel die flächendeckende Versorgung der Patienten in zertifizierten Zentren. Nach Auswertung der Daten des Statistischen Bundesamtes (2012) werden allerdings rund 42 % aller anatomischer Resektionen bei Lungenkrebs von 272 Kliniken durchgeführt, mit weniger als den notwendigen 75 Resektionen als Mindestanforderung an ein zertifiziertes Lungenkrebszentrum [16, 18].

Laut Statistischem Bundesamt sind in Deutschland 2015 weiterhin 2 181 Betten in ausgewiesenen thoraxchirurgischen Fachabteilungen vorhanden. Bis auf Mecklenburg-Vorpommern verfügt jedes Bundesland über ausgewiesene thoraxchirurgische Betten. Allerdings finden sich bei der Anzahl an zertifizierten Lungenkrebszentren deutliche geographische Schwankungen: So ist im Flächenland Mecklenburg-Vorpommern kein Lungenkrebszentrum zertifiziert und in Brandenburg sowie Schleswig-Holstein jeweils nur ein Zentrum vorhanden. Selbst im Stadtstaat Hamburg hat sich bisher keine thoraxchirurgische Klinik dem Zertifizierungsverfahren und der Überprüfung entsprechender Qualitätsstandards gestellt (Stand 22.12.2016).

Im gleichen Zeitraum wurden in der Bundesrepublik Deutschland 16 004 anatomische Resektionen jährlich durchgeführt. Unter der Annahme, dass 70–80 % der Resektionen aufgrund von malignen Diagnosen (allerdings nicht nur Primärfällen im Sinne der DKG-Definition) erfolgen, besteht hier ein noch deutliches Versorgungsdefizit.

Von einer flächendeckenden Betreuung in zertifizierten Zentren, die eine hohe überprüfte und standardisierte Versorgungsqualität gewährleisten, profitieren unter anderem Patienten mit niedrigerem Sozialstatus, die aufgrund mangelnder finanzieller Mittel und möglicherweise geringerer Gesundheitskompetenz den teilweise notwendigen weiten Weg zum nächsten zertifizierten Zentrum nicht aufnehmen können oder werden.

5 Kennzahlenanalyse zertifizierter Lungenkrebszentren

Die Ergebnisse des 2016 veröffentlichten Jahresberichtes (Auditjahr 2015/Kennzahlenjahr 2014) werden im Jahresbericht in 20 Kennzahlen zusammengefasst [5, 6].

5.1 Primärfälle

Im Durchschnitt (Median) werden pro Zentrum 348 Primärfälle im Jahr behandelt, wobei hier die Schwankungsbreite zwischen 156 (als Teil eines mehrstandortigen Zentrums) und 1 013 (größtes Zentrum) Patienten deutlich ist.

5.2 Tumorkonferenz

Das Herzstück der Interdisziplinarität bildet die mindestens wöchentlich stattfindende Tumorkonferenz. Die prätherapeutische Vorstellungsrate in dieser Tumorkonferenz liegt im Median bei 93,08 %, allerdings unterschreiten 14 Zentren (34 %) die Sollvorgabe von 90 % [14]. Die Vorstellungsrate bei neu aufgetretenen Rezidiven oder Fernmetastasen liegt im Median bei 89,45 % und unterschreitet trotz deutlicher Verbesserung zu den Vorjahren die Sollvorgabe von 90 % knapp. Einzelne Zentren schaffen hier nur eine Vorstellungsrate von 20 %. Die Sollvorgabe einer über 90 %igen Tumorkonferenzvorstellung nach erfolgter operativer Therapie wird nur von 3 Zentren nicht erreicht (Median 97,3 %).

5.3 Studienquote

Eine Anforderung an zertifizierte Zentren ist der Nachweis ihrer Forschungsaktivitäten über die Beteiligung an Studien. Die geforderte Studienquote von mindestens 5 % wurde nur von 5 Zentren (12 %) unterschritten. Die höchste Studienquote lag bei 60,22 % (Median 14,4 %). Möglicherweise bietet die Einführung der sogenannten StudyBox – wie sie bereits für Darmkrebszentren verpflichtend ist – die Möglichkeit bei fehlender Studieninfrastruktur. Die StudyBox ist ein Onlineverzeichnis geeigneter Studien, die für zertifizierte Zentren von Interesse sind und aktuell an Zentren durchgeführt werden. Dies soll die Schnellrecherche einer potenziellen Studie für Patienten ermöglichen [9].

5.4 Anatomische Resektionen und Komplikationsrate

Von 16 362 Primärfällen wurden 5 686 operativ im Sinne einer anatomischen Resektion (anatomische Segmentresektion bis erweiterter Pneumonektomie) versorgt. Dies entspricht einer Quote von 35 %. Im Stadium IA bis IIB liegt der Anteil operativer Primärfälle jeweils über 70 %. Im Stadium IIIA werden noch 48 % operativ versorgt. Im Stadium IIIB sind es 9,3 % respektive 4,6 % im Stadium IV. Diese Daten zeigen in der Entwicklung (2012–2014) trotz steigender Anzahl an zertifizierter Zentren einen nahezu identischen Verlauf.

Im Median werden 111 anatomische Resektionen pro Zentrum durchgeführt. Die Sollvorgaben wurden im Kennzahlenjahr 2014 nur von 5 Zentren (12 %) unterschritten. Im Zentrum mit der größten operativen Fallzahl wurden 416 Primärfälle operativ versorgt. Im Vergleich zum Vorjahr (2013) haben die meisten Zentren mehr anatomische Resektionen durchgeführt. Die Sollvorgabe einer niedrigen Pneumonektomierate (unter 25 %) wurde dabei von allen Zentren erreicht.

Bei den broncho-/angioplastischen Operationen wird die Sollvorgabe von 10 % im Median nur knapp erreicht. In der Mehrzahl der Zentren nimmt der Anteil entsprechender Eingriffe im Verlauf ab. 41 % der Zentren unterschritten die Vorgabe.

Die lokale R0-Resektionsrate im Stadium I und II wurde nur in einem Zentrum mit 89,61 % marginal unterschritten. Im Stadium III wird die Sollvorgabe (größer 85 %) von 6 Zentren (15 %) unterschritten. Auch hier ist über alle Zentren ein stetiger Anstieg der R0-Rate als Qualitätsindikator für hohe operative Expertise zu verzeichnen.

Ebenso zeigt die geringe 30-Tages-Letalität nach Resektionen (Median 1,69 %), wo nur in 2 Zentren die Sollvorgabe von 5 % knapp überschritten wurde sowie die geringe Rate an postoperativen Bronchusstumpf- und Anastomoseninsuffizienzen von im Median 0,83 % (bei 12 Zentren mit 0 %!) und einer 100 % Einhaltung der Sollvorgabe, eine fachlich sehr hohe thoraxchirurgische Versorgungsqualität in den Zentren.

Auffallend ist die hohe Schwankungsbreite in Kennzahlbereichen ohne festgelegte Sollvorgaben: So liegen die psychoonkologischen Betreuungsraten zwischen 8,4 und 89 % (Median 41 %). Die sozialmedizinische Betreuungsquote schwankt zwischen 34,6 % und 100 % (Median 50 %). Diese Kennzahlen zeigen über die Jahre hinweg sogar eine weiterhin abnehmende Tendenz und sind im Mittel deutlich unter den Kennzahlen anderer Organentitäten wie Brustkrebs (Sozialdienstberatung 88 %, Psychoonkologische Betreuung 70 %) oder Darmkrebszentren (Sozialberatung 79 % und Psychoonkologische Beratung 59 %) [5, 6, 8, 13, 21].

6 Interdisziplinarität und Interprofessionalität

Da die umfassende Versorgung krebskranker Patienten die Expertise von Personen aus unterschiedlichen Fachrichtungen und Professionen notwendig macht, wird in den zertifizierten Organkrebszentren der entsprechende Zugang sowie die interdisziplinäre Zusammenarbeit überprüft.

6.1 Psychoonkologie

Neben der Vorstellung nach festgelegten Kriterien und Besprechung sämtlicher Patienten in der interdisziplinären Tumorkonferenz ist eine Besonderheit der nach DKG zertifizierten Organkrebszentren die Forderung nach Etablierung eines Psychoonkologischen Dienstes. Hier soll der Kontakt ort- und zeitnah sowie niederschwellig angeboten werden.

Die Stärkung der psychoonkologischen Versorgung ist Ziel 9 des Nationalen Krebsplanes und wesentliche Voraussetzung für die Zertifizierung von Zentren. Aufgrund des häufig raschen und schweren Verlaufes erscheint eine frühzeitige niederschwellige psychoonkologische Anbindung sinnvoll und ist auch in der S3-Leitlinien Lungenkrebs von 2010 verankert worden. Darüber hinaus ist laut aktuell gültiger S3-Leitlinie Psychoonkologie und Erhebungsbogen der Lungenkrebszentren zur Identifikation des psychoonkologischen Behandlungsbedarfes ein standardisiertes Screening zur psychologischen Belastung bei allen Patienten durchzuführen [13, 23].

Eine erstmalige bundesweite Bestandsaufnahme und Analyse des psychoonkologischen Versorgungsangebotes in Organkrebs- und Onkologischen Zentren wird seit August 2016 laut Nationalem Krebsplan überprüft, erste Ergebnisse werden 2017/18 erwartet [7, 13].

6.2 Palliativmedizin

Eines der wesentlichen Ziele der Zertifizierung besteht darin, den Patienten in jeder Phase eine umfangreiche qualitätsgesicherte Behandlung zu garantieren. Bei Lungenkrebs besteht aufgrund der hohen Symptomlast und häufigen Diagnosestellung im fortgeschrittenen Stadium ein umfangreicher palliativmedizinischer Bedarf.

In einer ersten orientierenden Befragung in 30 Lungenkrebszentren konnte gezeigt werden, dass aktuell noch eine erhebliche Schwankung im palliativmedizinischem Versorgungsangebot besteht. So findet sich nur in 21 Zentren ein Arzt mit der Zusatzbezeichnung Palliativmedizin, in 24 Zentren eine Pflegekraft mit Palliativ-Care-Weiterbildung. 9 Kliniken, die über ein zertifiziertes Lungenkrebszentrum verfügen, halten eine eigenständige Palliativstation vor. Allerdings ist anzumerken, dass nach aktuellen Voraussetzungen Lungenkrebszentren, die Teil eines übergeordneten Onkologischen Zentrums sind, als Voraussetzung über eine Palliativstation verfügen müssen [19, 22].

7 Änderungen und Weiterentwicklungen im Zertifizierungsprozess von Lungenkrebszentren 2017

Entsprechend dem Protokoll der Zertifizierungskommission Lungenkrebszentren der Deutschen Krebsgesellschaft (Vorsitz Professor Dr. D. Ukena und Professor Dr. H. Hoffmann) vom 25.02.2016 sowie des ab 01.01.2017 für das Auditjahr 2017 gültigen Erhebungs- und Kennzahlenbogens haben sich folgende wesentliche Änderungen ergeben [12, 13]: Neu aufgenommen wird die Möglichkeit einer prätherapeutischen Indikationskonferenz bei Zentren mit mehr als 500 Primärfällen pro Jahr. Hier ist die verpflichtende Teilnahme dann beschränkt auf Pneumologie/Hämato-Onkologie, Thoraxchirurgie und Radiologie, optional kann der Strahlentherapeut teilnehmen. Es entfällt die verpflichtende Teilnahme des Pathologen.

Zum Nachweis einer ausreichenden thoraxchirurgischen Expertise muss die Abteilung für Thoraxchirurgie jährlich mindestens 75 anatomische Resektionen bei maligner Grunderkrankung (sogenannte C-Diagnose nach ICD) nachweisen. Die Verknüpfung an die Primärfalldefinition nach DKG entfällt.

Für die Verlängerung von Zertifikaten (Re-Zertifizierung) sind künftig die durchschnittlichen Fallzahlen der letzten 36 Monate ausschlaggebend. Der alleinige Verlauf der letzten 12 Monate ist nicht mehr für die Bewertung relevant.

Eine professionelle Raucherentwöhnung soll allen rauchenden Patienten dokumentiert angeboten werden. Entsprechend geschulte und qualifizierte ärztliche und nicht-ärztliche Mitarbeiter sind vorzuhalten.

Neu ist ebenfalls die Spezifikation des Zeitpunktes der PET-CT-Durchführung. Wenn dieses indiziert ist, so muss es präoperativ und nicht postoperativ durchgeführt werden. Näheres regeln die entsprechenden Leitlinien.

Schlussendlich muss auch im Bereich der Lungenkrebszentren die neue S3-Leitlinie Palliativmedizin umgesetzt werden. Hier ist insbesondere darauf zu achten, dass Patienten mit nicht heilbarer Krebserkrankung dokumentiert werden und diese frühzeitig über unterstützende palliativmedizinische Angebote informiert werden müssen. Bei diesen Patienten sollen wiederholt mittels ausgewiesener Tools Symptome und Belastung erfasst werden.

Weitere Änderungen sind für das Auditjahr 2018 nach Veröffentlichung der neuen S3-Leitlinie Lungenkrebs zu erwarten.

Fazit

Die ersten Lungenkrebszentren wurden 2009 von der Deutschen Krebsgesellschaft zertifiziert.

Die Zahl der zertifizierten Lungenkrebszentren hat seitdem stetig zugenommen. Aktuell sind 45 Zentren zertifiziert. Darunter befinden sich 8 mehrstandortige Zentren.

Von 115 Onkologischen Zentren verfügen 17 über ein zertifiziertes Lungenkrebszentrum.

Eine flächendeckende Versorgung in Lungenkrebszentren ist derzeit noch nicht möglich.

Durchschnittlich werden pro Zentrum 395 Primärfälle behandelt.

16 578 Patienten mit der Primärdiagnose Lungenkrebs wurden 2015 in Lungenkrebszentren behandelt, dies entspricht einem Gesamtanteil an Lungenkrebsneuerkrankungen von 33 %.

Im Durchschnitt werden von diesen Primärfällen pro Zentrum 111 anatomisch reseziert.

Die Komplikationsrate sowie Letalität in Lungenkrebszentren ist sehr niedrig.

Ob durch die kontinuierlich überprüfte leitliniengerechte, strukturierte, interdisziplinäre und interprofessionelle Behandlung in zertifizierten Zentren eine nachweisbar verbesserte Versorgungsqualität erzielt werden kann ist, trotz erster Hinweise, abschließend noch nicht geklärt.

Literatur

[1] Bundesministerium für Gesundheit. Nationaler Krebsplan. *https://www.bundesgesundheitsministerium.de/themen/praevention/nationaler-krebsplan.html*

[2] Deutsche Krebsgesellschaft Erhebungsbogen für Lungenkrebszentren 2017 *www.onkozert.de/lungenkrebszentren.htm*

[3] Hoffmann H, Junker K, Kugler C, Schnabel PA, Warth A: Anwendungen und Interpretation der R Klassifikation beim Lungenkarzinom: Ergebnisse einer Umfrage an zertifizierten Lungenkrebszentren. Pathologe 2016; 37: 258–268.

[4] Ihrig A, Birkenfeld F, Hönig K, Brechtel A: Psychoonkologischer Betreuungsaufwand für Patienten in onkologischen Zentren. Forum 2016; 31: 452–454.

[5] Deutsche Krebsgesellschaft e. V.: Jahresbericht der zertifizierten Lungenkrebszentren. 2016. http://www.onkozert.de/aktuelles_150326.htm

[6] Deutsche Krebsgesellschaft e. V.: Jahresbericht 2016 der Onkologischen Zentren. http://www.onkozert.de/aktuelles_150326.htm

[7] Kowalski C, Ferencz J, Singer S, Weis I, Wesselmann S: Frequency of Psycho-Oncologic and Social Service Counceling in Cancer Centers relative to Center Site and Hospital Characteristics: Findings from 879 Center Sites in Germnay, Austria, Switzerland and Italy. Cancer 2016. doi: 10.1002/cncr.30202. (Epub ahead of print)

[8] Kowalski C, Ferencz J, Ukena D, Hoffmann H, Wesselmann S: Versorgungsqualität in zertifizierten Lungenkrebszentren. Pneumologie 2015; 69: 329–234.

[9] Kowalski C, Wesselmann S Ferencz J, Post S, Seufferlein T: Die StudyBox für Darmkrebszentren. Forum 2016; 31: 412–417.

[10] Leitlinienprogramm Onkologie. 2016. http://www.leitlinienprogramm-onkologie.de/

[11] Onkozert Bewertungsrichtlinien – Auditjahr 2017. http://www.onkozert.de/hinweise zertifizierung bewertungsrichtlinien primaerfaelle.htm

[12] www.onkozert.de/downloads/merkblatt%20fe-2017-A1%20(161222).pdf

[13] Schmidt A, Wesselmann S, Kowalski C: Informationsbedürfnisse und Informationsprozesse in zertifizierten Zentren. Forum 2015; 30: 218–223.

[14] Schmiegel W: Qualität von Tumorboards. Forum 2016; 31: 168.

[15] Singer S, Hornemann B, Bruns G, Petermann-Meyer A: Organisation der psychoonkologischen Versorgung – Anspruch und Wirklichkeit. Forum 2016; 31: 124–129.

[16] Statistisches Bundesamt: www.gbe-bund.de, Wiesbaden 2016

[17] Robert Koch Institut: Bericht zum Krebsgeschehen in Deutschland 2016. Berlin November 2016. www.krebsdaten.de/krebsbericht

[18] Übersicht der zertifizierten Zentren der Deutschen Krebsgesellschaft. http://oncomap.de (Zugegriffen am 22.12.2016).

[19] Van Oorschot B, Ruellan A, Lordick F: Choosing wisely – Klug entscheiden bei Tumorpatienten mit limitierter Prognose. Forum 2016; 31: 237–240.

[20] Wagner B, Meffert C, Becker G: Verfügbarkeit und Integration von Palliativmedizin an zertifizierten Lungenkrebszentren. Pneumologie 2015; 69: 218–214.

[21] Walther J: Versorgungsanspruch sozialer Arbeit in der Onkologie. Forum 2016; 31: 240–242.

[22] Wesselmann S, Bruns J: Perspektiven der Zertifizierung von Organkrebszentren. Onkologe 2016; 22: 177–183.

[23] Wesselmann S: Evaluation onkologischer Leitlinien. Beitrag zertifizierter Zentren. Zeitschrift für Evidenz, Fortbildung und Qualität im Gesundheitswesen 2015; 109: 459–465.

2.3 Was gibt es Neues bei Korrekturoperationen der Kielbrust?

R. Lützenberg

Die operative Korrektur der Kielbrust ist seit über 50 Jahren die Therapie der Wahl [1].

Bei der Vielzahl der Ausprägungen der Deformität ist für die Indikationsstellung der Therapie deren genaue Klassifikation essenziell. Knochenschmerzen, Spannungsgefühl im Brustkorb, chronische Rückenschmerzen und eine Verminderung der Leistungsfähigkeit kennzeichnen die physischen Beschwerden. Die psychische Belastung durch die abnorme Form ist noch höher zu bewerten als bei Pectus excavatum.

Zur Einteilung der Kieldeformitäten gibt es eine Vielzahl an Klassifikationen. Hier eine Übersicht und Orientierung der verschiedenen Termini (Tab. 1).

Schwere Fälle erfordern die operative Korrektur. Die obere chondromanubriale Protrusion oder Pigon breast war und ist eine Domäne der Operation, ebenso wie ein Pectus arcuatum, auch Currarino-Silverman-Syndrom genannt [2].

Mittelgradige oder geringgradige Befunde werden häufig nicht operiert infolge der Ablehnung des Operationsrisikos oder der Negierung der Kostenübernahme durch die Krankenkassen und bleiben somit lebenslang unbehandelt.

Hinsichtlich des chondrogladiolären Typs, der Hebung des distalen Corpus sterni, ist seit den Arbeiten von Haje und Bowen [3] zur Anwendung einer thorakalen Orthese ein Wandel eingetreten, der sich Studie um Studie [4, 5, 6] nachhaltig bestätigt.

Unter der Annahme eines vermehrten Wachstums des Rippenknorpels wurden die Knorpelanteile im Areal jeder Kielbrustdeformität in unterschiedlichen technischen Ausführungen entfernt und unter der Technik „Ravitch" subsumiert. Die Frage der Ätiologie der Erkrankung bleibt letztlich unbeantwortet bei einer großen Zahl an Hypothesen. Warum nur die Rippenknorpel eine Fehlentwicklung erfahren und andere Knorpellokalisationen nicht, kann nicht schlüssig beantwortet werden. Die Fokussierung der Betrachtungsweise des Problems auf die Form und Funktion der vorderen Brustwand hält sich hartnäckig in den Lehrwerken der Pathophysiologie und chirurgischen Therapie. Die Analyse der postoperativen Verläufe und Komplikationen in der Gestaltung der Brustwand im Sinne von Rezidiven der Deformität lässt die Zahl

Tab. 1: Klassifikation der Kielbrust

Typ I	Kielbrust	symmetrische Protrusion von distalem Sternum und Rippenknorpeln	chondrogladioläre Deformität
Typ II	Pectus arcuatum	Verknöcherung und Prominenz von Angulus sterni und Protrusion der Rippenknorpel	chondromanubriale Deformität
	Currarino-Silverman-Syndrom		
	Hühnerbrust	kranial betonte Prominenz von Sternum und Rippenknorpeln	
	Pigeon breast		
Typ III		asymmetrische oder unilaterale Protrusion der vorderen Brustwand	

der Fragen zur Genese und Therapie, aber auch die Hinterfragung der gängigen Lehrmeinung, erlauben. Hiergegen neue Therapiestrategien zu etablieren und in den Behandlungskatalog der Krankenkassen zu integrieren, ist alles andere als leicht.

Die vordere Brustwand ist für die Kielbrust dieses speziellen Typs in gleicher Weise für eine Umformung im Pubertätsalter und des jungen Erwachsenen geeignet wie für die Umformung bei der Operation nach Nuss. Ein permanentes Remodeling des Brustbeins und der knorpligen und knöchernen Rippenabschnitte erfolgt unter dem Einfluss einer kontinuierlichen eingeleiteten Kraft. Die Nuss-Operation hat das Verständnis für die Verformbarkeit, das Thoracic Remodeling, gefördert, die Methode nach Abramson dieses für Patienten mit Pectus carinatum bestätigt.

Haje und Bowen beschrieben 1992 ihre Behandlungserfolge der Kielbrust vom chondrogladiolären Typ mit einer thorakalen Orthese. Trotz guter Compliance von Patienten und ihren Eltern wurde die Therapie nicht selten zur Anstrengung und mit zum Teil nur moderatem Erfolg. Die Materialien und die technische Ausführung der Orthesen haben sich mit der Zeit deutlich verändert und verbessert.

Mit der Vorstellung des Dynamic Compression System (DCS) für diese Korrektur durch Martinez-Ferro [7] war eine wesentliche Neuerung gegeben. Diese Orthese ließ der Brustwand seitlich Raum für die Atmung und zur Verformung, um dem ventralen Druck lateral nachgeben zu können. Ein integriertes Druckmesssystem erlaubte die Objektivierung des Kraftaufwandes und die Steuerung des Behandlungsverlaufs. Zu Beginn der Therapie wird ein PIC (Pressure for Initial Correction) bestimmt. Dieser hat die Dimension Pounds per Square Inch (PSI). Erstmalig kommt eine Smartphone-App zur Therapieanalyse zur Anwendung [8]. Der Therapieerfolg ist in hohem Maße von der Compliance des Patienten abhängig.

Mit der schnellen initialen Verbesserung des Befundes verbessert sich die Compliance des Patienten deutlich [9]. Die Wiederanwendung kann solange durchgeführt werden bis das axiale Wachstum abgeschlossen ist. Eine Korrektur ist nach 4–6 Monaten der Therapie zu realisieren und ist von der Regelmäßigkeit und täglichen Dauer abhängig [6, 10].

Die nicht-chirurgische Korrektur zeigte bei dieser speziellen Deformität auch den Verzicht jeder Knorpelverkürzung auf, sodass eine Betrachtung der Pathogenese erneut gefragt ist. Wenn der Rippenknorpel nicht zu lang war für eine volle Korrektur, wo ist dann das Strecken „Plus" des Knorpels verblieben?

Es wurde in die Form der seitlichen und hinteren Brustwand verschoben und weitete den Blick für die Komplexität der Deformität. Fort von der ventralen Brustwand, hin zur Dynamik des gesamten Komplexes Brustkorb. Einschließlich der costovertebralen Verbindung und der Wirbelsäule. Diese Orthese korrigiert nicht nur die Kielbrust, sondern auch die oft vermehrte Brustkyphose. Wenn Patienten über 18 Jahre mit der Operationsmethode nach Abramson [11], die gleichfalls auf Knorpel und Knochenresektionen verzichtet, operiert werden, so wird eindeutig klar, dass ein weniger beachtetes Symptom dieser Patienten, der chronische Schmerz der Brustwirbelsäule, aufgehoben werden konnte. Häufig jedoch nicht bei der klassischen Operation. Hier wird die Deformität ventral korrigiert und dorsal fixiert. Unumkehrbar.

Was mit der Brace-Behandlung über Monate erreicht wird, gelingt mit der Abramsonschen Operation in den wenigen Minuten der Konnektierung des Pectus Bar an der seitlichen Brustwand in seiner Lokalisation vor dem Brustbein. Der Prozess der Thoraxumformung wird zeitlich mit Hilfe der hohen eingeleiteten Kraft des Metallimplantates förmlich komprimiert, um den Preis eines hohen postoperativen Schmerzniveaus. Eine Korrektur von Restdeformitäten kann zum Zeitpunkt der Implantatentfernung erfolgen. Ziel und Effekt der Brace-Behandlung und der nichtresezierenden Operationsmethoden [12, 13] ist nicht zuletzt die Korrektur der Fehlstellung der Wirbelsäule.

Die Anwendung der Abramsonschen Methode ist mit Erfolg bis zum 35. Lebensjahr durchgeführt worden und lässt erwarten, dass mit der Entwicklung der neuen Brace-Systeme ebenfalls eine Erhöhung des Anwendungsalters zu verzeichnen sein wird. Gerade bei diesen Patienten wird das

Kielbrust 2.3

Verständnis der Umformung und der Nebeneffekte weiter steigen [14], da das axiale Wachstum abgeschlossen ist und die Vergleichbarkeit der Korrekturergebnisse nicht durch das Körperwachstum zu hinterfragen sind [15, 16].

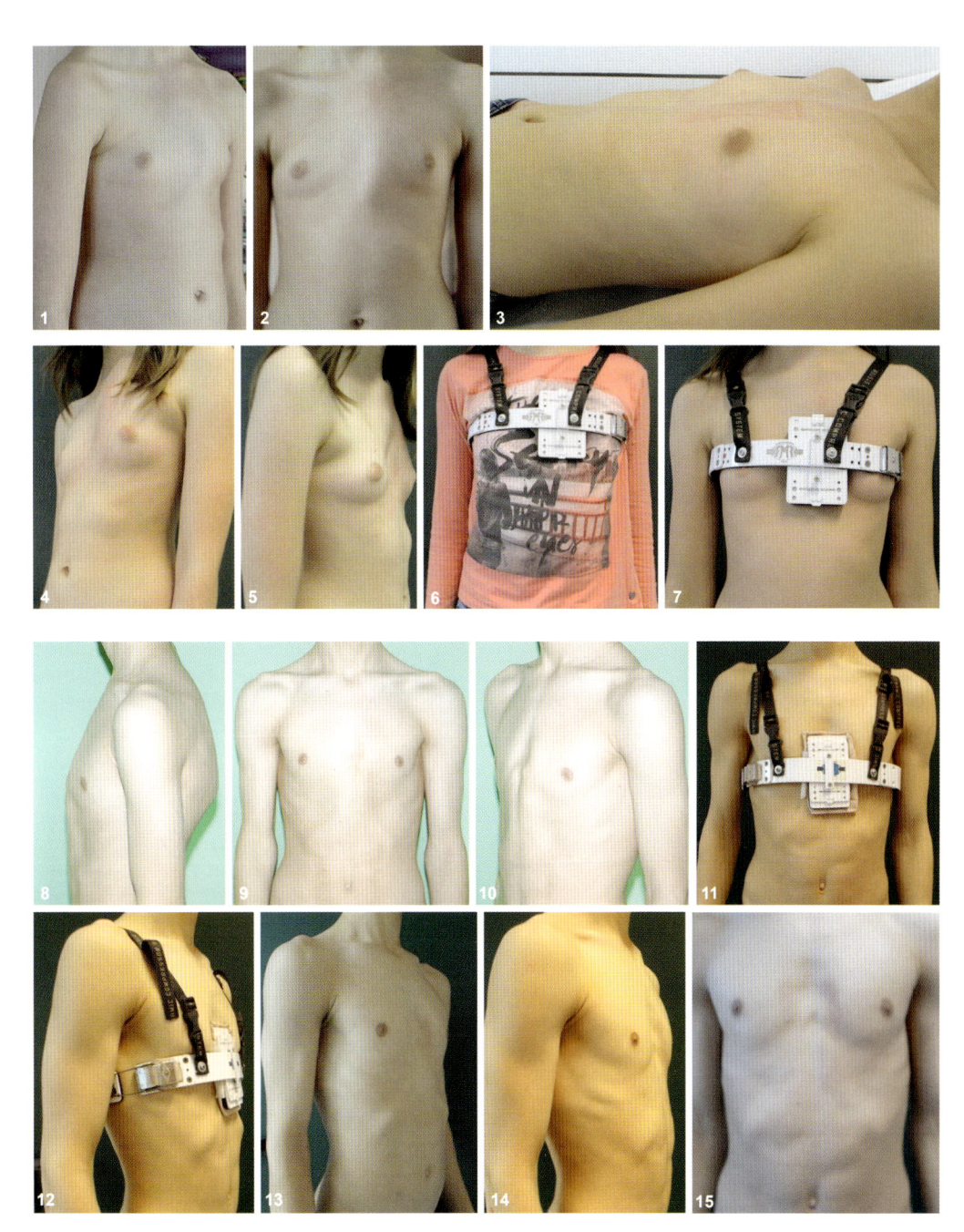

Abb. 1–15: Beispiele

Eine Absenkung der Brustwand zwischen 2–4 cm ist als Quantifizierung zu benennen. Dieses Ausmaß verändert die äußere Form nachhaltig und in gleicher Weise die psychosoziale Belastung der Patienten. Die Sinnhaftigkeit der Korrektur – auch bei geringen physischen Beschwerden – haben Studien mit dem Nachweis einer deutlichen Verbesserung der Lebensqualität erbracht [17, 18, 19]. Jedoch erfolgt mehr als nur eine Korrektur der äußeren Form, der Ästhetik. Es ist die Korrektur der gesamten Statik des zentralen Atmungs- und Bewegungsgerüsts. Das ist das Neue in der Betrachtungsweise aus der Beobachtung neuer Therapien. Das ist die Hinterfragung alter Wahrheiten [20].

Neue Erklärungen der Pathophysiologie verändern die Indikation. So ist schlussendlich der wesentliche Punkt, wann ist bei einem Pectus carinatum Typ I mit geringer Asymmetrie noch die Indikation für eine operative Korrektur zu rechtfertigen?

Wann setzt sich diese Erkenntnis gegen die alte Lehrmeinung durch und vor allem bei den Kostenträgern?

Einzig eine normale Form gewährleistet auch eine normale Funktion. Diese normale Form ist die ästhetische Norm. Strahlenneutrale Verfahren für Diagnose und Therapiekontrolle stehen als 3D-Body-Scan zur Verfügung [21]. Bausteine der Argumentation sind Arbeiten zur kardiopulmonalen Funktion, die die vom Patienten beschriebenen Limitierungen der körperlichen Leistung zu erklären versuchen [22].

Ohne Frage bieten all diese Arbeiten auch Ansätze für die bekannten Argumente der Negierung.

Fazit

Die externe kontinuierliche Kompressionsbehandlung der ventralen Brustwand mit einer Orthese verschiedener technischer Ausführung ist im Fall einer chondroglandiolären Deformität (Kielbrust) für Jugendliche und junge Erwachsene bis zum 18. Lebensjahr die Therapieoption der ersten Wahl. Sie vermeidet jegliches Operationsrisiko und lässt die knorplig-knöcherne Brustwand unversehrt. Patienten mit milder bis schwerer Befundausprägung können eine Behandlung erhalten, die auch wesentlich kostengünstiger ist. Die Operation verbleibt als Therapieoption bei Non-Compliance des Patienten oder unbefriedigendem Korrekturergebnis, schwerer asymmetrischer Form mit biomechanischer Starre der Brustwand, möglicher Kompression des Herzens durch die Korrektur und deutlicher Deformität der Rippenbögen.

Literatur

[1] Fonkalsrud EW, Beanes S: Surgical management of pectus carinatum: 30 years' experience. World J Surg 2001; 25: 898–903. [EBM IV]

[2] Cohee AS et al.: Staged management of pectus carinatum. J Pediatr Surg 2013; 48: 315–320. [EMB 3]

[3] Haje SA, Bowen JR: Preliminary results of orthotic treatment of pectus deformities in children and adolescents. J Pediatr Orthop 1992; 12: 795–800. [EMB 3]

[4] Emil S, Laberge J, Sigalet D, Baird R: Pectus carinatum treatment in Canada: current practices. J Pediatr Surg 2012; 47: 862–866. [EMB IIa]

[5] Colozza S, Bütter A: Bracing in pediatric patients with pectus carinatum is effective and improves quality of life. J of Pediatr Surg 2013; 48, 1055–1059. [EBM III]

[6] Lee RT, Moorman S, Schneider M, Sigalet DL: Bracing is an effective therapy for pectus carinatum: Interim results. J Pediatr Surg 2013; 48: 184–190. [EBM IIa]

[7] Martinez-Ferro M, Fraire C, Bernard S: Dynamic compression system for the correction of pectus carinatum. Semin Pediatr Surg 2008; 17: 194–200. [EBM III]

[8] Harrison B, Stern L et al.: My Pectus: First-in-human pilot study of remote compliance monitoring of teens using dynamic compression bracing to correct pectus carinatum. J Pediatr Surg 2016; 51: 608–611. [EBM III]

[9] Kang DY, Jung J et al.: Factors affecting patient compliance with compressive brace therapy for pectus carinatum. Interact

Cardiovasc Thorac Surg 2014; 19: 900–903. [EBM Ib]

[10] Lopez M, Patoir R et al.: Preliminary study of efficacy of dynamic compression system in the correction of typical pectus carinatum. Eur J Cardiothorac Surg 2013; 44: e316–e319. [EBM III]

[11] Abramson H: A minimally invasive technique to repair pectus carinatum. Arch Bronconeumol 2005; 41: 349–351. [EBM IV]

[12] Abramson H, D'Agostino J, Wuscovi S: A 5-year experience with a minimally invasive technique for pectus carinatum repair. J Pediatr Surg 2009; 44: 118–124. [EBM IV]

[13] Pérez D, Cano JR, Quvevedo S, Lopez L: New minimally invasive technique for correction of pectus carinatum. Eur J Cardiothorac Surg 2011; 39: 271–273. [EBM IV]

[14] Jaroszewski DE, Notrica DM, McMahon LE et al.: Operative management of acquired thoracic dystrophy in adults after open pectus excavatum repair. Ann Thorac Surg 2014; 97: 1764–1770. [EBM III]

[15] Neves SC, Pinho AC et al.: Finite element analysis of pectus carinatum surgical correction via a minimally invasive approach. Comput Methods Biomech Biomed Engin 2015; 18 (7): 711–720. [EBM IIb]

[16] Zhong WH, Ye JD et al.: Numerical Simulation and Clinical Verification of the Minimally Invasive Repair of Pectus Excavatum. Open Biomed Eng J 2014; 8: 147–152. [EBM III]

[17] Knudsen VM, Grosen M, Pilegaard HK, Laustsen S: Surgical correction of pectus carinatum improves perceived body image, mental health and self-esteem. J Pediatr Surg 2015; 50: 1472–1476. [EBM IIb]

[18] Steinmann C, Krille S, Mueller A et al.: Pectus excavatum and pectus carinatum patients suffer from lower quality of life and impaired body image: a control group comparison of psychological characteristics prior to surgical correction. Eur J Cardiothorac Surg 2011; 40: 1138–1145. [EBM IIb]

[19] Krille S, Müller A, Steinmann C et al.: Self- and social perception of physical appearance in chest wall deformity. Body Image 2012; 9: 246–252. [EBM III]

[20] Pessanha I, Severo M et al.: Pectus Carinatum Evaluation Questionnaire (PCEQ): a novel tool to improve the follow-up in patients treated with brace compression. Eur J Cardiothorac Surg 2016; 49: 877–882. [EBM IIa]

[21] Wong KE, Gorton GE et al.: Evaluation of the treatment of pectus carinatum with compressive orthotic bracing using three-dimensional body scans. J Pediar Surg 2014; 49: 924–992. [EBM IV]

[22] Chao CJ, Jaroszewski DE et al.: Surgical repair of pectus excavatum relieves right heart chamber compression and improves cardiac output in adult patients – an intraoperative transesophageal echocardiographic study. Am J Surg 2015; 210: 1118–1125. [EBM III]

2.3 Kielbrust

3 Gefäßchirurgie

3.1 Was gibt es Neues in der Chirurgie des Bauchaortenaneurysmas?

TH. SCHMITZ-RIXEN, G. TORSELLO, R. T. GRUNDMANN

1 Screening

1.1 Ergebnisse der gegenwärtigen Screeningprogramme

In Schweden mit einer Population von 9,5 Millionen Einwohnern werden jährlich im Rahmen des etablierten abdominellen Aortenaneurysma (AAA)-Screeningprogramms 60 000 Männer im Alter von 65 Jahren zum AAA-Screening eingeladen. Gleichzeitig werden jährlich 400–500 Todesfälle bei Männern > 65 Jahre wegen eines rupturierten (r) AAA registriert. Wanhainen et al. [20] berichteten jetzt erstmals über den Einfluss eines nationalen Screeningprogramms auf die AAA-Sterblichkeit. Von 302 957 Männern, die in den Jahren 2006–2014 zum AAA-Screening eingeladen wurden, folgten 253 896 (84 %) der Aufforderung. Bei ihnen wurden 3 891 AAA entdeckt, definiert als ein Aortendurchmesser ≥ 30 mm (Prävalenz 1,5 %). Die jährliche Detektionsrate blieb über die Jahre relativ konstant bei ≈ 650 AAA. Der Anteil der AAA ≥ 4 cm machte 18 % aus, der der AAA ≥ 5 cm war 12 % und der der AAA ≥ 5,5 cm betrug 7 %. Von 3 787 Männern mit Screening-entdecktem AAA wurden 683 (18 %) operiert, 58 % offen (OR) und 42 % endovaskulär (EVAR). Kumulativ belief sich die operative AAA-Versorgungsrate nach einem mittlerem Follow-up von 4,5 Jahren auf 29 %. Die Klinikletalität nach 30 Tagen betrug bei Versorgung der durch Screening entdeckten AAA 1,3 % (OR) bzw. 0,3 % (EVAR). Für die gesamte Population der Männer ≥ 65 Jahre wurde ein Rückgang der AAA-spezifischen Sterblichkeit in den Jahren 2000–2014 von 74/100 000 auf 45/100 000 gesehen (-39 %). Die Autoren gaben die Zahl der verhinderten Todesfälle wegen AAA mit 15 auf 10 000 zum Screening eingeladene Männer an, entsprechend einer Zahl der zu Screenenden ("number needed to screen") von 667, um einen Todesfall wegen AAA zu verhindern. Die jährlichen Kosten des nationalen Screeningprogramms wurden auf 12 620 000 € geschätzt, im Vergleich zu 8 140 000 € für das traditionelle opportunistische Screening. Die inkrementelle Kosten-Effektivitäts-Ratio wurde mit 7 770 € pro qualitätsadjustiertes Lebensjahr (QALY) angegeben. Hierzu sei angemerkt, dass das Screening nicht in allen Bezirken kostenlos war, in manchen Bezirken wurden 20 € Gebühr fällig, ohne dass dies die Teilnahmebereitschaft negativ beeinflusste. Nach diesen Daten ist das AAA-Screening eine hocheffektive Präventionsmaßnahme, die die Zahl der rupturierten AAA (rAAA) um 44 % zurückgehen ließ, auch wenn eingeschränkt werden muss, dass auch ohne Screening die AAA-Prävalenz rückläufig ist. Wesentliche Voraussetzung für die Effektivität ist aber die hier berichtete Klinikletalität von über alles 0,9 % bei Versorgung der durch Screening entdeckten AAA.

Die ersten 5-Jahres-Ergebnisse des englischen AAA-Screeningprogramms wurden von Jacomelli et al. [6] vorgestellt. Auch in England werden alle 65-jährigen Männer zum Ultraschall-Screening mit einem Standardbrief eingeladen. Männer, bei denen bereits ein AAA bekannt ist, werden ausgeschlossen. Nach dem Screening werden Männern mit einem Aortendurchmesser von 3,0–5,4 cm regelmäßige Ultraschall-Kontrolluntersuchungen angeboten. Personen mit einem AAA-Durchmesser > 5,4 cm werden einem gefäßmedizinischen Zentrum vorgestellt. Mit dem Programm wurde im Jahr 2009 begonnen, die Kohorte April 2013 bis April 2014 war das erste nationale Kollektiv, das komplett zum AAA-Screening eingeladen wurde. In dem 5-Jahres-Zeitraum wurden 896 297 Männer zum Screening eingeladen, 700 000 (78,1 %) folgten der Aufforderung. Der mittlere Aortendurchmesser machte 1,8 cm aus, mit einer Spanne von 0,7–11,1 cm. 690 612 (98,7 %) Männer hatten einen AAA-Durchmesser von weniger als 3,0 cm. 7 605 Männer (1,09 %) wiesen ein kleines AAA von 3,0–4,4 cm auf, 1 028 (0,15 %) ein AAA von mittlerer Größe (4,5–5,4 cm). Sie wurden in ein Überwachungsprogramm aufgenommen mit Wiederholungsuntersuchungen zwischen 3 Monaten und 1 Jahr. 755 Männer (0,11 %) hatten ein AAA > 5,4 cm und wurden einem gefäßmedizinischen Zentrum vorgestellt. Insgesamt wurde damit in diesem Kollektiv eine AAA-Prävalenz von 1,34 % ermittelt, was niedriger als in Schweden war, mit einer über die Zeit signifikant abnehmenden Tendenz. Von den ersten 1 000 Männern, bei denen ein großes AAA gesehen wurde, wurden 990 einem Gefäßservice vorgestellt, 10 Männer lehnten dies ab. Bei 958 Männern wurde die Diagnose bestätigt, die Rate falsch-positiver Screeningbefunde lag demnach bei 3,2 %. Bei 870 Männern erfolgte im Mittel 2 Monate nach Überweisung eine operative Versorgung des AAA (448 OR, 402 EVAR, in 20 Fällen unbekannt). Insgesamt gab es 7 Todesfälle nach elektiver AAA-Versorgung mit einer perioperativen Letalität von 0,9 % nach OR und 0,7 % nach EVAR. Die Autoren gaben als Grund für die geringere AAA-Prävalenzrate in ihrem Screeningprogramm im Vergleich zu Schweden an, dass dort auch Personen mit bekanntem AAA zum Screening eingeladen werden. Was die Kosteneffektivität des Programms angeht, so hielten sie es für kosteneffektiv, so lange die AAA-Prävalenzrate nicht unter 0,35 % sinkt. Die niedrige Kinikletalität als Voraussetzung der Effektivität eines solchen Programms wurde auf eine Zentralisierung der Behandlung und Qualitätssicherungsmaßnahmen zurückgeführt. Ein Schwachpunkt des Programms ist die fehlende Kenntnis über die Rate falsch-negativer Screeningbefunde, auch muss bei der Bewertung der Effektivität berücksichtigt werden, dass immerhin mehr als 20 % der Eingeladenen der Aufforderung zum Screening nicht nachkamen.

Die Screeningprogramme in Schweden und England beziehen sich auf Männer im Alter von 65 Jahren. Was geschieht aber mit den älteren Männern, die bei Etablierung eines AAA-Screeningprogramms die Altersgrenze überschritten hatten und nicht eingeladen wurden? Dieser Frage sind Meecham et al. [10] anhand des englischen NHS nachgegangen. Sie identifizierten 58 999 Männer, mittleres Alter 73 (Spanne 47–100) Jahre, die sich in der Zeit zwischen April 2009 und August 2014 selbst zum englischen Screeningprogramm eingewiesen hatten. Bei ihnen wurden 61 089 Ultraschalluntersuchungen vorgenommen. Der gemessene Aortendurchmesser machte im Mittel 1,9 (0,8–12,1) cm aus. Ein Aortendurchmesser > 2,9 cm wurde bei 2 438 (4,1 %) Männern gesehen, womit die AAA-Prävalenz bei den Selbsteinweisern wesentlich höher war als bei den eingeladenen 65-Jährigen (dort 1,4 %). Die meisten Aneurysmen waren klein oder mittelgroß, aber 186 (7,6 %) hatten einen Durchmesser von 5,5 cm oder größer, womit die Patienten einem Gefäßchirurgen zur Behandlung vorgestellt wurden. Von den vorgestellten Patienten wurden 152 (81,7 %) einem Aorteneingriff unterzogen (EVAR 55,3 %, OR 38,8 %, unbekannt 5,9 %). Die Klinikletalität wurde mit 0 % angegeben. In der ganzen Kohorte der Selbsteinweiser sind im Follow-up 122 Patienten verstorben (0,2 %), aber nur 4 (0,007 %) an einem rAAA. In Anbetracht dieser Zahlen und der Tatsache, dass bei den Selbsteinweisern die Prävalenz des AAA mehr als doppelt so hoch wie bei den Eingeladenen war, hielten die Autoren das Selbsteinweiserelement im nationalen Screeningprogramm Englands für mehr als kosteneffektiv. Die höhere AAA-Prävalenz führten sie auf das höhere Alter der Selbsteinweiser zurück sowie auf das erhöhte Risikoprofil (Raucher), das diese Klientel anspornt, sich untersuchen zu lassen. Geplant sind Medienkampagnen, die speziell ältere Männer anregen sollen, sich selbst beim nationalen Screeningprogramm anzumelden.

Fazit

Die aktuellen Daten der Screeningprogramme aus England und Schweden zeigen, dass das AAA-Screening durch Einladung mittels Ultraschall bei Männern im Alter von 65 Jahren eine höchst effektive, kostengünstige Präventionsmaßnahme darstellt.

2 Behandlung des intakten AAA

2.1 Registererhebungen

Karthikesalingam et al. [7] verglichen die Sterblichkeit nach elektiver Versorgung des AAA in England und den USA anhand der Auswertung von 2 administrativen Datenbanken, der Hospital Episode Statistics (HES) in England und der Nationwide Inpatient Sample (NIS) der USA für die Jahre 2005–2010. In diesem Zeitraum wurden in England 21 272 Patienten, in den USA 196 113 Patienten wegen eines AAA operativ/interventionell therapiert, die sich in ihrem mittleren Alter nicht unterschieden (England medianes Alter 74 Jahre, USA 73 Jahre). In England waren 86,6 % der Patienten Männer, in den USA waren es deutlich weniger (76,1 %). In England wurden nur 37,33 % der Patienten mit EVAR versorgt, in den USA waren es 64,36 %. Die Klinikletalität über alle (EVAR und OR zusammengefasst) betrug in England 4,09 %, in den USA aber nur 1,96 %, ein signifikanter Unterschied. Auch beim Vergleich von EVAR und OR schnitten die USA signifikant besser ab, die Klinikletalität machte bei EVAR 0,84 % (USA) vs. 1,58 % (England), bei OR 3,99 % vs. 5,6 % aus. In beiden Ländern wurde nach Risikoadjustierung eine signifikant höhere Letalität nach OR im Vergleich zu EVAR nachgewiesen. In den USA fanden 56,57 % der Eingriffe in akademischen Lehrkrankenhäusern statt, in England waren es signifikant weniger (38,05 %). In beiden Ländern wurde mit steigendem Fallvolumen des Krankenhauses eine sinkende Klinikletalität gesehen. 91,94 % der englischen Patienten wurden direkt nach Hause oder in ihr früheres Domizil entlassen, in den USA waren es nur 73,36 %, 24,58 % wurden hier zu einem anderen Gesundheitsversorger verlegt. Insgesamt demonstrierte diese Untersuchung eindeutig bessere Ergebnisse in den USA, was mit dem höheren Grad an EVAR-Nutzung und der Tatsache erklärt wurde, dass in den USA die Patienten in einem höheren Prozentsatz in Lehrkrankenhäusern und größeren Zentren versorgt wurden.

Während bei Risikopatienten die endovaskuläre Versorgung des AAA unstrittig das komplikationsärmere (zu bevorzugende) Vorgehen im Vergleich zum offenen ist, ist dies für Patienten mit niedrigem Risikoprofil nicht in gleicher Weise zu behaupten, dies gilt speziell unter Berücksichtigung des längeren postoperativen Verlaufs. Siracuse et al. [15] haben in der Datenbank der Vascular Study Group of New England (VSGNE) für die Jahre 2003–2014 insgesamt 1 546 Patienten mit niedrigem Risikoprofil identifiziert, deren AAA entweder mit EVAR (n = 1070) oder mit OR (n = 476) elektiv versorgt wurde. Das Risikoprofil wurde mit dem Medicare-Aneurysma-Score bestimmt, nur männliche Patienten unter 75 Jahren, Patienten ohne renale Insuffizienz, Herzinsuffizienz, periphere arterielle Verschlusskrankheit (pAVK) oder zerebrovaskuläre Erkrankung wurden in diese retrospektive Analyse aufgenommen. Die EVAR-Kohorte hatte insgesamt eine signifikant geringere perioperative Komplikationsrate (4,2 % vs. 26,5 %) und eine geringere Rate an MACE ("Major Adverse Cardiac Events", Komposit von Tod, Herzinfarkt, Schlaganfall) von 1,2 % vs. 3,8 %. In der 30-Tage-Sterblichkeit unterschieden sich beide Kollektive jedoch nicht (EVAR 0,4 %, OR 0,6 %). Die mediane Nachbeobachtung hinsichtlich der Sterblichkeit machte 795 Tage für die EVAR-Patienten und 1 571 Tage für die OR-Patienten aus. Die Re-Interventionsrate betrug nach 1 Jahr 3,6 % (EVAR) vs. 1,9 % (OR), das Patientenüberleben 98,0 % vs. 97,1 %. Nach 5 Jahren wurde die Überlebensrate mit 89,0 % vs. 87,7 % kalkuliert, nach 10 Jahren mit 77,7 % vs. 72,8 %, diese Unterschiede waren nicht signifikant. Nach diesen Daten hat selbst in der Gruppe der Patienten mit geringstem postoperativem Risiko EVAR einen Vorteil gegenüber OR mit Bezug auf das perioperative Ergebnis, ohne höhere Re-Interventionsraten nach 1 Jahr oder ungünstigeres Langzeit-Überleben.

3.1 Bauchaortenaneurysma

Patienten mit symptomatischem AAA nehmen vom Risikoprofil her eine Mittelstellung zwischen asymptomatischen Patienten und solchen mit rupturiertem AAA ein. Welche Ergebnisse bei diesen Patienten mit EVAR und OR zu erwarten sind, haben Soden et al. [16] anhand der Daten des American College of Surgeons National Surgical Quality Improvement Program (NSQIP) der Jahre 2011–2013 überprüft. Symptomatische AAA machten in dieser Kohorte 8,3 % aller AAA aus. 4 495 asymptomatischen Patienten (EVAR 82 %) wurden 455 symptomatische Patienten (EVAR 69 %) und 552 Patienten mit rAAA (EVAR 52 %) gegenübergestellt. EVAR wurde demnach bei asymptomatischen Patienten am häufigsten, bei Patienten mit rAAA am seltensten durchgeführt, diese Unterschiede zwischen den Kollektiven waren signifikant. In dieser Untersuchung hatten symptomatische Patienten ein 2-fach erhöhtes perioperatives 30-Tage-Sterblichkeitsrisiko im Vergleich zu asymptomatischen Patienten, bei Patienten mit rAAA wiederum war das Sterblichkeitsrisiko 7-fach erhöht im Vergleich zu symptomatischen Patienten. In allen Untergruppen war das Sterblichkeitsrisiko mit OR deutlich höher als mit EVAR. Weitere Ergebnisse finden sich in Tabelle 1. Die Autoren betonen die im Vergleich zu früheren Berichten, in denen symptomatische Patienten mehrheitlich mit OR versorgt wurden, mittlerweile deutlich niedrigere Klinikletalität bei operativer Behandlung symptomatischer Patienten, was für das endovaskuläre Vorgehen bei diesen Patienten spricht.

Einen Vergleich von EVAR, OR und Patienten, bei denen von EVAR zu OR konvertiert werden musste, stellten Ultee et al. [18] anhand der NSQIP (National Surgical Quality Improvement Program)-Datenbank der Jahre 2005–2013 an. 32 164 Patienten wurden in die Analyse eingeschlossen, 24 676 Patienten mit EVAR, 7 188 mit OR und 300 Patienten mit Konversion. Die Konversion ist demnach mittlerweile ein seltenes Ereignis, die Rate machte 1,2 pro 100 EVAR-Patienten aus, bei über die Jahre gleichbleibendem Niveau. In dieser Untersuchung hatten konvertierte Patienten eine signifikant höhere Sterblichkeit (10 %) verglichen mit EVAR (1,7 %) und OR (4,2 %), ebenso war die Morbidität (postoperative Bluttransfusion ausgeschlossen) höher mit 31,7 % vs. 10,1 % (EVAR) und 26,6 % (OR). Faktoren, die mit einer Konversion assoziiert waren, waren Aneurysmagröße und weibliches Geschlecht, während Übergewicht bei Patienten mit Konversion signifikant seltener als in der EVAR-Gruppe gesehen wurde.

Tab. 1: 30-Tage-Ergebnisse bei endovaskulärer und offener Versorgung von asymptomatischen und symptomatischen AAA-Patienten sowie von solchen mit Ruptur (nach Soden et al. [16])

Parameter	Asymptomatisch N (%)	Symptomatisch N (%)	Ruptur N (%)
EVAR			
30-Tage-Sterblichkeit	50/3665 (1,4)	12/312 (3,8)	62/289 (22)
Schwere unerwünschte Ereignisse	136/3 665 (3,7)	29/312 (9,3)	89/289 (31)
Myokardinfarkt	45/3 665 (1,2)	9/312 (2,9)	18/289 (6,2)
Beatmung > 48 Stunden	27/3 665 (0,7)	9/312 (2,9)	53/289 (18)
OR			
30-Tage-Sterblichkeit	36/830 (4,3)	11/143 (7,7)	89/263 (34)
Schwere unerwünschte Ereignisse	165/830 (20)	26/143 (18)	149/263 (57)
Myokardinfarkt	24/830 (2,9)	4/143 (2,8)	18/263 (6,8)
Beatmung > 48 Stunden	91/830 (11)	17/143 (12)	112/263 (43)

2.2 Langzeitergebnisse randomisierter Studien

Der OVER (Open vs. Endovascular Repair)-Trial des Department of Veterans Affairs (VA) wurde in den Jahren 2002–2008 durchgeführt, um die offene und endovaskuläre Versorgung des AAA in der Elektivsituation zu vergleichen. Insgesamt wurden 881 randomisierte Patienten in die Studie aufgenommen. Die Ergebnisse wurden bereits früher berichtet. Jetzt stellten Lederle et al. [9] eine Kosteneffektivitätsberechnung für beide Verfahren an. Die Effektivität wurde berechnet in Lebensjahren nach Randomisierung und in QALYs (Qualitätsadjustierte Lebensjahre). Am Ende der Studie, nach einem mittleren Follow-up von 5,2 Jahren, gab es keinen Unterschied im Patientenüberleben, die mittleren Lebensjahre betrugen in der EVAR-Gruppe 4,89 Jahre, in der OR-Gruppe 4,84 Jahre, die mittleren gewonnenen QALYs 3,72 (EVAR) vs. 3,70 (OR). Die mittleren Gesundheitskosten pro Patient (von Randomisierung bis zu 9 Jahren Follow-up) wurden mit 153 533 $ für OR und mit 142 745 $ für EVAR berechnet. Eingeschlossen waren dabei Re-Hospitalisierungen und Follow-up-Untersuchungen. Die AAA-bezogenen Kosten, einschließlich der initialen Versorgung, machten 40 % aller Kosten aus und unterschieden sich nicht zwischen beiden Gruppen. In einer weiteren Analyse auf Zufallsvariable gaben die Autoren die Wahrscheinlichkeit, dass EVAR weniger kostet und effektiver als OR sei, mit 56,8 % an, wenn die Effektivität in Lebensjahren gemessen wird und mit 55,4 %, wenn die Effektivität in QALYs bestimmt wird. Letztlich wurden in dieser randomisierten Studie die niedrigeren Initialkosten (Hospitalisierungskosten) bei EVAR durch die höheren Follow-up-Kosten (Bildgebende Diagnostik/Re-Hospitalisierungen) ausgeglichen. Die Autoren kamen zu dem Schluss, dass bei der Gleichwertigkeit beider Verfahren die Verfahrenswahl von der Präferenz von Arzt und Patient abhängig gemacht werden kann.

Während die Autoren dieser randomisierten Studie keine Gegenargumente gegen EVAR als initiales Behandlungsverfahren bei Patienten mit AAA fanden, haben die Langzeitergebnisse einer weiteren randomisierten Studie zu einer etwas kritischeren Sicht auf EVAR geführt. Patel et al. [13] stellten in diesem Jahr auf Basis des britischen EVAR-Trial 1 die längsten Follow-up-Daten überhaupt vor, die für EVAR und OR existieren. Zwischen September 1999 und August 2004 waren in diese randomisierte Studie insgesamt 1 252 Patienten eingeschlossen worden, von denen je 626 EVAR bzw. OR zugeteilt wurden. Die Patienten wurden bis Juni 2015 nachbeobachtet, im Median 12,4 Jahre. Die mittlere Personenjahre-Beobachtung (entweder bis Tod oder Ende der Studie) wurde mit 8 Jahren angegeben. Während 9 968 Personenjahre-Follow-up wurden 910 Todesfälle gesehen, von denen 101 (11 %) aneurysmabezogen waren. Insgesamt machte in der "Intention-to-treat"-Analyse die aneurysmabezogene Sterblichkeit 1,1 Todesfälle pro 100 Personenjahre in der EVAR-Gruppe und 0,9 Todesfälle pro 100 Personenjahre in der OR-Gruppe aus (adjustierte Hazard-Ratio, HR 1,31, nicht signifikant). Für die Sterblichkeit über alles wurden 9,3 Todesfälle pro 100 Personenjahre in der EVAR-Gruppe und 8,9 Todesfälle pro 100 Personenjahre in der OR-Gruppe berechnet (adjustierte Hazard-Ratio, HR 1,11, nicht signifikant). Eine tödliche Aneurysmaruptur trotz Versorgung wurde in der EVAR-Gruppe in 31 Fällen beobachtet, bei OR 5-mal. Hinsichtlich krebsbezogener Todesfälle wurden zwischen beiden Gruppen keine Unterschiede gesehen, jedoch stieg nach 8 Jahren Follow-up die Rate krebsbezogener Todesfälle in der EVAR-Gruppe signifikant an (HR 1,87). In der Per-Protokoll-Analyse (598 EVAR-Patienten, 567 OR) war die aneurysmabezogene Sterblichkeit mit 1,0 pro 100 Personenjahre nach EVAR signifikant höher als nach OR (dort 0,6 pro 100 Personenjahre, adjustierte HR 1,76). Dies galt nicht für die Gesamtsterblichkeit, die nach EVAR 9,1 pro 100 Personenjahre und nach OR 8,4 nach 100 Personenjahren ausmachte (adjustierte HR 1,14). Die Re-Interventionsrate jeglicher Ursache war in den ersten 4 Jahren nach dem Eingriff in der EVAR-Gruppe signifikant höher als nach OR. Die Rate lebensbedrohlicher Re-Interventionen war nach 8 Jahren Follow-up signifikant höher in der EVAR-Gruppe. Währen 9 715 Personenjahre-Follow-up erfolgten 258 Prothesen-bezogene Re-Interventionen bei 165 Patienten in der EVAR-Gruppe und 105 Re-Interventionen bei 74 Patienten in der OR-Gruppe. Zusammengefasst ging der initiale

Nutzen von EVAR im Vergleich zu OR (mit geringerer aneurysmabezogener Sterblichkeit und Gesamtsterblichkeit nach 6 Monaten) im Langzeitverlauf aufgrund sekundärer Aneurysmaruptur und aneurysmabezogener Todesfälle verloren. Dies führte zusammen mit einer höheren Rate an krebsbezogenen Todesfällen zu einer höheren Sterblichkeit in der EVAR-Gruppe. Die Folgerung ist, Patienten mit EVAR ein Leben lang zu überwachen. Der fortschreitende Dilatationsprozess in der Aorta macht nach EVAR eine unbegrenzte Kontrolle der Expansionsrate des Aneurysmasacks erforderlich.

Eine dritte randomisierte Studie, in der EVAR mit OR bei Patienten bei elektiver AAA-Versorgung von Aneurysmen von wenigstens 5 cm Durchmesser verglichen wurde, ist die bereits früher publizierte niederländische DREAM (Dutch Randomized Endovascular Aneurysm Repair)-Studie. Langzeitergebnisse bezüglich der Lebensqualität in beiden Gruppen wurden jetzt von de Bruin et al. [3] berichtet. Für diese Analyse wurde die Datenakquisition bereits im Februar 2009 gestoppt, sodass für jeden Patienten der Nachbeobachtungszeitraum wenigstens 5 Jahre betrug. Die gesundheitsbezogene Lebensqualität wurde mit dem SF-36® (QualityMetric, Lincoln, Rhode Island, USA) und dem EuroQol 5D (EQ-5D™)-Instrument (EuroQol, Rotterdam, The Netherlands) vor Operation sowie 3 Wochen, 6 Wochen, 3 Monate, 6 Monate und dann alle 6 Monate für 5 Jahre nach dem Eingriff bestimmt. Insgesamt wurden in die Studie 351 Patienten (OR n = 178, EVAR n = 173) eingeschlossen, 332 beantworteten die Fragebögen. In beiden Gruppen war die Lebensqualität unmittelbar nach dem Eingriff verschlechtert, die Beeinträchtigung war nach EVAR weniger ausgeprägt als nach OR, das galt speziell für die körperlichen Domänen. Nach 6 Wochen wurde ebenfalls eine bessere körperliche Funktion nach EVAR gemessen. Nach diesem Zeitpunkt änderten sich jedoch die Muster: die Scores für körperliche Funktion und allgemeine Gesundheit waren in der OR-Gruppe günstiger als nach EVAR und blieben dies über 5 Jahre nach dem Eingriff. Auch mentale Gesundheit und soziale Funktion zeigten im Langzeitverlauf nach OR die besseren Werte. Eine eindeutige Erklärung für die langfristig bessere Lebensqualität und den besseren Gesundheitsstatus nach OR im Vergleich zu EVAR konnten die Autoren nicht geben. Die Beobachtung konnte in dieser Studie nicht allein damit erklärt werden, dass die Patienten in der EVAR-Gruppe häufiger nachuntersucht wurden – und damit an ihre Erkrankung regelmäßiger und häufiger erinnert wurden – weil die Unterschiede in der Lebensqualität bereits 3 Monate nach dem Eingriff gesehen wurden, die Nachuntersuchungsprotokolle aber in den ersten 2 Jahren nach dem Eingriff in beiden Gruppen die gleichen waren. Auch die Re-Interventionsrate schied als Erklärung aus, nach Adjustierung der Daten für diesen Faktor blieben die Unterschiede bestehen.

2.3 Kosteneffektivitätsberechnungen

Zu der Frage der Kosteneffektivität von EVAR und OR bei elektiver AAA-Versorgung erstellten van Bochove et al. [19] eine systematische Literaturübersicht, in die 13 Kosteneffektivitätsanalysen eingingen (5 Studien aus Großbritannien, 4 aus Canada, 3 aus den USA und 1 aus den Niederlanden). 9 Studien kamen zu dem Schluss, dass EVAR teurer als OR sei, 3 Studien hielten umgekehrt OR für das teurere Verfahren. Die Differenzen in den gewonnenen QALYs und damit in den inkrementellen Kosteneffektivitäts-Ratios (ICER) waren gering, sodass einige Studien zu dem Schluss kamen, EVAR sei das kosteneffektivere Verfahren, während andere OR als dominant über EVAR ansahen. Die Autoren betonten, dass die gegenwärtige Datenlage keinerlei definitiven Schlüsse über die Kosteneffektivität von EVAR zulasse. Ein Schwachpunkt aller bisherigen Untersuchungen ist der Zeithorizont: die höhere Re-Interventionsrate im Langzeitverlauf bei EVAR wurde nur unzureichend beachtet. Diese ist aber mittlerweile geringer als in den Studien angegeben, die in die früheren Kostenberechnungen eingingen. Die Autoren empfahlen eine neue Kosteneffektivitätsanalyse mit neueren Daten, die die Fortschritte in der Technologie und die zunehmende Erfahrung der Kliniker mit EVAR berücksichtigen. Diese Analyse wurde von derselben Arbeitsgruppe nun für die Niederlande durchgeführt [2]. Ziel war es, die lebenslange Kosteneffektivität für EVAR im Vergleich zu OR bei elektiver Versorgung des AAA darzustellen. In das Kurzzeitmodell gingen 30-Tage-Letalität, Konversion von EVAR zu OR, AAA- und laparotomiebezogene Re-Interventionen, Majoramputationen der unteren Extremitäten, Herzinfarkt, tiefe Venenthrombose, Lungenembolie, Pneumonie, permanentes und temporäres Nierenversagen sowie behindernder und nichtbehindernder Schlaganfall ein. Das Langzeitmodell berücksichtigte 4 Stadien der Erkrankung (in den ersten 2 Jahren als monatlicher, danach als jährlicher Zyklus): lebend, kein Ereignis – nicht-tödliches Ereignis 1. Jahr – nicht-tödliches Ereignis Folgejahre – Tod. Daten zur Lebensqualität basierten auf der DREAM-Studie. In diesem Modell resultierte EVAR über die gesamte Lebenszeit in mehr gewonnenen Lebensjahren (8,674) als OR (8,648), was auf die niedrigere Klinikletalität zurückzuführen war (sie wurde hier für EVAR mit 0,8 %, für OR mit 3,3 % angenommen). EVAR führte auch zu mehr QALYs (4,704 vs. 4,669). Über eine Lebensperiode waren die Kosten für EVAR (24 483 €) geringer als für OR (25 595 €), hauptsächlich aufgrund geringerer initialer Hospitalkosten. Die Device-Kosten (sie wurden in den Niederlanden für EVAR mit 8 000 €, für OR mit 627 € angenommen) waren zwar bei EVAR deutlich höher, dies wurde aber mehr als wettgemacht durch den kürzeren Aufenthalt auf Intensivstation (er wurde hier mit EVAR 0,27 Tage vs. OR 2,7 Tage kalkuliert) und die kürzere Hospitalisierungszeit (kalkuliert mit 3,97 Tagen bei EVAR vs. 11,7 Tage bei OR). Die Autoren kamen zu dem Schluss, dass EVAR als gleich effektiv wie OR angesehen werden kann, aber Kosten im Vergleich zu OR einzusparen vermag. Die elektive Versorgung des AAA mit EVAR ist hiernach eine kosteneffektive Lösung, vorausgesetzt, die hier angenommenen Variablen (Preis des Device, angenommene Reduktion in der 30-Tage-Komplikationsrate, Sterblichkeit und Hospitalisierungszeit) treffen zu.

Fazit

Mittlerweile werden in den großen Registern ca. 80 % der Patienten mit intaktem AAA mittels EVAR versorgt, bei deutlich geringerer postoperativer Morbidität und Letalität als nach offenem Vorgehen. Im Langzeitverlauf hat allerdings EVAR gegenüber OR keine Vorteile. Die Ergebnisse der randomisierten EVAR1-Studie belegen vielmehr, dass Patienten mit EVAR ein Leben lang überwacht werden müssen.

3 Behandlung des rupturierten AAA

3.1 Registererhebungen

Karthikesalingam et al. [8] verglichen die Langzeitsterblichkeit nach Versorgung des rAAA In England und Schweden in den Jahren 2003–2012 auf Basis der Hospital Episode Statistics (HES) und der Swedish Vascular Registry (Swedvasc). In dieser Zeit wurden in England 12 467 Patienten (6 766 Eingriffe wegen rAAA pro 100 000 Einwohner im Alter von wenigstens 50 Jahre) mit einem rAAA versorgt, verglichen mit in Schweden 2 829 Patienten (8 271 Eingriffe wegen rAAA pro 100 000 Einwohner im Alter von wenigstens 50 Jahren). Die wesentlichen Ergebnisse dieses Vergleichs finden sich in *Tabelle 2*. Sowohl 30-Tage- als auch 90-Tage-Sterblichkeit waren signifikant höher in England im Vergleich zu Schweden, dies galt auch für einen separaten Vergleich von endovaskulärem und offenem Vorgehen. Der frühe Unterschied in der Sterblichkeit wurde über die Zeit aufrechterhalten, sodass das 5-Jahres-Überleben in Schweden mit 46,3 % signifikant besser als in England war (dort 38,6 %). Dieser Unterschied blieb auch bestehen, wenn die Daten alters- und geschlechtsspezifisch adjustiert wurden. Auffallend war aber, dass Patienten beider Länder, die die ersten 90 Tage überlebt hatten, sich in ihren 5-Jahres-Überlebensraten nicht unterschieden (5-Jahres-Überleben in Schweden 69,3 %, in England 69,6 %). Über die ganze Studienperiode wurden in Schweden 16,4 % der rAAA mit EVAR versorgt, in England waren es nur 9,5 %. In Schweden wurden 50,7 % der Eingriffe in Lehrkrankenhäusern ausgeführt, in England waren es nur 32,2 % *(Tab. 2)*. Der Status eines Lehrkrankenhauses war in England mit einer signifikant niedrigeren 90-Tage-Sterblichkeit assoziiert, verglichen mit Nicht-Lehrkrankenhäusern (39,8 % vs. 45,9 %) und einer häufigeren Nutzung von EVAR (13,2 % vs. 7,9 %). Auch in Schweden wurden in Lehrkrankenhäusern mehr endovaskuläre Eingriffe vorgenommen (28,8 %) verglichen mit Nicht-Lehrkrankenhäusern (dort 3,5 %), jedoch wirkte sich dies nicht auf die 90-Tage-Sterblichkeit aus (Lehrkrankenhäuser 32,7 % vs. Nicht-Lehrkrankenhäuser 33,8 %). Die großen Unterschiede in der 90-Tage-Sterblichkeit und im 5-Jahres-Überleben zwischen England und Schweden führten die Autoren zum einen auf den in Schweden häufigeren Einsatz von EVAR und zum anderen auf die häufigere Versorgung von Patienten mit rAAA in Lehrkrankenhäusern zurück. Speziell für England wurde eine Zentralisierung dieser Eingriffe verlangt.

Eine Regionalisierung der rAAA-Versorgung wurde auch für die USA gefordert. Am Beispiel des Großraums New York konnten Warner et al. [21] anhand von 451 Patienten mit rAAA zeigen, dass die zentralisierte Versorgung im Schwerpunktkrankenhaus zu einer Reduktion der Klinikletalität um 20 %, von 46 % in kommunalen Krankenhäuser verglichen mit 27 % im Schwerpunktzentrum führte. In diese retrospektive Analyse gingen 11 kommunale Krankenhäuser und 1 Schwerpunktzentrum ein. 321 Patienten (71 %) wurden zunächst in eines der kommunalen Krankenhäuser eingeliefert. Von diesen wurden 133 (41 %) im kommunalen Krankenhaus versorgt, 188 (59 %) wurden ins Zentrum weiterverlegt. In den kommunalen Häusern wurden 94 % der rAAA offen angegangen, im Schwerpunktzentrum waren es 38 %, 62 % erhielten hier EVAR. Die 30-Tage-Letalität machte in den kommunalen Krankenhäusern 46 % aus, verglichen mit 27 % für die transferierten und ebenfalls 27 % für die primär ins Schwerpunktzentrum aufgenommenen Patienten. Die Autoren berichteten, dass diese Ergebnisse dazu geführt hätten, dass mittlerweile 80 % der Patienten mit rAAA ins Schwerpunktzentrum transferiert würden. Für die Behandlung des rAAA wurde die Akkreditierung von Zentren verlangt, die rund um die Uhr, 7 Tage die Woche, eine Versorgung dieser Patienten sowohl mit OR als auch mit EVAR garantieren können.

Ob die endovaskuläre Versorgung von Patienten mit rAAA im Vergleich zum offenen Vorgehen nicht nur zu einer geringeren perioperativen Morbidität führt, sondern sich auch langfristig positiv auf das Überleben der Patienten auswirkt, untersuchten Robinson et al. [14] anhand der Datenbank der Vascular Quality Initiative (VQI) der USA für die Jahre 2003–2013. In die Analyse wurden 1 282 Patienten mit rAAA eingeschlossen (EVAR n = 590, OR n = 692). Während dieser Zeit stieg der Einsatz von EVAR von 0 % im Jahr 2003 auf 58 % in 2013 an. Die Krankenhaussterblichkeit wurde mit 23 % (EVAR) bzw. 35 % (OR) berechnet. Insgesamt hatten EVAR-Patienten auch im Langzeitverlauf nach 1 Jahr (34 % vs. 42 %) und 5 Jahren (50 % vs. 58 %) die geringere Sterblichkeit im Vergleich zu OR. Jedoch gab es keine Unterschiede im Langzeitüberleben zwischen beiden Verfahren, wenn die Patienten nach präoperativen Risikofak-

Tab. 2: Ergebnisse bei Versorgung des rAAA in England und Schweden (nach Karthikesalingam et al. [8])

Parameter	England (n = 12 467)	Schweden (n = 2 829)	P
Anzahl EVAR, n (%)	1 184 (9,5)	464 (16,4)	< 0,001
30-Tage-Sterblichkeit (%) – EVAR – OR	40,1 28,7 41,3	29,3 20,9 31,0	< 0,001 0,001 < 0,001
90-Tage-Sterblichkeit (%) – EVAR – OR	44,0 33,4 45,1	33,4 25,6 34,9	< 0,001 0,002 < 0,001
5-Jahres-Überleben (%)	38,6	46,3	< 0,001
Zahl Lehrkrankenhäuser, n (%)	27/164 (16,5)	8/39 (21)	0,714
Anzahl Patienten, behandelt in Lehrkrankenhäusern, n (%)	3 964/12 309 (32,2)	1 426/2 815 (50,7)	< 0,001

toren stratifiziert wurden. EVAR als solches reduzierte nicht die Langzeitsterblichkeit. Diese wurde vielmehr von Dialyseabhängigkeit, kardialer Ejektionsfraktion < 50 %, weiblichem Geschlecht, Patientenalter, Herzstillstand, Bewusstseinsverlust und präoperativem systolischem Blutdruck < 90 mmHg bei initialer Aufnahme negativ beeinflusst. Trotzdem empfahlen die Autoren das endovaskuläre Vorgehen bei geeigneten Patienten, da die geringere perioperative Sterblichkeit sich über 5 Jahre aufrechterhalten ließ, Endograft-bezogene Faktoren sich demnach in der EVAR-Gruppe nicht negativ auf das aneurysmabezogene Überleben auswirkten.

3.2 Versorgung des rAAA bei Patienten mit Herzstillstand

Aufgrund der hohen Sterblichkeit des rAAA bei Herzstillstand des Patienten wurde die Meinung vertreten, in dieser Situation die Behandlung abzubrechen. Inwieweit dies berechtigt ist, haben Harris et al. [5] in einer strukturierten Übersicht überprüft. In die qualitative Synthese wurden 16 retrospektive Studien aufgenommen, Oxford Evidenzlevel IV, mit 2 669 Patienten, von denen 334 (13 %) einen präoperativen Herzstillstand hatten. Die perioperative Sterblichkeit betrug in dieser Serie über alle 49 %, bei den Patienten mit Herzstillstand 86 % und bei den Patienten ohne Herzstillstand 44 %. Follow-up-Daten fanden sich nur in einer Studie, danach ist der präoperative Herzstillstand nur für die ersten 48 Stunden nach Operation ein negativer Risikofaktor für das Überleben, nicht aber für das weitere Langzeitüberleben. Die Autoren kamen zu dem Schluss, dass auch bei Patienten mit Herzstillstand versucht werden sollte, das rAAA zu behandeln, da immerhin ca. 1 von 10 Patienten überlebe, mit einer Lebenserwartung, die sich nicht von der anderer Patienten mit rAAA unterscheide. Ob EVAR bei diesen Patienten einen Vorteil bieten könnte (aufgrund der Möglichkeit, über einen Okklusionsballon die Blutung rasch zu kontrollieren und die Allgemeinanästhesie zu vermeiden) ist ungeklärt.

3.3 Kontrollierte Hypotension vs. normotensive Kreislaufwiederherstellung bei Patienten mit rAAA

Die rasche aggressive Flüssigkeitstherapie bei Patienten mit rAAA und hämorrhagischem Schock mit dem Ziel, durch die Volumenzufuhr einen systolischen Blutdruck über 100 mmHg zu erreichen, wird als normotensive Kreislaufwiederherstellung bezeichnet. Es gibt aber Belege dafür, dass die Infusion großer Mengen kalter Flüssigkeit zu der letalen Trias von Hypothermie, Azidose und Koagulopathie führt. Als Alternative wird die kontrollierte permissive Hypotension zur Kreislaufwiederherstellung propagiert, mit einem systolischen Blutdruckzielwert zwischen 50 und 100 mmHg. Es soll so der Verdünnung von Gerinnungsfaktoren, Thrombozyten und Fibrinogen vorgebeugt werden, die Körpertemperatur soll weniger abfallen und der Blutverlust soll geringer sein, indem das Aufbrechen von Blutgerinnseln vermieden wird, wie dies bei einem raschen Anstieg des Blutdrucks zu befürchten ist. Inwieweit dieses Vorgehen evidenzbasiert ist, haben Moreno et al. [11] in einem Cochrane-Review überprüft. Sie fanden keine randomisierte Studie, die die kontrollierte Hypotension der normotensiven Kreislaufwiederherstellung gegenübergestellt hätte. Tatsächlich sind Sterblichkeit, Vorhandensein von Koagulopathie, Intensivstationsaufenthaltsdauer, Herzinfarkt- und Dialyserate zwischen beiden Verfahren nie verglichen worden. Welches tatsächlich die beste Managementstrategie bei Patienten mit rAAA und hämorrhagischem Schock ist, ist nicht geklärt.

Fazit

Eine zentralisierte Versorgung des rAAA führt zu besseren Ergebnissen.

Auch bei Patienten mit erfolgreich therapiertem Herzstillstand sollte versucht werden, das rAAA zu behandeln.

4 Spezielle Fragestellungen

4.1 Wie standardisiert ist die Behandlung des AAA?

Dieser Frage gingen Zettervall et al. [22] auf Basis des Datensatzes der Vascular Quality Initiative (VQI) der USA für die Jahre 2009–2014 nach. Sie unterschieden 14 Regionen, in denen insgesamt 17 269 elektive AAA-Versorgungen (13 759 EVAR, 3 510 OR) und 1 462 (749 EVAR, 713 OR) Versorgungen des rAAA vorgenommen wurden. Es wurde geprüft, welche regionalen Unterschiede bei Patientenselektion, präoperativem Management, operativem Zugang und operativer Technik zu beobachten wären. Die Autoren wiesen speziell auf Abweichungen von Empfehlungen der Society for Vascular Surgery (SVS) hin, was Anlass zu Maßnahmen der Qualitätsverbesserung sein sollte. Zu den Empfehlungen gehören die Operationsindikation für die elektive Versorgung des AAA bei einer Größe von > 5,5 cm bei Männern und > 5,0 cm bei Frauen; die Durchführung eines nichtinvasiven Stresstests bei Patienten mit bekannter Herzerkrankung oder multiplen Risikofaktoren; die Bevorzugung von EVAR bei Patienten mit rAAA bei geeigneter Anatomie; bei offener Versorgung der retroperitoneale Zugang bei juxtarenalem Aneurysma. Bei anderen Variationen gibt es keine klaren Richtlinien, sodass offen ist, welches Prozedere zu bevorzugen ist. Einige der Variationen bei der Behandlung des AAA sind in *Tabelle 3* aufgeführt, sie zeigen erhebliche Möglichkeiten der Qualitätsverbesserung durch Befolgung der Therapieempfehlungen der Fachgesellschaften auf.

Tab. 3: Variationen im prä- und intraoperativen Management von Patienten mit AAA in 14 Regionen der USA (nach Zettervall et al. [22])

Parameter	EVAR	OR
Präoperativ Aspirin	50–75 %	49–78 %
Präoperativ Statine	56–80 %	61–75 %
Präoperativer Stress-Test	33–64 %	31–73 %
Präoperativ Beta-Blocker	66–78 %	69–88 %
Bei Elektiveingriff EVAR	66–88 %	
Bei rAAA EVAR	40–80 %	
Elektiv: Patienten mit AAA < 5,5 cm (Männer)	34–49 %	17–38 %
Elektiv: Patienten mit AAA < 5,0 cm (Frauen)	14–32 %	6–24 %
Elektiv: Chlorhexidin-Hautvorbereitung	54–98 %	23–98 %
OR elektiv: Epiduralanalgesie		13–62 %
OR elektiv: Implantation der A. mesenterica inf.		3–32 %
OR elektiv: retroperitonealer Zugang bei juxta-/suprarenalem Abklemmen der Aorta		7–70 %
OR elektiv: kalte Nierenperfusion bei juxta-/suprarenalem Abklemmen der Aorta		2–43 %
OR elektiv: Mannitol bei juxta-/suprarenalem Abklemmen der Aorta		47–92 %
OR: bei rAAA verzögerter Abdominalverschluss		8–58 %
OR: bei rAAA retroperitonealer Zugang		0–46 %
OR: bei rAAA Implantation der A. mesenterica inf.		0–44 %

4.2 Anästhesie und Extubation

Bardia et al. [1] identifizierten in der Datenbasis der Vascular Society Group of New England (VSGNE) 1 540 Patienten mit offener elektiver Versorgung eines AAA. Von diesen Patienten wurden 980 (63,6 %) in Allgemeinanästhesie kombiniert mit Epiduralanästhesie versorgt (EA-GA), bei den übrigen fand der Eingriff ausschließlich in Allgemeinanästhesie (GA) statt. In der EA-GA-Gruppe wurden signifikant weniger postoperative Komplikationen gesehen (einschließlich pulmonale Komplikationen, Dialysebedürftigkeit, Darmischämie und Re-Interventionen). Die geringere Komplikationsrate wirkte sich positiv auf das Langzeitergebnis aus, nach 5 Jahren betrug das Kaplan-Meier-geschätzte Überleben in der GA-Gruppe 65 %, bei EA-GA 74 %. Die Autoren empfahlen dringend, die offene, elektive Versorgung des AAA in Kombination von Allgemeinanästhesie und Epiduralanästhesie vorzunehmen.

Ist eine sofortige Extubation noch im Operationssaal bei elektiver AAA-Versorgung anzustreben? Zu dieser Fragestellung analysierten Zettervall et al. [23] 5 774 elektive Eingriffe (EVAR 4 453, OR 1 321) bei Patienten mit AAA anhand der VSGNE-Datenbank. In der EVAR-Gruppe konnten 4 319 (97 %) Patienten im Operationssaal extubiert werden, 75 (2 %) wurden innerhalb 12 Stunden nach dem Eingriff extubiert und 59 (1 %) nach > 12 Stunden. Bei OR fanden sich 1 063 Patienten (81 %), die im Operationssaal extubiert wurden, 170 (13 %) Patienten wurden < 12 Stunden extubiert, 47 (4 %) zwischen 12 und 24 Stunden und 41 (3 %) nach > 24 Stunden. In einer multivariablen Analyse, adjustiert für Patientendemographie, Komorbiditäten, operative Unterschiede (einschließlich Operationszeit, Blutverlust, Symptomstatus, Epiduralanästhesie und AAA-Durchmesser) und Krankenhausschema ließ sich zeigen, dass die Komplikationsraten mit jeder Verzögerung der Extubation um 12 Stunden sowohl bei EVAR als auch bei OR anstiegen, am stärksten die respiratorischen Komplikationen (Odds Ratio bei EVAR 4,3, bei OR 1,8) und die Länge des Krankenhausaufenthalts. Zwar war in dieser Untersuchung der Zeitpunkt der Extubation auch vom Alter des Patienten und seiner Komorbidität sowie möglichen Komplikationen abhängig, Faktoren, die nur schwer beeinflussbar sind. Auffallend war aber, dass darüber hinaus die Anwendergewohnheit eine entscheidende Rolle spielte, die Rate an Extubationen außerhalb des Operationssaals schwankte bei EVAR krankenhausabhängig zwischen 0 % und 12 %, bei OR sogar zwischen 0 % und 69 %. Diese großen regionalen Unterschiede ließen ein Verbesserungspotenzial erkennen, um speziell respiratorische Komplikationen zu senken, die möglichst frühe Extubation ist anzustreben.

4.3 Therapie des mykotischen AAA

Der Begriff mykotisches Aneurysma bezeichnet eine (gewöhnlich bakterielle) Infektion der Aorta mit nachfolgender Aneurysmabildung. Sörelius et al. [17] haben auf Basis des schwedischen nationalen Gefäßregisters die bisher größte Kohorte mykotischer AAA (mAAA) überhaupt im Langzeitverlauf dargestellt. Nach Ausschluss von Patienten mit Protheseninfektionen oder vorangegangenen aortalen Eingriffen fanden sie 132 Patienten, die in den Jahren 1994–2014 behandelt wurden. Die Inzidenz an Behandlungen von mAAA als Anteil aller AAA-Versorgungen (iAAA und rAAA) in Schweden betrug 0,6 %. EVAR wurde zum ersten Mal 2001 eingeführt und machte seitdem 59 % aller mAAA-Versorgungen aus. Die 3 am häufigsten gefundenen Erreger waren bei diesen Patienten Streptokokken (n = 29, 22 %), Staphylokokken (n = 21, 16 %) und Salmonellen (n = 2, 9 %). Bei 62 Patienten (47 %) wurde ein offenes Vorgehen gewählt: Aortenresektion und extraanatomischer Bypass (n = 7), in-situ Rekonstruktion (n = 50), Patchplastik (n = 3); 2 Patienten starben intraoperativ bei einem OR-Versuch. 70 Patienten (53 %) wurden mit EVAR versorgt. Die Patienten erhielten für im Mittel 12 Wochen eine antibiotische Therapie.

Das frühe Überleben der Patienten war nach EVAR signifikant besser als nach offenem Vorgehen (nach 30 Tagen OR 89 %, EVAR 99 %, nach 3 Monaten OR 74 %, EVAR 96 %). Der Trend war auch noch nach 1 Jahr gegeben (OR 73 %, EVAR 84 %). Im 5-Jahresüberleben (OR 60 %, EVAR 58 %) und 10-Jahres-Überleben (OR 39 %, EVAR 41 %) gab es aber keine Unterschiede. Re-Operationen wurden bei 21 % der Patienten nach OR und 24 % nach EVAR notwendig. Bei einem Fünftel der Patienten kam es zu rekurrierenden infektiösen Komplikationen, von denen die Hälfte tödlich waren, ohne Unterschiede zwischen OR und EVAR. Die Rate an Protheseninfektionen und aorto-enterischen Fisteln machte 4,5 % aus, mit keinem Unterschied zwischen OR und EVAR.

Nach diesen Daten ist EVAR mittlerweile das bevorzugte Therapieverfahren bei mAAA in Schweden, bei eindeutig besseren kurzfristigen Ergebnissen im Vergleich zu OR und vergleichbaren Langzeitresultaten.

4.4 Abdominelles Kompartmentsyndrom nach AAA-Versorgung

Ersryd et al. [4] haben zu ersten Mal eine populationsbezogene Untersuchung zum abdominellen Kompartmentsyndrom nach AAA-Versorgung vorgestellt. Sie nutzten Daten des schwedischen Gefäßregisters für die Jahre 2008–2013. Das abdominelle Kompartmentsyndrom (ACS) war definiert als ein aufrechterhaltener intraabdomineller Druck > 20 mm Hg, assoziiert mit neuem Organversagen/Verschlechterung. In dem genannten Zeitraum wurden 5 271 Eingriffe wegen iAAA und 1 341 wegen rAAA vorgenommen. Die Inzidenz eines ACS war nach OR und EVAR in der rAAA-Gruppe gleich häufig, es entwickelten 6,8 % der mit OR behandelten Patienten und 6,9 % nach EVAR ein ACS. Dies war insofern auffällig, als in der OR-Gruppe in 10,7 % der Patienten mit rAAA das Abdomen primär (prophylaktisch) offengelassen worden war. Bei Patienten mit rAAA und ACS wurde in 77,3 % nach OR und 84,6 % nach EVAR eine Dekompressions-Laparotomie durchgeführt. In der iAAA-Gruppe kam es nach OR in 1,6 % zu einem ACS, bei EVAR in 0,5 %. Eine Dekompressions-Laparotomie wurde bei diesen Patienten in 68,6 % (OR) bzw. 25 % (EVAR) notwendig. Ein Unterschied in der Sterblichkeit zwischen Patienten mit ACS, bei denen eine Dekompressions-Laparotomie durchgeführt wurde oder nicht, ließ sich nicht nachweisen. Die postoperativen Ergebnisse finden sich in *Tabelle 4*. Sowohl nach iAAA- als auch nach rAAA-Versorgung war der postoperative Verlauf signifikant ungünstiger, wenn ein ACS vorlag.

Tab. 4: Ergebnisse nach Versorgung des iAAA und rAAA bei Patienten mit und ohne abdominelles Kompartmentsyndrom (ACS) (nach Ersryd et al. [4])

Parameter	rAAA-ACS	rAAA-Kein ACS	iAAA-ACS	iAAA-kein ACS
Anzahl (N)	94	1 253	52	5 235
Alter (Jahre)	74,1	74,7	72,0	72,3
Nierenversagen (%)	73,1	15,6	48,1	3,5
Multiorganversagen (%)	63,4	11,5	34,6	1,0
Tod < 30 Tage (%)	42,4	23,5	11,5	1,8
Tod < 90 Tage (%)	58,7	27,2	19,2	3,0
Tod < 1 Jahr (%)	60,7	31,8	27,5	6,3
Tod < 30 Tage, OR (%)	37,5	NR	14,3	NR
Tod < 30 Tage, EVAR (%)	50,0	NR	6,3	NR
Tod < 90 Tage, OR (%)	54,7	NR	20,0	NR
Tod < 90 Tage, EVAR (%)	65,4	NR	18,8	NR
Tod < 1 Jahr, OR (%)	54,0	NR	20,6	NR
Tod < 1 Jahr, EVAR (%)	75,0	NR	43,8	NR
Tod < 30 Tage, mit DL (%)	39,2	NR	13,8	NR
Tod < 30 Tage, ohne DL (%)	55,6	NR	8,7	NR
Tod < 90 Tage, mit DL (%)	59,5	NR	24,1	NR
Tod < 90 Tage, ohne DL (%)	55,6	NR	13,0	NR
Tod < 1 Jahr, mit DL (%)	60,8	NR	34,5	NR
Tod < 1 Jahr, ohne DL (%)	55,6	NR	21,7	NR

NR = Not reported, DL = Dekompressions-Laparotomie

Dabei konnte kein signifikanter Unterschied gefunden werden in Abhängigkeit von der gewählten Operationstechnik (OR bzw. EVAR). Bei dem verhängnisvollen Verlauf bei Eintreten eines ACS betonten die Autoren die Bedeutung der Prophylaxe dieser schweren Komplikation.

4.5 Präventive Netzverstärkung der Mittellinienlaparotomie bei AAA-Versorgung

Das Risiko der Entwicklung einer Narbenhernie nach Mittellinienlaparotomie bei offener Versorgung eines AAA ist hoch und wurde mit bis zu 60 % angegeben. Muysoms et al. [12] haben in einer belgischen prospektiven randomisierten Multicenterstudie überprüft, ob sich die Inzidenz an Inzisionshernien bei diesem Eingriff durch eine prophylaktische Netzverstärkung der Mittellinienlaparotomie senken ließ. In der Kontrollgruppe (n = 58) wurde die Laparotomie nach elektiver AAA-Versorgung durch eine fortlaufende Naht mit langsam resorbierbarem Faden verschlossen, in der Therapiegruppe (n = 56) wurde zusätzlich retromuskulär vor der hinteren Rektusfaszie ein leichtgewichtiges Polypropylennetz platziert, das nach allen Seiten die Naht über 3 cm überlappte. Signifikante Unterschiede zwischen beiden Gruppen hinsichtlich postoperativer Komplikationen wurden nicht gefunden, abgesehen von pulmonalen Komplikationen, die in der Nicht-Netzgruppe mit 26 % signifikant höher als in der Netzgruppe (dort 9 %) waren. Die Wundkomplikationsrate machte insgesamt 8 % aus, tiefe Wundinfekte oder Netzinfektionen wurden nicht beobachtet. Die Klinikletalität betrug 4 %. Die kumulative Inzidenz an Narbenhernien machte nach 1 Jahr in der Kontrollgruppe 17 % aus, verglichen mit 0 % in der Netzgruppe. Der Unterschied war nach 2 Jahren noch deutlicher (28 % vs. 0 %). Spätkomplikationen seitens des Netzes wurden nicht gesehen, in beiden Gruppen gaben nach 2 Jahren 98 % der Patienten an, schmerzfrei zu sein. Der einzige Nachteil der Netzimplantation bestand in einer im Mittel um 16 Minuten verlängerten Operationszeit. Die prophylaktische Netzverstärkung der Laparotomie nach AAA-Versorgung ist demnach sicher und verhindert effektiv die Bildung einer Narbenhernie nach dem Eingriff.

Fazit

Die offene Versorgung des AAA sollte in Kombination von Allgemeinanästhesie und Epiduralanästhesie durchgeführt werden. Eine Extubation des Patienten im Operationssaal ist anzustreben.

Beim mykotischen AAA stellt EVAR die Methode der Wahl dar.

Das abdominelle Kompartmentsyndrom ist eine schwere Komplikation nach offener und endovaskulärer Versorgung, vor allem, aber nicht ausschließlich, des rAAA. Bei dem ungünstigen Verlauf ist die Prophylaxe die entscheidende Vorgabe.

Die präventive Netzverstärkung der Mittellinienlaparotomie nach offener AAA-Versorgung ist sicher und verhindert effektiv die mit hoher Prävalenz auftretende Bildung einer Narbenhernie nach dem Eingriff.

Literatur

[1] Bardia A, Sood A, Mahmood F, Orhurhu V, Mueller A, Montealegre-Gallegos M, Shnider MR, Ultee KH, Schermerhorn ML, Matyal R: Combined epidural-general anesthesia vs general anesthesia alone for elective abdominal aortic aneurysm repair. JAMA Surg 2016; 151: 1116–1123. [EBM III]

[2] Burgers LT, Vahl AC, Severens JL, Wiersema AM, Cuypers PW, Verhagen HJ, Redekop WK: Cost-effectiveness of elective endovascular aneurysm repair versus open surgical repair of abdominal aortic aneurysms. Eur J Vasc Endovasc Surg 2016; 52: 29–40. [EBM IIb]

[3] de Bruin JL, Groenwold RH, Baas AF, Brownrigg JR, Prinssen M, Grobbee DE, Blankensteijn JD, DREAM Study Group: Quality of life from a randomized trial of open and endovascular repair for abdominal aortic aneurysm. Br J Surg 2016; 103: 995–1002. [EBM Ib]

[4] Ersryd S, Djavani-Gidlund K, Wanhainen A, Björck M: Editor's Choice – Abdominal compartment syndrome after surgery for abdominal aortic aneurysm: a nationwide

population based study. Eur J Vasc Endovasc Surg 2016; 52: 158–165. [EBM III]

[5] Harris DG, Garrido D, Oates CP, Kalsi R, Huffner ME, Toursavadkohi S, Darling RC 3rd, Crawford RS: Repair of ruptured abdominal aortic aneurysm after cardiac arrest. J Vasc Surg 2016; 64: 1497–1502. [EBM III]

[6] Jacomelli J, Summers L, Stevenson A, Lees T, Earnshaw JJ: Impact of the first 5 years of a national abdominal aortic aneurysm screening programme. Br J Surg 2016; 103: 1125–1131. [EBM III]

[7] Karthikesalingam A, Holt PJ, Vidal-Diez A, Bahia SS, Patterson BO, Hinchliffe RJ, Thompson MM: The impact of endovascular aneurysm repair on mortality for elective abdominal aortic aneurysm repair in England and the United States. J Vasc Surg 2016; 64: 321–327. [EBM III]

[8] Karthikesalingam A, Wanhainen A, Holt PJ, Vidal-Diez A, Brownrigg JR, Shpitser I, Björck M, Thompson MM, Mani K: Comparison of long-term mortality after ruptured abdominal aortic aneurysm in England and Sweden. Br J Surg 2016; 103: 199–206. [EBM III]

[9] Lederle FA, Stroupe KT, Kyriakides TC, Ge L, Freischlag JA, Open vs Endovascular Repair (OVER) Veterans Affairs Cooperative Study Group: Long-term cost-effectiveness in the Veterans Affairs Open vs Endovascular Repair study of aortic abdominal aneurysm: a randomized clinical trial. JAMA Surg 2016; 151: 1139–1144. [EBM Ib]

[10] Meecham L, Jacomelli J, Pherwani AD, Earnshaw J: Editor's Choice – Self-referral to the NHS abdominal aortic aneurysm screening programme. Eur J Vasc Endovasc Surg 2016; 52: 317–321. [EBM III]

[11] Moreno DH, Cacione DG, Baptista-Silva JC: Controlled hypotension versus normotensive resuscitation strategy for people with ruptured abdominal aortic aneurysm. Cochrane Database Syst Rev 2016; CD011664. [EBM IIa]

[12] Muysoms FE, Detry O, Vierendeels T, Huyghe M, Miserez M, Ruppert M, Tollens T, Defraigne JO, Berrevoet F: Prevention of incisional hernias by prophylactic mesh-augmented reinforcement of midline laparotomies for abdominal aortic aneurysm treatment: a randomized controlled trial. Ann Surg 2016; 263: 638–645. [EBM Ib]

[13] Patel R, Sweeting MJ, Powell JT, Greenhalgh RM, EVAR trial investigators: Endovascular versus open repair of abdominal aortic aneurysm in 15-years' follow-up of the UK endovascular aneurysm repair trial 1 (EVAR trial 1): a randomised controlled trial. Lancet 2016; 388: 2366. [EBM Ib]

[14] Robinson WP, Schanzer A, Aiello FA, Flahive J, Simons JP, Doucet DR, Arous E, Messina LM: Endovascular repair of ruptured abdominal aortic aneurysms does not reduce later mortality compared with open repair. J Vasc Surg 2016; 63: 617–624. [EBM III]

[15] Siracuse JJ, Schermerhorn ML, Meltzer AJ, Eslami MH, Kalish JA, Rybin D, Doros G, Farber A, Vascular Study Group of New England: Comparison of outcomes after endovascular and open repair of abdominal aortic aneurysms in low-risk patients. Br J Surg 2016; 103: 989–994. [EBM III]

[16] Soden PA, Zettervall SL, Ultee KH, Darling JD, Buck DB, Hile CN, Hamdan AD, Schermerhorn ML: Outcomes for symptomatic abdominal aortic aneurysms in the American College of Surgeons National Surgical Quality Improvement Program. J Vasc Surg 2016; 64: 297–305. [EBM III]

[17] Sörelius K, Wanhainen A, Furebring M, Björck M, Gillgren P, Mani K, Swedish collaborator group for mycotic abdominal aortic aneurysms: Nationwide study of the treatment of mycotic abdominal aortic aneurysms comparing open and endovascular repair. Circulation 2016; 134: 1822–1832. [EBM III]

[18] Ultee KH, Soden PA, Zettervall SL, Darling J, Verhagen HJ, Schermerhorn ML: Conversion from endovascular to open abdominal aortic aneurysm repair. J Vasc Surg 2016; 64: 76–82. [EBM III]

[19] van Bochove CA, Burgers LT, Vahl AC, Birnie E, van Schothorst MG, Redekop WK: Cost-effectiveness of open versus endovascular

repair of abdominal aortic aneurysm. J Vasc Surg 2016; 63: 827–838.e2. [EBM IIa]

[20] Wanhainen A, Hultgren R, Linné A, Holst J, Gottsäter A, Langenskiöld M, Smidfelt K, Björck M, Svensjö S, Swedish Aneurysm Screening Study Group (SASS). Outcome of the Swedish nationwide abdominal aortic aneurysm screening program. Circulation 2016; 134: 1141–1148. [EBM III]

[21] Warner CJ, Roddy SP, Chang BB, Kreienberg PB, Sternbach Y, Taggert JB, Ozsvath KJ, Stain SC, Darling RC 3rd: Regionalization of emergent vascular surgery for patients with ruptured AAA improves outcomes. Ann Surg 2016; 264: 538–543. [EBM III]

[22] Zettervall SL, Buck DB, Soden PA, Cronenwett JL, Goodney PP, Eslami MH, Lee JT, Schermerhorn ML, Society for Vascular Surgery Vascular Quality Initiative: Regional variation exists in patient selection and treatment of abdominal aortic aneurysms. J Vasc Surg 2016; 64: 921–927.e1. [EBM III]

[23] Zettervall SL, Soden PA, Shean KE, Deery SE, Ultee KH, Alef M, Siracuse JJ, Schermerhorn ML, Vascular Study Group of New England. Early extubation reduces respiratory complications and hospital length of stay following repair of abdominal aortic aneurysms. J Vasc Surg 2017; 65: 58–64. [EBM III]

3.2 Was gibt es Neues in der operativen und interventionellen Therapie der Carotisstenose?

M. Storck, M. Steinbauer, R. T. Grundmann

1 Carotisendarterektomie (CEA) vs. Carotis-Stenting (CAS)

1.1 Randomisierte Studien

Das primäre Ziel des Asymptomatic Carotid Trial (ACT) I war es, die Ergebnisse nach Carotisendarterektomie (CEA) mit denen nach Carotis-Stenting (CAS) unter Zuhilfenahme eines Emboliepretektionssystems bei *asymptomatischen* Patienten mit hochgradiger Carotisstenose und chirurgischem Standardrisiko zu vergleichen [23]. Zwischen 2005–2013 wurden 1 453 Patienten in diese randomisierte Studie eingeschlossen, 1 089 in der CAS-Gruppe und 364 in der CEA-Gruppe (3 : 1-Randomisierung). 1 206 Patienten folgten der 1-Jahres-Untersuchung. Primärer Endpunkt der Studie war der Kompositendpunkt Tod, Schlaganfall (ipsilateral oder kontralateral, major oder minor) oder Herzinfarkt während 30 Tage nach dem Eingriff oder ipsilateraler Schlaganfall während 365 Tagen nach dem Eingriff. In dieser Studie war CAS weder hinsichtlich des 30-Tage-Endpunkts noch nach 1 Jahr der CEA unterlegen. Tod oder größerer Schlaganfall wurden in jeweils 0,6 % nach CAS und CEA innerhalb 30 Tagen gesehen. Minor-Schlaganfälle waren nach CAS etwas häufiger, sodass in Summe nach 30 Tagen eine Rate von Tod oder Schlaganfall jeglicher Art von 2,9 % nach CAS und 1,7 % nach CEA resultierte (p = 0,33). Nach 1 Jahr machte der primäre Endpunkt in der CAS-Gruppe 3,8 %, in der CEA-Gruppe 3,4 % aus. Die Kaplan-Meier-geschätzte 5-Jahres-Überlebensrate betrug in der CAS-Gruppe 87,1 %, nach CEA 89,4 %. Die Freiheit von jeglichem Schlaganfall (ipsilateral oder kontralateral) wurde nach 5 Jahren mit 93,1 % für CAS und 94,7 % für CEA angegeben.

Eine weitere randomisierte Studie, in der CEA mit CAS verglichen wurden, ist die CREST (Carotid Revascularization Endarterectomy versus Stenting Trial)-Studie [5]. In diese Studie wurden Patienten sowohl mit *asymptomatischer als auch mit symptomatischer Carotisstenose* inkludiert. Zwischen 2000 und 2008 wurden insgesamt 2 502 Patienten randomisiert, 1 607 Patienten gaben ihr Einverständnis zur Langzeitnachbeobachtung, der mediane Nachbeobachtungszeitraum betrug 7,4 Jahre. Periprozedural wurde die Rate des primären Kompositendpunkts (Schlaganfall, Tod oder Herzinfarkt) mit 5,2 % nach CAS vs. 4,5 % nach CEA angegeben (kein signifikanter Unterschied), jedoch gab es Unterschiede in den einzelnen Parametern. Periprozedurale Schlaganfälle waren nach CAS signifikant häufiger als nach CEA (4,1 % vs. 2,3 %), Herzinfarkte umgekehrt waren signifikant seltener (1,1 % vs. 2,3 %) zu beobachten. Nach 10 Jahren unterschieden sich beide Gruppen im Studienendpunkt (Schlaganfall jeglicher Art, Herzinfarkt oder Tod periprozedural/ipsilateraler Schlaganfall im weiteren Verlauf) mit 11,8 % nach CAS vs. 9,9 % nach CEA nicht. Unterschiede mit Bezug auf das Vorliegen von Symptomen (asymptomatisch/symptomatisch) zwischen CAS und CEA wurden ebenfalls nicht gesehen. Die Rate an postprozeduralem Schlaganfall über 10 Jahre machte 6,9 % nach CAS und 5,6 % nach CEA aus (nicht signifikant). Ebenfalls nicht signifikant unterschiedlich waren Re-Stenoserate oder Re-Vaskularisation nach dem Eingriff: 12,2 % nach CAS und 9,7 % nach CEA.

Der Herzinfarktrate in dem chirurgischen Arm der CREST-Studie gingen Hye et al. [14] in einer Post-hoc-Analyse weiter nach. Sie überprüften, ob die Art der Anästhesie (Regionalanästhesie, RA oder Allgemeinanästhesie, GA) einen Einfluss auf das postoperative Ergebnis nahm. Bei 111 (9,7 %) von 1 149 CEA-Patienten wurde der Eingriff in Lokal-/Regionalanästhesie, bei 1 038 in GA durchgeführt. In der CEA-RA-Gruppe wurde eine perioperative Herzinfarktrate von 1,8 % gesehen, die sich nicht von der nach CAS unterschied (1,7 %). Im Gegensatz hierzu war die Herzinfarktrate nach CEA-GA mit 3,4 % signifikant höher, was die Autoren zu der Meinung führte, bei CEA bevorzugt die RA zu verwenden.

In der randomisierten International Carotid Stenting Study (ICSS) wurden CEA und CAS bei Patienten mit einer kürzlich vorangegangenen symptomatischen Carotisstenose einander gegenübergestellt. Insgesamt 853 Patienten in der CAS-Gruppe und 857 in der CEA-Gruppe gingen in die "Intention-to-treat"-Analyse ein [10]. Die Inzidenz an Schlaganfall, Tod oder Myokardinfarkt innerhalb 120 Tagen nach dem Eingriff war nach CAS mit 8,5 % signifikant höher als nach CEA (Hazard Ratio, HR 1,69). Bei Beendigung des Follow-up nach im Median 4,2 Jahren war die Anzahl der Patienten mit tödlichem oder behinderndem Schlaganfall mit 52 nach CAS und 49 nach CEA in beiden Gruppen nahezu identisch, entsprechend unterschied sich das kumulative 5-Jahres-Risiko hinsichtlich dieses Risikos nicht signifikant (6,4 % vs. 6,5 %). Nicht unterschiedlich war auch die Rate an schweren Carotis-Re-Stenosen oder Verschlüssen im Langzeitverlauf (10,8 % nach CAS; 8,6 % nach CEA). Ebenfalls keine Unterschiede zwischen beiden Gruppen fanden sich bei den Scores der modifizierten Rankin-Skala (mRS) nach 1 Jahr, 5 Jahren oder beim abschließenden Follow-up. Die Rate an Schlaganfällen jeglichen Schweregrads war in der CAS-Gruppe aber signifikant höher (CAS 15,2 %, CEA 9,4 %, Hazard Ratio, HR 1,7). Trotzdem zeigte die Wirtschaftlichkeitsanalyse, dass Stenting und CEA etwa gleiche Kosten verursachten (Index-Eingriffskosten/Follow-up-Kosten und Gesamtkosten) und ein ähnliches Gesamtergebnis erzielten, gemessen an gewonnenen Qualitäts-adjustierten Lebensjahren (QALYs). Die mittleren QALYs betrugen pro Patient 3,228 in der CEA- und 3,247 in der CAS-Gruppe. In der Kosten-Nutzwert-Berechnung ergaben sich ebenfalls keine Unterschiede zwischen beiden Verfahren. Diese ökonomische Analyse von Featherstone et al. [10] besagt, dass es keinen Grund gibt, CAS oder CEA wegen Unterschieden in der Lebensqualität oder aus wirtschaftlichen Gründen einander vorzuziehen. Die Entscheidung könne vielmehr aufgrund des Alters der Patienten oder der Morphologie der Stenose getroffen werden.

In einer Zwischenanalyse der ICSS war das Risiko von Schlaganfall, Herzinfarkt oder Tod innerhalb 30 Tagen nach dem Eingriff in der CAS-Gruppe höher als nach CEA (7,4 % vs. 4,0 %, p = 0,003). Doig et al. [9] haben deshalb die Daten von 828 Patienten mit CAS hinsichtlich von Risikofaktoren für ein ungünstiges interventionelles Ergebnis analysiert. Ein Stent wurde in diesem Studienarm der ICSS bei 92,2 % der Prozeduren eingesetzt, dabei handelte es sich in 48,8 % um offene Zellsysteme, in 49,3 % um geschlossene Zellsysteme. 61 von 828 Patienten erlitten einen Schlaganfall, Herzinfarkt oder Tod innerhalb 30 Tage nach Intervention, davon 44/61 Patienten (72,1 %) am Tag der Intervention. Ein signifikant erhöhtes Risiko für Schlaganfall, Herzinfarkt oder Tod wurde bei Patienten mit offenem Zellsystem des Stents (Relatives Risiko, RR 1,86) und Patienten mit Vorhofflimmern beobachtet (RR 2,31). Ein ungünstiges postoperatives Ergebnis wurde des Weiteren signifikant häufiger bei älteren Patienten, bei solchen, bei denen der Eingriff linksseitig stattfand, bei Nichtrauchern und bei Patienten, die die Kombination Aspirin/Clopidogrel nicht einnahmen, gesehen. Außerdem gab es eine Korrelation zur Schwere des Indexereignisses. Der Nachweis des Nutzens von zerebralen Emboliprotektionssystemen konnte in dieser Studie nicht erbracht werden. In Summe empfahlen die Autoren demnach Zurückhaltung beim Stenting älterer Patienten, die Verwendung eines geschlossenen Stent-Zellsystems, ohne zusätzliches Emboliprotektionssystem und betonten nochmals die Notwendigkeit der dualen Thrombozytenaggregationshemmung.

1.2 Metaanalyse

Die Carotid Stenting Trialists' Collaboration (CSTC) führte eine Metaanalyse von 4 randomisierten Studien durch, um das altersspezifische Risiko von CEA und CAS vergleichend abzuschätzen [11]. Nur Patienten mit symptomatischer Stenose wurden in die Analyse eingeschlossen. Primärer Studienendpunkt war bei dieser Auswertung Schlaganfall jeglicher Art oder Tod in der periprozeduralen Periode (vom Zeitpunkt der Randomisierung bis 120 Tage nach Randomisierung) und ipsilateraler Schlaganfall in der postprozeduralen Periode (nach 120 Tagen) auf einer "Intention-to-treat"-Basis. Insgesamt gingen 4 754 Patienten in die Auswertung ein. In einem medianen Beobachtungszeitraum von 2,7 Jahren wurden 433 unerwünschte Ereignisse gesehen. In der CAS-Gruppe war das periprozedurale Risiko (Hazard Ratio, HR) für Schlaganfall oder Tod bei Patienten im Alter von 65–69 Jahren verglichen mit Patienten im Alter unter 60 Jahren 2,16. Die HR stieg auf ungefähr 4,0 bei Patienten 70 Jahre und älter an. Im Gegensatz hierzu wurde bei der CEA ein altersspezifisches Risiko nicht beobachtet. Dies bedeutete ein erhöhtes periprozedurales Risiko von CAS vs. CEA von HR 1,61 bei Patienten im Alter von 65–69 Jahren, und eine HR von 2,09 für Patienten im Alter von 70–74 Jahren. Im Gegensatz zum periprozeduralen Risiko war das postprozedurale Schlaganfallrisiko weder altersabhängig noch differierte es zwischen CEA und CAS signifikant *(Tab. 1)*. Die Ergebnisse dieser randomisierten Studien zeigen, dass bei Patienten im Alter von 70–74 Jahren oder älter CEA eindeutig CAS überlegen ist. Diese Überlegenheit beruhte allein auf dem signifikant erhöhten periprozeduralen Risiko bei CAS. Die Autoren erklärten diesen Mechanismus nicht mit dem Alter als solchem, sondern eher mit altersbedingten Veränderungen in der Gefäßanatomie (längere und kompliziertere Plaques) und pathologischen Veränderungen der Mikrogefäßstruktur des Gehirns, die ältere Patienten bei CAS vermehrt schlaganfallgefährden.

1.3 Registerdaten

In der Datenbasis des National Surgical Quality Improvement Program (NSQIP) des American College of Surgeons für die Jahre 2011–2013 befinden sich 9 817 Patienten mit CEA (96,5 %) und 352 (3,5 %) mit CAS, davon 43,2 % (CEA) bzw. 50,0 % (CAS) mit symptomatischer Carotisstenose. In diesem Register hatten Patienten mit CAS das signifikant schlechtere Ergebnis 30 Tage postoperativ [19]. Die Rate an Schlaganfall und/oder Tod machte nach CEA 2,2 %, nach CAS 4,3 % aus, bei vergleichbarer perioperativer Herzinfarktrate (1,3 % vs. 1,7 %). Das erhöhte Risiko für Schlaganfall/Tod nach CAS blieb auch nach Adjustierung der Daten für patientenspezifische Risikofaktoren bestehen. Nicht unterschiedlich waren die Wiederaufnahmeraten nach Entlassung des Patienten 30 Tage nach dem Eingriff, mit 7,4 % (CEA) vs. 9,7 % (CAS), sie ließen sich vielmehr zur Komorbidität des Patienten korrelieren. Die Daten sprechen für die CEA.

Tab. 1: Altersabhängiges periprozedurales (erste 120 Tage) Schlaganfall- und Sterblichkeitsrisiko und postprozedurales Schlaganfallrisiko (nach 120 Tagen) bei CEA und CAS. Ergebnisse einer Metaanalyse (nach Howard et al. [11])

Altersgruppe, Jahre	Periprozedural CEA Alterseffekt (HR)	Periprozedural CAS Alterseffekt (HR)	Postprozedural CEA Alterseffekt (HR)	Postprozedural CAS Alterseffekt (HR)
< 60	1,00 (Referenz)	1,00 (Referenz)	1,00 (Referenz)	1,00 (Referenz)
60–64	1,01	1,79	0,85	1,19
65–69	0,81	2,16	0,77	1,01
70–74	1,20	4,01	0,94	1,49
75–79	1,29	3,94	0,55	1,85
≥ 80	1,09	4,15	1,44	2,05

HR = Hazard Ratio

In einer systematischen Übersicht über 21 Registerstudien (mehr als 1 500 000 Eingriffe), die sowohl über CEA als auch CAS im Zeitraum Januar 2008 bis Februar 2015 berichteten, kamen Paraskevas et al. [20] ebenfalls zu dem Schluss, dass in den aktuellen Registern nach wie vor die beobachtete perioperative Schlaganfall-/Sterblichkeitsrate nach CAS signifikant höher als nach CEA ist. Außerdem überschreiten diese Komplikationsraten bei CAS häufig die Grenzen, die von der American Heart Association (AHA) akzeptiert werden. In 5/21 Registern (24 %) waren bei asymptomatischen Patienten nach CAS und CEA ähnliche Schlaganfall-/Sterblichkeitsraten zu beobachten, in 11/21 Registern (52 %) waren die Raten nach CAS signifikant höher und in weiteren 5/21 Registern (24 %) war dies ebenso, aber es gab keinen formalen statistischen Vergleich. CAS überschritt die von der AHA akzeptierte Schlaganfall-/Sterblichkeitsrate von 3 % bei asymptomatischen Patienten in 9/21 (43 %) Registern. Bei symptomatischen Patienten bot sich ein ähnliches Bild: In 2/18 Registern (11 %) waren bei symptomatischen Patienten nach CAS und CEA ähnliche Schlaganfall-/Sterblichkeitsraten zu beobachten, in 11/18 Registern (61 %) waren die Raten nach CAS signifikant höher und in den weiteren 5/18 Registern (28 %) war dies ebenso, aber es gab keinen formalen statistischen Vergleich. CAS überschritt die von der AHA akzeptierte Schlaganfall-/Sterblichkeitsrate von 6 % bei symptomatischen Patienten in 13/18 (72 %) Registern. Eine Abnahme dieser Komplikationsraten über die Zeit konnte nicht festgestellt werden.

In dem schwedischen Gefäßregister (Swedvasc) befinden sich 409 Patienten, die in den Jahren 2005–2012 wegen einer asymptomatischen oder symptomatischen Carotisstenose primär mit CAS behandelt und langfristig nachkontrolliert wurden. Ihnen wurden von Jonsson et al. [16] 748 gematchte CEA-Patienten gegenübergestellt. Primärer Studienendpunkt waren ipsilateraler Schlaganfall und Tod von Tag 31 nach Indexereignis bis zum Ende des Follow-up (30. Dezember 2012). Sekundärer Endpunkt waren Sterblichkeit jeglicher Ursache, ipsilateraler Schlaganfall oder Tod, jeglicher Schlaganfall oder Tod seit Indexereignis, und ipsilateraler Schlaganfall und Schlaganfall jeglicher Art und Tod > 30 Tage postoperativ. Der mediane Nachbeobachtungszeitraum für den primären Studienendpunkt betrug 4,1 Jahre. In dieser nationalen Kohortenstudie, in der alle Patienten mit primärer CAS in Schweden erfasst wurden, wurde ein erheblich (um 59 %) gesteigertes Risiko für späten Schlaganfall oder Tod (> 30 Tage) nach CAS im Vergleich zu CEA beobachtet. Das galt sowohl für ipsilateralen Schlaganfall als auch für Schlaganfall jeglicher Art. In der Sterblichkeit unterschieden sich beide Gruppen nicht signifikant (Tab. 2). In diesem Register ist demnach CAS nicht so dauerhaft wirksam wie CEA, ein Ergebnis, das randomisierten Studienergebnissen widerspricht und die generelle Übertragbarkeit der Ergebnisse randomisierter Studien mit ihren Ausschlusskriterien auf die „Real World"-Situation infrage stellt.

Eine populationsbezogene Registerstudie für die Region Ontario, Kanada (Jahre 2002–2014) legten Hussain et al. [13] vor. 16 772 Patienten mit

Tab. 2: Kumulative Inzidenz und Hazards für Schlaganfall und Tod bei Patienten mit CAS im Vergleich zu CEA 5 Jahre nach Intervention. Analyse der Swedvasc Registry (nach Jonsson et al. [16])

Ergebnis	CAS-kumulative Inzidenz, n (%)	CEA-kumulative Inzidenz, n (%)	Hazard Ratio, adjustiert (Cox-Modell)
Ipsilateraler Schlaganfall seit Tag 31	23/398 (9,4)	20/733 (2,9)	3,40
Ipsilateraler Schlaganfall oder Tod seit Tag 31	95/394 (30,8)	120/724 (20,7)	1,59
Schlaganfall jeglicher Art oder Tod seit Tag 31	105/391 (34,2)	135/722 (23,6)	1,49
Tod seit Tag 31	76/404 (25,7)	106/737 (18,61)	1,20

3.2 Carotisstenose

Carotis-Re-Vaskularisation, CEA 86 %, CAS 14 %, wurden eingeschlossen. In dieser Region wurden 55 % der CEA von Gefäßchirurgen durchgeführt, 20,9 % von Neurochirurgen und 15,7 % von Allgemeinchirurgen. CAS erfolgte mit Abstand am häufigsten durch Radiologen (79,1 %), gefolgt von Neurochirurgen (16,3 %). Der Anteil der Gefäßchirurgen am CAS-Aufkommen machte lediglich 0,9 % aus. Insgesamt nahm die Rate an Carotis-Re-Vaskularisationen von 6,0 Eingriffen pro 100 000 im Jahr 2002 auf 4,3 pro 100 000 im Jahr 2014 signifikant ab (um 29 %). Der Rückgang betraf sowohl asymptomatische (Abnahme 28 %) als auch symptomatische (Abnahme 43 %) Patienten. Die Rate an CEA sank um 36 %, von 5,6 auf 3,6 Eingriffe pro 100 000, während CAS um 72 % signifikant zunahm, von 0,39 auf 0,67 Prozeduren pro 100 000. Die Autoren führten die Abnahme der CEA-Inzidenz auf 3 Ursachen zurück: zum einen auf eine Verringerung der Inzidenz ischämischer Schlaganfälle aufgrund besserer medikamentöser Therapie (Statine, Thrombozytenaggregationshemmer, Antihypertensiva), zum zweiten auf einen Rückgang der Re-Vaskularisationen bei asymptomatischen Patienten, ebenfalls wegen verstärktem Einsatz von bestmöglicher konservativer Behandlung, und schließlich auf die Zunahme von CAS.

Arhuidese et al. [3] analysierten retrospektiv alle Patienten, die in der Datenbank der Vascular Quality Initiative (VQI) der Jahre 2003–2015 wegen CEA oder CAS nach vorausgegangener ipsilateraler CEA erfasst wurden. Es handelte sich um 2 863 Carotis-Re-Interventionen, davon 1 047 (37 %) Wiederholungs-CEA und 1 816 (63 %) CAS. 53 % der CEA-Patienten und 49 % der CAS-Patienten hatten einen Nachbeobachtungszeitraum > 30 Tage, 35 % der CEA- und 32 % der CAS-Patienten eine Nachbeobachtung von 1 Jahr. Innerhalb 30 Tagen postprozedural ergab sich eine ipsilaterale Schlaganfallrate nach CEA vs. CAS von 2,0 vs. 1,4 %, bei asymptomatischen Patienten von 2,2 % vs. 1,3 %, bei symptomatischen von 1,2 % vs. 1,6 % (Unterschiede nicht signifikant). Die Sterblichkeit war nach CEA signifikant höher (1,3 % vs. 0,6 %), jedoch fanden sich im Kompositendpunkt (Tod, Schlaganfall, Herzinfarkt) keine signifikanten Unterschiede (CEA 3,8 %, CAS 2,8 %). Hirnnervenschädigungen und Wundkomplikationen wurden bei der Wiederholungs-CEA in 4,1 % bzw. 0,4 % der Fälle gesehen. Bei der CAS kam es zu technischem Versagen und Zugangskomplikationen in 0,6 % bzw. 5,3 % der Interventionen. Die absolute Sterblichkeit jeglicher Ursache machte über die gesamte Studienperiode für CEA 8,2 %, für CAS 5,6 % aus, ein signifikanter Unterschied (p = 0,006). Die Kaplan-Meier-geschätzte Sterblichkeit nach 1 Jahr wurde mit 6 % nach CEA und 5,4 % nach CAS angegeben (asymptomatische Patienten 5,2 % vs. 5,1 %, symptomatische Patienten 7,5 % vs. 6,1 %). Die absolute Todes-/Schlaganfallrate über die gesamte Studienperiode betrug nach CEA 9,9 %, nach CAS 7,5 % (p = 0,029). Da die höhere Sterblichkeitsrate nach Wiederholungs-CEA im Vergleich zu CAS in der multivariablen Cox-Regressionsanalyse sich über 1 Jahr als evident erwies, empfahlen die Autoren, speziell bei Patienten mit multiplen Risikofaktoren CAS der Wiederholungs-CEA nach vorausgegangener ipsilateraler CEA vorzuziehen.

Kuehnl et al. [17] haben deutschlandweit die Daten der gesetzlichen Qualitätssicherung der Jahre 2009–2014 genutzt, um zu überprüfen, ob eine Beziehung zwischen Fallaufkommen des Krankenhauses und dem Schlaganfall- und Sterblichkeitsrisiko nach CEA und CAS besteht. Die Krankenhäuser wurden nach Quintilen des jährlichen Fallaufkommens kategorisiert. Die Volumengrenzen waren 10, 25, 46, und 79 für CEA und 2, 6, 12, und 26 für CAS. Als primärer Ergebnisendpunkt wurde jeglicher Schlaganfall oder Tod vor Entlassung gewählt. In die Analyse gingen 161 448 CEA und 17 575 CAS ein. Für Patienten mit CEA konnte eindeutig demonstriert werden, dass eine inverse Beziehung zwischen Krankenhaus-Fallaufkommen und Ergebnis besteht, das Risiko von Schlaganfall oder Tod nahm von der 1. Quintile (1–10 CEA pro Jahr) mit 4,2 % kontinuierlich bis auf 2,1 % in Krankenhäusern mit ≥ 80 CEA pro Jahr (5. Quintile) ab. Bei Patienten mit CAS wurde im gesamten Kollektiv eine Tod-/Schlaganfallrate von 3,7 % registriert, eine Beziehung zwischen Ergebnis und jährlichem Fallaufkommen des Krankenhauses ließ sich aber nicht aufzeigen.

Fazit

Die Ergebnisse der randomisierten Studien zeigen, dass bei Patienten im Alter von 70–74 Jahren oder älter CEA eindeutig CAS überlegen ist. Diese Überlegenheit beruht allein auf dem signifikant erhöhten periprozeduralen Risiko bei CAS.

In den aktuellen Registern ist nach wie vor die beobachtete perioperative Schlaganfall-/Sterblichkeitsrate nach CAS signifikant höher als nach CEA. Außerdem überschreiten diese Komplikationsraten bei CAS häufig die Grenzen, die von der American Heart Association (AHA) akzeptiert werden.

2 Zeitintervall zwischen neurologischem Ereignis und CEA

Tsantilas et al. [24] haben deutschlandweit anhand der Daten der sektorenübergreifenden Qualitätssicherung des AQUA-Instituts für die Jahre 2009–2014 überprüft, welche Assoziation zwischen dem Zeitintervall zwischen neurologischem Ereignis und Operation einerseits und dem perioperativen Risiko für Schlaganfall/Tod andererseits bei der Carotischirurgie besteht. Es ist die umfangreichste Untersuchung zu dieser Fragestellung überhaupt. 56 279 Patienten, die sich wegen einer symptomatischen Carotisstenose (Amaurosis fugax, TIA oder Schlaganfall) einer elektiven CEA unterziehen mussten, gingen in die Auswertung ein. Die Kohorte wurde in 4 Gruppen unterteilt nach dem Zeitintervall zwischen Indexereignis und Operation (I: 0–2, II: 3–7, III: 8–14, und IV: 14–180 Tage).

Tab. 3: Peri- und intraoperatives Management sowie postoperative Komplikationen bei Patienten mit CEA und symptomatischer Carotisstenose. Deutschlandweite Registererhebung (nach Tsantilas et al. [24])

Parameter	Gesamtkrankengut (N = 56 279)
Anästhesie • Allgemeinanästhesie, n (%) • Lokoregional, n (%)	 40 810 (72,5) 14 290 (25,4)
Intraoperatives Monitoring, n (%) • EEG, n (%) • Somatosensorisch evozierte Potenziale, n (%)	33 136 (58,9) 3 533 (6,3) 15 433 (27,4)
Chirurgische Technik • CEA ohne Patch, n (%) • CEA mit Patch, n (%) • Eversions-CEA, n (%) • Shunt-Gebrauch, n (%) • Intraoperative Kontrolle auf Gefäßdurchgängigkeit, n (%)	 797 (1,4) 29 824 (53,0) 22 395 (39,8) 27 063 (48,1) 37 981 (67,5)
Postoperative Komplikationen • Schlaganfall jeglicher Art oder Tod, n (%) • Größerer Schlaganfall jeglicher Art oder Tod, n (%) • Schlaganfall, n (%) • Tod, n (%)	 1 434 (2,5) 1 055 (1,9) 982 (1,7) 452 (0,8)
Lokale Komplikationen im Halsbereich • Hirnnervenlähmung, n (%) • Schwere Blutung, n (%) • Verschluss, n (%)	 652 (1,2) 1 435 (2,5) 193 (0,3)
Allgemeinkomplikationen jeglicher Art, n (%)	1 939 (3,4)

Das Risiko eines Schlaganfalls jeglicher Art oder Tod bis zur Entlassung aus stationärer Behandlung betrug für das Gesamtkrankengut 2,5 %. Es war mit dem Zeitpunkt der Operation nicht assoziiert und belief sich in Gruppe I (n = 5 198) auf 3,0 %, in II (n = 19 117) auf 2,5 %, in III (n = 16 205) auf 2,6 % und in IV (n = 15 759) auf 2,3 %. Das Gleiche galt für die Rate an Allgemeinkomplikationen jeglicher Art, sie machte in Gruppe I 3,7 %, in II 3,3 %, in III 3,6 % und in IV 3,3 % aus. Die Autoren folgerten, dass es aufgrund dieser Daten keine Evidenz dafür gibt, die den gegenwärtigen Leitlinien widerspricht, die bei klinisch stabilen Patienten empfehlen, die CEA so früh wie möglich nach dem neurologischen Ereignis durchzuführen. Die Untersuchung von Tsantilas et al. [24] bietet darüber hinaus einen Überblick über das peri- und intraoperative Management, wie es zurzeit bei der CEA in Deutschland gehandhabt wird. Dies ist in Tabelle 3 dargestellt.

Wie das Zeitintervall zwischen neurologischem Ereignis und CEA in Großbritannien aussieht und welche Ergebnisse dort erzielt werden, geht aus einer Studie von Loftus et al. [18] hervor. 23 235 CEA, durchgeführt in den Jahren 2009–2014 bei symptomatischen Patienten, wurden analysiert. Im Median sank das Intervall von den ersten Indexsymptomen bis zum chirurgischen Eingriff von 22 Tagen [Interquartil Range, IQR 10–56] in 2009 auf 12 Tage [IQR 7–26] in 2014. Der Anteil der Patienten, die innerhalb von 14 Tagen operiert wurden, stieg im Untersuchungszeitraum von 37 % auf 58 % an. Im Gesamtkrankengut machte die postoperative 30-Tage-Schlaganfallrate nach CEA 1,85 %, die Sterblichkeitsrate 0,83 % aus, die kombinierte Rate 2,31 %. In dieser Untersuchung ergab sich kein Anhalt, dass das Sterblichkeitsrisiko mit der Länge der Zeitverzögerung bis zum Eingriff assoziiert ist, jedoch war das Schlaganfallrisiko signifikant erhöht in der Gruppe von Patienten, bei denen die CEA in den ersten 2 Tagen nach dem Indexereignis erfolgte, verglichen mit Patienten, bei denen die Eingriffe 3–7 Tage später durchgeführt wurden (Sterblichkeitsrisiko 1,0 % vs. 0,9 %, Schlaganfallrisiko 3,1 % vs. 2,0 %) *(Tab. 4)*. Die Rate an Schlaganfall oder Tod innerhalb 30 Tagen nach CEA machte in der Gruppe CEA 0–2 Tage nach dem Indexereignis 3,7 %, in der Gruppe CEA 3–7 Tage nach Ereig-

Tab. 4: Postoperative 30-Tage-Schlaganfall- und Sterblichkeitsrate bei symptomatischen Patienten nach CEA, stratifiziert nach Zeitspanne zwischen Indexereignis und Operation (nach Loftus et al. [18])

Parameter	Zeitintervall (Tage)	Operationen (N)	Rate (%)	Adjustierte Odds Ratio
Schlaganfall pOp	0–2	780	3,1	1,64
	3–7	5 126	2,0	1
	7–14	6 292	1,7	0,85
	15–21	2 765	2,1	1,09
	22 plus	8 272	1,7	0,94
Tod pOp	0–2	780	1,0	1,21
	3–7	5 126	0,9	1
	7–14	6 292	0,7	0,81
	15–21	2 765	1,1	1,24
	22 plus	8 272	0,7	0,96
Tod und Schlaganfall pOp	0–2	780	3,7	1,59
	2–7	5 126	2,5	1
	7–14	6 292	2,1	0,84
	15–21	2 765	2,6	1,10
	22 plus	8 272	2,2	0,98

nis 2,5 % aus. Die Autoren sprachen sich für eine CEA innerhalb 14 Tagen nach Indexereignis aus mit dem Hinweis, dass das Schlaganfallrisiko möglicherweise in den ersten beiden Tagen erhöht ist. Verbesserungen in der Versorgung der Patienten wurden angemahnt, da immerhin ca. 40 % der Patient nicht in dem empfohlenen Zeitrahmen von 14 Tagen nach Indexereignis versorgt wurden.

Charbonneau et al. [6] untersuchten die Gründe für eine Zeitverzögerung zwischen ersten zerebrovaskulären Symptomen bis zur Durchführung der CEA anhand des Krankenguts eines einzelnen universitären Zentrums in Montreal. 103 Patienten mit symptomatischer Carotisstenose gingen in diese retrospektive Erhebung ein. Das erste neurologische Ereignis war TIA in 41 %, kleinerer Schlaganfall in 39 % der Fälle. Im Median betrug das Zeitintervall zwischen Auftreten der ersten Symptome und CEA 25 Tage, 39 % der Patienten wurden wie von den Leitlinien empfohlen innerhalb 14 Tagen nach dem Indexereignis operiert. Die Patienten-bedingte Verzögerung (= Zeit zwischen Auftreten der ersten Symptome und erster Kontakt mit einem Arzt) betrug im Median 1 Tag, jedoch suchten 25 % der Patienten erst nach 14 Tagen oder später einen Arzt auf. Die medizinisch bedingte Verzögerung machte im Median 14 Tage aus, darin waren bildgebende und neurologische Diagnostik enthalten. Im Median vergingen 3 Tage, ehe der Patient nach Kontakt mit einem Arzt einem chirurgischen Konsiliar mit der Frage der CEA vorgestellt wurde. Das mediane Zeitintervall zwischen Gefäßkonsil und CEA belief sich auf 6 Tage. 43 Patienten (42 %) hatten rekurrierende ischämische Symptome zwischen den ersten Symptomen und der CEA, bei ihnen wurde in 44 % der Fälle die CEA innerhalb 14 Tagen nach dem Indexereignis vorgenommen. Insgesamt machte in diesem Krankengut die Rate an behinderndem Schlaganfall oder Tod postoperativ 4 % aus, die Sterblichkeitsrate 2 %. Die Autoren hielten das Ergebnis, dass 39 % der Patienten innerhalb 14 Tagen nach dem Indexereignis operiert wurden, im Vergleich zu Berichten in der Literatur für überdurchschnittlich gut, auch in Anbetracht der Tatsache, dass 25 % der Patienten erst 14 Tage oder später nach dem neurologischen Ereignis einen Arzt konsultierten. Eine bessere Aufklärung der Öffentlichkeit über die Notwendigkeit der medizinischen Abklärung von TIA und Schlaganfall wurde angemahnt.

Eine ähnliche Fragestellung, der Patienten-bedingten Verzögerung zwischen Auftreten der ersten neurologischen Symptome und der Vorstellung des Patienten in einem Schlaganfallzentrum, untersuchten Hurst et al. [12]. 150 konsekutive Patienten mit einem zerebrovaskulären Ereignis (TIA oder leichter Schlaganfall) gingen in diese Studie während eines 5-Monats-Zeitraum ein. 34 % der Patienten hatten bereits Schlaganfallsymptome erlitten, bevor sie sich jetzt akut vorstellten. 38,7 % der Patienten hatten Schwierigkeiten mit dem Sprechen und 30 % berichteten Sehminderung oder Sehverlust. Keiner der Patienten mit alleiniger Sehstörung führte seine Symptome auf einen Schlaganfall zurück. In der gesamten Kohorte wurden (kumulativ) 76/150 (50,7 %) Patienten von einem Gesundheitsversorger am Tag des Ereignisses gesehen, 97 (64,7 %) innerhalb 48 Stunden und 134 Patienten (89,3 %) innerhalb derselben Woche. 99,3 % der Patienten wurde zunächst „beste medikamentöse Therapie" empfohlen. Auch diese Autoren betonten die Notwendigkeit einer besseren Aufklärung der Öffentlichkeit, da immerhin Zweidrittel der Patienten ihre Symptome nicht auf einen Schlaganfall zurückführten und 60 % der Patienten mit Symptomen den Arztbesuch auf 1–120 Tage nach dem Indexereignis herausschoben. So lange die Patienten-bedingte Verzögerung diese Ausmaße hat, ist eine frühe CEA bei Patienten mit TIA/leichtem Schlaganfall eher die Ausnahme als die Regel.

Fazit

Die CEA sollte so früh wie möglich, innerhalb von 14 Tagen nach dem neurologischen Ereignis durchgeführt werden. Ob das postoperative Schlaganfallrisiko in den ersten beiden Tagen nach dem Indexereignis erhöht ist, muss offenbleiben.

3 CEA und CAS – spezifische Fragestellungen

3.1 Volumen der ischämischen Hirnläsion und Revaskularisation

Pini et al. [22] untersuchten die Assoziation zwischen dem Ausmaß der ischämischen Hirnläsion und dem Ergebnis nach CEA und CAS bei symptomatischen Patienten mit Carotisstenose. 489 Patienten (CEA n = 327, 67 %/CAS n = 162, 33 %) gingen in die Untersuchung ein. Bei 186 (38 %) wurde der Eingriff innerhalb 2 Wochen nach dem Indexereignis ausgeführt. CEA und CAS wiesen keine statistisch signifikanten Unterschiede in postoperativer Schlaganfallrate (3,3 % vs. 5,5 %) und Schlaganfall-/Sterblichkeitsrate auf (3,8 % vs. 5,9 %). 251 (53 %) Patienten mit zerebralen ischämischen Läsionen (CIL) unterschieden sich in den postoperativen Ergebnissen nicht signifikant von Patienten ohne CIL (Schlaganfallrate 4,8 % vs. 3,5 %; Schlaganfall/Tod 5,6 % vs. 3,5 %). Jedoch hatten Patienten mit postoperativem Schlaganfall und Schlaganfall/Tod im Median ein höheres CIL-Volumen von 5 100 mm^3 vs. 1 000 mm^3 bzw. 4 500 mm^3 vs. 1 000 mm^3 im Vergleich zu Patienten ohne unerwünschtes Ereignis. In der multivariaten Analyse war ein CIL-Volumen $\geq$ 4 000 mm^3 ein unabhängiger Risikofaktor für einen postoperativen Schlaganfall mit einer Schlaganfallrate von 9,3 %, versus 1,9 % bei einem CIL-Volumen von < 4 000 mm^3. Die Folgerung dieser Analyse ist, dass die einfache Angabe einer CIL noch nichts über das postoperative Schlaganfallrisiko aussagt, zusätzlich muss das Ausmaß genannt werden. Die Autoren schlugen vor, die Angabe des CIL-Volumens zu nutzen, um das postoperative Schlaganfall-/Sterblichkeitsrisiko bei Patienten mit symptomatischer Carotisstenose besser abschätzen und die Patienten besser stratifizieren zu können.

Die gleiche Arbeitsgruppe stellte sich auch der Frage, welchen Einfluss stumme zerebrale ischämische Läsionen auf das Ergebnis der CEA bei asymptomatischen Patienten haben [21]. In einer retrospektiven Analyse von 743 asymptomatischen Patienten mit CEA wiesen 97 (13,1 %) stumme zerebrale Infarkte (SCI) auf. Im Gesamtkrankengut betrug die Schlaganfallrate nach 30 Tagen 0,5 %, die Sterblichkeitsrate 0,7 %. Patienten mit SCI hatten eine signifikant höhere perioperative Schlaganfallrate (3,1 %) verglichen mit Patienten ohne SCI (0,2 %), jedoch war die Rate an Tod und Schlaganfall/Tod zwischen beiden Gruppen nicht unterschiedlich (0,8 % vs. 0,0 %). In der multivariaten Analyse erwies sich ein SCI als ein unabhängiger Faktor für einen perioperativen Schlaganfall (Odds Ratio 16,39). Nach 5 Jahren Follow-up zeigten Patienten mit SCI ein signifikant schlechteres ipsilaterales Schlaganfall- und Schlaganfall-/Sterblichkeits-freies Überleben verglichen mit Patienten ohne SCI (86,7 % vs. 99,0 % und 76,9 % vs. 87,7 %). In der Überlebensrate selbst gab es aber keine statistisch signifikanten Unterschiede zwischen beiden Gruppen (83,4 % vs. 90,5 %). In der adjustierten Cox-Analyse waren SCI ein unabhängiger Risikofaktor für ipsilateralen Schlaganfall und Schlaganfall/Tod im Langzeitverlauf (Hazard Ratio 3,08 bzw. 2,45). Nach dieser Analyse haben Patienten mit asymptomatischer Carotisstenose und Nachweis einer stummen zerebralen Läsion im CT eine signifikant schlechtere Prognose nach CEA als Patienten mit unauffälligem CT-Befund.

3.2 Carotis-Revaskularisation bei Hämodialyse und Nierentransplantation

Zu den Ergebnissen von CAS bei Patienten mit chronischem Nierenversagen und Hämodialyse (HD) legten jetzt erstmals Arhuidese et al. [1] auf Basis des United States Renal Data System (USRDS) eine populationsbezogene Untersuchung vor. In diese retrospektive Studie gingen 1 109 HD-Patienten ein, bei denen zwischen Januar 2006 und Dezember 2011 eine CAS vorgenommen wurde. 920 Patienten (83 %) waren asymptomatisch, 189 (17 %) symptomatisch. Die postoperative ($\leq$ 30 Tage) Schlaganfallrate machte für das Gesamtkrankengut 5,5 % aus, 9,6 % bei symptomatischen und 4,7 % bei asymptomatischen Patienten. Hinsichtlich periprozeduraler Herzinfarktrate (5,2 % vs. 5,7 %) und Sterblichkeit (3,2 % vs. 2,9 %)

unterschieden sich symptomatische und asymptomatische Patienten jedoch nicht. Die kombinierte Rate an unerwünschten periprozeduralen Ereignissen betrug 14,7 % für symptomatische und 11,6 % für asymptomatische Patienten. Das Schlaganfall-freie Überleben wurde nach 4 Jahren mit 79 % für asymptomatische und 62 % für symptomatische Patienten berechnet. Das Langzeitüberleben der gesamten Kohorte (Sterblichkeit jeglicher Ursache eingeschlossen) betrug jedoch tatsächlich nur 73 % nach 1 Jahr, 52 % nach 2 Jahren und 27 % nach 5 Jahren. Angesichts dieser ungünstigen Langzeitergebnisse sprachen sich die Autoren gegen CAS bei asymptomatischer Carotisstenose von Dialysepatienten aus. Auch bei symptomatischen Patienten ist mit Blick auf die periprozedurale Komplikationsrate größte Zurückhaltung mit dem Carotis-Stenting angebracht.

Bei Hämodialysepatienten wurden auch die perioperativen und Langzeitergebnisse nach CEA auf Basis des USRDS der Jahre 2006–2011 dargestellt [8]. 4 268 (83 %) Patienten mit asymptomatischer und 874 (17 %) mit symptomatischer Carotisstenose gingen in diese retrospektive Studie ein. Die 30-Tage-Schlaganfallrate nach CEA machte bei asymptomatischen Patienten 2,7 %, bei symptomatischen 5,2 % aus (p = 0,001). Hinsichtlich der Rate an Herzinfarkt und Tod unterschieden sich asymptomatische und symptomatische Patienten aber nicht (Herzinfarkt: 4,6 % vs. 5,0 %; Sterblichkeit 2,6 % vs. 2,9 %). Im Langzeitverlauf war die Freiheit von Schlaganfall nach 1 Jahr 92 %, nach 3 Jahren 84 % und nach 5 Jahren 79 % bei asymptomatischen Patienten, die Vergleichszahlen für symptomatische Patienten waren 87 %, 78 % und 69 % und damit signifikant schlechter. Das Gesamtüberleben wurde für die asymptomatischen Patienten mit 78 % nach 1 Jahr, 60 % nach 2 Jahren, 46 % nach 3 Jahren, 37 % nach 4 Jahren und 33 % nach 5 Jahren berechnet. Auch das Gesamtüberleben war bei den symptomatischen Patienten ungünstiger, mit 73 %, 57 %, 42 %, 32 % und 29 % nach 1, 2, 3, 4 und 5 Jahren nach CEA. Die Autoren betonten, dass die perioperativen Ergebnisse nach CEA bei asymptomatischen Patienten zwar akzeptabel seien, dass es aber bei einer Überlebensrate von weniger als 50 % nach 3 Jahren augenfällig sei, dass asymptomatische

HD-Patienten von der CEA keinen Langzeitnutzen im Vergleich zu bester medikamentöser Therapie haben. Sie sprachen sich dementsprechend gegen die CEA bei asymptomatischer Carotisstenose des HD-Patienten aus. Bei Patienten mit symptomatischer Stenose könne sie im Einzelfall bei sehr hohem Risiko eines sekundären Schlaganfalls oder TIA erwogen werden.

Dieselbe Arbeitsgruppe überprüfte schließlich auch das Ergebnis der Carotis-Revaskularisation bei asymptomatischer Carotisstenose des nierentransplantierten Patienten auf Basis des USRDS der Jahre 2006–2011 [2]. Es ist die erste Registererhebung zu dieser Fragestellung überhaupt. 462 Patienten, 387 (84 %) mit CEA und 75 (16 %) mit CAS, gingen in die Auswertung ein. Hinsichtlich perioperativem Schlaganfall, Herzinfarkt oder Sterblichkeit gab es im Vergleich von CEA und CAS keine signifikanten Unterschiede, mit 4,7 % vs. 5,3 %; 4,4 % vs. 2,7 % und 1,3 % vs. 4,0 %). Das Schlaganfall-freie Überleben nach CEA vs. CAS war 93 % vs. 92 % nach 1 Jahr, 90 % vs. 87 % nach 2 Jahren, 88 % vs. 87 % nach 3 Jahren und 84 % vs. 82 % nach 4 Jahren (kein signifikanter Unterschied). Ebenfalls nicht signifikant unterschiedlich war das Patientenüberleben nach CEA vs. CAS, mit 89 % vs. 88 % nach 1 Jahr, 77 % vs. 75 % nach 2 Jahren, 66 % für beide Gruppen nach 3 Jahren und 53 % vs. 48 % nach 4 Jahren. Die Autoren betonten, dass die Inzidenz an unerwünschten perioperativen Ereignissen bei diesem Patientenkollektiv nach Revaskularisation höher war als das von der Society of Vascular Surgery empfohlene Maximum, so dass wohl der Nutzen einer Revaskularisation hierdurch und durch die reduzierte Lebenserwartung der nierentransplantierten Patienten zunichtegemacht wird.

3.3 Progression der Grundkrankheit nach CEA

Avgerinos et al. [4] gingen anhand des Krankenguts des Pittsburgh Medical Center der Jahre 2000 bis 2010 retrospektiv der Frage nach, ob und wie die Grundkrankheit nach CEA fortschreitet, kenntlich an ipsilateraler Re-Stenose und Progression der Arteriosklerose in der kontralateralen A. carotis interna. 1 639 Patienten mit 1 782 CEA (darunter 50 % mit Patchplastik, 24 % mit Primärverschluss, 26,1 % Eversionen) gingen in die Kohorte ein, mittleres Alter 71,4 Jahre. 35 % der Patienten waren vor CEA symptomatisch. Die periprozedurale Schlaganfallrate machten 1,9 % aus, die Sterblichkeitsrate 0,8 %. Die kombinierte Rate an Schlaganfall/ Tod betrug über alle 2,6 %, für die asymptomatischen Patienten 1,8 %. Die Langzeitergebnisse dieser Untersuchung gehen aus Tabelle 5 hervor. Die dort aufgeführten Re-Stenosen blieben in 125 von 148 Fällen (84,5 %) asymptomatisch. Bei 20 Re-Stenosen (15,6 %) erfolgte eine Re-Intervention, 7 Wiederholungs-CEA und 13 CAS. Im Gesamtkrankengut wurden 41 ipsilaterale und 55 kontralaterale späte Schlaganfälle beobachtet, entsprechend einer späten Schlaganfallrate von über alles 2,7 %, 5,6 % und 14,3 % nach 2, 5 und 10 Jahren. Die Schlaganfallrate von Patienten mit Fortschreiten der Grundkrankheit in der kontralateralen A. carotis interna unterschied sich von der bei Patienten ohne Fortschreiten der Erkrankung nicht signifikant, wohl aber tendenziell (7,0 % vs. 3,3 %; p = 0,063). Die Autoren folgerten, dass das Fortschreiten der Erkrankung nach CEA bis zu einem Niveau, das behandlungsbedürftig sei, sehr gering sei. Die beobachtete Schlaganfallrate sei ebenfalls gering und nicht klar auf ein Fortschreiten der Erkrankung zurückzuführen. Als Konsequenz kann auf Nachuntersuchungen von Patienten mit CEA in kurzen Intervallen von 1–2 Jahren verzichtet werden.

3.4 Duale Thrombozytenaggregationshemmung und CEA

Wie wirkt sich eine duale Thrombozytenaggregationshemmung mit Aspirin und Clopidogrel auf die perioperative Komplikationsrate bei CEA aus? Dieser Frage gingen Jones et al. [15] anhand der Daten der Vascular Quality Initiative der Jahre 2003–2014 retrospektiv nach. Patienten, die Clopidogrel und Aspirin einnahmen (duale Therapie) wurden mit Patienten verglichen, die allein Aspirin präoperativ einnahmen. Als perioperative Medikation wurde eine Medikation ≤ 48 Stunden vor dem Eingriff bezeichnet. Von 28 683 CEA wurden 21 624 Patienten (75 %) mit Aspirin, 7 059 (25 %) dual therapiert. Patienten mit dualer Behandlung hatten die signifikant höhere Komorbiditätsrate und waren häufiger symptomatisch (31 % vs. 22 %). Drainagen wurden bei 46 % der Patienten mit dualer Behandlung, aber nur 40 % der Aspirin-Gruppe intraoperativ eingelegt (p < 0,001). Auch wurde intraoperativ bei Patienten mit dualer Behandlung häufiger Protamin verabreicht (68 % vs. 59 %). Die Re-Operationsrate wegen Blutungskomplikationen war nach dualer Therapie mit 1,2 % signifikant höher als nach Aspirin allein (0,7 %). Die Applikation von Protamin schützte vor einer blutungsbedingten Re-Operation, hingegen hatte eine Drainage hierauf keinen Einfluss. Die postoperative Myokardinfarktrate machte bei dualer Therapie 1,2 %, bei Aspirin 0,8 % aus (p = 0,001). In der multivariaten Analyse der Daten schützte eine duale Behandlung vor TIA oder Schlaganfall, Schlaganfall jeglicher Art und Tod/Schlaganfall, bei keinen signifikanten Unterschieden in der Herzinfarktrate. Um die Gruppen besser vergleichbar zu machen, wurde zusätzlich ein

Tab. 5: Progression der Grundkrankheit nach CEA (nach Avgerinos et al. [4])

	Beobachtungzeitraum nach CEA		
Parameter	2 Jahre	5 Jahre	10 Jahre
Ipsilaterale ACI Re-Stenose ≥ 50 %	8,5 %	15,6 %	27,2 %
Ipsilaterale ACI Re-Stenose ≥ 70 %	3,4 %	6,5 %	10,2 %
Progression kontralaterale ACI unabhängig vom Basiswert	5,4 %	15,5 %	46,8 %
Späte Schlaganfälle (ipsilateral/kontralateral)	2,7 %	5,6 %	14,3 %

ACI = A. carotis interna

Propensity Score Matching bei 2 vergleichbaren Gruppen von je 4 548 Patienten durchgeführt. Diese Analyse bestätigte den Schutz der dualen Therapie vor thrombotischen Komplikationen nach CEA, speziell bei asymptomatischen Patienten. Zusätzlich bestätigte die Analyse den Wert der intraoperativen Protamingabe zur Vermeidung von Re-Operationen wegen Blutungskomplikationen. Die Autoren kamen zu dem Schluss, dass das optimale perioperative Management bei Patienten mit CEA in einer dualen Thrombozytenaggregationshemmung, kombiniert mit intraoperativer Heparin- und Protamingabe, besteht.

Komplikationen nach CEA bei 1 042 Patienten mit einer Mono-Thrombozytenaggregationshemmung (in 94 % mit Aspirin) und solchen mit einer dualen Behandlung (216 Patienten mit Aspirin/Clopidogrel oder Aspirin/Ticlopidin) wurden auch von Chisci et al. [7] im Rahmen einer retrospektiven monozentrischen Erhebung analysiert. Für das Gesamtkrankengut (n = 1 258 CEA) wurden keine perioperativen Todesfälle angegeben, die Rate schwerer unerwünschter Ereignisse betrug 1,8 %. Es wurden 41 (3,3 %) zervikale Hämatome gesehen, von denen 24 (59 %) mit einer Hirnnervenschädigung assoziiert waren. Die meisten dieser Hirnnervenschädigungen, insgesamt waren es bei Entlassung 29 (2,3 %), waren aber nur passager, im Gesamtkrankengut fanden sich lediglich 2 permanente Hirnnervenschädigungen. In einer multivariaten Analyse ließen sich zervikale Hämatome mit einer Odds Ratio von 41,7 sowie die duale Thrombozytenaggregationshemmung (Odds Ratio 4,4) zur Inzidenz der Hirnnervenschädigungen korrelieren. Die Autoren wiesen auf die erhöhte Blutungsneigung bei dualer Plättchenhemmung hin und folgerten, dass Patienten mit dualer Therapie vor dem Eingriff über das erhöhte Risiko einer Hirnnervenschädigung aufgeklärt werden müssten.

Fazit

Patienten mit zerebralen ischämischen Läsionen (CIL) mit einem Volumen ≥ 4 000 mm³ haben ein erhöhtes Risiko für einen postoperativen Schlaganfall nach CEA.

Bei dialysepflichtigen asymptomatischen Patienten mit Carotisstenose verbietet sich aufgrund der begrenzten Lebenserwartung in der Regel die Carotisrevaskularisation (CEA oder CAS). Das gilt mehrheitlich auch für Patienten nach Nierentransplantation.

Bei der guten Langzeitprognose kann bei Patienten nach CEA auf Nachuntersuchungen in kurzen Intervallen von 1–2 Jahren verzichtet werden, Patienten mit speziellen Risikofaktoren für eine Rezidivstenose oder kontralaterale Stenose ausgenommen.

Das optimale perioperative Management bei Patienten mit CEA besteht in einer dualen Thrombozytenaggregationshemmung, kombiniert mit intraoperativer Heparin-/Protamingabe. Auf das eventuell erhöhte Blutungsrisiko soll aufmerksam gemacht werden.

Literatur

[1] Arhuidese IJ, Obeid T, Hicks CW, Yin K, Canner J, Segev D, Malas MB: Outcomes after carotid artery stenting in hemodialysis patients. J Vasc Surg 2016; 63: 1511–1516. [EBM III]

[2] Arhuidese I, Craig-Schapiro R, Obeid T, Nejim B, Hicks CW, Malas MB: Carotid revascularization in asymptomatic patients after renal transplantation. Ann Vasc Surg 2017; 38: 130–135. [EBM III]

[3] Arhuidese I, Obeid T, Nejim B, Locham S, Hicks CW, Malas MB: Stenting versus endarterectomy after prior ipsilateral carotid endarterectomy. J Vasc Surg 2017; 65: 1–11. [EBM III]

[4] Avgerinos ED, Go C, Ling J, Naddaf A, Steinmetz A, Abou Ali AN, Makaroun MS, Chaer RA: Carotid artery disease progression and related neurologic events after carotid endarterectomy. J Vasc Surg 2016; 64: 354–360. [EBM III]

[5] Brott TG, Howard G, Roubin GS et al., CREST Investigators: Long-term results of stenting versus endarterectomy for carotid-artery stenosis. N Engl J Med 2016; 374: 1021–1031. [EBM Ib]

[6] Charbonneau P, Bonaventure PL, Drudi LM, Beaudoin N, Blair JF, Elkouri S: An institutional study of time delays for symptomatic carotid endarterectomy. J Vasc Surg 2016; 64: 1726–1733. [EBM III]

[7] Chisci E, Rehring TF, Pigozzi C, Colon S, Borgheresi A, Tramacere L, Ercolini L, Michelagnoli S: Cranial nerve injury is associated with dual antiplatelet therapy use and cervical hematoma after carotid endarterectomy. J Vasc Surg 2016; 64: 985–989. [EBM III]

[8] Cooper M, Arhuidese IJ, Obeid T, Hicks CW, Canner J, Malas MB: Perioperative and long-term outcomes after carotid endarterectomy in hemodialysis patients. JAMA Surg 2016; 151: 947–952. [EBM III]

[9] Doig D, Turner EL, Dobson J, Featherstone RL, Lo RT, Gaines PA, Macdonald S, Bonati LH, Clifton A, Brown MM, ICSS Investigators: Predictors of stroke, myocardial infarction or death within 30 days of carotid artery stenting: results from the International Carotid Stenting Study. Eur J Vasc Endovasc Surg 2016; 51: 327–334. [EBM Ib]

[10] Featherstone RL, Dobson J, Ederle J, Doig D, Bonati LH, Morris S, Patel NV, Brown MM: Carotid artery stenting compared with endarterectomy in patients with symptomatic carotid stenosis (International Carotid Stenting Study): a randomised controlled trial with cost-effectiveness analysis. Health Technol Assess 2016; 20: 1–94. [EBM Ib]

[11] Howard G, Roubin GS, Jansen O et al.: Carotid Stenting Trialists' Collaboration. Association between age and risk of stroke or death from carotid endarterectomy and carotid stenting: a meta-analysis of pooled patient data from four randomised trials. Lancet 2016; 387 (10025): 1305–1311. [EBM Ia]

[12] Hurst K, Lee R, Sideso E, Giles M, Handa A: Delays in the presentation to stroke services of patients with transient ischaemic attack and minor stroke. Br J Surg 2016; 103:1462–1466. [EBM IIb]

[13] Hussain MA, Mamdani M, Tu JV, Saposnik G, Khoushhal Z, Aljabri B, Verma S, Al-Omran M: Impact of clinical trial results on the temporal trends of carotid endarterectomy and stenting from 2002 to 2014. Stroke 2016; 47: 2923–2930. [EBM III]

[14] Hye RJ, Voeks JH, Malas MB, Tom M, Longson S, Blackshear JL, Brott TG: Anesthetic type and risk of myocardial infarction after carotid endarterectomy in the Carotid Revascularization Endarterectomy versus Stenting Trial (CREST). J Vasc Surg 2016; 64: 3–8.e1. [EBM Ib]

[15] Jones DW, Goodney PP, Conrad MF, Nolan BW, Rzucidlo EM, Powell RJ, Cronenwett JL, Stone DH: Dual antiplatelet therapy reduces stroke but increases bleeding at the time of carotid endarterectomy. J Vasc Surg 2016; 63: 1262–1270.e3. [EBM III]

[16] Jonsson M, Lindström D, Gillgren P, Wanhainen A, Malmstedt J: Long-term outcome after carotid artery stenting: a population-based matched cohort study. Stroke 2016; 47: 2083–2089. [EBM IIb]

[17] Kuehnl A, Tsantilas P, Knappich C, Schmid S, König T, Breitkreuz T, Zimmermann A, Mansmann U, Eckstein HH: Significant association of annual hospital volume with the risk of inhospital stroke or death following carotid endarterectomy but likely not after carotid stenting: secondary data analysis of the statutory German carotid quality assurance database. Circ Cardiovasc Interv 2016; 9. pii: e004171. [EBM III]

[18] Loftus IM, Paraskevas KI, Johal A, Waton S, Heikkila K, Naylor AR, Cromwell DA. Editor's Choice – Delays to surgery and procedural risks following carotid endarterectomy in the UK National Vascular Registry. Eur J Vasc Endovasc Surg 2016; 52: 438–443. [EBM III]

[19] Nejim B, Obeid T, Arhuidese I, Hicks C, Wang S, Canner J, Malas M: Predictors of perioperative outcomes after carotid revascularization. J Surg Res 2016; 204: 267–273. [EBM III]

[20] Paraskevas KI, Kalmykov EL, Naylor AR: Stroke/death rates following carotid artery stenting and carotid endarterectomy in contemporary administrative dataset registries: a systematic review. Eur J Vasc Endovasc Surg 2016; 51: 3–12. [EBM III]

[21] Pini R, Faggioli G, Longhi M, Vacirca A, Gallitto E, Freyrie A, Gargiulo M, Stella A: The detrimental impact of silent cerebral infarcts on asymptomatic carotid endarterectomy outcome. J Vasc Surg 2016; 64: 15–24. [EBM IIb]

[22] Pini R, Faggioli G, Longhi M, Ferrante L, Vacirca A, Gallitto E, Gargiulo M, Stella A: Impact of acute cerebral ischemic lesions and their volume on the revascularization outcome of symptomatic carotid stenosis. J Vasc Surg 2017; 65: 390–397. [EBM IIb]

[23] Rosenfield K, Matsumura JS, Chaturvedi S, Riles T, Ansel GM, Metzger DC, Wechsler L, Jaff MR, Gray W, ACT I Investigators: Randomized trial of stent versus surgery for asymptomatic carotid stenosis. N Engl J Med 2016; 374: 1011–1020. [EBM Ib]

[24] Tsantilas P, Kuehnl A, König T, Breitkreuz T, Kallmayer M, Knappich C, Schmid S, Storck M, Zimmermann A, Eckstein HH: Short time interval between neurologic event and carotid surgery is not associated with an increased procedural risk. Stroke 2016; 47: 2783–2790. [EBM III]

3.3 Was gibt es Neues in der Shuntchirurgie?

W. Derwich, T. Steinke, Th. Schmitz-Rixen

1 Einleitung

Mit der alternden Bevölkerung steigt die Anzahl der Patienten mit einer Nierenersatztherapie und somit entstehen neue Herausforderungen, einen zuverlässigen Zugang zu gewährleisten. In den letzten Jahren entwickeln sich immer neue Techniken und Systeme, die das Instrumentarium der Gefäßchirurgen weiter ausbauen.

2 Epidemiologie

Das Lebenszeitrisiko für terminale Niereninsuffizienz stieg in den letzten Dekaden leicht an, aber bleibt aktuell auf einem stabilen Niveau. Laut der European Renal Association-European Dialysis and Transplant Association (ERA-EDTA) Registry beträgt das Lebenszeitrisiko für eine dialysepflichtige Niereninsuffizienz im Alter von 20 und 70 Jahren 0,44–2,05 % und entsprechend 0,17–1,59 % und ist für Männer doppelt so hoch wie für Frauen [1]. Die dialysepflichtigen Patienten zeichnen sich durch ein breites Spektrum der Komorbiditäten wie arterielle Hypertonie, Diabetes mellitus, chronische Herzinsuffizienz, zerebrovaskuläre Insuffizienz und periphere arterielle Verschlusskrankheit aus. Die aktuelle 2-Jahres-Mortalität in Deutschland beträgt in diesem Kollektiv bei Patienten jünger und älter als 75 Jahre entsprechend 15,8 % und 34,7 %. Zu den häufigsten Todesursachen gehören eine chronische Herzinsuffizienz (23 %), Sepsis (17 %), Myokardinfarkt (10 %), Apoplex (7,7 %) und Malignitäten (6,0 %) [2]. Die Gesamtmortalität hängt unter anderem von der Art des dauerhaften Zugangs für Hämodialyse ab. Das Überleben der Patienten nach Initiierung der Hämodialyse über eine arteriovenöse Fistel ist deutlich höher (58 Monate) als bei Patienten nach einer primären Katheteranlage ggf. nach Thrombose der AV-Fistel und Fortführung der Hämodialyse über einen Vorhofkatheter. Die Mortalität der Patienten mit einer funktionierenden AV-Fistel beträgt nach 6, 12 und 24 Monaten bei Beginn der Hämodialyse entsprechend 9 %, 17 % und 31 % und ist wesentlich geringer als in der Kathetergruppe (32 %, 46 %, 62 %) [3]. Trotz dieser Erkenntnisse über die Vorteile der autologen Dialysezugänge wird die Hämodialyse in den USA bei lediglich 8,5 % der Patienten im Alter von 67 Jahren über eine arteriovenöse Fistel initiiert. In 78 % der Fälle wird die Therapie über einen Vorhofkatheter eingeleitet [3]. In Deutschland werden 81,2 % der Patienten älter als 75 Jahre über eine AV-Fistel dialysiert. Der Anteil der autologen Zugänge steigt bei jüngeren Patienten auf 86,5 % an. Die Initiierung der Hämodialyse hat nicht nur einen Einfluss auf eine Gesamtprognose für den Patienten, sie verzögert aber auch die Maturation der radiocephalen Fistel [4]. Eine rechtzeitige Planung einer arteriovenösen Fistel in der präterminalen Niereninsuffizienz reduziert hingegen die Länge der Katheter-gestützten Hämodialyse nach Initiierung der Nierenersatztherapie [5].

Fazit

Die dialysepflichtigen Patienten zeichnen sich durch eine hohe Mortalität und Morbidität aus. Die Überlebenschancen sind bei Patienten mit einer AV-Fistel höher als im Kollektiv mit Katheter-gestützten Gefäßzugängen.

3 Präoperative Vorbereitung in der Shuntchirurgie

Eine absolute Voraussetzung für eine effektive AV-Fistelanlage ist eine adäquate Anatomie im venösen und arteriellen System. Eine präoperative Vorbereitung und die unmittelbare Nachsorge durch eine klinische Untersuchung mit einer farbkodierten Duplexsonographie erhöht die Offenheitsrate einer AV-Fistel um das 5,7-fache nach 6 Wochen und das 3,8-fache nach 3 Monaten. Die kombinierte Planung trägt zur 3,1-fachen Verbesserung der Punktionsfähigkeit einer AV-Fistel [6] bei. McGrogran et al. fasst die Prädiktoren der Ergebnisse nach einer AV-Fistelbildung zusammen und analysiert die morphologischen Indizes, die den operativen Erfolg beeinflussen. Ein Durchmesser der Arteria radialis < 1,5 mm ist ein negativer Prädiktor für eine distale radiocephale Fistel mit einer Sofort- und Frühverschlussrate von 44 % bzw. 64 %. Bei einem Durchmesser der Arteria radialis > 1,5 mm reduziert sich die Sofort- und Frühverschlussrate auf 8 % bzw. 17 % [7]. Bei Flussvolumina der Arteria radialis < 50 ml/Min besteht ein 7-fach erhöhtes Risiko für ein Versagen der distalen Zephalikafistel [8]. Ein minimaler Durchmesser der Vena cephalica von 2 mm wird als positiver Faktor für die Entwicklung einer radiocephalen Fistel angesehen [9].

Fazit

Die Planung einer AV-Fistel setzt fortgeschrittene Kenntnisse in der Duplexsonographie voraus und bestimmt das postoperative Ergebnis. Idealerweise führt der Operateur die Duplexsonographie (farbcodiert + Frequenzanalyse) selbst durch.

4 Anastomosenmodelierung bei Anlage einer autologen AV-Fistel

Durch den Einsatz der nummerischen Strömungsmechanik lassen sich einige Prozesse in den AV-Fisteln, wie Fistelmaturation und Genese der Stenose, erklären. Die Änderung des Venenverlaufes und der Hämodynamik in der Fistelvene erniedrigt die Wandschubspannung (wall shear stress) im Bereich der mündungsnahen Region der Vena cephalica. Eine niedrige Wandschubspannung trägt zur Intimahyperplasie bei und stimuliert die Entstehung einer Cephalicastenose [10]. Lee et al. konnte nachweisen, dass ein größerer Winkel als 135° in der distalen radiocephalen End-zu-Seit-Anastomose eine Wandschubspannung in der unmittelbar angrenzenden Vena cephalica und damit ein Risiko der Intimahyperplasie reduziert [11].

Diese Erkenntnisse unterstützen die Entwicklung von Adaptern zur Modellierung einer radio- ggf. brachiocephalen Anastomose. Ein intravasaler Connector Optiflow® soll die chirurgische Bildung einer cephalobrachialen Anastomose optimieren, den Winkel zwischen den beiden Gefäßen optimal gestalten, Maturation beschleunigen und das Risiko der Intimahyperplasie minimieren. Der Optiflow®-Adapter besteht aus Polyurethan mit antithrombogener Silikonbeschichtung und wird über eine Inzision in die Arteria brachialis offen chirurgisch eingeführt. Im Anschluss wird die Vena cephalica am Konnektor mit 2 Ligaturen fixiert. Eine klinische Studie mit einer Kontrollgruppe konnte allerdings keine wesentlichen Vorteile hinsichtlich der Maturation der Cephalicafistel bestätigen [12].

Ein anderer extravasaler Adapter – VasQ® – soll die Vorteile einer chirurgischen Anastomose mit einer Anastomosenmodellierung durch Erhalt des optimalen Winkels zwischen der Arteria brachialis ggf. Arteria radialis und Vena cephalica kombinieren. Der VasQ®-Adpater besteht aus Nitinol und wird offen chirurgisch außerhalb des Gefäßes an der Vena cephalica und Arteria brachialis ggf. Arteria radialis appliziert. Das Produkt ist für Venen- und Arteriendurchmesser von > 2,5 mm zugelassen und in 4 Größen für die Arteria brachialis und 2 Größen für Arteria radialis erhältlich. Der VasQ®-Adapter sollte eine aneurysmatische Degeneration der Anastomose verhindern und durch entsprechende Modellierung die Wandschubspannung und somit die Intimahyperplasie reduzieren. Chemla et al. konnten in der klinischen Studie die Sicherheit und Effektivität der Technik für brachiocephale Fisteln nachweisen und eine primäre Offenheitsrate und Maturation nach 1, 3 und 6 Monaten von entsprechend 95 %, 79 % und 79 % erzielen [13].

Fazit

Durch den Einsatz der nummerischen Strömungsmechanik lässt sich die Genese von Stenosen in den Fistelvenen gut erklären. Die auf dieser Basis entwickelten intravasalen Anastomosenadapter zeigten keinen klinischen Vorteil. Die kontrollierten Studien für extravasale Anastomosenadapter stehen noch aus.

5 Endovaskuläre Bildung einer AV-Fistel (EverlinQ®)

Aufgrund der langen Punktionsstrecke und Präkonditionierung der übrigen Armvenen ist eine radiocephale Fistel in der Shuntchirurgie eine Therapie der ersten Wahl. Allerdings bei ungünstiger Morphologie der Unterarmvenen mit einem Durchmesser < 2 mm ggf. schlechter Einstromsituation über eine schmalkalibrige oder arteriosklerotische Arteria radialis ist eine Ellenbogenfistel eine weitere Option für einen autologen Zugang. Eine endovaskuläre Bildung einer AV-Fistel mit dem EverlinQ®-System eröffnet neue Möglichkeit der Konditionierung mehrerer Venen am Oberarm zwecks Entwicklung eines autologen Zugangs. Im Rahmen der Prozedur wird die V. und A. brachialis im mittleren Drittel des Oberarmes perkutan punktiert und mit entsprechenden Angioschleusen 7F und 6F unter Fluoroskopie sondiert. Nach Platzierung der Führungsdrähte in der parallel verlaufenden A. und V. ulnaris am proximalen Unterarm werden 2 Katheter eingeführt, die durch starke Magnete eine optimale Ausrichtung ermöglichen. Nach Auslösen des Systems fließt ein schneidender Radiofrequenzstrom zwischen der ausfahrbaren venösen Elektrode und der Keramikoberfläche des arteriellen Katheters und erzeugt eine präzise transmurale Inzision und Verschweißung von Vene und Arterie. Eine zwingende Voraussetzung für die Etablierung eines autologen Dialysezugangs am Oberarm ist abgesehen von dem Mindestdurchmesser der A. und V. brachialis, der A. und V. ulnaris, der V. basilica und cephalica > 2 mm das Vorhandensein einer V. anastomotica (V. perforans cubiti), die den arteriellen Zustrom aus dem subfaszialen Raum in die epifasziale Venen V. cephalica und basilica ermöglicht. Um den Fluss aus dem subfaszialen Venensystem in die subkutan verlaufenden Venen umzuleiten, wird zusätzlich vor der Entfernung der venösen Angioschleuse ein Coil in der V. brachialis platziert. Rajan et al. konnten die klinische Anwendung der Methode im Rahmen einer prospektiven Single-Center-Studie (FLEX) mit hoher Effektivität und Sicherheit präsentieren. Bei 33 Patienten wurde in 97 % der Fälle ein technischer Erfolg mit einer Offenheitsrate und Punktionsfähigkeit von 96 % nach 6 Monaten erzielt [14]. Eine multizentrische prospektive Studie (NEAT) aus Kanada, Australien und Neuseeland wurde 2016 abgeschlossen und die Ergebnisse werden in Frühjahr 2017 publiziert. Eine europäische multizentrische Studie wurde in 2016 initiiert und rekrutiert aktuell Patienten.

Fazit

Die endovaskuläre Bildung einer AV-Fistel eröffnet die Ära einer minimal-invasiven Shuntchirurgie. Die Methode bietet nach den Pilotstudien eine hohe Sicherheit und Effektivität. Die Ergebnisse multizentrischer Studien stehen noch aus.

6 Anwendung kryokonservierter allogener Venentransplantate

Der Stellenwert kryokonservierter Venen gegenüber den gebräuchlichen alloplastischen Prothesen in der Shuntchirurgie war nach bisheriger Studienlage nicht eindeutig. Jadlowiec et al. konnten in einer prospektiven Studie die native AV-Fistel mit kryokonservierten Venen und ePTFE Konduits vergleichen. Eine native AV-Fistel zeigte eine höhere primäre Offenheitsrate nach 30 Tagen, 1 Jahr (64,3 %) und 2 Jahren (54,3 %) im Vergleich zu kryokonservierten Venen und ePTFE-Shunts ($p < 0,0001$). Die ePTFE-Shunts zeichnete eine niedrigere Offenheitsrate nach 30 Tagen (84,3 %), nach 1 Jahr (50,0 %) und 2 Jahren (32,9 %) im Vergleich zu nativen AV-Fisteln und kryokonservierten Venentransplantaten (p < 0,0001) aus. Die primäre Offenheitsrate war bei nativen AV-Fisteln zwar höher als bei kryokonservierten Venentransplantaten, aber die sekundäre Offenheit war in den beiden Gruppen vergleichbar hoch (nach 30 Tagen 98,6 % vs. 97,1 %, p = 1,000, nach 1 Jahr 81,4 % vs. 78,6 %, p = 0,6749, nach 2 Jahren 68,6 % vs. 51,4 %, p = 0,0573) [15]. In der Folgestudie mit klinischer Beobachtung von 10 Jahren konnte Jadlowiec et al. die Überlegenheit der kryokonservierten Venentransplantate gegenüber den alloplastischen Shunts bestätigen. Zu den häufigsten Transplantat-assoziierten Komplikationen gehörten thrombotischer Verschluss (19,1 %), Infektion (11,7 %) und Ruptur (11,7 %) [16]. Multizentrische Studien zur Anwendung der kryokonservierten Venentransplantate liegen nicht vor.

Fazit

Die kryokonservierten Venen stellen eine akzeptable Alternative für autologe AV-Fisteln mit ermutigenden Ergebnissen dar. Bei fehlenden nativen Venen sollte der Einsatz der kryokonservieren Venentransplantate erwogen werden, bevor ein alloplastischer Dialysezugang etabliert wird.

7 Anwendung der alloplastischen Prothesen in der Shuntchirurgie

7.1 ePTFE-Prothesen mit und ohne Heparinbindungen

Die alloplastischen Shunts stellen bei schmalkalibrigen Armvenen eine Therapieoption der 3. Wahl dar. Heutzutage werden die Implantate aus ePTFE mit oder ohne kovalente Heparinbindungen am häufigsten verwendet. Shemesh et al. hat im Kollektiv von 160 Patienten die Unterschiede zwischen den beiden Implantaten analysiert. Die ePTFE-Prothese mit und ohne Heparinbindungen zeigen nach 6 und 12 Monaten eine vergleichbare primäre Offenheitsrate von 35 % vs. 29 % und 14 % vs. 12 % (p = 0,48). Es gab keine signifikanten Unterschiede in der primären assistierten Offenheit zwischen den Implantaten nach 12, 24 und 36 Monaten (54 % vs. 41 %, 41 % vs. 30 %, 27 % vs. 23 %, p = 0,12). Die sekundäre Offenheit beider Prothesen war ebenfalls nach 12, 24 und 36 Monaten vergleichbar (83 % vs. 81 %, 83 % vs. 73 %, 81 % vs. 68 %, p = 0,20). Nichtdestotrotz trat die Thrombose in den ePFTE-Prothesen mit Heparinbindungen in den ersten 5 Monaten deutlich seltener auf, als in den Standard-ePTFE-Prothesen (p = 0,02) [17]. Davies et al. konnte ebenfalls in größerem Kollektiv von 483 Patienten keine längerfristigen Vorteile der ePTFE-Prothese mit Heparinbindung im Vergleich zu den Standard-ePTFE-Prothesen nachweisen. Die primäre, primäre assistierte und sekundäre Offenheitsrate war nach 2 Jahren vergleichbar. Die beiden Prothesen zeichneten sich durch vergleichbare Re-Interventionsraten (2,1 vs. 1,9 Interventionen/Person/Jahr, p = 0,87), Auftreten von Infektionen (11 % vs. 12 %) und Aneurysmata (5 % vs. 6 %) aus [18].

Fazit

ePTFE-Prothesen mit kovalenten Heparinbindungen zeigen lediglich in den ersten 5 Monaten nach der Implantation einen klinischen Vorteil. Die Langzeitergebnisse der ePTFE-Prothesen sind vom Heparin-Bonding unabhängig.

7.2 Anwendung der sofort punktierbaren ePTFE-Prothesen

Die gute Abdichtung der ePTFE-Prothese nach Punktion wird erst 4–6 Wochen postoperativ durch Bildung eines bindegewebsartigen Mantels um das Implantat herum erzielt. Diese Wartezeit kann durch den Einsatz von speziellen Prothesen mit einem ePTFE-Kern und einer zusätzlichen externen Silikonbeschichtung verkürzt werden. Glickman et al. konnte die Vorteile der Prothese im Rahmen einer prospektiven multizentrischen Studie in einem Kollektiv von 138 Patienten beobachten. 40 % der Prothesen wurden innerhalb von 72 Stunden nach der Implantation punktiert.

In 33 % der Fälle fand die erste Punktion der Prothese erst nach > 21 Tagen statt, was auf das Misstrauen bezüglich der Sicherheit der Prothese bei den Chirurgen und Nephrologen zurückzuführen war. Die kumulative (primäre, primäre assistierte, sekundäre) Offenheitsrate betrug nach 1 Jahr 79 %. Im Rahmen der Komplikationsanalyse wurden lediglich 2 Hämatome auf punktionsbedingtes Versagen des Implantates zurückgeführt [19]. Maytham konnte die Sicherheit der Prothese mit der komplikationsfreien Punktion innerhalb von 24 Stunden nach der Implantation bei 73 % der Patienten bestätigen [20].

Fazit

Die ePTFE-Prothesen mit externer Silikonbeschichtung zeichnen sich durch eine hohe Sicherheit gegen eine punktionsbedingte Nachblutung aus. Die Langzeit-Offenheitsrate entspricht den Standard-ePTFE-Prothesen. Infektionsdaten wurden nicht berichtet.

7.3 Anwendung der ePTFE-Hybridprothesen

Wiederholte Rekonstruktionen im Bereich der Armgefäße führen zum Verbrauch der armdrainierenden Venen mit Stenosen der V. brachialis und axillaris. Die Korrektur der Stenose ist durch den Einsatz von Hybridprothesen möglich, die an einem Ende einer ePTFE-Prothese mit einem selbstexpandierbaren Nitinol-Stent ausgestattet wird. Der Stent dient zur intraluminalen Fixation der Gesamtprothese in einer Vene. Bei unvollständiger Stententfaltung oder Stenosebeseitigung besteht eine Möglichkeit, den Stent zusätzlich mit einem Ballonkatheter intraluminal nachzudilatieren. Das ePTFE-haltige Prothesenende wird an eine A. axillaris oder Arteria brachialis chirurgisch anastomosiert. Anaya-Ayala et al. berichten im Vergleich der Hybrid- und ePTFE-Prothesen keine wesentlichen Unterschiede in der primären, primären assistierten und sekundären Offenheit beider Implantate (24 % vs. 18 %, p > 0,05, 34 % vs. 28 %; p > 0,05, 40 % vs. 38 %, p ≥ 0,05) nach 24 Monaten. Die Re-Interventionen umfassten die Thrombektomie und Angioplastie der Abstromvenen und Stentimplantationen im Bereich der V. anonyma [21]. Benedetto et al. kam zu vergleichbaren Ergebnissen ohne wesentlichen Unterschieden zwischen den Gruppen. Der Stent wurde in Bezug auf die Zielvene um 3–34 % überdimensioniert. Der kleine Venendurchmesser war ein negativer prognostischer Faktor mit schlechter Implantat-Offenheitsrate [22].

Fazit

Die Hybridprothesen finden eine Anwendung bei Stenosen der armdrainierenden Venen in der Axilla und fehlenden epifaszialen Armvenen; die Methode ist damit ein Gefäßzugang der 4. Wahl. Die Langzeitergebnisse sind durch eine ePTFE-Prothese und einen Nitinolstent limitiert.

8 Bail-out-Prozedur bei Verschluss der tiefen Armvenen (HeRo®)

Patienten mit einer Nierenersatztherapie ohne Aussicht auf eine Nierentransplantation sind über Jahre hinweg von ihrem Dialysezugang abhängig. Die Folge der wiederholten Vorhofkatheter- und Shuntanlagen ist die Entstehung von Stenosen und Verschlüssen im Bereich der Armvenen und intrathorakalen Venen. Die Anwendung eines dauerhaften Vorhofkatheters geht mit einem hohen Risiko der Katheter-assoziierten Infektionen einher und sollte somit als letzte Therapieoption angesehen werden. Eine alternative Lösung bietet in solchen Fällen ein HeRO®-System (Hemoaccess Reliable Outflow Vascular Access Device). Das System besteht aus einem Punktionsmodul und einem Dockingmodul. Das Punktionsmodul ist eine ePTFE-Prothese, die an dem weichen Ende an die A. brachialis oder axillaris chirurgisch anastomosiert wird. Das proximale Ende ist mit einem Konnektor aus Titanium ausgestattet und wird mit dem Dockingmodul verbunden. Das Punktionsmodul wird subkutan am Oberarm für eine optimale Punktion verlegt. Das Dockingmodul ist ein 19F-starker, mit einem Nitinolstent verstärkter

Silikonkatheter, der subkutan über die V. subclavia ggf. V. jugularis interna im rechten Vorhof implantiert wird. Al Sakarchi et al. fasst in einem Review die klinischen Ergebnisse zusammen. Eine durchschnittliche primäre und sekundäre Offenheitsrate nach einem Jahr betrug entsprechend 21,9 % (9,6–37,2 %) und 59,4% (39,4–78 %). Ein Steal-Syndrom wurde in 6,3 % der Fälle (1–14,7 %) beobachtet. Die Katheter-assoziierten Infekte traten mit der Häufigkeit von 0,13–0,7/1 000 Kathetertage auf. Das HeRO®-System bedarf 1,5–3,0 Reinterventionen pro Jahr um eine regelrechte Funktion zu gewährleisten [23]. Im direkten Vergleich mit einem getunnelten Vorhofkatheter zeichnet sich das HeRO®-System mit weniger Infektionen (64,7 % vs. 93,8 %), aber mit einer deutlich höheren Re-Interventionsrate (64,7 % vs. 25 %) aus [24].

Fazit

Das Hemoaccess Reliable Outflow Vascular Access Device gehört zu dem Reserveinstrumentarium bei Verschluss der V. axillaris und V. subclavia und bietet einen subkutanen Zugang für die Hämodialyse. Das HeRO®-System zeigt einen besseren Infektionsschutz als ein getunnelter Vorhofkatheter, bedarf aber einer hohen Re-Interventionsrate infolge von Thrombosen.

Literatur

[1] Van den Brand JA, Pippias M, Stel VS et al.: Lifetime risk of renal replacement therapy in Europe: a population-based study using data from the ERA-EDTA Registry. Nephrol Dial Transplant 2016. [EBM IIa]

[2] Seckinger J, Dschietzig W, Leimenstoll G et al.: Morbidity, mortality and quality of life in the ageing haemodialysis population: results from the ELDERLY study. Clin Kidney J 2016; 9: 839–848. [EBM III]

[3] Brown RS, Patibandla BK, Goldfarb-Rumyantzev AS: The Survival Benefit of "Fistula First, Catheter Last" in Hemodialysis Is Primarily Due to Patient Factors. J Am Soc Nephrol 2016. [EBM IIa]

[4] Diskin CJ, Stokes TJ, Dansby LM et al.: The first fistula: influence of location on catheter use and the influence of catheter use on maturation. Int Urol Nephrol 2015; 47: 1571–1575. [EBM III]

[5] Leake AE, Yuo TH, Wu T et al.: Arteriovenous grafts are associated with earlier catheter removal and fewer catheter days in the United States Renal Data System population. J Vasc Surg 2015; 62: 123–127. [EBM III]

[6] Mat Said N, Musa KI, Mohamed Daud MA, Haron J: The Combination of Sonography and Physical Examination Improves the Patency and Suitability of Hemodialysis Arteriovenous Fistula in Vascular Access. Malays J Med Sci 2016; 23: 26–32. [EBM Ib]

[7] McGrogan DG, Maxwell AP, Khawaja AZ, Inston NG: Current tools for prediction of arteriovenous fistula outcomes. Clin Kidney J 2015; 8: 282–289. [EBM Ia]

[8] Masengu A, McDaid J, Maxwell AP, Hanko JB: Preoperative radial artery volume flow is predictive of arteriovenous fistula outcomes. J Vasc Surg 2016; 63: 429–435. [EBM IIb]

[9] Kordzadeh A Chung J, Panayiotopoulos YP: Cephalic vein and radial artery diameter in formation of radiocephalic arteriovenous fistula: a systematic review. J Vasc Access 2015; 16: 506–511. [EBM Ia]

[10] Hammes M, Boghosian M, Cassel K et al.: Increased Inlet Blood Flow Velocity Predicts Low Wall Shear Stress in the Cephalic Arch of Patients with Brachiocephalic Fistula Access. PLoS One 2016; 11: e0152873. [EBM IIa]

[11] Lee J, Kim S, Kim SM et al.: Assessing radiocephalic wrist arteriovenous fistulas of obtuse anastomosis using computational fluid dynamics and clinical application. J Vasc Access 2016; 17: 512–520. [EBM IIa]

[12] Nikam M, Chemla ES, Evans J et al.: Prospective controlled pilot study of arteriovenous fistula placement using the novel Optiflow device. J Vasc Surg 2015; 61: 1020–1025. [EBM Ib]

[13] Chemla E, Velazquez CC, D'Abate F et al.: Arteriovenous fistula construction with the VasQ™ external support device: a pi-

lot study. J Vasc Access 2016; 17: 243–248. [EBM IIa]

[14] Rajan DK, Ebner A, Desai SB et al.: Percutaneous creation of an arteriovenous fistula for hemodialysis access. J Vasc Interv Radiol 2015; 26: 484–490. [EBM IIa]

[15] Jadlowiec CC, Lavallee M, Mannion EM, Brown M: An Outcomes Comparison of Native Arteriovenous Fistulae, Polytetrafluorethylene Grafts, and Cryopreserved Vein Allografts. Ann Vasc Surg 2015; 29: 1642–1647. [EBM III]

[16] Jadlowiec CC, Lavallee M, Mannion EM et al.: Current outcomes and indications for cryopreserved vein allografts in hemodialysis access surgery. J Vasc Access 2016; 17: 47–54. [EBM III]

[17] Shemesh D, Goldin I, Hijazi J et al.: A prospective randomized study of heparin-bonded graft (Propaten) versus standard graft in prosthetic arteriovenous access. J Vasc Surg 2015; 62: 115–122. [EBM Ib]

[18] Davies MG, Anaya-Ayala JE, El-Sayed HF: Equivalent outcomes with standard and heparin-bonded expanded polytetrafluoroethylene grafts used as conduits for hemodialysis access. J Vasc Surg 2016; 64: 715–718. [EBM IIa]

[19] Glickman MH, Burgess J, Cull D et al.: Prospective multicenter study with a 1-year analysis of a new vascular graft used for early cannulation in patients undergoing hemodialysis. J Vasc Surg 2015; 62: 434–441. [EBM IIa]

[20] Maytham GG, Sran HK, Chemla ES: The use of the early cannulation prosthetic graft (Acuseal™) for angioaccess for haemodialysis. J Vasc Access. 2015; 16:467-71. [EBM]

[21] Anaya-Ayala JE, Davies MG, El-Sayed HF et al.: Early Experience with a Novel Hybrid Vascular Graft for Hemodialysis Access Creation in Patients With Disadvantaged Anatomy. J Endovasc Ther 2015; 22: 778–785. [EBM III]

[22] Benedetto F, Spinelli D, Pipitò N et al.: Initial clinical experience with a polytetrafluoroethylene vascular dialysis graft reinforced with nitinol at the venous end. J Vasc Surg 2017; 65: 142–150. [EBM III]

[23] Al Shakarchi J, Houston JG, Jones RG, Inston N: A Review on the Hemodialysis Reliable Outflow (HeRO) Graft for Haemodialysis Vascular Access. Eur J Vasc Endovasc Surg 2015; 50: 108–113. [EBM Ia]

[24] Provenzano R, LaFleur P, McFadden L et al.: Prospective analysis of Hemodialysis Reliable Outflow (HeRO) vascular access graft vs. cuffed catheter access in hemodialysis. Nephrol News Issues 2015; 29: 30–33. [EBM Ib]

4 Herzchirurgie

4.1 Was gibt es Neues im Bereich neonatale ECMO bei kongenitaler Zwerchfellhernie?

O. Dewald

1 Einleitung

Der Beitrag fokussiert sich auf die Empfehlungen zur postnatalen Behandlung, Ergebnisse der ECMO-Therapie und der operativen Korrektur der kongenitalen Zwerchfellhernie. Im Bereich der Diagnostik des Krankheitsbildes und der postnatalen Versorgung wurde ein Positionspapier zur standardisierten Versorgung publiziert, das einige Anpassungen im klinischen Management beinhaltet. Die extrakorporale Membranoxygenierung (ECMO) ist ein fester Bestandteil des Behandlungskonzeptes bei Patienten mit therapierefraktären Zuständen. Für die Abwägung zwischen einer veno-venösen ECMO-Therapie mit in der Regel einer Doppellumen-Kanüle in der V. jugularis interna dextra und einer veno-arteriellen Form mit jeweils einer Kanüle in der A. carotis communis dextra und V. jugularis interna dextra gibt es keine klare Empfehlung. Der Stellenwert einer minimal-invasiv durchgeführten Korrekturoperation der kongenitalen Zwerchfellhernie ist weiterhin Gegenstand von aktuellen Untersuchungen. Abschließend werden interessante experimentelle Ergebnisse in Bezug auf ihre klinische Bedeutung vorgestellt.

2 Kongenitale Zwerchfellhernie

2.1 Empfehlungen zur standardisierten postnatalen Behandlung

Seit 2008 beschäftigt sich das „EURO Konsortium kongenitale Zwerchfellhernie" mit Strategien zur Optimierung und Auswertung der Versorgungsqualität dieses zweifelsfrei schwerwiegenden Krankheitsbildes. Das Konsortium umfasst 22 Zentren in Europa. Es publizierte bereits die dritte Ausgabe der Behandlungsempfehlungen in 2016 [22]. Diese Publikation umfasst nicht nur einen Überblick über die aktuelle Literatur zu diesem Thema, sondern präsentiert auch eine Vielzahl von konsentierten Behandlungsempfehlungen anhand der Auswertung der publizierten Studien. Die initiale Auswertung basierte auf einer Bewertung der publizierten Studien durch 5 Gutachter. Im Falle einer Uneinigkeit wurden die Kontroversen bis zum Erreichen des Konsensus diskutiert. Die Behandlungsempfehlungen wurden dann von allen 22 Zentren konsentiert und der Grad der Empfehlungen festgelegt. Lediglich die Empfehlung zur konventionellen mechanischen Ventilation als die optimale initiale Beatmungsstrategie basiert auf einer Fall-kontrollierten Studie [21]. Allen anderen Empfehlungen liegen

Fallserien, Fallberichte, oder Expertenmeinungen zugrunde.

Die wichtigsten Änderungen in den Behandlungsempfehlungen sind:

- die Entbindung von Babys mit kongenitaler Zwerchfellhernie in der 40. Schwangerschaftswoche in einem tertiären Versorgungszentrum mit hohem Patientenvolumen,
- Vermeidung der Applikation von neuromuskulären Blockern während der initialen Versorgung des Neugeborenen,
- Anpassung der Behandlung mit dem Ziel einer präduktalen Sauerstoffsättigung zwischen 80 und 95 %, sowie einer postduktalen Sättigung über 70 %,
- Ziel-CO_2 soll zwischen 50 und 70 mmHg liegen,
- konventionelle mechanische Ventilation ist die optimale *initiale* Beatmungsstrategie,
- intravenöse Applikation von Sildenafil soll bei Patienten mit kongenitaler Zwerchfellhernie erwogen werden.

Die Kriterien zur Anwendung von ECMO-Therapie blieben weitgehend unverändert und sehen folgende Bedingungen vor:

- präduktale Sauerstoffsättigung < 85 % oder postduktale Sättigung < 70 % unter maximaler konventioneller Therapie (Beatmung, Katecholamine),
- Hyperkapnie und respiratorische Azidose mit pH < 7,15 trotz optimaler Beatmungstherapie,
- Beatmungsspitzendruck > 28 mmHg oder -mitteldruck > 17 mmHg ist notwendig, um eine Sättigung über 85 % zu erreichen,
- metabolische Azidose mit pH < 7,15 und Lactat > 5 mmol/l,
- therapierefraktäre systemische Hypotension trotz maximaler Volumen- und Katecholamintherapie, die zur Urinausscheidung von < 0,5 ml/kg/h führt,
- Oxygenierungsindex (mittlerer Beatmungsdruck × FiO_2 × 100/PaO_2) ≥ 40 für mindestens 3 Stunden.

Das primäre Ziel einer ECMO-Therapie ist die präoperative klinische Stabilisierung. Der eindeutige Vorteil einer ECMO-Therapie ist noch nicht zweifelsfrei geklärt. Anhand der Studienauswertung berichten die Autoren über eine Abnahme der ECMO-Einsätze in den letzten Jahren. Gleichzeitig bleibt die Art der ECMO-Therapie – veno-venös vs. veno-arteriell – weiterhin Gegenstand der Diskussion.

Die chirurgische Korrektur des Zwerchfelldefekts soll elektiv und erst nach Stabilisierung der folgenden klinischen Parameter erfolgen:

- normaler mittlerer Blutdruck (korrigiert nach Gestationsalter),
- präduktale Sauerstoffsättigung zwischen 85 und 95 % unter FiO_2 < 50 %,
- Lactat < 3 mmol/l,
- Urinausscheidung > 1 ml/kg/h,

Dabei wird eine routinemäßige Anlage von Thoraxdrainagen nicht empfohlen. Die Korrekturoperation kann während der ECMO-Therapie vorgenommen werden. Eine Empfehlung zur Korrekturoperation in einem Zentrum mit hohem Patientenvolumen konnten die Autoren nicht aussprechen. Nach Erreichen der o. g. Parameter wird dennoch der optimale Zeitpunkt der Korrektur – möglichst innerhalb von 72 Stunden an der ECMO vs. Korrektur nach ECMO-Explantation – weiterhin kontrovers diskutiert. Die Studienergebnisse zur optimalen chirurgischen Technik für die Korrekturoperation werden im *Abschnitt 3* vorgestellt.

2.2 Prä- und postnatale Behandlungsoptionen

2.2.1 Fetale endoskopische Trachealokklusion

Die Anwendung einer fetalen endoskopischen Trachealokklusion (FETO) wurde mit einem besseren Lungenwachstum assoziiert. Das Konzept sieht eine Ballonokklusion der Trachea vor, mit dem Ziel die Lungenhypoplasie und die Entwicklung einer pulmonalen Hypertonie zu verhindern. Eine Metaanalyse untersuchte die Ergebnisse dieser neuen Therapieoption anhand von 5 Studien mit insgesamt 211 Patienten (davon 110 FETO) [2]. Die Patienten hatten alle eine schwere Ausprägung der Krankheit mit Lunge-Kopf-Ratio von < 1,0 sowie Leberverlagerung in den Thorax. Die Ergebnisse zeigten eine bessere Überlebensrate nach FETO-

Therapie und die Autoren empfehlen daher die FETO. Interessanterweise ist das EURO-Konsortium in seiner Empfehlung deutlich zurückhaltender und legt nur eine Anwendung von FETO im Rahmen von bereits laufenden, randomisierten Studien nahe [22].

2.2.2 Inhalative NO-Therapie

Die Anwendung einer inhalativen NO-Therapie zur Behandlung der pulmonalen Hypertonie wurde in einer Studie basierend auf dem internationalen Register „Congenital Diaphragmatic Hernia Study Group" untersucht [17]. Von den 3 367 Neugeborenen mit kongenitaler Zwerchfellhernie erhielten 60,8 % eine inhalative NO-Therapie. Interessanterweise bekamen auch 36 % der Neugeborenen ohne pulmonale Hypertonie die NO-Therapie. Die Auswertung wurde mittels „propensity score analysis" von 10 Variablen durchgeführt und ergab eine signifikante Assoziation von NO-Therapie und Sterblichkeit. Auch in diesem Punkt ist die Aussage des EURO-Konsortiums etwas zurückhaltend und empfiehlt eine Beendigung der NO-Therapie bei Patienten ohne Reagibilität [22].

2.2.3 Beatmungsstrategie

In einer multizentrischen randomisierten Studie untersuchten die Teilnehmerzentren des EURO-Konsortiums den Einfluss der Beatmungstherapieform auf das Überleben [21]. Sie verglichen 91 Patienten mit konventioneller mechanischer Beatmung mit 80 Patienten mit Hochfrequenz-Oszillationsbeatmung. Die Ergebnisse zeigten keinen signifikanten Unterschied in der Sterblichkeit zwischen den beiden Beatmungsstrategien. Dennoch mussten Patienten mit konventioneller Beatmung signifikant kürzer beatmet werden und bekamen gleichzeitig seltener eine ECMO-Therapie.

2.3 Behandlungsergebnisse

2 interessante Studien evaluierten Aspekte mit potenzieller Relevanz für die Pränatalberatung. In einer Studie aus den USA wurden Patienten mit kongenitaler Zwerchfellhernie aus der „Children's Hospital Neonatal Database" hinsichtlich der prädiktiven Werte für Letalität oder Behandlungsdauer über 109 Tage untersucht [13]. Aus 22 Zentren konnten 677 Kinder eingeschlossen werden und die Auswertung zeigte eine Letalität in 27 % und eine Behandlungsdauer > 109 Tage in 10 % der Fälle. 6 Variablen waren prädiktiv für beide Ereignisse und könnten damit für die Pränatalberatung nützlich sein:

- kleines Geburtsgewicht für das Gestationsalter
- schwerwiegende Geburtsanomalien
- 5 min Apgar-Score von 3
- Azidose zum Zeitpunkt der Vorstellung
- ECMO-Therapie
- systemische Infektionen

In der zweiten Studie aus Philadelphia, Pennsylvania, USA, berichtete die dortige Arbeitsgruppe eigene Erfahrungen mit der rechtsseitigen kongenitalen Zwerchfellhernie hinsichtlich des Überlebens und der Morbidität [16]. Von insgesamt 330 Patienten zeigten 17 % der Fälle eine rechtsseitige Zwerchfellhernie. In dieser Serie war die Überlebensrate zwischen den Gruppen (rechts- vs. linksseitiger Defekt) vergleichbar. Dennoch benötigten Kinder mit der rechtsseitigen Zwerchfellhernie signifikant häufiger pulmonale Vasodilatatoren und Tracheotomie, welche auf den höheren Grad der pulmonalen Dysplasie zurückzuführen sind. Die Autoren schlugen daher eine Versorgung dieser Patienten in tertiären Zentren mit ausreichender Expertise vor.

Fazit

- Entbindung von Babys mit kongenitaler Zwerchfellhernie in der 40. Schwangerschaftswoche in einem tertiären Versorgungszentrum mit hohem Patientenvolumen.
- Keine Applikation von neuromuskulären Blockern während der initialen Versorgung.
- Behandlungsziele: präduktale Sauerstoffsättigung 80–95 %, postduktale > 70 %, CO_2 50–70 mmHg.
- Konventionelle mechanische Ventilation ist die optimale *initiale* Beatmungsstrategie.
- Erwägung von intravenösen Sildenafil bei Patienten mit kongenitaler Zwerchfellhernie.

3 ECMO-Therapie

3.1 Ergebnisse der ECMO-Therapie

Einige Studien untersuchten sehr interessante Aspekte der ECMO-Therapie und ihre Erfolgsrate. Eine Metaanalyse hatte zum Ziel, die pränatalen Prädiktoren für Entwicklung von persistierender pulmonaler Hypertension und für eine ECMO-Therapie zu identifizieren [18]. Die Qualität der 38 berücksichtigten Studien wurde als moderat eingestuft, da die große Mehrheit retrospektiv und aus einzelnen Zentren stammte. Die Ergebnisse konnten keine prädiktiven Variablen für die Entwicklung einer persistierenden pulmonalen Hypertonie zeigen. Gleichzeitig waren die Lungengröße („Lung-to-Head Ratio", LHR < 1) und eine intrathorakale Leberprotrusion (Liver-up) prädiktive Variablen für eine ECMO-Therapie.

Basierend auf den Daten einer Beatmungsstudie untersuchte das EURO-Konsortium die Anwendbarkeit des sogenannten „Score for Neonatal Acute Physiology-II" bei Patienten mit kongenitaler Zwerchfellhernie [20]. Die Ergebnisse zeigten, dass dieser einfache Score gut die Letalität und die Notwendigkeit einer ECMO-Therapie, aber nicht die Entwicklung einer bronchopulmonalen Dysplasie vorhersagen kann. Die Autoren empfehlen daher den „Score for Neonatal Acute Physiology-II" bereits am ersten Lebenstag zu implementieren.

Eine weitere Studie aus Nijmegen in Niederlande untersuchte die Behandlungsergebnisse einer relativ großen Kohorte (80 Patienten) mit bilateralen Zwerchfellhernien aus dem „Congenital Diaphragmatic Hernia Registry" zwischen 1995 und 2015 [4]. Die Gesamtsterblichkeit war mit 74 % sehr hoch. Der Apgar-Score nach 1 und 5 min war bei den verstorbenen Patienten signifikant niedriger als bei überlebenden Patienten. Von den 19 Fällen mit ECMO-Therapie überlebten nur 3 Patienten. Bei lediglich 22 % der verstorbenen Patienten konnte eine Korrekturoperation zum Defektverschluss vorgenommen werden. Die Verwendung von Perikardflicken zum Defektverschluss ging auch mit negativen Einfluss auf das Überleben einher. Damit bestätigten sich die negativen Erfahrungsberichte mit dieser recht seltenen Ausprägung des Krankheitsbildes.

Die Arbeitsgruppe aus Gainesville und St. Petersburg, Florida, USA, untersuchte eine interessante Patientengruppe mit linksseitiger Liver-up-Zwerchfellhernie [10]. In dieser Kohorte aus einem Zentrum benötigten 60 von den 87 Patienten eine ECMO-Therapie. Interessant erscheint hierbei die Tatsache, dass 21 Patienten bereits innerhalb der ersten 60 Lebensstunden die Defektkorrektur bekamen und eine Überlebensrate von 95 % hatten. Die Überlebensrate von anderen Patienten mit späterer Korrektur während oder nach der ECMO-Therapie war signifikant schlechter. Die Schlussfolgerung: eine frühe Korrektur der linksseitigen Liver-up-Zwerchfellhernie, bevor eine ECMO-Therapie eingesetzt wird.

Das Interesse der Arbeitsgruppe aus Kansas City, Missouri, USA, fokussierte sich auf den Einfluss des Implantationszeitpunktes im Tagesverlauf [8]. Verglichen wurden die ECMO-Einsätze im Tagesdienst zwischen 7 und 19 Uhr mit den Einsätzen nachts und am Wochenende. Von den 176 Patienten hatten 33 % eine kongenitale Zwerchfellhernie und 23 % eine pulmonale Hypertonie. Die Ergebnisse zeigten vergleichbare Überlebensrate, Konversionsrate von veno-venös zu veno-arteriell, sowie Häufigkeit der Nachblutungen oder neurologischer Komplikationen zwischen den Gruppen. Interessanterweise war die Rate aller Komplikationen signifikant höher bei den Einsätzen im Tagdienst als nachts oder am Wochenende. Die Autoren boten leider keinen Hinweis auf die zugrundeliegende Ursache.

3.2 Langzeitergebnisse nach ECMO-Therapie

Mehrere Zentren untersuchten die Langzeitergebnisse nach ECMO-Therapie bei kongenitaler Zwerchfellhernie. Eine Befragung von Erwachsenen in den USA, die in der neonatalen Periode mit ECMO therapiert wurden, wurde von 146 Patienten beantwortet [6]. Das mittlere Alter der Patienten war 23,70 ± 2,89 Jahre. Insgesamt zeigte die Auswertung dieser Kohorte signifikant höhere

Zufriedenheit mit dem Leben, höhere Bildung und niedrigere Rate an Krankenhausbesuchen im Erhebungsjahr trotz der stärkeren Limitierung durch physische oder mentale Probleme bzw. Komplikationen als die US-nationale Vergleichskohorte der gesunden Menschen. Die Erhebung zeigte aber bei Patienten mit kongenitaler Zwerchfellhernie mehr Gesundheitsprobleme und niedrigeren Bildungsstatus als in der gesunden Bevölkerung, aber dennoch eine vergleichbare Zufriedenheit mit dem Leben.

Die Arbeitsgruppe aus Nijmegen, Niederlande, untersuchte die nationale Kohorte der Kinder mit neonataler ECMO-Therapie hinsichtlich der Intelligenzentwicklung und Schulleistungen [19]. Insgesamt 178 Kinder wurden im Alter von 2, 5 und 8 Jahren untersucht. Die Ergebnisse des Intelligenztests und der Untersuchung der selektiven Aufmerksamkeit waren nicht in der Lage, die Kinder mit Problemen in der Schule zu identifizieren. Die Untergruppe der Kinder mit kongenitaler Zwerchfellhernie zeigte jedoch signifikant schlechtere Ergebnisse beim Intelligenztest und Untersuchen von selektiver Aufmerksamkeit. Die Autoren schlussfolgerten die Notwendigkeit von standardisierten Protokollen für neurophysiologische Untersuchungen im Langzeitverlauf für diese Patienten.

3.3 Andere Aspekte der ECMO-Therapie

Ein sehr komplexer und umstrittener Aspekt wurde in einer Studie aus Boston untersucht [14]. Anhand der Behandlungsdaten aus der „2012 Healthcare Cost and Utilization Project Kids' Inpatient Database" aus 31 US-Bundesstaaten wurde die Überlebensrate nach ECMO-Therapie untersucht. Von insgesamt 1 465 Kindern mit ECMO-Therapie überlebten 40 %. Die ECMO-Therapie wurde bei 99 Patienten mit kongenitaler Zwerchfellhernie eingesetzt und ging mit einer Überlebensrate von 45 % einher. Die Ergebnisse zeigten eine signifikant höhere Überlebensrate in den Zentren mit mehr als 400 Betten und gleichzeitig eine signifikant bessere Überlebensrate bei Patienten mit Komplikationen während der ECMO-Therapie in den großen Zentren. Die Autoren schlussfolgerten daher eine Notwendigkeit der Zentralisierung von ECMO-Therapieangeboten auf große Krankenhäuser. Angesichts der Unterschiede zwischen den Gesundheitssystemen in den USA und anderen Ländern muss die Übertragbarkeit solcher Ergebnisse als kritisch betrachtet und mit einem großen Diskussionsbedarf verbunden werden.

Die selbe Arbeitsgruppe berechnete im Rahmen einer anderen Studie die Kosten der ECMO-Behandlung und verglich diese mit den Kosten nach Transplantation von Leber, Nieren oder Knochenmark [7]. Die Krankenhauskosten wurden dabei nicht nur bei kongenitaler Zwerchfellhernie, sondern auch nach kinderherzchirurgischen Eingriffen, kongenitalen Herzfehlern ohne Operation, Sepsis und anderen Zuständen berichtet. Die Kosten für einen überlebenden Patienten mit kongenitaler Zwerchfellhernie waren mit 807 692 US\$ am höchsten und lagen weit über den Kosten einer erfolgreichen Transplantation von Leber (231 755 US\$), Knochenmark (207 212 US\$) oder Nieren (82 008 US\$). Auch hier ist die Übertragbarkeit der Ergebnisse kritisch zu hinterfragen, dennoch konnte die Kostenrelation zwischen diesen spezifischen Behandlungskomplexen durchaus auch in anderen Ländern zu finden sein.

Fazit

- Lungengröße (LHR < 1) und „Liver-up" sind prädiktiven Variablen für eine ECMO-Therapie.
- Bilaterale kongenitale Zwerchfellhernie ist mit einer sehr hohen Sterblichkeit assoziiert.
- Patienten mit linksseitiger „Liver-up" könnten von einer frühen Defektkorrektur profitieren.
- Patienten mit kongenitaler Zwerchfellhernie haben schlechterer Gesundheitsstatus und sind dennoch zufrieden mit ihrem Leben.
- Erhebung des neurophysiologischen Status soll longitudinal mit standardisierten Protokollen erfolgen.

4 Operative Korrektur und MIC-Verfahren

4.1 Operative Korrektur des Zwerchfelldefektes

Die klassische operative Korrektur des Zwerchfelldefektes besteht weiterhin aus einem Direktverschluss oder einer Deckung mit Patchmaterial. Der optimale Zeitpunkt für diesen Eingriff bleibt weiterhin eine wichtige Fragestellung in aktuellen Studien. Die Arbeitsgruppe aus Los Angeles, Kalifornien, USA untersuchte diese Fragestellung in einer retrospektiven Analyse ihrer Daten. Von 177 Kindern mit kongenitaler Zwerchfellhernie benötigten 66 eine ECMO-Therapie. Mit einer Überlebensrate von 85 % war die Gruppe mit operativer Korrektur nach Beendigung der ECMO-Therapie deutlich besser als die Gruppe mit operativer Korrektur während der ECMO-Therapie (36 %). Als Hauptursache wurde hier die chirurgische Blutung beschrieben. Die Ergebnisse dieser Studie bestätigen nochmals die bisherigen Erfahrungen und Berichte zum optimalen Zeitpunkt der operativen Korrektur des Zwerchfelldefektes.

In einer weiteren Studie zum optimalen Zeitpunkt der Korrekturoperation untersuchte die Arbeitsgruppe aus Osaka, Japan, 477 Neugeborene mit kongenitaler Zwerchfellhernie aus ihrem Zentrum [15]. Sie verglichen die Gruppe mit früher Korrektur (innerhalb von 48 Stunden) mit der Gruppe der späten Korrektur (nach 48 Stunden) und stratifizierte zusätzlich nach Schweregrad der Krankheit. Die 90-Tage-Überlebensrate war signifikant unterschiedlich im Vergleich der verschiedenen Schweregrade. Der Vergleich zwischen früher und später Korrektur zeigte aber keinen signifikanten Unterschied. Die Autoren schlugen vor, dass Patienten mit einem moderaten Schweregrad der Krankheit von einer früheren Korrekturoperation profitieren könnten.

Eine andere Studie aus Philadelphia, Pennsylvania, USA, untersuchte den Einfluss eines 2-zeitigen Verschlusses der Bauchdecke auf das Überleben [11]. Von 233 Patienten benötigen 21 einen 2-zeitigen Verschluss der Bauchdecke. Obwohl die Ergebnisse auf dieser geringen Zahl basierten und in 40 % der Fälle der zweitzeitige Verschluss noch während der ECMO-Therapie erfolgte, konnten die Autoren keinen Einfluss auf das Überleben der Patienten finden. Dieses Vorgehen ging jedoch mit einem erhöhten Bedarf an Blutprodukten einher. Die Ergebnisse dieser kleinen Studie sind damit vergleichbar mit den Erfahrungen anderer Zentren. Jedoch besteht weiterhin ein großer Bedarf an Daten aus multizentrischen randomisierten Studien als Grundlage für eine objektivierbare Behandlungsempfehlung.

4.2 Minimal-invasive Verfahren zur Korrektur des Defektes

Angesichts der hohen Erfolgsrate eines konventionellen operativen Verschlusses der Zwerchfellhernie (direkt oder mit Patch) wird der Stellenwert von minimal-invasiven Operationstechniken weiterhin kontrovers diskutiert. Die Arbeitsgruppe aus Sydney, Australien, untersuchte die Inzidenz und begünstigende perioperative Faktoren für eine rezidivierende kongenitale Zwerchfellhernie nach operativer Korrektur [1]. Von den 85 Überlebenden bekamen 71 Kinder eine offene und 14 Kinder eine thorakoskopische Korrektur-OP. Die Rezidivrate war mit 7 % bei einer offenen Korrektur signifikant niedriger als bei thorakoskopischen Verfahren (43 %). Einen statistisch signifikanten Zusammenhang für das Auftreten eines Rezidivs fanden die Autoren für persistierende pulmonale Hypertonie, inhalatives NO oder Sildenafil, Hochfrequenz-Oszillationsbeatmung, Länge des Krankenhausaufenthaltes, Beatmungsdauer und Sauerstoffbedarf zu Hause. Die Autoren diskutierten eine verbesserte Patientenselektion und Bildung von Schwerpunktteams für thorakoskopische Verfahren als Möglichkeiten zur Reduktion der Rezidivrate von kongenitalen Zwerchfellhernien.

Eine weitere Studie aus Rotterdam, Niederlande und Mannheim untersuchte die Ergebnisse der thorakoskopischen Korrektur-OP in diesen zwei großen Zentren [5]. Die retrospektive Analyse umfasste 108 Patienten, wovon 75 Kinder eine thorakoskopische Korrektur und 34 Kinder eine offene Korrektur bekamen. Dabei handelte es sich ausschließlich um Patienten mit einer linksseitigen Zwerchfellhernie. Die Ergebnisse der beiden Verfahren waren durchaus vergleichbar bis auf die signifikant längere Operationsdauer und die signifikant höhere Rezidivrate in der thorakoskopischen Gruppe. Damit konnte bisher keine Effizienz des thorakoskopischen Verfahrens etabliert werden.

In einer anderen Studie aus mehreren Zentren wurde eine vergleichbar große Patientenanzahl mit thorakoskopischer Korrektur-OP untersucht [23]. In dieser Übersicht benötigten nur 2 Patienten eine ECMO-Therapie, und es wurde eine relativ niedrige Rezidivrate für thorakoskopisches Verfahren berichtet. Angesichts der geringen Patientenzahl kommen die Autoren zur bemerkenswerten Schlussfolgerung, dass es keine Evidenz zur Unterstützung des Standardverfahrens der offenen operativen Korrektur gibt.

Die Literatur aus 2016 bietet damit lediglich retrospektive Erfahrungsberichte einzelner Zentren. Die letzten drei Studien verdeutlichen damit klar die Notwendigkeit von multizentrischen, randomisierten klinischen Studien.

Fazit

- Der optimale Zeitpunkt – während oder nach der ECMO, bzw. früh oder spät – für den operativen Verschluss des Defektes ist bisher nicht definiert worden.
- Ein zweitzeitiger Verschluss der Bauchdecke scheint keinen Einfluss auf das Überleben zu haben.
- Der Stellenwert der thorakoskopischen Korrekturoperation ist bisher noch nicht etabliert worden.

5 Experimentelle Studien

Im Bereich der experimentellen Forschung gab es unter einigen Studien 3 Arbeiten mit einer potenziellen klinischen Relevanz. In einem experimentellen Ansatz mit Nitrofen-Gabe an schwangeren Ratten wurde die Induktion von reaktiven Sauerstoffradikalen in der Entstehung der pulmonalen Hypertonie untersucht [3]. Nach der Gabe von Nitrofen oder Trägerlösung am Tag E9.5 wurden die fetalen Lungen am Tag E21 untersucht. In der Nitrofen-Gruppe war die Aktivität der Enzyme zur Produktion von Sauerstoffradikalen erhöht und die Aktivität der Abbauenzyme erniedrigt. Gleichzeitig konnte kein Unterschied in der Konzentration von H_2O_2 gemessen werden. Die Autoren legten einen Zusammenhang zwischen der Induktion von oxydativen Enzymen und der Dysfunktion der protektiven antioxidativen Enzymen als zugrundeliegenden Mechanismus für die Entstehung der pulmonalen Hypertonie nahe.

Unter Verwendung dieses Tiermodells untersuchte die Gruppe aus Rotterdam, Niederlande, den Einfluss von pränataler Sildenafil-Therapie auf die Entwicklung der pulmonalen Hypertonie [12]. Zwischen E17.5–E20.5 wurde Sildenafil verabreicht und die Lungen am Tag E21.5 untersucht. Das korrespondiert mit dem klinisch relevanten Abschnitt, wo in der 20. Schwangerschaftswoche eine kongenitale Zwerchfellhernie im Ultraschall erkennbar ist. Die Sildenafil-behandelten Lungen zeigten eine bessere Gefäßmorphologie und weniger vaskulären Gewebeumbau. Das pulmonale vaskuläre Volumen war dabei nicht betroffen. Die Ergebnisse zeigen daher einen klinisch sehr interessanten Ansatzpunkt, welcher durch weitere Untersuchungen beleuchtet werden soll.

Ein dritter Beitrag untersuchte die Funktion von dezellularisiertem Diaphragma aus Ratten, welches mit mesenchymalen Stromazellen aus dem Knochenmark repopularisiert wurde [9]. Dieses Material wurde in Ratten als Zwerchfellersatz implantiert und zeigte nach 3 Wochen kontraktile Eigenschaften. Die Tiere nahmen an Gewicht zu und hatten vergleichbare Spirometrie-Parameter wie die nativen Ratten. Dieses Material müsste weiter untersucht werden und hat möglicherweise Potenzial für klinische Anwendung.

Fazit

- Die reaktiven Sauerstoffradikale scheinen zur Entwicklung der pulmonalen Hypertonie bei kongenitaler Zwerchfellhernie beizutragen.

- Pränatale Sildenafil-Therapie scheint die Ausbildung einer pulmonalen Hypertonie und der Gefäßveränderungen zu unterdrücken.
- Zellersatzmaterial aus dem Bereich des „Tissue Engineering" könnte möglicherweise Potenzial zur klinischen Anwendung für die operative Deckung des Zwerchfelldefektes haben.

Literatur

[1] Al-Iede MM, Karpelowsky J, Fitzgerald DA: Recurrent diaphragmatic hernia: Modifiable and non-modifiable risk factors. Pediatr Pulmonol 2016; 51: 394–401. [EBM III]

[2] Al-Maary J, Eastwood MP, Russo FM et al.: Fetal Tracheal Occlusion for Severe Pulmonary Hypoplasia in Isolated Congenital Diaphragmatic Hernia: A Systematic Review and Meta-analysis of Survival. Ann Surg 2016; 264: 929–933. [EBM III]

[3] Aras-Lopez R, Tovar JA, Martinez L: Possible role of increased oxidative stress in pulmonary hypertension in experimental diaphragmatic hernia. Pediatr Surg Int 2016; 32: 141–145. [EBM IIb]

[4] Botden SM, Heiwegen K, van Rooij IA et al.: Bilateral congenital diaphragmatic hernia: prognostic evaluation of a large international cohort. J Pediatr Surg 2016. [EBM III]

[5] Costerus S, Zahn K, van de Ven K et al.: Thoracoscopic versus open repair of CDH in cardiovascular stable neonates. Surg Endosc 2016; 30: 2818–2824. [EBM III]

[6] Engle WA, West KW, Hocutt GA et al.: Adult Outcomes After Newborn Respiratory Failure Treated With Extracorporeal Membrane Oxygenation. Pediatr Crit Care Med 2016. [EBM III]

[7] Faraoni D, Nasr VG, DiNardo JA et al.: Hospital Costs for Neonates and Children Supported with Extracorporeal Membrane Oxygenation. J Pediatr 2016; 169: 69–75 e61. [EBM III]

[8] Gonzalez KW, Dalton BG, Weaver KL et al.: Effect of timing of cannulation on outcome for pediatric extracorporeal life support. Pediatr Surg Int 2016; 32: 665–669. [EBM III]

[9] Gubareva EA, Sjoqvist S, Gilevich IV et al.: Orthotopic transplantation of a tissue engineered diaphragm in rats. Biomaterials 2016; 77: 320–335. [EBM IIb]

[10] Kays DW, Talbert JL, Islam S et al.: Improved Survival in Left Liver-Up Congenital Diaphragmatic Hernia by Early Repair Before Extracorporeal Membrane Oxygenation: Optimization of Patient Selection by Multivariate Risk Modeling. J Am Coll Surg 2016; 222: 459–470. [EBM III]

[11] Laje P, Hedrick HL, Flake AW et al.: Delayed abdominal closure after congenital diaphragmatic hernia repair. J Pediatr Surg 2016; 51: 240–243. [EBM III]

[12] Mous DS, Kool HM, Buscop-van Kempen MJ et al.: Clinically relevant timing of antenatal sildenafil treatment reduces pulmonary vascular remodeling in congenital diaphragmatic hernia. Am J Physiol Lung Cell Mol Physiol 2016; 311: L734–L742. [EBM IIb]

[13] Murthy K, Pallotto EK, Gien J et al.: Predicting death or extended length of stay in infants with congenital diaphragmatic hernia. J Perinatol 2016; 36: 654–659. [EBM III]

[14] Nasr VG, Faraoni D, DiNardo JA et al.: Association of Hospital Structure and Complications With Mortality After Pediatric Extracorporeal Membrane Oxygenation. Pediatr Crit Care Med 2016; 17: 684–691. [EBM III]

[15] Okuyama H, Usui N, Hayakawa M et al.: Appropriate timing of surgery for neonates with congenital diaphragmatic hernia: early or delayed repair? Pediatr Surg Int 2016. [EBM III]

[16] Partridge EA, Peranteau WH, Herkert L et al.: Right- versus left-sided congenital diaphragmatic hernia: a comparative outcomes analysis. J Pediatr Surg 2016; 51: 900–902. [EBM III]

[17] Putnam LR, Tsao K, Morini F et al.: Evaluation of Variability in Inhaled Nitric Oxide Use and Pulmonary Hypertension in Patients With Congenital Diaphragmatic Hernia. JAMA Pediatr 2016; 170: 1188–1194. [EBM III]

[18] Russo FM, Eastwood MP, Keijzer R et al.: Lung size and liver herniation predict the need for extra corporeal membrane oxygenation but not pulmonary hypertension in isolated congenital diaphragmatic hernia: a systematic review and meta-analysis. Ultrasound Obstet Gynecol 2016. [EBM IIa]

[19] Schiller RM, Madderom MJ, Reuser JJ et al.: Neuropsychological Follow-up After Neonatal ECMO. Pediatrics 2016; 138. [EBM III]

[20] Snoek KG, Capolupo I, Morini F et al.: Score for Neonatal Acute Physiology-II Predicts Outcome in Congenital Diaphragmatic Hernia Patients. Pediatr Crit Care Med 2016; 17: 540–546. [EBM III]

[21] Snoek KG, Capolupo I, van Rosmalen J et al.: Conventional Mechanical Ventilation Versus High-frequency Oscillatory Ventilation for Congenital Diaphragmatic Hernia: A Randomized Clinical Trial (The VICI-trial). Ann Surg 2016; 263: 867–874. [EBM Ib]

[22] Snoek KG, Reiss IK, Greenough A et al.: Standardized Postnatal Management of Infants with Congenital Diaphragmatic Hernia in Europe: The CDH EURO Consortium Consensus – 2015 Update. Neonatology 2016; 110: 66–74.

[23] Weaver KL, Baerg JE, Okawada M et al.: A Multi-Institutional Review of Thoracoscopic Congenital Diaphragmatic Hernia Repair. J Laparoendosc Adv Surg Tech A 2016; 26: 825–830. [EBM III]

4.2 Was gibt es Neues zu Behandlungsstrategien beim univentrikulären Herz?

R. Cesnjevar, A. Rüffer

Die palliative Chirurgie angeborener univentrikulärer Herzfehler ist eine Erfolgsgeschichte der modernen Medizin und unterliegt seit ihren Anfängen einer kontinuierlichen Entwicklung. Chirurgische Techniken, der jeweilige Zeitpunkt, das optimale Timing einer geplanten fortführenden Operation sowie weiterführende kreislaufunterstützende Operationen oder Transplantationen werden weiterhin kontrovers diskutiert.

Eine Analyse der Society of Thoracic Surgeons Congenital Heart Surgery Data Base über „Mortality Trends in Pediatric and Congenital Heart Surgery" ergab, dass zwischen 1998 und 2014 die Mortalität insbesondere in den komplexen Behandlungsgruppen, zu denen die Palliation univentrikulärer Herzfehler gehört, signifikant zurückging. Interessanterweise war allerdings nicht die Dauer des Krankenhausaufenthaltes von der Zeitachse beeinflusst worden [1].

Das bisher unumstrittene Ziel der univentrikulären Palliation ist die chirurgische Etablierung eines dauerhaft funktionierenden „Fontankreislaufs". Erstmalig wurde diese kreislauftrennende Operation unter Verzicht eines subpulmonalen Ventrikels von Fontan und Kreutzer 1971 beschrieben [2]. Auf dem Weg zur Fontanisierung unterziehen sich die Patienten in der Regel 3 Operationen, die systematisch nacheinander geschaltet werden („Staging"). Bei der sogenannten Stage-I-Palliation handelt es sich zumeist um eine systemisch-pulmonale Shuntanlage oder pulmonalarterielles Banding. Im Anschluss daran erfolgt eine abgestufte Kreislauftrennung mit 2 weiteren Operationen: im Alter von 4–6 Monaten Stage-II- („bidirektionale Glenn-Anastomose") und 24–48 Monaten Stage-III-Palliation („Fontanisierung"). In Ausnahmefällen weisen einige Patienten bereits bei Geburt ein balancierteres Verhältnis von System- und Lungenperfusion auf, „überspringen" die Stage-I-OP und kommen nach Erreichen des entsprechenden Alters direkt zur Glenn-Operation. Dies sind in der Regel Patienten mit nicht obstruktivem systemventrikulärem Auswurf und moderater Pulmonalstenose, die zu einer signifikanten Restriktion des pulmonalen Blutflusses führt, ohne eine drastische Zyanose zu verursachen.

1 Shuntperfusion zur Lungenstrombahn

Neonaten mit systemischer Ausflusstraktobstruktion – wie zum Beispiel das hypoplastische Linksherzsyndrom oder Rechtsherzhypoplasten mit Transpositionsstellung – bedürfen aufgrund der duktusabhängigen Systemperfusion einer Norwood-Operation. In der „Originalmethode" gewährleistet im Anschluss ein modifizierter Blalock-Taussig-Shunt (MBTS) die pulmonale Perfusion (Abb. 1). Um die Jahrtausendwende wurde von Shunji Sano die Shuntperfusion zur Lunge während der Norwood-Operation modifiziert, indem statt eines AP-Shunts ein 5–6 mm klappenloses Conduit zwischen rechtem Ventrikel und Pulmonalarterienbifurkation interponiert wurde (Abb. 2). Norwood selbst hatte bei seinen ersten Operationen solche „Shunts" implantiert, allerdings standen ihm nur viel zu große Dacrongrafts mit Durchmessern ab 8 mm zur Verfügung, weshalb er schließlich kleinlumige BT-Shunts bevorzugte. Durch die Wiedereinführung kleinerer RV-PA-Shunts („Sano-Shunt") konnte eine

Univentrikuläre Herzfehler 4.2

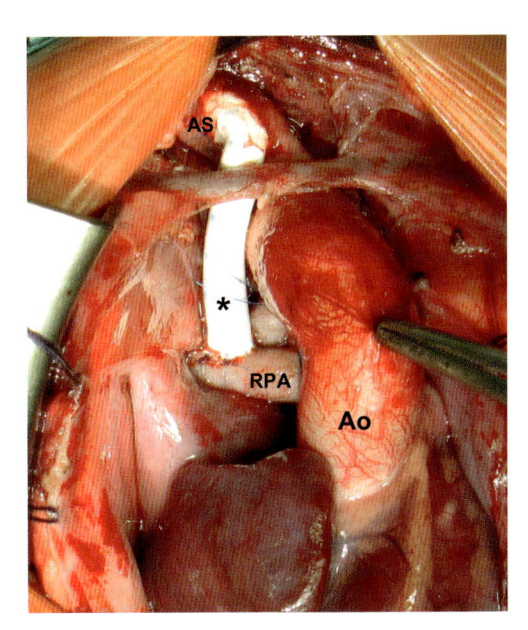

Abb. 1: Situs nach modifizierter BT-Shuntanlage (MBTS/3,5 mm GORE-Tex®-Shunt*)
AS = Arteria subclavia, RPA = Right Pulmonary Artery (= rechte Pulmonalarterie), Ao = Aorta ascendens

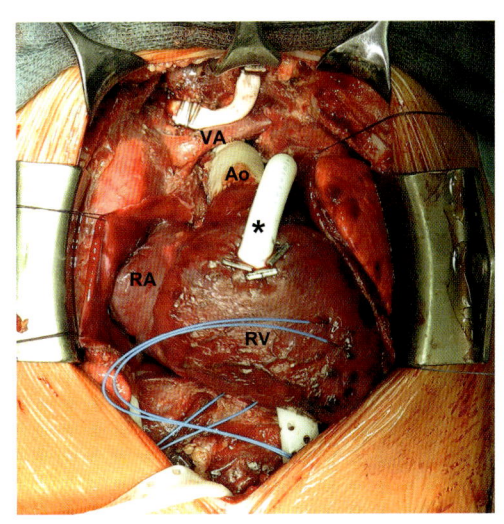

Abb. 2: Situs nach Norwood-I-Palliation mit einem 5 mm Sano-Shunt (5 mm Gore-Tex®-Graft*)
Ao = Aorta, RV = Rechter Ventrikel, RA = Right Atrium (= Rechter Vorhof), VA = Vena anonyma

Verbesserung der diastolischen Systemperfusion und insbesondere der Koronarperfusion erwirkt werden, was letztendlich zu einer verminderten Früh- und Interstage-Mortalität führte. In den folgenden Jahren bildeten sich 2 „fast religiöse" Lager von Vertretern der MBTS-Variante oder der Sano-Shunt-Variante, die bisher allerdings keinen eindeutigen „Gewinner" ausweisen konnten [3].

In einer randomisierten Multizenter-Studie aus Nord-Amerika, dem Single Ventricle Reconstruction (SVR)-Trial, konnten Ohye et al. 2010 ein verbessertes 12-Monats-Überleben nach Anlage von Sano-Shunts nachweisen [4]. Auch die Inter-Stage-Mortalität zwischen Stage I und II war nach Anlage eines Sano-Shunts signifikant geringer als nach MBTS [5]. Langfristig war jedoch die Komplikationsrate nach Sano-Shunt-Anlage signifikant höher und führte jenseits der 12 Monate zu einem Angleichen der Überlebenskurven zwischen MBTS und Sano-Shunt [4]. Während es durch den MBTS zu vermehrt hämodynamischen Unregelmäßigkeiten wie z. B. einem niedrigen diastolischen Blutdruck und damit reduzierten koronaren Per-

fusionsdruck kommt, sind gleichzeitig höhere linksventrikuläre Enddiastolische Drücke (LVEDP) und eine höhere QP : QS-Ratio oft nachweisbar, was ein schweres früh-postoperatives Problem nach der Norwood-Operation darstellen kann. Im Gegensatz dazu zeigen die Sano-Shunt-Patienten im Verlauf mehr Shunt- und Pulmonalarterienobstruktionen sowie ein vermindertes Pulmonalarterienwachstum mit konsekutiven Interventionen an Shunt oder Pulmonalarterien vor der Stage-II-Katheterisation [6]. Des Weiteren offenbarte sich im Rahmen des SVR-Trials, dass der Sano-Shunt vermehrt mit einer Rekoarktation assoziiert war und deshalb öfter zu chirurgischen Interventionen am Aortenbogen führte [7]. Patienten mit Sano-Shunt wiesen eine verringerte systemventrikuläre Ejektionsfraktion auf und waren mit vermehrten Katheterinterventionen (ansteigende Hazard-Ratio) im Langzeitverlauf auffällig [8]. Im Hinblick auf die sich angleichenden Überlebenskurven beider mit je einer Shuntmodifikation operierten Patientengruppen erscheint die Frage, welcher Shunt dem anderen im Langzeitverlauf überlegen ist, nicht eindeutig geklärt. Nach wie vor haben beide Methoden zur Gewährleistung der pulmonalen Perfusion während der Norwood-Operation ihre Daseinsberechtigung.

2 Hybrid-Stage-I-Palliation

Eine Alternative zur neonatalen Norwood-Operation bietet das von Gibbs 1993 [9] erstmals beschriebene Hybrid-Stage-I-Verfahren, welches eine Kombination aus chirurgisch angelegtem bilateralen externen Pulmonalarterien-Banding mit einem interventionellen Duktus-Stent und gegebenenfalls Atrioseptostomie beinhaltet [10–13]. Der Vorteil dieser Prozedur liegt insbesondere in dem Verzicht auf eine neonatale Herz-Lungen-Maschine mit systemischer Hypothermie und gegebenenfalls Kreislaufstillstand *(Abb. 3)*. Die größten Erfahrungen mit dem Hybrid-Stage-I-Verfahren wurden bisher in Gießen [12] und Ohio (Children's Hospital Columbus) [11] gesammelt. Interessanterweise zeigen beide ähnlich großen Kohorten vergleichbare Ergebnisse. Gießen blickt nun auf eine 18-jährige Erfahrung mit Hybridpalliationen zurück. Die operative Mortalität nach Hybrid-Stage-I, Comprehensive-Stage-II und anschließender Fontankomplettierung liegt in diesem Zeitintervall bei 2,5 %, 4,9 % und 0 %. Das Langzeitüberleben lag bei Patienten mit univentrikulärer Physiologie und Hybrid-Stage-I nach 10 Jahren bei 75,3 %. Als besonders risikoreich stellte sich der Zeitraum zwischen den ersten beiden Prozeduren mit einer Inter-Stage-Mortalität von 14,2 % dar [12]. In Ohio konnte erfahrungsbedingt seit 2010 bei der Hybrid-Stage-I-Palliation eine signifikante Verringerung der Mortalität erzielt werden (von 19 % auf 4 %; p = 0,01). Ebenso konnten anfängliche Komplikationen wie eine Pulmonalarterienthrombose nach Comprehensive-Stage-II-Palliation und die Inzidenz von ECMO-Implantationen auf 0 % reduziert werden [11].

Nachteile der Hybrid-Palliation bestehen allerdings in einer hohen Inzidenz an Stentimplantationen in den Pulmonalarterien. Die Freiheit von Interventionen an den Pulmonalarterien lag in Gießen bei 32,2 % nach 10 Jahren. Des Weiteren kann der Stent im Ductus botalli dislozieren und zu einer hochgradigen retrograden Aortenbogenobstruktion führen, was deletäre Komplikationen durch eine verminderte zerebrale und koronare Perfusion nach sich zieht [10, 14]. In einigen Zentren hat sich die Aortenatresie wegen der retrograden Koronarperfusion über den Aortenbogen als Risikofaktor für die Hybrid-Palliation herausgestellt [13], was sich wiederum mit den aus Gießen publizierten Daten nicht bestätigen ließ [12]. Insgesamt gilt die Hybrid-Stage-I-Prozedur als Verfahren, das auch bei Patienten mit hohem Norwood-Operationsrisiko (niedriges Geburtsgewicht, extreme Unreife, präoperativer Schock, gastrointestinale und renale Komplikationen, schlechte Ventrikelfunktion, hochgradige AV-Klappeninsuffizienz etc.) mit erfreulichen Ergebnissen angewendet werden kann [15, 16]. Auch länger zurückliegende Studien aus Boston und Virginia haben gezeigt, dass die Hybrid-Palliation insbesondere bei Hochrisikopatienten zu einer Verbesserung des Outcomes im Vergleich zur Norwood-Operation führen kann [13, 17].

Interessant ist auch eine retrospektive Multicenterstudie von 43 nordamerikanischen Zentren, in die insgesamt 3 654 Patienten mit hypoplastischem Linksherzsyndrom und neonataler Palliation eingeschlossen wurden. Die Gruppe von 242 Kindern mit Hybrid-Stage-1-Palliation zeigte nach Risikoadjustierung ein signifikant verbessertes Outcome hinsichtlich der postoperativen Nierenfunktion, der Krankenhausverweildauer sowie eines verbesserten Überlebens nicht nur nach der initialen Operation, sondern auch nach 2 Jahren [16].

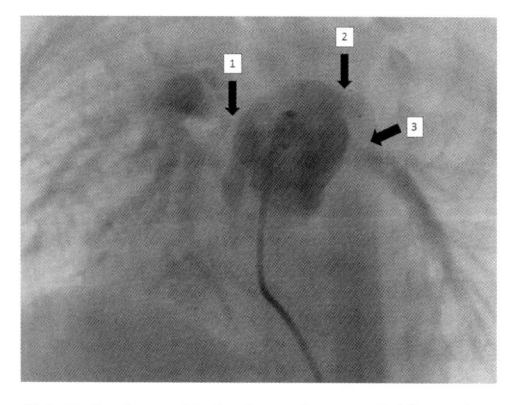

Abb. 3: Angiographische Darstellung nach bilateralem Banding und Ductus-Stent
[1] = Banding RPA, [2] = gestenteter Ductus arteriosus, [3] = Banding LPA

Nach wie vor stellt sich allerdings immer noch die Frage, ob die Hybrid-Strategie im Vergleich zur klassischen Norwood-Prozedur als überlegen zu betrachten ist, zumal beide Verfahren auf eine beträchtliche Learning-Curve zurückgreifen müssen. Letztendlich ist der Erfolg jeder Methode zentrumsspezifisch vom individuellen Können und der Erfahrung des Behandlungsteams abhängig.

3 Aortenbogenchirurgie

In den letzten Jahren haben sich für die Aortenbogenrekonstruktion verschiedene Trends hinsichtlich Operationstechnik, Material und organprotektiver Perfusionsmethoden herauskristallisiert. Während in verschiedenen Zentren in Nordamerika die sogenannte „Interdigitating technique" zu einer signifikanten Verringerung der Rekoarktationsrate am Aortenbogen führen konnte [18], wurde dieser positive Trend in anderen Zentren auch durch Modifikationen an der Patchform [19] oder des Patchmaterials [20] erreicht.

4 „Goal-directed Perfusion"

Zur Optimierung der systemischen Organprotektion wurden neue perfusionstechnische Modifikationen eingeführt. Neben der selektiven Hirnperfusion ermöglicht eine selektive Kanülierung der Aorta descendens eine zielgerichtete („goal-directed") Perfusion der unteren Körperhälfte über eine selektive arterielle Linie, die über

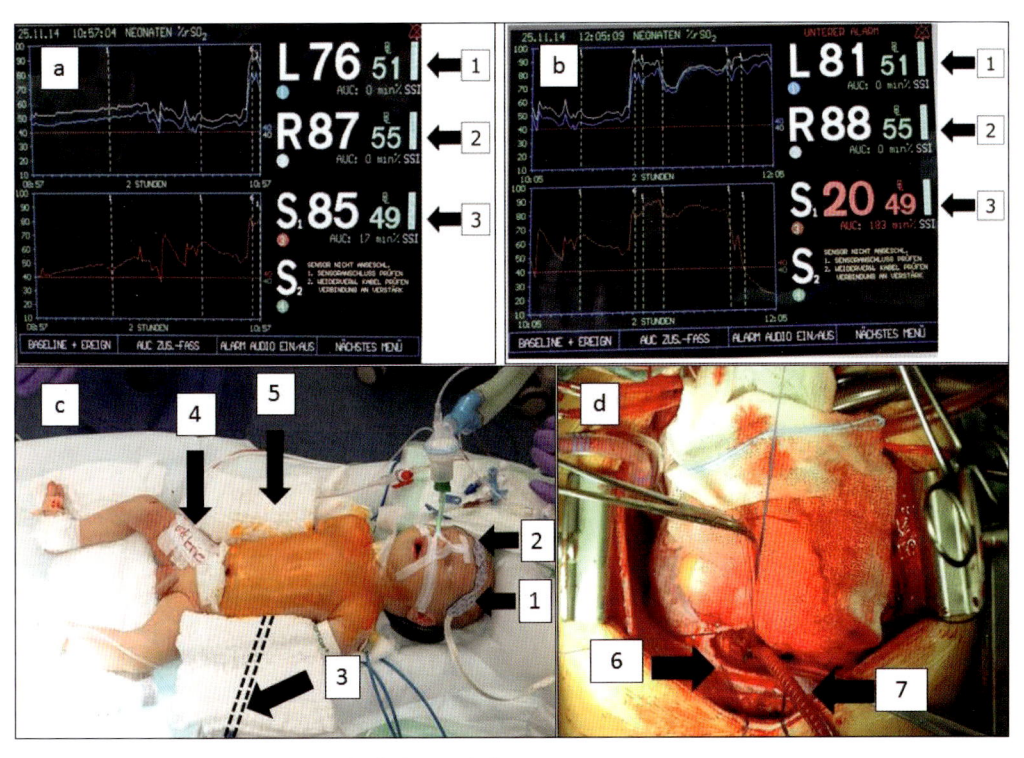

Abb. 4: Perioperatives Monitoring zur Perfusionsoptimierung
a) und b) NIRS-Überwachungsmonitor
c) Neugeborenes vor Norwood-Operation
d) selektive Kanülierung der Aorta deszendens
[1] = NIRS linke Hemisphere (L), [2] = NIRS rechte Hemisphere (R), [3] = NIRS Nierenregion (S), [4] = Leistenarterie, [5] = Radialarterie, [6] = Perikarderöffnung dorsal, [7] = Deszendenskanülierung

eine weitere Roller-Pumpe an der Herz-Lungen-Maschine angetrieben wird. So kann der „Kardiotechniker" die Flussraten für Hirn- und Dezendensperfusion selektiv regulieren, um Organschäden zu vermeiden [21, 22]. Um auf einen kardioplegischen Herzstillstand weitestgehend verzichten zu können und eine „beating-heart-Variante" der Aortenbogenchirurgie zu ermöglichen, können die Koronarien während der Operation kontinuierlich über eine weitere selektive arterielle Linie perfundiert werden (selektive Myokardperfusion) [23, 24]. Im Idealfall kann durch eine selektive antegrade Hirnperfusion mit zusätzlicher Descendens- und Myokardperfusion eine bedarfsangepasste „Dreifach-Perfusion" des Gesamtorganismus ermöglicht werden, sodass in Zukunft intraoperativ verursachte Organischämien vermeidbar sind (Abb. 4).

Unklar ist jedoch weiterhin, in wieweit diese versierten Perfusionsmethoden dem „einfachen" tief hypothermen Kreislaufstillstand hinsichtlich des klinischen Outcomes überlegen sind. Hier bestehen insbesondere hinsichtlich der postoperativen renalen Funktion widersprüchliche Ansichten. Im Vergleich zum tief hypothermen Kreislaufstillstand ergaben Tierversuchsstudien an jungen Ferkeln eine nur bedingte Organprotektion der unteren Körperhälfte durch die selektive Hirnperfusion [25, 26]. Allerdings muss hierbei beachtet werden, dass bei „gesunden" Tieren keine Aortenbogenanomalie und daher keine Kollateralisierung des Blutflusses zur unteren Körperhälfte vorliegt. In der klinischen Praxis wurde im Gegensatz dazu trotz intraoperativer selektiver Hirnperfusion von einer verbesserten Nierenfunktion im Vergleich zum tief hypothermen Kreislaufstillstand berichtet [27].

5 Neuroprotektion

Nach wie vor besitzt die wissenschaftliche Auseinandersetzung zwischen den Vertretern des tief hypothermen Kreislaufstillstandes gegenüber den Anhängern der selektiven antegraden Hirnperfusion die Frage nach der optimalen Neuro- und Organprotektion bei Aortenbogenoperationen fast religiöse Züge [28]. Zwar konnten randomisierte Studien kein verbessertes Neuro-Outcome durch die eine oder andere Methode nachweisen, allerdings wurde in diesen Studien generell eine systemische Zieltemperatur von 18°C angestrebt und relativ niedrige Flussraten für die selektive Hirnperfusion eingesetzt [29, 30]. Vereinzelt wird bei selektiver antegrader Hirnperfusion auch eine moderate Hypothermie (25–28°C) eingesetzt, um die Hypothermie-assoziierten systemischen Nebenwirkungen zu limitieren [31, 32].

Wir konnten in einer Studie unter intraoperativer Verwendung von transfontanellärem Ultraschall während neonataler Aortenbogenoperationen in moderater Hypothermie nachweisen, dass die Verteilung der Blutflussgeschwindigkeiten in beiden Hemisphären unter Verwendung von 30 % antegradem selektiven zerebralen Blutfluss (900 ml/min/m² KÖF[1]) zu einer homogenen Verteilung des cerebralen Blutflusses in beiden Hemisphären über einen intakten Circulus arteriosus Willisi führte [33].

Mit Hilfe von kontinuierlichem intraoperativen EEG-Monitoring waren bei Seltzer et al. längere Phasen einer Burst-Suppression mit einer verringerten neurologischen Entwicklung assoziiert. Diese Phasen einer Isoelektrizität der EEG-Wellen traten nahezu ausschließlich nach tief hypothermen Kreislaufstillstand auf. Bemerkenswert bei dieser Studie ist, dass gerade das Ziel eines tief hypothermen Kreislaufstillstandes – nämlich die Unterdrückung jeglicher Hirnaktivität – über die eigentliche Phase des Kreislaufstillstandes hinaus anhielt und bei isoelektrischen Phasen von über 90 Minuten signifikant das neurologische Outcome verschlechterte. Es werden auch Fragen aufgeworfen, inwieweit die Verringerung der Körpertemperatur auf unter 25°C durch das Außerstandsetzen der Autoregulation, anhaltender EEG-Suppression und verminderter Regulation von Kälteschockproteinen einen sinnvollen Beitrag zur Neuroprotektion leistet [34].

Interessanterweise konnten auf der anderen Seite groß angelegte Multicenter-Register der International Cardiac Collaborative on Neurodevelopment Investigators (ICCON) anhand der Erstellung von Psychomotorischen Developement Index (PDI) und Mental Developement Index (MDI) an

---

[1] KÖF = Körperoberfläche

1 077 Kindern aus 22 Institutionen keine signifikante Assoziation zwischen der neuroprotektiven Methode und dem Neuro-Outcome herstellen. Weder die Dauer des Kreislaufstillstandes noch der selektiven Hirnperfusion zeigten Einfluss auf den Intelligenzquotienten und die pyschomotorische Entwicklung. Hinsichtlich der kardiopulmonalen Bypasstechnik war lediglich die totale Bypasszeit mit verringerten Scores assoziiert [35]. In einer weiteren Studie der ICCON-Gruppe konnte gezeigt werden, dass Patienten-assoziierte Faktoren wie Rasse, Geschlecht, Geburtsgewicht und genetische oder extrakardiale Anomalien die entscheidenden Determinanten für die neurologische Entwicklung darstellen [36]. Letztendlich bleibt ungeklärt, inwieweit chirurgische Einflussfaktoren die Entwicklung eines herzkranken Kindes positiv beeinflussen können.

6 Bidirektionale Glenn-Anastomose

Operationsspezifische Aspekte bleiben für die weiterführenden palliativen chirurgischen Maßnahmen im Rahmen der Fontankomplettierung von untergeordneter Bedeutung. Eine Ausnahme bildet dabei natürlich die Comprehensive-Stage-II-Palliation nach Stage-I-Hybrid-Palliation des hypoplastischen Linksherzsyndroms. Hierbei wird das Hauptrisiko der Norwood-(Stage-I) auf die Glenn-(Stage-II)-Operation übertragen. Erschwerend ist hierbei (bedingt durch die bilaterale Banding-Operation im Neugeborenenalter) auch das Vorliegen von Verwachsungen. Erfreulicherweise sind die Ergebnisse nach der Comprehensive-Stage-II in der Regel denen der neonatalen Norwood-Operation überlegen [11, 12].

In vielen Zentren wird der ideale Zeitpunkt einer „normalen" Glenn-Operation unterschiedlich interpretiert. Die zunehmende Volumenbelastung des singulären Ventrikels bei pulmonaler Shuntperfusion führt im Verlauf zu einer zunehmenden AV-Klappeninsuffizienz und Verschlechterung der systemventrikulären Funktion. Eine zeitnahe partielle Kreislauftrennung durch die volumenentlastende Glenn-Operation wird daher von verschiedenen Zentren zur Vermeidung einer solchen negativen Entwicklung empfohlen [37, 38]. Voraussetzung für eine erfolgreiche Glenn-Palliation sind ein ausreichendes Größenwachstum der Pulmonalarterien und ein niedriger pulmonalarterieller Widerstand. In unserem Zentrum wird in der Regel die Glenn-Palliation mit Vollendung des 4. Lebensmonats anvisiert *(Abb. 5)*.

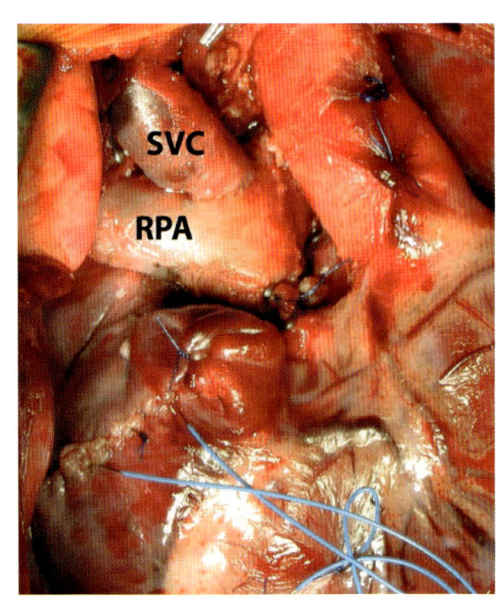

Abb. 5: OP-Situs nach Anlage einer bidirektionalen Glenn-Anastomose im Alter von 4 Monaten
SVC = Superior Vena Cava (= obere Hohlvene), RPA = Right Pulmonary Artery (= rechte Pulmonalarterie)

7 Fontankreislauf

Unklarheit besteht ebenso hinsichtlich des idealen Timings (18 Monate bis 4 Jahre) [38] und der optimalen Technik der Fontanisierung (intrakardial, extrakardial, mit oder ohne Fenestration). So werden die Vorteile einer frühzeitigen „Gewöhnung" an eine passive Lungenperfusion den Nachteilen der infantilen pulmonalen Widerstandserhöhung und der Verlängerung der Gesamtdauer des Fontankreislaufes gegenübergestellt [39]. Die hämodynamischen Konsequenzen einer unvermeidbaren Erhöhung des zentralvenösen Druckes

4.2 Univentrikuläre Herzfehler

scheinen unausweichlich und die Uhr für ein späteres Kreislaufversagen („Failing Fontan") beginnt mit Erstellung der totalen Cavo-Pulmonalen-Anastomose buchstäblich zu ticken [39, 40]. Nach nun über 40 Jahren Erfahrung mit der Fontanoperation [2] scheinen sich die Befürchtungen eines längerfristigen Versagens des univentrikulären Systems zu bestätigen. So stiegen die Transplantationsraten bei Fontanpatienten seit den 90er Jahren von 12 % auf bis zu 36 % in den letzten 5 Jahren [39].

Weiterhin bestehen 2 anerkannte chirurgische Modifikationen der Fontankomplettierung: relativ gleichberechtigt nebeneinander das extrakardiale Conduit *(Abb. 6)* oder der intraatriale laterale Tunnel im gemeinsamen systemischen Vorhof. Vorteile des extrakardialen Conduits liegen in einer Verminderung von atrialen Narben durch Nahtreihen mit einer geringeren Inzidenz von Rhythmusstörungen im Langzeitverlauf. Ein koordinierter Vorhof-Kammer-Rhythmus (im Idealfall ein Sinusrhythmus, im schlechteren Fall ein sequenzieller Schrittmacher-Rhythmus) sind als Antrieb für den Fontankreislauf von entscheidender Bedeutung. Techniken zur Beseitigung einer eventuell auftretenden atrialen Arrhythmie bestehen in der konservativen medikamentösen Therapie, der Transkatheterablation sowie der Fontankonversion auf ein extrakardiales Conduit unter Berücksichtigung der anti-arrhythmischen Chirurgie (Cox MAZE/Ablation) [39, 41].

Der Pool an Patienten mit klassischer atriopulmonaler Fontankonnektion aus den 80er Jahren verkleinert sich fortwährend. Die meisten dieser Patienten sind entweder bereits verstorben, herztransplantiert oder haben sich einer Fontankonversion auf ein extrakardiales Conduit unterzogen. Neuere Fontantechniken zeigen im Langzeitverlauf ein verbessertes Überleben gegenüber der historischen atriopulmunalen Konnektion (APC = atrio-pulmonary-connection). Der intraatriale laterale Tunnel schneidet nur geringfügig schlechter ab als das extrakardiale Conduit, weshalb diese beiden Techniken heute noch gebräuchlich sind *(Abb. 7)* [42].

Ein buchstäbliches Dilemma in der Behandlung von Fontanpatienten bildet der sog. „Failing Fontan", der durch eine systemventrikuläre Dysfunktion, atrioventrikuläre Klappeninsuffizienz, Leberinsuffizienz, Proteinverlustenteropathie und den damit verbundenen systemischen Konsequenzen gekennzeichnet ist. Die Entscheidung, wann der Patient für eine Herztransplantation gelistet werden sollte, ist nicht zuletzt wegen der unzureichenden Anzahl an Spenderorganen undeterminiert.

7 Mechanische Assist-Systeme

In den letzten Jahren wurden verschiedene Möglichkeiten zur mechanischen Unterstützung eines univentrikulären Kreislaufes vorgeschlagen. Neuartige Pumpensysteme und Modifikationen der klassischen Linksherzunterstützungssysteme sind in Einzelfällen erfolgreich zur Anwendung gekommen. Allerdings kommen diese Systeme weiterhin nur temporär als „Bridge-to-transplant" oder als

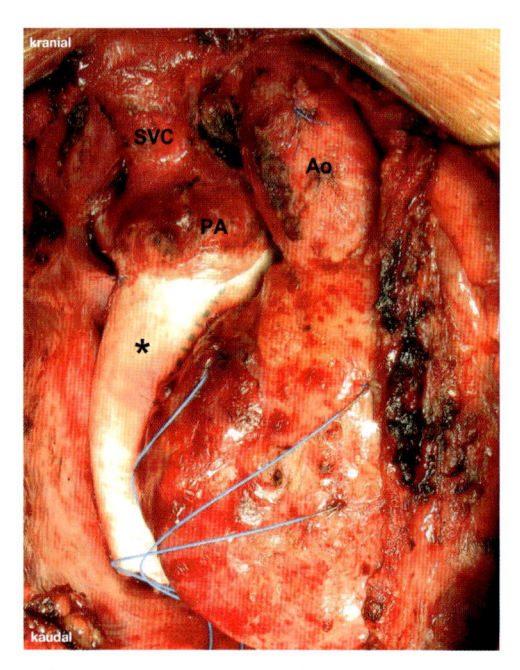

Abb. 6: Situs nach Fontan-Komplettierung (*extrakardiales Conduit/20mm Gore-Tex®-Graft)
SVC = Superior Vena Cava (= obere Hohlvene), PA = Pulmonary Artery (= Pulmonalarterie), Ao = Aorta ascendens

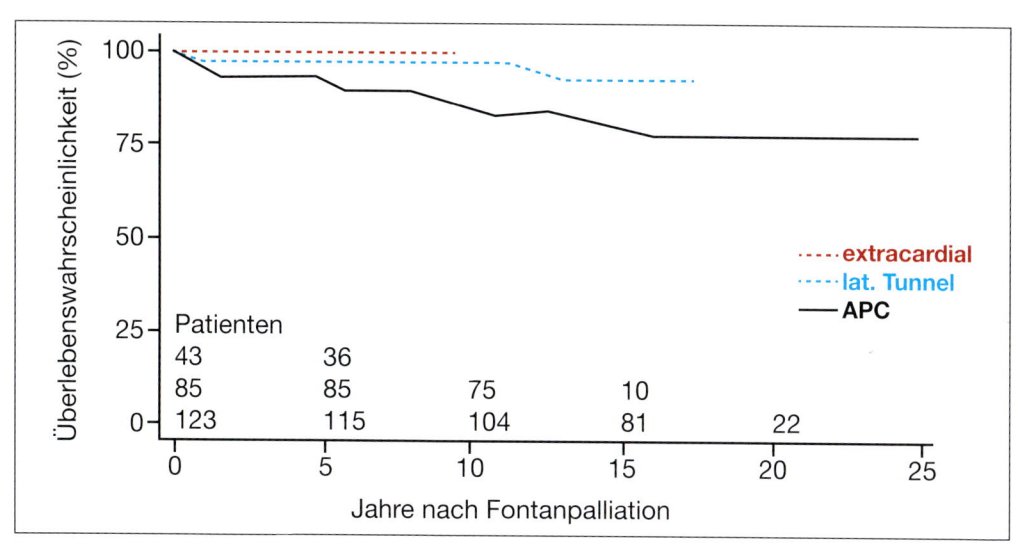

Abb. 7: Langzeitüberleben nach Fontanpalliation nach Yves d'Udekem et al. [42]

„Destination Therapy" bei inoperablen oder nichttransplantablen Patienten in Frage [43–46].

Bereits 2011 stellt Mark Rodefeld das Prinzip seiner permanenten Fontanunterstützung mit Hilfe eines sich im „Kreuz des Fontantunnels" zwischen oberer und unterer Hohlvene implantierten Impella vor, welche das Blut zielgerichtet „vorwärts" in beide Lungenarterien treibt [47]. Wie bei allen Assist-Systemen spielt hierbei jedoch die Energiegewinnung weiterhin eine entscheidende Rolle und ist bisher nur mit Verbindungs-Drivelines zwischen intrakorporaler Pumpe und extrakardialer Batterie/Antrieb zu lösen. Weitere Entwicklungsschritte sind insbesondere im Zeitalter der erneuerbaren Energien auch im medizinischen Bereich dringend erforderlich.

8 Monitoring

Weitere Fortschritte in der operativen Behandlung bei univentrikulären Herzfehlern bestehen insbesondere im Neuromonitoring und in der postoperativen intensivmedizinischen Behandlung.

Die Near Infrared Spectroscopy (NIRS) ist ein hervorragendes Tool zur nicht invasiven Überwachung der Gewebeoxygenierung und korreliert meist sehr gut mit der gemischt-venösen Sauerstoffsättigung. Die gemessenen NIRS-Werte sind damit ein sehr guter indirekter Parameter zur Abschätzung des aktuellen Herz-Zeit-Volumens. Intraoperativ ist das regionale NIRS-Monitoring eine entscheidende Hilfe für den Kardiotechniker, um die Flussgeschwindigkeiten an der Herz-Lungen-Maschine an die jeweiligen Anforderungen hinsichtlich der Gewebeperfusion anzupassen. Insbesondere bei univentrikulären Herzen nach systemisch-pulmonaler Shuntanlage bildet die NIRS-Überwachung einen weiteren Baustein zur optimalen Balancierung zwischen systemischer und pulmonaler Perfusion (QP : QS) [33, 48, 49].

Literatur

[1] Jacobs JP, He X, Mayer JE Jr et al.: Mortality Trends in Pediatric and Congenital Heart Surgery: An Analysis of The Society of Thoracic Surgeons Congenital Heart Surgery Database. Ann Thorac Surg 2016; 102 (4): 1345–1352.

[2] Fontan F, Baudet E: Surgical repair of tricuspid atresia. Thorax 1971; 26 (3): 240–248.

[3] Ruffer A, Danch A, Gottschalk U et al.: The Norwood procedure – does the type of

[4] Ohye RG, Sleeper LA, Mahony L et al.: Comparison of shunt types in the Norwood procedure for single-ventricle lesions. N Engl J Med 2010; 362 (21): 1980–1992.

shunt determine outcome? Thorac Cardiovasc Surg 2009; 57 (5): 270–275.

[5] Ghanayem NS, Allen KR, Tabbutt S et al.: Interstage mortality after the Norwood procedure: Results of the multicenter Single Ventricle Reconstruction trial. J Thorac Cardiovasc Surg 2012; 144 (4): 896–906.

[6] Aiyagari R, Rhodes JF, Shrader P et al.: Impact of pre-stage II hemodynamics and pulmonary artery anatomy on 12-month outcomes in the Pediatric Heart Network Single Ventricle Reconstruction trial. J Thorac Cardiovasc Surg 2014; 148 (4): 1467–1474.

[7] Hill KD, Rodes JF, Aiyagari R et al.: Intervention for recoarctation in the single ventricle reconstruction trial: incidence, risk, and outcomes. Circulation 2013; 128 (9): 954–961.

[8] Newburger JW, Sleeper LA, Frommelt PC et al.: Transplantation-free survival and interventions at 3 years in the single ventricle reconstruction trial. Circulation 2014; 129 (20): 2013–2020.

[9] Gibbs JL, Wren C, Watterson KG et al.: Stenting of the arterial duct combined with banding of the pulmonary arteries and atrial septectomy or septostomy: a new approach to palliation for the hypoplastic left heart syndrome. Br Heart J 1993; 69 (6): 551–555.

[10] Mosca RS: Hybrid therapy for hypoplastic left heart syndrome: Myth, alternative, or standard – neither Minotaur nor Midas. J Thorac Cardiovasc Surg 2016; 151 (4): 1123–1125.

[11] Galantowicz M, Yates AR: Improved outcomes with the comprehensive stage 2 procedure after an initial hybrid stage 1. J Thorac Cardiovasc Surg 2016; 151 (2): 424–429.

[12] Yerebakan C, Valeske K, Elmontaser H et al.: Hybrid therapy for hypoplastic left heart syndrome: Myth, alternative, or standard? J Thorac Cardiovasc Surg 2016; 151 (4): 1112–1121, 1123 e1–5.

[13] Bacha EA, Daves S, Harding J et al.: Single-ventricle palliation for high-risk neonates: the emergence of an alternative hybrid stage I strategy. J Thorac Cardiovasc Surg 2006; 131 (1): 163–171 e2.

[14] Backer CL: Rescuing the failing Fontan. Heart 2016; 102 (14): 1077–1078.

[15] Hirsch JC, Copeland G, Donohue JE et al.: Population-based analysis of survival for hypoplastic left heart syndrome. J Pediatr 2011; 159 (1): 57–63.

[16] Malik S, Bird TM, Jaquiss RD et al.: Comparison of in-hospital and longer-term outcomes of hybrid and Norwood stage 1 palliation of hypoplastic left heart syndrome. J Thorac Cardiovasc Surg 2015; 150 (3): 474–480 e2.

[17] Lim DS, Peeler BB, Matherne GP et al.: Risk-stratified approach to hybrid transcatheter-surgical palliation of hypoplastic left heart syndrome. Pediatr Cardiol 2006; 27 (1): 91–95.

[18] Lamers LJ, Frommelt PC, Mussatto KA et al.: Coarctectomy combined with an interdigitating arch reconstruction results in a lower incidence of recurrent arch obstruction after the Norwood procedure than coarctectomy alone. J Thorac Cardiovasc Surg 2012; 143 (5): 1098–1102.

[19] Ferns SJ, El Zein C, Maruboyina SP et al.: Improved Results of Aortic Arch Reconstruction in the Norwood Procedure. Ann Thorac Surg 2016; 102 (1): 178–785.

[20] Lee H, Yang JH, Jun TG et al.: Augmentation of the Lesser Curvature with an Autologous Vascular Patch in Complex Aortic Coarctation and Interruption. Ann Thorac Surg 2016; 101 (6): 2309–2314.

[21] Cesnjevar RA, Purbojo A, Muench F et al.: Goal-directed-perfusion in neonatal aortic arch surgery. Transl Pediatr 2016; 5 (3): 134–141.

[22] Tulzer A, Mair R, Kreuzer M et al.: Outcome of aortic arch reconstruction in infants with

coarctation: Importance of operative approach. J Thorac Cardiovasc Surg 2016; 152 (6): 1506–1513 e1.

[23] Janssen C, Kellermann St, Münch F et al.: Myocardial Protection During Aortic Arch Repair in a Piglet Model: Beating Heart Technique Compared With Crystalloid Cardioplegia. Ann Thorac Surg 2015; 100 (5): 1758-1766.

[24] Ruffer A, Klopsch C, Munch F et al.: Aortic arch repair: let it beat! Thorac Cardiovasc Surg 2012; 60 (3): 189–194.

[25] Khaladj N, Peterss S, Pichlmair M et al.: The impact of deep and moderate body temperatures on end-organ function during hypothermic circulatory arrest. Eur J Cardiothorac Surg 2011; 40 (6): 1492–1499; discussion 1499.

[26] Roerick O, Seitz T, Mauser-Weber P et al.: Low-flow perfusion via the innominate artery during aortic arch operations provides only limited somatic circulatory support. Eur J Cardiothorac Surg 2006; 29 (4): 517–524.

[27] Algra SO, Schouten ANJ, van Oeveren W et al.: Low-flow antegrade cerebral perfusion attenuates early renal and intestinal injury during neonatal aortic arch reconstruction. J Thorac Cardiovasc Surg 2012; 144 (6): 1323–1328, 1328 e1-2.

[28] Hanley FL: Religion, politics ... deep hypothermic circulatory arrest. J Thorac Cardiovasc Surg 2005; 130 (5): 1236.

[29] Algra SO, Jansen NJ, van der Tweel J et al.: Neurological injury after neonatal cardiac surgery: a randomized, controlled trial of 2 perfusion techniques. Circulation 2014; 129 (2): 224–233.

[30] Goldberg CS, Bove EL, Devany EJ et al.: A randomized clinical trial of regional cerebral perfusion versus deep hypothermic circulatory arrest: outcomes for infants with functional single ventricle. J Thorac Cardiovasc Surg 2007; 133 (4): 880–887.

[31] Kamiya H, Hagl C, Kropivnitskaya I et al.: The safety of moderate hypothermic lower body circulatory arrest with selective cerebral perfusion: a propensity score analysis. J Thorac Cardiovasc Surg 2007; 133 (2): 501–509.

[32] Pacini, D. Leone A, Di Marco L et al.: Antegrade selective cerebral perfusion in thoracic aorta surgery: safety of moderate hypothermia. Eur J Cardiothorac Surg 2007; 31 (4): 618–622.

[33] Ruffer A, Tischer P, Münch F et al.: Comparable Cerebral Blood Flow in Both Hemispheres During Regional Cerebral Perfusion in Infant Aortic Arch Surgery. Ann Thorac Surg 2017; 103 (1): 178–185.

[34] Seltzer L, Swartz MF, Kwon J et al.: Neurodevelopmental outcomes after neonatal cardiac surgery: Role of cortical isoelectric activity. J Thorac Cardiovasc Surg 2016; 151 (4): 1137–1142.

[35] International Cardiac Collaborative on Neurodevelopment (ICCON) Investigators: Impact of Operative and Postoperative Factors on Neurodevelopmental Outcomes After Cardiac Operations. Ann Thorac Surg 2016; 102 (3): 843-849.

[36] Gaynor JW, Stopp C, Wypij D et al.: Neurodevelopmental outcomes after cardiac surgery in infancy. Pediatrics 2015; 135 (5): 816–825.

[37] Ruffer A, Arndt F, Potapov S et al.: Early stage 2 palliation is crucial in patients with a right-ventricle-to-pulmonary-artery conduit. Ann Thorac Surg 2011; 91 (3): 816–822.

[38] Ono M, Kasnar-Samprec J, Hager A et al.: Clinical outcome following total cavopulmonary connection: a 20-year single-centre experience. Eur J Cardiothorac Surg 2016; 50 (4): 632–641.

[39] Backer CL, Jacobs ML: Fontan at 40: Midlife crisis? J Thorac Cardiovasc Surg 2016: 151 (3): 621–622.

[40] Backer CL, Costello JM, Deal BJ: Fontan conversion: guidelines from Down Under. Eur J Cardiothorac Surg 2016; 49 (2): 536–537.

[41] Deal BJ, Costello JM, Webster G et al.: Intermediate-Term Outcome of 140 Consecutive Fontan Conversions With Arrhythmia Operations. Ann Thorac Surg 2016; 101 (2): 717–724.

[42] d'Udekem Y, Iyengar AJ, Cohrane AD et al.: The Fontan procedure: contemporary techniques have improved long-term outcomes. Circulation 2007; 116 (11 Suppl): I157–164.

[43] Pretre R, Häusler A, Bettex D et al.: Right-sided univentricular cardiac assistance in a failing Fontan circulation. Ann Thorac Surg 2008; 86 (3): 1018–1020.

[44] Speth M, Münch F, Purbojo A et al.: Pediatric Extracorporeal Life Support Using a Third Generation Diagonal Pum. ASAIO J 2016; 62 (4): 482–490.

[45] Arnaoutakis GJ, Blitzer D, Fuller St et al.: Mechanical Circulatory Support as Bridge to Transplantation for the Failing Single Ventricle. Ann Thorac Surg 2017; 103 (1): 193–197.

[46] Aydin SI, Duffy M, Rodriguez D et al.: Venovenous extracorporeal membrane oxygenation for patients with single-ventricle anatomy: A registry report. J Thorac Cardiovasc Surg 2016; 151 (6): 1730–1736.

[47] Rodefeld MD, Frankel SH, Giridharan GA: Cavopulmonary assist: (em)powering the univentricular fontan circulation. Semin Thorac Cardiovasc Surg Pediatr Card Surg Annu 2011; 14 (1): 45–54.

[48] Hoffman GM, Brosig CL, Mussatto KA et al.: Perioperative cerebral oxygen saturation in neonates with hypoplastic left heart syndrome and childhood neurodevelopmental outcome. J Thorac Cardiovasc Surg 2013; 146 (5): 1153–1164.

[49] Hansen JH, Schlangen J, Voges I et al.: Impact of afterload reduction strategies on regional tissue oxygenation after the Norwood procedure for hypoplastic left heart syndrome. Eur J Cardiothorac Surg 2014; 45 (2): e13–19.

4.3 Was gibt es Neues bei Transkatheterverfahren der Klappenerkrankungen in der Herzchirurgie?

A. J. Rastan

1 Einleitung

Die Aortenklappenstenose (AS) ist die häufigste Herzklappenerkrankung in der entwickelten Welt. Ca. 7 % der Bevölkerung > 65 Jahren leidet an der degenerativen Form dieser Erkrankung, die sich durch Luftnot, Herzschwäche, Angina pectoris, Synkope oder Rhythmusstörungen bemerkbar machen kann. Die symptomatische AS ist einfach zu diagnostizieren und auch vom Wesen her vergleichsweise leicht kausal zu therapieren. Da sie mit einer Sterblichkeit von bis zu 50 % innerhalb von 2 Jahren assoziiert ist und damit eine schlechtere Prognose als die meisten malignen Tumorerkrankungen aufweist, wird der Ersatz der verkalkten Aortenklappe bei den symptomatischen Patienten in Form einer Klasse-I-Indikation von allen nationalen und internationalen Fachgesellschaften empfohlen. Da die degenerative Aortenklappenstenose aber auch eine Erkrankung des Alters ist und sich die Wahrscheinlichkeit der Erkrankung mit jeder Lebensdekade in etwa verdoppelt, wundert es nicht, dass ca. ⅓ aller dieser Patienten aufgrund eines fortgeschrittenen Lebensalters in der Vergangenheit nicht einer operativen Therapie zugeführt wurden. Gründe lagen dabei neben dem fortgeschrittenen Lebensalter auch in dem durch Gebrechlichkeit und Komorbiditäten sehr hohen Op-Risiko bis hin zur allgemeinen Inoperabilität.

Mit der ersten Katheter-basierten Aortenklappenintervention (TAVI) durch den Kardiologen Alain Cribier 2002 im französischen Rouen eröffnet sich in den letzten 15 Jahren eine ganz neue Therapieoption, die sich seither durch stetige Verfeinerung der Drahttechnologien, neuer Materialien sowie alternativer Klappensubstitute und intelligenter Planungssoftware mit dem konventionellen operativen Aortenklappenersatz (AKE) misst und ihn herausfordert.

Nicht überraschend wurde der Vergleich aus TAVI und AKE zunächst für inoperable Patienten und auf Patienten mit hohem operativen Risiko begrenzt. In der Landmarkstudie Partner I konnte dargestellt werden, dass TAVI bei inoperablen Patienten eine Überlegenheit gegenüber einem rein medikamentösen Regime aufweist und auch eine sehr gute und nachhaltige Alternative bei Patienten mit hohem operativem Risiko darstellte [15, 18].

Nunmehr wird die Indikation zur TAVI auch auf weniger risikobehaftete Patienten ausgedehnt und verschiedene Klappensubstitute innerhalb randomisierter Studien und Register wissenschaftlich untersucht. Alles zusammen hat dies bis heute zu einer stattlichen Datenmenge geführt, die sich auch in nationalen und internationalen Positionspapieren, Empfehlungen und Guidelines wiederspiegelt. Da sich die TAVI-Therapie ähnlich wie die Behandlung der koronaren Herzerkrankung im Spannungsfeld zwischen Herzchirurgie und interventioneller Kardiologie befindet, ist es eine besondere Herausforderung, eine Patienten-zentrierte und personalisierte Therapieentscheidung zu treffen. Ähnliches gilt für die interventionelle Therapie der Mitral- und mit Einschränkungen

4.3 Transkatheterverfahren

auch der Trikuspidalklappeninsuffizienz, deren Rekonstruktionsergebnisse bei weitem aber nicht an die Ergebnisse der operativen Verfahren heranreicht und deren Indikationsstellung daher noch sehr auf Hochrisikopatienten fokussiert bleibt.

Die folgende Übersicht stellt schwerpunktmäßig die Neuerungen in der Katheter-basierten Klappentherapie und damit ein Update aus Jahre 2016 dar.

2 Katheter-basierte Aortenklappeneingriffe

2.1 Evaluation und Intervention

Seit ihrer flächendeckenden Verbreitung findet sich eine stetige Zunahme der TAVI-Prozeduren in Deutschland *(Abb. 1)*. Im Jahre 2013 wurden erstmals mehr TAVIs als konventionelle AKEs vorgenommen, im Jahre 2016 erfolgten nach aktuellen Erhebungen noch einmal ca. 10 % mehr TAVI-Prozeduren als 2015. Deutschland bleibt nicht zuletzt wegen der Altersstruktur der Bevölkerung und des stabilen Re-Imbursements globaler Spitzenreiter bei der Implantationszahl.

Bezüglich der Evaluationsdiagnostik hat sich in den letzten Jahren in der ganz überwiegenden Zahl der Kliniken die Verwendung von Multi-Slice CTs als wichtigstem bildgebenden Verfahren durchgesetzt, da neben der anatomischen Struktur der Klappe auch der Verkalkungsgrad der Klappe, der Durchmesser des nativen Anulus sowie der Koronarabstand erhoben werden kann und zudem auch wertvolle Informationen zum Implantationsweg (Leistengefäße, Aorta) erhoben werden können. Die transösophageale Untersuchung dient daneben der Einschätzung der Schwere der Aortenklappenstenose und der Evaluierung der Herz- und anderer Klappenfunktionen. Unter Nutzung aller zur Verfügung stehenden Klappensubstitute können heute Durchmesser des nativen Aortenrings von 16–30 mm und damit > 90 % aller Anulusgrößen technisch versorgt werden.

Zu Risikoeinschätzung des individuellen Patientenrisikos hat sich in den großen Studien, aber auch im klinischen Alltag die Verwendung des Risiko-Scores der Society of Thoracic Surgeons (STS Score, http://riskcalc.sts.org/stswebriskcalc/#/) durchgesetzt, der einfach zu erheben ist und eine große Validität besitzt.

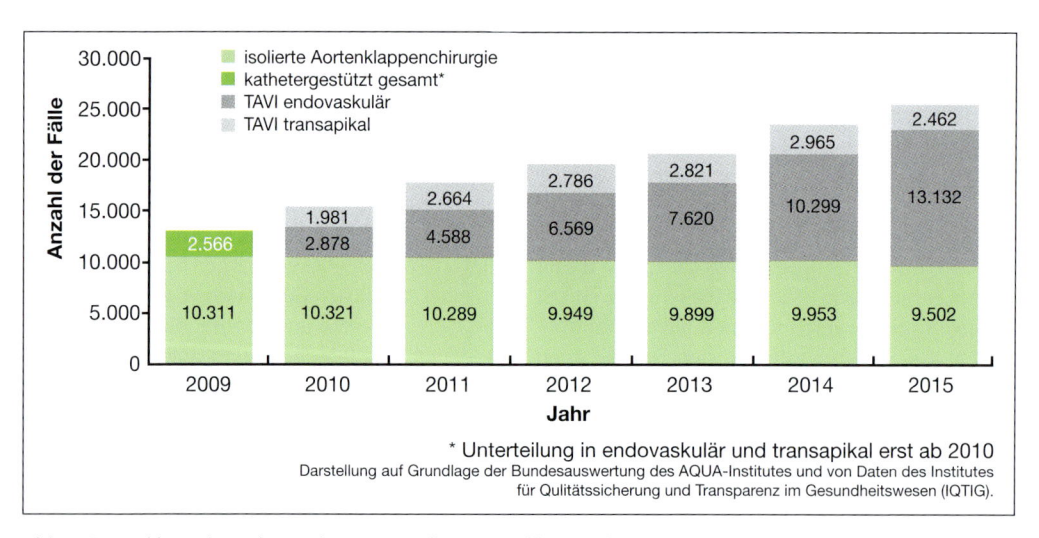

Abb. 1: Entwicklung der isolierten konventionellen Aortenklappenchirurgie (AKE) und der interdisziplinär im Heart Team durchgeführten Katheter-gestützten Aortenklappenimplantationen in den Jahren 2009–2015 (aus dem Deutschen Herzbericht 2016)

Nicht zuletzt aufgrund politischer Vorgaben durch den Beschluss des Gemeinsamen Bundesausschusses zur minimal-invasiven Aortenklappenintervention aus dem Jahr 2015 [9], werden TAVI-Eingriffe seit 2016 in festen Teams und mit klaren Strukturvorgaben indiziert, geplant, vorgenommen und nachbehandelt. TAVI-Prozeduren sind heute Standardeingriffe in der Herzmedizin und werden aufgrund der immer größeren Dichte von Hybrid-Operationssälen zunehmend dort vorgenommen. Auch im Jahr 2016 setzte sich der Trend fort, dass innerhalb der TAVIs zunehmend der transfemorale Implantationsweg auch von Chirurgen favorisiert wird („transfemoral first") und so nur ca. 20 % über alternative Routen (transaortal, transapikal, über A. subclavia oder A. carotis) vorgenommen wurden.

Im hart umkämpften Produktemarkt sind nahezu unverändert 2 TAVI-Systeme marktführend (Abb. 2). Die CoreValve-Klappe der Fa. Medtronic besteht aus einem selbst-expandierenden Nitinolgerüst und ist rein transvaskulär implantierbar. Die Klappe selbst ist aus porcinem Perikard geschneidert. Die CoreValve ist bis heute in mehr als 75 000 Patienten implantiert worden. Ihr supraanulärer Sitz garantiert sehr niedrige Restgradienten. Durch die Markteinführung der EvolutR als Modifikation der CoreValve-Klappe im Jahr 2016 steht nun ein System zur Verfügung, das während der Implantation nahezu vollständig wiedereinfangbar und neuplatzierbar ist. Zudem soll durch eine Restrukturierung des Maschendesigns eine höhere Abdichtung und eine geringe Schrittmacherrate erreicht werden.

Am häufigsten kommt in Deutschland die Sapien-Klappe der Firma Edwards Lifesciences zum Einsatz. Diese auf ein Kobalt-Chrom-Gerüst montierte Rinderperikardklappe wird über einen Ballon expandiert. Die Sapien-Klappe wurde in Europa bis zum Jahr 2014 und in den USA bis zum Jahr 2016 als Version Sapien XT vertrieben, seither steht sie als Modell Sapien 3 zur Verfügung. Die wesentliche Modifikation der Sapien 3 besteht in der Implementierung einer äußeren „Schürze" an der ventrikulären Dimension der Klappe, die eine verbesserte Abdichtung gegenüber dem nativen Klappenanulus ermöglichen soll (Abb. 2). Die Sapien-Familie ist weltweit bis heute in mehr als 100 000 Patienten implantiert worden.

Die innovativen Weiterentwicklungen der beiden Marktführer macht es alternativen Klappensystemen schwer, sich im Markt zu etablieren und zu überleben. So sind mit Ende des Jahres 2016 2 sogenannte Zweitgenerationsprodukte, die DirektFlow- und die JenaValve-Prothese aufgrund wirtschaftlicher Zwänge vom Markt zurückgezogen worden, sodass derzeit lediglich 3 weitere TAVI-Produkte, die Acurate-Klappe der Fa. Symetis [27], die Portico-Klappe der Fa. Abbott und die Lotus-Klappe der Fa. Boston Scientific [19] auf dem Markt verblieben sind. Diese weisen in Deutschland zusammen aber lediglich einen Marktanteil von 10–15 % auf (Abb. 2).

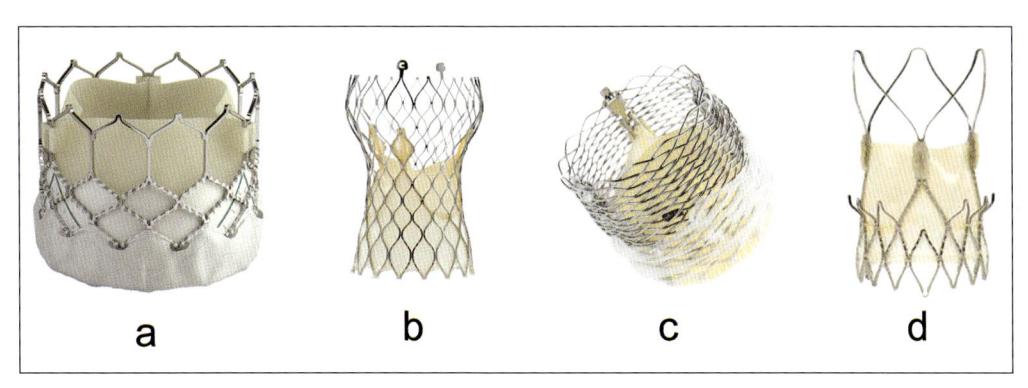

Abb. 2: Aktuelle TAVI-Klappensysteme: a) Sapien 3® (Edwards Lifesciences); b) CoreValve EvolutR® (Medtronic); c) Lotus® (Boston Scientific); d) Acurate® (Symetis, Boston Scientific)

2.2 Ergebnisse aus aktuellen Studien und Registern

Nachdem sich in der letzten Dekade die TAVI für inoperable und AS-Patienten mit hohem operativen Risiko als Therapieoption der ersten Wahl etabliert hat, haben aktuelle randomisierte Vergleichsstudien von TAVI vs. AKE und zudem Beobachtungsstudien des Jahres 2016 zunehmend auf die Indikation bei Patienten mit mittlerem Op-Risiko fokussiert (Tab. 1) [17, 25, 30, 31].

Insbesondere die Ergebnisse der SURTAVI-Studie [25] als auch der Partner-2-Studie [17] können hier als richtungsweisend angesehen werden. In diesen Untersuchungen konnte für „intermediate-risk"-Patientenpopulation zumindest für die ersten 2 Jahre nach dem Initialeingriff durchweg eine Nicht-Unterlegenheit der TAVI gegenüber dem chirurgischen Aortenklappenersatz in Bezug auf Sterblichkeit und schweren Schlaganfall demonstriert werden.

In einer Metaanalyse der nationalen Register von 7 Europäischen Ländern und dem Einschluss von insgesamt 9 786 Patienten in den Jahren 2008–2013 konnte eine 30-Tage-Sterblichkeit von 8 % und einer Schlaganfallrate von 3 % ermittelt werden. Interessanterweise lag die Frühsterblichkeit damit ca. doppelt so hoch wie in den randomisierten Studien, die Schlaganfallrate war dagegen deutlich geringer [14]. Es kann spekuliert werden, dass die Europäischen TAVI-Register die Versorgungswirklichkeit besser darstellen als die randomisierten Studien. In dieser Metaanalyse konnte weiterhin gezeigt werden, dass die Implantation einer CoreValve-Klappe mit einem mehr als 2-fach erhöhten Risiko für eine Schrittmacherimplantation vergesellschaftet war, während sich für das Auftreten eines relevanten paravalvulären Lecks (i. e. ≥ 2° in 7 %) keine signifikante Assoziation an eine bestimmte TAVI-Klappe zeigte. Bemerkenswert ist weiterhin, dass sich für Deutschland von allen 7 Ländern die höchste Frühsterblichkeit fand, was sich in Anbetracht der höchsten Implantationszahlen auf den ersten Blick schwer erklären lässt, möglicherweise aber darin begründet ist, dass im Deutschen TAVI-Register Implantationen aus der frühen Phase der Jahre 2009/2010 nachverfolgt wurden.

Das weltweit größte Register zur Langzeitnachbeobachtung aller nationalen Aortenklappeneingriffe wurde im Juli 2010 von der Deutschen Gesellschaft für Thorax-, Herz- und Gefäßchirurgie und der Deutschen Gesellschaft für Kardiologie gemeinsam ins Leben gerufen. Es ist das Deutsche Aortenklappenregister, i. e. German Aortic Valve Registry (GARY, https://www.aortenklappenregister.de/). Dieses Register verfolgt die Ziele der Darstellung von Struktur-, Prozess- und Ergebnisqualität der verschiedenen Techniken der Aortenklappentherapien unter Einschluss der TAVIs. Zudem zielt es auf die Validierung von Scoringsystemen und die Erfassung von Qualität und Sicherheit verschiedener TAVI-Produkte. Bis heute sind mehr als 130 000 Patienten eingeschlossen worden. Daten aus dem Jahr 2015 von mehr als 30 000 Patienten wurden kürzlich publiziert und können als heutige Versorgungsrealität in Deutschland angesehen werden (Tab. 1) [8].

2.3 Technische und andere Weiterentwicklungen der TAVI-Implantation

Aufgrund der noch vergleichsweise jungen Technologie werden unverändert eine Reihe von technischen und prozeduralen Überlegungen angestellt und in kleineren Studien untersucht. Ein Ansatz besteht darin, die native Aortenklappe vor dem Einsetzen der TAVI-Prothese nicht mehr mittels Ballon zu sprengen („Predilatation"), sondern die TAVI-Klappe direkt in die erkrankte native Aortenklappe einzusetzen, um das embolische Schlaganfallrisiko weiter zu minimieren. Hier konnte für die Ballon-expandierende Sapien 3-Prothese an 163 Patienten die Machbarkeit grundsätzlich belegt werden, allerdings war dies bei Patienten mit hoher Verkalkungslast und bei kleinem Anulus mit erhöhten Restgradienten vergesellschaftet [16]. Ebenfalls auf eine Minimierung der Schlaganfälle ausgerichtet ist das Konzept, durch intraluminale Filtersysteme vor den supraaortalen Ästen in Form von zerebralen Protektionssystemen die zerebrale Emboliellast zu reduzieren. In einer an 100 Patienten vorgenommenen randomisierten Studie konnte anhand von zerebralen MRT-Un-

Tab. 1: Aktuelle randomisierte und kontrollierte Beobachtungsstudien sowie Register zur Katheter-basierten Aortenklappentherapie im Publikationszeitraum 2016/2017

Jahr	Autor (Studie)	Patienten N	Follow-up	Studientyp/ TAVI-System	Kernergebnis
2016	Leon MB (Partner 2) [17]	N = 2 032	1 Jahr	RCT Sapien XT	Pat. mit intermediärem Risiko (STS-Score im Mittel 4 %): TAVI vs. AKE gleich in Bezug auf Tod und Schlaganfall (19 vs. 21 %), TF signifikant besser (17 %)
2016	Søndergaard L (Notion) [30]	N = 280	2 Jahre	RCT Corevalve	81 % low risk Patienten (STS-Score < 4 %). Keine Unterschiede bezüglich Endpunkt aus Tod, Schlaganfall und Myokardinfarkt zwischen TAVI und AKE (16 vs. 19 %)
2016	Deeb GM (CoreValve U.S. trial [3]	N = 760	3 Jahre	RCT Corevalve	Pat. mit hohem Op-Risiko (STS-Score 7,4 %). TAVI gegenüber AKE in Bezug auf Tod und Schlaganfall signifikant überlegen (37 vs. 47 %)
2016	Meredith I Reprise II [19]	N = 120	1 Jahr	Register Lotus	STS-Score 7,1 %, Sterblichkeit 11 %, Schlaganfall 3,4 %, 32 % Schrittmacherrate
2016	Siontis GCM 4 RCTs [29]	N = 3 806	2 Jahre	Metaanalyse	TAVI gegenüber AKE nach 2 Jahren mit 13 %iger relativer Risikoreduktion (p = 0,038), TF insgesamt günstiger
2016	Thourani VH [31]	N = 1 077	1 Jahr	Register Sapien 3	Pat. mit intermediärem Risiko. Sterblichkeit 7,4 %. Vergleich als Propensity-Score-Analyse mit historischer AKE-Kohorte zeigt sogar Überlegenheit von TAVI in Bezug auf Sterblichkeit
2016	Krasopoulos G (7 Europäische Register) [14]	N = 9 786	1 Jahr	Metaanalyse	Schrittmacherpflicht bei CoreValve > 2-mal höher. 30-Tage-Sterblichkeit 8 %, periprozedurale Schlaganfallrate 3 %, relevante paravalvuläre Undichtigkeit 7 %. Logistischer EuroScore kein guter Diskriminator
2016	Gilard M (FRANCE-2 registry) [10]	N = 4 210	3 Jahre	Register alle	Sterblichkeit 42 %, Risikofaktoren: männliches Geschlecht, Vorhofflimmern, Dialyse, nicht-femorale Route, paravalvuläres Leck > I°
2017	Reardon MJ (SURTAVI) [25]	N = 1 660	2 Jahre	RCT Corevalve	Pat. mit intermediärem Risiko (STS-Score < 7 %, im Mittel 4,5 %). TAVI vs. AKE gleich in Bezug auf Tod und Schlaganfall (14 vs. 13 %)
2017	Popma JJ (EvolutR U. S. study) [23]	N = 241	30 Tage	Register Evolut R	STS-Score 7,4 %, 30-Tage-Sterblichkeit 2,5 %, lebensbedrohliche Blutungen 7 %, Schrittmacherimplantation 16 %, relevante paravalvuläre Leckage 5,3 %
2017	Gaede L (Deutsches Aortenklappenregister) [8]	N = 31 245	Hospital	Register alle	Krankenhaussterblichkeit für die transvaskuläre Route im Jahr 2015 bei 3,4 %. Für Hochrisikopatienten TAVI geringere Sterblichkeit als AKE

AKE: Aortenklappenersatz; RCT: Randomisierte, kontrollierte Studie; STS: Society of the Thoracic Surgeons; TF:Transfemoral

tersuchungen gezeigt werden, dass sowohl die Anzahl der neuen Hirnläsionen nach TAVI (4 vs. 10 %) als auch das Läsionsvolumen (242 mm^2 vs. 527 mm^2) durch das zerebrale Protektionssystem signifikant gesenkt werden konnte, wenngleich dies keinen wesentlichen Einfluss auf die klinische Beschwerdesymptomatik hatte [12].

Da in den meisten Studien eine Überlegenheit der transfemoralen Implantationsroute gegenüber den alternativen, insbesondere dem transapikalen Zugang, erkennbar wurde, ist dieser heute auch in herzchirurgischer Hand zunehmend der bevorzugte Zugangsweg. Dies wird dadurch unterstützt, dass die Implantationskatheter je nach Produkt aufgrund der technischen Verfeinerungen einen reduzierten Durchmesser von 14–18 French aufweisen und so die lokalen Gefäßkomplikationen über die Jahre rückläufig sind [1].

Eine wesentliche Frage jenseits der Indikationsstellung und der Prozedur betrifft das Management der Blutverdünnung nach der TAVI-Implantation. Hier mehren sich Hinweise darauf, dass die alleinige Thrombozytenaggregationshemmung mit ASS oder auch als duale Plättchenhemmung unzureichend sein könnte und mit einer hohen Rate klinisch oft stummer Segelthrombosen der TAVI-Klappen assoziiert ist [2]. In dieser Publikation fanden sich an insgesamt 931 Patienten, die innerhalb von 2 prospektiven und konsekutiven Zentrumsregistern mittels 4D-Computertomographie nachuntersucht wurden, in bis zu 30 % Segelthrombosen, die dann auch mit einem erhöhten Klappengradienten und einer erhöhten Rate von unerwünschten neurologischen Ereignissen verbunden war. Bei einer Antikoagulation mit Warfarin oder auch mit direkten oralen Antikoagulanzien fand sich eine signifikant geringere Rate von Klappenthrombosen.

2.4 Neue Indikationsfelder

Neben der TAVI-Indikationsausweitung auf gesündere und jüngere Patienten spielen auch Fragen der Durchführbarkeit einer TAVI-Prozedur bei besonderen anatomischen Herausforderungen eine besondere Rolle. Neben der Größe des nativen Aortenklappenanulus, der heute mit den zur Verfügung stehenden Prothesen, insbesondere der Sapien 3 der Größe 29 mm und der im Januar 2017 gelaunchten Corevalve EvolutR der Größe 34 mm gut adressiert ist (s. o.), wird auch zunehmend die Machbarkeit einer TAVI-Implantation bei Patienten mit anatomisch bikuspid angelegter Aortenklappe diskutiert, die aufgrund der häufig asymmetrischen und hohen Kalklast eine besondere Subpopulation darstellen. Bislang noch als relative Kontraindikation angesehen, konnte für diese Patientenpopulation kürzlich an 561 Patienten in einem multizentrischen und multinationalen Register gezeigt werden, dass eine TAVI-Implantation möglich war, wenn auch insgesamt mit einer höheren Konversionsrate zur Sternotomie und einer höheren Rate an relevanten paravalvulären Leckagen [32].

Eine weitere Indikationsgruppe tut sich seit Jahren nun zunehmend für die Patienten mit degenerierten chirurgisch implantierten Bioprothesen auf. Hier besteht die Möglichkeit, in das zerstörte chirurgische Biosubstitut eine TAVI-Prothese zu implantieren. Diese Option führt heute schon zu einer liberalen Indikationsstellung des Bio-AKE in jüngere Patientengruppen, zum anderen ist dieses „valve-in-valve"-Konzept mit einer Reihe sehr spezifischer Fragestellungen verbunden, die von der Frage des primär zu wählenden chirurgischen Biosubstituts über die Frage des Prothesenmismatches bis hin zu Fragen der Wurzelanatomie reichen. In einer großen Serie von 459 valve-in-valve-Patienten aus 55 Zentren konnte gezeigt werden, dass bei einem 1-Jahres-Überleben von 83 % gerade Patienten mit kleiner chirurgischer Bioprothese und stenotischer Degeneration ein besonderes Risiko ausweisen [4].

2.5 Komplikationen und Management

Im Zuge der Etablierung der TAVI-Eingriffe als Routineeingriff ist es neben einer Verbesserung der klinischen Ergebnisse auch zu einem Rückgang der Komplikationen gekommen [1]. Eine Quantifizierung von Komplikationen scheint am ehesten im Kontext randomisierter Studien möglich, deren aktuellste Ergebnisse in *Tabelle 2* dargestellt sind. Daraus wird deutlich, dass TAVI-Eingriffe weiterhin mit dem Risiko lebensbedrohlicher und eingriffsspezifischer Komplikationen behaftet bleiben, die nur durch eine akute chirurgische Intervention kontrollierbar sind. Gegenüber dem konventionellen AKE bleibt TAVI mit dem Nachteil der höheren Schrittmacherrate und einer höheren Rate paravalvulärer Undichtigkeiten verbunden, was gerade im Hinblick auf eine Indikationsausweitung zu jüngeren und gesünderen Patienten nicht außer Acht gelassen werden darf. Dagegen sind Transfusionsbedarf und Liegezeit der Patienten nach TAVI geringer.

Akute periinterventionelle TAVI-Komplikationen betreffen quantitativ mehrheitlich Probleme mit der transfemoralen Zugangsroute, die trotz der verkleinerten Zugangskatheter noch bei 6,0 % der Patienten auftreten. Aber auch Koronarobstruktionen (bis 0,4 %) und Perikardtamponaden (bis 2,0 %) sowie Aortenwurzelkomplikationen (bis 0,4 %), Aortendissektionen (bis 0,2 %), Klappenembolisationen (bis 0,3 %) oder akute Linksherzdekompensationen können eine akute Konversion zur Sternotomie (bis 1,0 %) erforderlich machen (Aqua-Reports 2012–2014, https://sqg.de/upload/CONTENT/Qualitaetsberichte/). Insgesamt ist die Wahrscheinlichkeit für das Auftreten TAVI-spezifischer Komplikationen kaum mit dem allgemeinen Op-Risiko (STS-Score, EuroScore) der Patienten assoziiert, während die chirurgischen Komplikationen, insbesondere Schlaganfall und perioperative Mortalität, eng mit diesem korrelieren. Gerade dieser Umstand macht eine Ausweitung von TAVI auf gesündere, gut operable Patienten problematisch.

Aufgrund des vergleichsweise hohen Potenzials für Komplikationen und der Notwendigkeit einer perakuten operativen Intervention besteht heute ein großer Konsens darüber, dass TAVI-Prozeduren von einem Team aus TAVI-Spezialisten der Kardiologie, Kardiochirurgie und Anästhesie gemeinsam behandelt werden. Diese ist eine wesentliche Voraussetzung für das Beherrschen der Komplikationen. Dabei ist es zumindest aus der Perspektive der Herzchirurgie unerlässlich, dass die Eingriffe in Zentren mit einer institutionalisierten herzchirurgischen Fachabteilung vorgenommen werden, da nur so entsprechende Ressourcen und Expertise vorhanden ist.

2.6 Leitlinien, Positionspapiere, rechtliche Vorgaben

In Bezug auf das Vorhandensein einer herzchirurgischen Fachabteilung als Voraussetzung zur Durchführung einer TAVI gibt es einen Dissens mit der Deutschen Gesellschaft für Kardiologie (DGK), die darin eine inakzeptable Beschränkung der Therapie auf entsprechend strukturierte Kliniken sieht. In einem TAVI-Positionspapier der DGK aus dem Jahr 2015 und einem Update 2016 bringt sie dieses zum Ausdruck und setzt im Gegenzug eher auf eine TAVI-Zertifizierung der Zentren un-

Tab. 2: TAVI-Komplikationen in den aktuellsten randomisierten Vergleichsstudien

Autor (Studie)	N Alter	STS-Score (%)	TF (%)	30 d Sterblichkeit	30 d Schlaganfall	Schwere Blutung	Gefäßkomplikation	Niereninsuffizienz	Koronare Obstruktion	PM Impl.	PVL
Leon MB (PARTNER 2) [17]	N = 2 032 81, 5 ± 6,7	5,6 ± 2,1	93,7 %	6,1 %	6,1 %	10,4 %	7,9 %	1,3 %	0,4 %	8,5 %	3,7 %
Reardon MJ (SURTAVI) [25]	N = 1 660 79,8 ± 6,0	4,5 ± 1,6	76,0 %	2,8 %	4,5 %	12,2 %	6,0 %	1,7 %	0,2 %	26,0 %	5,3 %

PM: Schrittmacher; PVL: Paravalvuläre Leckage, TF: Transfemoral

ter Voraussetzung gewisser Strukturmerkmale und Implantationserfahrung einschließlich der Versorgungsqualität. Im TAVI-Beschluss des Gemeinsamen Bundesausschuss sind nun seit 2015 zahlreiche Strukturvorgaben gefordert, die insbesondere die Interdisziplinarität bei der Versorgung von TAVI-Patienten in den Mittelpunkt stellen [9]. Hieraus wird deutlich, dass TAVI-Prozeduren sich mitten im Spannungsfeld der Fachgesellschaften und der politischen Vorgaben befinden und es dabei essenziell ist, dass die optimale Versorgung und Sicherheit des individuellen Patienten oberstes Gebot bleibt.

Nicht ganz konsistent zwischen den Fachgesellschaften ist ebenso die Frage, wie das Operationsrisiko abgeschätzt wird. Hier neigen Herzchirurgen und interventionelle Kardiologen nach wie vor zu einer unterschiedlichen Sichtweise. So ist auch das intermediäre Risiko eines Patienten mit einem STS-Score von 3–8 % sehr weit gefasst und die Indikation zur TAVI wird somit auch zukünftig mehr von der klinischen Einschätzung eines Patienten durch das Herzteam als von festen Scoring-Systemen getriggert sein.

In den gerade publizierten Leitlinien zur Therapie von Klappenerkrankungen der amerikanischen Fachgesellschaften findet sich eine Empfehlung zur Therapie der Patienten mit Aortenklappenstenose nach unterschiedlichem allgemeinem Operationsrisiko *(Abb. 3)* [21]. Es bleibt abzuwarten, wie sich die noch für das Jahr 2017 erwartete Leitlinie der Europäischen Fachgesellschaften positioniert.

Fazit

Die Katheter-basierte Therapie der Aortenklappe hat in Deutschland mengenmäßig die konventionelle AKE überholt. Indikationen werden dabei auf Patienten mit intermediärem und zunehmend auch auf Patienten mit niedrigem operativen Risiko ausgeweitet. Dies begründet sich in guten TAVI-Ergebnissen und eine nachgewiesene Nicht-Unterlegenheit der TAVI gegenüber der AKE in Patienten mit mehr als einem normalen Op-Risiko. Zudem werden auch komplexere Aortenwurzelanatomien zunehmend interventionell angegangen. Trotz der geringer werdenden TAVI-Komplikationen ist in ca. 1 % eine akute herzchirurgische Versorgung durch Thorakotomie der Patienten er-

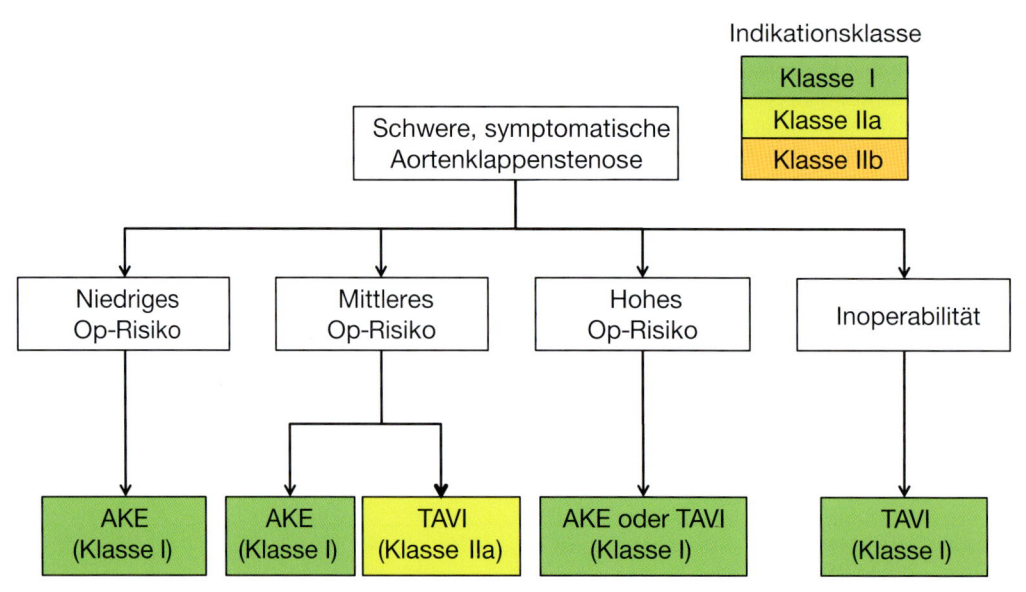

Abb. 3: Indikationsstellung zur TAVI und zum chirurgischen Klappenersatz bei Patienten mit schwerer symptomatischer katheter-basierten Aortenklappenimplantation unterteilt nach unterschiedlich hohem operativen Risiko (mod. nach [21])

forderlich, sodass TAVI-Eingriffe von einem multidisziplinären Team unter optimalen Bedingungen vorgenommen werden müssen.

3 Katheter-basierte Mitralklappeneingriffe

3.1 Intervention und Evaluation

Nach dem Deutschen Herzbericht des Jahres 2016 wurden im Jahr 2013 an der Mitralklappe insgesamt 2 731 transvenöse Interventionen vorgenommen, davon 1 666 bei Männern und 1 065 bei Frauen. Am häufigsten war die Altersgruppe der 70- bis 79-Jährigen versorgt worden (1 225 Patienten), gefolgt von den 80- bis 89-Jährigen (904 Patienten). Die umfangreichsten globalen klinischen Erfahrungen liegen aus Zentren Deutschlands vor. In einer Erhebung der Europäischen Gesellschaft zur perkutanen koronaren Intervention (EAPCI) an 301 Zentren konnte außerhalb Deutschlands nur eine geringe Penetration von interventionellen Mitralklappenverfahren dargestellt werden [22]. Das mit weitem Abstand am häufigsten implantierte System ist das sogenannte Clipping-Verfahren mit dem MitraClip® der Fa. Abbott. Dieses nutzt dabei ein chirurgisch entwickeltes Konzept, in dem durch eine mittige Verbindung der beiden Mitralsegel (i. e. Edge-to-Edge = Alfieri-Naht) eine Reduktion der Undichtigkeit der Mitralklappe erreicht wird, allerdings ohne die chirurgisch dann immer simultan vorgenommene Reduktion des Mitralklappenumfangs durch eine Ringanuloplastie zu ermöglichen *(Abb. 4)*.

Das MitraClip-Verfahren wurde weltweit erstmals im Jahre 2003 vorgenommen. Dabei wird über die Vena femoralis und durch das Vorhofseptum ein multidimensional steuerbares Schleusen-/Kathetersystem in den linken Vorhof eingebracht. Der 15 mm große Clip selbst wird über dieses System mittig über der Mitralklappe ausgerichtet und dann unter radiologischer und 3D-echokardiographischer Kontrolle in geöffneter Stellung durch die Mitralklappe in den linken Ventrikel eingeführt. Durch eine entsprechende Ausrichtung

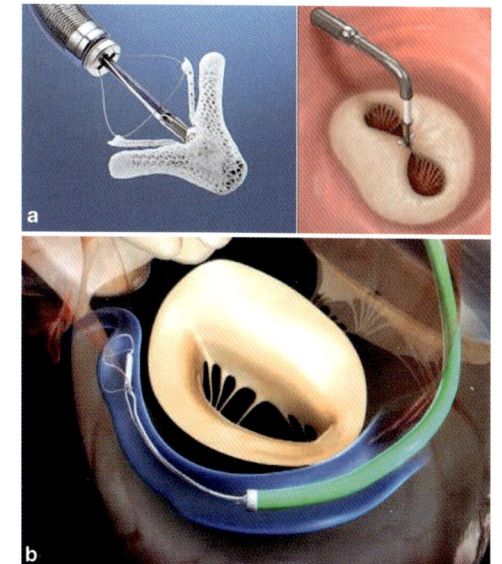

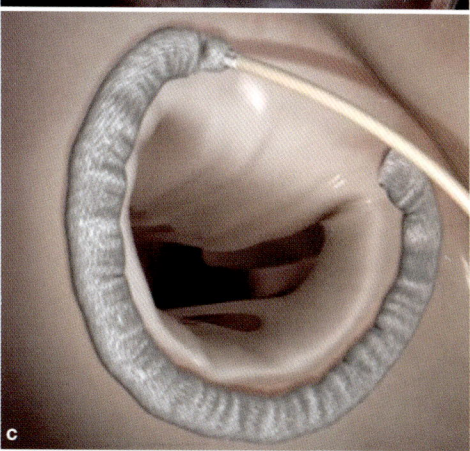

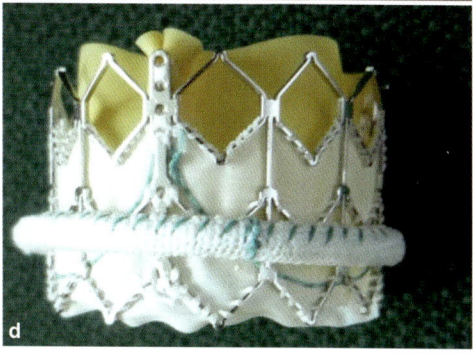

Abb. 4: Aktuelle interventionelle Mitralklappenssysteme und -konzepte: a) MitraClip® (Abbott); b) Carillon Mitral Contour System® (Cardiac Dimensions); c) Cardioband® (Valtech, Edwards Lifesciences); d) Valve-in-Ring Konzept

der Clip-Arme senkrecht zu den Segelrändern der Mitralklappe und gezieltes Zurückziehen des Clips werden die freien Ränder der beiden Mitralklappensegel gefasst, im Clip eingeklemmt und durch Schließen des Clips aneinander adaptiert. Nach echokardiographischer Überprüfung des funktionellen Erfolges der Prozedur wird der Clip vom System gelöst und so freigegeben. Im Falle eines unbefriedigenden Resultats kann der Clip geöffnet und repositioniert oder aber auch durch die Applikation weiterer Clips die Mitralklappeninsuffizienz in der Nachbarschaft des ersten Clips weiter reduziert werden.

Im Rahmen der Evaluation eines Patienten zur MitraClip-Implantation wird neben klinischen Parametern und der Abschätzung des Op-Risikos auch eine dezidierte 3D-echokardiographische Beurteilung der Mitralklappe gefordert, die neben dem Ausschluss einer begleitenden Mitralklappenstenose auch die Länge und Beweglichkeit der Segel, insbesondere des hinteren Mitralklappensegels, sowie die Dicke und den Verkalkungsgrad der Mitralsegel und den Klappenanulus umfasst. Dabei können grundsätzlich sowohl funktionelle wie auch degenerative Mitralklappenpathologien mit dem MitraClip adressiert werden.

Neben dem MitraClip gibt und gab es in den vergangenen Jahren eine Vielzahl von Systemen, die auf interventionellem Wege eine Rekonstruktion der Mitralklappe zum Ziel hatten. Die wenigsten davon sind in die klinische Erprobung gelangt. Zu den beiden einzigen Systemen, die in größerer

Tab. 3: Aktuelle randomisierte und kontrollierte Beobachtungsstudien sowie Register zu Katheter-interventionellen Mitralklappenverfahren im Publikationszeitraum 2015/2016

Jahr	Autor (Studie)	Patienten N	Follow-up	Studientyp/ Klappensystem	Kernergebnis
2015	Feldman T (Everest II) [6]	N = 238	5 Jahre	RCT MitraClip	MitraClip vs. konventionelle MK-Chirurgie. Signifikant besseres ereignisfreies Überleben bezogen auf den Endpunkt aus Tod, Re-Operation und Rezidiv der Mitralklappeninsuffizienz durch die Operation (64 % vs. 44 %). Bei MitraClip 12 % Rezidiv und 28 % Operationspflichtigkeit. Sterblichkeit vergleichbar (21 vs. 27 %)
2016	Scandura S (GRASP Register) [26]	N = 180	1 Jahr	Register MitraClip	Nach 1 Jahr 24,5 % Pat. mit kombiniertem Endpunkt aus Tod, Operation an der Mitralklappe und residueller Mitralklappen-Insuffizienz III°. 1-Jahres-Sterblichkei: 12,2 %
2016	Schäfer U (ACCESS EU) [28]	N = 567	1 Jahr	Register MitraClip	logEuroScore I: 25 %, Keine periprozedurale Sterblichkeit. 1-Jahres-Mortalität: 18 %: Signifikante Verbesserung der MK-Funktion und klinischer Parameter
2016	Puls M (TRAMI Register) [24]	N = 749	1 Jahr	Register MitraClip	1-Jahres-Sterblichkeit: 20 %. Verbesserung der klinischen Symptomatik bei der Mehrzahl der Patienten (63 %). Erfolglose MK-Intervention mit erhöhter Sterblichkeit assoziiert
2016	Kalmucki P (Carillon Register) [13]	N = 22		Register Carillon Spange	Signifikante Verbesserung der Mitralinsuffizienz und Echoparameter
2016	Nickenig G [20]	N = 31	7 Monate	Register Cardioband	Erfolgsrate der Prozedur: 100 %, EuroScore II 8,6 %. Keine periprozedurale Sterblichkeit. Sterblichkeit nach 7 Monaten: 10 %. Signifikante Verbesserung der klinischen Beschwerden. Residuelle Mitralinsuffizienz III° bei 11 %

Zahl am Menschen implantiert wurden zählt das Carillon Mitral Contour System® der Fa. Cardiac Dimensions *(Tab. 3)* [13]. Es basiert auf der Implantation einer Nitinol-Spange, die in den Koronarsinus eingeführt wird, welcher in enger Nachbarschaft zum posterioren Aspekt der Mitralklappe verläuft *(Abb. 4)*. Durch Fixierung der Spange am proximalen und distalen Pol und konsekutive ihrer Verkürzung soll indirekt eine Verkürzung der hinteren Mitralklappenzirkumferenz und damit eine perkutane Mitralklappenanuloplastie erreicht werden. Ein weiteres System zur Mitralklappenanuloplastie stellt das Cardioband® der Fa. Edwards Lifesciences dar [20]. Hier wird eine direkte interventionelle Anuloplastie durch das Einbringen eines Anuloplastiebandes erreicht, welches über zahlreiche Mikroschrauben im nativen Mitralklappenanulus fixiert wird. Durch Verkürzung des Bandes wird eine Raffung der Zirkumferenz des hinteren Anulus ermöglicht.

Neben interventionellen Mitralklappenrekonstruktionsverfahren sind und waren auch eine Vielzahl von Systemen zum interventionellen Mitralklappenersatz in der klinischen Erprobung [7]. Der weiten Mehrzahl der Systeme ist gemeinsam, dass sie durch ihre Größe und Lage im linken Ventrikel zu einer Verlegung des linksventrikulären Ausflusstraktes führen können und damit eine akute Ausflussbahnobstruktion induzieren können. Zudem sind sie durch ein hohes Risiko an klappenthrombotischen Ereignissen kompliziert. Dies hat dazu geführt, dass trotz der verschiedenen Designs bis heute kein einziges interventionelles Mitralklappenersatzsystem die Marktzulassung erhalten hat, sodass die derzeit weiterhin lediglich in klinischer Erprobung befindlichen Systeme hier nicht weiter diskutiert werden sollen. Mit einer Renaissance der Systeme kann aber in modifizierter Form in den nächsten Jahren gerechnet werden. Eine weitere Option besteht dagegen heute schon in Analogie zu dem valve-in-valve-Konzept an der Aortenklappe auch im valve-in-valve-Konzept an der Mitralklappe nach biologischem operativem Mitralklappenersatz. Zudem hat sich auch das sogenannte valve-in-ring-Konzept an der Mitralklappe klinisch bewährt, wenn es sich um eine zentrale Rezidivinsuffizienz handelt und der chirurgische Anuloplastiering eine gewisse Flexibilität aufweist *(Abb. 4)*.

3.2 Ergebnisse klinischer Studien

Für das Carillon- und das Cardioband-System beschränken sich die Publikationen bis heute auf Darstellungen des Proof-of-Concept bei einer überschaubaren Zahl an Patienten *(Tab. 3)* [13, 20]. Für beide Systeme wird dabei eine Reduktion der Mitralklappeninsuffizienz gegenüber dem Ausgangsbefund beschrieben.

Lediglich für das MitraClip-System liegen bis heute verlässliche und diskussionswürdige wissenschaftliche Daten vor *(Tab. 3)*. Anders als bei der TAVI sind hier die funktionellen Rekonstruktionsergebnisse an der Mitralklappe je nach Studie in 15–50 % der Patienten mit einer relevanten Restundichtigkeit belastet, sodass sich die Indikation zur MitraClip-Prozedur insbesondere gegenüber der konventionellen Mitralklappenoperation durch die geringe periprozedurale Komplikationsrate rechtfertigt und für Patienten mit deutlich erhöhtem Operationsrisiko oder Inoperabilität reserviert bleibt.

Die einzige randomisierte Vergleichsstudie zwischen MitraClip und konventioneller Mitralklappenoperation ist die Everest-II-Studie. Diese an 238 Patienten durchgeführte Studie konnte bei nach 5 Jahren vergleichbaren klinischen Beschwerden eine signifikant höhere Re-Interventionsrate nach MitraClip darstellen, die nach 5 Jahren bei 28 % lag *(Tab. 3)*. Zudem liegen Daten zu einigen Postmarket-Registern vor, die mehrheitlich aus Deutschland stammen [24, 26, 28]. Im Unterschied zu Everest II wurden darin überwiegend Patienten mit funktioneller Mitralklappeninsuffizienz (71–77 %) und einem Alter von 71–81 Jahren behandelt. Der logistische EuroScore I lag in allen Registern um 20 %, der STS-Score zwischen 5 und 6 %. Die Erfolgsrate in den Registern gemessen an einer erfolgreichen Clipimplantation und einer allenfalls moderat undichten Mitralklappe lag zwischen 91 und 97 %. Die Prozeduren waren technisch sicher durchführbar. Die postprozedurale Komplikationsrate war in allen Registern gering mit einer Krankenhausmortalität von 2–3 % und einer Schlaganfallinzidenz von um 1 %. Eine Perikardtamponade trat in 1,0–1,7 % der Patienten auf.

Uneinheitlichkeit besteht bei den Registern in der Effizienz des MitraClip-Verfahrens. Während im

4.3 Transkatheterverfahren

ACCESS-EU-Register in 40 % der Patienten eine signifikante residuelle Mitralklappeninsuffizienz ≥ 2° gefunden wurde, finden sich im deutschen TRAMI-Register in 85 % der Patienten eine funktionell allenfalls geringe Mitralundichtigkeiten [24, 28].

Fazit

Bis heute liegen nur für das MitraClip-System klinisch ausreichende Erfahrungen vor. Die Implantation ist sehr sicher und im Unterschied zur TAVI mit einer sehr geringen periprozeduralen Komplikationsrate assoziiert. Die Ergebnisse nach interventioneller Rekonstruktion an der Mitralklappe sind jedoch nicht mit denen nach operativer Reparatur vergleichbar. So ist nach dem MitraClip-Verfahren mit einer relevanten Zahl von Patienten zu rechnen, die eine unverändert höhergradige Mitralklappeninsuffizienz aufweisen und potenzielle Op-Kandidaten darstellen. Insgesamt kann die MitraClip-Implantation daher nicht als gleichwertiges Verfahren bezeichnet werden und rechtfertigt sich nur bei Patienten mit hohem operativem Risiko. Für diese Risiko-Patienten stellt das Verfahren aber eine gute Alternative dar.

4 Katheter-basierte Trikuspidalklappeneingriffe

Die Trikuspidalklappe wird heute gerne als „vergessene Klappe" bezeichnet, da sie über viele Jahrzehnte nicht ausreichend fokussiert wurde. Dies begründete sich darin, dass eine Trikuspidalklappeninsuffizienz in der großen Mehrzahl sekundär auf dem Boden einer anderen strukturellen Herz- oder Lungenkrankheit auftritt und die Behandlung der Ursache über Jahrzehnte im Vordergrund stand. Heute stellt die operative Behandlung der funktionellen Trikuspidalklappeninsuffizienz auf dem Boden von Vorhofflimmern oder bei Mitralklappenvitium eine Routine dar und wird durch eine gute wissenschaftliche Datenlage gestützt. In Analogie dazu zielen in den letzten Jahren zunehmend auch interventionelle Verfahren auf die Behandlung der Trikuspidalklappeninsuffizienz. Besondere Herausforderungen bestehen dabei in der sehr zarten Klappenstruktur und der Nähe zu fragilen anatomischen Strukturen wie dem AV-Knoten oder dem perimembranösen Ventrikelseptum. Zudem stellt die 3D-echokardiographische Darstellung der Trikuspidalklappe eine besondere Herausforderung dar und gelingt nicht bei allen Patienten in ausreichender Weise.

Bis heute ist kein interventionelles Verfahren an der Trikuspidalklappe ausreichend erprobt und zugelassen. Nichtsdestotrotz gibt es eine Reihe von vielversprechenden Ansätzen und Konzepten [5]. Neben dem Ansatz über ein Clipping der Segel in Analogie des MitraClips versuchen andere Ansätze eine Bikuspidalisierung durch Platzierung und Zusammenführen von atrialen und ventrikulären Widerlagern (Trialign®, Fa. Mitralign) oder eine Reduktion der anterosepalen Dimension (TriCinch®, Fa. 4Tech Cardio). Ein weiteres Konzept besteht in der Implantation von 2 Katheterklappen zentral in beide Hohlvenen. Das Forma-System® (Edwards Lifesciences) ist ein Hohlzylinder, der in der Spitze des rechten Ventrikels verankert wird und durch seine zentrale Lage in der Trikuspidalklappe die Regurgitationsfläche reduziert und die Koaptation verbessert. Gerade an der Trikuspidalklappe ist in den kommenden Jahren mit einer Revolution der interventionellen Therapieverfahren zu rechnen.

Ausblick

Aufgrund der insgesamt guten wissenschaftlichen Datenlage und der abnehmenden Komplikationsraten für die TAVI wird sich die TAVI für die Patientenpopulation mit intermediärem Risiko weiter etablieren. Mit Spannung wird hierzu die Empfehlungsklasse der Neuauflage der Europäischen Leitlinie zum Management von Herzklappenerkrankungen erwartet, die noch für das Jahr 2017 angekündigt ist. Darüber hinaus kann mit einer Ausweitung der TAVI-Indikation sogar hin zu AS-Patienten mit einem geringen allgemeinen Operationsrisiko gerechnet werden, zumal in Deutschland schon heute 46,5 % aller transvaskulären TAVI-Patienten dieser low-risk-Population zuzurechnen sind [8]. Insbesondere bei jüngeren Patienten (< 70 Jahre), die häufig aufgrund von Bikuspidaliät und hoher Kalklast eine besondere

Risikoanatomie ausweisen, bleiben allerdings die Risiken und Folgen der paravalvulären Undichtigkeiten und der hohen Schrittmacherraten nach TAVI-Implantation relevant.

Die hohe Marktpenetration der beiden dominanten TAVI-Produkte blieb in den letzten Jahren relativ konstant und wurde durch Weiterentwicklungen der Produktpaletten mitunter sogar gefestigt. Es bleibt abzuwarten, inwieweit alternative Klappenprodukte weiter in den Markt drängen und sich im Markt halten können.

Besondere Herausforderungen stellen Patienten mit reinen Aortenklappeninsuffizienzen oder nur geringem Verkalkungsgrad dar. Hier müssen Studien den Stellenwert der TAVI noch belegen. Zudem ist der Stellenwert der Antikoagulation nach TAVI noch völlig offen und muss dringend durch randomisierte Vergleichsstudien geklärt werden.

Für die interventionelle Therapie an der Mitralklappe werden neue und vielversprechende Devices, insbesondere für die Katheter-basierte Anuloplastie den nachhaltigen Rekonstruktionserfolg belegen müssen. Ähnliches gilt für den interventionellen Mitralklappenersatz, der die besonderen anatomischen Herausforderungen erst noch überwinden muss. Die derzeit sehr innovativen, interventionellen Therapieansätze zur Behandlung der Trikuspidalklappeninsuffizienz werden in Kürze klinisch einsetzbar sein. Derzeit befinden sie sich in ausgewählten Zentren in der klinischen Erprobung. Zukünftig wird die interventionelle Behandlung von Mehrklappenerkrankungen zunehmende Bedeutung erlangen.

In den letzten Jahren hat sich für die Indikationsstellung und Durchführung der Katheter-basierten Klappentherapien die Implementierung eines disziplinübergreifenden Expertenteams aus Herzchirurgen, Kardiologen und Anästhesisten („Heart Team") durchgesetzt, wie wir es auch ähnlich aus anderen chirurgischen Disziplinen kennen. Dieses auch politisch geforderte Vorgehen [9], das mehr ein Team- als ein Konkurrenzdenken in den Mittelpunkt stellt, muss in der täglichen Praxis gelebt werden.

Interessenskonflikt

Es bestehen keine Interessenskonflikte.

Literatur

[1] Ando T, Akintoye E, Telila T et al.: Trends in Vascular Complications in High-Risk Patients Following Transcatheter Aortic Valve Replacement in the United States. Am J Cardiol 2017. [Epub ahead of print]. [EBM IIa]

[2] Chakravarty T, Søndergaard L, Friedman J et al., RESOLVE; SAVORY Investigators: Subclinical leaflet thrombosis in surgical and transcatheter bioprosthetic aortic valves: an observational study. Lancet 2017. [Epub ahead of print]. [EBM IIa]

[3] Deeb GM, Reardon MJ, Chetcuti S et al.: Three-Year Outcomes in High-Risk Patients Who Underwent Surgical or Transcatheter Aortic Valve Replacement. J Am Coll Cardiol 2016; 67: 2565–2574. [EBM Ib]

[4] Dvir D, Webb JG, Bleiziffer S et al.: Transcatheter aortic valve implantation in failed bioprosthetic surgical valves. JAMA 2014; 312: 162–170. [EBM III]

[5] El-Eshmawi A, Tang GH, Verma S et al.: Innovations in tricuspid valve intervention. Curr Opin Cardiol 2017; 32: 166–173. [EBM IV]

[6] Feldman T, Kar S, Elmariah S et al.: Randomized Comparison of Percutaneous Repair and Surgery for Mitral Regurgitation: 5-Year Results of EVEREST II. J Am Coll Cardiol 2015; 66: 2844–2854. [EBM Ib]

[7] Figulla HR, Webb JG, Lauten A, Feldman T: The transcatheter valve technology pipeline for treatment of adult valvular heart disease. Eur Heart J 2016; 37: 2226–2239. [EBM IV]

[8] Gaede L, Blumenstein J, Kim WK et al.: Trends in aortic valve replacement in Germany in 2015: transcatheter versus isolated surgical aortic valve repair. Clin Res Cardiol 2017. [Epub ahead of print]. [EBM IIa]

[9] Gemeinsamer Bundesausschuss: Richtlinie zu minimalinvasiven Herzklappeninterventionen: Erstfassung. Bundesanzeiger AT

24.07.2015 B6. https://www.g-ba.de/informationen/beschluesse/2165/. [EBM IV]

[10] Gilard M, Eltchaninoff H, Donzeau-Gouge P et al.: Late outcomes of transcatheter aortoc valve replacement in high-risk patients: the FRANCE-2 registry. J Am Coll Cardiol 2016; 68: 1637–1647. [EBM IIa]

[11] Guerrero M, Dvir D, Himbert D et al.: Transcatheter Mitral Valve Replacement in Native Mitral Valve Disease with Severe Mitral Annular Calcification: Results from the First Multicenter Global Registry. JACC Cardiovasc Interv 2016; 9: 1361–1371. [EBM IIa]

[12] Haussig S, Mangner N, Dwyer MG et al.: Effect of a Cerebral Protection Device on Brain Lesions Following Transcatheter Aortic Valve Implantation in Patients with Severe Aortic Stenosis: The CLEAN-TAVI Randomized Clinical Trial. JAMA 2016; 316: 592–601. [EBM Ib]

[13] Kałmucki P, Jerzykowska O, Dankowski R et al.: Percutaneous Trans-Coronary Venous Mitral Annuloplasty in Patients with Functional Mitral Regurgitation: Analysis of Poznan Carillon Registry Data. J Interv Cardiol 2016; 29: 632–638. [EBM IIb]

[14] Krasopoulos G, Falconieri F, Benedetto U et al.: European real world trans-catheter aortic valve implantation: Systematic review and metaanalysis of European national registries. J Cardiothorac Surg 2016; 11: 159. [EBM I)

[15] Kapadia SR, Leon MB, Makkar RR et al.: 5-year outcomes of transcatheter aortic valve replacement compared with standard treatment for patients with inoperable aortic stenosis (PARTNER 1): a randomised controlled trial. Lancet 2015; 385: 2485–2491. [EBM Ib]

[16] Kim WK, Praz F, Blumenstein J et al.: Transfemoral aortic valve implantation of Edwards SAPIEN 3 without predilatation. Catheter Cardiovasc Interv 2017; 89: E38–E43. [EBM IV]

[17] Leon MB, Smith CR, Mack MJ et al., PARTNER 2 Investigators: Transcatheter or Surgical Aortic-Valve Replacement in Intermediate-Risk Patients. N Engl J Med 2016; 374: 1609–1620. [EBM Ib]

[18] Mack MJ, Leon MB, Smith CR et al.: 5-year outcomes of transcatheter aortic valve replacement or surgical aortic valve replacement for high surgical risk patients with aortic stenosis (PARTNER 1): a randomised controlled trial. Lancet 2015; 385: 2477–2484. [EBM Ib]

[19] Meredith IT, Walters DL, Dumonteil N et al.: 1-Year Outcomes with the Fully Repositionable and Retrievable Lotus Transcatheter Aortic Replacement Valve in 120 High-Risk Surgical Patients With Severe Aortic Stenosis: Results of the REPRISE II Study. JACC Cardiovasc Interv 2016; 9: 376–384. [EBM Ib]

[20] Nickenig G, Hammerstingl C, Schueler R et al.: Transcatheter Mitral Annuloplasty in Chronic Functional Mitral Regurgitation: 6-Month Results with the Cardioband Percutaneous Mitral Repair System. JACC Cardiovasc Interv 2016; 9: 2039–2047. [EBM IIa]

[21] Nishimura RA, Otto CM, Bonow RO et al.: AHA/ACC Focused Update of the 2014 AHA/ACC Guideline for the Management of Patients with Valvular Heart Disease: A Report of the American College of Cardiology/American Heart Association Task Force on Clinical Practice Guidelines. Circulation 2017. [Epub ahead of print]. [EBM Ia]

[22] Petronio AS, Capranzano P, Barbato E et al.: Current status of transcatheter mitral valve therapy in Europe: results from an EAPCI survey (Part II). EuroIntervention 2017; 12: 1934–1939. [EBM IIa]

[23] Popma JJ, Reardon MJ, Khabbaz K et al.: Early Clinical Outcomes After Transcatheter Aortic Valve Replacement Using a Novel Self-Expanding Bioprosthesis in Patients with Severe Aortic Stenosis Who Are Suboptimal for Surgery: Results of the Evolut R U.S. Study. JACC Cardiovasc Interv 2017; 10: 268–275. [EBM Ib]

[24] Puls M, Lubos E, Boekstegers P et al.: One-year outcomes and predictors of mortality after MitraClip therapy in contemporary clinical practice: results from the German transcatheter mitral valve interventions

[25] Reardon MJ, Van Mieghem NM, Popma JJ et al., SURTAVI Investigators: Surgical or Transcatheter Aortic-Valve Replacement in Intermediate-Risk Patients. N Engl J Med 2017. [Epub ahead of print]. [EBM Ib]

[26] Scandura S, Capranzano P, Caggegi A et al.: Percutaneous mitral valve repair with the MitraClip system in the elderly: One-year outcomes from the GRASP registry. Int J Cardiol 2016; 224: 440–446. [EBM IIa]

[27] Schäfer U, Conradi L, Diemert P et al.: Symetis ACURATE TAVI: review of the technology, developments and current data with this self-expanding transcatheter heart valve. Minerva Cardioangiol 2015; 63: 359–369. [EBM III]

[28] Schäfer U, Maisano F, Butter C et al.: Impact of preprocedural left ventricular ejection fraction on 1-year outcomes after MitraClip implantation (from the ACCESS-EU Phase I, a prospective, multicenter, nonrandomized postapproval study of the MitraClip therapy in Europe). Am J Cardiol 2016; 118: 873–880. [EBM IIa]

registry. Eur Heart J 2016; 37: 703–712. [EBM IIa]

[29] Siontis GCM, Praz F, Pilgrim T et al.: Transcatheter aortic valve implantation versus surgical aortic valve replacement for the treatment of severe aortic stenosis: a meta-analysis of randomized trials. Eur Heart J 2016; 37: 3503–3512. [EBM I]

[30] Søndergaard L, Steinbrüchel DA, Ihlemann N et al.: Two-year outcomes in patients with severe aortoc valve stenosis randomized transcatheter vs. surgical aortic valve replacement: The all-comers nordoc aortic valve intervention randomized clinical trial. Circ Cardiovasc Interv 2016; 9: 2003665 [EBM Ib]

[31] Thourani VH, Kodali S, Makkar RR et al.: Transcatheter aortic valve replacement versus surgical valve replacement in intermediate-risk patients: a propensity score analysis. Lancet 2016; 387: 2218–2225. [EBM IIa]

[32] Yoon SH, Bleiziffer S, De Backer O et al.: Procedural and Clinical Outcomes in Transcatheter Aortic Valve Replacement for Bicuspid Versus Tricuspid Aortic Valve Stenosis. J Am Coll Cardiol 2017. [Epub ahead of print]. [EBM III]

4.3 Transkatheterverfahren

5 Kinderchirurgie

5.1 Was gibt es Neues bei anorektalen Fehlbildungen?

S. MÄRZHEUSER

1 Genetik bei anorektalen Fehlbildungen

Anorektale Fehlbildungen (ARM) weisen ein breites Spektrum unterschiedlicher Phänotypen auf, die von milden Fehlanlagen bis zu komplexen Varianten mit zahlreichen assoziierten Fehlbildungen reichen. Die Ursachen dieser Fehlbildung können sowohl multifaktoriell als auch chromosomal, monogenetisch oder teratogen sein. Eine klare genetische Zuweisung ist bislang schwierig. Patienten mit anorektaler Malformation können genetisch in unterschiedliche Gruppen eingeordnet werden: Fehlbildungsträger mit isolierter ARM, solche mit nicht-isolierter ARM und Fehlbildungsträger mit multiplen kongenitalen syndromalen Fehlbildungen. ARM treten außerdem gehäuft im Kontext chromosomaler Anomalien wie Trisomie 21, 13 und 18 und partieller Tri- und Monosomien auf. Eine gewisse familiäre Häufung mit verschiedenen Vererbungsmodalitäten wurde bei erstgradigen Verwandten und monozygoten Zwillingen gefunden. Es ist möglich, dass sich durch das veränderte operative Vorgehen und die daraus resultierende verbesserte Prognose der Patienten quod Fertilität, in der Zukunft eine höhere Prävalenz erblicher Varianten manifestiert.

Zusätzlich lassen sich Fehlbildungsträger mit einem eventuellen Zusammenhang zu Umgebungsfaktoren abgrenzen. Vereinzelt werden Risikofaktoren wie paternaler Nikotinabusus, maternaler Diabetes mellitus und Adipositas als mögliche kausale Noxen diskutiert. In einer Studie war interessanterweise eine erhöhte Einnahme von Multivitaminpräparaten mit einer höheren Wahrscheinlichkeit, komplexe anorektale Fehlbildungsvarianten auszubilden, verknüpft [1]. Eine höhere Prävalenz anorektaler Fehlbildungen scheint mit In-vitro-Fertilisation verknüpft zu sein. Die Kombination aus Analatresie und urologischen Fehlbildungen scheint genetisch, epidemiologisch und letztlich auch embryologisch sinnvoll.

Die überzufällig häufige Koinzidenz von Analatresien und weiteren Fehlbildungen, wie sie in der VACTERL-Assoziation repräsentiert sind, lässt eine genetische Grundlage vermuten [2]. Bisher konnte trotz etlicher in den Fokus gelangter Genloci allerdings keine eindeutige genetische Basis der anorektalen Malformation identifiziert werden.

2 Neue Einsichten in die Embryologie anorektaler Fehlbildungen

Die physiologische Entwicklung des Dickdarmes während der Embryogenese und die Entstehung anorektaler Fehlbildungen ist Gegenstand vieler Spekulationen. Als Ursache der anorektale Malformation wurde eine fehlende Ausbildung des Septum urorektale in der frühen Embryonalentwicklung angeschuldigt. Als Folge dieser fehlenden Unterteilung sollte es zu einem Persistieren der embryonalen Kloake kommen.

Embryologische Studien von Kluth wiesen bereits 1995 und 2011 darauf hin, dass weder die Verschmelzung des anorektalen Septums mit der Kloakenmembran noch die fehlende Teilung der Kloake durch eine Kloakenmembran ursächlich für die Entwicklung einer anorektalen Fehlbildung ist. Der morphologische Defekt scheint vielmehr Folge eines Fehlens der dorsalen Komponente der Kloakenmembran zu sein. Je gravierender dieser Defekt der dorsalen Kloakenmembran ist, desto höher ist der Schweregrad der sich entwickelnden Fehlbildung. Während kleine Defekte zu minimalen Fehlbildungen wie der Analatresie mit perinealer Fistel führen, resultieren größere Defekte in komplexeren Fehlbildungsvarianten wie zum Beispiel kloakale Fehlbildung beim Mädchen oder rekto-vesikale Fistel beim Jungen und verursachen gleichzeitig Genitalfehlbildungen, Urethralhypoplasie oder Skrotalfehlbildungen.

Ein Beginn der Fehlentwicklung des Dickdarmes in frühen embryologischen Stadien scheint bestätigt [17]. Die Kloakenmembran ist in ihrem dorsalen Anteil zu kurz, sodass die dorsale Kloake und damit der Bereich der späteren Analmembran fehlt. Durch diese Konstellation verbleibt der sich entwickelnde Enddarm in Verbindung mit dem Sinus urogenitalis. Diese Beobachtung bedeutet, dass eine Analatresie nicht Folge eines zu einem bestimmtem Zeitpunkt arretierten Entwicklungsstadiums ist.

Neue stereoskopische Untersuchungen an Mausembryonen bestätigen, dass der morphologische Defekt, der zur Ausbildung einer anorektalen Fehlbildung führt, ein Fehlen der dorsalen Komponente der Kloakenmembran und der Kloake ist. Die Größe des dorsalen Defekts der Kloakenmembran scheint die Komplexität der sich entwickelnden Fehlbildung zu bestimmen [18]. Die aktuell gewählte Bezeichnung „Fistel" für die fehlmündende anale Anlage steht damit ebenfalls zur Diskussion. Embryologisch häufen sich die Belege, dass es sich hier um die fehlmündende anale Anlage handelt.

3 Pränatale Diagnostik bei anorektalen Fehlbildungen

Eine kompetente pränatale Diagnostik kann bereits die Vermutung nahelegen, dass beim Feten eine anorektale Fehlbildung vorliegt. In einer Studie zur Zuverlässigkeit der pränatalen sonographischen Beurteilung der Analregion betrug die Sensitivität der Sonographie als Untersuchungsmethode 74 %. Mit dem Ultraschall konnten komplexe von einfacheren Fehlbildungsformen differenziert werden. Eine anorektale Fehlbildung kann dann vermutet werden, wenn kein analer Sphinkterkomplex darstellbar ist, die anale Mukosa fehlte oder der Anus sonographisch klein erscheint. Die Länge des Perineums und der Abstand zwischen Genitalregion und Anus können als zusätzliche Kriterien bei Fehlbildungsvarianten wie Analatresie mit perinealer Fistel und den einfacheren weiblichen Fehlbildungsvarianten herangezogen werden [3].

Komplexere Fehlbildungen wie die kloakale Fehlbildungen lassen sich im pränatalen Ultraschall anhand der Begleitfehlbildungen vermuten. Begleitende Genitalfehlbildungen wie Hydrokolpos und Hydrometra oder Hydrosalpinx und Doppelanlagen des inneren Genitale legen den Verdacht auf eine anorektale Fehlbildung nahe. Urologische Befunde wie Doppelanlagen der Nieren und ableitenden Harnsysteme, dysplastische Nieren in Kombination mit einem dysplastischen Os sacrum, sollten den Gedanken an eine komplexe anorektale Fehlbildung wecken. Im Zweifel ist ein fetales MRT indiziert, um die Verdachtsdiagnose zu bestätigen und Eltern pränatal adäquat beraten zu können. In den Fällen, in denen eine komplexe anorektale Fehlbildung vermutet wird, kann bereits pränatal die Vorstellung in einem Perinatalzentrum initiiert und die Entbindung in einer spezialisierten Einrichtung geplant werden [4].

4 Präoperative Diagnostik

Die chirurgische Therapie bei anorektalen Fehlbildungen orientiert sich an der Komplexität der Fehlbildungsvariante des Patienten. Die Fehlbildungsform muss präoperativ geklärt werden, damit therapeutische Schritte angemessen geplant werden können.

Die Entscheidung über Notwendigkeit oder Verzicht auf eine Kolostomie wird allerdings nicht allein von der Fehlbildungsvariante diktiert. Die Reife des Kindes und der Allgemeinzustand sind wesentliche Kriterien in der Entscheidung über Art und Ausmaß eines geplanten chirurgischen Eingriffs. Anzahl und Schwere vorhandener Begleitfehlbildungen beeinflussen die Therapieplanung.

In der Zusammenschau aller Befunde wird dann die Entscheidung gefällt, ob eine einschrittige oder mehrschrittige Korrektur möglich und sinnvoll erscheint.

Das distale Kolostogramm, das von Pena als Goldstandard propagiert wird, gilt als zuverlässige Methode, um Art und Ausmaß der anorektalen Fehlbildung zu klären. Problematisch bei dieser Untersuchung ist, dass eine Kolostomie zwingend erforderlich ist, ohne die diese Untersuchung nicht möglich ist. Begleitfehlbildungen und die Anatomie des Beckenbodens werden bei dieser radiologischen Durchleuchtung ebenfalls nicht dargestellt. Daher wird das distale Kolostogramm zunehmend in Frage gestellt.

Für die Fälle, in denen eine 1-zeitige Korrektur der Fehlbildung möglich erscheint, fehlt ein diagnostischer Standard. Die Suche nach sinnvollen und zuverlässigen Methoden beschäftigt zahlreiche Arbeitsgruppen.

Das Miktionszysturethrogramm (MCU) wurde bereits in den 90er Jahren als diagnostische Möglichkeit propagiert. Eine vergleichende Studie zwischen der diagnostischen Treffsicherheit des Kolostogramms und der des MCU konnte zeigen, dass die Sensitivität des MCU bei 95 % im Vergleich zu 90 % beim Kolostogramm lag.

Eine rekto-urethrale Kommunikation ließ sich mit einem MCU präoperativ mit Zuverlässigkeit darstellen oder ausschließen. Zusätzlich waren diagnostische Aussagen über Begleitfehlbildungen des harnableitenden Systems möglich.

Die Lage des Rektums in Relation zum Sakrum ist eine wesentliche Voraussetzung für die Einschätzung, ob eine posterior sagittale Korrektur ohne Laparotomie oder Laparoskopie möglich ist. Im MCU wurde die Lage des Rektums eher so eingeschätzt, dass eine komplexere Fehlbildungsvariante vermutet wurde und die Anlage einer Kolostomie befürwortet wurde. Das heißt, ein möglicher Beurteilungsfehler führte zur Anlage einer Kolostomie und damit zur Wahl eines arrivierten Verfahrens und nicht zu einer primär definitiven Korrektur. Mit Hilfe des MCU kann die therapeutische Entscheidung für oder gegen die Anlage einer Kolostomie auf der Basis einer adäquaten Bildgebung und Einschätzung der Fehlbildung getroffen werden, ohne dass die Anlage einer Kolostomie erforderlich ist [5].

Alternative bildgebene Methoden wie die Kernspintomographie bieten den Vorteil einer dreidimensionalen Rekonstruktion der zugrundeliegenden Fehlbildung. Im Vergleich mit dem traditionellen Durchleuchtungsverfahren ist die diagnostische Aussagekraft höher. Fehlbildungen des Beckenbodens und Urogenitaltrakts und Wirbelsäulenfehlbildungen können mitbeurteilt werden. Es fehlen allerdings Erfahrungen an großen Patientenkollektiven. Das MRT wies eine hohe Treffsicherheit auf. Die Untersuchung war bei der Mehrzahl der Kinder ohne Narkose möglich. Ein Vorteil dieser Bildgebung ist zudem, dass auf eine Strahlenbelastung des Kindes verzichtet wird. Im direkten Vergleich mit dem distalen Kolostogramm erwies sich das MRT als sensitiver und komplikationsärmer [6].

Bei komplexen Fehlbildungsvarianten wie der kloakalen Fehlbildung des Mädchens sollte vor der operativen Korrektur der Fehlbildung eine diagnostische Zystoskopie und Vaginoskopie durch den Common Channel durchgeführt werden, um die genaue Anatomie der Fehlbildung zu eruieren und das operative Procedere zu planen.

Insbesondere komplexere Fehlbildungsvarianten sind mit den Möglichkeiten einer dreidimensionalen Bildgebung plastischer darstellbar. Eine zuver-

5.1 Anorektale Fehlbildungen

lässige Visualisierung der Fehlbildung ermöglicht eine bessere Planung des operativen Procedere [7].

5 Kolostomie ja oder nein und wie sollte sie angelegt werden?

Bei komplexen Fehlbildungsvarianten und bei Früh- und Neugeborenen mit schwerwiegenden Begleitfehlbildungen oder bei Unreife des Kindes wird die Indikation zur Anlage einer Kolostomie gestellt.

Die traditionelle Vorgehensweise bei der Versorgung anorektaler Fehlbildungen sieht die Anlage eines doppelläufigen Kolostomas vor, wobei das distale Stoma vom zuführenden Stoma durch eine Hautbrücke getrennt sein soll, um einen Übertritt von Stuhl in den abführenden Schenkel der Kolostomie zu verhindern. Gleichzeitig soll dem Influx von Urin in einen relevanten Anteil des Kolons entgegengewirkt werden, wenn eine rekto-urethrale Kommunikation besteht. Um der Bildung eines Fäkolithen im abführenden Schenkel der Kolostomie vorzubeugen, sollte die Kolostomie im Sigma platziert werden.

Diesem Konzept der Stomaanlage steht die Versorgung mit einer Loop-Kolostomie gegenüber. Die Arbeitsgruppen von Rollins und Almosallam fanden in ihrem Patientenkollektiv in einer retrospektiven Analyse keinen statistisch signifikanten Unterschied bei der Komplikationsrate von Patienten, die mit einer doppelläufigen Kolostomie oder einer Loop-Kolostomie versorgt worden waren. Wesentliche Komplikationen wie Harnwegsinfektionen und Fäkolithen oder Megarektum traten in der Patientengruppe mit Loop-Kolostomie nicht häufiger auf als in der Patientengruppe mit doppelläufiger Kolostomie. Vorteile der Loop-Kolostomie sind die kürzere Operationszeit und das kosmetisch günstigere Resultat [8, 9].

Einzelne Studien an kleinen Patientenkollektiven propagieren die laparoskopisch assistierte Anlage der Kolostomie. Vorteil dieser Herangehensweise ist, dass eine Inspektion des inneren Genitale möglich ist und die Kolostomie sicher in dem Abschnitt des Kolons platziert wird, in dem sie beabsichtigt ist [10].

6 Operationstechnik – Laparoskopie vs. Laparotomie

Die Korrektur der überwiegenden Mehrzahl anorektaler Fehlbildungen ist über einen posterior sagittalen Zugang (PSARP) möglich. Ist das Rektum nicht durch den Beckenboden durchgetreten oder besteht eine Kommunikation zu den oberen Harnwegen, stehen unterschiedliche chirurgische Herangehensweisen zur Wahl. Die Mobilisierung des Rektums/Kolons mit Darstellung oder Ausschluss einer Kommunikation zu den Harnwegen kann sowohl mit Hilfe einer Laparotomie als auch laparoskopisch erfolgen. Die laparoskopische Versorgung anorektaler Fehlbildung (LAARP) gewinnt zunehmend an Beliebtheit [11].

Mit wachsender Übung der chirurgischen Teams hat die Häufigkeit von Urethra- und Blasenverletzungen und Urethra- und Blasendivertikeln abgenommen. Für den Patienten schwerwiegende und langwierige Komplikationen wie Analstenose und Analprolaps sind jedoch häufiger Folge einer LAARP als einer PSARP [12].

Die Indikation zur LAARP wird großzügig gestellt, da die initial hohe Anzahl an Komplikationen durch zunehmende Routine bei der Versorgung abgenommen hat. Fehlbildungsvarianten, die ohne Laparotomie über einen posterior sagittalen Zugang versorgt werden könnten, werden laparoskopisch assistiert operiert [13].

Zuverlässige Langzeitbeobachtung zu Kontinenz und Lebensqualität der Patienten nach LAARP existieren aktuell noch nicht, sodass eine skeptische Sicht auf die oft großzügig gewählte Indikation der LAARP gerechtfertigt erscheint.

7 Korrektur der Fehlbildung in 1 oder in 3 Schritten?

Die Entscheidung über 1- oder 3-zeitige Korrektur der anorektalen Fehlbildung muss in den ersten Lebenstagen gefällt werden. Die korrekte Diagnose der zugrundeliegenden Fehlbildungsform und wesentliche Begleitfehlbildungen müssen identifiziert werden. Auf der Basis dieser Befunde wird entschieden, ob eine primär definitive Versorgung in den ersten Lebenstagen möglich erscheint oder die Korrektur der Fehlbildung dreischrittig unter Kolostomaschutz erfolgen sollte.

Eine primär definitive Operation wird bei Patienten mit unkomplizierten Malformationen ohne gravierende Begleitfehlbildungen empfohlen.

Obwohl Studien zur 1-zeitigen Fehlbildungskorrektur bereits in den 90er Jahren durchgeführt wurden, ist die Frage, welche Fehlbildung mit oder ohne Kolostomie versorgt werden kann oder sollte, unverändert Gegenstand kinderchirurgischer Debatten.

Während bei Mädchen überwiegend einstimmig Analatresie mit rekto-perinealer und rekto-vestibulärer Verbindung primär ohne Kolostomie korrigiert werden, besteht bei den Fehlbildungen des männlichen Geschlechts weiterhin Unklarheit darüber, welche Varianten primär definitiv versorgt werden sollten. Analatresie mit rekto-bulbärer oder rekto-prostatischer oder rekto-vesikaler Fistel werden überwiegend erst nach Anlage einer Kolostomie korrigiert. Einzelne Studien an kleinen Kollektiven konnten jedoch zeigen, dass eine primär definitive Korrektur ohne Anlage einer Kolostomie keine höhere Komplikationswahrscheinlichkeit mit sich bringt.

Die Hospitalisation wird verkürzt, da eine dreischrittige operative Versorgung mehr stationäre Krankenhaustage mit einer höheren Belastung von Patient und Familie erfordert. Stomakomplikationen wie Prolaps, Fehlanlage des Stomas mit zu kurzem distalen Anteil als Hindernis bei der Korrekturoperation werden ausgeschlossen.

Die wenigen bisher durchgeführten Studien zur 1-zeitigen Versorgung komplexer anorektaler Fehlbildungen, legen eine gute Kontinenzsituation nahe [14]. Eine primäre Korrektur scheint auch bei Knaben mit komplexeren Fehlbildungsformen, wenn keine schweren Begleitfehlbildungen vorliegen, vertretbar zu sein.

8 Vaginalagenesie, was tun?

Eine vollständige oder partielle Agenesie der Vagina in Kombination mit einer anorektalen Fehlbildung stellt den Kinderchirurgen vor die Frage, ob eine primäre Versorgung mit einem Vaginalersatz sinnvoll ist oder nicht. Aktuell existiert keine Übereinkunft, zu welchem Zeitpunkt und aus welchem Gewebe ein Vaginalersatz durchgeführt werden sollte. Für die Anlage einer Scheide bei der primären Konstruktionsoperation spricht, dass zu diesem Zeitpunkt kein Narbengewebe vorhanden ist. Andererseits sind die Genitalorgane altersentsprechend klein und die Operation der anorektalen Fehlbildung wird durch die zusätzliche Vaginalplastik komplizierter.

Als konkurrierende technische Verfahren kommen Ileumersatz, Sigma- oder Kolonvaginalplastik in Frage. Vorteil der Dünndarmscheidenplastik ist, dass keine zusätzliche Verkürzung des Kolons, das bereits durch die Fehlbildung vermindert sein kann, stattfindet.

Häufige Komplikationen einer Dünndarmscheidenplastik sind Sklerosierung und Stenosierung der Neovagina, die in der Pubertät eine Revision erforderlich machen [15]. Bei einer aufgeschobenen Versorgung stehen zusätzlich Möglichkeiten des Tissue Engineerings zur Diskussion. Techniken des Tissue Engineering wie sie bei Mayer-Rokitanski-Küster-Hause-Syndrom angewandt werden, könnten auch bei Patientinnen mit anorektalen Fehlbildungen vorteilhaft sein [16]. Eine Klärung der Frage, zu welchem Zeitpunkt und mit welcher Technik eine Vaginalplastik am besten durchgeführt werden sollte, ist zurzeit nicht abschließend möglich.

9 Konservative Methoden zur Verbesserung der Stuhlkontinenz von Patienten mit ARM

Trotz erfolgreicher operativer Korrektur einer anorektalen Fehlbildung haben nach der Literatur fast 50–80 % der Patienten bei klinischen Nachuntersuchungen keine altersentsprechende Stuhlkontinenz. 30 % der Patienten klagen über schwerwiegende Probleme bei der Stuhlentleerung. Die rekto-anale Kontinenz resultiert aus einem komplexen Zusammenspiel motorischer, sensorischer und anatomischer Mechanismen. Bei Patienten mit anorektalen Fehlbildungen ist das Os sacrum häufig hypoplastisch oder aplastisch, der Plexus sacralis nur unvollständig ausgebildet, dementsprechend ist die Innervation von Beckenboden, Glutealmuskulatur, Harnblase und anorektalem Kontinenzorgan kompromittiert.

Deshalb leiden, trotz zeitgerechter Diagnose und adäquater chirurgischer Therapie, viele Patienten unter Kontinenzdefiziten für Stuhl und Urin. Wesentlich für eine Stuhlkontinenz ist neben der Stuhlhaltefunktion die Fähigkeit, Stuhl willkürlich entleeren zu können.

In beiden Fällen von Stuhlentleerungsstörung dominiert Stuhlschmieren als Symptom. Die therapeutische Herangehensweise ist jedoch unterschiedlich. Ziel der Therapie sollte stets eine soziale Kontinenz des Patienten sein. Als soziale Kontinenz wird dabei verstanden, dass der Patient sich ohne Einschränkungen in seinem sozialen Umfeld bewegen kann.

Stuhlinkontinenz und Obstipation als Folge einer angeborenen Fehlbildung gelten als Domäne der konservativen Therapie.

Eine rektale Irrigationsbehandlung mit Peristeen TAI führt zu einer signifikanten Verkürzung des Zeitbedarfs, der für eine anale Spülung erforderlich ist. Patienten profitieren von einer verbesserten Lebensqualität und einer Verkürzung der Dauer der Behandlung [19]. Mit Hilfe eines multidisziplinären individualisierten Therapieansatzes kann zusätzlich die Compliance der Patienten und die therapeutische Adhärenz unterstützt werden. Frühzeitige Integration des Patienten in die Intervention ist bei sensiblen Prozeduren wie Darmspülungen wichtig. Spätestens mit dem Beginn der Pubertät müssen die Patienten in der Lage sein, ihre Intimsphäre zu wahren. Autarkie und Selbstbestimmung des Patienten sollten als Elemente in die Planung eines Therapiekonzepts integriert werden [20].

10 Chirurgische Therapie der Inkontinenz

Die chirurgische Therapie der Inkontinenz ist bei angeborenen Fehlbildungen kritisch zu sehen, da alle derzeit angewandten Methoden bei dieser speziellen Fragestellung nicht zu einem überzeugenden therapeutischen Erfolg führen, andererseits aber eine hohe Komplikationsrate aufweisen.

Das Antegrades Kontinenz Enema Stoma (ACE) ist keine kontinenzverbessernde Operation im funktionellen Sinn. Mit dem ACE wird das Kolon orthograd gespült. Das ACE ist ein diskretes, aber permanentes Stoma. Die Spülung durch die Bauchdecken wird von manchen Patienten als einfacher und weniger peinlich empfunden. Häufige Komplikationen des ACE sind Undichtigkeit am Stoma, Stenose der Appendix und Lazeration und Entzündung der Haut am Stoma. Die Entscheidung für oder gegen ein ACE ist individuell zu treffen. Grundsätzlich sollte vor der Anlage eines ACE sichergestellt werden, dass Spülen als Methode erfolgreich ist, denn die Operation verbessert nicht den Erfolg des Spülens an sich. Das Argument, dass die Irrigation über ein ACE schneller geht, stimmt nicht mehr, seit es diverse transanale Pumpensysteme gibt, mit denen im Sitzen auf der Toilette gespült werden kann.

Die Sakralnervenstimulation (SNS) ist eine wenig invasive chirurgische Intervention, die eine Verbesserung der Kontinenz zu erzielen scheint. Die SNS kann mittlerweile als eine etablierte Behandlung bei Stuhlinkontinenz angesehen werden. Die Methode ist risikoarm. Im Vergleich dazu haben Gracilisplastik und künstlicher Schließmuskelersatz als vergleichsweise invasive Operationen eine respektable Komplikationsrate aufzuweisen. Wirbelsäulenfehlbildung gelten als Kontraindikationen für eine SNS. Daher wurde die SNS als Therapieoption bei Patienten mit anorektalen Fehlbildungen bisher nur vereinzelt angewendet. Pilotstudien konnten eine Verbesserung der Kontinenz und der Lebensqualität bei einzelnen ausgewählten Patienten mit Inkontinenz bei anorektaler Fehlbildungen durch SNS erreichen. Entscheidend für den Therapieerfolg war dabei die Auswahl der Patienten. Während Patienten mit einem rudimentär angelegten Os sacrum von der Methode profitieren können, ist die SNS bei fehlendem Os sacrum wenig erfolgversprechend [21, 22].

11 Die Bedeutung der Transition für die medizinische Versorgung bei anorektalen Fehlbildungen

Neugeborene mit komplexen Fehlbildungskombinationen werden überwiegend in Kinderzentren betreut, die eine Versorgung durch zahlreiche Fachdisziplinen anbieten können. Bei Patienten, bei denen eine lebenslange medizinische Behandlungsnotwendigkeit voraussehbar ist, sollte idealerweise von Geburt an eine systematische Dokumentation aller wesentlichen Operationen und Behandlungen erfolgen. Medizinische Terminologie und Operationsstrategien unterliegen einem ständigen Wandel, daher ist es für die Transparenz und das Verständnis von Fehlbildungen hilfreich, wenn alle wesentlichen Behandlungsschritte und Operationen zuverlässig dokumentiert werden. Mit klarer Strukturierung und gezielter Unterstützung kann so zu einem späteren Zeitpunkt versucht werden, Transition in die Erwachsenenmedizin zu ermöglichen. Bisher existiert kein einheitlicher Ansatz, um diesem Versorgungsanspruch gerecht zu werden [23].

Problematisch bleibt, dass bei Patienten, bei denen mehrere Organsysteme betroffen sind, auch mehrere unterschiedliche Partner in der organspezifisch orientierten Erwachsenenmedizin gefunden werden müssen, um allen medizinischen Facetten gerecht zu werden [24]. Für den Patienten selbst wäre ein Leitfaden hilfreich, der ihm Anhaltspunkte gibt, in welchen zeitlichen Abständen welche Kontrolluntersuchungen sinnvoll sind.

Ein weiterer Aspekt der Transition betrifft Kinderwunsch und Entbindungsmodalitäten bei betroffenen Patientinnen. Die Frage, ob eine vaginale Entbindung komplikationsarm möglich ist, sollte im Vorfeld einer Schwangerschaft geklärt werden.

Daher ist eine individualisierte Evaluation vor der Entbindung bei betroffenen Frauen erforderlich. Die Kontinenzsituation der Betroffenen konnte nicht als diagnostisches Kriterium herangezogen werden, da sie die persönliche Anatomie der Patienten nicht adäquat reflektiert. Der Beckenboden erwachsener Frauen mit ARM weist relevante Defekte auf. Daher sollte auf eine vaginale Entbindung zum Schutz vor sekundären Schäden verzichtet werden. Eine Risikoanalyse vor der Auswahl des Entbindungsmodus und eine großzügige Indikation für eine Sektio scheinen aktuell die besten Voraussetzungen für eine komplikationsarme Entbindung der Betroffenen zu sein [25].

Fazit

- Bisher konnte keine eindeutige genetische Basis der anorektalen Malformation identifiziert werden. Eine aussagekräftige pränatale Diagnostik ermöglicht, dass in den Fällen, in denen eine komplexe anorektale Fehlbildung vermutet wird, pränatal die Vorstellung in einem Perinatalzentrum initiiert und die Entbindung in einer spezialisierten Einrichtung geplant werden kann.
- Eine zuverlässige Visualisierung mit Hilfe moderner bildgebender dreidimensionaler Verfahren ermöglicht ein besseres Verständnis und eine zuverlässigere Planung des operativen Procedere bei anorektalen Fehlbildungen.
- Zuverlässige Langzeitbeobachtung zu Kontinenz und Lebensqualität der laparoskopisch assistiert operierten Patienten mit anorektalen Fehlbildungen existieren aktuell noch nicht.
- Die wenigen bisher durchgeführten Studien zur einzeitigen Versorgung komplexer anorektaler Fehlbildungen, legen nahe, dass eine primäre Korrektur ohne Kolostomie auch bei

5.1 Anorektale Fehlbildungen

Knaben mit komplexeren Fehlbildungsformen vertretbar ist.
- Eine Klärung der Frage, zu welchem Zeitpunkt und mit welcher Technik eine Vaginalplastik bei anorektaler Fehlbildung kombiniert mit einer Vaginalaplasie am besten durchgeführt werden sollte, ist zurzeit nicht abschließend möglich.
- Embryologisch häufen sich die Belege, dass es sich bei der so genannten „Fistel" bei anorektalen Fehlbildungen um die fehlmündende anale Anlage handelt.
- Stuhlinkontinenz und Obstipation als Folge einer angeborenen Fehlbildung sind weiterhin die Domäne der konservativen Therapie.
- Pilotstudien konnten eine Verbesserung der Kontinenz und der Lebensqualität bei einzelnen ausgewählten Patienten mit Inkontinenz bei anorektaler Fehlbildung durch SNS erreichen.
- Die Transition von Patienten aus der Kinder- in die Erwachsenenmedizin, bei denen mehrere Organsysteme von einer Fehlbildung betroffen sind und mehrere unterschiedliche Partner in der organspezifisch orientierten Erwachsenenmedizin gefunden werden müssen, stellt eine große Herausforderung dar.

Literatur

[1] Zwink N, Choinitzki V, Baudisch F, Hölscher A, Boemers TM, Turial S, Kurz R, Heydweiller A, Keppler K, Müller A, Bagci S, Pauly M, Brokmeier U, Leutner A, Degenhardt P, Schmiedeke E, Märzheuser S, Grasshoff-Derr S, Holland-Cunz S, Palta M, Schäfer M, Ure BM, Lacher M, Nöthen MM, Schumacher J, Jenetzky E, Reutter H: Comparison of environmental risk factors for esophageal atresia, anorectal malformations, and the combined phenotype in 263 German families. Dis Esophagus 2016; 29 (8): 1032–1042. [EBM IIa]

[2] Reutter H, Hilger AC, Hildebrandt F, Ludwig M: Underlying genetic factors of the VATER/VACTERL association with special emphasis on the "Renal" phenotype. Pediatr Nephrol 2016; 31 (11): 2025–2033. Review. [EBM IIa]

[3] Lee MY, Won HS, Shim JY, Lee PR, Kim A, Lee BS, Kim EA, Cho HJ: Sonographic Determination of Type in a Fetal Imperforate Anus. J Ultrasound Med 2016; 35 (6): 1285–1291. [EBM IIa]

[4] Peiro JL, Scorletti F, Sbragia L: Prenatal diagnosis of cloacal malformation. Semin Pediatr Surg 2016; 25 (2): 71–75. Review.

[5] Karsten K, Rothe K, Märzheuser S: Voiding Cystourethrography in the Diagnosis of Anorectal Malformations. Eur J Pediatr Surg 2016; 26 (6): 494–499. [EBM IIa]

[6] Thomeer MG, Devos A, Lequin M, De Graaf N, Meeussen CJ, Meradji M, De Blaauw I, Sloots CE: High resolution MRI for preoperative work-up of neonates with an anorectal malformation: a direct comparison with distal pressure colostography/fistulography. Eur Radiol 2015; 25 (12): 3472–3479. [EBM IIa]

[7] Patel MN: Use of rotational fluoroscopy and 3-D reconstruction for pre-operative imaging of complex cloacal malformations. Semin Pediatr Surg 2016; 25 (2): 96–101. doi: 10.1053/j.sempedsurg.2015.11.008. Epub 2015.

[8] Liechty ST, Barnhart DC, Huber JT, Zobell S, Rollins MD: The morbidity of a divided stoma compared to a loop colostomy in patients with anorectal malformation. J Pediatr Surg. 2016; 51 (1): 107–110. [EBM IIa]

[9] Almosallam OI, Aseeri A, Shanafey SA: Outcome of loop versus divided colostomy in the management of anorectal malformations. Ann Saudi Med 2016; 36 (5): 352–355. [EBM IIa]

[10] Gine C, Santiago S, Lara A, Laín A, Lane VA, Wood RJ, Levitt M: Two-Port Laparoscopic Descending Colostomy with Separated Stomas for Anorectal Malformations in Newborns. Eur J Pediatr Surg 2016; 26 (5): 462–464. [EBM IIa]

[11] Yazaki Y, Koga H, Ochi T, Okawada M, Doi T, Lane GJ, Yamataka A: Surgical management of recto-prostatic and recto-bulbar anorectal malformations. Pediatr Surg Int 2016; 32 (10): 939–944. [EBM IIa]

[12] Diao M, Li L, Ye M, Guan KP, Wei YD, Cheng W: Congenital anomaly rectified at birth: one-stage single-incision laparoscopic-assisted anorectoplasty for newborns with anorectal malformations and recto-urethral fistula. Surg Endosc 2016; 30 [11]: 5156–5164. [EBM IIa]

[13] Ruggeri G, Destro F, Randi B, Lima M: Laparoscopic-Assisted Anorectal Pull-Through for High Imperforate Anus: 14 Years Experience in a Single Center. J Laparoendosc Adv Surg Tech A 2016; 26 (5): 404–408. [EBM IIa]

[14] Gangopadhyay AN, Pandey V, Gupta DK, Sharma SP, Kumar V, Verma A: Assessment and comparison of fecal continence in children following primary posterior sagittal anorectoplasty and abdominoperineal pull through for anorectal anomaly using clinical scoring and MRI. J Pediatr Surg 2016; 51 (3): 430–434. [EBM IIa]

[15] Skerritt C, Sánchez AV, Lane VA, Wood RJ, Hewitt GD, Breech LL, Levitt M: Menstrual, Sexual, and Obstetrical Outcomes after Vaginal Replacement for Vaginal Atresia Associated with Anorectal Malformation. Eur J Pediatr Surg 2016. doi: 10.1055/s-0036-1593610. [EBM IIa]

[16] Benedetti Panici P, Maffucci D, Ceccarelli S, Vescarelli E, Perniola G, Muzii L, Marchese C: Autologous in vitro cultured vaginal tissue for vaginoplasty in women with Mayer-Rokitansky-Küster-Hauser syndrome: anatomic and functional results. J Minim Invasive Gynecol 2015; 22 (2): 205–211. [EBM IIa]

[17] Gupta A, Bischoff A: Pathology of cloaca anomalies with case correlation. Semin Pediatr Surg 2016; 25 (2): 66–70. [EBM IIa]

[18] Matsumaru D, Murashima A, Fukushima J et al.: Systematic stereoscopic analyses for cloacal development: The origin of anorectal malformations. Sci Rep 2015; 5: 13943. [EBM IIa]

[19] Midrio P, Mosiello G, Ausili E, Gamba P, Marte A, Lombardi L, Iacobelli BD, Caponcelli E, Marrello S, Meroni M, Brisighelli G, Leva E, Rendeli C: Peristeen® transanal irrigation in paediatric patients with anorectal malformations and spinal cord lesions: a multicentre Italian study. Colorectal Dis 2016; 18 (1): 86–93. [EBM IIa]

[20] Märzheuser S, Karsten K, Rothe K: Improvements in Incontinence with Self-Management in Patients with Anorectal Malformations. Eur J Pediatr Surg 2016; 26 (2): 186–191. [EBM IIa]

[21] Brunner M, Cui Z, Matzel KE: Sacral nerve stimulation for faecal incontinence in patients with sacral malformation. Int J Colorectal Dis 2016. doi: 10.1007/s00384-016-2748-6. (Epub ahead of print). [EBM IIb]

[22] Sulkowski JP, Nacion KM, Deans KJ, Minneci PC, Levitt MA, Mousa HM, Alpert SA, Teich S: Sacral nerve stimulation: a promising therapy for fecal and urinary incontinence and constipation in children. J Pediatr Surg 2015; 50 (10): 1644–1647. [EBM IIb]

[23] Giuliani S, Decker E, Leva E, Riccipetitoni G, Bagolan P: Long term follow-up and transition of care in anorectal malformations: An international survey. J Pediatr Surg 2016; 51 (9): 1450–1457. [EBM II a]

[24] Danielson J, Karlbom U, Graf W, Wester T: Outcome in adults with anorectal malformations in relation to modern classification – Which patients do we need to follow beyond childhood? J Pediatr Surg 2016. doi: 10.1016/j.jpedsurg.2016.10.051. (Epub ahead of print) [EBM IIa]

[25] Stenström P, Hambraeus M, Arnbjörnsson E, Örnö AK: Pelvic floor in females with anorectal malformations – findings on perineal ultrasonography and aspects of delivery mode. J Pediatr Surg 2015; 50 (4): 622–629. [EBM IIa]

5.2 Was gibt es Neues bei der chirurgischen Therapie der asymptomatischen Kongenitalen Thorakalen Malformationen (KTM)?

C. Kujath, B. M. Ure, J. Dingemann

1 Hintergrund

Kongenitale Thorakale Malformationen umfassen Congenital Pulmonary Airway Malformations (CPAM, Typ 0–4 nach Stocker), Lungensequester sowie bronchogene Zysten. Sie treten bei 1 : 10 000–1 : 35 000 Lebendgeburten auf.

Traditionell beruhte die Nomenklatur der Lungenfehlbildungen auf der histologischen Diagnose der einzelnen Entitäten. Die vermehrte Detektion von Lungenfehlbildungen im pränatal durchgeführten Ultraschall machte eine Anpassung der Begrifflichkeiten notwendig. Die pränatal detektierten Raumforderungen werden daher heute deskriptiv unter dem Begriff der „Kongenitalen Thorakalen Malformationen" zusammengefasst. Bei Darstellung einer solchen Veränderung im pränatalen Ultraschall sollte immer eine interdisziplinäre Pränatalberatung mit anschließender Entbindung in einem Zentrum initiiert werden.

Bei den *Congenital Pulmonary Airway Malformations (CPAM)* handelt es sich um hamartöse zystische Fehlbildungen des Bronchialsystems. Sie machen 30–40 % der angeborenen Lungenfehlbildungen aus und werden nach Zystengröße und Lokalisation in die Typen 0–4 nach Stocker eingeteilt *(Tab. 1)*. Die häufigste Form (60–70 %, CPAM Typ 1) zeichnet sich durch großzystische Veränderungen (Zysten mit 2–10 cm Durchmesser) aus, die üblicherweise auf einen Lungenlappen beschränkt sind. Im Gegensatz dazu treten die großzystischen Veränderungen bei einer CPAM Typ 4 multilokulär, häufig auch bilateral auf. Die CPAM Typ 2 zeichnet sich durch kleinere Zysten mit einem Durchmesser von bis zu 2 cm aus und tritt bei 15–20 % der Patienten auf. Bei der CPAM Typ 3 sind nur wenige Zysten nachweisbar. Die adenomatoiden Veränderungen betreffen meist einen ganzen Lappen. Eine Sonderform sind die Typ-0-Läsionen, bei denen es sich um eine azinäre Dysplasie handelt, sodass postnatal kein Gasaustausch möglich ist und die Patienten nicht lebensfähig sind.

Tab. 1: Congenital pulmonary airway malformations (CPAM) – Klassifkation nach Stocker

Typ	Beschreibung	Anteil
Typ 0	keine Zysten, sog. azinäre Dysplasie, nicht lebensfähig	< 2 %
Typ 1	große Zysten, 2–10 cm, ein Lappen betroffen, selten bilateral	60–70 %
Typ 2	kleine Zysten, 0,5–2 cm, häufig „schwammartige" Verteilung in einem Lappen, Kombination mit anderen Fehlbildungen möglich	15–20 %
Typ 3	adenomatoid, kaum zystisch, gesamter Lappen oder gesamte Lunge betroffen	5–10 %
Typ 4	große, multilokuläre Zysten, auch bilateral; häufig Spannungspneumothorax	10 %

Insbesondere bei der CPAM Typ 1 und 4 ist eine bildgebende Differenzierung zum Pleuropulmonalen Blastom nicht sicher möglich. Im Langzeitverlauf wurde auch das Auftreten eines bronchoalveolären Karzinoms auf dem Boden einer CPAM Typ 1 beschrieben.

Bei den *Lungensequestern* handelt es sich um Lungengewebe ohne Anschluss an das Bronchialsystem. Sie treten extra- oder intralobär auf. Die Blutversorgung erfolgt aus dem Systemkreislauf. In der Neugeborenenperiode können Lungensequester durch respiratorisches Versagen oder Kreislaufversagen (high-output cardiac failure) einen lebensbedrohlichen Verlauf nehmen. Zunächst asymptomatische Läsionen führen im Langzeitverlauf häufig zu rezidivierenden oder chronischen Infektionen oder Hämoptysen; ca. 80 % aller Läsionen werden bis zum Erwachsenenalter symptomatisch. Auch hier ist die CT-morphologische Abgrenzung zu anderen Läsionen oft ungenau.

Bei sogenannten *Hybridläsionen* handelt es sich um zystische Malformationen (meist CPAM-Typ 2: „kleinzystisch") mit einer arteriellen Blutversorgung aus dem Systemkreislauf.

Bronchogene Zysten sind abnorme Ausknospungen des Vorderdarms ohne Anschluss an den Bronchialbaum. Sie werden durch Infektionen, Kompression oder Verdrängungseffekte symptomatisch. Eine maligne Entartung (z. B. Rhabdomyosarkom, bronchoalveoläres Karzinom) wurde in Einzelfällen beschrieben.

Die wichtigste Differenzialdiagnose der Kongenitalen Thorakalen Malformationen ist das *Pleuropulmonale Blastom (PPB)*, das mit einer Prävalenz von 0,5/100 000 Lebendgeburten auftritt. Man unterscheidet die Typen I–III: Typ I ist durch zystische Läsionen gekennzeichnet, bei Typ III handelt es sich um eine solide Raumforderung. Eine Progredienz von Typ I zu Typ III ist innerhalb von 2–4 Jahren zu verzeichnen. Typisch ist ein mulitlokuläres Ausbreitungsmuster. Symptome treten üblicherweise in den ersten beiden Lebensjahren auf und sind unspezifisch (Dyspnoe, Infektionen). Häufig tritt ein Pneumothorax auf. Das 5-Jahres-Überleben für Patienten mit Pleuropulmonalem Blastom Typ I beträgt 85–90 %. Eine verspätete Resektion eines PPB führt zu einer erheblichen Verschlechterung der Prognose mit einem 5-Jahres-Überleben von lediglich 45–60 % für Typ II und Typ III. Die Differenzierung einer CPAM Typ 4 (multilokulär großzystisch) vom PPB ist in der Bildgebung nicht sicher möglich.

Lediglich 20–40 % der Patienten mit einer pränatal bekannten Thorakalen Malformation präsentieren in der Neonatalperiode Symptome. Die klinische Spannbreite reicht dabei von akut lebensbedrohlichen Situationen wie respiratorischem Versagen und Herzinsuffizienz bis zu milden pulmonalen Einschränkungen.

2 Asymptomatische Kongenitale Thorakale Malformationen

Symptomatische Läsionen bedürfen einer operativen Therapie. Respiratorische Insuffizienz oder manifeste Infektionen stellen absolute Operationsindikationen dar.

Die zunehmende Detektion Kongenitaler Thorakaler Malformationen in der Pränataldiagnostik hat die Frage in den Vordergrund gerückt, welches Management für Kinder, die postnatal zunächst asymptomatisch bleiben, optimal ist *(Tab. 2)*. Eine erweiterte Bildgebung in Form einer Computertomographie wird üblicherweise im Alter von 3–6 Monaten durchgeführt.

Die anschließende Entscheidung, ob eine elektive Resektion der Läsion durchzuführen ist oder ein „watch and wait"-Verhalten gewählt wird, muss für jeden Patienten individuell getroffen werden.

Argumente für eine frühzeitige elektive Resektion sind das potenzielle Malignitätsrisiko, das langfristige Infektionsrisiko sowie die Ermöglichung eines kompensatorischen Lungenwachstums der verbleibenden Lunge.

Demgegenüber stehen die Sorge vor chirurgischen Komplikationen sowie die Argumentation, dass das tatsächliche Malignitäts- und Infektionsrisiko unklar sei. Auch sind einzelne Fälle von Spontanremissionen der Läsionen beschrieben.

Die relevante Strahlenbelastung durch wiederholte CT-Untersuchungen ist hinlänglich bekannt.

5.2 Malformationen (KTM)

Tab. 2: Argumente für und gegen die chirurgische Therapie asymptomatischer Patienten mit Kongenitaler Thorakaler Malformation

Pro	Contra
• langfristiges Infektionsrisiko • potenzielle maligne Entartung • Verhinderung von Komplikationen im Langzeitverlauf • keine radiologische Diagnosesicherheit • Strahlenbelastung durch serielle CT-Untersuchungen • Frequenz und Dauer der Untersuchungen im Rahmen eines abwartenden Verhaltens unklar • mögliche Wachstumshemmung durch einen Verdrängungseffekt der Läsion • kompensatorisches Lungenwachstum bei frühzeitiger Resektion • Elternwunsch	• Operationsrisiko • vermutlich geringes Malignitätsrisiko • unklarer natürlicher Verlauf mit möglicher Spontanremission • Verlust von gesundem Lungengewebe durch OP • Management bei multilobulären Läsionen unklar • Resektion kein definitiver Schutz vor Malignität • Elternwunsch

Die wichtigsten Publikationen des vergangenen Jahres zur Behandlung asymptomatischer Kongenitaler Thorakaler Malformationen werden im Folgenden vorgestellt.

3 Malignitätsrisiko

Das absolute Risiko für eine maligne Entartung Kongenitaler Pulmonaler Malformationen bleibt unklar. Ca. 8 % der pulmonalen Neoplasien sind jedoch mit einer vorbekannten Kongenitalen Thorakalen Malformation assoziiert [4].

Die Sensitivität der radiologischen Diagnosesicherheit ist umstritten, insbesondere lassen sich die verschiedenen Typen der CPAM durch die Bildgebung nur unzureichend differenzieren.

Im Rahmen einer retrospektiven Vergleichsstudie aus Kanada wurde untersucht, ob die Kongenitalen Pulmonalen Atemwegsmalformationen anhand klinischer und radiologischer Aspekte vom Pleuropulmonalen Blastom abgegrenzt werden können [2]. Die Daten von 112 Patienten mit PPB Typ I wurden hierfür mit denen von 103 Patienten mit der histologischen Diagnose einer großzystischen CPAM verglichen. Die Gruppe der Patienten mit CPAM enthielt 10 Patienten mit symptomatischen Befunden und 93 asymptomatische Patienten.

Der pränatale Nachweis einer pulmonalen Veränderung, das Fehlen von Symptomen, das Vorhandensein eines versorgenden Gefäßes aus dem Systemkreislauf sowie der Nachweis von überblähten Lungenarealen in der Bildgebung waren in der univariaten Analyse mit der Diagnose einer CPAM assoziiert. Die Kombination dieser Faktoren in verschiedenen multivariaten Modellen führte jedoch nicht zu einer deutlichen Verbesserung der Prognosesicherheit (maximal 90 % diagnostische Treffsicherheit).

Unter Einbeziehung zusätzlicher genetischer Diagnostik (DICER1 Keimbahnmutation) ist es den Autoren gelungen, einen klinischen Algorithmus zu entwickeln, mit dem 208 der 215 Patienten korrekt identifiziert werden konnten (96,7 %). Die Anwendung eines solchen Algorithmus *(Abb. 1)* ermöglicht eine Risikostratifizierung betroffener Patienten und kann als Hilfestellung bei der Beratung der Eltern dienen. Die genetische Diagnostik wird in Zukunft eine zunehmende Rolle spielen. Letztlich muss die Entscheidung über das zu wählende Vorgehen aber immer durch die Eltern und den Chirurgen gemeinsam getroffen werden.

4 Infektionsrisiko

Zahlreiche retrospektive Studien haben ein hohes Risiko für das Auftreten von Infektionen im Langzeitverlauf gezeigt. Die chirurgische Versorgung im Rahmen einer akuten Infektion geht mit einem deutlich vermehrten Auftreten von intra- und postoperativen Komplikationen einher.

Durell et al. haben das Auftreten von subklinisch verlaufenden Infektionen sowie von Malignomen bei asymptomatischen Patienten untersucht [1]. Die retrospektive Kohortenstudie umfasste 69 Patienten, die zwischen 2005 und 2014 aufgrund

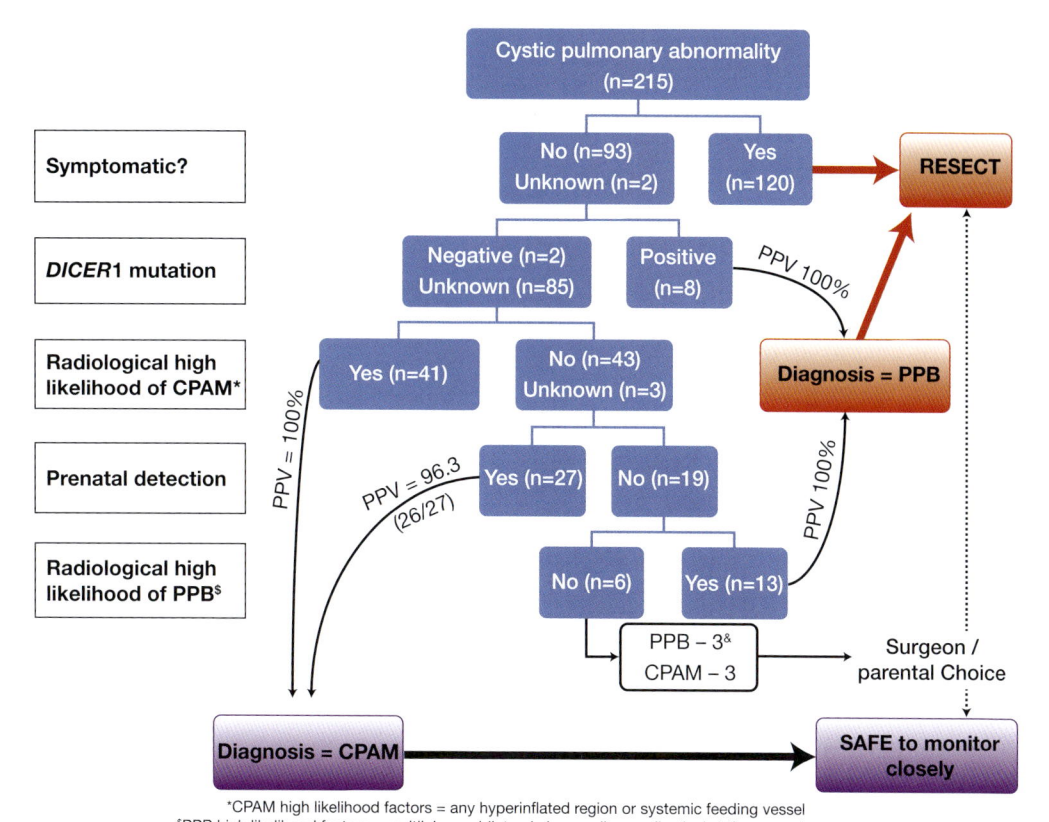

Abb. 1: Möglicher Algorithmus zur Behandlungsplanung bei zystischen Lungenveränderungen (aus: Feinberg et al. [2])

einer asymptomatischen, pränatal diagnostizierten KTM eine elektive Resektion erhalten hatten. Die klinisch-radiologische Verdachtsdiagnose war CPAM in 34 Fällen und Lungensequester bei 15 Patienten. Der Verdacht auf eine Hybridläsion war in 20 Fällen geäußert worden. Alle Kinder wurden im Alter von 4–6 Monaten operiert. In 2 Fällen (2,9 %) handelte es sich um Pleuropulmonale Blastome (1 × CPAM, 1 × Hybridläsion). In 23 % (n = 16) fanden sich histologisch Nachweise einer Infektion. Bei 7 Patienten lagen Mikroabszesse vor, in 9 Läsionen fanden sich Infiltrationen von Neutrophilen und Makrophagen.

Diese Studie unterstreicht erneut, dass eine Abgrenzung zum PPB radiologisch nicht sicher möglich ist und dass Infektionen ein relevantes Problem darstellen, möglicherweise bereits bevor sie klinisch apparent werden.

Eine retrospektive Erfassung von erwachsenen Patienten mit Lungensequestern [7] zeigt die Relevanz von infektiologischen Problemen im Langzeitverlauf. Die Diagnosestellung bei 14 erwachsenen Patienten mit Lungensequester erfolgte bei 11 Patienten (79 %) aufgrund einer neu aufgetretenen oder protrahierten Symptomatik (v. a. pulmonale Infekte). Die Mehrzahl der Patienten (n = 8; 57 %) erhielt eine Lobektomie, der Eingriff wurde in 86 % der Fälle (n = 12) offen chirurgisch durchgeführt. In 28 % der Fälle (n = 4) trat eine postoperative Pneumonie auf. Die Autoren sprechen sich eindeutig für eine Resektion jedes Lungensequesters beim Erwachsenen aus.

Diese Daten unterstützen die Argumentation, dass Patienten von einer elektiven Resektion im Kindesalter profitieren, da hierdurch Komplikationen im Langzeitverlauf vermieden werden können.

5 Operationszeitpunkt

Bei der Wahl des Operationszeitpunktes sollte die Adaptationsfähigkeit des kindlichen Körpers berücksichtigt werden. Es konnte wiederholt gezeigt werden, dass nach Lobektomie im Säuglingsalter langfristig keine funktionelle Einschränkung besteht.

Die Resektion einer Kongenitalen Thorakalen Malformation im Rahmen einer Infektion oder im Anschluss an eine abgelaufene Infektion ist technisch deutlich erschwert und komplikationsreich. Minimal-invasive Verfahren sind häufig nicht durchführbar [8].

Eine aktuelle Metaanalyse aus Kanada hat die postoperative Morbidität und Dauer des Krankenhausaufenthaltes bei Patienten mit CPAM untersucht [5]. Unter Einschluss von 9 Studien mit insgesamt 168 Patienten zeigte sich eine signifikant höhere Komplikationsrate bei Patienten, die nach dem Auftreten von Symptomen operiert wurden (OR 4,6; p = 0,01). 70 Patienten erhielten eine elektive Operation, bei 7 Patienten (10 %) traten postoperative Komplikationen auf. Von den verbleibenden 98 Patienten, welche zunächst konservativ abwartend behandelt wurden, entwickelten 64,3 % (n = 63) bis zum 7. Lebensjahr Symptome und wurden chirurgisch therapiert. Postoperative Komplikationen traten bei 20 Kindern (31,8 %) auf. Die Dauer des Krankenhausaufenthaltes war für Kinder, welche elektiv operiert wurden, tendenziell kürzer. Da die Dauer des Krankenhausaufenthaltes nur in 3 der eingeschlossenen Studien genannt ist (48 Patienten), und bei einer sehr heterogenen Verteilung, ist dieser Unterschied jedoch nicht signifikant (Standardabweichung 4,96 Tage, 95 % CI: -1,75–11.67; p = 0,15). Bei 35 Patienten, die weiterhin beobachtet wurden, betrug die Dauer des Follow-up im Mittel weniger als 3 Jahre (0,2 bis maximal 9 Jahre).

6 Thorakoskopische vs. offene Operation

Die stetige Weiterentwicklung minimal-invasiver Therapieverfahren hat dazu geführt, dass Videoassistierte thorakoskopische Verfahren an vielen Kliniken routinemäßig eingesetzt werden. Die thorakoskopische Resektion einer Kongenitalen Thorakalen Malformation vermeidet die häufigen Morbiditäten der Thorakotomie im Säuglings- und Kindesalter wie Brustwanddeformität und Skoliose und bietet eine bessere Kosmesis.

Eine retrospektive Analyse basierend auf der Datenbank des Pediatric National Surgical Quality Improvement Program (NSQIP-P) des American College of Surgeons hat die Daten von 258 Patienten ausgewertet, die in den Jahren 2012 und 2013 aufgrund einer Kongenitalen Thorakalen Malformation operiert wurden [6]. Zielparameter waren die intra- und frühpostoperativen Komplikationen sowie die Dauer des Krankenhausaufenthaltes im 30-Tage Follow-up.

Patienten, die thorakoskopisch operiert wurden, hatten einen signifikant kürzeren postoperativen Krankenhausaufenthalt (3 vs. 4 Tage; p < 0,001) und weniger Komplikationen (9,8 % vs. 25,3 %; p = 0,001). Hier bestand allerdings ein Selektionsbias, da schwer kranke Patienten mit relevanten Komorbiditäten häufiger thorakotomiert wurden. In der Analyse einer risikostratifizierten Patientenauswahl (1-zu-1-Matching von je 83 Patienten) ergaben sich keine signifikanten Unterschiede zwischen den Operationsverfahren.

7 Operationsrisiko

Frühere Untersuchungen zur Sicherheit des operativen Eingriffs bei Kongenitaler Thorakaler Malformation umfassen üblicherweise Patienten mit und ohne Symptome. Eine retrospektive Auswertung aus Toronto hat nun das Auftreten von Komplikationen im Rahmen einer elektiven Resektion bei Patienten mit asymptomatischer CPAM untersucht [3]. Von 2004–2013 wurden 60 Operationen durchgeführt (53 Lobektomien; 7 atypische Lungenresektionen). 9 Eingriffe wurden über eine Thorakotomie vorgenommen, 51 Operationen wurden mittels VATS durchgeführt. Intraoperative Komplikationen sind nicht aufgetreten. 3 Patienten (5 %) erlitten im Verlauf schwere Komplikationen. Ein Patient erhielt eine Lobektomie des linken Unterlappens bei intrapulmonalem Sequester. Das zuführende Gefäß aus der Aorta wurde mit einem Gefäßclip versorgt. Am 7. postoperativen Tag trat eine massive Hämorrhagie aus diesem Gefäß auf mit konsekutivem Herzstillstand und der Notwendigkeit einer extrakorporalen Membranoxygenierung. Dieser Patient wurde nach 30 Tagen entlassen, das neurologische Outcome ist nicht bekannt. Bei 2 weiteren Patienten kam es zu einer Demaskierung von Komorbiditäten (rechtsseitige Zwerchfellhernie; Fibromatose der Thoraxwand), es konnte nicht abschließend geklärt werden, ob der komplizierte Verlauf ursächlich auf die Operation zurückzuführen ist. Bei 18 % (n = 11) traten Probleme auf, welche selbstlimitierend waren oder einer medikamentösen Therapie bedurften (Clavien-Dindo-Klassifikation Grad I–II). Alle Patienten konnten unmittelbar postoperativ extubiert werden, die mittlere postoperative Aufenthaltsdauer betrug 3 Tage. Die Komplikationsrate lag in dieser Aufarbeitung deutlich höher als in anderen Serien berichtet. Todesfälle sind nicht aufgetreten.

Fazit

- Die chirurgische Therapie ist Goldstandard in der Behandlung *symptomatischer* Patienten mit KTM.
- Die Festlegung des Therapiekonzeptes bei asymptomatischen Patienten erfordert eine individuelle und interdisziplinäre Diskussion jeder Operationsindikation.
- Eine ausführliche und literaturbasierte Beratung der Eltern unter Berücksichtigung des Malignitätsrisikos ist Grundlage für die Bestimmung des Therapieplanes.
- Die ausführliche Information von Eltern und zuweisenden Kinderärzten über das angestrebte Therapieverfahren und mögliche Komplikationen ist essenziell. Hier muss eine differenzierte Abwägung gegenüber dem Malignitätsrisiko sowie dem langfristigen Infektionsrisiko erfolgen.

- Die VATS-Resektion etabliert sich auch im Säuglingsalter zunehmend als Standard in der Thoraxchirurgie und ist ein sicheres und effektives Therapieverfahren insbesondere bei asymptomatischen Patienten.

Literatur

[1] Durell J, Thakkar H, Gould S et al.: Pathology of asymptomatic, prenatally diagnosed cystic lung malformations. J Pediatr Surg 2016; 51 (2): 231–235. [EBM III]

[2] Feinberg A, Hall NJ, Williams GM et al.: Can congenital pulmonary airway malformation be distinguished from Type I pleuropulmonary blastoma based on clinical and radiological features? J Pediatr Surg 2016; 51 (1): 33–37. [EBM III]

[3] Hall NJ, Chiu PP, Langer JC: Morbidity after elective resection of prenatally diagnosed asymptomatic congenital pulmonary airway malformations. Pediatr Pulmonol 2016; 51 (5): 525–530. [EBM III]

[4] Hancock BJ, Di Lorenzo M, Youssef S et al.: Childhood primary pulmonary neoplasms. Pediatr Surg 1993; 28 (9): 1133–1136. [EBM III]

[5] Kapralik J, Wayne C, Chan E, Nasr A: Surgical versus conservative management of congenital pulmonary airway malformation in children: A systematic review and meta-analysis. J Pediatr Surg 2016; 51 (3): 508–512. [EBM III]

[6] Kulaylat AN, Engbrecht BW, Hollenbeak CS et al.: Comparing 30-day outcomes between thoracoscopic and open approaches for resection of pediatric congenital lung malformations: Evidence from NSQIP. J Pediatr Surg 2015; 50 (10): 1716–1721. [EBM III]

[7] Schlöricke E, Hoffmann M, Kujath P et al.: Management of the Therapy of Pulmonary Sequestration: A Retrospective Multicentre Study. Zentralbl Chir 2016; 141: 50–57. [EBM III]

[8] Stanton M, Njere I, Ade-Ajayi N, Patel S, Davenport M: Systematic review and meta-analysis of the postnatal management of congenital cystic lung lesions. J Pediatr Surg 2009; 44 (5): 1027–1033. [EBM III]

5.3 Was gibt es Neues in der Kindertraumatologie?

J. Lieber

Im vorliegenden Beitrag wurde versucht, die für Neuerungen als relevant eingestuften Publikationen des Jahres 2016 aus dem Spektrum der Kindertraumatologie auf die in der Folge angeführten Teilbereiche des Faches getrennt nach Lokalisationen zu fokussieren.

1 Allgemeines

Kerrin DePeter et al. [1] aus dem Jacobi Medical Center in New York haben 808 Kinder mit Extremitätenfrakturen daraufhin untersucht, ob die Einnahme von analgetischem Ibuprofen im Rahmen der Frakturbehandlung zu einem erhöhten Risiko für Knochenheilungsstörungen und Komplikationen führt. Inkludiert wurden Frakturen der Tibia, Femur, Humerus, Scaphoid und dem 5. Metatarsale. Insgesamt fanden sich 27 (3 %) Patienten mit einer Knochenheilungsstörung: 8 (1 %) mit Nonunion, 3 (0,4 %) mit Heilungsverzögerung und 16 (2 %) mit Frakturredislokation. Hierbei fand sich kein Unterschied zwischen Patienten mit und ohne Ibuprofengabe (Odds Ratio 0,8; 95 % confidence interval 0,4–1,8; p = 0,61). Allerdings wurden die Patienten nur nach Ibuprofengabe (am Unfallort, in der Notaufnahme, als Verschreibung), nicht aber nach einer Mengenangabe unterteilt. Somit bleibt die Literatur bezüglich einer Gabe von NSAID im Zusammenhang mit Knochenheilungsstörungen bei Kindern weiter inkonsistent.

Joeris, Lutz, Blumenthal, Slongo und Audige [2–4] haben Daten aus der dritten und finalen Validierungsphase der AO PCCF (Pediatric Comprehensive Classification of Long Bone Fractures) publiziert. Die Klassifikation wurde im Rahmen einer retrospektiven klinischen Studie angewandt und dazu eine spezielle AO Comprehensive Injury Automatic Classifier (AOCOIAC)-Software benutzt. In 2 Artikeln wurden die morphologischen Muster von Frakturen der oberen (n = 2 293) und unteren (n = 548) Extremitäten präsentiert. Eine dritte Arbeit beschäftigt sich mit dem Auftreten und der Verteilung von multifragmentären Frakturen (3 %). Es wird klar, dass Frakturklassifikationen zum einen wissenschaftliche Frakturdokumentationen verbessert und einen Datenvergleich ermöglicht, zum anderen Lehrprozesse unterstützt aber auch in der Routineversorgung von Frakturen eine einheitliche Vorgehensweise ermöglicht. Jetzt müssen prospektive Studien initiiert werden, die die Relevanz von Therapieentscheidungen klären und die Prognose aufzeigen. Multifragmentäre Frakturen im Wachstumsalter sind selten und am häufigsten bei Adoleszenten zu finden. Neben dem Alter spielt der Verletzungsmechanismus eine Rolle. Am häufigsten war der Femur betroffen, bei den paarigen Knochen war es die Tibia. Die klinische Relevanz von multifragmentären Frakturen bezogen auf Wachstum und Langzeitverlauf bleibt jedoch unklar.

Da die Bedeutung der Fettleibigkeit im Kindesalter hinsichtlich dem Outcome nach Trauma noch unklar ist, haben Witt et al. [5] aus Seattle/USA die National Trauma Data Bank (NTDB) im Sinne einer Multicenter Evaluation ausgewertet. Dazu konnten aus den Jahren 2013–2014 insgesamt 149 817 pädiatrische Patienten im Alter zwischen 2 und 19 Jahren eingeschlossen werden. Ein höherer BMI führte signifikant öfter zu Extremitätenverletzungen, jedoch wenig häufig zu Verletzungen von Kopf, Bauch, Thorax und Wirbelsäule (p = 0,001). Bei der Multivariablenanalyse hatte ein hoher BMI ein erhöhtes Risiko für ein Versterben, für eine tiefe Beinvenenthrombose, eine Lungenembolie und eine Pneumonie, allerdings zeigte sich kein signifikant erhöhtes Risiko für die Gesamtkomplikationen. Fettleibige Kinder hatten signifikant längere Krankenhausaufenthalte und benötigten signifikant häufiger eine mechanische Beatmung. Die Ergebnisse deuten darauf hin, dass Kinder mit hohem BMI eine andersartige Behandlungsart benötigen als normalgewichtige Kinder, um Komplikationen zu vermeiden.

Der mobile Datenaustausch ist in medizinischen Dienstsituationen deutlich zunehmend. Paryavi und Mitarbeiter [6] aus den USA haben die Verlässlichkeit und Effektivität der Smartphone-Technologie in Bezug auf Diagnose und Behandlung kindlicher Ellenbogenverletzungen untersucht. 4 Kindertraumatologen (2 fellowship-trained pediatric orthopedic surgeons, 2 senior orthopedic residents) wurden Standard-Röntgenaufnahmen (in 2 Ebenen) von insgesamt 50 pädiatrischen Ellenbogenverletzungen am klinikeigenen PACS demonstriert und nach Diagnose, Klassifikation und Therapieform (operativ oder konservativ) befragt. Die gleichen Bilder wurden eine Woche später mit einem iPhone5 vom Bildschirm abfotographiert und den Kindertraumatologen mittels Multimedia Messaging zur erneuten Befundung zugeschickt. Die Beobachterzuverlässigkeit (Interobserver Zuverlässigkeit) war sowohl bei der Frakturklassifikation (k = 0,91) als auch der Therapieentscheidung (k = 86) exzellent. Die Benutzung der Mobilfunktechnologie bedeutet für den Patienten damit kein Qualitätsverlust in seiner Behandlung und für den Arzt keinen Qualitätsverlust für die Bildbefundung. Sie kann dem Patienten jedoch eine Zeitersparnis bezüglich seines Behandlungsbeginns bieten und den Krankenhäusern gewisse ökonomische Einsparungen. Die Frage des Datenschutzes wurde insofern diskutiert, als dass alle Röntgenbilder depersonalisiert wurden.

Maempel und Mitarbeiter [7] aus dem Royal Hospital for Sick Childrens, Edinburgh, UK, haben Durchleuchtungszeiten bei der Versorgung häufiger Frakturen der oberen Extremitäten prospektiv über ein Jahr gemessen. Dabei unterschied sich das Flächen-Dosis-Produkt an Strahlung (DAP in cGycm^2) bei 248 Patienten signifikant (p < 0,001): distale Unterarmfrakturen/geschlossene Reposition (0,39 cGycm^2), distale Unterarmfrakturen/K-Draht Fixierung (1,01 cGycm^2), Unterarmschaftfrakturen/geschlossene Reposition (0,50 cGycm^2), ESIN am Unterarm (2,67 cGycm^2), suprakondyläre Humerusfraktur/K-Draht Fixierung (2,23 cGycm^2), Condylus radialis Fraktur/offene Reposition und interne Fixierung (0,96 cGycm^2). Significant mehr DAP benötigten Osteosynthesen verglichen mit geschlossenen Repositionen (p < 0,001). Ein Unterschied zwischen jungen und fortgeschrittenen Assistenten (5.–8. Jahr) fand sich nicht (p > 0,24). Diese Ergebnisse könnten allen Operateuren bei der kritischen Revision ihrer Ergebnisse helfen und ermöglichen die Benennung von Qualitätsmerkmalen. Ferner dienen die Daten zur Implementierung von Protokollen und verbessern die Patientensicherheit.

Anhand von 171 gesunden Kindern (Durchschnittsalter 10,6 Jahre), unterteilt in 4 verschiedene Alterskohorten (2–5, 6–10, 11–13 und 14–16 Jahre) haben Da Paz und Mitarbeiter [8] aus Bern Normwerte für die Beweglichkeit (ROM, Range of Motion) an verschiedenen Gelenken ermittelt. Dabei fand sich ein signifikanter Unterschied für die Altersgruppe der 11- bis 13-Jährigen für die Ellenbogenflexion, die Pronation, die Flexion im Interphalangealgelenk des Daumens sowie für die Flexion im Metacarpophalangealgelenk der Finger II–V. Ebenfalls signifikante Unterschiede fanden sich (außer für die Ellenbogenflexion) in der Geschlechterdifferenzierung für die genannten Gelenke. Die Normwerte für eine altersabhängige physiologische Beweglichkeit von Gelenken ist hilfreich bei der Evaluation von pädiatrisch-orthopädischen Patienten und bietet einen Rahmen für Therapieoptionen.

2 Frakturen rund um den Ellenbogen

Lewine et al. [9] aus Boston/USA haben die Ergebnisse von offenen (n = 30) und geschlossenen (n = 66) suprakondylären Humerusfrakturen vom Gartland-Typ III verglichen. Offene Frakturen wurden gespült und debridiert, alle Frakturen wurden mit K-Drähten fixiert. Beide Gruppen waren vergleichbar hinsichtlich Alter, Geschlecht, Gewicht und BMI, Seite und Unfallmechanismus. Initial fanden sich neurovaskuläre Abnormalitäten bei 35 % der geschlossenen und bei 27 % der offenen Frakturen. Die Prävalenz einer Pulslosigkeit, eines abgeschwächten Pulses oder einer Ischämie war höher bei offenen (27 %) als bei geschlossenen (18 %) Frakturen. Im Gegenteil dazu fanden sich bei stark dislozierten geschlossenen Frakturen häufiger Nervenverletzungen und neurologische Ausfälle (35 %) verglichen mit der Gruppe der offenen Frakturen (23 %). Die klinischen und radiologischen Endergebnisse waren in beiden Gruppen vergleichbar, 84 % aller Patienten hatten gute oder exzellente Ergebnisse nach den Flynn-Kriterien.

Kwok et al. [10] aus dem Royal National Orthopedic Hospital in London haben in 17 Jahren (1996–2012) 166 Kinder mit Nervenverletzungen i. R. e. suprakondylären Humerusfraktur (72,3 % Gartland-Typ III-Frakturen) vorgestellt bekommen (Peripheral Nerve Injury Unit). 26 Patienten (15,7 %) hatten neurologische Dysfunktionen in 2 oder mehr Nerven. Insgesamt waren bei den 166 Patienten 196 Nerven verletzt: Nervus ulnaris (43,4 %), Nervus medianus (36,7 %) und Nervus radialis (19,9 %). Nicht-degenerative Verletzungen fanden sich in 27,5 %, degenerative in 67,9 %. Eine chirurgische Exploration wurde bei 94 Kindern (56,6 %) durchgeführt. Intraoperativ fand sich am häufigsten ein Einklemmen des Nervs in der Fraktur, dem Ellenbogengelenk oder durch Narbengewebe bzw. eine direkte Schädigung durch den K-Draht. Nervenlazerationen waren sehr selten, die Rate einer kompletten Transsektion wurde mit 0,08 % angegeben. Von den 94 operierten Patienten erfolgte 73 Mal einzig eine Neurolyse, 2 mit Nerventransposition, 1 mit arterieller Embolektomie, 1 mit Epikondylektomie/Wedge-Osteotomie. Außerdem 13 Nerventransplantationen und 4 sekundäre Anastomosen. In einem durchschnittlichen Follow-up von 12,8 Monaten hatten 156 Kinder (94 %) ein exzellentes oder gutes klinisches Ergebnis (Graduierung nach Birch, Bonney und Parry). Zusammenfassend können bei der suprakondylären Humerusfraktur alle 3 Hauptnerven verletzt werden, wobei aus verschiedenen Studien nicht klar ist, welcher Nerv am häufigsten betroffen ist. Ein kompletter Nervenausfall, ein positives Tinel-Zeichen, neuropathische Schmerzen oder vaskuläre Begleitverletzungen sollten eine prompte Konsultation eines Spezialisten zur Folge haben. Die Endergebnisse in der pädiatrischen Population sind spontan und nach operativer Nervenrevision sehr gut.

Die dislozierte Condylus radialis-Fraktur wird üblicherweise mit einer offenen Reposition und K-Draht-Spickung oder Schraubenosteosynthese behandelt. Gilbert et al. [11] haben retrospektiv die Ergebnisse von 84 Patienten (43 K-Draht, 41 Schraubenosteosynthese) mit einem durchschnittlichen Follow-up von 6,8 Monaten miteinander verglichen: In der K-Draht-Gruppe traten 3 Nonunions auf, in der Schrauben-Gruppe keine. Patienten nach Schraubenosteosynthese mussten weniger Tage im Gips ruhiggestellt werden und zeigten eine bessere Ellenbogenbeweglichkeit bei der letzten Kontrolle. Einziger Nachteil der Schraubenosteosynthese verglichen mit der K-Draht-Osteosynthese war die notwendige Metallentfernung.

Pennock und Mitarbeiter [12] haben die Ergebnisse nach geschlossener Reposition und K-Draht-Osteosynthese sowie offener Reposition und K-Draht-Osteosynthese bei der wenig dislozierten (2,1–5,0 mm Dislokation) Condylus radialis-Fraktur untersucht. Von 74 Patienten wurden 51 offen und 23 geschlossen versorgt. Alle Frakturen heilten innerhalb von 12 Wochen. Die Operationszeit war beim geschlossenen Vorgehen um 30 Minuten schneller ($p < 0,001$). In beiden Gruppen zeigte sich eine Einschränkung der Ellenbogenbeweglichkeit in 10 %. Die Komplikationsrate betrug nach offener Reposition 25 % und nach geschlossener Reposition 13 %. Zudem fanden sich in der Gruppe nach offener Reposition 3 Major-Komplikationen (1 avaskuläre Nekrose, 1 Osteomyelitis mit vorzeitigem Fugenverschluss, 1 Refraktur mit resultierender OP-Indikation). Daraus schlussfolgern die Autoren, dass – wenn immer möglich – eine geschlossene Reposition angestrebt werden sollte.

In einem systemischen Review sind Knapik et al. [13] der Frage nach der Häufigkeit einer sekundären Dislokation von initial < 2 mm dislozierten Condylus radialis-Frakturen nach konservativem Behandlungsbeginn im Gips nachgegangen. Dafür wurden verschiedene Databases (PubMed, Biosis Preview, SPORTDiscus, PEDro und EMBASE) durchsucht und letztlich 6 Studien gefunden, die die Suchkriterien trafen. Das Risiko betrug 14,9 % und typischerweise betrug der Zeitrahmen für die Dislokation 1 Woche nach Unfall. Die darauf am häufigsten folgenden Komplikationen waren Malunion, Nonunion und Bewegungseinschränkung. Die Autoren empfehlen auf Grund dieser Daten, eine Stellungskontrolle mittels konventionellen Röntgenbildes nach 1 Woche durchzuführen.

Der Einfluss der Gipsruhigstellungszeit auf das funktionelle Ergebnis nach Radiushalsfrakturen bei Kindern wurde von Badoi und Mitarbeitern [14] aus dem Kinderspital Basel untersucht. Dazu wurden 2 Gruppen gebildet (Gruppe I: 67 Patienten, die zwischen 1999 und 2008 behandelt wurden. Gruppe II: 47 Patienten, 2009–2013). 59 Patienten in Gruppe I und 39 Patienten in Gruppe II wurden nicht-operativ behandelt. Die durchschnittliche Immobilisation betrug 22,7 Tage (Range 6–60) in Gruppe I und 13,2 Tage (Range 0–27) in Gruppe II. Die volle Beweglichkeit erlangten 50–72,7 % der Patienten in Gruppe I und 71,4–92 % der Patienten in Gruppe II; abhängig vom initialen Dislokationsgrad. Damit konnte festgehalten werden, dass – in Abhängigkeit von Dislokationsausmaß und Behandlungsmodalität – die Dauer der Ruhigstellung auch das funktionelle klinische Endergebnis beeinflusst. Allerdings sind prospektive Studien nötig, um das Ergebnis zu bestätigen.

2 Studien zum Thema bioabsorbierbarer Implantate am proximalen Radius sind erschienen. Su et al. [15] haben bei 68 Patienten (Durchschnittsalter 8,4 Jahre; range 4–12) mit Radiushalsfrakturen (Frakturtyp Salter-Harris II–IV; durchschnittliche Achsabweichung 58°, Translation 53 %) offen reponiert und mit resorbierbaren Stäben fixiert. Nach 3 Wochen Ruhigstellung im Cast erfolgte der funktionelle Bewegungsstart. Bei allen Patienten wurde anatomisch reponiert, es wurden keine Komplikationen beschrieben und das Ergebnis im Rahmen eines durchschnittlichen Follow-up über 41 Monate als „exzellent" (n = 43), „gut" (n = 13), „durchschnittlich" (n = 12) und „schlecht" (n = 0) beschrieben (Morrey evaluation standard). Auch wenn die beschriebenen Ergebnisse überwiegend sehr gut/gut waren und resorbierbare Implantate offensichtlich eine Anwendung bei Patienten im Wachstumsalter darstellen, so muss dennoch – zumindest im Gesamtkollektiv – die Notwendigkeit einer offenen Reposition in allen Fällen hinterfragt werden. Ferner erlaubt die herkömmliche ESIN-Methode eine direkt postoperative Bewegungsstabilität, was im Rahmen der Konsolidierungsvorgänge als vorteilhaft zu bezeichnen ist, auch wenn eine spätere Metallentfernung durchgeführt werden sollte. Fuller und Kollegen [16] haben bei 7 Kindern (4–12 Jahre alt) wenig alte Radiushalsfrakturen (durchschnittlich 20 Tage alt) mit einer Achsabweichung von 63°; Transplantion 57 % (6,1 mm) und klinisch Schmerzen sowie Bewegungseinschränkung offen reponiert und mit bioabsorbierbaren „Self-Reinforced Poly-L-Lactic Acid Pins" fixiert, wenn eine geschlossene Reposition nicht gelang. Vier Patienten wurden im Rahmen des Eingriffs osteotomiert. Die abschließende radiologische Beurteilung ergab eine Achsverbesserung um 56° und einer Aufhebung der Translation um 51 %. Die klinische Abschlusskontrolle ergab einen exzellenten MEP (Mayo Elbow Performance Score) bei 6/7 Patienten. Bei 1 Patienten trat eine radioulnare Synostose auf, die operativ exzidiert wurde. Die Autoren empfehlen dieses Vorgehen bei spät-präsentierenden Radiushalsfrakturen, da keine avaskuläre Nekrose, kein vorzeitiger Fugenverschluss, keine inflammatorischen Reaktionen aufgetreten sind und auch keine Metallentfernung durchgeführt werden muss. Als kritisch wird allerdings das Risiko der Synostose nach offen chirurgischen Versorgungen genannt.

3 Unterarmfrakturen

Der Unterarm ist die häufigste Frakturlokalisation im Wachstumsalter. Die geschlossene Reposition und Gipsruhigstellung ist eine Behandlungsoption, wenn das Potenzial zur Spontankorrektur überschritten ist. Allerdings sind abhängig vom Frakturtyp hohe Dislokationsraten beschrieben. Asadollahi et al. [17] haben 269 konsekutive Patienten mit geschlossenen Frakturen im mittleren Schaftbereich und nach geschlossener Reposition und Gipsruhigstellung prospektiv auf eine Redislokation hin untersucht. 70 % der Frakturen betrafen beide Unterarmknochen, 30 % nur einen. Die Gesamt-Redislokationsrate betrug 11 %. In der multivariablen Analyse wurden das initiale Dislokationsausmaß > 10° und eine schlechte Reposition ohne anatomische Frakturstellung als Hauptfaktoren identifiziert. Als statistisch signifikante Risikofakturen für eine Redislokation fanden sich außerdem die radiologischen Cast-Indexes > 1,1 Canterbury-Index; > 0,8 3-Punkt-Index und > 0,7 Cast-Index. Somit bestätigten sich erneut die vorbeschriebenen Hauptursachen für eine sekundäre Dislokation nach geschlossener Reposition ohne Osteosynthese.

Daran anschließend hat Abson et al. [18] aus Adelaide/Australia untersucht, ob die Seniorität/Erfahrung des Behandlers die Redislokationsrate beeinflusst. Dafür wurden 143 Kinder mit distaler Radiusfraktur (AO 23E und 23M Frakturen) entweder durch Assistenz- oder Fachärzte reponiert. Der postoperative Cast-Index wies keinen Unterschied auf (p = 0,14) und auch die Redislokationsrate war in beiden Gruppen gleich (jeweils 6 %). Daraus schließen die Autoren, dass Assistenzärzte schon früh gut geschult sind in der Repositions- als auch Gipstechnik.

Luther et al. [19] haben festgestellt, dass Kontrollröntgenaufnahmen nach Reposition von Unterarmfrakturen nach einer Dauer von über 4 Wochen keine Auswirkungen auf das weitere Procedere haben. Von 184 Patienten mit distalen und diaphysären Unterarmfrakturen, die mittels geschlossener Reposition und Gipsruhigstellung behandelt wurden, wiesen 70 Patienten (38 %) radiologisch eine Redislokation auf. 80 % davon fanden sich innerhalb der ersten 2 Wochen. Nur 1 von 40 Patienten benötigte eine Intervention auf Grund der Röntgenkontrolle nach 2 Wochen. Es fanden sich keine Interventionen nach 4 oder 6 Wochen. Hier muss kritisch hinzugefügt werden, dass insbesondere für Unterarmfrakturen in der Literatur sekundäre Dislokationen auch nach 4 Wochen beschrieben sind. Eine Elimination dieser Röntgenkontrollen würde eine Kosteneinsparung von 4,8 % (relative value unit costing) bis 11,9 % (time-derived activity-based costing) der Gesamtkosten für die Behandlung ausmachen.

Lee et al. [20] haben eine Rate von 18 % für Verletzungen der Sehne des Musculus extensor pollicis longus bei der ESIN-Osteosynthese des Unterarms (dorsale Implantation) beschrieben. Allerdings war das Patientenkollektiv mit n = 17 sehr klein. 2/3 Rupturen fanden innerhalb der ersten 2 Wochen nach Osteosynthese statt, die 3. Ruptur wurde 36 Wochen nach Operation diagnostiziert. Es fanden sich keine Risikofaktoren im Vergleich der Metallliegedauer, Patientenalter und Patientengewicht sowie Frakturtyp. Allerdings waren die Implantate, die zur Sehnenruptur führten, deutlich länger über den Knochen herausstehend bzw. das ESIN-Ende war weiter von der Fuge entfernt (p = 0,09). Dies ist kontrovers zu der Empfehlung, eine Metallentfernung nicht durch zu kurzes Kürzen der Implantate zu erschweren. Allerdings kann auch nicht bestätigt werden, dass alle Implantate sicher oberhalb der Sehnenfächer gekürzt wurden. Die Autoren empfehlen eine vorsichtige Implantation des ESIN beim dorsalen Zugang mit einem größeren chirurgischen Zugang und einer Implantation in den Knochen unter direkter Sicht. Außerdem soll das Kürzen der Implantate stets mit einem geeigneten Werkzeug erfolgen, welches keine scharfen Kanten hinterlässt. Dafür hat die laterale ESIN-Implantation am Radius ein Risiko für die Verletzung des Ramus superficialis des Nervus radialis, wobei Neurinome die Folge sein können und zu klinischen Beschwerden führen können.

4 Oberschenkelfrakturen

Über die vergangenen 2 Dekaden haben sich eine Vielzahl an Behandlungsoptionen für Femurschaftfrakturen bei Kindern und Jugendlichen entwickelt; geschuldet der Tatsache, dass diese Fraktur in jedem Alter vorkommt und quasi immer instabil ist. Naranje et al. [21] aus den USA haben die nationale Datenbank für stationäre Behandlungen (Kids' Inpatient Database) auf Veränderungen in der Therapie pädiatrischer Femurschaftfrakturen zwischen 1997 und 2012 analysiert. In diesem Zeitraum wurden 74 483 Patienten im Alter zwischen 0 und 17 Jahren gefunden, die stationär wegen einer Femurfraktur behandelt wurden. Es zeigte sich eine abnehmende Zahl an Frakturen, jedoch eine signifikant zunehmende Rate an operativen Behandlungen, insbesondere in der Altersgruppe zwischen 5 und 9 Jahren.

In dieser Gruppe fanden sich über den Zeitraum auch mehr offene Repositionen, wohingegen in der Gruppe der 15–17 Jahre alten Patienten die offenen Repositionen abnahmen. Es werden zahlreiche Limitierungen der Studie beschrieben: So konnten die verschiedenen Frakturtypen sowie die verschiedenen Operations- und Osteosynthesetechniken nicht differenziert werden, was aber bei steigenden OP-Zahlen hinsichtlich Ressourcen und Unfallprävention dringend notwendig wäre. Entsprechend wurden Multicenterstudien bereits initiiert, deren Ergebnisse noch ausstehen.

Die Ergebnisse nach Oberschenkelschaftfraktur und ESIN-Osteosynthese wurden durch Canavese et al. [22] aus Frankreich hinsichtlich Komplikationen in Abhängigkeit des Körpergewichts und Alters retrospektiv untersucht. Dabei zeigte sich eine erhöhte Komplikationsrate bei Kindern mit einem Gewicht von > 55 kg (67 %) gegenüber den leichteren Kindern < 55 kg (33 %). Auch altersabhängig fanden sich mehr Komplikationen bei > 13 Jahre alten Patienten (72 %) im Vergleich zu jüngeren Kindern (11 %). Es wird geschlussfolgert, dass ältere Kinder – wie schon häufig vorbeschrieben – von rigiden Implantaten (z. B. ALFN) profitieren.

Gyaneshwar et al. [23] haben Ergebnisse nach Oberschenkelfraktur und ESIN-Stabilisierung auf der Basis des verwendeten Materials beschrieben. Die Kinder waren 5–12 Jahre alt und pathologische Frakturen wurden ausgeschlossen. Jeweils 17 Patienten wurden mit Stahlimplantaten und 17 Patienten mit Titanimplantaten behandelt. Es fand sich kein Unterschied bezüglich der Heilungsdauer, Komplikationen und der Dauer bis zur Vollbelastung. Allerdings fanden sich häufiger Perforationen der Gegenkortikalis nach Implantateinbringung, wenn Stahl (n = 5) verwendet wurde verglichen mit Titan (n = 1). Das ist nachvollziehbar, wenn man die Festigkeit der Materialien vergleicht (Stahl = 196 GPA Young's modulus; Titan = 115 GPa; normaler Knochen = 7–25 GPa). Ebenfalls bekannt waren die niedrigeren Kosten für Stahl (1/3) im Gegensatz zu Titan.

Über die rigide intramedulläre Nagelung (RIMN oder lateral trochanteric entry locked nailing) von Femurfrakturen im Wachstums- und Adoleszentenalter hat Martus [24] aus dem Monroe Carell Jr. Children's Hospital in Nashville ein Review verfasst. Die Indikation für dieses Verfahren wird ab einem Alter von 10 Jahren gesehen, insbesondere bei schweren (> 49 kg) oder adipösen Patienten sowie bei längsinstabilen Frakturen. In dem Review wurden die Ergebnisse von 426 Patienten (7–18 Jahre) mit Femurfrakturen und RIMN aus 6 Publikationen aus den vergangenen 12 Monaten (Follow-up 1,1–1,9 Jahre) mit eigenen Erfahrungen zusammengefasst. Die Rate an Komplikationen im Gesamtkollektiv betrug 11,5 %. Diese gliederte sich auf in Infektionen (1,2 %), Fehlverheilungen (1,2 %), Heilungsverzögerungen/Dynamisierung erforderlich (2,6 %), Implantatprobleme (1,2 %) und – am häufigsten – Heterotope Ossifikationen (4,9 %). Erstaunlicherweise zeigten nur 2 Patienten (0,5 %) Veränderungen am proximalen Femur durch die Nagelinsertion und entwickelten ein asymmetrisches Coxa valga. Eine Osteonekrose fand sich überhaupt nicht, wenn die laterale trochanterische Implantation gewählt wurde. Es wird auf die Nekroseraten bei Implantation über die Fossa pisiforme (2 %) oder die Trochanterspitze (1,4 %) verwiesen. Nur die untere Altersgrenze für RIMN konnte aus den Datensätzen nicht ermittelt werden.

Die submuskuläre Verplattung (SMP) pädiatrischer Femurfrakturen stellt eine weitere Behandlungsoption dar. Stoneback et al. [25] haben bei 10 Patienten (Durchschnittsalter 8,7 Jahre; n = 6 proximal, n = 3 distal, n = 1 Schaftmitte) die radiologischen und klinischen Ergebnisse publiziert, wobei Letztere vorher in der Literatur keine/wenig (cross study analysis) Erwähnung gefunden hatten. Die Platte wurde durchschnittlich 27,9 mm von der distalen Fuge entfernt platziert und für 6,4 Monate belassen. Minor-Komplikationen traten in 30 % auf, bei einem Patienten fand sich ein Beinlängenunterschied > 2 cm. Radiologisch war der Unterschied im aLDFA (anatomic lateral distal femoral angle) zwischen operiertem und nicht-operiertem Bein kleiner als der vorher als klinisch signifikant vermutete Schwellenwert von 5°. Der mediane PODCI-(The Pediatric Outcomes Data Collection Instrument)-Score war bei allen Patienten > 97. Es fanden sich kein signifikanter Unterschied in der Kniestreckung und kein Unterschied in der Stärke der Extensoren im Vergleich des operierten und nicht-operierten Oberschenkels. Zusammenfassend führt die SMP zu befriedigenden klinischen und funktionellen Ergebnissen spätestens 2 Jahre nach Operation. Zudem ist die Zufriedenheit der Patienten hoch.

Zur submuskulären Verplattung pädiatrischer Femurschaftfrakturen hat Sutphen et al. [26] aus dem Nationwide Children's Hospital in Columbus, OH, USA ein Review veröffentlicht, in dem insbesondere die chirurgische Technik beschrieben wird. Die Technik wird als stabiles Konstrukt bei Trümmer- und längsinstabilen Frakturen (> 2 cm Verkürzung) beschrieben, die eine frühe Mobilisation erlaubt, mit einer minimalen Komplikationsrate einhergeht und eine einfach Metallentfernung ermöglicht.

5 Unterschenkelfrakturen

Marengo et al. [27] aus Frankreich und Italien haben Ergebnisse und Komplikationen bei Patienten mit Tibiafrakturen und ESIN-Versorgung analysiert, die bei Versorgung mehr als 50 kg wogen. Insgesamt 26 von 106 Patienten trafen die Inklusionskriterien; sie waren 13,5 Jahre (Range 11,3–16,1) alt und wogen 57 kg (Range 50–80). Das durchschnittliche Follow-up betrug 23 Monate (Range 12–38). In 4 Fällen (15,4 %) traten Komplikationen auf (3 minor: Bursitis n = 2, Nagelmigration n = 1. 1 major: Kompartmentsyndrom). Zusammenfassend fanden sich vergleichbare Ergebnisse in den Gruppen „leichtes" bzw. „schweres Körpergewicht" konträr zu den Ergebnissen bei Femurfrakturen, bei denen mit steigendem Körpergewicht auch die Komplikationsrate steigt. Auch wurde keine Korrelation zwischen Nageldurchmesser/Markraumweite und Outcome an der Tibia festgestellt. Laut den Autoren stellt die ESIN am Unterschenkel bei schwergewichtigen Patienten somit keine Kontraindikation dar. Grund für die Ergebnisse könnten die unterschiedlichen Gewichtskräfte auf Femur oder Tibia sein. Am Femur wirkt das Körpergewicht entlang der anatomischen Knochenachse und durch die Schrägstellung des Femur – sowohl in der a. p. als auch sagittalen Achse – durch eine zusätzliche rechtwinklige Kraft. An der Tibia wirken Kräfte nur entlang der anatomischen (geraden) Achse. Nicht genannt als Grund für die Ergebnisse wurden die unvergleichbaren Stabilitätsverhältnisse durch die Fibula als zusätzlichem Knochen am Unterschenkel im Vergleich zum singulären Oberschenkelknochen.

Zu gleichem Ergebnis bei gleicher Fragestellung kamen Goodbody et al. [28] aus Philadelphia, USA. Sie konnten 95 Patienten mit Unterschenkelfrakturen und ESIN-Versorgung inkludieren, die durchschnittlich 12,1 Jahre (Range 6–16) alt waren und 50,2 kg (Range 21–122) wogen. Unterteilt in 2 Gruppen (< 50 kg Körpergewicht und > 50 kg Körpergewicht sowie < 14 Jahren Alter und > 14 Jahren Alter) ergaben sich keine Unterschiede bezüglich einer Fehlverheilung, Heilungsverzögerung und Heilungsdauer. Unklar – weil nicht genannt – bleibt die Frage zur Komplikationsrate in Abhängigkeit des Körpergewichts. Außerdem wird in Frage gestellt, ob der Cut-off-Wert von 50 kg, der typischerweise bei Femurfrakturen genannt wird, an der Tibia/Unterschenkel nicht anders gewählt werden muss. Auf jeden Fall sollte der Cut-off-Wert von 11 Jahren für eine ESIN-Versorgung an der Tibia nach oben korrigiert werden.

Fazit

Im Jahr 2016 nahm die Oberschenkelschaftfraktur offensichtlich einen besonderen Stellenwert ein. Bei dieser in jedem Alter vorkommenden Fraktur ist die Versorgungsmethode insbesondere im jungen Alter oder bei schwergewichtigen Patienten mit offenen Wachstumsfugen Gegenstand einer weiten Diskussion. Die Thematik wurde auch im wissenschaftlichen Arbeitskreis der Sektion Kindertraumatologie längst aufgegriffen und es sind weitere Beiträge für die Zukunft zu erwarten.

Wie im Vorjahr fanden sich 2016 erneut zahlreiche Beträge zu Ellenbogenfrakturen bei Kindern, wobei die suprakondyläre Humerusfraktur weiterhin die Spitzenposition innehält. Es muss jedoch bemerkt werden, dass viele Fragestellungen (z. B. Art der Spickdraht-Technik, Vorgehen bei Pulslosigkeit, klinische Ergebnisse nach verschiedenen Behandlungsoptionen) erneut evaluiert wurden, woraus allerdings keine für die Praxis relevanten Änderungen resultierten.

Für die wissenschaftliche Aufarbeitung verschiedener Themen ist die Evaluierung und Verbesserung von Fraktur-Klassifikationen sehr wichtig, um eine gemeinsame Sprache zu sprechen und Kollektive besser vergleichen zu können. In diesem Zusammenhang soll nochmal auf die AO Pediatric Comprehensive Classification of Long Bone Fractures (PCCF) verwiesen werden, zu der 2016 eine dreiteilige Artikelreihe erschienen ist.

Literatur

[1] DePeter KC, Blumberg SM, Dienstag Becker S, Meltzer JA: Does the Use of Ibuprofen in Children with Extremity Fractures Increase their Risk for Bone Healing Complications? J Emerg Med 2016. doi: 10.1016/j.jemermed.2016.09.027.

[2] Audige L, Slongo T, Lutz N, Blumenthal A, Joeris A: The AO Pediatric Comprehensive Classification of Long Bone Fractures (PCCF) – Part III. Acta Orthop 2016; 1–7. doi: 10.1080/17453674.2016.1258534.

[3] Joeris A, Lutz N, Blumenthal A, Slongo T, Audige L: The AO Pediatric Comprehensive Classification of Long Bone Fractures (PCCF) – Part II. Acta Orthop 2016; 1–8. doi: 10.1080/17453674.2016.1258533.

[4] Joeris A, Lutz N, Blumenthal A, Slongo T, Audige L: The AO Pediatric Comprehensive Classification of Long Bone Fractures (PCCF) – Part I. Acta Orthop 2016; 1–10. doi: 10.1080/17453674.2016.1258532.

[5] Witt CE, Arbabi S, Nathens AB, Vavilala MS, Rivara FP: Obesity in pediatric trauma. J Pediatr Surg 2016. doi: 10.1016/j.jpedsurg.2016.11.037.

[6] Paryavi E, Schwartz BS, Meyer CL, Herman MJ, Abzug JM: Reliability and Effectiveness of Smartphone Technology for the Diagnosis and Treatment Planning of Pediatric Elbow Trauma. J Pediatr Orthop 2016; 36 (5): 483–487. doi: 10.1097/BPO.0000000000000477.

[7] Maempel JF, Stone OD, Murray AW: Quantification of radiation exposure in the operating theatre during management of common fractures of the upper extremity in children. Ann R Coll Surg Engl 2016; 98 (7): 483–487. doi: 10.1308/rcsann.2016.0215.

[8] Da Paz SN, Stalder A, Berger S, Ziebarth K: Range of Motion of the Upper Extremity in a Healthy Pediatric Population: Introduction to Normative Data. Eur J Pediatr Surg 2016; 26 (5): 454–461. doi: 10.1055/s-0035-1563676.

[9] Lewine E, Kim JM, Miller PE, Waters PM, Mahan ST, Snyder B, Hedequist D, Bae DS: Closed Versus Open Supracondylar Fractures of the Humerus in Children: A Comparison of Clinical and Radiographic Presentation and Results. J Pediatr Orthop 2016. doi: 10.1097/BPO.0000000000000769.

[10] Kwok IH, Silk ZM, Quick TJ, Sinisi M, MacQuillan A, Fox M: Nerve injuries associated with supracondylar fractures of the humerus in children: our experience in a specialist peripheral nerve injury unit. Bone Joint J 2016; 98-B (6): 851–856. doi: 10.1302/0301-620X.98B6.35686.

[11] Gilbert SR, MacLennan PA, Schlitz RS, Estes AR: Screw versus pin fixation with open reduction of pediatric lateral condyle fractures. J Pediatr Orthop B 2016; 25 (2): 148–152. doi: 10.1097/BPB.0000000000000238.

[12] Pennock AT, Salgueiro L, Upasani VV, Bastrom TP, Newton PO, Yaszay B: Closed Reduction and Percutaneous Pinning Versus Open Reduction and Internal Fixation for Type II Lateral Condyle Humerus Fractures in Children Displaced > 2 mm. J Pediatr Orthop 2016; 36 (8): 780–786. doi: 10.1097/BPO.0000000000000570.

[13] Knapik DM, Gilmore A, Liu RW: Conservative Management of Minimally Displaced (</= 2 mm) Fractures of the Lateral Humeral Condyle in Pediatric Patients: A Systematic Review. J Pediatr Orthop 2016. doi: 10.1097/BPO.0000000000000722.

[14] Badoi A, Frech-Dorfler M, Hacker FM, Mayr J: Influence of Immobilization Time on Functional Outcome in Radial Neck Fractures in Children. Eur J Pediatr Surg 2016; 26 (6): 514–518. doi: 10.1055/s-0035-1566108.

[15] Su Y, Xie Y, Qin J, Wang Z, Cai W, Nan G: Internal Fixation With Absorbable Rods

for the Treatment of Displaced Radial Neck Fractures in Children. J Pediatr Orthop 2016; 36 (8): 797–802. doi: 10.1097/BPO.0000000000000572.

[16] Fuller CB, Guillen PT, Wongworawat MD, Riedel BB: Bioabsorbable Pin Fixation in Late Presenting Pediatric Radial Neck Fractures. J Pediatr Orthop 2016; 36 (8): 793–796. doi: 10.1097/BPO.0000000000000576.

[17] Asadollahi S, Pourali M, Heidari K: Predictive factors for re-displacement in diaphyseal forearm fractures in children-role of radiographic indices. Acta Orthop 2017: 88 (1): 101–108. doi: 10.1080/17453674.2016.1255784.

[18] Abson S, Williams N, Inglis M, Antoniou G, Cundy P: Resident Versus Attending Surgeons in Achieving and Maintaining Fracture Reduction in Pediatric Distal Radius Fractures. J Pediatr Orthop 2016; 36 (5): 478–482. doi: 10.1097/BPO.0000000000000491.

[19] Luther G, Miller P, Waters PM, Bae DS: Radiographic Evaluation During Treatment of Pediatric Forearm Fractures: Implications on Clinical Care and Cost. J Pediatr Orthop 2016; 36 (5): 465–471. doi: 10.1097/BPO.0000000000000479.

[20] Lee AK, Beck JD, Mirenda WM, Klena JC: Incidence and Risk Factors for Extensor Pollicis Longus Rupture in Elastic Stable Intramedullary Nailing of Pediatric Forearm Shaft Fractures. J Pediatr Orthop 2016; 36 (8): 810–815. doi: 10.1097/BPO.0000000000000568.

[21] Naranje SM, Stewart MG, Kelly DM, Jones TL, Spence DD, Warner WC, Jr., Beaty JH, Sawyer JR: Changes in the Treatment of Pediatric Femoral Fractures: 15-Year Trends From United States Kids' Inpatient Database (KID) 1997 to 2012. J Pediatr Orthop 2016; 36 (7): e81–85. doi: 10.1097/BPO.0000000000000633.

[22] Canavese F, Marengo L, Andreacchio A, Mansour M, Paonessa M, Rousset M, Samba A, Dimeglio A: Complications of elastic stable intramedullary nailing of femoral shaft fractures in children weighing fifty kilograms (one hundred and ten pounds) and more. Int Orthop 2016; 40 (12): 2627–2634. doi: 10.1007/s00264-016-3259-3.

[23] Gyaneshwar T, Nitesh R, Sagar T, Pranav K, Rustagi N: Treatment of pediatric femoral shaft fractures by stainless steel and titanium elastic nail system: A randomized comparative trial. Chin J Traumatol 2016; 19 (4): 213–216.

[24] Martus JE: Rigid Intramedullary Nailing of Femoral Shaft Fractures for Patients Age 12 and Younger: Indications and Technique. J Pediatr Orthop 2016; 36 Suppl 1: S35–40. doi: 10.1097/BPO.0000000000000758.

[25] Stoneback JW, Carry PM, Flynn K, Pan Z, Sink EL, Miller NH: Clinical and Radiographic Outcomes After Submuscular Plating (SMP) of Pediatric Femoral Shaft Fractures. J Pediatr Orthop 2016. doi: 10.1097/BPO.0000000000000780.

[26] Sutphen SA, Beebe AC, Klingele KE: Bridge Plating Length-Unstable Pediatric Femoral Shaft Fractures. J Pediatr Orthop 2016; 36 Suppl 1: S29–34. doi: 10.1097/BPO.0000000000000761.

[27] Marengo L, Paonessa M, Andreacchio A, Dimeglio A, Potenza A, Canavese F: Displaced tibia shaft fractures in children treated by elastic stable intramedullary nailing: results and complications in children weighing 50 kg (110 lb) or more. Eur J Orthop Surg Traumatol 2016; 26 (3): 311–317. doi: 10.1007/s00590-015-1729-8.

[28] Goodbody CM, Lee RJ, Flynn JM, Sankar WN: Titanium Elastic Nailing for Pediatric Tibia Fractures: Do Older, Heavier Kids Do Worse? J Pediatr Orthop 2016; 36 (5): 472–477. doi: 10.1097/BPO.0000000000000483.

6 Orthopädie und Unfallchirurgie

6.1 Was gib es Neues bei der proximalen Humerusfraktur?

G. Röderer, P. Richter

Mit einer Inzidenz von ca. 1 120/100 000 ist die proximale Humerusfraktur eine häufige Verletzung, die typischerweise den älteren Menschen betrifft [10]. Hauptursache hierfür ist die altersbedingt osteoporotische Knochenqualität, die in Verbindung mit einer vermehrten Sturzneigung das Frakturrisiko drastisch erhöht. Mit einer starken Zunahme der Inzidenz ist zu rechnen, da laut den Vereinten Nationen (UN) im Jahre 2050 ca. 2 Mrd. Menschen weltweit ein Alter von mindestens 60 Jahren erreicht haben werden. Auch das Statistische Bundesamt prognostiziert für das Jahr 2060, dass 35 % der Bevölkerung 65 Jahre oder älter sein werden. Die European Prospective Osteoporosis Study (EPOS) zeigt, dass proximale Humerusfrakturen mit einem Lebenszeitrisiko ab dem 50. Lebensjahr von 13 % bei Frauen und 5 % bei Männern einhergehen. Neben den mittelbaren Folgen der proximalen Humerusfraktur können auch die unmittelbaren dramatisch sein in Form von Verlust der sozialen Unabhängigkeit mit Pflegebedürftigkeit aufgrund funktioneller Einschränkungen der verletzten Extremität. Als Unfallmechanismus liegt fast immer ein Sturz direkt auf das Schultergelenk oder den ausgestreckten Arm vor.

Die operative Therapie der proximalen Humerusfraktur wird nach wie vor kontrovers diskutiert. Die Etablierung winkelstabiler Plattensysteme hat sich zwar weitestgehend durchgesetzt, stößt aber bei ausgeprägter Osteoporose, komplexen Frakturmustern und degenerativ veränderter Rotatorenmanschette an ihre Grenzen. Zunehmend kommt auch die primäre Prothetik in Form der inversen Prothese zum Einsatz. Nicht zuletzt scheint die konservative Therapie zuletzt wieder an Bedeutung zu gewinnen.

1 Einteilung der Fraktur

Insbesondere bei der proximalen Humerusfraktur, bei der die konservative Therapie einen hohen Stellenwert hat, ist die Analyse der Fraktur mit Blick auf die Dislokation und Stabilität entscheidend. Es ist weitestgehend akzeptiert, dass nichtdislozierte oder stabile Frakturen, die die Mehrheit darstellen, zumeist mit gutem Ergebnis konservativ behandelt werden können.

Die AO (Arbeitsgemeinschaft für Osteosynthesefragen) definiert den Begriff der „Dislokation" (Displacement) einer Fraktur im Allgemeinen als einen Zustand, bei dem die Fragmente nicht anatomisch zueinanderstehen („not perfectly anatomically aligned"). Die spezifische Klassifikation erfolgt nach dem bekannten alphanumerischen Code. Die speziell für die proximale Humerusfraktur geschaffene Neer-Klassifikation spricht von einer „undislozierten" oder „stabilen" Fraktur, wenn unabhängig von der Anzahl der Fragmente (1–4) diese weniger als 1 cm disloziert bzw. weniger als 45° verkippt sind. Zudem werden glenohumerale Dislokation nach anterior oder posterior und Beteiligungen der humeralen Gelenkfläche erfasst. Die Schwächen der Neer-Klassifikation liegen in der willkürlichen Definition des Begriffes „disloziert", der genauen Bestimmung des Ausmaßes der Dislokation anhand eines Röntgenbildes und einer geringen intraobserver Reliabilität [8]. Dies war auch der Fall bei Anwendung der Klassifikation an Computertomographien (CT).

2 Konservative Therapie

Trotz vielfältiger Innovationen auf dem Gebiet der operativen Therapie bleibt die konservative Therapie der proximalen Humerusfraktur weiterhin eine verbreitete und auf das gesamte Kollektiv bezogen, die weitaus häufigere Therapieform [15]. Die offensichtlichen Vorteile sind das Vermeiden eines operativen Eingriffes inkl. des Narkoserisikos. Andererseits ist eine gewisse Ruhigstellung unvermeidlich, was beim alten Menschen durchaus als kritisch bewertet werden kann. Dennoch ist es überwiegend Konsens, dass die nicht oder gering dislozierte proximale Humerusfraktur Domäne der konservativen Therapie ist.

Jedoch auch bei dislozierten und teilweise komplexen, mehrfragmentären Frakturtypen wird wieder zunehmend die konservative Therapie beschrieben, weswegen der Eindruck entsteht, dass sie nicht nur eine gewisse Renaissance erfährt, sondern ihr Indikationsspektrum von manchen Autoren ausgedehnt wird [3, 11]. In der PROFHER (Proximal Fracture of the Humerus Evaluation by Randomization)-Studie wurden 250 Patienten (77 % Frauen; Altersmedian 66, 24–92 Jahre) mit dislozierter Fraktur des proximalen Humerus, die das Collum chirurgicum betraf, eingeschlossen. Die Therapie erfolgt randomisiert operativ (Osteosynthese oder Prothese) oder konservativ. Nach 2 Jahren zeigte sich kein signifikanter Unterschied im funktionellen Ergebnis (Oxford Shoulder Score) und der Lebensqualität anhand des SF (Short Form) 12 zwischen der operativen und der konservativen Gruppe. Auch die Komplikationsrate wies keinen signifikanten Unterschied auf [11]. Kritisch zu betrachten ist hier die Tatsache, dass ein multizentrisches Design mit 32 Kliniken angewendet wurde. Zudem ist die Altersspanne sehr groß und es wurden diesbezüglich keine Subgruppen gebildet, sodass unklar bleibt, wie Ausreißer auf dieselbe Therapieform reagieren (z. B. dislozierte 4-Fragment-Fraktur beim 35-Jährigen bzw. 89-Jährigen mit konservativer Therapie.) Auch war der Anteil an 4-Fragment-Frakturen mit 4,4 % sehr niedrig. Zuletzt wurden im Beobachtungszeitraum von insgesamt 1 250 Frakturen nur 250 in die Studie eingeschlossen, was ebenfalls einen Einfluss auf die Ergebnisse haben kann.

Trotz der Vorteile einer konservativen Therapie und den aktuellen Ergebnissen auch bei dislozierten Frakturen ist gerade beim alten Menschen der Stellenwert der frühfunktionellen Therapie, die nur die operative Therapie ermöglicht, stets abzuwägen. Zudem ist zu hinterfragen, ob ein Zeitraum von 2 Jahren bei der Ergebnisbetrachtung zum Teil hochbetagter Patienten praktikabel ist und der Realität dieses Patientengutes entspricht. So unstrittig der Stellenwert der konservativen Therapie ist und bleibt, so nötig ist eine differenzierte Betrachtung mit qualitativ hochwertigen Studien als Grundlage, um künftig vielmehr die Frage zu klären „wer operiert werden muss" und weniger „ob operiert oder konservativ verfahren wird".

3 Operative Therapie

3.1 Bewertung der winkelstabilen Plattenosteosynthese

Die winkelstabile Plattenosteosynthese kommt bei der Behandlung der proximalen Humerusfraktur mittlerweile seit mehr als einer Dekade zum Einsatz und kann mit Recht als aktueller Goldstandard bezeichnet werden. Eine Vielzahl an Implantaten ist auf dem Markt, die zum Teil die Winkelstabilität auf unterschiedliche Weise technisch umsetzen. Als Vorteil erweist sich zudem die Möglichkeit der polyaxialen Schraubenplatzierung, die manche Systeme ermöglichen (z. B. NCB®, Zimmer Biomet). Die Literatur in diesem Feld ist sehr umfangreich und von teilweise unterschiedlicher Qualität. Tenor der qualitativ hochwertigen Studien ist, dass trotz des langjährigen Einsatzes dieser Implantate, auch aktuell mit bis zu 40 % teilweise immer noch sehr hohe Komplikationsraten beschrieben werden. Die typischen Probleme nach winkelstabiler Plattenosteosynthese sind die sekundäre Dislokation in den Varus ggf. mit Ausschneiden („cut out") der Schrauben, Konsolidierung in Varusfehlstellung, die avaskuläre Nekrose und das Plattenimpingement. Die genauen Ursachen hierfür sind vielfältig und nicht hinreichend beschrieben. In Frage kommen Unterschiede im Studiendesign, heterogene Kollektive, Patienten-spezifische Faktoren (Alter, Osteoporose, Begleiterkrankungen) und unterschiedliche Expertisen auf Seiten des Operateurs. Betrachtet man all diese Variablen und die Ergebnisse in der Literatur, bleibt unklar, ob die winkelstabile Plattenosteosynthese tatsächlich zu einer nachhaltigen Verbesserung in der operativen Behandlung der proximalen Humerusfraktur geführt hat.

In der Untersuchung von Haasters erfolgt eine retrospektive Analyse der Ergebnisse der winkelstabilen Plattenosteosynthese bei proximaler Humerusfraktur über einen Zeitraum von 12 Jahren [7]. 788 Patienten mit dislozierter proximaler Humerusfraktur wurden eingeschlossen (67,8 % Frauen; 67,7 ± 14,3 Jahre im Median). Eine 2-Fragment-Fraktur nach Neer lag in 38 % vor, 3-Fragment- in 40 %, 4-Fragment- in 10 % und Typ-VI-Frakturen in 8 bzw. 4 % (mit Fragmentdislokation). 646 Patienten wurden mit offener Reposition und winkelstabiler Plattenosteosynthese behandelt, die übrigen mit Prothese (anatomisch oder invers). Die Gesamt-Komplikationsrate der winkelstabilen Platte betrug 21,4 %. Die häufigste Komplikation war der sekundäre Repositionsverlust (12,8 %). Die Häufigkeit dieser Komplikation nahm über einen Zeitraum von 5 Jahren von 14,3 auf 4,8 % ab. In den ersten 3 Jahren der Nachuntersuchung waren sowohl die gesamte Komplikationsrate als auch der sekundäre Repositionsverlust statistisch signifikant höher als danach. Die wesentliche Schlussfolgerung der Studie ist, dass die Komplikationsrate innerhalb der letzten Jahre deutlich abgenommen hat, was primär auf eine geringere Rate an sekundäre Repositionsverlusten zurückgeführt wird, wiederum bedingt durch verbesserte Implantate und Operationstechniken [7]. Zugleich wurde eine zunehmende Rate an inversen Prothesen als primäre Therapie verzeichnet. Deren selektiver Einsatz bei komplexen Frakturmustern wird als weitere Ursache für die abnehmende Komplikationsrate benannt. Es kann somit festgestellt werden, dass die winkelstabile Plattenosteosynthese die Komplikationsrate bei der operativen Behandlung der proximalen Humerusfraktur senken kann. Voraussetzung ist jedoch ein hohes Maß an Erfahrung auf Seiten des Operateurs, da der Eingriff in vielen Fällen anspruchsvoll ist. Zudem stellt sich heraus, dass auch dieses Implantat seine Grenzen hat, die erkannt und in der Indikationsstellung berücksichtigt werden müssen. In solchen Fällen kann die primäre Prothetik zum Einsatz kommen oder die winkelstabile Platte um zusätzliche Verfahren, wie die Zementaugmentation oder Allografts ergänzt werden (s. u.). Hiermit lassen sich die Ergebnisse in der Zukunft möglicherweise weiter verbessern.

3.2 Minimal-invasive Verfahren

Mit Einführung der winkelstabilen Plattenosteosynthese in der Versorgung der proximalen Humerusfraktur wurden wenig später minimal-invasive Operationstechniken in Verbindung mit diesen Implantaten beschrieben. Allgemeines Ziel hierbei war die Minimierung des chirurgischen Traumas, um die Belastung für die zumeist multimorbiden älteren Patienten gering zu halten. Durch einen geringen Weichteilschaden sollte zudem die rasche Rehabilitation begünstigt werden.

In Verbindung mit winkelstabilen Platten hat der anterolaterale Deltaspilt-Zugang bis heute die meiste Verbreitung erfahren [1]. Eine technische Modifikation hierbei stellt der erweiterte anterolaterale Deltaspilt-Zugang dar [4]. In der Anfangszeit kritisch betrachtet mit Hinblick auf die Möglichkeit zur Frakturreposition, hat Gardner unlängst beschrieben, dass der Zugang gerade bei der Reposition Vorteile gegenüber dem klassischen deltopectoralen Zugang haben kann [4]. Durch Eingehen in der avaskulären Raphe zwischen anteriorem und lateralem Anteil des Deltamuskels, muss nicht der ganze Muskel mobilisiert und abgehoben werden. Gerade bei dem häufig nach dorsal rotiertem Kopffragment und bedingt durch den Muskelzug nach dorso-kranial disloziertem Tuberculum majus-Fragment kann dies die Reposition sogar erleichtern. Auf Seiten der Implantate werden von unterschiedlichen Herstellern Zielbügelsysteme angeboten, die im Schaftbereich die perkutane Schraubenplatzierung über Stichinzisionen erlauben. Zum Teil sind die Zielinstrumentarien so ausgelegt, dass die Platzierung von Schrauben im Verlaufsbereich des Nervus axillaris nicht möglich ist *(Abb. 1)*.

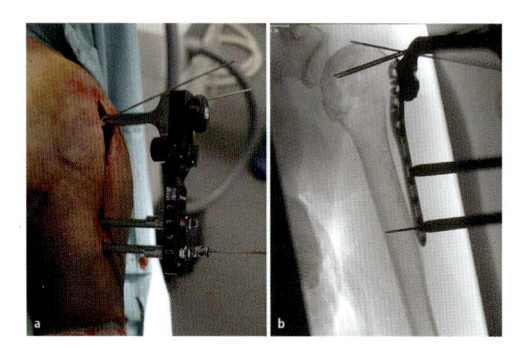

Abb. 1: Zielbügelsystem zur minimalinvasiven Plattenosteosynthese am proximalen Humerus (PHILOS, Synthes Depuy). Intraoperativer Situs (a), Röntgenkontrolle (b). Der Zielbügel erlaubt keine Schraubenplatzierung im Verlauf des Nervus axillaris

Aktuelle Publikationen zur Behandlung von 3- und 4-Fragment-Frakturen mit winkelstabiler Platte (NCB-PH, Zimmer Biomet) über den anterolateralen Deltasplit beschreiben gut Ergebnisse mit geringer Komplikationsrate [1]. In dieser Studie wurden 90 Patienten retrospektiv ausgewertet (76 Frauen, 14 Männer; Altersmedian 67,4 Jahre, 29–85) mit 3- (n = 60) und 4-Fragment- (n = 30) Frakturen. In 33 % kam zudem eine Fibula Allograft zum Einsatz. Nach 2,45 Monaten im Median (1,5–3 Monate) waren alle Frakturen radiologisch konsolidiert. Der Constant-Score im Median betrug 79,6 Punkte (62–100). Bei 7 Patienten kam es zu mindestens einer Komplikation, wobei in 2 Fällen eine avaskuläre Nekrose in Verbindung mit einer Schraubenperforation nach glenohumeral vorlag. Die übrigen Komplikationen waren ebenfalls Schraubenperforationen nach glenohumeral und in einem Fall eine Irritation des Nervus axillaris durch die Platte, welche sich nach Metallentfernung zurückbildete. Eine Revision aufgrund einer sekundären Dislokation trat nicht auf, ebenso kein manifester Axillarisschaden.

Eine alternative minimal-invasive Technik ist der Humerusblock [2]. Hier erfolgt die Reposition geschlossen oder perkutan und die Stabilisierung über ein Zielmodul (Humerusblock) mit 2,2 mm Kirschner-Drähten. Zur Positionierung und Fixierung des Humerusblocks erfolgt ein ca. 3 cm langer, lateraler Deltasplit ca. 4–5 cm distal der Fraktur. 207 Patienten, die mit dem Humerusblock versorgt wurden, sind in der Untersuchung von Bogner et al. ausgewertet worden (Altersmedian 79,8 Jahre, 71–101), wobei 129 (62,3 %; 105 Frauen, 24 Männer) das Follow-up absolvierten. Der relative Constant-Score zur Gegenseite betrug 87,7 % (2-Fragment), 90,8 % (3-Fragment) und 63,7 % (4-Fragment). Zur sekundären Dislokation kam es in 7,8 %, ausbleibende Frakturheilung in 7 % und eine avaskuläre Nekrose in 6,2 %.

3.3 Prothetik

Die Erkenntnis, dass die winkelstabilen Platten die Ergebnisse der Versorgung proximaler Humerusfrakturen insgesamt zwar verbessert haben, aber nach wie vor hohe Komplikationsraten beschrieben werden (s. Abschn. *„Bewertung der winkelstabilen Plattenosteosynthese"*), hat die primäre Prothetik vermehrt in den Fokus gerückt. Grundsätzlich gilt es hierbei die Frage zu klären, welches Prothesendesign zum Einsatz kommen sollte. Es herrscht überwiegend Konsens, dass die inverse Prothese der Hemiarthroplastik vorzuziehen ist. Begründet wird dies unter anderem mit der altersbedingten Degeneration der Rotatorenmanschette und einer limitierten Heilungspotenz der Tubercula, nach deren Refixation.

Auch die aktuellste Literatur kommt zu der Erkenntnis, dass die inverse Prothese bei primär prothetischem Ersatz bei proximaler Humerusfraktur vorzuziehen ist [14]. Die Autoren führten eine Metaanalyse von 7 Studien durch, bei denen 130 Patienten (Altersmedian 73,4 Jahre) mit Hemiarthroplastik (HA) und 125 (Altersmedian 75,6 Jahre) mit inverser Prothese (RSA) behandelt wurden. Das funktionelle Ergebnis für die Beweglichkeit war mit Ausnahme der Außenrotation und des DASH-Scores (Disabilities of the Arm, Shoulder and Hand) signifikant besser für die RSA. Die Daten zeigten eine bessere Heilungskapazität der Tubercula bei RSA. Teilweise zeigte sich zudem bei RSA keine Korrelation zwischen funktionellem Ergebnis und Ausmaß der Konsolidierung der Tubercula. In Zusammenschau bestätigen die Autoren, dass die RSA bei primärem Einsatz bei proximaler Humerusfraktur des älteren Menschen der HA vorzuziehen ist. Trotz günstiger Ergebnisse weist die RSA im Gegensatz zur HA jedoch spezifische Komplikationen auf, wie scapulares Notching, Acromionfraktur und höhere Raten an Implantatinstabilitäten [14].

Auch andere Autoren beschreiben gute Ergebnisse für den primären Einsatz der RSA bei 3- und 4-Fragment- sowie Head-split-Frakturen [6]. Bei 51 Patienten (Altersmedian 77 Jahre) wurden 51 der genannten Frakturen mit RSA behandelt. In 4 Fällen wurde eine Revision durchgeführt. Der Constant-Score betrug beim letzten Follow-up (35 Monate im Median) 62 Punkte bzw. 86 %. 92 % der Patienten stuften das Ergebnis mit „exzellent" oder „gut" ein. Das funktionelle Ergebnis war bei eingeheiltem Tuberculum majus signifikant besser [6].

Im Revisionsfall bei fehlgeschlagener Osteosynthese sind kopferhaltende Verfahren, wie Re-Osteosynthese, vollständige oder teilweise Metallentfernung oder auch arthroskopische Verfahren mit vielfach schlechten Ergebnissen vergesellschaftet. Berücksichtigt man die Revisionssituation des zumeist alten Menschen mit entsprechenden Pathologien der Rotatorenmanschette, liegt die RSA als Lösungsansatz nahe. Bei 53 Patienten mit insgesamt 54 proximalen Humerusfrakturen, die mit einem subjektiv inakzeptablen Ergebnis ausgeheilt waren, führten Grubhofer et al. eine Revision mittels RSA durch [5]. Die häufigsten objektivierbaren Komplikationen, die zur RSA führten waren ein cut-out von Schrauben, eine Humeruskopfnekrose sowie eine Glenoiddestruktion. Der absolute Constant-Score im Median verbesserte sich von 26 auf 55 Punkte bzw. 32 auf 67 % (relativer Constant-Score). 35 Patienten stuften das Ergebnis subjektiv als „exzellent" oder „gut" ein. Die Komplikationsrate betrug 9 %.

4 Neue Trends

4.1 Zementaugmentation

Trotz verbesserter Ergebnisse durch die zuvor beschriebenen Techniken und Implantate bei kopferhaltender Therapie sind die Komplikationsraten teilweise immer noch hoch. Zumeist handelt es sich hier um sehr instabile Frakturtypen und/oder ausgeprägte osteoporotische Knochenqualität. Mit dem Ziel, in solchen Situationen die Primärstabilität der Versorgung zu erhöhen, wurde die Zementaugmentation entwickelt. Biomechanische *in vitro*-Studien konnten dies bei einem Vergleich mit nicht-augmentierter Anwendung derselben Platte am Frakturmodell nachweisen [13]. Technisch angepasst an die PHILOS-Platte (Synthes Depuy) besteht das Prinzip darin, dass die Kontakt- bzw. Auflagefläche der winkelstabilen Schraube im subchondralen Knochen durch das Einbringen einer kleinen Menge an Knochenzement (ca. 0,5 ml

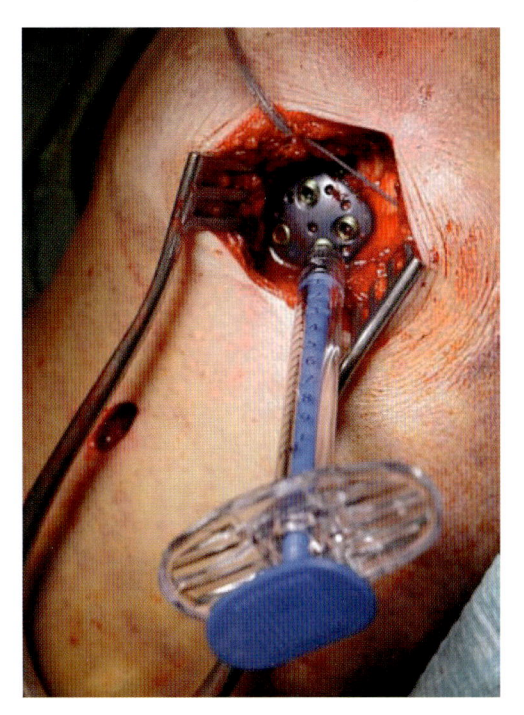

Abb. 2: Intraoperativer Situs der Zementaugmentation bei liegender Platte

6.1 Proximale Humerusfraktur

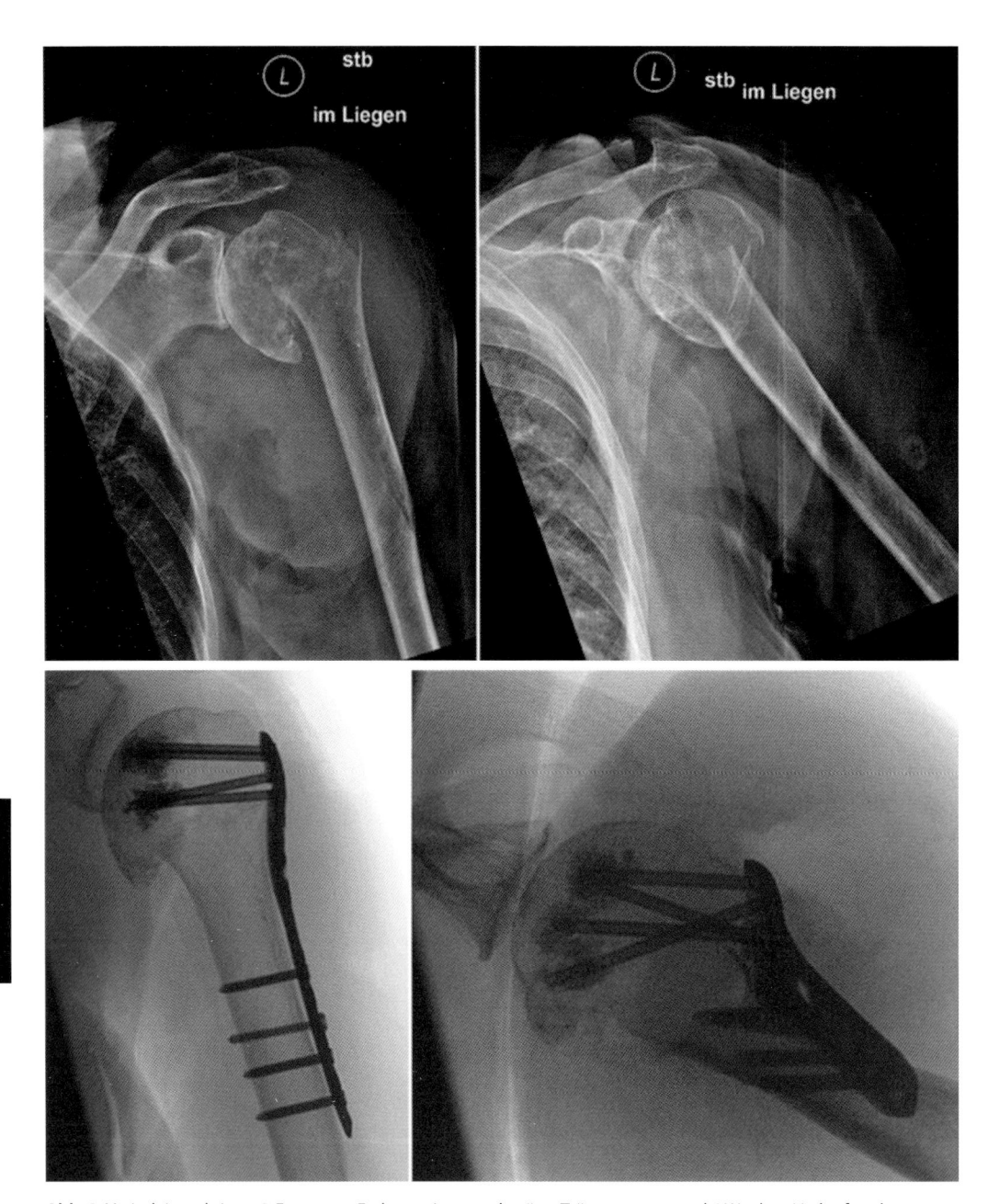

Abb. 3: Varisch impaktierte 2-Fragment-Fraktur mit metaphysärer Trümmerzone und 6 Wochen Verlauf nach zementaugmentierter winkelstabiler Platte (PHILOS, Synthes Depuy)

pro Schraube) erhöht wird *(Abb. 2)*. Voraussetzung hierfür ist ein Kontrastmitteltest, bei dem über die positionierte Schraube, die an ihrer Spitze Perforationen aufweist, zunächst Kontrastmittel appliziert und unter Bildwandler dessen Austritt in den glenohumeralen Gelenkspalt ausgeschlossen wird. Idealerweise werden 4–6 Schrauben augmentiert, wobei möglichst die proximalste und distalste Reihe des proximalen Plattenendes mit eingeschlossen werden sollten. Im Vergleich zu nicht-augmentierten Schrauben muss die Länge etwas kürzer (ca. 4 mm) als üblich gewählt werden. Die ersten Ergebnisse in der Literatur sind vielversprechend *(Abb. 3)* [13].

In der Untersuchung von Helfen et al. wird ein prospektiv-randomisierter Vergleich zwischen zementaugmentierter winkelstabiler Platte (PHILOS, Synthes Depuy) und einem Marknagel (MultiLoc, Smith Nephew) unternommen [9]. Das Studienprotokoll ist im vergangenen Jahr publiziert worden. Bei der Plattenosteosynthese werden proximal 7 winkelstabile Schrauben subchondral in Standardtechnik positioniert. Wenn möglich, sollen die Schrauben der proximalsten (A) und der distalsten (E) Reihe am proximalen Plattenende mit jeweils 0,5 ml Zement (Traumacem V+, Synthes Depuy) augmentiert werden. Alternativ wird die jeweils vorletzte Reihe (B und D) augmentiert. Das Follow-up erfasst verschiedene Funktionsscores des Schultergelenkes, eine standardisierte radiologische Untersuchung sowie die Erfassung von Komplikationen. Bei Letzteren werden Implantat-assoziierte, nicht-Implantat-assoziierte, technische und allgemeine Komplikationen unterschieden. Das letzte Follow-up soll 24 Monate postoperativ erfolgen.

4.2 Allografts

Gerade die varisch impaktierten Frakturen mit Trümmerzone der medialen Metaphyse bleiben eine besondere Herausforderung, auch bei Einsatz moderner winkelstabiler Implantate. Die sekundäre Dislokation in den Varus mit konsekutiver Schraubenperforationen sind hierbei die spezifischen Komplikationen. Um diese Problematik zu adressieren, ist die Anwendung von Allografts (engl. strutgrafts) entwickelt worden. Durch Einbringen eines Fibulatransplantates soll eine mechanische Abstützung für die Kopfkalotte erzeugt werden, um die frakturbedingt fehlende Abstützung zur kompensieren. Da eine Vielzahl an Studien hierzu aus dem anglo-amerikanischen Raum stammt, kommen zumeist Allografts zum Einsatz.

In einer Metaanalyse von Saltzmann et al. anhand der PRISMA(Preferred Reporting Items for Systematic reviews and Meta-Analysis)-Kriterien wurden 136 Patienten aus 4 verschiedenen Studien eingeschlossen (Altersmedian 67,97 Jahre ± 6,56; 70 % Frauen) [12]. Alle Patienten hatten sich eine dislozierte proximale Humerusfraktur zugezogen (OTA = Orthopaedic Trauma Association 11-B). Mit geringfügigen Variationen wurde in allen Fällen dieselbe Operationstechnik angewandt. Über einen deltopectoralen Zugang erfolgt die Darstellung der Fraktur. Nach zuvor erfolgter Armierung der Tubercula mit einem kräftigen Haltefaden wird das Kopffragment mit Hilfe eines Elevatoriums reponiert. Das Fibula Allograft wird mit einer oszillierenden Säge und einer Kugelfräse angepasst und soweit in den Schaft impaktiert, dass ein ca. 2 cm Überstand verbleibt. Bei großen Markräumen kann die Transfixation des Transplantates mit einer Schraube erfolgen. Nach Aufsetzen der Kalotte und Reposition der Tubercula erfolgt die provisorische Stabilisierung mittels Kirschner-Drähten. Die definitive Fixation erfolgt dann mittels winkelstabiler Platte in Standardtechnik.

Keine der ausgewerteten Studien führte einen Vergleich zwischen winkelstabiler Platte mit und ohne Strutgraft durch. Gemäß Neer-Klassifikation waren 22 % 2-Fragment-, 47 % 3-Fragment- und 31 % 4-Fragment-Frakturen. Alle Studien wiesen ein Evidenzlevel 4 auf. Die meisten Patienten (94 %) wurden mit der PHILOS-Platte (Synthes Depuy) versorgt. 98 % aller Frakturen waren im Beobachtungszeitraum von 1,72 Jahren im Median geheilt. Der Constant-Murley-Score zu diesem Zeitpunkt betrug 85,11 und der DASH-Score 19,45. Eine Schraubenperforation trat in 3,7 % auf, ein Varuskollaps in 0,75 %. Die Revisionrate lag bei 4,4 %. Die Autoren verweisen auf eine heterogene Datenlage in der Literatur und schlussfolgern, dass die Technik bei varisch impaktierten Frakturen mit Zerstörung der medialen Metaphyse indiziert ist und hier zu akzeptablen funktionellen Ergebnissen führt, bei niedriger Komplikations- und Revisionsrate.

5 Komplikationsvermeidung

Die wesentliche Strategie zur Vermeidung bzw. Reduzierung von Komplikationen in der Behandlung der proximalen Humerusfraktur ist die korrekte Einteilung bzw. Klassifikation der Fraktur, um ausgehend hiervon die für den jeweiligen Patienten und Frakturtypen geeignete Therapie zu wählen. Neben der grundsätzlichen Frage, ob operativ oder konservativ verfahren wird, ist die Wahl der jeweiligen Operationsmethode oftmals die größere Herausforderung. Die komplikationsträchtigste und zugleich eine häufige Frakturform ist die varisch impaktierte bzw. dislozierte mit medialer, metaphysärer Trümmerzone. Für diese Frakturen ist in der Literatur durchgehend eine hohe Rate an sekundären Dislokationen bei kopferhaltender Therapie beschrieben. Neben dem standardmäßigen Einsatz winkelstabiler Implantate und einem hohen Maß an Erfahrung auf Seiten des Operateurs müssen die ausgeprägten Formen (deutliche Dislokation, schwere Osteoporose, mehrfragmentär) dieser Frakturen erfasst werden, um hier ggf. zusätzlichen Maßnahmen, wie Zementaugmentation oder Allografts anzuwenden. Zudem kann der Einsatz der inversen Prothese in ausgewählten Fällen helfen, die typischen Komplikationen der varisch impaktierten Fraktur mit Zerstörung der medialen Metaphyse (sekundäre Dislokation, cut-out von Schrauben) zu vermeiden.

Fazit

- Die demographische Entwicklung lässt weiterhin eine starke Zunahme der Inzidenz proximaler Humerusfrakturen erwarten.
- Die operative Therapie dislozierter Frakturen ist eine Domäne der winkelstabilen Plattenosteosynthese.
- Minimal-invasive Operationstechniken können auch bei komplexen Frakturen mit guten Ergebnissen angewendet werden.
- Trotz verbesserter Ergebnisse mit winkelstabilen Platten sind die Komplikationsraten zum Teil hoch.
- Zementaugmentation und der Einsatz von Allografts können helfen, die Ergebnisse der winkelstabilen Platte künftig weiter zu verbessern.
- Bei komplexen Frakturen und/oder ausgeprägter Osteoporose bietet die primäre inverse Prothese eine alternative Lösung zur winkelstabilen Platte.
- Die konservative Therapie erfuhr in der Literatur zuletzt einen Aufschwung mit Ausdehnung des Spektrums auch auf komplexe Frakturtypen. Dennoch bedarf auch diese Therapieform einer sorgfältigen Patientenauswahl und Indikationsstellung.

Literatur

[1] Aguado HJ, Mingo J, Torres M, Alvarez-Ramos A, Martin-Ferrero MA: Minimally invasive polyaxial locking plate osteosynthesis for 3–4 part proximal humeral fractures: our institutional experience. Injury 2016; 47 Suppl 3: S22–S28. [EBM IV]

[2] Bogner R, Ortmaier R, Moroder P et al.: Minimally Invasive Treatment of Displaced Proximal Humeral Fractures in Patients Older Than 70 Years Using the Humerusblock. BioMed research international 2016; 6451849. [EBM IV]

[3] Bouchet R, Block D, D'Ollonne T et al.: Nonoperative treatment of four-part fractures of the proximal end of the humerus: results of a prospective and retrospective multicentric study. International orthopaedics 2016; 40: 1669–1674. [EBM IV]

[4] Gardner MJ: Proximal Humerus Fracture Plating Through the Extended Anterolateral Approach. Journal of orthopaedic trauma 2016; 30 Suppl 2: S11–12. [EBM IV]

[5] Grubhofer F, Wieser K, Meyer DC et al.: Reverse total shoulder arthroplasty for failed open reduction and internal fixation of fractures of the proximal humerus. Journal of shoulder and elbow surgery 2016; 26: 92–100. [EBM IV]

[6] Grubhofer F, Wieser K, Meyer DC et al.: Reverse total shoulder arthroplasty for acute head-splitting, 3- and 4-part fractures of the proximal humerus in the elderly. Journal of shoulder and elbow surgery 2016; 25: 1690–1698. [EBM IV]

[7] Haasters F, Siebenburger G, Helfen T et al.: Complications of locked plating for proximal humeral fractures – are we getting any better? Journal of shoulder and elbow surgery 2016; 25: e295–303. [EBM IV]

[8] Handoll HH, Brealey SD, Jefferson L et al.: Defining the fracture population in a pragmatic multicentre randomised controlled trial: PROFHER and the Neer classification of proximal humeral fractures. Bone & joint research 2016; 5: 481–489. [EBM IIa]

[9] Helfen T, Siebenburger G, Mayer M et al.: Operative treatment of 2-part surgical neck fractures of the proximal humerus (AO 11-A3) in the elderly: Cement augmented locking plate Philos vs. proximal humerus nail MultiLoc(R). BMC musculoskeletal disorders 2016; 17: 448. [EBM IV]

[10] Merschin D, Stangl R: Proximal humeral fractures in the elderly: Quality of life, clinical results and institutionalization following primary reverse fracture arthroplasty. Der Unfallchirurg 2016; 119: 1015–1022. [EBM IV]

[11] Rangan A, Handoll H, Brealey S et al.: Surgical vs nonsurgical treatment of adults with displaced fractures of the proximal humerus: the PROFHER randomized clinical trial. Jama 2016; 313: 1037–1047. [EBM IIa].

[12] Saltzman BM, Erickson BJ, Harris JD et al.: Fibular Strut Graft Augmentation for Open Reduction and Internal Fixation of Proximal Humerus Fractures: A Systematic Review and the Authors' Preferred Surgical Technique. Orthopaedic journal of sports medicine 2016; 4: 2325967116656829. [EBM IV]

[13] Scola A, Gebhard F, Roderer G: Augmentation technique on the proximal humerus. Der Unfallchirurg 2016; 118: 749–754. [EBM IV]

[14] Shukla DR, McAnany S, Kim J, Overley S, Parsons BO: Hemiarthroplasty versus reverse shoulder arthroplasty for treatment of proximal humeral fractures: a meta-analysis. Journal of shoulder and elbow surgery 2016; 25: 330–340. [EBM IV]

[15] von Keudell A, Vrahas MS, Weaver MJ: Surgical Versus Nonsurgical Treatment of Adults With Displaced Fractures of the Proximal Humerus: The PROFHER Randomized Clinical Trial. Journal of orthopaedic trauma 2016; 30: e143. [EBM IIa]

6.2 Was gibt es Neues bei der Thromboembolieprophylaxe in Orthopädie und Unfallchirurgie?

O. Jansen, Ch. Waydhas

1 Einleitung

Die Publikation der Leitlinie „Prophylaxe der venösen Thromboembolie (VTE)" im Herbst 2015 war eine der wichtigsten Veröffentlichungen der kürzlich zurückliegenden Zeit im deutschsprachigen Raum. Im vorliegenden Beitrag sollen nur die wichtigsten Änderungen der aktualisierten Leitlinie im Vergleich zur Vorversion aus dem Jahr 2009 im Bereich Orthopädie und Unfallchirurgie dargestellt werden. In der Folge werden wichtige neue Studienergebnisse aus dem Jahr 2016 und Ende 2015 dargestellt und dort, wo möglich und sinnvoll, im Vergleich mit den Empfehlungen der Leitlinie bewertet. Berücksichtigt wurden im Rahmen einer Medline-Recherche im Wesentlichen Metaanalysen, randomisierte klinische Studien und hochwertige, große Kohortenstudien.

2 Leitlinie zur Prophylaxe der venösen Thromboembolie

Die Leitlinie „Prophylaxe der venösen Thromboembolie (VTE)" wurde am 15.10.2015 publiziert [1]. Sie wurde nach den Kriterien der AWMF auf dem S3-Niveau unter Beteiligung von 27 Fachgesellschaften entwickelt und ist bis 2020 gültig. Alle Empfehlungen wurden entweder im starken Konsens (≥ 95 % Zustimmung) oder im Konsens (≥ 75 % Zustimmung) ausgesprochen. Die Empfehlungsstärke ist in 4 Stufen gegliedert. Neu hinzugekommen ist der „*Expertenkonsens*". Er wurde eingeführt für Empfehlungen zu wichtigen und relevanten Fragestellungen, die aber nicht durch die systematische Literaturrecherche und -bewertung beantwortet werden konnten, aber im Konsens der Experten „gute klinische Praxis" reflektieren:

- **Soll:** *starke Empfehlung*, basiert auf Meta-Analysen oder RCTs oder Kohortenstudien von hoher Qualität
- **Sollte:** *Empfehlung*, basiert auf RCTs oder Kohortenstudien von eingeschränkter Qualität
- **Kann:** *offene Option*, basiert auf RCTs oder Kohortenstudien von schlechter Qualität, alle anderen Studiendesigns
- **Expertenkonsens:** *starke Empfehlung oder Empfehlung* ohne ausreichende Datenlage

3 Risikostratifizierung

Die Risikostratifizierung in die Gruppen „hohes", mittleres" und „niedriges" Risiko ebenso wie die Aufteilung in dispositionelles und expositionelles Risiko wurde beibehalten und nicht den Empfehlungen amerikanischer Fachgesellschaften gefolgt, die eine Anwendung von Risiko-Scores (Caprini-Score, Rodgers-Score) empfohlen haben. Solche Scores spiegeln eine falsche Genauigkeit vor, sind nicht ausreichend prospektiv evaluiert und haben keine Behandlungskonsequenz (mittleres vs. hohes Risiko), auch wenn sie ein gutes Instrument zur Ausbildung (und Forschung) darstellen.

4 Physikalische Prophylaxe-Maßnahmen

Deutlich betont wurde der Stellenwert von physikalischen Methoden der Thromboseprophylaxe.

Bei Kontraindikationen gegen eine medikamentöse VTE-Prophylaxe sollen physikalische Maßnahmen zur Anwendung kommen. 👍 *(Expertenkonsens)*

Dabei sind unter den physikalischen Maßnahmen nicht so sehr die medizinischen Thrombose-Prophylaxestrümpfe (MTPS) zu verstehen als vielmehr die verschiedenen Arten der intermittierenden pneumatischen Kompressionspumpen (IPK): Vor dem Hintergrund der zweifelhaften Evidenz für die Kombination vom medikamentöser Thromboseprophylaxe und MTPS wurden für beinahe alle Indikationsgebiete lediglich Kann-Empfehlungen (⇔) für MTPS konsentiert. Damit ist ausdrücklich gemeint, dass die Nicht-Anwendung von MTPS in den allermeisten Fällen explizit im Empfehlungs-Korridor dieser Leitlinie liegt.

5 HIT Typ II

Bei der Anwendung niedermolekularer Heparine (NMH) wurden die Empfehlungen zur Kontrolle der Thrombozytenzahl wesentlich verändert. Während bei der Applikation von unfraktioniertem Heparin (UFH) weiterhin eine regelmäßige Kontrolle der Thrombozytenzahl (ca. 2-mal pro Woche zwischen dem 5. und 14. Tag) durchgeführt werden sollte, kann eine Kontrolle der Thrombozytenzahl bei der Verwendung von NMH in der Regel entfallen. Wesentliche Begründung ist das deutlich seltenere Auftreten bei NMH. Die Häufigkeit liegt ca. eine 10er-Potenz niedriger als bei UFH. Weiterhin ist der Thrombozytenabfall plötzlich und kann in den Messintervallen unbemerkt bleiben. Zudem kann sich eine HIT Typ II auch ohne Thrombozytenabfall manifestieren.

6 Hüft- und Kniegelenkendoprothetik und gelenknahe Frakturen

Bei elektiven Hüft- oder Kniegelenkersatzoperationen soll die medikamentöse VTE-Prophylaxe mit niedermolekularen Heparinen, Fondaparinux oder Nicht-Vitamin-K-abhängigen oralen Antikoagulantien (NOAK) erfolgen. Aufgrund des Zulassungsstatus soll die medikamentöse Thromboseprophylaxe bei hüft- oder kniegelenknahen Frakturen und Osteotomien mit NMH oder Fondaparinux erfolgen. Bei Kontraindikationen gegen eine medikamentöse Prophylaxe soll eine intermittierende pneumatische Kompression eingesetzt werden. Während bei der Hüftendoprothetik die medikamentöse Prophylaxe für 28–35 Tage durchgeführt werden soll, bleibt die Empfehlung bei der Knieendoprothetik bei einer kürzeren Dauer: Bei elektivem Kniegelenkersatz soll die medikamentöse VTE-Prophylaxe 11–14 Tage durchgeführt werden. In den bisher vorliegenden Studien konnte bislang kein statistisch belegbarer protektiver Effekt einer längeren medikamentösen Prophylaxe nach elektiver Knieendoprothetik nachgewiesen werden. Dies gründet auf der Beobachtung, dass nach Knieendoprothesenoperationen (im Vergleich zur Hüftendoprothetik) eine Thrombose wesentlich häufiger bereits innerhalb der ersten 14 Tage auftritt (als im späteren Verlauf), sodass nur relativ weniger Patienten von den möglichen positiven Effekten einer prolongierten Prophylaxe profitieren können. Einzelne Studienergebnisse wiesen darauf hin, dass solche Patienten nach einer Knieendoprothese doch von einer prolongierten medikamentösen Prophylaxe profitieren könnten, bei denen zum Entlassungszeitpunkt aus der stationären Behandlung sonographisch eine Unterschenkelvenenthrombose detektiert wurde [2]. Diese Ergebnisse wurden aber bisher nicht betätigt.

7 Immobilisation an der unteren Extremität und Eingriffe an Sprunggelenk oder Fuß

Patienten mit operativ versorgten Verletzungen der Knochen und/oder mit fixierenden Verbänden, d. h. immobilisierende Hartverbände oder gleich wirkende Orthesen an der unteren Extremität, sollten neben Basismaßnahmen eine medikamentöse VTE-Prophylaxe erhalten, die bis zur Entfernung des fixierenden Verbands bzw. bis zum Erreichen einer Teilbelastung von 20 kg und einer Beweglichkeit von 20° im oberen Sprunggelenk fortgeführt werden sollte. Abweichend empfahl die Deutsche Gesellschaft für Allgemein- und Familienmedizin (DEGAM) für die Hausarztpraxis bei deutlich erhöhtem individuellen Thromboserisiko des Patienten neben Basismaßnahmen eine medikamentöse VTE-Prophylaxe durchzuführen und über die Dauer der medikamentösen VTE-Prophylaxe in Abhängigkeit von der zunehmenden Mobilisierung individuell zu entscheiden.

8 Arthroskopische Eingriffe an der unteren Extremität

Nach diagnostischer Arthroskopie sollen Basismaßnahmen, insbesondere die Frühmobilisation, zur VTE-Prophylaxe durchgeführt werden. Eine medikamentöse VTE-Prophylaxe ist nicht generell erforderlich, wenn keine Immobilisation oder Entlastung durchgeführt wird und keine zusätzlichen Risikofaktoren vorliegen. Diese Empfehlungen gelten auch für kurz dauernde therapeutische arthroskopische Eingriffe.

Nach länger dauernder arthroskopisch assistierter Gelenkchirurgie an Knie-, Hüft- oder Sprunggelenk sollte eine medikamentöse VTE-Prophylaxe bis zum Erreichen der normalen Beweglichkeit mit einer Belastung von mindestens 20 kg, mindestens aber für 7 Tage, durchgeführt werden.

Abweichend empfahl die DEGAM nach längerdauernder arthroskopisch-assistierter Gelenkchirurgie am Knie- und Sprunggelenk, über eine medikamentöse VTE-Prophylaxe in der Hausarztpraxis individuell im Arzt-Patient-Gespräch, ggf. unter Rücksprache mit dem Operateur und unter Berücksichtigung weiterer patientenbezogener Risikofaktoren für eine Thrombose, mit dem Patienten zu entscheiden.

9 Aktuell wissenschaftliche Untersuchungen

9.1 Risikostratifizierung

In zwei Metaanalysen wurden mögliche Risikofaktoren für thrombo-embolische Ereignisse in der Hüft- und Knieendoprothetik untersucht.

Die Autoren um Jie Zhang [4] konnten in ihrer Metaanalyse aus insgesamt 14 retrospektiven Untersuchungen mit einem Gesamtkollektiv von 1 723 350 Patienten mit Hüft- oder Kniegelenkendoprothetik zeigen, dass insgesamt 9 Risikofaktoren für das Auftreten einer VTE identifiziert werden können, von denen insbesondere 3 als signifikant angesehen werden müssen.

Tab. 1: Wichtigste (signifikante) Risikofaktoren (odds ratio) für das Auftreten einer venösen Thromboembolie (VTE) bei Patienten nach einer Hüft- bzw. Knieprothesen-Implantation

Hauptrisikofaktoren	Odds Ratio [OR]
VTE in der Anamnese	10,67
Varikosis	2,76
Herzinsuffizienz	2,03

Quelle: Zhang et al. [4]

Weitere Risikofaktoren waren dunkle Hautfarbe [OR: 1,32], Adipositas mit BMI > 30 [OR: 1,28], maligne Nebenerkrankung [OR: 1,28], Hypertension [OR: 1,20], Alter > 80 Jahre [OR: 1,09] und das weibliche Geschlecht [OR: 1,08]. Diabetes mellitus wurde explizit nicht als Risikofaktor genannt.

Die Meta-Analyse aus insgesamt 20 Studien mit insgesamt 7 892 585 Patienten der Autoren Yue Lu et al. bestätigt das weibliche Geschlecht als relativen Risikofaktor [OR: 1,18] für das Auftreten einer VTE [5].

Beide Metaanalysen erfassen die Inzidenz der tiefen Beinvenenthrombose in Abhängigkeit von verschiedenen Risikofaktoren und schlussfolgern daraus die Notwendigkeit eines individuellen maßgeschneiderten Thromboseprophylaxeschemas für die Patientengruppe mit Knie- und Hüftendoprothesenoperation. Allerdings reicht die aktuell verfügbare Evidenz bzgl. einer risikoadaptierten Thromboseprophylaxe nicht aus, innerhalb der Gruppe der Patienten mit Hüft- oder Kniegelenkendoprothetik (nach aktueller Risikostratifizierung alle als Hochrisikopatienten einzustufen) in unterschiedliche Prophylaxeschemata zu differenzieren. D. h. es kann nicht gefolgert werden, dass ein Teil dieser Patienten weniger als die bisher empfohlene Prophylaxe benötigen oder andere eine intensivierte Prophylaxe mit höheren Dosierungen oder der zusätzlichen Anwendung von IPKs bedürfen, auch wenn es erste Erfahrungen aus nicht randomisierten, nicht kontrollierten Studien [7] gibt, die weiter unten diskutiert werden. Hier müssen weitere Studienergebnisse abgewartet werden. Insgesamt werden durch diese Daten die Therapieempfehlungen aus der S3-Leitlinie (2015) u. E. nicht verändert.

9.2 Physikalische Prophylaxe

Die S3-Leitlinie empfiehlt, dass beim Fehlen von Kontraindikation gegen eine medikamentöse venöse Thromboseprophylaxe dieser der Vorzug gegenüber den physikalischen Maßnahmen gegeben werden sollte [1].

Als physikalische Maßnahmen stehen medizinische Thromboseprophylaxestrümpfe (MTPS) und die intermittierende pneumatische Kompression (IPK) zur Verfügung. 2 klinische Studien, eine Metaanalyse und eine Subgruppen-Analyse aus einer größeren Studie sind in dieser Hinsicht von Interesse. Eine Metaanalyse [6] untersuchte die Compliance der Patienten mit intermittierenden pneumatischen Kompressionspumpen (n = 2 862/7 Studien) vs. Kompressionsstrümpfen (n = 218/1 Studie). Der prozentuale Anteil der Patienten, welche die IPK länger als 18 Stunden pro Tag anwendeten, betrug im Mittel 75 %. Im Gegensatz dazu lag in der MTPS-Gruppe der prozentuale Anteil der Anwendungsrate von länger als 18 Stunden pro Tag mit lediglich 40 % deutlich niedriger. Erfasst wurden Daten während des stationären Aufenthalts. Eine Compliance der IPKs (Tragedauer von mehr als 18 Stunden) von über 80 % wurde auch in einer weiteren aktuellen Studie beobachtet [7].

Haynes et al. [7] konnten in ihrer prospektiven Untersuchung an insgesamt 3 143 Patienten mit Knie- oder Hüftgelenkersatz mittels Totalendoprothese zeigen, dass die IPK als Alternative zur medikamentösen Thromboseprophylaxe nach Entwicklung eines Risikostratifizierungsprotokolls gleichwertige Ergebnisse hinsichtlich des Auftretens einer VTE erbringen könnte. Die (nach bisheriger Risikostratifizierung generell mit hohen Risiko eingeschätzten) Patienten wurden entsprechend des Protokolls in eine Normal- und eine Hochrisikogruppe eingeteilt und erhielten entsprechend IPK und Aspirin, sofern ein normalhohes Risiko vorlag, und IPK und Warfarin, wenn von einem höheren Risiko ausgegangen werden musste.

In Phase I wurden alle Patienten über 70 Jahre, mit TVT in der Anamnese, aktivem Krebsleiden, Hyperkoagulation, BMI ≥ 40 kg/m^2, TVT/LAE in der Familienanamnese, anzunehmender längerfristigen Immobilisierung oder bei Vorliegen von 2 der 3 folgenden Zustände (Diabetes, chronische Lungenerkrankung, kardiale Vorerkrankung) in die Hochrisikogruppe eingestuft. In Phase II wurden aufgrund der Beobachtungen aus Phase I das Alter, der BMI > 40 kg/m^2 und diverse Vorerkrankungen nicht mehr als Kriterium für die Hochrisikogruppe berücksichtigt.

Die Inzidenz der tiefen Beinvenenthrombose des Gesamtkollektivs betrug 0,6 % und zeigte in beiden Phasen keine statistischen Unterschiede zwischen den beiden Risikogruppen. Die Diagnostik der TVT erfolgte zunächst durch eine klinische Untersuchung und wurde bei bestehendem Verdacht durch bildgebende Verfahren (Duplex-Ultraschall) bestätigt. Nachblutungen und Wundheilungsstörungen zeigten sich signifikant häufiger in der Hochrisiko-Gruppe (0,5 vs. 2,1 % und 0,4 vs.

6.2 Thromboembolieprophylaxe

1,2 %). Die Autoren folgerten, dass nicht bei allen Patienten nach Knie- oder Hüftgelenkersatz eine medikamentöse Prophylaxe mit hochwirksamen Medikamenten (hier Warfarin) erforderlich ist, wenn eine IPK eingesetzt wird. Sie propagieren eine – im Vergleich zur bisherigen Risikoeinteilung – differenzierte Risikostratifizierung der Patienten mit Knie- und Hüftgelenkersatzoperationen. Weitere prospektiv-randomisierte Studien sind jedoch erforderlich, um die Rolle von Aspirin und der alleinigen Anwendung von IPK sicherer bewerten zu können.

Eine Subgruppenanalyse von 17 701 orthopädischen Patienten aus der XAMOS-Studie [3] beleuchtete die Effektivität der kombinierten physikalischen (92 % MTPS – 12 % IPK) und medikamentösen (Rivaroxaban/NMH) Thromboseprophylaxe.

Vergleichend zeigte sich sowohl zwischen den Rivaroxaban vs. den Rivaroxaban + physikalisch behandelten Patienten (0,8 % vs. 1,0 %) als auch zwischen NMH vs. den NMH + physikalisch behandelten Patienten (1,4 vs. 1,3 %) kein signifikanter Unterschied hinsichtlich des Auftretens einer VTE [3], sodass die zusätzliche physikalische Prophylaxe keinen erkennbaren Vorteil gezeigt hat.

Die CLOTS-3-Studie [8] konnte durch ein prospektiv-randomisiertes zweiarmiges Design an 2 876 Schlaganfallpatienten die Effektivität der intermittierenden pneumatischen Kompression nachweisen.

Hierzu erhielten die Patienten im Interventionsarm zusätzlich zu ihrer standardmäßigen Thromboseprophylaxe (Heparin/Warfarin/Thrombozytenaggregationshemmung) eine mechanische Thromboseprophylaxe mittels IPK, wohingegen bei den Patienten aus dem Kontrollarm lediglich die individuelle Thromboseprophylaxe fortgesetzt wurde.

Die Inzidenz der symptomatischen/asymptomatischen (Nachweis durch Duplex-Ultraschall) tiefen Beinvenenthrombose (TVT) (Primary Outcome) zeigte sich in der Interventionsgruppe (8,5 %) gegenüber der Kontrollgruppe (12,1 %) signifikant reduziert. Die Rate an pulmonalen Embolien zeigte sich in der IPK-Gruppe mit 2 % nicht signifikant unterschiedlich zu 2,4 % in der Nicht-IPK-Gruppe (0,84 CI 95 % 0,50–1,36 p = 0,45).

Bei der Auswertung der 30-Tages-Mortalität (Secondary Outcome) wurde, trotz deutlichem Unterschied (IPK: 10,8 % vs. Nicht-IPK 13,1 %), das Signifikanz-Niveau nicht erreicht (p = 0,057).

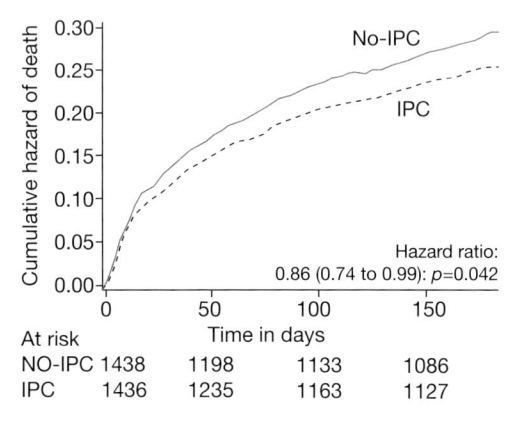

Abb. 1: Kumulatives Sterblichkeitsrisiko bei Patienten nach Schlaganfall mit oder ohne intermittierende pneumatische Kompression (IPC) zusätzlich zu einer medikamentösen venösen Thromboembolie-Prophylaxe (aus Dennis et al., CLOTS3-Studie [8])

Zusammenfassend lässt sich feststellen, dass die Metaanalyse von Craigie [6] eindrucksvoll aufzeigte, dass, anders als möglicherweise vermutet, die Compliance mit den IPKs wesentlich höher als mit den MTPS ist und MTPS somit nicht als sicher anwendbar angesehen werden können, sondern im Gegenteil eine schlechte Anwendungsrate zeigen. Die Untersuchung von Haynes et al. [7] versuchte zu zeigen, dass durch die Verwendung von IPKs eine mögliche Reduktion der medikamentösen Prophylaxe möglich sein könnte.

Ein fehlender Effekt einer kombinierten Anwendung physikalischer (überwiegend MTPS) und medikamentöser Maßnahmen der VTE-Prophylaxe bei orthopädisch-chirurgischen Patienten untermauert die Empfehlung der Leitlinie. Hiernach ist der Verzicht auf die zusätzliche Anwendung von MTPS, bei medikamentöser VTE-Prophylaxe, im Empfehlungskorridor der Leitlinie.

Die CLOTS-3-Studie zeigt erstmals klar auf, dass für bestimmte Risikokollektive die Kombination aus einer medikamentösen Prophylaxe mit einer IPK die Rate an tiefen Beinvenenthrombosen senken kann. Unklar bleibt, ob die Ergebnisse von den Schlaganfallpatienten auf andere Hoch-Risikopatienten aus der Orthopädie und Unfallchirurgie übertragen werden können. Kleinere Studien aus der Endoprothetik geben allerdings Hinweise, dass die kombinierte Thromboseprophylaxe auch hier vorteilhaft sein könnte. Allerdings fehlt für diese Patientengruppe ein klarer Vergleich des in Deutschland etablierten aktuellen Standards der medikamentösen Prophylaxe (UFH, Fondaparinux, NOAK) mit der zusätzlichen Anwendung einer IPK, da, anders als in der CLOTS-3-Studie, eine alleinige medikamentöse Prophylaxe mit Thrombozytenaggregationshemmern nicht als ausreichend angesehen wird und eine Prophylaxe mit Warfarin nicht relevant ist. Insofern bleiben die Empfehlungen der S3-Leitline u. E. weiter gültig, auch wenn in der nächsten Zeit weitere Studien eine Erweiterung der Prophylaxemaßnahmen für Patientenkollektive aus der Orthopädie und Unfallchirurgie als sinnvoll zeigen könnten.

9.3 Traumatologie

Die aktualisierte S3-Leitlinie beinhaltet eine Reihe evidenzbasierter Empfehlungen hinsichtlich der Thromboseprophylaxe bei schwerverletzten/polytraumatisierten Patienten. Da es durch das Trauma zu einer Aktivierung des Gerinnungssystems kommt, sollten Patienten mit multiplen Verletzungen eine medikamentöse VTE-Prophylaxe für die Dauer der intensivmedizinischen Behandlung erhalten, sofern keine akute Blutung oder akutes Blutungsrisiko mehr besteht.

Sofern eine medikamentöse VTE-Prophylaxe nicht durchgeführt werden kann, sollte eine intermittierende pneumatische Kompression (IPK) eingesetzt werden.

Die medikamentöse Thromboseprophylaxe soll mit niedermolekularem Heparin erfolgen. Eine retrospektive Analyse von 127 Patienten sowie eine randomisiert-prospektive Studie mit 495 Patienten untersuchten das Schema der Heparin-basierten VTE-Prophylaxe.

Die retrospektive Studie von Singer et al. [10] mit insgesamt 127 Traumapatienten auf einer Intensivstation konnte zeigen, dass durch eine Faktor-Anti-Xa-Spiegelmessung gesteuerte Thromboseprophylaxe mit Enoxaparin im Vergleich zu einem historischen Kontrollkollektiv von 106 Patienten ohne Anti-Xa-Steuerung die Rate an TVTs signifikant reduziert werden konnte (7,1 vs. 20,5 % p = 0,03). Die Diagnostik der TVT erfolgte dabei durch Screening mittels Duplex-Ultraschall. Die Rate an Gesamt-VTE (16,1 vs. 24,1 % p = 0,25) oder pulmonalen Embolien (8,9 vs. 3,6 % p = 0,187) wurde nicht reduziert, wobei in der Kontrollgruppe erheblich mehr Cava-Filter implantiert worden waren (0 vs. 19,3 % p = 0,001). Nur 34,6 % der Patienten erzielten initial nach 3 Standarddosen (2-mal täglich 30 mg Enoxaparin) wirksame Anti-Xa-Spiegel (0,2–0,4 IU/ml). Durch die dann wirksame Anti-Xa-gesteuerte Adjustierung konnten in der Folge insgesamt 60,6 % der Patienten den angestrebten Wirkspiegel erreichen, während dieser bei 39,4 %

Tab. 2: Risikoscore (Risk Assessment Profile = RAP) für das Auftreten einer tiefen Venenthrombose

Kriterium	Punkte
Übergewicht	2
Gestörte Koagulation	2
VTE Anamnese	3
ZVK femoral	2
Transfusion > 4 Erythrozytenkonzentrate	2
Operationsdauer > 2 h	2
Größere Venen-OP	3
Thorax AIS > 2	2
Abdomen AIS > 2	2
Kopf AIS > 2	2
Wirbelsäulenfraktur	3
GCS < 8	3
Schwere Fraktur der unteren Extremität	4
Beckenfraktur	4
Rückenmarkverletzung	4
Alter 40–59 Jahre	2
Alter 60–75 Jahre	3
Alter > 75 Jahre	4

6.2 Thromboembolieprophylaxe

nicht erreicht werden konnte. Es konnte gezeigt werden, dass insbesondere adipöse (BMI > 30) und schwerverletzte Patienten mit einem „Risk Assessment Profile score (RAP)" > 10 trotz Anti-Xa-adjustierter Dosierung keine angestrebten Anti-Xa-Serumspiegel erreichten (73,2 % bei n = 86).

Insgesamt entwickelten 10 Patienten der Interventionsgruppe (12,7 %) eine VTE (6 Lungenembolien, 4 asymptomatische TVT), von denen bei 9 Patienten initial subprophylaktische Anti-Xa-Spiegel nachgewiesen werden konnten [10].

Eine randomisierte prospektive Studie mit insgesamt 495 Patienten [11] verglich die Inzidenz der VTE bei Traumapatienten auf einer Intensivstation zwischen 2 etablierten VTE-Prophylaxe-Regimen (3-mal täglich 5 000 IE UFH n = 220 vs. 2-mal täglich 30 mg Enoxaparin n = 216) und bewertete diese Ergebnisse vor dem Hintergrund einer Kosten-Nutzen-Abwägung.

18 der Patienten (8 %), welche UFH zur Prophylaxe erhielten, entwickelten eine VTE. Demgegenüber stehen 11 Patienten (5,1 %) der NMH-Gruppe, bei denen eine VTE nachgewiesen werden konnte.

Somit ergeben sich in dieser Studie keine signifikanten Unterschiede hinsichtlich der Effektivität beider Medikamentengruppen. Die Autoren betonten jedoch die 20-fach höheren Kosten bei der Verwendung von Enoxaparin und das somit mögliche Einsparpotenzial.

Ohne die Betrachtung der Kosten-Nutzen-Abwägung, die auf Deutschland nicht ohne Weiteres übertragen werden kann, sensibilisieren die Ergebnisse beider Studien für eine falladaptierte Anwendung der medikamentösen VTE-Prophylaxe. Insbesondere die hohe Rate an nicht-prophylaktischen Anti-Xa-Spiegeln bei der Anwendung eines fixen Dosierungsschemas von Enoxaparin bei Traumapatienten lässt ein regelmäßiges Monitoring der Dosierung, auch bei Patienten ohne Niereninsuffizienz oder bei Blutungskomplikationen, als sinnvoll erscheinen. Allerdings konnte trotz Dosisanpassungen bei einer großen Patientenzahl der angestrebte Anti-Xa-Spiegel nicht erreicht werden. Auch ist der Zusammenhang zwischen Anti-Xa-Spiegel und Thromboserate nicht eindeutig belegt, auch wenn die Studie von Singer et al. [10], wenn auch von retrospektivem Charakter, Hinweise dafür gibt.

Die Empfehlungen der S3-Leitline behalten u. E. auch weiterhin Gültigkeit, auch wenn die dort ausgesprochene Bevorzugung der NMH nicht weiter gestützt (aber auch nicht geschwächt) wird.

9.4 Hüft- und Kniegelenkendoprothetik

Patienten mit sowohl elektiven als auch durch ein Trauma notwendig gewordenen operativen Eingriffen an Hüft- und Kniegelenk sind unabhängig von weiteren dispositionellen Risikofaktoren der Hochrisikogruppe zuzuordnen [12, 13] und sollen neben Basismaßnahmen (z. B. Frühmobilisation, Anleitung zu Eigenaktivierung der Wadenmuskulatur) eine medikamentöse VTE-Prophylaxe erhalten [1].

Ein Cochrane-Review [14] zur Evaluation der verschiedenen zur Verfügung stehenden Medikamente (NMH, NOAKs, Vitamin-K-Antagonisten) basierend auf 16 Studien mit insgesamt 24 930 Patienten schlussfolgert, dass eine verlängerte medikamentöse Prophylaxe mit bis zu 35 Tagen hinsichtlich der VTE-Prophylaxe bei Patienten mit Hüftgelenkersatz zu empfehlen ist. Diese Empfehlung konnte jedoch aufgrund der zu kleinen Fallzahlen nicht für Patienten mit Kniegelenkendoprothetik ausgesprochen werden.

NOAKs schienen, verglichen mit Placebo, effektiv in der Vermeidung von VTE (OR: 0,20, 95 % CI 0,06–0,68) und TVT (OR: 0,18, 95 % CI 0,04–0,81) zu sein, ohne dabei das Risiko für relevante Blutungen zu erhöhen (OR: 1,00, 95 % CI 0,06–16,02).

Die Wirksamkeit der NOAKs verglichen mit Heparin zeigte weder einen signifikanten Unterschied bzgl. der Häufigkeit von VTE (OR: 0,70, 95 % CI 0,28–1,70), TVT (OR: 0,60, 95 % CI 0,11–3,27) noch dem Auftreten von massiven Blutungskomplikationen (OR: 1,11, 95 % CI 0,79–1,54).

Aufgrund o. g. Ergebnisse, der Verfügbarkeit als Tabletten und der daraus womöglich resultierenden verbesserten Compliance der Patienten, empfehlen die Autoren NOAKs bei der verlängerten postoperativen VTE-Prophylaxe in Betracht zu ziehen.

Eine Metaanalyse [15] von 6 RCTs mit insgesamt 13 790 Patienten nach Knie-TEP untersuchte die Wirksamkeit hinsichtlich der Prophylaxe von VTE und pulmonalen Embolien der direkten oralen Anti-Xa-Antikoagulantien (je 3 Studien mit Apixaban und Rivaroxaban) im Vergleich zu Enoxaparin (4 Studien mit 2 × 30 mg, 2 Studien mit 1 × 40 mg). Insgesamt senkte die Anwendung von Apixaban und Rivaroxaban die Inzidenz der TVT verglichen mit Enoxaparin (2 × 30 mg) signifikant: RR = 0,68 (95 % CI 0,59–0,78, P < 0,01). Die Rate an Lungenembolien war für beide Substanzgruppen allerdings gleich. Auch die Analyse bezüglich Blutungskomplikationen zeigte keinerlei Unterschiede, unabhängig von Dosierung und Wirkstoff.

Im Weiteren wurden verschiedene Subgruppenanalysen in Bezug auf eine täglich einmalige oder zweimalige Applikation durchgeführt. Diese sind jedoch großenteils für die Routineanwendung nicht relevant, da sie nicht den in Deutschland zugelassenen Dosierungen für die venöse Thromboseprophylaxe entsprechen.

9.5 Nicht-Vitamin-K-abhängige orale Antikoagulantien

Eine insgesamt 6 RCTs umfassende Metaanalyse [16] vergleicht die Nicht-Vitamin-K-abhängigen oralen Antikoagulantien hinsichtlich VTE-Rate, VTE-assoziierter Mortalität und Blutungskomplikationen untereinander. Das Gesamtkollektiv von 26 997 Patienten verteilte sich auf die 6 RCTs wie folgt: Apixaban (1 RCT; n = 5,395); Rivaroxaban (2 RCTs; n = 3,423/4,832); Dabigatran (2 RCTs; n = 2,539/2,568); Edoxaban (1 RCT; n = 8,240).

Es konnten hinsichtlich der Inzidenz von VTE-Rate und VTE-assoziierter Mortalität für die einzelnen NOAKs keine signifikanten Unterschiede nachgewiesen werden.

Tab. 3: Risikoreduktion (RR, risk ratio mit 95 % Konfidenzintervall, CI) für das Auftreten einer venösen Thromboembolie und einer damit assoziierten Sterblichkeit im Vergleich verschiedener Nicht-Vitamin K abhängiger oraler Antikoagulantien (NOAK)

	RR (95 % CI) VTE-Rate/ VTE-assoziierte Mortalität
Apixaban vs. Rivaroxaban	0,93 (0,59, 1,46)
Apixaban vs. Dabigatran	0,76 (0,47, 1,27)
Apixaban vs. Edoxaban	1,01 (0,63, 1,63)
Rivaroxaban vs. Dabigatran	0,82 (0,52, 1,31)
Rivaroxaban vs. Edoxaban	1,09 (0,71, 1,69)
Dabigatran vs. Edoxaban	1,32 (0,81, 2,16)

Quelle: Cohen et al. [16]

Apixaban schien jedoch bei signifikant niedrigerer Rate von Blutungskomplikationen im Vergleich zu Rivaroxaban (0,47 [0,36, 0,61]), Dabigatran (0,69 [0,51, 0,94]), und Edoxaban (0,54 [0,41, 0,69]) mit dem geringsten Risikoprofil assoziiert. Dabigatran wiederum zeigte eine geringere Inzidenz an Blutungskomplikationen verglichen zu Rivaroxaban (0,68 [0,53, 0,87]) und Edoxaban (0,77 [0,60, 0,99])

Um die Rate an Blutungskomplikationen unter der VTE-Prophylaxe mit NOAKs (Apixaban, Dabigatran, Rivaroxaban, Edoxaban) gegenüber NMH zu vergleichen, wurde eine Metaanalyse mit 25 randomisierten Studien und insgesamt 42 170 Patienten publiziert [17]. Bezogen auf das Gesamtkollektiv konnten zwischen NOAKs und NMH keine signifikanten Unterschiede hinsichtlich des Auftretens von massiven Blutungen (1,23 vs. 1,16 %; RR: 1,07, 95 % CI 0,89–1,29), tödlichen Blutungen (0,02 vs. 0,01 %; RR: 1,63, 95 % CI 0,39–6,77) oder intrakraniellen Blutungen (0 vs. 0,01 %; RR: 0,33, 95 % CI 0,03–3,18) festgestellt werden.

Die Daten bestätigen die Überlegenheit der NOAKs gegenüber NMH in Bezug auf die Rate an TVT, ohne dass jedoch bisher eine Reduzierung der Häufigkeit von Lungenembolien nachgewiesen werden konnte. Beide Substanzgruppen scheinen auch in Bezug auf schwerwiegende Blutungskomplikationen keine großen Unterschiede aufzuweisen. Indirekte Vergleiche zwischen verschiedenen NOAKs sind kritisch zu werten, solange es keine direkten (head-to-head) randomisier-

6.2 Thromboembolieprophylaxe

ten Vergleichsstudien gibt. Solche sind aber bei den vermutlich eher geringen Unterschieden, den erforderlichen hohen Fallzahlen und den erheblichen Kosten nicht zu erwarten. Bezogen auf die Vermeidung von VTE und den damit assoziierten Komplikationen scheint es innerhalb der NOAKs keine signifikanten Vorteile für den einen oder anderen Wirkstoff zu geben. Ob die berichteten Unterschiede bei den Blutungsraten reell sind, muss letztendlich offen und den zukünftigen klinischen Erfahrungen vorbehalten bleiben.

Unmittelbare Folgerungen für die Leitlinie müssen u. E. nicht gezogen werden.

9.6 Besondere Patientengruppen

Übergewicht (BMI 25–29 kg/m^2 und Adipositas (BMI > 30 kg/m^2) gelten als Risikofaktoren für das Auftreten einer TVT und den damit assoziierten Komplikationen. In der postoperativen Phase erhöht sich das Risiko nochmals erheblich.

Die VTE-Prophylaxe übergewichtiger/adipöser Patienten nach Knie- oder Hüftgelenksersatz mit Analyse der Inzidenz von VTE und VTE-assoziierter Mortalität wurde in einer Metaanalyse mit 16 674 Patienten aus 5 Studien untersucht [18].

Die eingeschlossenen Studien verglichen Apixaban und Dabigatran hinsichtlich ihrer Effektivität gegenüber NHM. Für Rivaroxaban lagen keine Studien unter Berücksichtigung des BMI vor.

Das Gesamtrisiko einer VTE/VTE-assoziierten Mortalität bei übergewichtigen und adipösen Patienten zeigte sich im Vergleich von NOAKs (2,95 %) vs. NHM (2,5 %) ohne signifikante Unterschiede (OR 0,76, 95 % CI 0,39–1,49; P = 0,43). Für die Inzidenz von Blutungskomplikationen zeigte sich ein Trend zugunsten der NOAKs (0,51 %) vs. NHM (1,2 %), der jedoch das Signifikanzniveau nicht erreichte (OR 0,44, 95 % CI 0,18–1,08; P = 0,07).

Die Subgruppenanalyse zeigt in der Einzelbetrachtung für Apixaban eine signifikante Reduktion von VTE-Rate und VTE-assoziierter Mortalität gegenüber den NHM (1,30 vs. 2,37 %, OR 0,54, 95 % CI 0,34–0,86; P = 0,01) ohne relevante Unterschiede bezüglich des Blutungsrisikos.

Für Dabigatran fand sich bei einer Tagesdosis von 150 mg gegenüber NHM eine niedrigere Effektivität der VTE-Prophylaxe (5,00 vs. 2,82 % OR 1,81, 95 % CI 1,08–3,03; P = 0,02).

Um mögliche Risikofaktoren für das Auftreten von VTE bei pädiatrischen Patienten (Alter < 21 Jahre) zu erfassen, wurde durch Mahajerin et al. [19] eine Metaanalyse von 20 Fall-Kontroll-Studien und 40 weiteren Studien (retrospektiv, Fallserien, prospektive Kohortenstudie) durchgeführt. Randomisiert kontrollierte Studien konnten für die Auswertung nicht gefunden werden.

Es fanden sich die in *Tabelle 4* dargestellten Hauptrisikofaktoren für das Auftreten von VTE bei pädiatrischen Patienten:

Tab. 4: Risikofaktoren für das Auftreten einer venösen Thromboembolie bei pädiatrischen Patienten

Risikofaktor	Odds Ratio (95 % CI)
Aufnahme auf Intensivstation	2,14 (1,97, 2,32)
Zentralvenöse Katheter	2,12 (2,00, 2,25)
Künstliche Beatmung	1,56 (1,42, 1,72)
Aufenthaltsdauer im Krankenhaus	1,03 (1,03, 1,03)/Tag

Quelle: Mahajerin et al. [19]

Während in einer Studie Adipositas (nicht aber Übergewicht) als Risikofaktor identifiziert wurde (OR: 2,1) konnte sie – ebenso wie eine thrombophile Diathese oder infektiöse Zustände – bei ungenügender Datengrundlage nicht in der Metaanalyse berücksichtigt werden. Risikofaktoren, wie sie in der Erwachsenenmedizin bekannt sind, wurden entweder nicht analysiert oder hatten eine zu schlechte Datengrundlage (z. B. Immobilisation, Einnahme von Kontrazeptiva). Empfehlungen hinsichtlich der VTE-Prophylaxe wurden in dieser Auswertung nicht ausgesprochen.

Es zeigt sich, dass zum jetzigen Zeitpunkt die Thromboseprophylaxe bei adipösen Patienten, insbesondere bei Verwendung von NOAKs, auf unzureichender Evidenz basiert.

Die erarbeiteten Hauptrisikofaktoren bei pädiatrischen Patienten können zur Risikostratifizierung herangezogen werden und eine Hilfestellung in

Ergänzung zu den Empfehlungen der S3-Leitlinie geben. Es bedarf jedoch weiterführender und insbesondere kontrollierter Studien, um die Evidenz diesbezüglich weiter zu verbessern.

Literatur

[1] Arbeitsgemeinschaft der Wissenschaftlichen Medizinischen Fachgesellschaften (AWMF): S3-Leitlinie Prophylaxe der venösen Thromboembolie (VTE) – 2. komplett überarbeitete Auflage (Stand 15.10.2015). www.awmf.org/leitlinien/detail/ll/003-001.html (last accessed on 5 July 2016).

[2] Barrellier M.T, Lebel B, Parienti J-J et al. Short *versus* extended thromboprophylaxis after total knee arthroplasty: A randomized comparison. Thrombosis Research 2010; 126: e298–e304.

[3] Haas S, Holberg G, Kreutz R et al.: The effects of timing of prophylaxis, type of anesthesia, and use of mechanical methods on outcome in major orthopedic surgery – subgroup analyses from 17 701 patients in the XAMOS study. Vasc Health Risk Manag 2016; 12: 209–218.

[4] Zhang J, Chen Z, Zheng J, Breusch SJ, Tian J: Risk factors for venous thromboembolism after total hip and total knee arthroplasty: a meta-analysis. Arch Orthop Trauma Surg 2015; 135 (6): 759–772.

[5] Lu Y, Zhou ZY, Liu YK, Chen HL, Yang HL, Liu F: Gender differences of venous thromboembolism risk after total hip and total knee arthroplasty: a meta-analysis. J Thromb Thrombolysis 2016; 41 (4): 556–562. doi:10.1007/s11239-015-1283-6.

[6] Craigie S, Tsui JF, Agarwal A, Sandset PM, Guyatt GH, Tikkinen KA: Adherence to mechanical thromboprophylaxis after surgery: A systematic review and meta-analysis. Thromb Res 2015; 136 (4): 723–726.

[7] Haynes J, Barrack RL, Nam D: Mobile pump deep vein thrombosis prophylaxis: just say no to drugs. Bone Joint J 2017; 99-B (1 Suppl A): 8–13.

[8] Dennis M, Sandercock P, Graham C, Forbes J, CLOTS (Clots in Legs Or sTockings after Stroke) Trials Collaboration, Smith J: The Clots in Legs Or sTockings after Stroke (CLOTS) 3 trial: a randomised controlled trial to determine whether or not intermittent pneumatic compression reduces the risk of post-stroke deep vein thrombosis and to estimate its cost-effectiveness. Health Technol Assess 2015; 19 (76): 1–90.

[9] Geerts WH, Bergqvist D, Pineo GF, Heit JA, Samama CM, Lassen MR, Colwell CW, American College of Chest Physicians: Prevention of venous thromboembolism: American College of Chest Physicians Evidence-Based Clinical Practice Guidelines (8th Edition). Chest 2008; 133 (6 Suppl): 381s–453s.

[10] Singer GA, Riggi G, Karcutskie CA, Vaghaiwalla TM, Lieberman HM, Ginzburg E, Namias N, Lineen EB: Anti-Xa-guided enoxaparin thromboprophylaxis reduces rate of deep venous thromboembolism in high-risk trauma patients. J Trauma Acute Care Surg 2016; 81 (6): 1101–1108.

[11] Olson EJ, Bandle J, Calvo RY, Shackford SR, Dunne CE, Van Gent JM, Zander AL, Sikand H, Bongiovanni MS, Sise MJ, Sise CB: Heparin versus enoxaparin for prevention of venous thromboembolism after trauma: A randomized noninferiority trial. J Trauma Acute Care Surg 2015; 79 (6): 961–968; discussion 968–969.

[12] Geerts WH, Pineo GF, Heit JA et al.: Prevention of venous thromboembolism: the Seventh ACCP Conference on Antithrombotic and Thrombolytic Therapy. Chest 2004; 126 (3 Suppl): 338S–400S.

[13] Samama CM, Albaladejo P, Benhamou D et al.: Venous thromboembolism prevention in surgery and obstetrics: clinical practice guidelines. Eur J Anaesthesiol 2006; 23 (2): 95–116.

[14] Forster R, Stewart M: Anticoagulants (extended duration) for prevention of venous thromboembolism following total hip or knee replacement or hip fracture repair. Cochrane Database Syst Rev 2016; 3:

CD004179. doi: 10.1002/14651858.CD004179.pub2.

[15] Ma G, Zhang R, Wu X, Wang D, Ying K: Direct factor Xa inhibitors (rivaroxaban and apixaban) versus enoxaparin for the prevention of venous thromboembolism after total knee replacement: A meta-analysis of 6 randomized clinical trials. Thromb Res 2015; 135 (5): 816–822.

[16] Cohen AT, Hamilton M, Mitchell SA, Phatak H, Liu X, Bird A, Tushabe D, Batson S: Comparison of the Novel Oral Anticoagulants Apixaban, Dabigatran, Edoxaban, and Rivaroxaban in the Initial and Long-Term Treatment and Prevention of Venous Thromboembolism: Systematic Review and Network Meta-Analysis. PLoS One 2015; 10 (12): e0144856.

[17] Riva N, Dentali F, Permunian ET, Ageno W: Major Bleeding and Case Fatality Rate with the Direct Oral Anticoagulants in Orthopedic Surgery: A Systematic Review and Meta-Analysis. Semin Thromb Hemost 2016; 42 (1): 42–54.

[18] Pathak R, Karmacharya P, Giri S, Poudel DR, Aryal MR, Bhatt VR, Shamoun FE, Pandit A: Meta-analysis on efficacy and safety of new oral anticoagulants for venous thromboembolism prophylaxis in overweight and obese postarthroplasty patients. Blood Coagul Fibrinolysis 2015; 26 (6): 635–642.

[19] Mahajerin A, Branchford BR, Amankwah EK, Raffini L, Chalmers E, van Ommen CH, Goldenberg NA: Hospital-associated venous thromboembolism in pediatrics: a systematic review and meta-analysis of risk factors and risk-assessment models. Haematologica 2015; 100 (8): 1045–1050.

6.3 Was gibt es Neues bei der Kniebandchirurgie?

W. Petersen

1 Einleitung

Das Kniegelenk ist als Kondylengelenk in hohem Maße auf die Stabilisierung durch den Bandapparat angewiesen. Daher können Instabilitäten den betroffenen Patienten unmittelbar in seiner (sportlichen) Aktivität beeinträchtigen und langfristig zur Entwicklung einer posttraumatischen Gonarthrose beitragen.

Im Vordergrund des klinischen und wissenschaftlichen Interesses steht dabei das vordere Kreuzband (VKB). In den letzten beiden Jahren sind wieder zahlreiche wissenschaftliche Publikationen zu diesem Band erschienen. Von besonderem Interesse sind dabei systematische Reviews, Metaanalysen und Registerdaten.

Ziel dieses Kapitel ist es, einen aktuellen Überblick über die Entwicklungen in der Therapie von Kapsel-Bandverletzungen am Kniegelenk anhand der Literatur der letzten 2 Jahre zu geben. Das vorliegende Kapitel wird in folgende Themenkomplexe gegliedert:

- Klinischer Nutzen der VKB-Rekonstruktion.
- Prävention und Wiederkehr zum Sport nach VKB-Rekonstruktion.
- Aktuelle Operationstechniken für den VKB-Ersatz.
- Die Bedeutung der anterolateralen Stabilisatoren.
- Refixation und Augmentation akuter VKB-Rupturen.

2 Klinischer Nutzen der VKB-Rekonstruktion

Die Indikation zur Rekonstruktion des vorderen Kreuzbandes ist weiterhin ein umstrittenes Thema. In den letzten Jahren sind jedoch einige Publikationen erschienen, die helfen können, die Frage zu beantworten, wer für eine operative Versorgung in Frage kommt.

Im Hinblick auf die Indikation zur operativen Versorgung stehen die Verbesserung der instabilitätsbedingten Funktionseinschränkung sowie die Verhinderung von Sekundärschäden im Vordergrund.

Neue Daten aus dem schwedischen Register für Kreuzbandverletzungen haben gezeigt, dass Patienten nach einer VKB-Rekonstruktion bessere Ergebnisse für Symptom- und Funktionsscores sowie für die kniespezifische Lebensqualität haben als Patienten, die eine nicht-operative Therapie gewählt haben [2]. Toanen et al. [44] haben sogar zeigen können, dass auch Patienten über dem 60. Lebensjahr funktionell von einer VKB-Rekonstruktion profitieren können.

In der Laienpresse hat in den letzten Jahren eine von Frobell et al. [2015] publizierte Studie für Aufsehen gesorgt. Frobell et al. [11] haben eine prospektiv-randomisierte Studie durchgeführt, um Patienten mit akuter (62 Patienten) und aufgeschobener optionaler (59 Patienten) VKB-Rekonstruktion zu vergleichen. Nach 5 Jahren konnte kein Unterschied im KOOS, SF 36, der Tegner-Aktivitätsskala oder beginnenden degenerativen Veränderungen gesehen werden. Aus dieser Studie wurde in der Laienpresse die Schlussfolgerung transportiert, dass eine operative Behandlung der VKB-Ruptur keinen Effekt habe. In dieser Studie wählten jedoch 51 % der Patienten, die eigentlich in die Gruppe mit optionaler aufgeschobener OP randomisiert wurden, eine spätere VKB-Rekonstruktion. In der Gruppe mit akuter VKB-Rekonstruktion wurden insgesamt 37 Meniskusverletzungen behandelt; in der Gruppe mit aufgeschobener Versorgung wurden 49 Menisken behandelt. Diese Zahlen belegen die Hypothese, dass bei einer bestehenden vorderen Instabilität Risiken für sekundäre Meniskusverletzungen und für die posttraumatische Arthrose bestehen.

Im Hinblick auf die Entwicklung der posttraumatischen Arthrose ist es relevant, dass auch die primär beim Knietrauma entstandenen Schäden zur Arthroseentwicklung beitragen *(Abb. 1)*. Aus diesem Grund war es lange Zeit nicht klar, ob eine operative VKB-Rekonstruktion auch das Risiko sekundärer Verletzungen und die posttraumatische Gonarthrose limitiert.

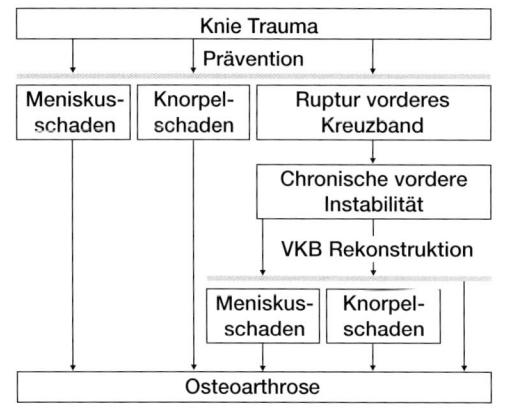

Abb. 1: Knie-Trauma-Kaskade

Ein entscheidender Faktor für die Entwicklung einer posttraumatischen Gonarthrose scheinen Begleitläsionen der Menisken oder auch sekundäre Meniskusverletzungen zu sein. Van Meer et al. [47] haben mit einem systematischen Review von 64 Arbeiten zeigen können, dass die Verletzung des medialen Meniskus ein Prädiktor für die posttraumatische Arthrose nach VKB-Ruptur ist. Auch Ruano et al. [35] haben zeigen können, dass die partielle Menisektomie im Rahmen einer VKB-Plastik ein starker Prädiktor für die Entstehung einer Gonarthrose ist (Prävalenz 50,4 % in der Gruppe VKB-Rekonstruktion plus Menisektomie und 16,4 % in der Gruppe mit alleiniger VKB-Rekonstruktion).

Außerdem haben verschiedene neuere Studien gezeigt, dass eine positive Korrelation zwischen Zeit zur Rekonstruktion und der Prävalenz von Meniskus und Knorpelschäden besteht [3, 7, 24, 36].

Damit zeigen die in den letzten Jahren erschienen wissenschaftlichen Arbeiten, dass eine VKB-Plastik das Risiko für sekundäre Meniskus- und Knorpelschäden sowie das Risiko für die Entwicklung einer posttraumatischen Gonarthrose reduziert.

3 Prävention und Wiederkehr zum Sport nach VKB-Rekonstruktion

Ein weiterer Themenkomplex, der in den letzten 2 Jahren vermehrt wissenschaftliche Aufmerksamkeit erfahren hat, war die Prävention von Knieverletzungen und die Wiederkehr zum Sport nach VKB-Rekonstruktion.

3.1 Wiederkehr zum Sport

Es ist bekannt, dass der überwiegende Teil der Patienten zu einer Zeit zum Sport zurückkehrt, in der der Transplantatumbau noch nicht abgeschlossen ist und zu der noch erhebliche muskuläre und funktionelle Defizite bestehen [29]. Viele Sportler kehren schon nach 6–10 Monaten zum Wettkampfsport zurück [29]. Verbliebene neuromuskuläre Defizite werden als Hauptursache für traumatische Re-Rupturen nach VKB-Rekonstruktion sowie von VKB-Rupturen der Gegenseite gesehen [29]. Aus diesem Grund wird heute empfohlen, die „Wiederkehr zum Sport"-Entscheidung nicht mehr rein zeitbasiert zu treffen, sondern dieser Entscheidung funktionelle Tests zu Grunde zu legen [12, 29, 33].

Ein praktikabler Algorithmus für die „Wiederkehr zum Sport"-Entscheidung wurde vom Komitee

Ligamentverletzungen der Deutschen Kniegesellschaft (DKG) entwickelt *(Abb. 2)*.

Nach diesem Algorithmus sollte die Entscheidung, wann ein Sportler zum Wettkampfsport zurückkehrt, neben dem Erfüllen klinischer Basiskriterien nur nach zusätzlichen, umfangreichen funktionellen Untersuchungen getroffen werden [29]. Die Basiskriterien betreffen die Ergussneigung, die passive Stabilität (Lachman, Pivot-Shift, KT 1 000) und die Beweglichkeit. Diese Kriterien sollten der IKDC-Klassifikation A oder B entsprechen. Bei pathologischen Befunden (IKDC C und D) sollten weitere Untersuchungen wie Laboranalysen, MRT oder CT zur Anwendung kommen, um die Indikation zu einer Revisions-OP zu überprüfen. Werden die Basiskriterien als normal (A) oder fast normal (B) klassifiziert, sollten die neuromuskulären Fähigkeiten des Sportlers getestet werden. Zur Untersuchung der funktionellen Stabilität des Kniegelenkes eignen sich u. a. verschiedene einfache, einbeinige Sprungtests zur Ermittlung eines vergleichbaren Symmetrie-Index (LSI, Lower Extremity Symetry-Index). Kraftmessungen können der Analyse verbliebener Kraftdefizite dienen, wobei diese sorgfältig interpretiert werden müssen. Mit einfachen Bewegungsanalysen sollten gefährdende Bewegungsmuster (dynamischer Valgus) entdeckt werden. Die dynamische Valgus-Stellung der unteren Extremität wurde in den letzten Jahren als entscheidender Risikofaktor für das Erleiden einer Re-Ruptur, aber auch als Risikofaktor für die primäre Ruptur des vorderen Kreuzbandes identifiziert [29].

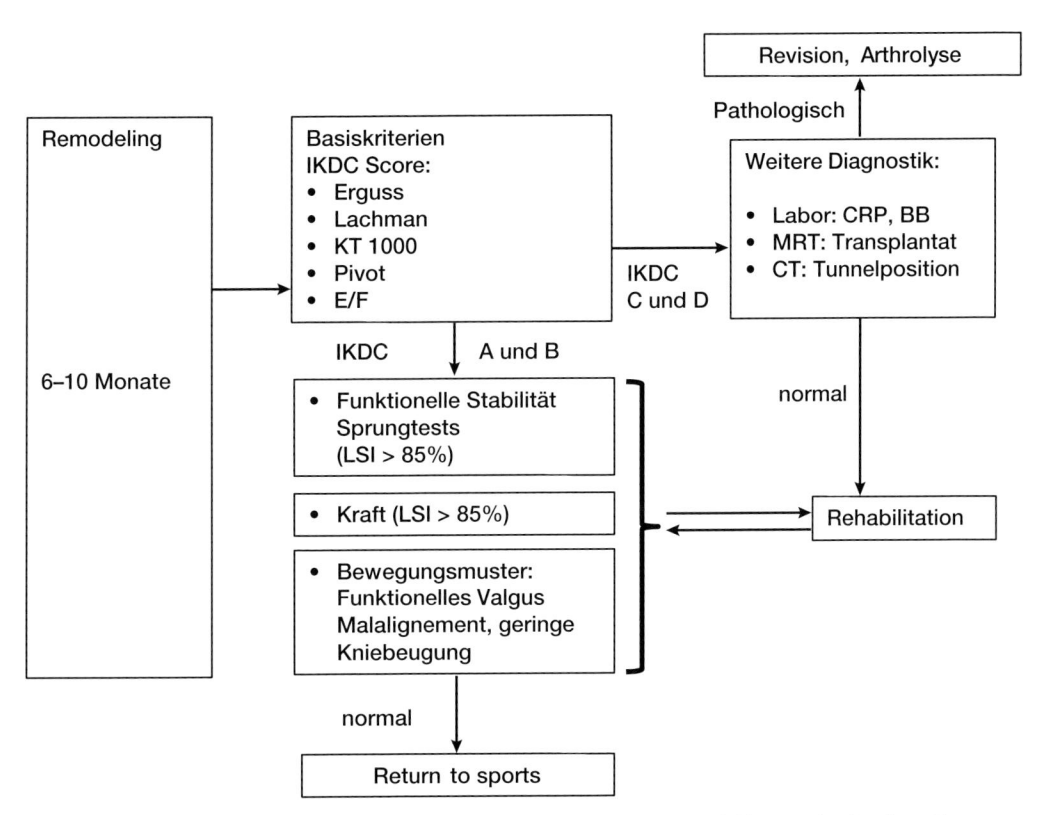

Abb. 2: Algorithmus zur Wiederkehr zum Sport nach VKB-Rekonstruktion. Empfehlungen des Komitees Ligamentverletzungen der Deutschen Kniegesellschaft (DKG)

3.2 Primär- und Sekundärprävention

Rupturen des vorderen Kreuzbandes entstehen überwiegend beim Sport ohne direkte Einwirkung eines Gegners in Nicht-Kontakt-Situationen. Die Körperhaltung zum Zeitpunkt der Verletzung ist aufrecht mit nur leicht flektiertem Knie- und Hüftgelenk bei valgischer Beinachse (funktionelles Malalignement, dynamischer Valgus). Das ist eine Stellung, in der das vordere Kreuzband maximal gespannt ist. Der Körperschwerpunkt befindet sich hinter dem Zentrum des Kniegelenkes und der Fuß wird flach aufgesetzt. In dieser Position kommt es zu einer starken Anspannung des M. quadriceps, die geeignet ist, das VKB zu zerreißen. Die ischiocruralen Muskeln haben bei nur geringer Beugung einen ungünstigen Hebelarm, um das vordere Kreuzband zu schützen [30].

Aus diesen Beobachtungen wurden in den letzten Jahren Strategien zur Prävention von Kreuzbandrupturen entwickelt [30]. Diese Präventionsstrategien beinhalten:

1. Aufklärung über Verletzungsmechanismen und Modifikation gefährdender Bewegungsmuster,
2. Balancetraining,
3. neuromuskuläres Training zur Optimierung der inter- und intramuskulären Koordination,
4. Krafttraining der schützenden ischiocruralen, hüft- und rumpfstabilisierenden Muskeln und
5. Laufübungen

Metaanalysen haben zeigen können, dass Verletzungen des Kniegelenks mit diesen Maßnahmen deutlich reduziert werden können [10]. Aufgrund dieser wissenschaftlichen Daten hat das Komitee Ligamentverletzungen der Deutschen Kniegesellschaft (DKG) ein Präventionsprogramm entwickelt, mit dem Knieverletzungen verhindert werden können [30]. Der Name des Programmes „STOP X" bezieht sich auf den wichtigsten Risikofaktor, nämlich die valgische Stellung der unteren Extremität *(Abb. 3)*. Es beinhaltet alle 5 der oben erwähnten Präventionsstrategien und richtet sich an Risikoathleten verschiedener Sportarten (Ballsport, Skisport, Judo etc.).

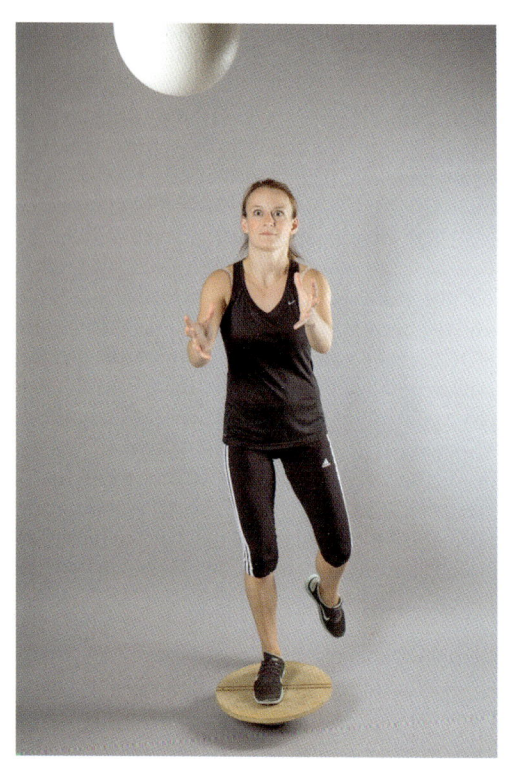

Abb. 3: Übung zur Verletzungsprävention aus dem Programm „Stop X" der Deutschen Kniegesellschaft (DKG)

4 Aktuelle Operationstechniken für den VKB-Ersatz

4.1 Transplantatwahl

Bei chronischen aber auch bei akuten vorderen Instabilitäten ist die Rekonstruktion des VKB mit einem Sehnentransplantat das Verfahren der Wahl [32]. Als autologe Sehnentransplantate stehen die medialen Beugesehnen (Semitendinosussehne, Gracilissehne), die Patellarsehne oder die Quadrizepssehne zur Verfügung. Früher galt das Motto „der Operateur sollte das Transplantat aussuchen, mit welchem er am besten vertraut ist". Dieses an den Operateur adaptierte Konzept ist einem an den Patienten-adaptierten Konzept (personalisiert) gewichen [32]. Die Transplantatwahl sollte von den individuellen Anforderungen und Bedürfnissen der Patienten abhängen [32] *(Tab. 1)*.

Tab. 1: Patienten-spezifische Transplantatwahl

Transplantat	Indikation	Relative Kontraindikation
Semi/Gracilis	• Doppelbündel-Technik • Große Insertionszonen • Partialersatz des AM- oder PL-Bündels • Patienten mit knienden Tätigkeiten • Patienten mit femoropatellaren Problemen • Offene Wachstumsfugen • Ältere Patienten über 40	• Mediale Instabilitäten (ipsilateral) • Genu valgum mit Torsionsfehler (ipsilateral) • Alter 16–20 (kein Doppelbündel wegen Re-Ruptur-Risiko)
Patellarsehne	• Revisionen (Knochenblock) • Patienten mit hohem Re-Ruptur-Risiko • Alter < 20 • Risikosportarten: Basketball, Fußball, Handball	• Kniende Tätigkeit • Offene Wachstumsfugen (mit Knochenblock) • Femoropatellare Schmerzen • Kleine Frauen
Quadrizepssehne	• Revisionen (Knochenblock) • Patienten mit hohem Re-Ruptur-Risiko • Alter < 20 • Risikosportarten: Basketball, Fußball, Handball	• Femoropatellare Schmerzen (Knochenblock) • Kleine Frauen • Offene Wachstumsfugen (Knochenblock)

Eine große Gruppe von Patienten kann sicher erfolgreich mit allen 3 Transplantaten behandelt werden. Einige Untergruppen können jedoch von einer bestimmten Transplantatwahl profitieren.

Eine neuere Studie mit Daten aus dem „Kaiser Permanente"-Kreuzbandregister hat zum Beispiel gezeigt, dass Patienten mit einem Alter unter 21 Jahren, die mit einem Beugesehnen-Transplantat versorgt wurden, ein signifikant höheres Risiko für eine Revision im Vergleich zu Patienten mit Patellarsehnen-Transplantate hatten [23]. Aus diesem Grunde sollten Transplantate aus dem Streckapparat für diese Patientengruppe in Erwägung gezogen werden [13, 32].

Aufgrund der Entnahmemorbidität sollten Patellarsehnen-Transplantate bei Patienten mit knienden Tätigkeiten oder gläubigen Patienten jedoch nicht verwendet werden [32]. Auch bei muslimischen Patienten muss auf jeden Fall auf dieses Problem hingewiesen werden. Vorsicht bei der Verwendung von Semitendinosussehnen-Transplantaten der ipsilateralen Seite ist bei chronischen medialen Instabilitäten geboten (zusätzlicher Verlust der aktiven Stabilisatoren). Eine aktuelle biomechanische Studie hat gezeigt, dass die M. semitendinosus und gracilis das medial instabile Kniegelenk stabilisieren können [14]. Bei Patienten mit medialen Instabilitäten sollten die medialen Beugesehnen daher, wenn möglich, erhalten bleiben [14].

Eine Alternative stellt auch das Quadrizepssehnen-Transplantat dar. Slone et al. [39] haben die bisherigen Studien zu diesem Transplantat in Form eines systematischen Reviews analysiert. 14 Studien mit 1 154 ACL-Rekonstruktionen wurden eingeschlossen. Dabei zeigte sich, dass das Quadrizepssehnen-Transplantat anderen Transplantatoptionen hinsichtlich Stabilität, Funktion, Patientenzufriedenheit, Bewegungsumfang und Komplikationen vergleichbar war. Die Spender-Morbidität war bei Patienten, die mit einer Quadrizepssehne versorgt wurden, geringer als nach Patellarsehnen-Transplantat [39]. Auch für Revisionsoperationen eignet sich die autologe Quadrizepssehne als Option [13].

4.2 Anatomisches VKB-Rekonstruktionskonzept

Erfahrungen aus der Revisionschirurgie haben gezeigt, dass der häufigste Grund für einen Misserfolg nach VKB-Rekonstruktion eine unkorrekte Lage der Knochentunnel zur Verankerung der

Transplantate ist [13]. Die Funktion des vorderen Kreuzbandes kann nur wiederhergestellt werden, wenn die Knochentunnel innerhalb der femoralen und tibialen Insertion des VKB platziert werden *(Abb. 4)*. Dieses Konzept wird als anatomische VKB-Rekonstruktion bezeichnet [22]. Für dieses Konzept spielt die Bohrtechnik eine große Rolle. Bei transtibialer Bohrtechnik besteht die Tendenz, den femoralen Tunnel zu steil anzulegen, wenn der Eintritt des tibialen Kanals nicht sehr weit medial gewählt wird. Das Bohren des femoralen Tunnels über das mediale Portal bietet den Vorteil, den Eintritt des Bohrers freier wählen zu können als bei der transtibialen Bohrtechnik [32]. Der femorale Kanal kann auf diese Weise unabhängig vom tibialen Kanal angelegt werden. So wird auch das Risiko primärer Tunnelweitungen minimiert. Da die femorale Insertion am lateralen Femurkondylus vom klassischen anterolateralen Arthroskopieportal nur sehr schwierig vollständig sichtbar ist, sollte die femorale Tunnelposition immer über das anteromediale Portal kontrolliert werden. („Portalblick").

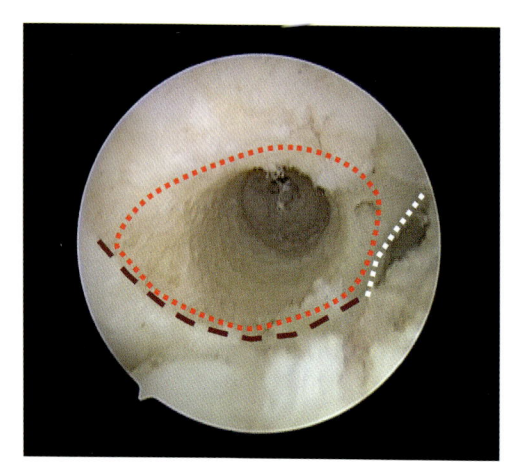

Abb. 4: Anatomischer femoraler Tunnel bei VKB-Ersatzplastik

Eine neuere Studie aus dem schwedischen Kreuzbandregister kam zu dem überraschenden Ergebnis, dass eine nicht-anatomische Knochentunnel-Platzierung über transtibiale Bohrungen ein geringeres Risiko einer Revisionsoperation aufwies als eine mediale Portal-Bohrung [8]. Erst die Beachtung verschiedener chirurgischer Faktoren wie zum Beispiel die Kontrolle der femoralen Tunnelposition über das mediale Portal, ein speziell tiefes Bohrportal oder anatomische Landmarken senkte das Risiko einer Revisionsoperation [8].

Ein neueres systematisches Review (10 Artikel, 733 Patienten, 366 AM-Technik und 367 TT-Technik) hat klare klinische Vorteile für die Portal-Bohrtechnik zeigen können [4]. Postoperative Stabilität (Lachman-Test und Pivot-Shift) und der objektive IKDC-Score waren in der Gruppe mit Portalbohrtechnik signifikant besser [4].

4.3 „Remnant Augmentation"

Ein weiterer Trend in der Kreuzbandchirurgie ist das Konzept der „Remnant Augmentation". Das bedeutet, dass der Operateur versuchen sollte, die alten Bandfasern möglichst zu erhalten und das Sehnentransplantat in das alte Band hineinzuziehen *(Abb. 5)*. Vorteil soll hier der Erhalt der Propriozeptoren und das bessere Remodeling sein. Die bisherigen Erfahrungen mit diesem Konzept sind positiv.

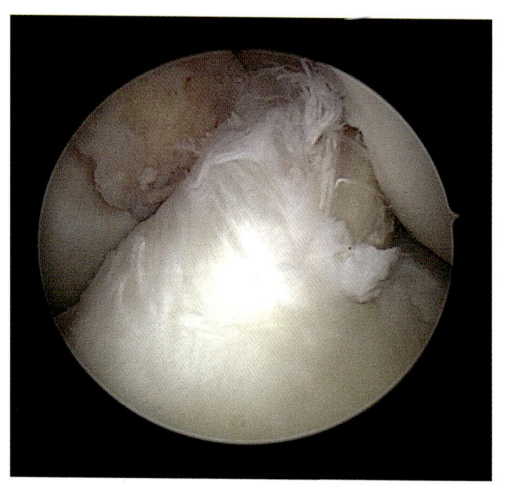

Abb. 5: Remnant Augmentation

Ma et al. [21] konnten 6 prospektiv-randomisierte Studien in ein systematisches Review einschließen. In diesem Review wurden für die „Remnant Augmentation"-Technik signifikant bessere Ergebnisse im Lysholm-Score, für die instrumentelle Laxitätsmessung und die tibiale Tunnelweitung beschrieben. Es bestand kein Unterschied in der Inzidenz von Zyklopsläsionen.

5 Die Bedeutung der anterolateralen Stabilisatoren

Die Bedeutung der anterolateralen Stabilisatoren für das instabile Kniegelenk wird derzeit intensiv diskutiert. Diese Diskussion betrifft Aspekte wie Anatomie, Biomechanik und operative Techniken zur Rekonstruktion.

5.1 Anatomie

Es ist bekannt, dass die anterolateralen Strukturen aus der anterolateralen Gelenkkapsel mit den meniskopatellaren Faszikeln, dem Reservestreckapparat, dem Tractus iliotibialis und dem anterolateralen Ligament (ALL) bestehen. Das ALL hat in den letzten Jahren viel Aufmerksamkeit erzielt, da es von einer belgischen Arbeitsgruppe neu entdeckt wurde [5]. Diese Struktur wurde erstmals 1879 von Segond beschrieben. Segond beschrieb das ALL als Faserzug, der die anterolateral Kapsel verstärkt

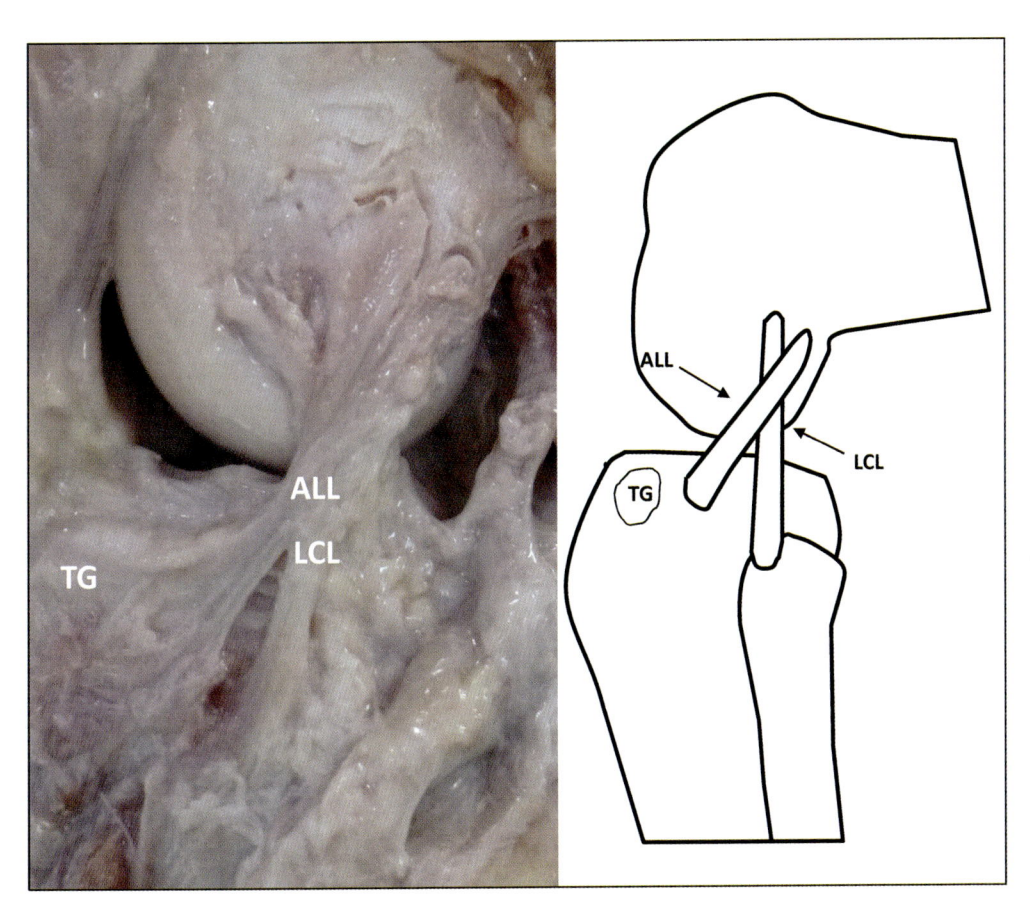

Abb. 6: Anatomie der anterolateralen Strukturen. a) Foto eines Präparates in der Ansicht von lateral, b) zeichnerische Darstellung des ALL

und hinter dem Tractus iliotibialis inseriert. Das entsprechende Knochenfragment wird im Falle einer Avulsionsfraktur auch als Segond-Fragment bezeichnet.

Die Existenz des ALL ist unbestritten *(Abb. 6)*. Der derzeitige wissenschaftliche Disput geht nur um die Nomenklatur: Ist das ALL ein optisch klar definiertes Band (anterolateral ligament) oder ein die Kapsel verstärkender Faserzug (anterolateral complex) [26]?

Auch die Angaben in der Literatur hinsichtlich der Lokalisation von Ansatz und Ursprung sind widersprüchlich [48]. Das kann an unterschiedlichen Präparationsmethoden oder individuellen Unterschieden in der Anatomie liegen. Neuere Studien haben gezeigt, dass die ALL-Fasern femoral proximal und posterior des lateralen Epicondylus und tibial direkt hinter dem Tuberculum gerdyi (Ansatz des Tractus iliotibialis) inserieren [6, 16].

5.2 Biomechanik der anterolateralen Strukturen

Funktionell beteiligen sich die ALL-Fasern an der Rotationssicherung des Kniegelenkes gegen die Innenrotation und an der Kontrolle der anterioren Translation des lateralen Tibiaplateaus. Verschiedene Autoren haben biomechanisch zeigen können, dass das ALL ein bedeutender Stabilisator gegen die Innenrotation ist [18, 27, 28, 34, 40, 43]. Kittl et al. [18] haben zeigen können, dass ab 30°-Beugung bei der Rotationssicherung gegen die Innenrotation der die tiefe und „kapsuloossäre" Schicht des Tractus iliotibialis eine wichtige Rolle spielt. In dieser Studie hatte das ALL ab 30°-Beugung nur eine untergeordnete Rolle für die Rotationssicherung. Da die sogenannte kapsuloossäre Schicht des Tractus iliotibialis nach eigenen Beobachtungen jedoch dem ALL entspricht, sind diese Ergebnisse nicht im Widerspruch zu den vorher zitierten Studien [31].

An der Stabilisierung gegen die anteriore Translation und Innenrotation sind außer den anterolateralen Strukturen und des vorderen Kreuzbandes auch das Hinterhorn des Außenmeniskus beteiligt [42]. Shybut et al. [42] haben im Rahmen einer biomechanischen Studie zeigen können, dass eine Wurzelverletzung des lateralen Meniskus das Pivot-Shift-Phänomen verstärkt.

5.3 Rekonstruktion des ALL

Bei einer symptomatischen anterolateralen Rotationsinstabilität kann die Rekonstruktion des anterolateralen Ligamentes (ALL) indiziert sein, da das ALL einen wichtigen Beitrag zur Rotationssicherung leistet.

Nitri et al. [27] haben gezeigt, dass durch eine kombinierte Rekonstruktion von VKB und ALL die Rotationsstabilität besser wiederhergestellt werden kann, als mit einer VKB-Rekonstruktion allein. Aufgrund dieser Befunde empfehlen die Autoren den ALL-Ersatz für Patienten mit ausgeprägtem Pivot-Shift. Inderhaug et al. [15] haben in einer biomechanischen Studie zeigen können, dass eine ALL-Rekonstruktion (Tenodese nach Lemaire oder MacIntosh) in Kombination mit einer VKB-Plastik die Kniekinematik wiederherstellen kann. Bei einer zu hohen Spannung (40 N) kam es zu einer Überbeanspruchung im Hinblick auf die anteriore Translation. Auch Schon et al. [37] haben auf Risiken des ALL-Ersatzes aufmerksam gemacht. In einer biomechanischen Studie an menschlichen Kniegelenken konnte gezeigt werden, dass nach Durchführung eines ALL-Ersatzes mit einem 12 cm langen Semitendinosussehnen-Transplantates die Gefahr eines „Overconstrainment" besteht. Dieses Phänomen wird auch in einem systematischen Review beschrieben [38]. Auch in diesem Review wird auf die Gefahr zu hoher Spannungen (overconstrainment) hingewiesen.

Die Indikation zum ALL-Ersatz ist heute noch umstritten. Einige Autoren sehen die Indikation zum ALL-Ersatz nur bei ausgeprägtem Pivot-Shift und bei Rezidivinstabilitäten. Andere Autoren sehen die Indikation großzügiger [41]. Von diesen Autoren wird die Indikation zusätzlich bei Sportlern oder Patienten mit Segond-Fraktur gesehen [41].

Ein bewährtes Verfahren zum ALL-Ersatz ist die von Lemaire angegebene Technik. Dabei wird das ALL durch einen distal gestielten Streifen aus dem Tractus iliotibialis ersetzt *(Abb. 7)*. Diese Technik

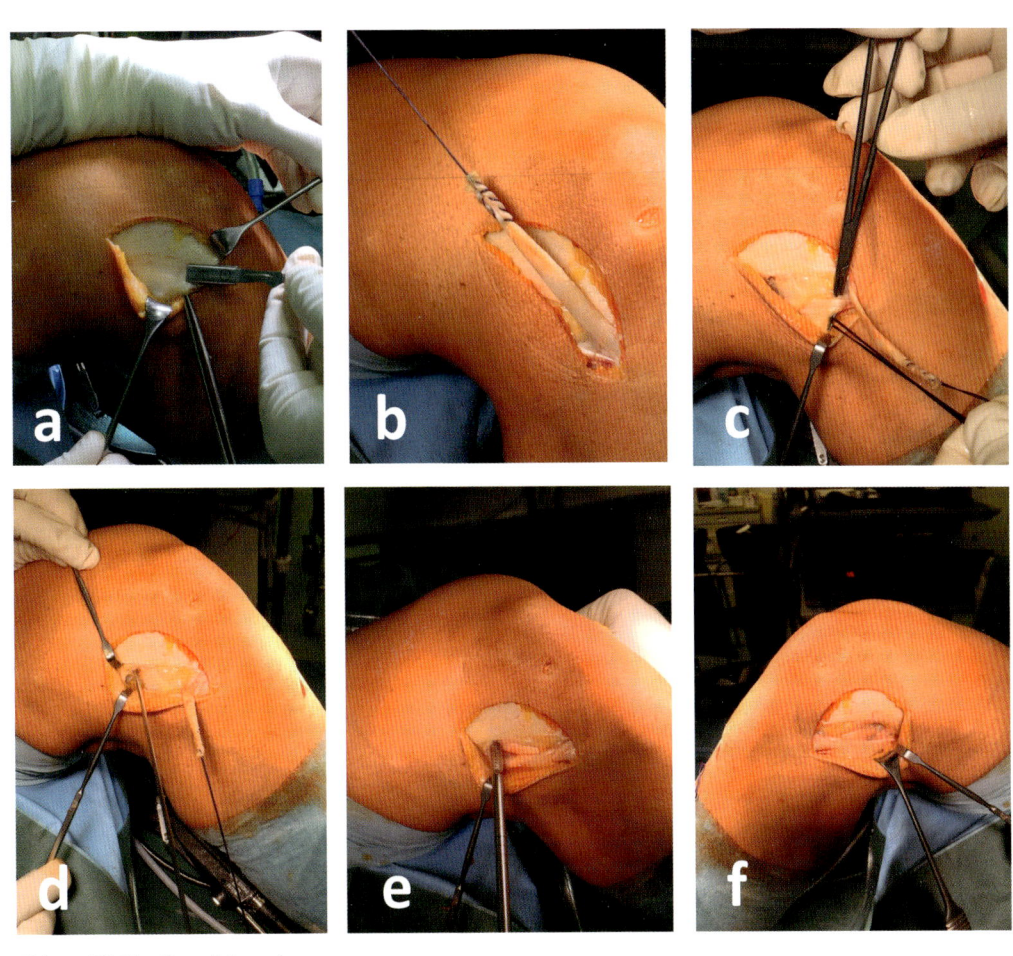

Abb. 7: ALL-Plastik nach Lemaire

wurde aktuell von einigen Autoren wiederentdeckt und modifiziert [17, 20]. Lutz et al. [20] beschreiben eine Technik, bei der das ALL und das VKB über einen femoralen Tunnel rekonstruiert werden. Als Transplantat für beide Strukturen dient ein distal gestielter ca. 20 cm langer Streifen aus dem Tracus iliotibialis. Der Tunnel beginnt im Bereich der anatomischen ALL-Insertion und endet im Bereich der anatomischen VKB-Insertion. Der anatomische ALL-Insertionspunkt soll ca. 5 mm proximal und posterior des lateralen Kollateralbandes liegen.

Kernkamp et al. [17] beschreiben eine Technik, bei der das ALL durch ein freies Tractus-Transplant ersetzt wird (ca. 12 mm breit). Die Fixation erfolgt mit Schraubankern in anatomischen Knochentunneln. Der tibiale Tunnel liegt bei dieser Technik ca. 10 mm distal der Gelenklinie zwischen Tuberculum gerdyi und Fibulakopf [17].

Alternativ kann das Band aber auch durch ein freies Gracilisehnen-Transplantat ersetzt werden [41]. Auch diese Technik ist anatomisch. Das Gracilissehnen-Transplantat wird im Bereich der anatomischen ALL-Insertionen verankert. Für diese Technik wurden bereits 2-Jahres-Ergebnisse publiziert [41]. Nur 1 Patient von 90 Patienten erlitt eine Re-Ruptur. Die klinischen Scores (Lysholm, IKDC) haben sich signifikant verbessert und die anteriore Laxität konnte von $8 \pm 1,9$ mm bis $0,7 \pm 0,8$ mm verbessert werden. 76 Patienten hatten ein negatives Pivot-Shift (Grad 0) und 7 Patienten wurden als Grad I eingestuft.

Viele Fragen hinsichtlich Anatomie, Biomechanik und Rekonstruktion des anterolateralen Komplexes sind noch offen. In den nächsten Jahren werden weitere Ergebnisse erwartet, um die Indikation und Technik zum ALL-Ersatz besser eingrenzen zu können.

6 Refixation und Augmentation akuter VKB-Rupturen

Grundlagenstudien der letzten Jahre haben gezeigt, dass das VKB ein intrinsisches Heilungspotenzial hat [25]. Daher wurden wieder vermehrt Anstrengungen unternommen, die Heilung von Rupturen des vorderen Kreuzbandes zu unterstützen [1, 9, 25].

In einem systematischen Review kommen van der List und Defilice [45] zu dem Ergebnis, dass die Langzeitstudien aus den 1970er und 1980er Jahren hohe Raten an Rezidivinstabilitäten nach Naht des VKB gezeigt haben. Eine Subgruppe von Patienten konnte jedoch auch im Langzeitverlauf von diesen Verfahren profitieren. Neuere Grundlagenstudien haben außerdem gezeigt:

1. Das VKB kann durch Naht oder Augmentationsverfahren ausheilen,
2. durch die Überbrückung der Stümpfe mit einem Kollagenschwamm können die Ausheilungsergebnisse verbessert werden (Bridge-Enhenced-ACL-Repair, BEAR) und
3. junges Alter korreliert mit besseren Heilungsergebnissen, BEAR führe zu geringen Arthroseraten als eine VKB-Rekonstruktion [45].

Dabei werden in der klinischen Anwendung derzeit 3 verschiedene operative Konzepte verfolgt:

1. Ankerrefixation proximaler Rupturen,
2. Dynamische Stabilisierung (Ligamys®) und
3. „Bridge-Enhanced Anterior Cruciate Ligament Repair (BEAR)".

6.1 Ankerfixation

Femorale Refixationstechniken sind bereits aus den Anfängen der Kreuzbandchirurgie bekannt *(Abb. 8)*. Dabei handelt es sich um offene femorale Refixationstechniken unter Verwendung transossärer Nähte oder „over the top"-Nähte. Die Ankerfixation ist im Prinzip eine Weiterentwicklung dieser Techniken unter Verwendung moderner Knochenanker, die arthroskopisch im Zentrum der femoralen VKB-Insertion platziert werden. Diese haben sich in der Weichteilfixation an der Schulter bewährt. Vorteil der neuen Techniken ist, dass sie arthroskopisch durchgeführt werden können. Das reduziert die Zugangsmorbidität und ermöglicht eine anatomische Platzierung der Knochenanker. Van der List [46] konnte in einer biomechanischen Studie zeigen, dass nach Ankerfixation proximaler VKB-Läsionen nach zyklischer Last nur eine geringe Elongation des Konstruktes auftrat (1 mm). Die maximale Versagenslast betrug 243 N. Diese biomechanischen Daten rechtfertigen den klinischen Einsatz dieser Technik.

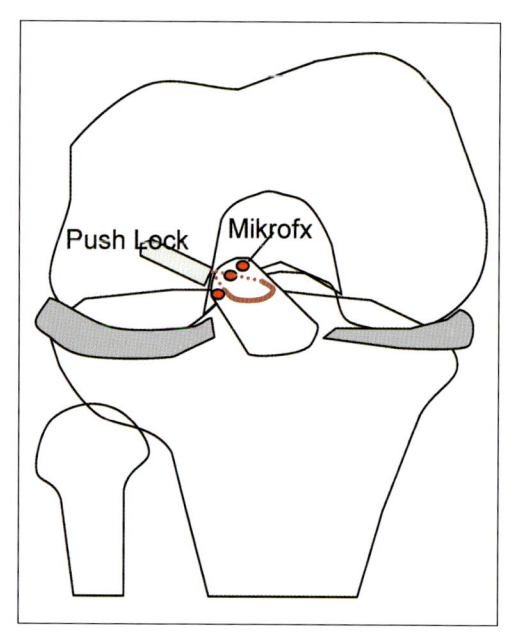

Abb. 8: Schematische Darstellung der femoralen Refixation einer proximalen VKB-Ruptur

Achnich et al. [1] haben eine „matched pairs"-Studie publiziert, in der Patienten nach Ankerrefixation und VKB-Rekonstruktion mit Semitendinosussehne verglichen wurden. Die klinischen Scores zeigten keinen Unterschied zwischen beiden Gruppen. Die Versagensrate war in der Refixationsgruppe jedoch signifikant höher (15 % vs. 0 %). Die MRT zeigte in der Refixationsgruppe in 86 % der Fälle ein homogenes Signal. Ähnliche Ergebnisse wurden von Difelice und List publiziert [9].

6.2 Dynamische intraligamentäre Stabilisierung

Ein weiteres Verfahren, um das VKB zur Ausheilung zu bringen, ist die „dynamische intraligamentäre Stabilisierung". Ziel dieser Technik ist neben einer rein arthroskopischen proximalen Refixation des VKB-Stumpfes die dynamische intraartikuläre Stabilisierung des Kniegelenkes mit Hilfe eines kräftigen Augmentationsfadens aus PE, welcher an der tibialen Seite mit einem dynamischen Federmechanismus verbunden ist [19]. Somit kann das Federsystem die variierenden Belastungen des Augmentationsfadens im Gangzyklus ausgleichen [19]. Gleichzeitig erreicht der Augmentationsfaden eine sofortige Stabilisierung des Kniegelenkes, welche eine direkte Belastung des Kniegelenkes zulässt und eine Belastung der VKB-Naht verhindert. Kohl et al. [19] haben eine Fallserie von 50 Patienten mit einem „Follow-up" von 2 Jahren publiziert. Im Vergleich zur gesunden Gegenseite betrug die AP-Translation 0,96 mm (-2–6 mm). Die Werte für den IKDC-, Tegner-, Lysholm- und VAS-Score lagen bei 98 (95–100), 6 (5–7), 100 (98–100) und 10 (9–10). Der Tegner-Score entsprach dem Wert vor der Verletzung. 9 Patienten benötigten eine sekundäre Intervention (18 %). In 5 Fällen trat eine Rezidivinstabilität auf. Insgesamt konnte jedoch bei 45 Patienten (90 %) das VKB mit guten funktionellen Ergebnissen erhalten bleiben.

6.3 „Bridge-Enhanced Anterior Cruciate Ligament Repair (BEAR)"

Die Arbeitsgruppe um M. Murray hat das BEAR-Verfahren entwickelt und eine randomisierte Pilotstudie (20 Patienten pro Behandlungsgruppe) dazu durchgeführt [25]. Bei dieser Methode wird die Lücke zwischen den Bandstümpfen zusätzlich zur Naht-Augmentation mit einem Kollagenschwamm überbrückt [25]. Außerdem wird zur Heilungsstimulation noch autologes Blut appliziert. Nach einem Nachuntersuchungszeitraum von 3 Monaten traten keine perioperativen Komplikationen (Infektion) auf. Auch Rezidivinstabilitäten traten nicht auf. Im IKDC-Score erreichten 8 Patienten aus der BEAR-Gruppe ein A und 2 Patienten ein B. In der Rekonstruktionsgruppe erreichten alle 10 Patienten ein A. Die Kraft der Beuger war in der BEAR-Gruppe auch nach 3 Monaten jedoch signifikant besser als in der Gruppe mit VKB-Rekonstruktion mit Semi-T-Sehne.

Fazit

Zusammenfassend zeigen neuere Studien, dass die Ersatzplastik des vorderen Kreuzbandes einen protektiven Effekt auf die Prävalenz sekundärer Meniskusverletzungen hat. Daher kann dieser Operation auch ein präventiver Effekt hinsichtlich der posttraumatischen Arthrose zugeschrieben werden. Diese Faktoren müssen bei der Indikation zur operativen Versorgung berücksichtigt werden.

Im Hinblick auf die Wiederkehr zum Sport nach VKB-Rekonstruktion geht der Trend weg von rein zeitbasierten Empfehlungen hin zu funktionsbasierten Empfehlungen. Das bedeutet, dass die Ergebnisse funktioneller Tests (Gelenkstatus, Kraftmessung, Ein-Bein-Sprungtest, Bewegungsanalytik) der „Return to Sport"-Entscheidung zugrunde gelegt werden müssen.

Im Hinblick auf die Prävention von VKB-Rupturen haben große Metaanalysen den Effekt von speziellen Aufwärmprogrammen bestätigen können. Ziel dieser Programme ist es, Risiko-Bewegungsmuster zu korrigieren.

6.3 Kniebandchirurgie

Bei den Operationstechniken haben sich anatomische Konzepte durchgesetzt. Die Transplantatwahl sollte individuell an den Patienten angepasst werden. Die Erhaltung der Bandstümpfe und des Restgewebes hat positive Effekte auf die Propriozeption und Synovialisierung.

Anatomische und biomechanische Studien haben auf die Bedeutung der anterolateralen Strukturen bei Rotationsinstabilitäten hingewiesen. Es wurden verschiedene Techniken beschrieben, um das anterolaterale Ligament (ALL) in Kombination mit einer Kreuzbandplastik zu rekonstruieren. Genaue Kriterien für die Indikation fehlen jedoch noch.

Die neueren Studien zur VKB-Refixation und Heilung zeigen vielversprechende Ergebnisse.

Literatur

[1] Achtnich A, Rosslenbroich S, Beitzel K, Imhoff AB, Petersen W: Arthroscopic refixation of acute proximal anterior cruciate ligament rupture using suture anchors. Oper Orthop Traumatol 2016. Epub ahead of print. German. PMID:27770156.

[2] Ardern CL, Sonesson S, Forssblad M, Kvist J: Comparison of patient-reported outcomes among those who chose ACL reconstruction or non-surgical treatment. Scand J Med Sci Sports 2016. doi: 10.1111/sms.12707.

[3] Brambilla L, Pulici L, Carimati G, Quaglia A, Prospero E, Bait C, Morenghi E, Portinaro N, Denti M, Volpi P: Prevalence of Associated Lesions in Anterior Cruciate Ligament Reconstruction: Correlation With Surgical Timing and With Patient Age, Sex, and Body Mass Index. Am J Sports Med 2015; 43 (12): 2966–2973.

[4] Chen Y, Chua KH, Singh A, Tan JH, Chen X, Tan SH, Tai BC, Lingaraj K: Outcome of Single-Bundle Hamstring Anterior Cruciate Ligament Reconstruction Using the Anteromedial Versus the Transtibial Technique: A Systematic Review and Meta-analysis. Arthroscopy 2015; 31 (9): 1784–1794.

[5] Claes S, Vereecke E, Maes M, Victor J, Verdonk P, Bellemans J: Anatomy of the anterolateral ligament of the knee. J Anat 2013; 223 (4): 321–328.

[6] Daggett M, Ockuly AC, Cullen M, Busch K, Lutz C, Imbert P, Sonnery-Cottet B: Femoral Origin of the Anterolateral Ligament: An Anatomic Analysis. Arthroscopy 2016; 32 (5): 835–841.

[7] de Campos GC, Nery W Jr, Teixeira PE, Araujo PH, Alves WM Jr.: Association Between Meniscal and Chondral Lesions and Timing of Anterior Cruciate Ligament Reconstruction. Orthop J Sports Med 2016; 4 (10): 2325967116669309.

[8] Desai N, Andernord D, Sundemo D, Alentorn-Geli E, Musahl V, Fu F, Forssblad M, Samuelsson K: Revision surgery in anterior cruciate ligament reconstruction: a cohort study of 17 682 patients from the Swedish National Knee Ligament Register. Knee Surg Sports Traumatol Arthrosc 2016. Epub ahead of print, PMID: 27995286.

[9] DiFelice GS, Villegas C, Taylor S: Anterior Cruciate Ligament Preservation: Early Results of a Novel Arthroscopic Technique for Suture Anchor Primary Anterior Cruciate Ligament Repair. Arthroscopy 2015; 31 (11): 2162–2171.

[10] Donnell-Fink LA, Klara K, Collins JE, Yang HY, Goczalk MG, Katz JN, Losina E: Effectiveness of Knee Injury and Anterior Cruciate Ligament Tear Prevention Programs: A Meta-Analysis. PLoS One 2015; 10 (12): e0144063. doi:10.13.

[11] Frobell RB, Roos HP, Roos EM, Roemer FW, Ranstam J, Lohmander LS: Treatment for acute anterior cruciate ligament tear: five year outcome of randomised trial. Br J Sports Med 2015; 49 (10): 700.

[12] Gokeler A, Welling W, Zaffagnini S, Seil R, Padua D: Development of a test battery to enhance safe return to sports after anterior cruciate ligament reconstruction. Knee Surg Sports Traumatol Arthrosc 2016. Epub ahead of print. PMID:27423208.

[13] Häner M, Bierke S, Petersen W. Anterior Cruciate Ligament Revision Surgery: Ipsilateral Quadriceps Versus Contralateral Semiten-

dinosus-Gracilis Autografts. Arthroscopy 2016; 32 (11): 2308–2317.

[14] Herbort M, Michel P, Raschke MJ, Vogel N, Schulze M, Zoll A, Fink C, Petersen W, Domnick C: Should the Ipsilateral Hamstrings Be Used for Anterior Cruciate Ligament Reconstruction in the Case of Medial Collateral Ligament Insufficiency? Am J Sports Med 2016. 363546516677728. doi:0.1177/0363546516677728.

[15] Inderhaug E, Stephen JM, Williams A, Amis AA: Biomechanical Comparison of Anterolateral Procedures Combined with Anterior Cruciate Ligament Reconstruction. Am J Sports Med 2016. 363546516681555. doi:10.1177/036354651668155.

[16] Kennedy MI, Claes S, Fuso FA, Williams BT, Goldsmith MT, Turnbull TL, Wijdicks CA, LaPrade RF: The Anterolateral Ligament: An Anatomic, Radiographic, and Biomechanical Analysis. Am J Sports Med 2015; 43 (7): 1606–1615.

[17] Kernkamp WA, van de Velde SK, Bakker EW, van Arkel ER: Anterolateral Extra-articular Soft Tissue Reconstruction in Anterolateral Rotatory Instability of the Knee. Arthrosc Tech 2015; 4 (6): e863–867.

[18] Kittl C, El-Daou H, Athwal KK, Gupte CM, Weiler A, Williams A, Amis AA: The Role of the Anterolateral Structures and the ACL in Controlling Laxity of the Intact and ACL-Deficient Knee. Am J Sports Med 2016; 44 (2): 345–354.

[19] Kohl S, Evangelopoulos DS, Schär MO, Bieri K, Müller T, Ahmad SS: Dynamic intraligamentary stabilisation: initial experience with treatment of acute ACL ruptures. Bone Joint J 2016; 98-B(6):793-8. doi:10.1302/0301-620X.98B6.35040. PMID: 27235522.

[20] Lutz C, Sonnery-Cottet B, Imbert P, Barbosa NC, Tuteja S, Jaeger JH: Combined Anterior and Anterolateral Stabilization of the Knee with the Iliotibial Band. Arthrosc Tech 2016; 5 (2): e251–256.

[21] Ma T, Zeng C, Pan J, Zhao C, Fang H, Cai D: Remnant preservation in anterior cruciate ligament reconstruction versus standard techniques: a meta-analysis of randomized controlled trials. J Sports Med Phys Fitness 2017. doi:10.23736/S0022-4707.16.06832-8.

[22] Malempati CS, Metzler AV, Johnson DL: Single-Bundle Anatomic Anterior Cruciate Ligament Reconstruction: Surgical Technique Pearls and Pitfalls. Clin Sports Med 2017; 36 (1): 53–70.

[23] Maletis GB, Chen J, Inacio MC, Funahashi TT: Age-Related Risk Factors for Revision Anterior Cruciate Ligament Reconstruction: A Cohort Study of 21 304 Patients from the Kaiser Permanente Anterior Cruciate Ligament Registry. Am J Sports Med 2016; 44 (2): 331–336.

[24] Michalitsis S, Vlychou M, Malizos KN, Thriskos P, Hantes ME: Meniscal and articular cartilage lesions in the anterior cruciate ligament-deficient knee: correlation between time from injury and knee scores. Knee Surg Sports Traumatol Arthrosc 2015; 23 (1): 232–239.

[25] Murray MM, Flutie BM, Kalish LA, Ecklund K, Fleming BC, Proffen BL, Micheli LJ: The Bridge-Enhanced Anterior Cruciate Ligament Repair (BEAR) Procedure: An Early Feasibility Cohort Study. Orthop J Sports Med 2016; 4 (11): 2325967116672176.

[26] Musahl V, Rahnemai-Azar AA, van Eck CF, Guenther D, Fu FH: Anterolateral ligament of the knee, fact or fiction? Knee Surg Sports Traumatol Arthrosc 2016; 24 (1): 2–3.

[27] Nitri M, Rasmussen MT, Williams BT, Moulton SG, Cruz RS, Dornan GJ, Goldsmith MT, LaPrade RF: An In Vitro Robotic Assessment of the Anterolateral Ligament, Part 2: Anterolateral Ligament Reconstruction Combined with Anterior Cruciate Ligament Reconstruction. Am J Sports Med 2016; 44 (3): 593–601.

[28] Parsons EM, Gee AO, Spiekerman C, Cavanagh PR: The biomechanical function of the anterolateral ligament of the knee. Am J Sports Med 2015; 43 (3): 669–674.

[29] Petersen W Stöhr A, Ellermann A, Achtnich 4, Müller PE, Stoffels T, Patt T, Höher J, Herbort M, Akoto R, Jung T, Zantop C, Zantop T, Best

R: Wiederkehr zum Sport nach VKB-Rekonstruktion – Empfehlungen der DKG-Expertengruppe Ligament. Deutscher Ärzte-Verlag | OUP | 2016; 5 (3)

[30] Petersen W, Diermeier T, Mehl J, Stöhr A, Ellermann A, Müller P, Höher J, Herbort M, Akoto R, Zantop T, Herbst E, Jung T, Patt T, Stein T, Best R, Stoffels T, Achtnich A: Prävention von Knieverletzungen und VKB-Rupturen. Empfehlungen des DKG Komitees Ligamentverletzungen. OUP 2016; 10: 542–550. doi:10.3238/oup.2016.0542-0550.

[31] Petersen W, Zantop T: Anatomie der lateralen und medialen Strukturen des Kniegelenkes. Arthroskopie 2017. doi:10.1007/s00142-016-0110-1.

[32] Petersen W: Different Techniques of Anterior Cruciate Ligament Reconstruction: Guidelines. Sports Injuries 2015; 1033–1046.

[33] Rambaud A, Samozino P, Edouard P: Functional tests: can they help in the decision to return to sports after anterior cruciate ligament? Example with Hop tests. Ann Phys Rehabil Med 2016; 59S: e19–e20. doi:10.1016/j.rehab.2016.07.047.

[34] Rasmussen MT, Nitri M, Williams BT, Moulton SG, Cruz RS, Dornan GJ, Goldsmith MT, LaPrade RF: An In Vitro Robotic Assessment of the Anterolateral Ligament, Part 1: Secondary Role of the Anterolateral Ligament in the Setting of an Anterior Cruciate Ligament Injury. Am J Sports Med 2016; 44 (3): 585–592.

[35] Ruano JS, Sitler MR, Driban JB: Prevalence of Radiographic Knee Osteoarthritis After Anterior Cruciate Ligament Reconstruction, With or Without Meniscectomy: An Evidence-Based Practice Paper. J Athl Train 2016. Epub ahead of print. PMID: 2693002.

[36] Ralles S, Agel J, Obermeier M, Tompkins M: Incidence of Secondary Intra-articular Injuries With Time to Anterior Cruciate Ligament Reconstruction. Am J Sports Med 2015; 43 (6): 1373–1379.

[37] Schon JM, Moatshe G, Brady AW, Serra Cruz R, Chahla J, Dornan GJ, Turnbull TL, Engebretsen L, LaPrade RF: Anatomic Anterolateral Ligament Reconstruction of the Knee Leads to Overconstraint at Any Fixation Angle. The American Journal of Sports Medicine Vol. XX, No. X. doi:10.1177/0363546516652607.

[38] Slette EL, Mikula JD, Schon JM, Marchetti DC, Kheir MM, Turnbull TL, LaPrade RF: Biomechanical Results of Lateral Extra-articular Tenodesis Procedures of the Knee: A Systematic Review. Arthroscopy 2016; 32 (12): 2592–2611. doi:10.1016/j.arthro.2016.04.028.

[39] Slone HS, Romine SE, Premkumar A, Xeroganes JW: Quadriceps tendon autograft for anterior cruciate ligament reconstruction: a comprehensive review of current literature and systematic review of clinical results. Arthroscopy. 2015; 31 (3): 541–554.

[40] Sonnery-Cottet B, Lutz C, Daggett M, Dalmay F, Freychet B, Niglis L, Imbert P: The Involvement of the Anterolateral Ligament in Rotational Control of the Knee. Am J Sports Med 2016; 44 (5): 1209–1214.

[41] Sonnery-Cottet B, Thaunat M, Freychet B, Pupim BH, Murphy CG, Claes S: Outcome of a Combined Anterior Cruciate Ligament and Anterolateral Ligament Reconstruction Technique with a Minimum 2-Year Follow-up. Am J Sports Med 2015; 43 (7): 1598–1605. doi:10.1177/0363546515571571. PMID: 25740835.

[42] Shybut TB, Vega CE, Haddad J, Alexander JW, Gold JE, Noble PC, Lowe WR: Effect of lateral meniscal root tear on the stability of the anterior cruciate ligament-deficient knee. Am J Sports Med 2015; 43 (4): 905–911.

[43] Thein R, Boorman-Padgett J, Stone K, Wickiewicz TL, Imhauser CW, Pearle AD: Biomechanical Assessment of the Anterolateral Ligament of the Knee: A Secondary Restraint in Simulated Tests of the Pivot Shift and of Anterior Stability. J Bone Joint Surg Am 2016; 98 (11): 937–943.

[44] Toanen C, Demey G, Ntagiopoulos PG, Ferrua P, Dejour D: Is There Any Benefit in Anterior Cruciate Ligament Reconstruction in Patients Older Than 60 Years? Am J Sports Med 2016. 363546516678723. doi:10.1177/0363546516678723.

[45] van der List JP, DiFelice GS: Primary repair of the anterior cruciate ligament: A paradigm shift. Surgeon 2016. pii: S1479-666X(16)30080-4. doi:10.1016/j.surge.2016.09.006.

[46] van der List JP, DiFelice GS: Gap formation following primary repair of the anterior cruciate ligament: A biomechanical evaluation. Knee 2016. pii: S0968-0160(16)30175-2. doi:10.1016/j.knee.2016.10.009. Epub ahead of print. PMID: 27955813.

[47] van Meer BL, Meuffels DE, van Eijsden WA, Verhaar JA, Bierma-Zeinstra SM, Reijman M: Which determinants predict tibiofemoral and patellofemoral osteoarthritis after anterior cruciate ligament injury? A systematic review. Br J Sports Med 2015; 49 (15): 975–983.

[48] Van der Watt L, Khan M, Rothrauff BB, Ayeni OR, Musahl V, Getgood A, Peterson D: The structure and function of the anterolateral ligament of the knee: a systematic review. Arthroscopy 2015; 31 (3): 569–582.

6.4 Was gibt es Neues bei der Kinderorthopädie?

T. Wirth

1 Einleitung

Fortschritte in der Kinderorthopädie basieren wie in allen anderen Teilgebieten der Orthopädie auf technischen Neuentwicklungen, auf Verbesserungen der Operationstechniken, aber auch auf der Veränderung des Blickwinkels auf Krankheitsbilder durch angepasste Klassifizierungen, andere Bewertungen der Ergebnisse bei Wachstumsende oder optimierenden Modifikationen von etablierten Behandlungsprinzipien. Technische Neuerungen haben die letzten Jahre geprägt. In diesem hier präsentierten Update werden Neuerungen aus 2016 besprochen, die Veränderungen auf den Blick der Erkrankungen oder Deformitäten, Änderungen therapeutischer Trends und Neubewertungen von Behandlungsergebnissen nach etablierten Therapien gebracht haben. Sie sind oft weniger spektakulär aber dafür umso wegweisender für die Zukunft, da sie ein Statement zur Behandlungs- und Ergebnisqualität beinhalten. In der Auswahl wurde darauf geachtet, die für den Alltag wichtigen Erkrankungen, also die wesentlichsten Bereiche des kindlichen Skelettapparats, Wirbelsäule, untere Extremität und gutartige Tumoren oder tumorähnliche Läsionen, in den Mittelpunkt zu stellen.

2 Wirbelsäule

In den letzten 10 Jahren hat sich ein neuer Begriff zur Definition bestimmter Skoliosen im Wachstumsalter etabliert: die „Early-onset-Skoliose" (EOS). Sie ist definiert als eine vor dem 10. Lebensjahr auftretende Skoliose, unabhängig von ihrer Ätiologie. Wegen der zahlreichen unterschiedlichen Ursachen für eine EOS führt dies zu einer enormen Heterogenität der Krankheitsgruppe und verlangt nach einem übersichtlichen und reproduzierbaren Klassifikationssystem. Die Schritte zu dieser Klassifikation bestanden aus der Entwicklung der Klassifikation, ihrer Überprüfung auf Reliabilität und Genauigkeit in der klinischen Anwendung und an dritter Stelle der Validierung in klinischen Studien. In 2014 wurde die EOS-Klassifikation als Ergebnis einer Konsensus-Bildung von Mitgliedern spezifischer Fachgruppen publiziert. Sie basiert auf den Kriterien Alter, Ätiologie, größter Krümmungswinkel, Ausmaß der Kyphose und berechnet auch eine jährliche Progressionsrate [19]. Die Kriterien größter Krümmungswinkel und Kyphose zeigten eine nahezu perfekte Interrater-Reliabilität, das Kriterium Ätiologie eine substanzielle Interrater-Übereinstimmung und die Kriterien Flexibilitäts- und Progredienzmodifier nur moderate Werte der Übereinstimmung. Trotzdem konnte so ein relativ einfaches Klassifikationssystem für die Patienten mit EOS gefunden werden (Tab. 1, Abb. 1). Entscheidend aber ist, dass ein solches Klassifikationssystem in klinischen Studien anwendbar ist und zur Verbesserung der Behandlungsqualität beiträgt. In einer Studie zum Versagen der proximalen Verankerung eines operativen Verfahrens zur Korrektur der EOS (vertical expandable prosthetic titanium rib, VEPTR) konnten mit Hilfe des EOS-Klassifikationssystems 3 Gruppen identifiziert werden, die eine unterschiedliche Versagensgeschwindigkeit aufwiesen [14]. Jetzt ergibt sich die Möglichkeit, die Hochrisikogruppe bezüglich des Scheiterns einer bestimmten Verankerungstechnik von vornherein zu identifizieren und bereits von Anfang an eine alternative und nebenwirkungsärmere Therapiemethode einzusetzen.

Tab. 1: Übersicht über das Klassifikationssystem der Early-onset-Skoliose (EOS). APR = annual progression rate (jährliche Verschlechterungsrate) [19]

Alter	Ätiologie		Größter Krümmungswinkel		Kyphose		APR Modifier	
Präfix vor jeder Einstufung	C	congenital/strukturell	1	< 20°	(-)	< 20°	P0	< 10°/Jahr
	M	neuromuskulär	2	20–50°	N	20–50°	P1	10–20°/Jahr
	S	syndromal	3	50–90°	(+)	> 50°	P2	> 20°/Jahr
	I	idiopathisch	4	> 90°				

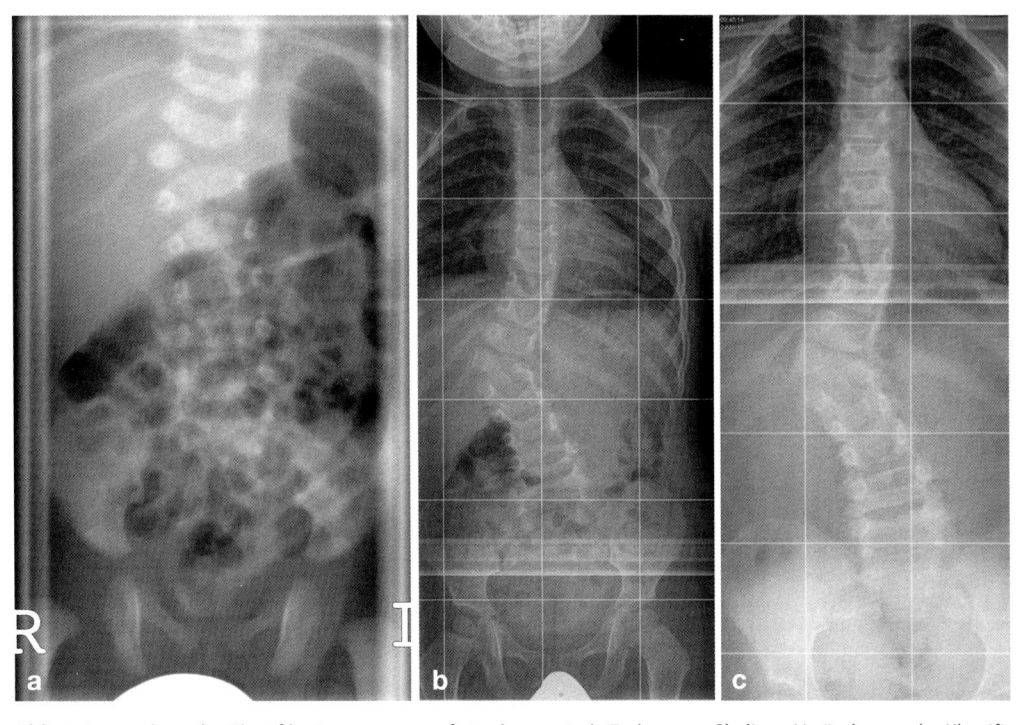

Abb. 1: Anwendung des Klassifikationssystems auf eine kongenitale Early-onset-Skoliose. Veränderung der Klassifizierung mit Progredienz zwischen a, b und c. Klassifikation a: 0-C2N; b: 3-C2N; c: 5-C3N

Patienten mit Early-onset-Skoliosen sind oft schwer krank und müssen auch viele Therapien und Operation über sich ergehen lassen. So stellt sich häufig die Frage, ob die ergriffenen therapeutischen Maßnahmen für die Patienten auch eine Verbesserung der Lebensqualität mit sich bringen. Deshalb wurden gesundheitsbezogene Lebensqualitäts-Messparameter speziell für diese Patientengruppe entwickelt, um sie dann auf Validität, Reliabilität und Empfindlichkeit zu evaluieren. Mit der Validierung des EOSQ-24-Fragebogens konnte diese Aufgabe für genau diese Patienten erfolgreich umgesetzt werden [11], sodass zukünftig ein wertvolles Instrument zur Messung der Lebensqualität während und nach der Therapie der EOS-Patienten zur Verfügung steht.

3 Hüftgelenk

Die 3 wichtigsten kindlichen Hüftgelenkerkrankungen, die auch weiterhin im Zentrum der wissenschaftlichen Aktivitäten stehen, sind die angeborene Hüftdysplasie, der Morbus Perthes und die Epiphyseolysis capitis femoris.

In der konservativen und operativen Therapie der angeborenen Hüftdysplasie sind verschiedene Fragen noch nicht geklärt. Muss man mit der offenen Reposition bis zum Nachweis des knöchernen Nucleus des Hüftkopfs warten? Diese Frage konnte auch im Jahr 2016 nicht beantwortet werden. Allerdings brachte eine weitere Untersuchung heraus, dass die Präsenz des knöchernen Hüftkopfkerns zumindest vor der geschlossenen Reposition des Hüftgelenks keinen Einfluss auf die Hüftkopfnekroserate im Verlauf hat [15].

Ist bei Kindern mit einer offenen Reposition jenseits des ersten Lebensjahres immer eine gleichzeitige Acetabuloplastik zu empfehlen und wenn nein, wann soll sie gemacht werden? Zu letzterer Frage sind Antworten gefunden worden. Carsi und Clarke [4] haben in einer Fallkontrollstudie nachweisen können, dass Kinder mit einer offenen Reposition im 2. Lebensjahr ein viel geringeres Risiko von Sekundäroperationen wegen ihrer Grunderkrankung haben, wenn im Rahmen der Reposition zeitgleich auch eine Acetabuloplastik durchgeführt wurde. Auf die Hüftkopfnekroserate hatte die ausgedehntere Operation keinen negativen Effekt. In einer differenzierten Betrachtung des Risikos für eine ergänzende Acetabuloplastik im Vorschulalter zur Behandlung einer persistierenden Restdysplasie zeigten Shin et al. [16] auf, dass ein acetabulärer Index größer als 37 Grad bei der primären Reposition eine spätere sekundäre Acetabuloplastik sehr wahrscheinlich macht. Im Alter von 3 Jahren beträgt der Cut off-Wert 32 Grad. Auch aus Japan kommt eine Empfehlung zum richtigen Timing der Acetabuloplastik, wenn sie initial nicht mitgemacht wurde. Ein CE-Winkel < 0 Grad und eine Hüftkopfüberdachung unter 50 % im Alter von 3–5 Jahren gehen mit nicht zufriedenstellenden langfristigen Resultaten einher. Gleiches gilt für einen CE-Winkel < 5 Grad und eine Hüftkopfüberdachung unter 60 % im Alter von 5–8 Jahren. Dann sollte die Acetabuloplastik durchgeführt werden [9]. Aus diesen Daten kann also gefolgert werden, dass bei allen Kindern, die nach dem 1. Lebensjahr eine offene Hüftreposition bekommen und einen acetabulären Index über 37 Grad aufweisen, eine primäre Acetabuloplastik im Rahmen der Reposition erfolgen sollte *(Abb. 2)*. Die anderen Kinder können nach den entsprechend mitgeteilten Kriterien sekundär versorgt werden.

Die operative Therapie des M. Perthes im floriden Stadium folgt dem Prinzip des Containments. Dieses Prinzip sagt aus, dass der Hüftkopf immer bestmöglich von der Hüftpfanne eingefasst werden soll. Wenn also im Rahmen der Grunderkrankung eine Lateralisation oder Subluxation des Hüftkopfes eintritt und damit ein Containmentverlust, muss die chirurgische Wiederherstellung des Containments durch beispielsweise eine proximale varisierende Femurosteotomie oder eine

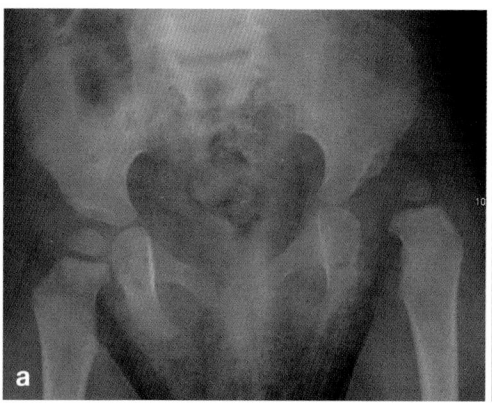

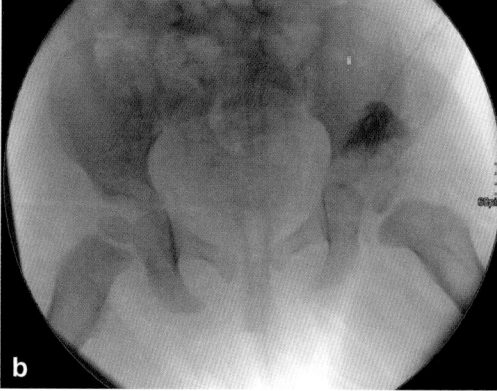

Abb. 2: a) 20 Monate alte Patientin mit Hüftdysplasie links, acetabulärer Index > 37 Grad. b) Primäre Acetabuloplastik zusammen mit der offenen Reposition

Beckenosteotomie oder eine Kombination beider Verfahren herbeigeführt werden. In der Vergangenheit galt die einfache Beckenosteotomie nach Salter als Verfahren der Wahl. Jüngst ging der Trend aber zur viel potenteren Dreifachbeckenosteotomie, die eine individuellere Positionierung der Hüftpfanne über dem Hüftkopf ermöglicht. In einer Untersuchung von Stepanovich et al. [17] wurde mitgeteilt, dass sowohl radiologisch als auch klinisch gute Ergebnisse mit dieser Methode erzielt werden. Es wird hervorgehoben, dass ein späteres Stadium der Erkrankung nicht automatisch mit einem schlechteren Ergebnis verknüpft ist. Insgesamt konnten knapp ⅔ der Hüften (64 %) nach einem durchschnittlichen Follow-up von 6 Jahren als sphärische Hüften eingruppiert werden. Nur 11 % der 51 Hüften endeten mit einem asphärischen Hüftkopf und 25 % erreichten das intermediäre Stadium der asphärischen Kongruenz (Stulberg III). Eine Langzeitstudie aus Frankreich an 45 Patienten berichtet ebenfalls in sehr positiver Weise von dieser Methode zur operativen Therapie des M. Perthes [13]. Bei einem mittleren Nachuntersuchungszeitraum von 15,2 Jahren war die Überlebensrate des Hüftgelenks nach 15 Jahren 95,3 %. Ein gutes radiologisches Outcome konnte man bei 84,6 % der Hüftgelenke feststellen, wenn man das Arthroseausmaß nach Kellgren-Lawrence > 2 und die asphärische Inkongruenz (Stulberg IV und V) als Endpunkte definiert. Zusammenfassend kann also festgestellt werden, dass sich die Dreifachbeckenosteotomie als potenteste Containment-Methode zum Eingriff der Wahl in der operativen Therapie des M. Perthes entwickelt *(Abb. 3)*.

Die Epiphyseolysis capitis femoris (ECF) gilt als typisches Modell zur Entstehung des femoroacetabulären Impingements (FAI) als Vorstufe der Coxarthrose. Das FAI als Folge des Hüftkopfabrutsches veranschaulicht nachvollziehbar die sukzessive Zerreibung des Labrums und der ventralen Pfannenanteile mit progressiver Zerstörung des Gelenks und begleitender typischer klinischer Symptome. Mit Etablierung der Hüftgelenksarthroskopie als Standardverfahren in der Hüftchirurgie wird die arthroskopische und auch offene Impingementchirurgie immer bedeutender. In einer britischen Studie hatten alle 18 Studienpatienten mit klinischen und mechanischen Zeichen

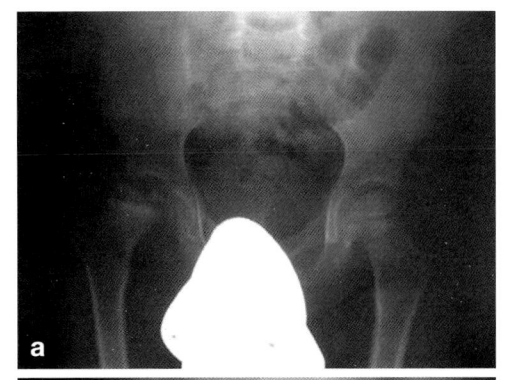

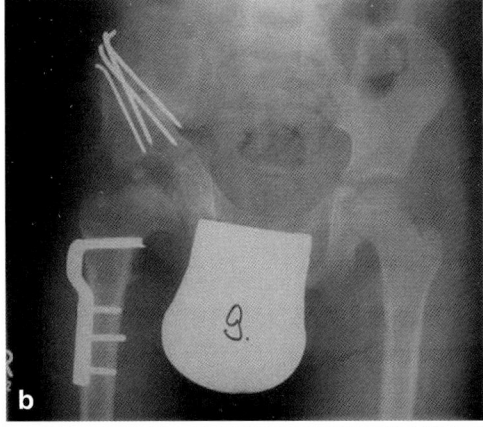

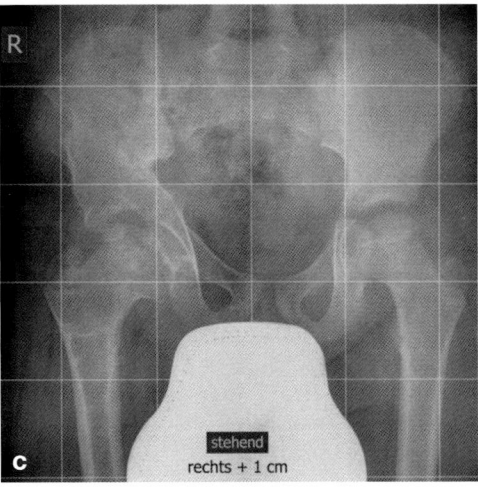

Abb. 3: a) 6-jähriger Patient mit M. Perthes und zunehmendem Containmentverlust. b) Therapie durch Dreifachbeckenosteotomie und c) gutem mittelfristigen Verlauf nach 4 Jahren

eines FAI nach ECF nach einer arthroskopischen Osteochondroplastie um etwa 20 Punkte verbesserte klinische Scores im Verlauf [1]. Dabei zeigte sich, dass eine erfolgreiche operative Behandlung mit der Dauer der FAI-Symptome zusammenhing. Patienten, die ein symptomatisches FAI nach einer Epiphyseolyse entwickeln, sollten sehr rasch operiert werden, um die irreversiblen Folgeschäden möglichst zu vermeiden.

Das femoro-acetabuläre Impingement entsteht bei Jugendlichen aber auch ohne das Vorhandensein einer begründenden Hüftgelenkserkrankung wie dem M. Perthes oder der ECF. Jugendliche mit sportlichen Ambitionen haben ein größeres Risiko, ein FAI zu entwickeln. Bei semiprofessionellen Fußballspielern liegt die Prävalenz des radiologisch nachweisbaren FAI bei 62,5 %, knapp 25 % waren auch klinisch auffällig. In der Leichtathletik war die Prävalenz des FAI, diagnostiziert im MRT bei ca. 50 %. Von 74 männlichen Eishockeyspielern hatten 68 % ein radiologisch nachweisbares FAI. Immerhin 22 % von ihnen waren klinisch auffällig und symptomatisch [2]. Da die Jugendlichen durch die klinische Symptomatik ihre sportliche Leistungsfähigkeit einzubüßen drohen, sind therapeutische Interventionen, vor allem durch die arthroskopische Hüftimpingementchirurgie, im Vormarsch. Aber helfen diese Methoden den Sportlern auch? Eine Studie mit 43 Patienten, von denen 37 für die Nachuntersuchung nach mindestens 2 Jahren zur Verfügung standen, erbrachte signifikante Verbesserungen in den Messinstrumenten für eine Verbesserung des klinischen Zustandes und dem für den Patienten zufriedenstellenden Symptomstatus. Die Erfolgsquote lag in allen benutzten Scores in der Größenordnung von 80 % [6]. Alle Athleten konnten in vollem Umfang wieder in ihren Wettkampfsport zurückkehren. Der Wert der arthroskopischen Hüftchirurgie wegen FAI bei Jugendlichen zeigt sich in einer vergleichenden Analyse der Ergebnisse zu erwachsenen Patienten. Eine Fall-Kontroll-Studie mit je 122 Hüften in der Gruppe der Jugendlichen und Erwachsenen zeigte ein deutlich besseres Abschneiden der Jugendlichen im modifizierten Harris-Hip-Score. Dieser verbesserte sich bei den Jugendlichen auf 93,6 und bei den Erwachsenen auf 85,5 Punkte. Eine interessante Begleitinformation ist die Zahl

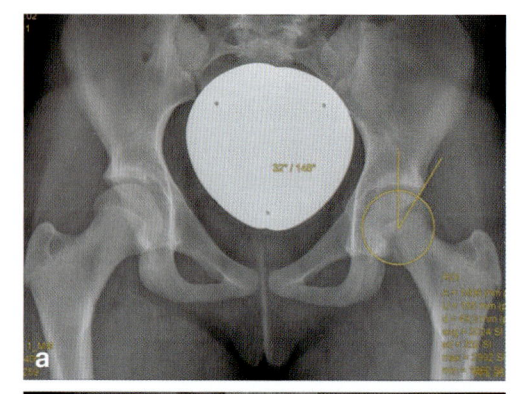

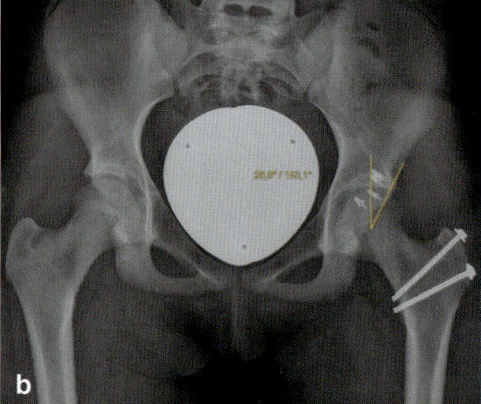

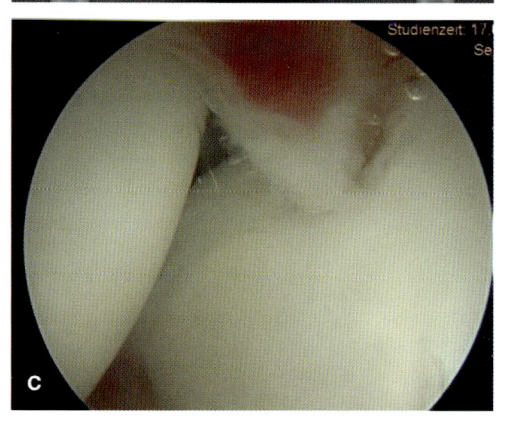

Abb. 4: 13-jährige Leistungsturnerin mit einem klinisch massiv auffallendem linksseitigen Impingement des Hüftgelenks. Die Arthroskopie zeigt einen großen Labrumriss (b) bei radiologisch hochnormaler Überdachung des Hüftkopfes (a). Behandlung durch offene Labrumrefixation nach Zurücktrimmen des Pfannenrandes über eine chirurgische Hüftluxation (c)

der operativ refixierten Labrumrisse: 85 von 111 Labrumrissen bei den Jugendlichen und 52 von 103 bei den Erwachsenen [3] *(Abb. 4)*. Es kann geschlussfolgert werden, dass die arthroskopische Hüftgelenkchirurgie, sei es für das FAI oder begleitende Labrumläsionen, eine sehr lohnenswerte Maßnahme bei jugendlichen Sportlern darstellt.

4 Fuß

Die minimal-invasiven Behandlungsstrategien mit möglichst geringer chirurgischer Komponente gehören zu den fest etablierten Standardverfahren in der Therapie des angeborenen Klump- und auch Plattfußes. Beim Klumpfuß haben die Rezidivraten eine enge Bindung an die Tragedauer der Fußabduktionsorthesen erkennen lassen. Waren sie bei einer Tragezeit von 2 Jahren noch bei 50 %, zeigte sich bei einer Tragezeit von 3 und 4 Jahren eine Verminderung auf etwa 30 bzw. unter 20 %. Natürlich spielt in diesem Zusammenhang auch die Compliance der Eltern eine Rolle. Es konnte gezeigt werden, dass die Tragezeiten der Fußabduktionsorthesen über einen Beobachtungszeitraum von 3 Monaten monatlich sanken, wobei sie auch regelmäßig unter der von den Eltern mitgeteilten Tragedauern lagen. Trat die Reduktion der Tragezeit der Orthese zwischen dem 1. und 2. Monat ein, war ein schlechtes Ergebnis mit statistischer Signifikanz prognostizierbar [12]. Ein Rezidiv hat in der Regel eine weitere chirurgische Maßnahme, den Tibialis anterior Transfer (TAT) auf das os cuneiforme laterale als Teil des Ponseti-Protokolls zur Folge. Die Wahrscheinlichkeit für den TAT steigt mit dem Alter des Kindes an: mit 3 Jahren liegt sie unter 5 %, mit 4 Jahren bereits bei 14 % und erreicht mit 29 % im Alter von 6 Jahren den in der Literatur für die 3-jährige Orthesentragezeit angegebenen Wert. Dabei ist die Wahrscheinlichkeit, einen TAT zu bekommen, bei Kindern mit schlechter Orthesentragedisziplin 6,9-mal höher als bei den vorbildlichen Patienten [20]. Diese schwierige Datenlage in Bezug auf das Tragen der Fußabduktionsorthese hat die Notwendigkeit für eine Studie zu dieser Thematik mit hoher Evidenz begründet. So wurde das Design der FAB24-Studie entwickelt, die aktuell in mehreren Shriners Hospitälern als Multicenterstudie in den USA durchgeführt wird [7]. Die Ergebnisse werden sehr wichtig sein, da die Compliance der Eltern stark von einer wissenschaftlich fundierten Aussage zu den Rezidiv- oder Erfolgsraten – je nach Blickwinkel – abhängt.

Die häufigste erworbene kindliche Fußdeformität, die gelegentlich erhebliche Schmerzen bei den betroffenen Patienten hinterlässt, ist der flexible Knicksenkfuß. Im Allgemeinen verlangt ein leichter oder auch mittelmäßig ausgeprägter Knicksenkfuß nicht nach einer speziellen Therapie. Die wenigen schweren Deformitäten, die dann immer wieder zu erheblichen Schmerzen und Funktionsstörungen führen können, können durch ein sehr einfaches operatives Verfahren, die Arthrorise mit dem Calcaneusstop-Verfahren, wirkungsvoll behandelt werden. Als Alternative hat sich die Calcaneusverlängerungsosteotomie einen festen Platz unter den operativen Verfahren gesichert, stellt aber ein erheblich invasiveres Vorgehen dar. In einer vergleichenden Studie der beiden Verfahren zeigte sich nun, dass die klinischen, pedobarographischen und radiologischen Parameter durch beide Verfahren stark verbessert wurden [5]. Ein Unterschied in der Wirksamkeit zwischen den beiden Methoden konnte nicht gefunden werden, sodass dies ein weiterer bedeutender Hinweis dafür ist, dass mit der Arthrorise ein minimal-invasives hochwirksames operatives Therapieverfahren zur Verfügung steht.

5 Juvenile Knochenzyste

Die juvenile Knochenzyste ist eine sehr häufige Läsion des Knochens, die charakteristischerweise eine metaphysäre Osteolyse unterschiedlicher Größe bildet und am häufigsten am proximalen Humerus und Femur auftritt. Sie gehört zu den tumorähnlichen Läsionen. Große Zysten können den Knochen so stark schwächen, dass eine erhöhte Frakturrate resultiert. Die Frakturgefährdung von Zysten des proximalen Femurs hat verständlicherweise eine andere Relevanz als die derer am proximalen Humerus. Klinisch fallen Zysten meist durch Schmerzen unter Belastung bei Betroffenheit des Femurs oder durch eine pathologische Fraktur auf.

Asymptomatische Zysten des proximalen Oberarms werden meist zufällig diagnostiziert.

Die Therapie der juvenilen Knochenzyste wird sehr kontrovers diskutiert. Es gibt eine große Anzahl verschiedenster Therapiemethoden, die von der Injektion von Steroiden oder Knochenmarkaspiraten über die intramedulläre Stabilisierung mit flexiblen Marknägeln bis zur Kürettage der Läsion mit Auffüllung mit synthetischen, allogenen und autogenen Knochenmaterialien reicht *(Abb. 5)*. Steroid- und Knochenmarkinjektionen werden oft geplant wiederholt durchgeführt. Dabei hat sich die Knochenmarkinjektion gegenüber der Steroidapplikation als unterlegen erwiesen. Trotzdem weisen alle Methoden eine hohe Rezidivrate oder Versagensquote auf. Da viele Zysten nur partiell heilen, dabei aber doch trotz Residuen ein belastbarer Knochen resultiert, ist die Erfolgsbewertung der einzelnen Therapien zusätzlich erschwert. Im Jahre 2016 sind mehrere Studien zur Therapie der juvenilen Knochenzyste erschienen, die alle wichtigen Verfahren beleuchten. Zwar ist die Vergleichbarkeit der Ergebnisse schwierig, doch zeigt sich, dass die intramedulläre Nagelung allein keine überlegenen Heilungsquoten erreichen kann [10, 18]. Auch die Knochenmarksinjektion oder die Steroidtherapie allein führt nicht zu einer zuverlässigen Ausheilung der Zysten in einem akzeptabel

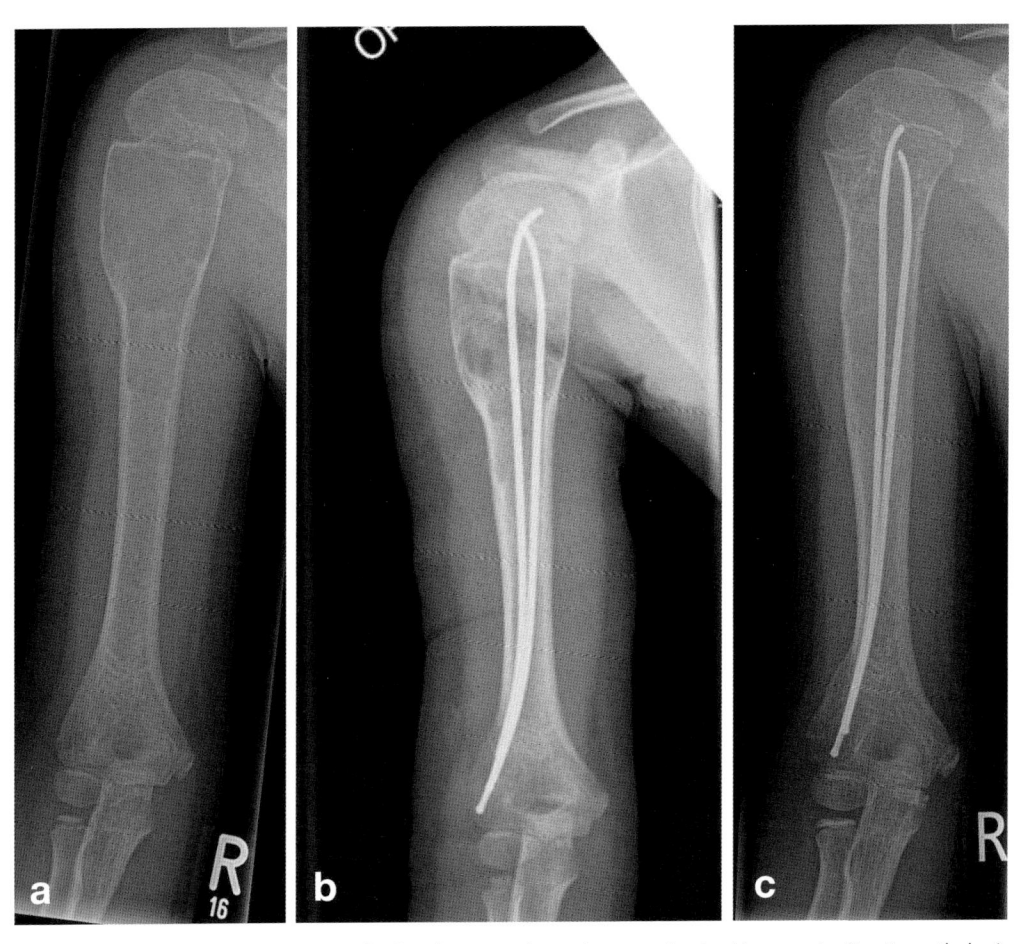

Abb. 5: a) 8-jähriges Mädchen mit juveniler Knochenzyste des rechten proximalen Humerus im Z. n. 3 x pathologischer Fraktur. b) Versorgung durch histologische Sicherung, Cortisoninstillation und flexible intramedulläre Nagelung. c) Verlauf nach 18 Monaten: vollständige Ausheilung der Zyste

Tab. 2: Vergleich der kombinierten Rezidiv- und Teilheilungsraten verschiedener Behandlungsmethoden aus drei Studien zur Therapie der juvenilen Knochenzyste

Studie	Steroid-injektion	Knochenmark-injektion	Flexible intramedulläre Nagelung (FIN)	FIN + Steroide	Kürettage und Spongiosaplastik	Kürettage, Spongiosaplastik und FIN
Li et al. [10]		39,1 %	30,4 %			
Erol et al. [8]					23,8 %	0 %
Traub et al. [18]	36,6 %		50 %	21,4 %		0 %

hohen Prozentsatz [10, 18]. Unterschiedlich fällt die Bewertung der alleinigen Kürettage und Auffüllung mit Knochenmaterial aus: eine Studie [18] berichtet über eine 100 %-Heilung, eine zweite [8] kann dies nicht bestätigen. Diese Studie weist in der Kombination der Anwendung flexibler intramedullärer Nägel und Kürettage und Spongiosaplastik die vollständige Heilung in allen Fällen nach [8]. *Tabelle 2* fasst die Ergebnisse der 3 Studien zusammen. Mit der Kombination aus Steroidbehandlung und flexibler intramedullärer Nagelung erreicht man passable Resultate. Besser schneidet die Kürettage der Läsion mit Auffüllung durch Knochenmaterialien, ab, auch in Kombination mit der flexiblen intramedullären Nagelung. Letztere führt über die interne Stabilisierung des Knochens zu zusätzlicher Stabilität, erlaubt eine frühfunktionelle Behandlung und schützt vor erneuten Frakturen. Deshalb ist sie bei großen Zysten und am proximalen Femur als Zusatzmaßnahme extrem hilfreich.

Fazit

Der wissenschaftlichen Erkenntnisgewinn in der Kinderorthopädie basiert auf klinisch wissenschaftlichen Studien, die neue und bewährte Therapiemethoden vor dem Hintergrund des Erzielens des optimalsten Behandlungsergebnisses evaluieren. Dabei müssen brauchbare Klassifikationen, Messinstrumente für Befunderhebung und Überprüfung des Outcomes ebenso weiterentwickelt werden wie die Therapieprinzipen, die den einzelnen Krankheitsbildern auferlegt wurden. Die interessantesten und relevantesten Teilbereiche der Kinderorthopädie wurden mit ihren aktuellsten Entwicklungen dargestellt. Es sind:

- Vereinheitlich der Sprache in der Analyse der Early-onset-Skoliose durch Einführung und Evaluation einer neuen Klassifikation.
- Notwendigkeit und Timing der Acetabuloplastik in der Therapie der angeborenen Hüftdysplasie und der Restdysplasie im Vorschulalter.
- Bewertung der Dreichfachbeckenosteotomie als potentestes Containment-verbesserndes Verfahren in der operativen Therapie des M. Perthes.
- Bedeutung der arthroskopischen Therapie zur Behandlung des femoroacetabulären Impingements nach Epiphyseolysis capitis femoris und bei jugendlichen Sportlern.
- Diskussion der Tragedauer der Fußabduktionsorthese bei Anwendung des Ponseti-Verfahrens in der Klumpfußtherapie vor dem Hintergrund der Rezidivhäufigkeit und Notwendigkeit des Tibialis anterior Transfers.
- Unterstreichung der Bedeutung der Arthrorise in der operativen Knicksenkfußtherapie als effizientes minimal-invasives Verfahren.
- Beleg für die Kombination von Therapieverfahren mit Nutzung der flexiblen intramedullären Nagelung zur verbesserten Behandlung der juvenilen Knochenzyste.

Literatur

[1] Basheer SZ, Cooper AP, Maheshwari R, Balakumar B, Madan S: Arthroscopic treatment of femoroacetabular impingement follow-

ing slipped capital femoral epiphysis. Bone Joint J 2016; 98-B: 21–27.

[2] Brunner R, Maffiuletti NA, Casartelli NC, Bizzini M, Sutter R, Pfirrmann CW, Leunig M: Prevalence and Functional Consequences of Femoroacetabular Impingement in Young Male Ice Hockey Players. Am J Sports Med 2016; 44: 46–53.

[3] Byrd JW, Jones KS, Gwathmey FW: Arthroscopic Management of Femoroacetabular Impingement in Adolescents. Arthroscopy 2016; 32: 1800–1806.

[4] Carsi MB, Clarke NMP: Acetabuloplasties at Open Reduction Prevent Acetabular Dysplasia in Intentionally Delayed Developmental Dysplasia of the Hip: A Case-control Study: Clin Orthop Relat Res 2016; 474:1180–1188.

[5] Chong DY, Macwilliams BA, Hennessey TA, Teske N, Stevens PM: Prospective comparison of subtalar arthroereisis with lateral column lengthening for painful flatfeet. J Pediatr Orthop B 2015; 24 (4): 345–353.

[6] Cvetanovich GL, Weber AE, Kuhns BD, Hannon CP, D'Souza D, Harris J, Mather RC 3rd, Nho SJ: Clinically Meaningful Improvements After Hip Arthroscopy for Femoroacetabular Impingement in Adolescent and Young Adult Patients Regardless of Gender. J Pediatr Orthop 2016. Epub ahead of print.

[7] Dobbs MB, Frick SL, Mosca VS, Raney E, VanBosse HJ, Lerman JA, Talwalkar VR, Steger-May K, Gurnett CA: Design and descriptive data of the randomized Clubfoot Foot Abduction Brace Length of Treatment Study (FAB24). J Pediatr Orthop B 2017; 26: 101–107.

[8] Erol B, Onay T, Topkar OM, Tokyay A, Aydemir AN, Okay E: A comparative study for the treatment of simple bone cysts of the humerus: open curettage and bone grafting either without instrumentation or with intramedullary nailing. J Pediatr Orthop B 2017; 26 (1): 5–13.

[9] Kagawa Y, Endo H, Tetsunaga T, Fujii Y, Miyake T, Ozaki T: Acetabular development after open reduction to treat dislocation of the hip after walking age. J Orthop Sci 2016; 21: 815–820.

[10] Li W, Xu R, Du M, Chen H: Comparison of titanium elastic intramedullary nailing versus injection of bone marrow in treatment of simple bone cysts in children: a retrospective study. BMC Musculoskelet Disord 2016; 17 (1): 343.

[11] Matsumoto H, Williams B, Park HY, Yoshimachi JY, Roye BD, MPH Roye Jr DP, Akbarnia BA, Emans J, Skaggs D, Smith JT, Vitale MG: The Final 24-Item Early Onset Scoliosis Questionnaires (EOSQ-24): Validity, Reliability and Responsiveness. J Pediatr Orthop 2016. Epub ahed of print.

[12] Morgenstein A, Davis R, Talwalkar V, Iwinski H Jr, Walker J, Milbrandt TA: A randomized clinical trial comparing reported and measured wear rates in clubfoot bracing using a novel pressure sensor. J Pediatr Orthop 2015; 35: 185–191.

[13] Pailhé R, Cavaignac E, Murgier J, Cahuzac JP, de Gauzy JS, Accadbled F: Triple osteotomy of the pelvis for Legg-Calve-Perthes disease: a mean fifteen year follow-up. Int Orthop 2016; 40: 115–122.

[14] Park HY, Matsumoto H, Feinberg N, Roye DP, Kanj WW, Betz RR, Cahill PJ, Glotzbecker MP, Luhmann SJ, Sumeet Garg, S, Sawyer JR, Smith JT, Flynn JM, Vitale MG: The Classification for Early onset Scoliosis (C-EOS) Correlates With the Speed of Vertical Expandable Prosthetic Titanium Rib (VEPTR) Proximal Anchor Failure. J Pediatr Orthop 2015.

[15] Schur MD, Lee C, Arkader A, Catalano A, Choi PD: Risk factors for avascular necrosis after closed reduction for developmental dysplasia of the hip. J Child Orthop 2016; 10: 185–192.

[16] Shin CH, Yoo WJ, Park MS, Kim JH, Choi ICH, Cho TJ: Acetabular Remodeling and Role of Osteotomy After Closed Reduction of Developmental Dysplasia of the Hip. J Bone Joint Surg Am 2016; 98: 952–957.

[17] Stepanovich M, Upasani VV, Bomar JD, Wenger DR: Advanced Containment with Triple Innominate Osteotomy in Legg-Calve-Perthes Disease: A Viable Option Even in Severe Cases. J Pediatr Orthop 2015.

[18] Traub F, Eberhardt O, Fernandez FF, Wirth T: Solitary bone cyst: a comparison of treatment options with special reference to their long-term outcome. BMC Musculoskelet Disord 2016; 17: 162.

[19] Williams BA, Matsumoto H, McCalla DJ, Akbarnia BA, Blakemore LC, Betz RR, Flynn JM, Johnston CE, McCarthy RE, Roye Jr DP, Skaggs DL, Smith JT, Snyder BD, Sponseller PD, Sturm PF, Thompson GH, Yazici M, Vitale MG: Development and Initial Validation of the Classification of Early-Onset Scoliosis (C-EOS). J Bone Joint Surg Am 2014; 96: 1359–1367.

[20] Zionts LE, Jew MH, Bauer KL, Ebramzadeh E, N Sangiorgio S: How Many Patients Who Have a Clubfoot Treated Using the Ponseti Method are Likely to Undergo a Tendon Transfer? J Pediatr Orthop 2016.

6.5 Was gibt es Neues bei der Pseudarthrosenchirurgie?

G. Schmidmaier, J. Weis, A. Moghaddam

1 Einteilungen der Pseudarthrosen

1.1 Definitionen der Pseudarthrosen

Nach der aktuellen Definition der ESTROT (European Society of Tissue Regeneration in Orthopedics and Traumatology) ist eine Pseudarthrose eine Fraktur, die ohne weitere Intervention nicht mehr zur Ausheilung kommt – unabhängig von der bisherigen Behandlungsdauer [10, 11, 13, 16]. Die klassische Einteilung der Pseudarthrosen nach Weber und Cech erfolgte nach rein morphologischen Gesichtspunkten. Historisch wurde von einer verzögerten Knochenheilung gesprochen, wenn in einem Zeitraum von 3–6 Monaten keine Konsolidierung der Fraktur erfolgte. Bei ausbleibender Heilung nach 6–9 Monaten wurde die Diagnose einer Pseudarthrose gestellt [16].

1.2 Analyse von Pseudarthrosen nach dem Diamond Concept

Die multifaktoriellen Ursachen der gestörten Frakturheilung machen in der Therapie der Pseudarthrosen ein individuelles patientenspezifisches Vorgehen notwendig. Hierbei hat sich das sogenannte Diamond Concept etabliert. Eine Studie zeigte, dass 80 % der Patienten mit Pseudarthrosen des Humerus durch Behandlung mit dem Diamond Concept sicher zur Ausheilung gebracht werden konnten [8]. Das Diamond Concept beinhaltet 5 Aspekte, die bei der Therapiewahl analysiert werden müssen [10, 16]:

- Biomechanische Stabilität, z. B durch
  - winkelstabile Implantate
  - Markraumaufbohrung [19]
- Osteogene Zellen in Form von
  - mesenchymalen Stammzellen (MSC) [17]
  - autologer Spongiosa
    - Beckenkamm oder
    - RIA (Reamer-Irrigator-Aspirator)
- Osteokonduktive Strukturen, z. B.
  - homologe und autologe Spongiosa
  - synthetische Knochenersatzmaterialien (z. B. Trikalziumphosphat oder Bioglass) [18]
- Wachstumsfaktoren, z. B.
  - Bone morphogenetic Protein-2 (BMP-2)
  - Bone morphogenetic Protein-7 (BMP-7) [4]
- Vaskularisation durch
  - gefäßchirurgische oder plastische Intervention
  - lokale Induktion einer Masquelet-Membran [10]
  - ossäres Débridement

1.3 Klassifikationen der Pseudarthrosen

1.3.1 Morphologische Einteilung

Im klassischen Sinne werden Pseudarthrosen in 4 Arten eingeteilt:

- hyperthrophe Pseudarthrosen
- atrophe Pseudarthrosen
- Defektpseudarthrosen und
- Infektpseudarthrosen

1.3.2 Einteilung nach dem Non-Union Scoring System

Diese Klassifikation ist jedoch häufig nicht ausreichend, um die individuelle Situation des Patienten zu erfassen. Hier ist als genauere Klassifikation das „Non-Union Scoring System" (NUSS) von Calori et al. zu nennen. Anhand von 15 Kategorien werden Punkte vergeben, die sich zum Schluss addieren. Je höher die Punktzahl ist, desto schwieriger ist die Situation und desto komplexer müssen die Maßnahmen sein, um die Pseudarthrose erfolgreich zu behandeln [15].

2 Therapiewahl

2.1 Operativ vs. konservativ

2.1.1 Konservativ

Konservative Verfahren kommen vor allem in der Frühphase der Pseudarthrosenbehandlung zum Einsatz und setzen eine ausreichende mechanische Stabilität sowie die noch bestehende ossäre Regenerationsfähigkeit des Knochens voraus. Die gängigste Methode der konservativen Behandlung bei verzögerter Frakturheilung, speziell im Bereich der unteren Extremität, ist die konsequente Belastungsaufnahme bis zur Vollbelastung [16]. Die additive Therapie mit niedrigenergetischem Ultraschall ist kritisch zu beurteilen. Aktuelle Studien bei Pseudarthrosen langer Röhrenknochen zeigen keine Effektivität [1, 14].

Eine Studie von Biglari et al. ergab, dass lediglich bei 33 % der 61 mit niedrigenergetischem Ultraschall (Bioventus LLC, EXOGEN® ultrasound bone healing system, Durham, NC 27703, USA) behandelten Patienten eine erfolgreiche Heilung erzielt werden konnte [1]. In einer weiteren Studie von Moghaddam et al. konnte keine Expression von Knochenwachstumsfaktoren durch die Behandlung festgestellt werden. Bei dieser Studie mit 19 Patienten wurden die Serum-Zytokine Transforming Growth Factor-β1 (TGF-β1), Platelet-derived Growth Factor (PDGF) und Basic Fibroblastic Growth Factor (bFGF) als Zeichen einer fortschreitenden Knochenheilung gemessen. Bei Studienende konnte keine signifikante Erhöhung der Serum-Zytokine festgestellt werden. Damit stellt der niedrigenergetische Ultraschall keinen ausreichenden Stimulus für eine Erhöhung der Zytokine dar und fördert somit nicht die Knochenheilung bei der Pseudarthrose langer Röhrenknochen [14]. Die Behandlung mit niedrigenergetischem Ultraschall ist wahrscheinlich nur bei denjenigen Patienten erfolgreich, die auch ohne die Behandlung eine gute Spontanheilungstendenz hätten.

Entscheidende Kriterien für eine erfolgreiche konservative Behandlung sind [11]:

- Ausreichende Stabilität der osteosynthetischen Versorgung
- Defektgröße von < 5 mm
- Infektfreiheit in der Vorgeschichte
- Ein Therapiebeginn < 5 Monate nach der Fraktur
- NUSS-Score < 35

2.1.2 Operative Therapie

Gewinnung von Knochenersatzmaterial

Beckenkammspongiosa
Beckenkammspongiosa dient häufig als Quelle zur Gewinnung von autologer Spongiosa. Dieses Verfahren ist weit verbreitet und gilt weiterhin als Goldstandard in der chirurgischen Versorgung von Pseudarthrosen. Sie hat eine optimale Konsistenz und kann als trikortikaler Span eine gute Primärstabilität gewährleisten. Problematisch zeigen sich allerdings

- die begrenzte Verfügbarkeit
- unterschiedliche Qualität und Quantität [16]
- die teils hohe Entnahmemorbidität [10]

RIA-Methode
Eine Alternative zur autologen Spongiosagewinnung ist die Anwendung von RIA (Reamer-Irrigator-Aspirator, DePuy Synthes). Dabei wird nach perkutaner Eröffnung des Markraums durch eine kombinierte Bohrung, Spülung und Unterdruckabsaugung aus langen Röhrenknochen MSC-reiche autologe Spongiosa gewonnen. RIA wird vorwiegend am Femurschaft, aber auch am Tibiaschaft durchgeführt [16]. Eine Studie von Kuehlfluck et al. konnte zeigen, dass RIA-Material Vorteile im

Vergleich zur autologen Spongiosa bietet. Neben einer geringeren Entnahmemorbidität zeigt RIA-Material auch ein besseres osteogenes Potenzial im Vergleich zu Spongiosa [6]. Auch Westhauser et al. haben in ihrer Studie gezeigt, dass RIA-Material eine klinisch nutzbare alternative Quelle für Mesenchymale Stammzellen mit hoher osteogener Potenz darstellt. Zusätzlich konnte die Studie herausstellen, dass RIA-MSC empfindlicher als Spongiosa auf schon geringe BMP-7-Konzentrationen reagiert [5, 17].

Wachstumsfaktoren
Aufgrund der begrenzten Verfügbarkeit von autologer Spongiosa und der teils hohen Entnahmemorbidität spielt die Anwendung von Wachstumsfaktoren eine entscheidende Rolle bei der physiologischen Frakturheilung und Knochenregeneration.

Momentan sind 2 Wachstumsfaktoren zur Knochenregeneration in der Orthopädie und Unfallchirurgie zugelassen:

- Bone Morphogenetic Protein 2 (BMP-2), zugelassen für offene Unterschenkelfrakturen
- Bone morphogenetic Protein 7 (BMP-7), zugelassen zur Behandlung von Pseudarthrosen am Tibiaschaft

BMP-7 ist zurzeit kommerziell nicht mehr erhältlich, sodass alternativ BMP-2 (Fa. Medtronic) eingesetzt wird. Die Autoren empfehlen einen zusätzlichen Einsatz von BMPs bei gescheitertem Therapieversuch mit autologer Spongiosa [16].

Eine Studie von Haubruck et al. hat 10 Pseudarthrose-Patienten, die mit BMP-7 und autologer Spongiosaplastik versorgt wurden, einer Kontrollgruppe aus ebenfalls 10 Pseudarthrose-Patienten gegenübergestellt, die nur mit autologer Spongiosaplastik versorgt worden sind. Das Ziel der Studie war herauszufinden, ob BMP-7 einen modulierenden Effekt auf die Entzündungs- und Angiogenetischen Zytokine (Vascular Endothelial Growth Factor (VEGF), Tumornekrosefaktor-alpha (TNF-α) und andere Interleukine) hat und damit die Knochenheilung verbessert. Das Studienergebnis zeigte, dass BMP-7 zu einer früheren und höheren Expression von entzündlichen und angiogenetischen Zytokinen führt und somit die Knochenheilung initiiert [4]. Ähnliche Ergebnisse konnte eine Studie mit 45 Patienten beobachten, in der die Effektivität von BMP-7 auf die Knochenheilung von Frakturen der langen Röhrenknochen untersucht wurde. Die Therapiegruppen wurden differenziert in:

1. Frakturpatienten, die eine Pseudarthrose entwickelten,
2. Pseudarthrose-Patienten, die mit BMP-7 behandelt wurden,
3. Frakturpatienten, die regelrecht heilten.

Dabei wurden Serum-Proben von denjenigen Patienten analysiert, die eine Pseudarthrose hatten und mit BMP-7 behandelt wurden. In dem 1-Jahres-Follow-up wurden die Serum-Konzentrationen von Transforming Growth Factor Beta (TGF-β), Platelet-derived growth factor (PDGF) und Basic Fibroblast Growth Factor (BFGF) gemessen und dann mit der Zytokin-Expression der beiden Vergleichsgruppen abgeglichen um herauszufinden, ob BMP-7 das Mikromilieu im Frakturspalt verändert und somit zur Knochenheilung beiträgt. Die Studie konnte belegen, dass BMP-7 zu einer Zytokin-Expression führt, die der der Gruppe, die regelrecht heilte, glich und sich von der Gruppe, die eine Pseudarthrose entwickelte, signifikant unterschied. Dies führt zu dem Schluss, dass BMP-7 durch eine erhöhte Serum-Expression von TGF-β, PDGF und BFGF und folglich vermehrter Angiogenese, Mitogenese und Osteogenese zur Knochenheilung beiträgt [9].

2.2 OP-Verfahren und Implantate

Entsprechend dem Diamond Concept ist die Optimierung der mechanischen Stabilität bei hypertrophen Pseudarthrosen angezeigt. Im Fall einer instabilen Osteosynthese ist eine Re-Osteosynthese erforderlich. In einfachen Fällen genügt oft eine Dynamisierung eines einliegenden Marknagels mit anschließender Vollbelastung [16]. Bei komplexeren Fällen ist eine Re-Osteosynthese mit Markraumaufbohrung und Osteosynthese durch einen stärkeren Nagel erforderlich [16, 19].

Atrophe Pseudarthrosen zeichnen sich durch eine insuffiziente und stagnierte knöcherne Heilung aus. Entsprechend dem Diamond Concept ist daher eine zusätzliche biologische Aktivierung der knöchernen Regeneration notwendig [15, 16]. Zu Beginn erfolgt ein radikales Débridement des avitalen Pseudarthrosenareals, bis an beiden Knochenenden gut durchblutetes und vitales Gewebe verbleibt. Nekrotisches Knochenmaterial muss vollständig und radikal entfernt werden, da nur vitaler Knochen eine Regeneration erlaubt [16]. Die Qualität des Débridements ist laut Mauffrey et al. das Schlüsselelement für den Behandlungserfolg [7]. Zur Optimierung der biomechanischen Stabilität und Korrektur von Fehlstellung müssen häufig eine vollständige Implantatentfernung und ein Verfahrenswechsel mit Re-Osteosynthese durchgeführt werden. Nach radikalem Débridement der Pseudarthrose und Re-Osteosynthese erfolgt die Defektauffüllung mit autologer Spongiosa. Hier kann additiv die Applikation von einem Scaffold (Trägermaterial) z. B. Trikalziumphosphat (TCP) benötigt werden. Ein optimaler Scaffold sollte nicht nur osteoinduktiv sein, sondern leicht zu handhaben, zudem eine hohe Zelladhäsion und eine ausreichende Primärstabilität bieten und dennoch eine hohe Flexibilität behalten. Alle Faktoren werden unter den „4 Fs" zusammengefasst [16]:

- Form
- Funktion
- Fixation
- Formation

Eine vielversprechende Alternative zu den zur Zeit im Handel erhältlichen Trägermaterialen stellt 45S5-typ bioaktives Glas dar, wie Westhauser et al. in ihrer Studie belegen konnten [18]. Bioaktives Glas zeichnet sich durch eine hohe Biokompatibilität aus, da die chemische Zusammensetzung dem menschlichen Knochen sehr ähnlich ist. Hier sind in den nächsten Jahren weitere Entwicklungen zu erwarten.

2.3 Knochenaufbau in Masquelet-Technik

Bei knöchernen Defekten unter 2 cm und fehlendem Infektverdacht kann die Defektauffüllung als einzeitiges Therapiekonzept durchgeführt werden. Bei größeren Defekten und einem vorliegendem Infektgeschehen sollte der Knochenaufbau in einem zweizeitigen Verfahren in der Masquelet-Technik erfolgen [10, 15].

2.3.1 Schritt 1

In einer ersten Operation wird der Defektspalt nach Débridement und Entfernung von avitalem Knochengewebe mit PMMA-Zement (PMMA: Polymethylmethacrylat) aufgefüllt. Der PMMA-Zement sollte über die angrenzenden vitalen Knochen angelagert werden. Durch eine Fremdkörperreaktion erfolgt die Induktion einer dem Periost ähnlichen hochvitalen Membran, welche vor allem für die Durchblutung des später transplantierten Graft-Materials verantwortlich ist. Dieser erste Schritt kann so oft wiederholt werden, bis eine Infektsanierung stattgefunden hat [10, 16]. Das einliegende Osteosynthesematerial sollte bei Verdacht auf eine stattgehabte Infektion immer vollständig entfernt werden und die Extremität bis zur zweiten Operation z. B. durch einen Fixateur extern fixiert werden. Adhärente Keime auf der Implantatoberfläche können durch eine Sonifikation erfasst werden. Dadurch kann das genaue Keimspektrum zur Anpassung der Antibiotikatherapie definiert werden. Das debridierte Knochengewebe wird einer mikrobiologischen und pathologischen Untersuchung zugeführt. Bei positivem Keimnachweis sind ein erneutes Débridement und die Anpassung der lokalen Antibiotikabehandlung bis zur gesicherten Keimfreiheit in den Gewebeproben erforderlich [16].

2.3.2 Schritt 2

Nach Infektsanierung und einem Intervall von 6–8 Wochen erfolgt in einem 2. Schritt die Defektrekonstruktion mit Knochenaufbau und ggf. Re-Osteosynthese. Die gebildete Masquelet-Membran wird längs eröffnet, der einliegende PMMA-Zement vorsichtig entfernt und der Defekt mit einer Kombination aus MSC-reicher autologer Spongiosa (z. B. Beckenkammspongiosa oder RIA-Material), Knochenersatzmaterial (z. B. TCP) und einem osteoinduktiven Wachstumsfaktor (z. B. BMP-7 oder BMP-2) aufgefüllt [16].

3 Infektpseudarthrosen (Osteitis)

Bakterielle Infektionen können den Grund für eine erfolglose Knochenheilung darstellen [10]. Eine Studie von Dapunt et al. ergab, dass gerade Low-grade-Infektionen mit der Standarddiagnostik häufig übersehen werden. Bei ⅓ der Patienten mit atropher Pseudarthrose wurde trotz fehlender klinischer und laborchemischer Zeichen für eine Infektion im Verlauf ein Low-grade-Infekt festgestellt [2]. Untersuchungsergebnisse von Moghaddam et al. konnten zeigen, dass durch die lokale Verwendung von mit Antibiotikum (Gentamycin, Vancomycin – einzeln oder in Kombination) angereichertem PMMA (Polymethylmethacrylat)-Zement eine erfolgreiche Infektsanierung möglich war [10].

4 Nachbehandlung nach versorgter Pseudarthrose

Bezüglich der Nachbehandlung wird bei der unteren Extremität eine Teilbelastung mit 20 kg für 6 Wochen mit anschließend sukzessiver Belastungssteigerung empfohlen [11]. Bei der oberen Extremität wird für den gleichen Zeitraum die aktive Lastaufnahme vermieden, eine Beübung durch den Physiotherapeuten ist jedoch möglich. Es ist zu beachten, dass Patienten trotz erfolgreicher Behandlung auch nach längerer Zeit noch über Belastungsschmerzen klagen können. Hierbei kann eine Dystrophie (verminderter Kalksalzgehalt im Knochen) vorliegen. Um die Genesung zu unterstützen, ist eine frühzeitige additive Therapie mit Vitamin D3 in Betracht zu ziehen.

5 Feststellung der Heilung

5.1 Subjektive Scores

Um den Therapieerfolg nachzuverfolgen und die Behandlung gegebenenfalls anzupassen, werden Faktoren wie das subjektive Schmerzempfinden im Bereich der Pseudarthrose, der Mobilitätsgrad, die Alltagsaktivität, der Zeitpunkt des Wiedereintritts der Arbeitsfähigkeit und der Fragebogen Short-Form 12 (SF-12) berücksichtigt. Der SF-12 ist ein Messinstrument zur gesundheitsbezogenen Lebensqualität der Patienten, der sich in die Bereiche „körperliche Gesundheit" und „psychische Gesundheit" aufteilt [10, 15].

5.2 Radiologische Beurteilung

Die konventionelle Röntgendiagnostik der betroffenen Extremität in 2 Ebenen mit Einschluss der angrenzenden Gelenke ist als Standardbildgebung durchzuführen. Beurteilungskriterien für oder gegen eine knöcherne Konsolidierung sind:

- eine knöcherne Durchbauung von mindesten 3 von 4 Kortizes,
- eine sekundäre Implantatlockerung sowie
- eine mögliche sekundäre Achsabweichung.

5.3 DCE-MRT

Bei der DCE-MRT (Dynamic contrast-enhanced magnetic resonance imaging) können durch die Beurteilung der Vaskularisation des Knochens vitale Knochenareale von nicht-vitalen Arealen abgegrenzt werden [3, 16].

6 Komplikationsvermeidung

Durch eine stabile Primärosteosynthese kann die Entstehung einer Pseudarthrose in vielen Fällen vermieden werden. Besonders bei offenen Unterschenkelfrakturen können antibiotikabeschichtete Marknägel (ETN PROtect, DePuy Synthes) eine wirksame Prophylaxe für Infektionen und Pseudarthrosen darstellen [16]. Randomisierte Studien hierzu fehlen. Eine Studie von Moghaddam et al. belegte, dass bei 25 Patienten, die mit ETN PROtect versorgt wurden, keine lokalen oder systemischen Nebenwirkungen durch Gentamicin eintraten. In der Studie wurde Patienten präoperativ, sowie in

1–4 Wochen, 3 und 6 Monaten und nach 1 Jahr Blut abgenommen und der Gentamicin-Spiegel gemessen, der konstant das am niedrigsten messbare Level von 0,2 mg/dL nicht überschritt [12].

Die Heilung einer Pseudarthrose benötigt eine längere Zeit als die normale Frakturheilung (bis zu 12 Monate). Aufgrund dessen ist die Wahl eines stabilen Implantates vonnöten [13]. Hier ist die Empfehlung, eine intramedulläre Osteosynthese zu verwenden und bei Versorgung mit einer Plattenosteosynthese gegebenenfalls auf ein Stahl-Implantat auszuweichen.

Bei einer Osteitis ist eine potenziell effektive Therapie, den PMMA-Zement bei Masquelet-Technik sowohl mit Gentamycin als auch Vancomycin zu vermengen, um durch den synergistischen Effekt eine größere Therapiebreite zu erreichen [10].

Bei der Gewinnung von RIA ist eine Röntgenaufnahme des Oberschenkels in 2 Ebenen zur präoperativen Vorbereitung sehr wichtig [11, 15]. Intraoperativ ist es elementar, den Führungsdraht in sicheren 2 Ebenen darzustellen, um die korrekte Positionierung zu überprüfen.

Fazit

Die Diagnostik und Behandlung von komplexen und atrophen Pseudarthrosen und Infektpseudarthrosen sollte zukünftig in enger disziplinärer Zusammenarbeit durch Extremitäten-Boards bestehend aus Orthopäden/Unfallchirurgen, Gefäßchirurgen, Radiologen und plastischen Chirurgen erfolgen. In der Behandlung von Pseudarthrosen ist primär eine genaue Analyse der Pseudarthrose sowie eine richtige Einschätzung der Patientenspezifischen Risiken für die Planung der weiteren Therapie essenziell. Wichtig ist dabei eine stabile Osteosynthese. Bei Infektionen ist die Masquelet-Technik mit additiver Anlagerung von Vancomycin und Gentamycin ein effektives Verfahren zur Keim-Eradikation. Zur Defektauffüllung ist als Alternative zur autologen Spongiosa aus dem Beckenkamm das Verfahren mittels RIA in Erwägung zu ziehen.

Literatur

[1] Biglari B, Yildirim TM, Swing T et al.: Failed treatment of long bone nonunions with low intensity pulsed ultrasound. Arch Orthop Trauma Surg 2016; 136 (8): 1121–1134. [EBM III]

[2] Dapunt U, Spranger O, Gantz S et al.: Are atrophic long-bone nonunions associated with low-grade infections? Therapeutics and clinical risk management 2015; 11: 1843–1852. [EBM Ib]

[3] Fischer C, Preubeta EM, Tanner M et al.: Dynamic Contrast-Enhanced Sonography and Dynamic Contrast-Enhanced Magnetic Resonance Imaging for Preoperative Diagnosis of Infected Nonunions. J Ultrasound Med 2016; 35 (5): 933–942. [EBM Ib]

[4] Haubruck P, Kammerer A, Korff S et al.: The treatment of nonunions with application of BMP-7 increases the expression pattern for angiogenic and inflammable cytokines: a matched pair analysis. J Inflamm Res 2016; 9: 155–165. [EBM IIb]

[5] Höllig M, Westhauser F, Schmidmaier G et al.: MSC aus RIA-Material besitzen hohes osteogenes Potenzial und reagieren empfindlich auf Stimulation durch BMP 7. Deutscher Kongress für Orthopädie und Unfallchirurgie (DKOU 2016) DocPO29–708 (PO29–708); 25.–28.10.2016; Berlin. Düsseldorf: German Medical Science GMS Publishing House. [EBM Ib]

[6] Kuehlfluck P, Moghaddam A, Helbig L et al.: RIA fractions contain mesenchymal stroma cells with high osteogenic potency. Injury 2015; 46 Suppl 8: S23–32. [EBM Ib]

[7] Mauffrey C, Giannoudis PV, Conway JD et al.: Masquelet technique for the treatment of segmental bone loss have we made any progress? Injury 2016; 47 (10): 2051–2052. [EBM IV]

[8] Miska M, Findeisen S, Tanner M et al.: Treatment of nonunions in fractures of the humeral shaft according to the Diamond Concept. Bone Joint J 2016; 98-B (1): 81–87. [EBM IV]

[9] Moghaddam A, Breier L, Haubruck P et al.: Non-unions treated with bone morphogenic protein 7: introducing the quantitative measurement of human serum cytokine levels as promising tool in evaluation of adjunct non-union therapy. J Inflamm (Lond) 2016; 13: 3. [EBM IIb]

[10] Moghaddam A, Ermisch C, Fischer C et al.: Tibial defects and infected non-unions: Treatment results after Masquelet technique. Orthopäde 2016. [EBM III]

[11] Moghaddam A, Ermisch C, Schmidmaier G: Non-Union Current Treatment Concept. Shafa Ortho J 2016; 3 (1): e4546.). [EBM Ib]

[12] Moghaddam A, Graeser V, Westhauser F et al.: Patients' safety: is there a systemic release of gentamicin by gentamicin-coated tibia nails in clinical use? Therapeutics and clinical risk management 2016; 12: 1387–1393. [EBM I]

[13] Moghaddam A, Thaler B, Bruckner T et al.: Treatment of atrophic femoral non-unions according to the diamond concept: Results of one- and two-step surgical procedure. J Orthop 2016; 14 (1): 123–133. [EBM III]

[14] Moghaddam A, Yildirim TM, Westhauser F et al.: Low intensity pulsed ultrasound in the treatment of long bone nonunions: Evaluation of cytokine expression as a tool for objectifying nonunion therapy. J Orthop 2016; 13 (4): 306–312. [EBM II a]

[15] Moghaddam A, Zietzschmann S, Bruckner T et al.: Treatment of atrophic tibia non-unions according to 'diamond concept': Results of one- and two-step treatment. Injury 2015; 46: S39–S50. [EBM III]

[16] Schmidmaier G, Moghaddam A: Long Bone Nonunion. Zeitschrift fur Orthopädie und Unfallchirurgie 2015; 153 (6): 659–674; quiz 75–76. [EBM Ib]

[17] Westhauser F, Hollig M, Reible B et al.: Bone formation of human mesenchymal stem cells harvested from reaming debris is stimulated by low-dose bone morphogenetic protein-7 application in vivo. J Orthop 2016; 13 (4): 404–408. [EBM Ib]

[18] Westhauser F, Weis C, Prokscha M et al.: J Three-dimensional polymer coated 45S5-type bioactive glass scaffolds seeded with human mesenchymal stem cells show bone formation in vivo. Mater Med 2016; 27: 119. [EBM Ib]

[19] Westhauser F, Zimmermann G, Moghaddam S et al.: Reaming in treatment of non-unions in long bones: cytokine expression course as a tool for evaluation of non-union therapy. Arch Orthop Trauma Surg 2015; 135 (8): 1107–1116. [EBM IIb]

6.6 Was gibt es Neues bei der minimal-invasiven Fußchirurgie?

F. MATTES

Die minimal-invasive Fußchirurgie (im folgenden MIS genannt) erfreut sich nach ihrer Verbreitung in den südeuropäischen Ländern nun auch in Nordeuropa zunehmender Beliebtheit. Zunächst als Hochrisiko-Außenseitertherapie verschmäht, zeigt die aktuelle Datenlage zumindest am Vorfuß beim Erwachsenen die Vergleichbarkeit hinsichtlich ihrer Ergebnisse bei niedrigen Komplikationsraten. Obwohl die MIS auch beim pädiatrischen Patienten hinsichtlich supramalleolärer und calcanärer Korrekturen Verbreitung gefunden hat [11] und auch die Ergebnisse hinsichtlich der Behandlung des Rückfußes und beim Charcot-Fuß des Erwachsenen [8] hoffnungsvoll stimmen, soll hier nur auf die Ergebnisse der Hallux valgus-Korrektur eingegangen werden.

1 Hallux valgus-Definition

Eine Varusstellung des 1. Mittelfußknochen (MT-I) in Kombination mit einer Pronations-valgus-Fehlstellung der Großzehe wird Hallux valgus genannt [5]. Eine schmerzhafte Bursitis über dem medialen MT-I-Köpfchen im Anfangsstadium ist im Verlauf oft mit Kleinzehenfehlstellungen vergesellschaftet.

1.1 Einteilung des Hallux valgus

Neben der Länge und der Stellung des MT-I zur Auftrittsfläche und der Position des Sesambeinkomplexes werden 3 Winkel am Röntgenbild des belasteten Fußes zur Indikationsstellung genutzt (Abb. 1).

Es ist dies der Winkel zwischen MT-I und MT-II = Intermetatarsale-1-Winkel = IMA (normal 8–10°),

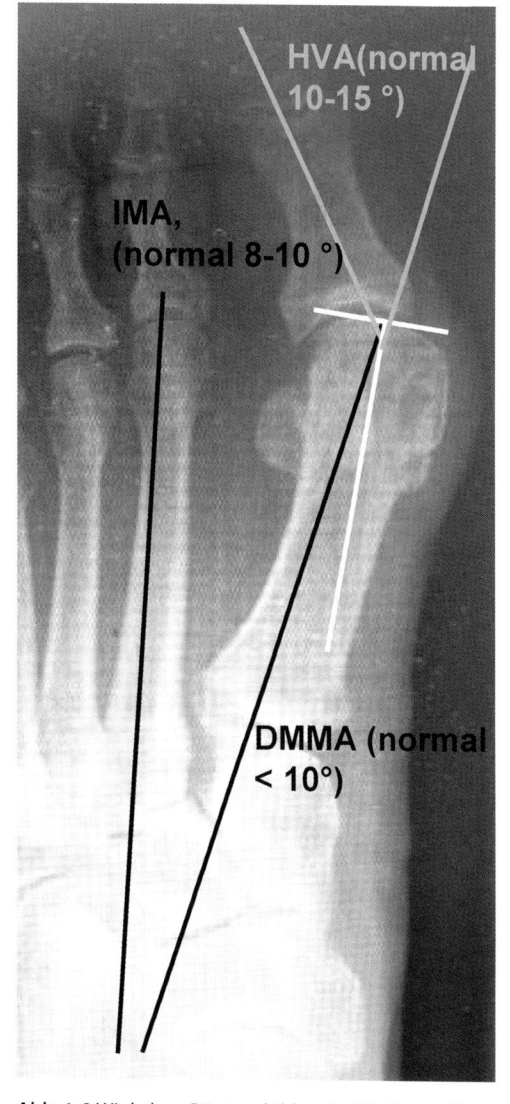

Abb. 1: 3 Winkel am Röntgenbild zur Indikationsstellung

der Hallux valgus-Winkel = HVA (normal 10–15°) zwischen MT-I- und Grundgliedachse. Schließlich noch der sogenannte distale Gelenkflächenwinkel = Distal metatarsale articular angle DMAA (= PASA) (°normal < 10°). Er wird zwischen der MT-I-Achse und dessen distaler Gelenkfläche gebildet. Er zeigt somit an, um wieviel Grad die Gelenkfläche nach lateral abfällt *(Abb. 1)*. So unterscheidet man entsprechend zwischen einem milden (IMA bis 11°, HVA < 20°), moderaten (IMA bis 16°, HVA < 40°) und einem ausgeprägtem Hallux valgus (IMA > 16, HVA > 40°) *(Tab. 1)*.

Tab. 1: Einteilung des Hallux valgus nach Mann und Coughlin [1]

	Grad 1 Mild	Grad 2 Moderat	Grad 3 Severe
IMA	≤ 11°	> 11 bis < 16°	> 16°
HVA	< 20°	20°–40°	> 40°
Subluxation des tibialen Sesamoides	< 50 %	50–75 %	> 75 %

1.1.1 Indikationsstellung zur Hallux valgus-Korrektur

Prinzipiell gelten in der offenen und der minimalinvasiven Hallux valgus-Chirurgie die gleichen Indikationen. So kommt zur Korrektur des milden bis moderaten Hallux valgus ein distales Verfahren zur Anwendung (Austin = Chevron, Scarf, MICA, Reverdin-Isham-Osteotomie). Übersteigt der IMA 16° bzw. der HVA 40°, sollte ein proximales – also basisnahes – Osteotomieverfahren verwendet werden. Hier steht als Äquivalent zur basisnahen öffnenden (Opening Wedge) bzw. schließenden Keilresektion (Closing Wedge), die minimal-invasive basisnah schließende Keilresektion (MIS Base Wedge-Osteotomie) zur Verfügung. Die minimalinvasive Lapidus-Arthrodese befindet sich derzeit noch im Versuchsstadium *(Tab. 2)*.

Tab. 2: Indikationskriterien für eine distale bzw. proximale Hallux valgus-Korrektur

	Distales Verfahren	Proximales Verfahren
Hallux valux-Winkel (HVA: normal < 15°)	< 40°	> 40°
Intermetatarsale-1-Winkel (IMA: normal < 10°)	< 16°	> 16°

1.1.2 Prinzip der offenen Hallux-Korrektur

Bis dato stellt die Hallux valgus-Korrektur wahrscheinlich den mit am häufigsten durchgeführten Eingriff am distalen Vorfuß dar. Mit der Austin- und Scarf-Osteotomie stehen uns hier in der offenen Fußchirurgie 2 potente Verfahren zur Verfügung, an denen sich die minimal-invasive Fußchirurgie messen lassen muss. Kommt es bei der Austin- bzw. Chevron-Osteotomie durch eine Lateralisierung des Metatarsale-1-Köpfchens (MT-I-Köpfchen) zur Korrektur des Hallux valgus und der Rezentrierung des Sesambeinkomplexes unter dem MT-I-Köpfchen, hat die Scarf Osteotomie neben größerem Korrekturpotenzial auch die Möglichkeit der Korrektur des DMAA.

1.1.3 Prinzip der minimal-invasiven Fußchirurgie

In der minimal-invasiven oder auch perkutanen Fußchirurgie – im folgenden MIS genannt – werden Fußfehlstellungen über ca. 0,3 cm kleine Hautinzisionen korrigiert. Hierzu werden speziell geformte, niedrigtourig (6 000 U/min) angetriebene rechtsdrehende Fräsen mit einem Minimaldurchmesser von 2 mm verwendet. Es werden dabei meist schließende Keilresektionen durchgeführt. Auf eine osteosynthetische Stabilisierung wird bis auf die MICA und die basisnahe schließende Keilresektion möglichst verzichtet. Die intraoperativen Schritte werden Bildwandler-gesteuert überprüft. Postoperativ werden die Korrekturen durch spezielle, leicht überkorrigierende Verbände gehalten. Der Fuß darf postoperativ im Therapieschuh voll belastet werden.

Problem: Durch die schließende Osteotomie kommt es zu einem Längenverlust, der dem Fräsendurchmesser von mindestens 2 mm entspricht. Bei Mehrfachosteotomien muss dies in der präoperativen Planung mit einberechnet werden.

1.1.4 Prinzip der MIS Hallux-Korrektur

Die distale MIS Hallux valgus-Korrektur beginnt zunächst mit der Exostosenabtragung am MT-1-Köpfchen. Dem folgt die Isham- bzw. Chevron-Osteotomie. Erst daran schließt sich das laterale Release an. Wird das laterale Release schon vorher durchgeführt, besteht kein Wiederlager mehr, um das MT-Köpfchen zu verschieben.

Sowohl Isham- als auch die MIS-Chevron-Osteotomie (in Kombination mit einer Akin-Osteotomie auch MICA genannt) werden meist mit einer Akin-Osteotomie kombiniert. Problematisch bleibt die Verkürzung des ersten Strahles. Da es sich bei der perkutanen Osteotomie meist um schließende Keilosteotomien handelt, muss bei einem Durchmesser der Fräse von ca. 2 mm bei einer Doppel-Osteotomie am MT-1 in Kombination mit einer Akin-Osteotomie von mindestens 6 mm gerechnet werden. Um eine Transfermetatarsalgie zu verhindern, sollte dies in der präoperativen Planung mit einbezogen werden. Lediglich die perkutane Chevron-Osteotomie erlaubt bei nach distal gerichteter Fräsführung wie in der offenen Fußchirurgie eine Verlängerung. Nur MICA und die basisnahe schließende Osteotomie erlauben eine Plantarisierung des MT-I-Köpfchens.

2 Die Reverdin-Isham-Osteotomie

Die von Steve Isham modifizierte Reverdin-Osteotomie [1] ist eine perkutane intraartikuläre medial schließende Osteotomie. Die laterale Kortikalis bleibt erhalten. Somit wird durch eine mediale Rotation das MT-I-Köpfchen neu ausgerichtet und der distale metatarsale Winkel (DMAA) korrigiert. Damit die intraoperative Stellung gehalten werden kann, muss entweder eine Schraubenosteosynthese durchgeführt oder ein spezieller postoperativer Verband angelegt werden, der das metatarsale Köpfchen an der Metaphyse fixiert.

Die sofortige Vollbelastung und der stabilisierende Verband führen zur schnellen Heilung durch den plantaren Druck auf die Knochenkontaktflächen.

2.1 Ergebnisse

In einer randomisierten Studie mit einer Nachbeobachtungszeit von 48 Monaten zwischen 2010 und 2012 an 80 Patienten (75 Frauen (93,4 %) und 5 Männer (6,6 %)) konnten Biz et al. [1] neben einer Rezentrierung des Sesambeinkomplexes und einer 100 % ossären Konsolidierung nach 3 Monaten eine signifikante postoperative Verbesserung des HVA- (-12,50°), des IMA- (-3,90°) und des DMMA- (-4,72°) Winkels bei Kongruenz des MT-I-Köpfchens beobachten. Der American Orthopedic Foot and Ankle Society (AOFAS)-Score verbesserte sich von präoperativen 54,1 auf 87,1 Punkte (p < 0,0001) beim letzten Follow-up.

Carvalho [2] konnte zudem zeigen, dass hinsichtlich des postoperativen Outcomes zwischen unilateraler bzw. gleichzeitiger bilateraler Isham-Korrektur kein Unterschied besteht. Zwischen 2005 und 2009 wurden 61 Patienten behandelt. 29 unilateral (Gruppe I) und 32 simultan bilateral (Gruppe II). Der AOFAS-Score lag insgesamt bei 86,8 Punkten (82,9 in Gruppe I und 88,6 in Gruppe II (p > 0,05)). In Gruppe I waren 90,6 % der Patienten und in Gruppe II 89,7 % der Patienten (p > 0,05) zufrieden bis sehr zufrieden.

2.2 Komplikationsvermeidung

Bei den offenen distalen Hallux valgus-Korrekturen beobachtet man in 10–20 % der Fälle eine Bewegungseinschränkung im Großzehengrundgelenk [1]. Dies lässt sich bei der intraartikulären Reverdin-Isham-Osteotomie leider auch beobachten [1]. Dies wird auf einen zurückbleibenden intraartikulären Knochendetritus zurückgeführt. Allgemein wird hier die ausgedehnte postoperative Lavage zur Ausspülung des verbliebenen Knochendetritus über die operativen Zugänge empfohlen [1].

Fazit

Die Reverdin-Isham-Osteotomie ist ein sicheres und effektives Verfahren zur Korrektur leichter bis mittlerer Hallux valgus-Fehlstellungen bei vergrößertem DMAA und guter MTP-1-Kongruenz [9].

3 Die minimal-invasive Chevron-Akin-Osteotomie (MICA)

Bei der MICA handelt es sich um die Kombination einer modifizierten Chevron (= Austin)-Osteotomie und einer Akin-Osteotomie. Das MT-I-Köpfchen wird lateralisiert und kann bei Bedarf plantarisiert werden. Es handelt sich aber im Gegensatz zum offenen Verfahren um eine extraartikuläre Osteotomie [7]. Auch eine Verlängerung oder Verkürzung des MT-I sind je nach Richtung der Fräse möglich. Soll weder verkürzt noch verlängert werden, müsste die Fräse 10° nach distal und 10° nach plantar gerichtet werden. Der Port für die Osteotomie liegt medial und etwas proximal der Exostose am Übergang vom oberen zum unteren Drittel des MT-I. Zunächst wird der dorsale Schenkel direkt nach oben gefräst. Dann der plantare Schenkel, der horizontal zur Auftrittsfläche liegt und für eine trikortikale Osteosynthese eher kurz sein sollte. Mit einem Elevatorium wird das Köpfchen nach lateral verschoben und mit 2 kanülierten Stellschrauben fixiert. Die laterale Schraube verläuft hierbei je nach Grad der Verschiebung trikortikal und wird im Verlauf ossär eingebaut. Verschiebungen von 100 % sind möglich [10]. Die Limitierung der Verschiebung des MT-I-Köpfchens ergibt sich u. a. von den intermetatarsalen Platzverhältnissen. Wird mehr als 50 % verschoben, sollten 2 Schrauben zur Rotationssicherung verwendet werden. Die Nachbehandlung erfolgt unter Belastung in einem Verbandschuh [5]. Die postoperative Stellung wird wiederum durch redressierende Verbände gehalten.

3.1 Ergebnisse

Lucas y Hernandez et al. [7] zeigten in einer Studie mit 38 Patienten (45 Operationen) an 35 Frauen und 3 Männern im medianen Alter von 48 Jahren bei einer medianen Nachbeobachtungszeit von 59,1 Monaten (45,9–75,2) einen Anstieg des AOFAS-Scores von 62,5 auf 97,1 Punkte postoperativ. 97 % der Patienten waren zufrieden. Die Autoren beobachteten eine signifikante Verbesserung der MTP-I-Gelenk-Beweglichkeit.

3.2 Komplikationsvermeidung

Eine Verkürzung des MT-1 mit nachfolgender Transfermetatarsalgie durch den Fräsverlust sollte unbedingt vermieden werden. Schon um eine Verkürzung zu vermeiden, muss die Fräse 10° nach distal und 10° nach plantar gerichtet werden.

Fazit

Die MICA eignet sich zur Behandlung auch des schon fortgeschrittenen Hallux valgus bis zu einem HVA von 45° und einer IMA von 20° [5]. Sie führt zu einer Bewegungsverbesserung im MTP-I-Gelenk. Eine osteosynthetische Fixierung der Akin-Osteotomie scheint hier vorteilhaft [6].

4 Die basisnahe schließende Keilresektion zur Korrektur beim ausgeprägten Hallux valgus (Base Wedge-Osteotomie)

Bei ausgeprägtem Hallux valgus steht das Instrument der basisnahen – also proximalen – schließenden Keilresektion zur Verfügung (nachfolgend Base Wedge-Osteotomie genannt). Über einen singulären Zugang vom ersten distalen intermetatarsalen Raum erfolgt die Osteotomieebene vom proximalen Drittel der Diaphyse schräg in Richtung der medialen metaphysären MT-I-Basis *(Abb. 2)*. Zunächst erfolgt das Durchtrennen der

Minimal-invasive Fußchirurgie 6.6

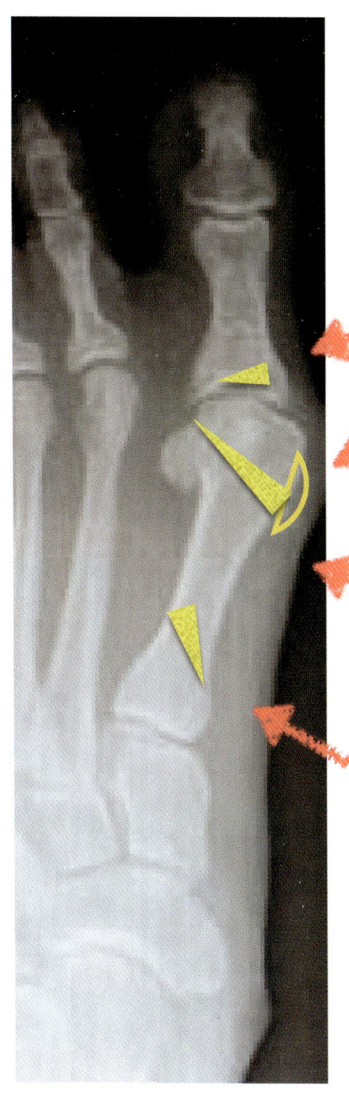

- Akin-Osteotomie
- Exostosenabtragung
- Reverdin-Isham-Osteotomie
- Base-wedge-Osteotomie

Abb. 2: Osteotomien

dorsalen und lateralen Kortikalis. Die plantarseitige Kortikalis wird zuletzt durchtrennt. Die mediale Kortikalis wird geschwächt, sollte aber erhalten bleiben.

Je nach Fräsrichtung kann hier das MT-I auch plantarisiert werden. Nach manuellem Schluss der Osteotomie erfolgt die Stabilisierung mit 2 kanülierten Zugschrauben. Die Einbringung der Schrauben erfolgt über den bereits bestehenden Zugang zur Exotosektomie am medialen distalen MT-I-Köpfchen.

Die Base Wedge-Osteotomie ist nicht primär belastungsstabil. Wird die Base Wedge-Osteotomie mit einer Akin-Osteotomie durchgeführt, spricht man von Doppelosteotomie. Werden Akin-Isham- und Base Wedge-Osteotomie kombiniert, spricht man entsprechend von einer Triple-Osteotomie.

4.1 Ergebnisse

In einer gewissermaßen kleinen Serie von 17 Füßen bei einem Follow-up von 22 Monaten (mittleres Alter = 70,8 Jahre) von Kurashige [4], wurden zusätzlich zur Base-Osteotomie die MT-I-Köpfchen-Exostosenabtragung, die Akin-Osteotomie und das laterale Release durchgeführt. Gemessen wurde neben IMA (-.9°) und HVA (-27.6°) die Verkürzung des MT-I.

Diese lag im Median bei 2,7 mm. Eine Aufrichtung des medialen longitudinalen Fußgewölbes konnte nicht beobachtet werden.

Eine 2. Studie von Fernandez [3] berichtete über seine Ergebnisse von 48 Patienten (52 Füßen), bei denen eine Doppelosteotomie (Akin und Base Wedge) bzw. eine Triple-Osteotomie (zusätzliche Reverdin-Isham-Osteotomie) durchgeführt wurden. Nach 1 und 2 Jahren wurden der IMA, der HVA und der DMMA sowie der AOFAS-Score bestimmt. Zusätzlich wurde untersucht, ob eine MT-I-Verkürzung eine Transfermetatarsalgie verursacht. IMA, HVA und DMMA verbesserten sich (HVA -28.1°, IMA -8,6° DMMA -7,7°). Der AOFAS-Score verbesserte sich von 47,6 auf 89,7 Punkte. Zwischen einer Verkürzung oder Elevation und einer Transfermetatarsalgie sah der Autor keine signifikante Korrelation.

4.2 Komplikationsvermeidung

Auch wenn es keinen signifikanten Zusammenhang zu geben scheint zwischen der MT-1-Verkürzung und einer Transfermetatarsalgie, fehlen hier Studien mit größeren Fallzahlen. Es sollte bei der Doppelosteotomie und umso mehr bei der Triple-Osteotomie der Fräsverlust von mindestens 2 mm pro Osteotomie in die präoperative Planung mit einberechnet werden. Bei präoperativen kurzem MT-I kann eine weitere Verkürzung zu Komplikationen führen [6].

Fazit

Die basisnahe schließende Keilresektion bietet in Verbindung mit der Akin-Osteotomie eine probate Technik zur Korrektur des ausgeprägte Hallux valgus bei mit einem IMA > 15° oder inkongruentem MTP-I-Gelenk [3].

Sie hat keinen aufrichtenden Effekt auf die medialen Längsgewölbe [4]. Ebenfalls scheint kein signifikanter Zusammenhang zu bestehen zwischen einer Verkürzung bzw. Elevation des MT-1 und einer Transfermetatarsalgie [3].

5 Akin-Osteotomie

Die meisten Korrekturen am MT-1 werden nicht isoliert, sondern in einer Kombination mit einer Akin-Osteotomie durchgeführt. Über eine mediale Stichinzision am Übergang vom proximalen zum mittleren Drittel bzw. über eine proximale dorsomediale Inzision im Bereich der Grundphalanx, wird eine medial schließende Keilresektion durchgeführt. Die laterale Kortikalis bleibt dabei erhalten. Der Keil wird manuell geschlossen und entweder durch eine Doppelgewindeschraube oder durch einen redressierenden Verband gesichert.

5.1 Ergebnisse

Die Akin-Osteotomie wird seit 1925 erfolgreich zur Korrektur des Hallux valgus interphalangeus bzw. als Begleiteingriff zur Korrektur des Hallux valgus in offener Technik und zunehmend auch perkutan eingesetzt [12]. Wird in MIS-Technik der dorsomediale Zugang gewählt, wurden laut Yañez Arauz et al. [12] am Kadaverpräparat zwar keine Nerven- oder Gefäßverletzungen beobachtet, es kam aber bei 9 von 16 Fällen (56 %) zur Verletzung der Extensor hallucis-Sehne [12]. Hier scheint somit der mediale Zugang von Vorteil zu sein. Eine osteosynthetische Fixierung der Akin-Osteotomie scheint nicht nur zu einer besseren postoperativen Beweglichkeit im MTP-I-Gelenk zu führen, sondern aufgrund der Stabilität auch zu einer schnelleren Rekonvaleszenz [7].

5.2 Komplikationsvermeidung

Bricht bei der Akin-Osteotomie die laterale Kortikalis, besteht die Gefahr der dorsalen Dislokation des distalen Grundgliedfragmentes. Hier empfiehlt der Autor eine postoperative plantarisierende Zügelung des Grundgliedes.

Fazit

Die MIS-Akin-Osteotomie ist ein sicheres Verfahren zur Korrektur des isolierten Hallux valgus interphalangeus bzw. potentes Zusatzverfahren zur MIS-Korrektur des Hallux valgus.

6 Das laterale Release

Das laterale Release wird in klassischer Technik meist vor der Verschiebung des MT-I-Köpfchens durchgeführt. In der perkutanen Technik wird die intakte laterale Kapsel als Widerlager für das Shiften des MT-I-Köpfchen benötigt. Folglich wird das laterale Release erst nach MT-1-Osteotomie durchgeführt. Über eine dorsolaterale Inzision erfolgt das Eingehen in das MTP-I-Gelenk zwischen Grundglied Basis und MTP-I-Köpfchen. Ziel ist die plantare laterale Kapsulotomie am Ansatz des Musculus adductor hallucis.

6.1 Komplikationsvermeidung

Beim lateralen Release besteht ein besonders hohes Risiko, die Skalpellklinge durch Hebeln abzubrechen. Diese kann dann meist nur durch eine größere offene Inzision geborgen werden. Die dorsale Hälfte der lateralen Kapsel sollte zur Vermeidung einer Instabilität des MTP-I-Gelenkes erhalten bleiben.

Fazit

Für ein sicheres laterales Release sollte der dorsolaterale Zugang so nah wie möglich an der Extensor hallucis-Sehne durchgeführt werden. Um eine Verletzung des lateralen Endastes des Nervus peroneus profundus zu vermeiden [12], sollte die Skalpellklinge bei der Inzision auch parallel zur Sehne gehalten werden.

Abschließendes Fazit des Autors

Perkutane Osteotomien zur Korrektur des Hallux valgus am MT-I haben viele Vorteile. Neben dem geringen Weichteiltrauma, der kürzeren Op-Zeit ohne notwendige Allgemeinanästhesie und Blutsperre, sei hier auch die schnellere Rekonvaleszenz betont. Allerdings verlangt sie vom Chirurgen hohe Anforderungen. Neben der fundierten Ausbildung mit flacher Lernkurve muss der Operator auch mit den offenen Techniken vertraut sein. Es ist insbesondere die strenge Indikationsstellung zu fordern, um kein Verfahren zu überfordern. Bedenken wir dies, gibt uns die MIS einen wertvollen Werkzeugkasten zur Behandlung des Hallux valgus an die Hand. Andernfalls sind Komplikationen vorprogrammiert.

Literatur

[1] Biz C, Fosser M, Dalmau M et al.: Functional and radiographic outcomes of hallux valgus correction by mini-invasive surgery with Reverdin-Isham and Akin percutaneous osteotomies: a longitudinal prospective study with a 48-month follow-up. J Orthop Surg Res 2016; 11: 157.

[2] Carvalho P, Viana G, Flora M et al.: Percutaneous hallux valgus treatment: Unilaterally or bilaterally. Foot Ankle Surg 2016; 22 (4): 248–253.

[3] Fernández R: Percutaneous Triple and Double Osteotomies for the Treatment of Hallux Valgus. Foot Ankle Int 2016.

[4] Kurashige T, Suzuki S: Effectiveness of Percutaneous Proximal Closing Wedge Osteotomy With Akin Osteotomy to Correct Severe Hallux Valgus Determined by Radiographic Parameters. Foot Ankle Spec 2016.

[5] Lam P, Lee M, Xing J, Di Nallo M: Percutaneous Surgery for Mild to Moderate Hallux Valgus. Foot Ankle Clin 2016; 21 (3): 459–477.

[6] Li SY, Zhang JZ, Zhang YT: Managing Complications of Percutaneous Surgery of the

First Metatarsal. Foot Ankle Clin 2016; 21 (3): 495–526.

[7] Lucas y Hernandez J, Golanó P, Roshan-Zamir S et al.: Treatment of moderate hallux valgus by percutaneous, extra-articular reverse-L Chevron (PERC) osteotomy. Bone Joint J 2016; 98-B (3): 365–373c.

[8] Miller RJ: Neuropathic Minimally Invasive Surgeries (NEMESIS): Percutaneous Diabetic Foot Surgery and Reconstruction. Foot Ankle Clin 2016; 21 (3): 595–627.

[9] Pichierri P1, Sicchiero P, Fioruzzi A et al.: Percutaneous hallux valgus surgery: strengths and weakness in our clinical experience. Acta Biomed 2014; 85 Suppl 2: 121–125.

[10] Redfern D J, Vernois J: Percutaneous Surgery for Severe Hallux Valgus. Foot Ankle Clin N Am 2016; 21: 479–493.

[11] Uglow MG: Percutaneous Pediatric Foot and Ankle Surgery. Foot Ankle Clin 2016; 21 (3): 577–594.

[12] Yañez Arauz JM, Del Vecchio JJ, Codesido M et al.: Minimally invasive Akin osteotomy and lateral release: Anatomical structures at risk-A cadaveric study. Foot (Edinb) 2016; 27: 32–35.

7 Plastische, Rekonstruktive und Ästhetische Chirurgie

7.1 Was gibt es Neues in der Plastischen Chirurgie?

M. E. T. Hessenauer, A. M. Boos, J. P. Beier, R. E. Horch

1 Aktuelle Entwicklungen in der Therapie von chronischen Lymphabflussstörungen

Angeborene oder iatrogene Störungen des Lymphabflusses stellen trotz der kontinuierlichen Verbesserung der Behandlungsmethoden im interdisziplinären Zusammenspiel aus konservativen und operativen Therapieverfahren nach wie vor eine therapeutische Herausforderung dar. Die pathologische interstitielle Flüssigkeitsansammlung betrifft meist Extremitäten oder das Genital und beruht auf einer Dysbalance zwischen kapillarer Filtration und lymphatischen Rückfluss. Die Folge ist eine weitere Symptomverstärkung durch chronische inflammatorische Prozesse, die zu einer Degeneration der ohnehin geschädigten Lymphbahnen, Bindegewebssklerose und dermaler Hyperkeratose führen [1].

1.1 Diagnostik – MRT und Indocyanin-Grün-Lymphangiographie gewinnen zunehmend an Bedeutung

Die Diagnose einer Lymphabflussstörung beruht vor allem auf klinischen Kriterien. So besteht bei den Patienten eine deutliche Umfangsvermehrung und -differenz der betroffenen Extremität, eindrückbare Ödeme, ein positives Stemmer-Zeichen und Hautveränderungen [1]. Zudem besteht eine rasche Entwicklung in Bezug auf neue bildgebende Verfahren zur Darstellung von Lymphflusswegen und insbesondere gestörtem Fluss im Lymphgefäßsystem. So gewinnt neben der klassischen Lymphszintigraphie die MR-Darstellung in spezialisierten Lymph-Sequenzen zunehmend an Bedeutung [2]. Zudem findet auch die Lymphangiographie mittels Indocyanin-Grün-gestützter Fluoreszenzmarkierung zunehmend Beachtung und Resonanz [3]. Aufgrund der bisher nicht einheitlich standardisierten Untersuchungen ist jedoch eine quantitative Auswertung der Befunde noch schwierig [2].

1.2 Chirurgische Therapiemöglichkeiten am Lymphgefäßsystem

Vielfach kann auch unter Ausschöpfung sämtlicher konservativen Behandlungsmöglichkeiten der chronischen Lymphabflussstörung mittels Kompressionsbehandlung und manueller Lymphdrainagen, auch im Sinne einer komplexen physikalischen Entstauungstherapie während einer stationären Rehabilitationsmaßnahme, keine langfristige suffiziente Befundbesserung erreicht werden. Hier sollte nach Ausschöpfung der konservativen Therapie frühzeitig die Indikation zur operativen Therapie gestellt werden, um sekundären Gewebsveränderungen vorzubeugen [4].

Die chirurgische Therapie beruht dabei einerseits auf der Reduktion überschüssigen Sekundärgewebes sowie andererseits auf der Rekonstruktion von Abflusswegen der Lymphflüssigkeit. Aktuell gewinnen in der operativen Therapie der chronischen Lymphabflussstörung mikrochirurgische Verfahren zur anatomischen oder extraanatomischen Rekonstruktion von Lymphabflusswegen zunehmend an Bedeutung. Zudem findet die Aspirationslipektomie als minimalinvasives Therapieverfahren zur Reduktion von Sekundärgewebe Anerkennung auf breiter Linie. Ultima Ratio der operativen Therapie stellen jedoch nach wie vor die radikale tangentiale Exzision von Haut und Fettgewebe mit anschließender Spalthautdeckung im Sinne der Operation nach Charles dar [1, 5].

1.2.1 Lymphgefäßrekonstruktion mittels Transplantation von Lymphgefäßen oder autologen Venen

Das die natürlichen Abflussverhältnisse wiederherstellende operative Verfahren stellt die Transplantation von Lymphgefäßen mit mikrovaskulärer Anastomosierung aus entsprechenden geeigneten Donorregionen, beispielsweise dem ventromedialen Bündel am Oberschenkel, dar. Um den geschädigten Bereich zu überbrücken, kommt einerseits ein Anschluss des Interponates an Lymphgefäße, oder die Anastomosierung eines Lymphgefäßinterponates direkt an regionale Lymphknoten hinter dem geschädigten Bereich in Betracht [6]. Analog hierzu besteht ebenfalls die Möglichkeit zur Verwendung eines Veneninterponates [7].

1.2.2 Lymphovenöse und lymphonodo-venöse Anastomosen

Zudem bestehen verschiedene Möglichkeiten zur mikrochirurgischen Herstellung einer extraanatomischen Abflussmöglichkeit aus erhaltenen Lymphorganen im betroffenen Gebiet. Dabei werden End-zu-End- oder End-zu-Seit-Anastomosen von bestehenden Lymphgefäßen zu venösen Gefäßen im betroffenen Gewebsareal hergestellt [7]. Diese können hierbei zur Verbesserung der Flussgeschwindigkeit und zur Verminderung der Gefahr eines Rückschlagens des Blutflusses in das Lymphgefäßsystem auch gebündelt in abführende Venen eingeleitet werden [7]. Vergleichbar ist auch die Verbindung von regionalen Lymphknoten mit ableitenden Venen im Sinne einer lymphonodo-venösen Anastomose. Diese Maßnahmen bieten sich auch zur simultanen Durchführung im Sinne einer prophylaktischen Therapie zur Verbesserung des funktionellen Outcomes bei Verfahren wie der Axilladissektion, die mit einer hohen Rate an Lymphabflussstörungen einhergehen, an [7].

1.2.2 Mikrovaskuläre Lymphknotentransplantation

Ein neues Therapiekonzept verfolgt die mikrovaskuläre Transplantation von Lymphknotenpaketen aus geeigneten Donorregionen, beispielsweise der Leiste, der Axilla, der Supraklavikularregion oder der lateralen Thoraxwand. Hierbei wird ein gesundes Lymphknotenpaket direkt in den geschädigten Bereich transplantiert. Die Perfusion des transplantierten Gewebes wird hierbei durch arterielle und venöse Anastomosen sichergestellt. Zudem kann nach Möglichkeit ein Anschluss an lokoregionäre Lymphgefäße erfolgen. Durch dieses Verfahren soll der Lymphabfluss durch Steigerung der lokalen Lymphangiogenese verbessert werden und somit die Neuausbildung von Lymphgefäßen und die Vernetzung mit bestehenden Lymphorganen angeregt werden [8].

Der Erfolg dieser relativ jungen Therapieverfahren gilt als durch sowohl klinische als auch tierexperimentelle Studien gut belegt, jedoch lässt die aktuelle Studienlage noch keine Aussage bezüglich der Effektivität im Vergleich der einzelnen chirurgischen Therapieverfahren zu [4, 6]. Eine chirurgische Kombinationstherapie aus mehreren Verfahren kann eine zusätzliche Beschwerdebesserung erreichen [9].

1.2.3 Aspirations-Liposuktion und Resektion von Haut-Weichteilgewebe

Ergänzend zu diesen mikrochirurgischen Verfahren bietet sich als minimal-invasive Maßnahme zur Reduktion von funktionell beeinträchtigendem Sekundärgewebe die Aspirations-Liposuktion in mehreren Sitzungen an. Hierbei kann durch streng axiales Vorgehen entlang des Verlaufes der Lymphgefäße und Vermeidung der bekannten „lymphatischen Flaschenhälse", beispielsweise im medialen Oberschenkelbereich auf Kniehöhe eine zusätzliche Traumatisierung von vorgeschädigten Lymphorganen vermieden werden [10].

Als Ultima Ratio der Therapie gilt bis heute nach wie vor die radikale tangentiale Exzision des von Sekundärveränderungen aufgrund einer Lymphabflussstörung betroffenen Gewebes. Dieses Vorgehen wird insbesondere bei Vorliegen von sekundären akuten oder chronischen Infektionen nötig. In der Maximalvariante im Sinne einer Operation nach Charles mit zirkulärer Resektion und anschließender Spalthautdeckung wird hierbei das Auftreten von persistierenden Lymphabflussstörungen distal des betroffenen Gewebsareals in Kauf genommen.

Fazit

Somit stellt in der aktuellen Therapie chronischer Lymphabflussstörungen das Zusammenspiel aus operativer Therapie und konservativen Maßnahmen den Schlüssel zur Verbesserung der Gesamtsituation der Patienten dar. Insbesondere eine frühzeitige Mitbetreuung durch ein in der chirurgischen Therapie von chronischen Lymphabflussstörungen erfahrenes Zentrum stellt einen wichtigen Faktor dar, um rechtzeitig vor Eintritt von irreversiblen Sekundärveränderungen mit permanenter Beeinträchtigung der Lebensqualität der Patienten, die Indikation zu operativen Therapieverfahren stellen zu können.

2 Zur Wertigkeit einer intraoperativen Perfusionskontrolle mittels Indocyanin-Grün-Angiographie und Laser-Doppler-Spektrophotometrie bei der Durchführung von freien Lappenplastiken

Perforatorbasierte Lappenplastiken stellen aufgrund der reduzierten Hebemorbidität gegenüber klassischen myofasziokutanen Lappenplastiken für viele Anwendungen in der rekonstruktiven Chirurgie aktuell den Goldstandard dar. Oft ist die klinische Beurteilung des gehobenen Gewebsareales über Evaluation von Kolorit, Rekapillarisierung, Temperatur sowie ggf. Blutung am Wundrand ausreichend, um das Lappendesign an die Perfusionsverhältnisse im zu transplantierenden Gewebsanteil anzupassen [11]. Jedoch kann beispielsweise ein besonders blasses oder besonders dunkles Hautkolorit die Beurteilbarkeit beeinträchtigen. Zudem ist die klinische Beurteilung der Gewebsperfusion stets in gewissem Umfang untersucherabhängig und damit schlecht objektivierbar und quantifizierbar [11]. Auch die bereits lange etablierte und weit verbreitete Perfusionskontrolle mittels Handdopplergerät weist diese Schwächen auf. Dementsprechend besteht ein wachsender Bedarf nach einer verlässlichen apparativen Methode zur objektiven intraoperativen Beurteilung der Gewebsperfusion, die eine Anpassung des Lappendesigns an die lokalen Perfusionsverhältnisse erlaubt. Dabei kommen unter anderem die intraoperative Indocyanin-Grün-Angiographie sowie die Laser-Doppler-Spektrophotometrie zum Einsatz.

2.1 Indocyanin-Grün-Angiographie

Bei der Durchführung einer Indocyanin-Grün-Angiographie zur Evaluation der Perfusion einer Lappenplastik wird der Farbstoff über einen idealerweise zentralvenösen Zugang im Bolus verabreicht. Die Gefäßdarstellung erfolgt über eine Videoaufzeichnung unter Verwendung eines nahe am infraroten Spektrum emittierenden Lasers, über den der Fluoreszenzfarbstoff angeregt und das emittierte Signal mittels einer geeigneten Videokamera detektiert wird. Aufgrund der starken Bindung des Indocyanin-Grün an Plasmaproteine erfolgt eine deutliche Kontrastierung der Gefäße entsprechend ihrer Perfusion. Das Muster des Anflutens des Farbstoffes sowie die Fluoreszenzintensität liefert hierbei Hinweise auf die Gefäßarchitektur im untersuchten Gewebe. Insbesondere in der arteriellen Phase kann eine reproduzierbare und zuverlässige Markierung und Evaluation der perfundierten Areale erfolgen, dabei ist zur Beurteilung vor allem der intraindividuelle Vergleich der Gewebsperfusion von Bedeutung. Ein prolongiertes Verbleiben einer fluoreszierenden Gefäßzeichnung kann als Hinweis auf venöse Stauung gesehen werden [12]. Hierdurch können nun auch intraoperative Veränderungen der Perfusion, die sich erst im Zuge der Lappenpräparation ergeben, im endgültigen Lappendesign berücksichtigt werden [13]. Diese zusätzliche Untersuchungstechnik findet zunehmende Verbreitung und Zuspruch und wird immer mehr zur intraoperativen Routinediagnostik.

2.2 Laser-Doppler-Spektrophotometrie

Die Laser-Doppler-Spektrophotometrie macht sich die Lichtabsorption von Hämoglobin in Abhängigkeit von der Oxygenierung zu Nutze. Dabei kann die Gewebsperfusion in einer Eindringtiefe von etwa 5 mm unter Berücksichtigung der Parameter relativer Hämoglobingehalt, post-kapilläre Sauerstoffsättigung sowie relative Blutflussgeschwindigkeit ermittelt werden [11]. Zur genauen Analyse der Gewebsperfusion sowie insbesondere zur Darstellung der spatio-temporalen Verteilung sind Messungen an multiplen Koordinaten sowie eine Verlaufsaufzeichnung über einen längeren Zeitraum von Nöten [14]. Jedoch muss zur intraoperativen Perfusionsüberwachung ein sinnvoller Kompromiss aus intraoperativer Praktikabilität und wissenschaftlicher Präzision gefunden

werden, sodass in den meisten Fällen eine repräsentative Anzahl willkürlicher Messpunkte im zu überwachenden Gewebe gewählt wird. Hierbei wird ein Abfall der relativen Sauerstoffsättigung von mehr als 20–30 % als Zeichen einer arteriellen Problematik der Gewebsversorgung gewertet, wohingegen ein Anstieg des relativen Hämoglobingehaltes als Anzeichen einer venösen Stauung gedeutet wird [11]. Zudem können subklinische Stauungszeichen mit hoher Sensitivität beurteilt werden [15].

Fazit

Die Wertigkeit sowie die Interpretation der Ergebnisse aus diesen Messungen ist aktueller Gegenstand des wissenschaftlichen Diskurses. Prinzipiell wird die Indocyanin-Grün-Angiographie als schnelles und vielfältig anwendbares Mittel zur Beurteilung der Perfusion des gesamten Lappenareals angesehen, mithilfe derer das Lappendesign an die visualisierten Austrittsstellen der Perforatoren und die Gewebsperfusion angepasst werden kann [13, 15]. Der Nutzen der Spektrophotometrie wird dagegen vor allem in der raschen Beurteilung der Qualität mikrovaskulärer Anastomosen aufgrund der schnellen Veränderung von lokaler Sauerstoffsättigung im Vergleich zum Ausgangswert sowie der hohen Sensitivität bei der Beurteilung von subklinischen Stauungszeichen gesehen. Zudem können Änderungen im Perfusionsmuster eines Gewebelappens bereits während der Präparation somit über repetitive Messung der lokalen Sauerstoffsättigung an zuvor bestimmten Messpunkten mit hoher Sensitivität und Spezifität festgestellt werden [15]. Letztendlich sind die beschriebenen Methoden im klinischen Einsatz als komplementär zur Beurteilung des klinischen Erscheinungsbildes der Gewebsplastik zu sehen, die einen bedeutenden Beitrag zur Verbesserung des Lappenüberlebens und zur Anpassung des Lappendesigns liefern können. Nichtsdestotrotz ist die Korrelation mit dem klinischen Bild sowie eine hinreichende mikrochirurgische Erfahrung essenziell, um eine optimale intraoperative Entscheidungsfindung zu ermöglichen [15].

3 Aktuelle Entwicklungen im Bereich der autologen Fetttransplantation

Der autologe Fetttransfer zum Ausgleich von Volumen- und Konturdefekten im Unterhautgewebe findet seit geraumer Zeit zunehmend Verbreitung und Akzeptanz in vielen Bereichen der rekonstruktiven und ästhetischen Chirurgie [16]. Zudem geschätzt werden die positiven Auswirkungen des Lipotransfer auf funktionelle und ästhetische Narben- und Hautqualität [17, 18]. Jedoch sind viele Details der Anwendung und Patientensicherheit aktuell noch nicht standardisiert und Gegenstand wissenschaftlicher Diskussion. Dementsprechend wurde eine durch die Deutsche Gesellschaft der Plastischen, Rekonstruktiven und Ästhetischen Chirurgen in Kooperation mit der Deutschen Dermatologischen Gesellschaft, der Deutschen Gesellschaft für Mund-, Kiefer- und Gesichtschirurgie und der Deutschen Gesellschaft für Gynäkologie und Geburtshilfe eine Leitlinie erstellt, die diesbezüglich Hinweise geben soll [16].

3.1 Indikationen

Indikationen für den autologen Fetttransfer stellen Volumendefizite in allen Körperregionen dar, zudem findet der günstige Effekt eines Lipotransfers auf das Remodelling von Narbengewebe und die Regeneration von chronischen Wunden zunehmend in der Literatur Beachtung [16–18]. Unumstritten von großer Bedeutung ist Liposuktion und Lipotransfer zum Ausgleich von Konturunregelmäßigkeiten nach autologer Brustrekonstruktion mit freiem Gewebstransfer. Zudem hat der Fettgewebstransfer einen festen Platz in der rekonstruktiven und ästhetischen Gesichtschirurgie [16, 19].

3.2 Operationstechnik

Für den Lipotransfer nutzbares Lipoaspirat kann an jeder geeigneten Körperregion gehoben werden, dabei können verschiedene Verfahren zum Einsatz kommen, wobei die beste Zellüberlebensrate im Aspirat bei wasserstrahlassistierten Verfahren mit einem Sog von –0,5 bis –0,55 bar erreicht werden. Dabei ist natürlich, wie auch in der weiteren Prozessierung des Lipoaspirates sowie beim Transfer auf ein Vorgehen unter streng sterilen Kautelen zu achten. Im Anschluss sollte das Aspirat durch Zentrifugation, Filtration, Sedimentierung oder Dekantieren von Blut und Tumeszenzlösung abgetrennt werden [19].

Zum Transfer wird das aufbereitete Aspirat mittels stumpfer Kanülen von 1–3 mm Durchmesser über Stichinzisionen in Multi-Layer-Multi-Channel-Technik in das zu korrigierende Gewebsareal transferiert. Dabei sollten im einzelnen Kanal jeweils nur kleine Volumina appliziert werden, um der Bildung von Fettgewebsnekrosen und Ölzysten präventiv zu begegnen. Hierbei muss davon ausgegangen werden, dass etwa 20–30 % des transferierten Aspirats resorbiert wird. Trotzdem sollte eine initiale Überkorrektur vermieden werden, da die Resorptionsrate sich intraindividuell sehr verschieden zeigen kann. Dementsprechend kann zum Auffüllen großer Volumendefizite ein mehrzeitiges Vorgehen notwendig werden, dabei sollte ein Abstand von etwa 3 Monaten zwischen den einzelnen Sitzungen gewahrt werden [16, 19].

Postoperativ sollten formgebende, aber nicht komprimierende Verbände zum Einsatz kommen, die Entnahmestellen sollten wie nach Liposuktion üblich mit einer angepassten Kompressionsbehandlung versorgt werden [16].

3.3 Komplikationen

Das Komplikationsspektrum im Empfängerareal umfasst Infektionen, Hämatome, Blutungen, Bildung von Kalzifikationen und Ölzysten sowie die Über- oder Unterkorrektur von Konturunregelmäßigkeiten. Theoretisch möglich, jedoch in der Praxis extrem selten, sind Komplikationen durch intravasal appliziertes Lipoaspirat wie Fettembolien und Schlaganfälle. An der Gewebsentnahmestelle ist mit den üblichen Komplikationsmöglichkeiten einer Aspirations-Liposuktion zu rechnen [16, 19].

3.4 Onkologische Sicherheit

Bisher weitgehend unverstanden ist die Interaktion der transplantierten Fettgewebszellen sowie insbesondere der im Lipoaspirat enthaltenen Stammzellpopulationen mit neoplastischem Gewebe. Aus diesem Grunde ist auch der Einsatz von Lipotransfer im oder in unmittelbarer örtlicher Nähe zum Brustdrüsengewebe nicht unumstritten [20]. Hierbei häufen sich die Hinweise aus *in vitro* sowie *in vivo* durchgeführten experimentellen Studien auf eine intensive Interaktion zwischen Tumorzellen und Fettgewebsstammzellen, im Zuge derer sich Tumorzellen deren hohes regeneratives Potenzial bezüglich Zellproliferation, -migration und Angiogenese zu Nutze machen [21, 22]. Hierbei verdichten sich in den experimentellen Untersuchungen die Hinweise auf ein erhöhtes Risiko für lokalen Tumorprogress von Brustkrebszellen unter dem Einfluss von Fettgewebsstammzellen [23]. Die klinische Relevanz dieser Ergebnisse ist bisher noch nicht vollständig evaluiert, bisher fehlen Langzeitstudien, die entsprechende Nachuntersuchungen an einem ausreichend großen Patientenkollektiv durchgeführt haben [24].

Dementsprechend kann der Lipotransfer als prinzipiell sichere Methode zur Korrektur von Volumendefiziten und Konturunregelmäßigkeiten in gesundem Gewebe ohne onkogeneses Potenzial angesehen werden, jedoch bleibt festzuhalten, dass insbesondere in Bezug auf die onkologische Sicherheit bei Transfer von Lipoaspirat ins Brustdrüsengewebe noch große Unsicherheit besteht [22, 24, 25].

Fazit

Lipofilling stellt ein einfach anwendbares und vielseitig einsetzbares Verfahren zum Ausgleich von Konturunregelmäßigkeiten und Volumendefiziten in nahezu allen Körperregionen dar. Zudem kann bei korrekter Indikation ein enormes endogenes regeneratives Potenzial freigesetzt werden. Onkologische Sicherheit und Interaktionen sind jedoch bisher noch nicht ausreichend wissenschaftlich eruiert, sodass bei bestimmten Risikokonstellationen, beispielsweise beim Einsatz in Brustdrüsengewebe – insbesondere bei Patientinnen mit einem Mammakarzinom –, höchstens ein Einsatz unter strenger Indikationsstellung unter radikaler Aufklärung des Patienten gerechtfertigt erscheint. Wünschenswert ist die Aufnahme solcher Patientinnen in ein Studienregister, um langfristig über die Einzelfallbeobachtung hinaus auch belastbare Daten zur Sicherheit zu erhalten.

Literatur

[1] Chang DW, Masia J, Garza R 3rd, Skoracki R, Neligan PC: Lymphedema: Surgical and Medical Therapy. Plastic and reconstructive surgery 2016; 138: 209S–218S. [EBM IV]

[2] Arrive L, Derhy S, El Mouhadi S, Monnier-Cholley L, Menu Y, Becker C: Noncontrast Magnetic Resonance Lymphography. Journal of reconstructive microsurgery 2016; 32: 80–86. [EBM III]

[3] Visconti G, Albanese R, Salgarello M: Painless Indocyanine Green Lymphography. Journal of reconstructive microsurgery 2016. [EVM III]

[4] Masia J: Surgical Treatment for Lymphedema: State of the Art. Journal of reconstructive microsurgery 2016; 32: 1.[EBM IV]

[5] Allen RJ Jr., Cheng MH: Lymphedema surgery: Patient selection and an overview of surgical techniques. Journal of surgical oncology 2016; 113: 923–931. [EBM IV]

[6] Baumeister RG, Mayo W, Notohamiprodjo M, Wallmichrath J, Springer S, Frick A: Microsurgical Lymphatic Vessel Transplantation. Journal of reconstructive microsurgery 2016; 32: 34–41. [EBM IV]

[7] Campisi CC, Ryan M, Boccardo F, Campisi C: A Single-Site Technique of Multiple Lymphatic-Venous Anastomoses for the Treatment of Peripheral Lymphedema: Long-Term Clinical Outcome. Journal of reconstructive microsurgery 2016; 32: 42–49. [EBM IIb]

[8] Becker C: Autologous Lymph Node Transfers. Journal of reconstructive microsurgery 2016; 32: 28–33. [EBM III]

[9] Masia J, Pons G, Nardulli ML: Combined Surgical Treatment in Breast Cancer-Related

Lymphedema. Journal of reconstructive microsurgery 2016; 32: 16–27. [EBM IIb]

[10] Brorson H: Liposuction in Lymphedema Treatment. Journal of reconstructive microsurgery 2016; 32: 56–65. [EBM IV]

[11] Lohman RF, Ozturk CN, Ozturk C, Jayaprakash V, Djohan R: An Analysis of Current Techniques Used for Intraoperative Flap Evaluation. Annals of plastic surgery 2015; 75: 679–685. [EBM IV]

[12] Chae MP, Hunter-Smith DJ, Rozen WM: Comparative analysis of fluorescent angiography, computed tomographic angiography and magnetic resonance angiography for planning autologous breast reconstruction. Gland Surg 2015; 4: 164–178. [EBM III]

[13] Bigdeli AK, Gazyakan E, Schmidt VJ, Hernekamp FJ, Harhaus L, Henzler T et al.: Indocyanine Green Fluorescence for Free-Flap Perfusion Imaging Revisited: Advanced Decision Making by Virtual Perfusion Reality in Visionsense Fusion Imaging Angiography. Surgical innovation 2016; 23: 249–260. [EBM III]

[14] Kneser U, Beier JP, Schmitz M, Arkudas A, Dragu A, Schmidt VJ et al.: Zonal perfusion patterns in pedicled free-style perforator flaps. J Plast Reconstr Aesthet Surg 2014; 67: e9–17. [EBM III]

[15] Ludolph I, Arkudas A, Schmitz M, Boos AM, Taeger CD, Rother U et al.: Cracking the perfusion code?: Laser-assisted Indocyanine Green angiography and combined laser Doppler spectrophotometry for intraoperative evaluation of tissue perfusion in autologous breast reconstruction with DIEP or ms-TRAM flaps. J Plast Reconstr Aesthet Surg 2016; 69: 1382–1388. [EBM IIb]

[16] Prantl L, Rennekampff HO, Giunta RE, Harder Y, von Heimburg D, Heine N et al.: Current Perceptions of Lipofilling on the Basis of the New Guideline on "Autologous Fat Grafting". Handchirurgie, Mikrochirurgie, plastische Chirurgie: Organ der Deutschsprachigen Arbeitsgemeinschaft für Handchirurgie: Organ der Deutschsprachigen Arbeitsgemeinschaft für Mikrochirurgie der Peripheren Nerven und Gefäße 2016. [EBM IV]

[17] Garza RM, Paik KJ, Chung MT, Duscher D, Gurtner GC, Longaker MT et al.: Studies in fat grafting: Part III. Fat grafting irradiated tissue – improved skin quality and decreased fat graft retention. Plastic and reconstructive surgery 2014; 134: 249–257. [EBM III]

[18] Stasch T, Hoehne J, Huynh T, De Baerdemaeker R, Grandel S, Herold C: Debridement and Autologous Lipotransfer for Chronic Ulceration of the Diabetic Foot and Lower Limb Improves Wound Healing. Plastic and reconstructive surgery 2015; 136: 1357–1266. [EBM III]

[19] Strong AL, Cederna PS, Rubin JP, Coleman SR, Levi B: The Current State of Fat Grafting: A Review of Harvesting, Processing, and Injection Techniques. Plastic and reconstructive surgery 2015; 136: 897–912. [EBM IV]

[20] Noszczyk B: Stem Cell-Assisted Lipotransfer and the Private Breast Surgery Market. Ann Transplant 2015; 20: 526–531. [EBM IV]

[21] Weigand A, Boos AM, Tasbihi K, Beier JP, Dalton PD, Schrauder M et al.: Selective isolation and characterization of primary cells from normal breast and tumors reveal plasticity of adipose derived stem cells. Breast Cancer Res 2016; 18: 32. [EBM IIb]

[22] Massa M, Gasparini S, Baldelli I, Scarabelli L, Santi P, Quarto R et al.: Interaction Between Breast Cancer Cells and Adipose Tissue Cells Derived from Fat Grafting. Aesthet Surg J 2016; 36: 358–363. [EBM IIb]

[23] Kamat P, Schweizer R, Kaenel P, Salemi S, Calcagni M, Giovanoli P et al.: Human Adipose-Derived Mesenchymal Stromal Cells May Promote Breast Cancer Progression and Metastatic Spread. Plastic and reconstructive surgery 2015; 136: 76–84. [EBM IIb]

[24] Kronowitz SJ, Mandujano CC, Liu J, Kuerer HM, Smith B, Garvey P et al.: Lipofilling of the Breast Does Not Increase the Risk of Recurrence of Breast Cancer: A Matched Controlled Study. Plastic and reconstructive surgery 2016; 137: 385–393. [EBM IIb]

[25] Masia J, Bordoni D, Pons G, Liuzza C, Castagnetti F, Falco G: Oncological safety of breast cancer patients undergoing free-flap reconstruction and lipofilling. Eur J Surg Oncol 2015; 41: 612–616. [EBM IIb]

7.2 Was gibt es Neues in der Handchirurgie?

M. Sacher, A. Arsalan-Werner, A. Maldonado, M. Sauerbier

1 Einleitung

Das folgende Kapitel bietet einen Überblick der wichtigsten wissenschaftlichen Entwicklungen in 3 Bereichen der Handchirurgie des Jahres 2016. Zu Grunde lag eine ausführliche Pubmed-basierte Literaturrecherche. Berücksichtigt wurden dabei in deutscher oder englischsprachiger Literatur erschienene Originalarbeiten.

Nach Auswertung der Literatur konzentrieren wir uns in dieser Übersichtsarbeit auf die Soong-Klassifikation der palmaren Plattenlage nach Osteosynthese von distalen Radiusfrakturen, den diagnostischen Einsatz der Sonographie in der Handchirurgie und operative Verfahren zur Behandlung traumatischer Läsionen des Plexus brachialis. Es besteht dabei kein Anspruch auf Vollständigkeit.

Die postoperative Beugesehnenruptur stellt eine schwerwiegende Komplikation nach winkelstabiler palmarer Plattenosteosynthese der distalen Radiusfraktur dar. Zur Abschätzung der Traumatisierung der Beugesehnen durch die palmare Platte hat sich zunehmend die Soong-Klassifikation durchgesetzt, die die palmare Plattenlage in Beziehung zur sog. „Watershed"-Linie setzt. Sie erleichtert so die Indikationsstellung für eine frühzeitige Plattenentfernung.

Ultraschall ist weit verbreitet in der Diagnostik und Therapie muskuloskelettaler Erkrankungen. Auch in der Handchirurgie gewinnt die Sonographie zunehmend an Bedeutung in der Diagnostik von Sehnen- und Nervenpathologien.

Bei traumatischen Läsionen des Plexus brachialis handelt es sich um komplexe Verletzungen, die ein strukturiertes Therapiekonzept erfordern. Die Wiederherstellung der Ellenbogenflexion hat, gefolgt von der Schulteraußenrotation, die höchste Priorität. Zum Einsatz kommen dabei Nerventransplantationen, lokale Nerven- und Muskeltransfers sowie freie Muskeltransplantationen.

2 Soong-Klassifikation

Die palmare winkelstabile Plattenosteosynthese hat sich in den letzten Jahren als Osteosyntheseverfahren zur Versorgung distaler Radiusfraktur durchgesetzt [19]. Neben einem breiten Indikationsspektrum weist sie wesentliche Vorteile wie eine gute Weichteildeckung mit geringer Sehnenirritation sowie ein geringes operatives Trauma des Zugangsweges auf, was eine schnellere postoperative Mobilisation ermöglicht. Anfänglich stellten die Strecksehnenrupturen eine häufige postoperative Komplikation dar. Diese wurden durch Schrauben, welche die streckseitige Kortikalis perforieren und mit der Spitze in den Strecksehnenkompartimenten zu liegen kommen, hervorgerufen. Inzwischen besteht jedoch Einigkeit, dass bei winkelstabiler Versorgung eine Perforation der Gegenkortikalis für eine ausreichende biomechanische Stabilität nicht zwingend erforderlich ist. Die distalen Schrauben sollten stets etwas kürzer gewählt werden als gemessen, um eine Irritation der Strecksehnen zu vermeiden [25].

Zunehmend rücken nun Beugesehnenrupturen als postoperative Komplikation in den Vordergrund. Vor allem die Flexor pollicis longus-Sehne (FPL-Sehne) ist dabei häufig betroffen. Es treten aber auch Rupturen der Beugesehnen der Finger als auch der Flexor carpi radialis-Sehne auf [17]. In einer aktuellen großen Befragung von Mitgliedern der American Society for Surgery of the Hand gaben von 596 Handchirurgen 33 % an, mindestens 1 Beugesehnenruptur im vorangegangenen Jahr behandelt zu haben. In fast allen Fällen waren aufwändige Sehnenrekonstruktionsverfahren mit Sehneninterposition oder -transplantation erforderlich [17].

Als Grund für die Traumatisierung der Beugesehnen bei palmarer Plattenosteosynthese wird der Verlauf über die distale Plattenkante angenommen, wobei eine prominente distale Plattenkante sowie hervorstehende Schraubenköpfe das Risiko für eine sekundäre Ruptur erhöhen können [22]. Zwar wurden bereits neue Platten mit einem flachen Profil oder einer Aussparung für die besonders gefährdete FPL-Sehne entwickelt, jedoch gilt eine optimale Plattenlage als entscheidendes Kriterium zur Risikominimierung. Bei Hinweisen für eine drohende Sehnenruptur wird die Entfernung der störenden Platte erforderlich [21]. In einer retrospektiven Untersuchung von Snoody et al. war bei 14 von 44 Patienten eine Radiusplattenentfernung aufgrund einer Sehnenirritation oder gar -ruptur erforderlich [21].

Soong et al. entwickelten eine Klassifikation der palmaren Plattenlage in 3 Stadien im Verhältnis zur sog. „Watershed"-Linie, um das Risiko einer Beugesehnenirritation abzuschätzen [22]. Die „Watershed"-Linie entspricht einer Linie entlang der Prominenz der distalen palmaren Radiusfläche. Die Soong-Linie bildet eine palmare Parallele zur Kortikalis des Radiusschaftes distal ausgehend von der „Watershed"-Linie [22]. Eine palmare Radiusplatte, die weder die Soong-Linie palmar noch die „Watershed"-Linie distal überschreitet,

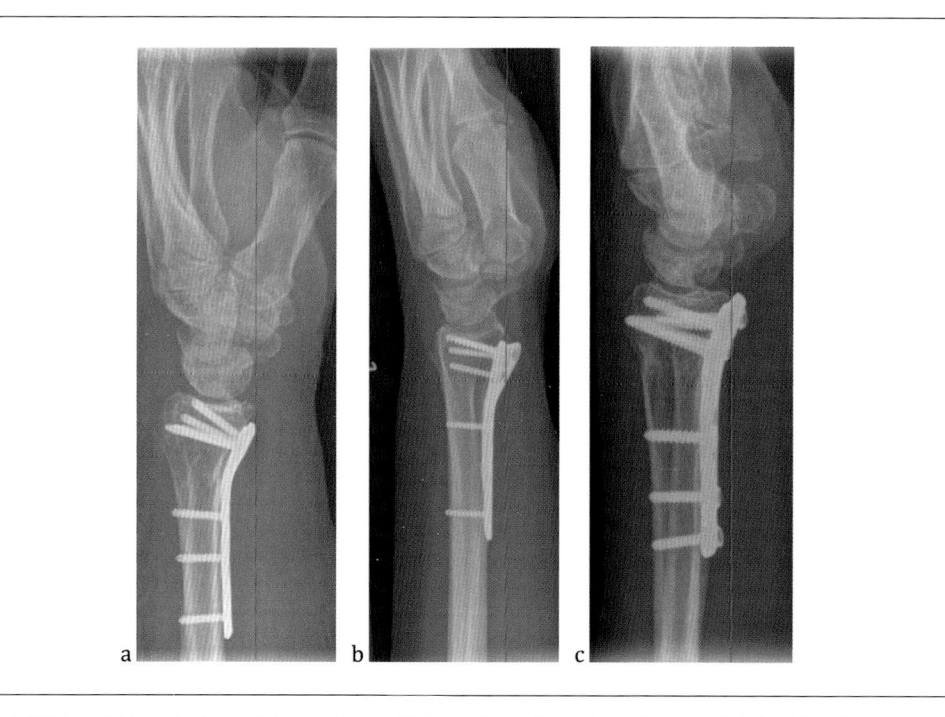

Abb. 1: Röntgenbilder mit eingezeichneter Soong-Linie zur Darstellung der palmaren winkelstabilen Plattenosteosynthese in Beziehung zur Watershed-Linie:
a) Soong-Stadium 0: die Soong-Linie wird nicht nach palmar und die Watershed-Linie nicht nach distal überschritten. 65-jährige Patienten, reversed Barton Fracture mittels winkelstabiler palmarer Platte versorgt
b) Soong-Stadium 1: Platte überschreitet palmar die Soong-Linie, jedoch nicht distal die Watershed-Linie. 21-jährige Patientin, extraartikuläre distale Radiusfraktur, versorgt mit winkelstabiler Stryker-Platte
c) Soong-Stadium 2: Sowohl die Soong-Linie wird nach palmar überschritten, als auch die Watershed-Linie nach distal. 56-jährige Patientin, auswertige Versorgung mit palmarer winkelstabiler Platte

entspricht einem Soong-Stadium 0 *(Abb. 1a)*. Die Beugesehnen werden hierbei nicht irritiert und somit ist normalerweise keine Plattenentfernung erforderlich.

Im Stadium 1 wird die Soong-Linie durch die distale Plattenkante oder auch durch einen Schraubenkopf palmar überschritten, nicht jedoch die „Watershed"-Linie nach distal *(Abb. 1b)*. Hier kann es zu einer Beugesehnenirritation kommen, sodass die Indikation zu einer Plattenentfernung im Verlauf besteht [9].

Das Stadium 2 ist dadurch gekennzeichnet, dass die Platte sowohl die Soong-Linie nach palmar als auch die „Watershed"-Linie nach distal überschreitet und dabei gegebenenfalls sogar bis zur Gelenkkante reicht *(Abb. 1c)*. Zur Osteosynthese einer komplexen Fraktur kann diese Plattenpositionierung in Ausnahmefällen notwendig sein. Es muss jedoch insbesondere bei der Handgelenksstreckung von einer erheblichen Beugesehnentraumatisierung ausgegangen werden, so dass die Indikation zur frühestmöglichen Plattenentfernung besteht [9].

In größeren Studienpopulationen wurde die Anwendbarkeit der Soong-Klassifikation bestätigt [1, 9]. Lutsky et al. wiesen mit 4 unabhängigen Untersuchern bei 17 Patienten mit palmarer Plattenosteosynthese eine zufriedenstellende inter- und intraobserver Reliabilität nach [14]. Somit stellt die Soong-Klassifikation eine gute Orientierung für die Gefahr einer Beugesehnenverletzung durch das einliegende Osteosynthesematerial dar und kann die Indikationsstellung für eine rechtzeitige prophylaktische Materialentfernung erleichtern.

Zudem sollte bei der Wahl der Platte Wert auf ein distal abgerundetes und flaches Plattendesign gelegt werden, das die „Watershed"-Linie nicht überschreitet. Neuere Platten, die beispielsweise die FPL-Sehne aussparen, stellen gegebenenfalls eine Alternative dar [13]. Die Schraubenköpfe sollten beim Einschrauben in der Platte versenkt werden [22].

Die Sonographie stellt ein Verfahren zur Durchführung von Verlaufskontrollen dar, um frühzeitige Sehnenarrosionen mit begleitender Synovialitis zu erkennen. Kann sonographisch eine Irritation nachgewiesen werden, sollte eine sofortige Plattenentfernung erwogen werden [18].

3 Ultraschallverfahren in der handchirurgischen Diagnostik

Die Sonographie ist aufgrund ihrer einfachen, nicht-invasiven Durchführbarkeit, ihrer geringen Kosten und der nicht vorhandenen Strahlenbelastung für den Patienten und Untersucher ein weit verbreitetes Verfahren in der Diagnostik muskuloskelettaler Erkrankungen.

Auch in der Handchirurgie gewinnt die Sonographie zunehmend an Bedeutung. Neben der Darstellung von Entzündungen oder Rupturen der Sehnen- und Sehnenscheiden inklusive der Ringbänder [4, 16] sowie Pathologien der Nerven nimmt auch der Einsatz in der Diagnostik von Mittelhand- und Fingerfrakturen zu [2, 5, 11].

Im Jahre 2015 ist das Buch „Ultraschalldiagnostik der Hand" von Sebastian Kluge herausgegeben worden [10]. Es bietet eine umfangreiche Einführung sowohl in die technischen Grundlagen als auch in die Diagnostik degenerativer und entzündlicher Erkrankungen sowie traumatischer und neoplastischer Veränderungen an der Hand.

3.1 Sonographische Diagnostik von Strecksehnenrupturen

Strecksehnenrupturen wurden bisher in erster Linie klinisch diagnostiziert. Manchmal kann die Diagnosestellung jedoch aufgrund der Schmerzhaftigkeit der Untersuchung, des begleitenden Ödems und anderer Patienten-bezogener Faktoren erschwert sein. Die Sonographie bietet eine transportable, zuverlässige und kostengünstige Alternative im Vergleich zur Magnetresonanztomographie oder der chirurgischen Exploration [26].

Die oberflächliche Lage der Strecksehnen begünstigt zwar die Ultraschalldiagnostik, jedoch sind Strecksehnenverletzungen oft mit einem Weichteiltrauma assoziiert, was den Einsatz von hochauflösendem hochqualitativem Ultraschall sinnvoll macht (8–18 MHz). Hier erscheinen die Sehnenfasern im Bereich einer Ruptur diskontinuierlich und echoarm [5]. Der dynamische Ultraschalleinsatz durch aktive oder passive Extension und Flexion der benachbarten Gelenke kann die Abgrenzung der Strecksehnen von dem begleitenden Weichgewebe erleichtern und hilft intakte von verletzten Strecksehnen zu unterscheiden [5].

Dezfuli et al. erreichten in einer Kadaverstudie sowohl mit der statischen als auch mit der dynamischen Sonographie eine Sensitivität und Spezifität von 100 % bei der Diagnose von Strecksehnenrupturen. Die Überprüfung der Anwendbarkeit der Sonographie zur Diagnostik von Strecksehnenrupturen in klinischen Studien steht noch aus [5].

3.2 Sonographie in der Diagnostik und Therapie der Tendovaginosis stenosans de Quervain

Bei der Tendovaginosis stenosans de Quervain handelt es sich um eine einengende unspezifische Sehnenscheidenentzündung des ersten Strecksehnenfaches. Es kommt zu einer Behinderung des Gleitens der darin verlaufenden Sehnen des Musculus abductor pollicis longus (APL) und des Musculus extensor pollicis brevis (EPB), wobei häufig eine Septierung des ersten Strecksehnenfaches vorliegt.

Die lokale Injektion von Kortikosteroiden in das erste Strecksehnenfach kann zumindest temporär zu einer Besserung der Symptome führen. Bei Therapieresistenz muss eine chirurgische Spaltung des ersten Strecksehnenfaches in Erwägung gezogen werden. Gerade wenn eine anatomische Varianz vorliegt und die APL- und EPB-Sehnen durch ein zusätzliches Septum getrennt sind, ist die ultraschallassistierte Injektion der Injektion anhand anatomischer Landmarken überlegen [4].

Ein zusätzliches Septum stellt sich im Ultraschall als echoarme Struktur zwischen den Sehnen dar. De Keating-Hart et al. zeigten, dass 70 % der Patienten, die nicht auf eine Steroid-Injektion ansprachen und schließlich eine chirurgische Spaltung des ersten Strecksehnenfaches erhielten, ein zusätzliches Septum aufwiesen. Währenddessen war nur bei 26 % der Patienten, die auf die Steroid-Injektion ansprachen, ein Septum nachzuweisen. Insgesamt war bei 34 % der Patienten ein zusätzliches Septum vorhanden, wobei bei der Hälfte dieser Patienten eine Verbesserung der Symptomatik durch eine Steroid-Injektion bewirkt werden konnte [4].

Ultraschall kann somit die selektive Injektion entsprechend der entzündlichen Veränderung um die APL und die EPB bei einem zusätzlichen Septum erleichtern. Insgesamt macht ein zusätzliches Septum das Versagen der konservativen Therapie jedoch wahrscheinlicher [4].

3.3 Ultraschall in der Diagnostik und Therapie des schnellenden Fingers (Tendovaginosis stenosans)

Auch wenn die genaue Ursache der A1-Ringbandstenose unklar ist, besteht anatomisch ein Missverhältnis zwischen dem Volumen der Beugesehnenscheide und der darin verlaufenden Beugesehne. Mit dem hochauflösenden Ultraschall kann der Schweregrad der A1-Ringbandstenose eingeschätzt werden. Das Ringband stellt sich hier als echoreiche lineare Struktur dar, die von einem echoarmen Bezirk umgeben ist [8].

In einer aktuellen Studie von Kim et al. konnte an 31 Fingern bei 20 Patienten der klinische Schweregrad mit der Dicke sowohl des A1-Ringbandes als auch des proximalen Anteils des A2-Ringbandes und der Querschnittsfläche der Beugesehne unter dem proximalen Anteil des A2-Ringbandes korreliert werden [8]. Als Kontrolle fungierten dabei 15 asymptomatische Finger der kontralateralen Hand derselben Patienten.

Der Schweregrad des schnellenden Fingers scheint somit nicht nur mit der Dicke des A1-Ringbandes, sondern auch mit der Dicke des A2-Ringbandes und der Querschnittsfläche der entsprechenden

Sehne auf Höhe des proximalen Anteils des A2-Ringbandes vergesellschaftet zu sein [8].

Die Ergebnisse sind für die Operationsplanung als auch die präoperative Aufklärung klinisch relevant. Die gängige chirurgische Methode ist die Durchtrennung des A1-Ringbandes. Manchmal ist es jedoch erforderlich, neben dem A1-Ringband auch den proximalen Anteil des A2-Ringbandes zu spalten, um eine vollständige Befreiung des Beugesehnengleitens zu erreichen.

Eine präoperative Ultraschalluntersuchung ermöglicht die Vorhersage eines distalen Schnellens im Bereich des proximalen A2-Ringbandes. In Fällen, in denen sich ein verdicktes A2-Ringband zeigt bzw. ein erhöhtes Volumen der darin verlaufenden Beugesehne, sollte nach der A1-Ringbandspaltung ein verbleibendes Schnellen ausgeschlossen werden. Hierzu kann man den Patienten während der Operation auffordern, den Finger selbstständig zu beugen [8].

Im ambulanten Sektor gewinnt die ultraschallgestützte Steroid-Injektion aufgrund ihrer leichten Durchführbarkeit an Bedeutung. Mifune et al. wiesen an einem Studienkollektiv von 38 Fingern an 30 Patienten die Effektivität der einmaligen ultraschallgestützten Steroid-Injektion in der Therapie des schnellenden Fingers nach. Vor der Injektion unterschieden sich das A1-Ringband sowie die entsprechende Beugesehne des betroffenen Fingers signifikant in ihrer sonographisch erfassten Dicke im Vergleich zum kontralateralen gesunden Finger. 3 Wochen nach der Injektion war kein signifikanter Dickenunterschied sowohl der Beugesehne als auch des A1-Ringbandes mehr nachzuweisen. Auch die Schmerzempfindlichkeit sowie das klinische Stadium verbesserten sich im Verlauf signifikant [16].

3.4 Der Ultraschall in der Diagnostik des Karpaltunnelsyndroms

Die Elektromyographie gilt als Goldstandard für die klinische Diagnosestellung eines Karpaltunnelsyndroms. Die Sonographie hat jedoch eine vergleichbare Sensitivität und Spezifität und erfährt somit in der Diagnostik des Karpaltunnelsyndroms eine zunehmende Akzeptanz. Sie ist einfacher in ihrer Durchführung, angenehmer für den Patienten und kostengünstiger [6]. Die Ermittlung eines „Cut off"-Wertes für die Querschnittsfläche des N. medianus ist die entscheidende Größe für den Nutzen von Ultraschall in der Diagnostik des Karpaltunnelsyndroms. Meist wird ein „Cut off" zwischen 9–11 mm^2 beschrieben [6].

Pan et al. untersuchten sonographisch die Querschnittsfläche des N. medianus an 175 gesunden Probanden mit insgesamt 349 Händen [20]. Es fand sich eine signifikant positive Korrelation der Querschnittsfläche des N. medianus und dem CTS-6, einem beim Karpaltunnelsyndrom häufig eingesetzten Scoring-System. Der Querschnitt des N. medianus im Karpalkanal betrug im Schnitt 6,9 mm^2 bei Patienten ohne Symptome, bei Patienten mit Symptomen im Schnitt 11,2 mm^2. Entsprechend früherer Studien wurde dabei eine Querschnittsfläche von 10 mm^2 als Grenze für den hochgradigen Verdacht eines Karpaltunnelsyndrom definiert [6]. Die Sonographie erwies sich somit als sensitives und spezifisches Verfahren um die klinischen Diagnose eines Karpaltunnelsyndroms zu bestätigen. Sie kann in schwierigen Fällen ergänzend zur als Goldstandard definierten Elektromyographie eingesetzt werden [20].

3.5 Die Sonographie in der Notfalldiagnostik von Frakturen an der Hand

Die Point-of-Care-Sonographie hat in der Diagnostik von Frakturen besondere Bedeutung in der strahlensensitiven pädiatrischen Population, bei schwangeren Frauen und im prähospitalen Umfeld. Sie ist leicht zu erlernen und anzuwenden. Zudem ist es möglich, die umgebenden Binnenstrukturen, Ligamente und Sehnen entlang der Fraktur zu beurteilen. Ein Frakturspalt stellt sich in der Sonographie als echoarme Diskontinuität in der Kortikalis dar [11]. Mittelhandknochen sind meist isolierte, einfache, geschlossene und stabile Frakturen. Normalerweise wird die konventionelle Röntgendiagnostik in 3 Ebenen (anteriorposterior, schräg, streng seitlich) zur Diagnose einer

Mittelhandknochen(MHK)-Fraktur herangezogen. In Fällen, wo die Röntgendiagnostik zur Beurteilung der Fraktur nicht ausreicht, wird ergänzend eine Computertomograhie durchgeführt.

Kozaci et al. verglichen bei 66 Patienten, bei denen der klinische Verdacht einer MHK-Fraktur bestand, den diagnostischen Einsatz von Ultraschall mit der konventionellen Röntgendiagnostik [11]. Die Ultraschalldiagnostik beinhaltete longitudinale und transversale Bilder von dorsal, palmar und der lateralen Oberfläche des ersten und fünften MHK sowie longitudinale und transversale Bilder von dorsal und palmar des zweiten, dritten und vierten MHK. Verglichen mit der konventionellen Röntgendiagnostik betrugen sowohl die Sensitivität und Spezifität als auch der positive Vorhersagewert ca. 90 %. Das auf Basis der Ultraschalldiagnostik erstellte Therapieregime entsprach zu 100 % dem der konventionellen Röntgendiagnostik. Somit eignet sich die Sonographie zur Notfall-Diagnostik von Mittelhandfrakturen [11].

Fingerfrakturen gehören zu den häufig übersehenen Frakturen in Notaufnahmen. Aksay et al. untersuchten in einer aktuellen Studie bei 119 Patienten und einer Fraktur-Prävalenz von 24,3 % die Sensitivität und Spezifität des Ultraschalls im Vergleich zur konventionellen Röntgendiagnostik beim Verdacht einer Fraktur im proximalen und mittleren Phalanx [2]. Zum Vergleich wurden anteriorposteriore und laterale Röntgenbilder angefertigt. Der Ultraschall erwies sich zwar als moderat sensitives und spezifisches Untersuchungsmittel, jedoch wurden insgesamt 6 Frakturen übersehen. In erster Linie handelte es sich dabei um palmare Avulsionsfrakturen der mittleren Phalanx [2].

4 Aktuelle Therapieoptionen bei traumatischen Läsionen des Plexus brachialis

Verletzungen des Plexus brachialis gehen durch die schweren funktionellen und sensiblen Ausfälle der oberen Extremität mit massiven Veränderungen des sozialen und beruflichen Alltags der Patienten einher. Sie sind meist Folge von Hochrasanztraumen, können aber auch durch Stürze, direkte Anpralltraumen oder unter der Geburt auftreten. Häufig sind Männer zwischen 15 und 25 Jahren betroffen. Ein besseres Verständnis der Pathophysiologie von Nervenverletzungen als auch die Fortschritte in der mikrochirurgischen Technik ermöglichen mittlerweile eine gewisse Wiederherstellung der Schulter- und Ellenbogenfunktion und in seltenen Fällen sogar der Handfunktion [28].

4.1 Rekonstruktion des N. axillaris mittels Nerveninterponat oder Nerventransfer

Isolierte Läsionen des N. axillaris haben eine Paralyse des M. deltoideus zur Folge, die mit massiven Einschränkungen der Schulterabduktion und -stabilität einhergehen kann [23].

Liegt eine glatte frische Durchtrennung vor, sollte die primäre Koaptation angestrebt werden. Bei geschlossenen Traumata wird zunächst abgewartet.

Wenn nach 3–6 Monaten keine Nervenregeneration abzusehen ist, sollte ein operatives Rekonstruktionsverfahren in Erwägung gezogen werden [23]. In Frage kommen dabei in erster Linie ein autologes Nerveninterponat meist unter Verwendung des N. suralis oder der Nerventransfer eines motorischen Astes des M. triceps brachii [12, 29]. Bei Erstvorstellung innerhalb von neun Monaten nach Unfallereignis gilt das Nerveninterponat als Verfahren der Wahl [3]. Der Nerventransfer gewinnt jedoch aufgrund seiner einfacheren technischen Durchführbarkeit an Bedeutung [24]. Welches Verfahren zu einer besseren Reinnervation des M. deltoideus und somit zu einem besseren klinischen Ergebnis führt, ist noch nicht abschließend gesichert [29].

Baltzer et al. verglichen das funktionelle Ergebnis bei 29 erwachsenen Patienten mit einer isolierten Läsion des N. axillaris, die sich innerhalb von 6–9 Monaten nach Unfallereignis einer der oben genannten Verfahren unterzogen [3]. Bei 8 Patienten wurde dabei eine Nerveninterposition durchgeführt, bei 21 Patienten ein Nerventransfer.

Bei allen Patienten – unabhängig vom durchgeführten Verfahren – kam es zu einer Verbesserung der klinischen Funktion. Der elektromyographische und klinische Nachweis der Reinnervation des M. deltoideus war dabei in beiden Gruppen vergleichbar. Es zeigte sich kein Unterschied in der Schulterbeweglichkeit hinsichtlich Anteflexion und Abduktion und auch der DASH-Score war in beiden Gruppen ähnlich. In der Patientengruppe mit Suralis-Nerveninterponat konnte jedoch eine signifikant höhere Muskelkraft in Kraftgraden M0–M5 nach dem Medical Research Council Grading-System nachgewiesen werden. Die Fähigkeit, eine Kraft gegen die Schwerkraft aufzubauen, wurde als im Alltag brauchbares funktionelles Ergebnis gewertet (entsprechend einem Kraftgrad von M3) und ein Kraftaufbau gegen Widerstand als optimales funktionelles Ergebnis (Kraftgrad M4). In der Gruppe mit Nerveninterponat erreichten 100 % der Patienten mindestens ein im Alltag brauchbares funktionelles Ergebnis im Vergleich zu 62 % in der Nerventransfergruppe.

Insgesamt zeigten Patienten, bei denen eine Nerveninterposition durchgeführt wurde, im Verlauf ein besseres funktionelles und klinisches Ergebnis in Bezug auf die Kraft (M4,3 vs. M3,0 in der Gruppe mit Nerventransfer). Die Rekonstruktion des N. axillaris mittels Nerveninterposition verbleibt damit weiterhin das Verfahren der Wahl bei Erstvorstellung innerhalb von 9 Monaten nach Unfallereignis [3].

Eine mögliche Erklärung für das schlechtere Ergebnis nach Nerventransfer kann das Verhältnis

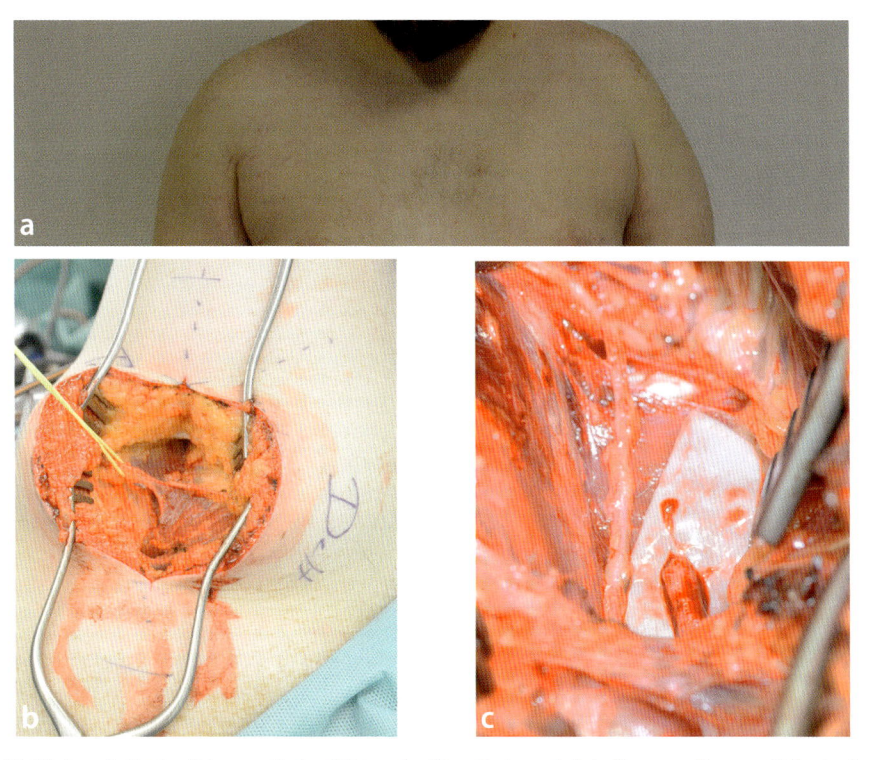

Abb. 2: 20-jähriger Patient mit traumatischer Läsion des N. axillaris nach Schulteranpralltrauma links. In domo mit einem Nerventransfer eines motorischen Trizepsastes zum N. axillaris versorgt:
a) Ausgeprägte Atrophie des M. deltoideus links
b) Intraoperativ Darstellung des N. axillaris zum M. deltoideus
c) Darstellung des intakten motorischen Trizepsastes sowie des distalen Axillarisstumpfes

der Axon-Anzahl des Donornerven im Vergleich zum Empfängernerven dienen. Dies beträgt beim Transfer eines motorischen Trizepsastes lediglich ca. 0,46 : 1. Beim Nerveninterponat besteht die Möglichkeit der Reinnervation des M. deltoideus durch eine höhere Axon-Anzahl, da die Anzahl der Axone der intakten Nervenwurzel der des Empfängernervs entspricht, auch wenn hier die Überwindung von 2 Koaptationsstellen in Betracht gezogen werden muss [27].

4.2 Wiederherstellung der Ellenbogenflexion mittels freier M. gracilis-Transplantation vs. Nerventransfer

Die Wiederherstellung der Ellenbogenflexion bei vollständigen Läsionen des Plexus brachialis stellt aufgrund ihrer funktionellen Bedeutung im Alltag die therapeutische Priorität dar, gefolgt von der Schulterabduktion und -außenrotation [7].

Es gibt verschiedene operative Möglichkeiten zur Wiederherstellung der Ellenbogen- und Schulterfunktion. Dabei kommen sowohl Nerventransplantationen und -transfers als auch freie Muskeltransplantationen und lokale Muskelersatzplastiken in Frage. Welches Verfahren angewandt wird, hängt in erster Linie von dem Zeitpunkt der Vorstellung nach Unfallereignis ab. Um alle therapeutischen Möglichkeiten ausschöpfen zu können, ist es erforderlich, zu Beginn ein differenziertes Therapiekonzept zu erstellen [7].

Zur Wiederherstellung der Ellenbogenflexion bei vollständiger Läsion des Plexus brachialis kommt ein Nerventransfer mit dem Ziel der Reinnervation des M. biceps brachii in Frage. Alternativ kann eine freie funktionelle Muskeltransplantation durchgeführt werden, die die Funktion des M. biceps brachii übernimmt. Zur Innervation des transferierten Muskels ist auch hier ein Nerventransfer erforderlich.

Bei der extraplexuralen Neurotisation werden intakte Nerven, die anatomisch außerhalb des Plexus brachialis liegen, mit dem N. musculocutaneus, der den M. biceps brachii innerviert, verbunden.

Als Spendernerven für den lokalen Nerventransfer kommen die Interkostalnerven oder der N. accessorius in Frage. Kontraindikationen sind eine zu späte Vorstellung (mehr als neun Monate nach Unfallereignis), eine distale Läsion des N. musculocutaneus oder der Verlust des M. biceps brachii im Rahmen des Traumas. Die freie funktionelle Muskeltransplantation in Verbindung mit einem extraplexuralen Nerventransfer kam bisher in erster Linie bei Patienten zum Einsatz, die sich mehr als 9 Monate nach dem Unfallereignis vorstellten. Mit zunehmender Denervationszeit atrophieren die Muskelzellen des M. biceps brachii mit Verlust der motorischen Endplatten, sodass nach diesem Zeitraum die Erfolgsaussichten einer Funktionswiederherstellung durch reinen Nerventransfer sehr gering sind [7].

Die freie funktionelle Muskeltransplantation ist hingegen nicht abhängig von der Zeit seit Unfallereignis, da keine Denervation des zu transplantierenden Muskels vorliegt. Bisher wurde er jedoch bei einer Vorstellung innerhalb von neun Monaten nach Unfallereignis aufgrund seiner anspruchsvollen mikrochirurgischen Technik nur selten eingesetzt. Der M. gracilis ist aufgrund seines verlässlichen, proximal basierten Gefäßnervenstiels und seiner langen Sehne dabei ein häufig verwendeter Muskel. Während der Nerventransfer die technisch einfacher durchzuführende Prozedur ist, da keine mikrovaskuläre Anastomose notwendig ist und trotz der biomechanischen Vorteile des M. biceps brachii für die Ellenbogenflexion, ist beim freien M. gracilis-Transfer die kürzere Distanz zwischen Spendernerv und motorischer Endplatte vorteilhaft für die Reinnervation. Die Verwendung des M. gracilis hat auch Nachteile wie längere Operationszeiten, höhere Kosten und eine anspruchsvollere Technik. Außerdem ist der M. gracilis verglichen mit dem M. biceps brachii der schwächere Muskel [15].

Maldonado et al. untersuchten bei 62 Patienten, bei denen in Folge einer vollständigen Läsion des Plexus brachialis entweder eine freie funktionelle Muskeltransplantation unter Verwendung des M. gracilis oder ein Nerventransfer erfolgte, die Kraft der Ellenbogenflexion. Die mittlere Zeitspanne vom Unfallereignis bis zur Operation betrug in der Patientengruppe mit der freien funktionellen Muskeltransplantation 69 Monate gegenüber 5 Monaten in der Gruppe mit Nerventransfer. In der Patientengruppe mit der freien funktionellen Muskeltransplantation waren signifikant mehr Patienten in der Lage, eine Ellenbogenflexion gegen die Schwerkraft oder sogar gegen leichten Wiederstand durchzuführen (Kraftgrad M3/M4). Somit sollte in Zukunft auch bei früher Vorstellung nach Unfallereignis die freie funktionelle Gracilis-Transplantation als Rekonstruktionsverfahren in Erwägung gezogen werden [15].

4.3 Wiederherstellung der Schulteraußenrotation durch Nerventransfer des N. accessorius zum N. suprascapularis

Nach der Rekonstruktion der Ellenbogenbeugung ist die Wiederherstellung der glenohumeralen Stabilität und Beweglichkeit die zweite Priorität [7].

Die Ellenbogenflexion kann häufig durch einen Nerventransfer oder freien Muskeltransfer wiedererlangt werden *(Abschn. 4.2)*. Die erzielten Ergebnisse können jedoch durch einen Nerventransfer oder eine freie funktionelle Muskeltransplantation wiedererlangt werden, da die Patienten bei dem Versuch, den Ellenbogen zu beugen, mit der Hand am Bauch hängen bleiben. Das kann die Funktion der oberen Extremität bei vielen Aktivitäten des alltäglichen Lebens erheblich einschränken.

Während der ersten Monate bis hin zu einem Jahr nach Läsion des Plexus brachialis sind Nerventransplantationen oder -transfers die Verfahren der Wahl für die Wiederherstellung der Schulterfunktion. Nerventransplantationen z. B. durch ein Suralis-Interponat auf den N. suprascapularis oder den N. axillaris sind eine Option, wenn die C5- oder C6-Wurzeln noch vorhanden sind (postganglionäre Läsion). Wenn die Nervenwurzeln proximal abgerissen sind (präganglionäre Läsion), können eine Vielzahl an extraplexuralen Nerven, z. B. der N. accessorius, ein motorischer Ast des M. triceps brachii, der N. phrenicus oder ein Interkostalnerv als Spender fungieren [12].

Bei kompletten Läsionen des Plexus brachialis stellt der Nerventransfer des N. accessorius zum N. suprascapularis, der die Musculi supraspinatus und infraspinatus innerviert, das am häufigsten angewendete Verfahren dar. Eine Verletzung des N. accessorius im Rahmen des Traumas stellt eine Kontraindikation dar. Meistens wird ein Endast des N. accessorius verwendet, unter Schonung des proximalen Astes zum oberen Anteil des M. trapezius. Der N. accessorius kann durch die örtliche Nähe zum N. suprascapularis über einen supraclavikulären Zugang identifiziert und transferiert werden. Dabei kommt es zu einer Denervierung des unteren Anteils des M. trapezius, mit dem Risiko einer Destabilisierung der skapulothorakalen Artikulation [7].

Mit zunehmender Zeit nach Unfallereignis verschlechtern sich die Ergebnisse nach Nerventransplantation oder -transfer. Nach Ablauf eines Jahres bleiben zur Wiederherstellung der Schulterfunktion nur noch der Sehnentransfer oder die glenohumerale Arthrodese. Beide Optionen verbessern zwar die Außenrotation der Schulter, haben aber keine Auswirkungen auf die Abduktion. Bei der Erstellung eines Therapiekonzeptes bleibt zu beachten, dass ein Nerventransfer des N. accessorius zum N. suprascapularis durch die Denervierung des unteren Anteils des M. trapezius einen späteren Sehnentransfer dieses Muskelanteils ausschließt.

Baltzer et al. untersuchten bei 51 Patienten die Qualität der Schulteraußenrotation nach erfolgtem Nerventransfer vom N. accessorius zum N. suprascapularis sowie mögliche Einflussfaktoren auf das klinische Ergebnis. Eingeschlossen wurden alle Patienten, bei denen oben genannter Eingriff innerhalb eines Jahres nach Unfallereignis erfolgte und bei denen mindestens eine Verlaufskontrolle durchgeführt wurde.

Keiner der Patienten war präoperativ zu einer Außenrotation oder Abduktion der Schulter in der Lage. In 85 % der Fälle konnte im Elektromyogramm eine Reinnervation des für die Außenrotation zuständigen M. infraspinatus nachgewiesen werden, in 67 % eine Reinnervation des M. supraspinatus und in 60 % in beiden Muskeln. Die elektromyographischen Resultate korrelierten jedoch nicht mit dem klinischen Nachweis einer Verbesserung. Bei 41 % der Patienten zeigte sich nach durchschnittlich 28 Monaten eine Verbesserung der Außenrotation, von diesen erzielten allerdings nur 33 % eine für Alltagstätigkeiten brauchbare Außenrotation. Diese war als Bewegung unter Ausschaltung der Schwerkraft definiert (Kraftgrad M2). Patienten mit einer isolierten Verletzung des oberen Truncus (C5, C6) hatten ein signifikant besseres Ergebnis als Patienten mit ausgedehnteren Verletzungen. Aufgrund der insgesamt schlechten funktionellen Resultate vor allem in der Patientengruppe mit vollständigen Plexus brachialis-Läsionen (nur 26 % der Patienten erreichten eine im Alltag brauchbare Außenrotation) empfehlen Baltzer et al. einen Nerventransfer vom N. accessorius zum N. suprascapularis nur bei Patienten mit einer oberen Plexusläsion (C5–C6). Bei Patienten mit ausgeprägten Plexusläsionen sollte der N. accessorius eher geschont werden, um den unteren Teil des M. trapezius für spätere Sehnentransfers zu erhalten.

Fazit

Die sekundäre Beugesehnenruptur, vor allem der FPL-Sehne, nach palmarer Plattenosteosynthese der distalen Radiusfraktur ist eine gefürchtete Komplikation, die aufwändige rekonstruktive Eingriffe erfordert. Deshalb ist es wichtig, frühzeitig diese Gefahr zu erkennen und rechtzeitig eine Plattenentfernung durchzuführen.

Die Soong-Klassifikation zur Beschreibung der distalen und palmaren Plattenprominenz im Verhältnis zur Watershed-Linie bietet dabei eine sinnvolle Richtlinie zur Indikationsstellung.

Bei palmarem Überstand (Stadium 1) ist eine Entfernung im Verlauf empfohlen, bei distalem Überstand (Stadium 2) sollte frühestmöglich nach knöcherner Konsolidierung der Fraktur eine Metallentfernung erfolgen.

Die Sonographie gewinnt in der handchirurgischen Diagnostik und Therapie an Bedeutung. Während bereits in anatomischen Studien eine gute Sensitivität und Spezifität für die Diagnostik von Strecksehnenrupturen bewiesen werden konnte, steht die Überprüfung in klinischen Studien noch aus.

In der Therapie der Tendovaginosis stenosans de Quervain kann die Sonographie die Injektion von Steroiden besonders bei Vorhandensein eines zusätzlichen, die APL von der EPB trennenden Septums, erleichtern. Auch bei der A1-Ringbandstenose führt die sonographisch gesteuerte Steroid-Injektion in vielen Fällen zu einer Besserung. Bei Versagen der konservativen Therapie kann sie die Operationsplanung erleichtern, da das Vorhandensein eines Schnellens im Bereich des proximalen A2-Ringbandes dargestellt werden kann und so je nach intraoperativem Befund auch hier eine Spaltung erfolgen kann. In der Diagnostik des Karpaltunnelsyndroms kann die Sonographie in schwierigen Fällen ergänzend zur als Goldstandard definierten Elektromyographie eingesetzt werden. Eine Querschnittsfläche des N. medianus von 10 mm^2 wird dabei als Cut off angegeben. In der strahlensensitiven pädiatrischen Population, bei schwangeren Frauen und im prähospitalen Umfeld wird die Sonographie auch zunehmend in der Diagnostik von Frakturen an der Hand eingesetzt. Besonders für die Diagnostik und Therapieplanung von Mittelhandfrakturen wurde dabei eine sehr hohe Sensitivität und Spezifität gezeigt.

Läsionen des Plexus brachialis stellen komplexe Verletzungen dar, die ein differenziertes Therapiekonzept erfordern. Die Wiederherstellung der Ellenbogenflexion stellt dabei gefolgt von der Schulteraußenrotation und -abduktion die höchste therapeutische Priorität dar.

In der Therapie von isolierten Läsionen des N. axillaris zeigte sich die Neureninterposition dem technisch leichter durchführbaren Nerventransfer im postoperativen Kraftaufbau überlegen. Bei Vorstellung innerhalb von neun Monaten nach Unfallereignis sollte die Neureninterposition weiterhin das Verfahren der Wahl bleiben.

Zur Wiederherstellung der Ellenbogenflexion kam bei Vorstellung innerhalb von 9 Monaten nach Unfallereignis bisher in erster Linie der Transfer von extraplexuralen Nerven zum Einsatz. In einer aktuellen Studie konnte jedoch mit der freien funktionellen Gracilis-Transplantation ein besseres funktionelles Ergebnis erzielt werden. Somit sollte in Zukunft auch bei früher Vorstellung nach Unfallereignis die freie funktionelle Muskeltransplantation als Rekonstruktionsverfahren in Erwägung gezogen werden.

Zur Wiederherstellung der Schulteraußenrotation wurde bisher bei früher Vorstellung nach Unfallereignis häufig ein Nerventransfer des N. accessorius zum N. suprascapularis durchgeführt. Gerade bei Patienten mit einer vollständigen Läsion des Plexus brachialis wurden hier jedoch nur sehr schlechte funktionelle Ergebnisse erzielt, sodass bei diesem Verletzungsmuster der N. accessorius eher für andere Rekonstruktionsverfahren geschont werden sollte.

Interessenkonflikt

Prof. Dr. Dr. Sauerbier hat einen Beratervertrag mit der Firma Medartis, AG, Basel, Schweiz. Dr. Sacher, Dr. Maldonado und Dr. Arsalan-Werner geben keine Interessenskonflikte an.

Literatur

[1] Agnew SP, Ljungquist KL, Huang JI: Danger zones for flexor tendons in volar plating of distal radius fractures. J Hand Surg Am 2015; 40 (6): 1102–1105. [EBM III]

[2] Aksay E, Kilic TY, Yesilaras M et al.: Accuracy of bedside ultrasonography for the diagnosis of finger fractures. Am J Emerg Med 2016; 34 (5): 809–812. [EBM III]

[3] Baltzer HL, Kircher MF, Spinner RJ et al.: A Comparison of Outcomes of Triceps Motor Branch-to-Axillary Nerve Transfer or Sural Nerve Interpositional Grafting for Isolated Axillary Nerve Injury. Plast Reconstr Surg 2016; 138 (2): 256e–264e. [EBM III]

[4] De Keating-Hart E, Touchais S, Kerjean Y et al.: Presence of an intracompartmental septum detected by ultrasound is associated with the failure of ultrasound-guided steroid injection in de Quervain's syndrome. J Hand Surg Eur Vol 2016; 41 (2): 212–219. [EBM III]

[5] Dezfuli B, Taljanovic MS, Melville DM et al.: Accuracy of HighResolution Ultrasonography in the Detection of Extensor Tendon Lacerations. Ann Plast Surg 2016; 76 (2): 187–192. [EBM III]

[6] Fowler JR, Munsch M, Tosti R et al.: Comparison of ultrasound and electrodiagnostic testing for diagnosis of carpal tunnel syndrome: study using a validated clinical tool as the reference standard. J Bone Joint Surg Am 2014; 96 (17): e148. [EBM II]

[7] Giuffre JL, Kakar S, Bishop AT et al.: Current concepts of the treatment of adult brachial plexus injuries. J Hand Surg Am 2010; 35 (4): 678–688; Quiz 688. [EBM Ib]

[8] Kim SJ, Lee CH, Choi WS et al.: The thickness of the A2 pulley and the flexor tendon are related to the severity of trigger finger: results of a prospective study using high-resolution ultrasonography. J Hand Surg Eur Vol 2016; 41 (2): 204–211. [EBM III]

[9] Kitay A, Swanstrom M, Schreiber JJ et al.: Volar plate position and flexor tendon rupture following distal radius fracture fixation. J Hand Surg Am 2013; 38 (6): 1091–1096. [EBM II]

[10] Kluge S: Ultraschalldiagnostik der Hand. Springer-Verlag Berlin Heidelberg, 2015. [EBM IV]

[11] Kozaci N, Ay MO, Akcimen M et al.: The effectiveness of bedside point-of-care ultrasonography in the diagnosis and management of metacarpal fractures. Am J Emerg Med 2015; 33 (10): 1468–1472. [EBM II]

[12] Leechavengvongs S, Witoonchart K, Uerpairojkit C et al.: Nerve transfer to deltoid muscle using the nerve to the long head of the triceps, part II: a report of 7 cases. J Hand Surg Am 2003; 28 (4): 633–638. [EBM II]

[13] Limthongthang R, Bachoura A, Jacoby SM et al.: Distal radius volar locking plate design and associated vulnerability of the flexor pollicis longus. J Hand Surg Am 2014; 39 (5): 852–860. [EBM III]

[14] Lutsky KF, Jimenez M, Rivlin M et al.: Reliability of the Soong Classification for Volar

Plate Position. J Hand Surg Am 2016; 41 (7): e199–202. [EBM II]

[15] Maldonado AA, Kircher MF, Spinner RJ et al.: Free Functioning Gracilis Muscle Transfer versus Intercostal Nerve Transfer to Musculocutaneous Nerve for Restoration of Elbow Flexion after Traumatic Adult Brachial Pan-Plexus Injury. Plast Reconstr Surg 2016; 138 (3): 483e–488e. [EBM III]

[16] Mifune Y, Inui A, Sakata R et al.: High-resolution ultrasound in the diagnosis of trigger finger and evaluation of response to steroid injection. Skeletal Radiol 2016; 45 (12): 1661–1667. [EBM II]

[17] Monaco NA, Dwyer CL, Ferikes AJ et al.: Hand Surgeon Reporting of Tendon Rupture Following Distal Radius Volar Plating. Hand (NY) 2016; 11 (3): 278–286. [EBM Ib]

[18] Nanno M, Kodera N, Tomori Y et al.: Transverse ultrasound assessment of the flexor pollicis longus tendon movement on the distal radius during wrist and finger motion in distal radius fracture with volar plating. J Med Ultrason (2001) 2016; 43 (1): 29–36. [EBM II]

[19] Orbay JL, Touhami A: Current concepts in volar fixed-angle fixation of unstable distal radius fractures. Clin Orthop Relat Res 2006; 445: 58–67. [EBM Ib]

[20] Pan TJ, White RJ, Zhang C et al.: Baseline Characteristics of the Median Nerve on Ultrasound Examination. Hand (NY) 2016; 11 (3): 353–356. [EBM II]

[21] Snoddy MC, An TJ, Hooe BS et al.: Incidence and reasons for hardware removal following operative fixation of distal radius fractures. J Hand Surg Am 2015; 40 (3): 505–507. [EBM IV]

[22] Soong M, Earp BE, Bishop G et al.: Volar locking plate implant prominence and flexor tendon rupture. J Bone Joint Surg Am 2011; 93 (4): 328–335. [EBM II]

[23] Terzis JK, Barmpitsioti A: Axillary nerve reconstruction in 176 posttraumatic plexopathy patients. Plast Reconstr Surg 2010; 125 (1): 233–247. [EBM II]

[24] Tung TH, Mackinnon SE: Nerve transfers: indications, techniques, and outcomes. J Hand Surg Am 2010; 35(2), 332-341. [EBM Ib]

[25] Wall LB, Brodt MD, Silva MJ et al.: The effects of screw length on stability of simulated osteoporotic distal radius fractures fixed with volar locking plates. J Hand Surg Am 2012; 37 (3): 446–453. [EBM III]

[26] Westerheide E, Failla JM, van Holsbeeck M et al.: Ultrasound visualization of central slip injuries of the finger extensor mechanism. J Hand Surg Am 2003; 28 (6): 1009–1013. [EBM III]

[27] Witoonchart K, Leechavengvongs S, Uerpairojkit C et al.: Nerve transfer to deltoid muscle using the nerve to the long head of the triceps, part I: an anatomic feasibility study. J Hand Surg Am 2003; 28 (4): 628–632. [EBM III]

[28] Wolfe S, Pederson W, Hotchkiss R, Kozin S, Cohen M: Green's Operative Hand Surgery. 7. Ed., Elsevier 2016. [EBM IV]

[29] Wolfe SW, Johnsen PH, Lee SK et al.: (2014). Long-nerve grafts and nerve transfers demonstrate comparable outcomes for axillary nerve injuries. J Hand Surg Am 2014; 39 (7): 1351–1357. [EBM III]

7.3 Was gibt es Neues in der Verbrennungschirurgie? – Präklinische Verbrennungsmedizin, Intensivmedizin des Schwerbrandverletzten und chirurgische Therapie

Chr. Hirche, J. Horter, U. Kneser

1 Einleitung und Epidemiologie

Basierend auf den Daten des Verbrennungsregisters der Deutschen Gesellschaft für Verbrennungsmedizin (DGV) wurden 2015 insgesamt 1 310 Patienten mit einer durchschnittlichen verbrannten Körperoberfläche von 14,8 % in den deutschsprachigen Schwerbrandverletztenzentren versorgt [1]. Hierbei verstarben durch thermische oder chemische Einwirkung sowie Folgen der Verletzungen insgesamt 120 Patienten (9 %). Die durchschnittliche Gesamtverweildauer für Erwachsene betrug 20,1 Tage, für Patienten < 15 % verbrannter Körperoberfläche 15,2 und für Patienten ≥ 15 % 32,4 Tage. Auch wenn das schwere Verbrennungstrauma damit eine vergleichbar seltene Verletzungsart darstellt, ist eine spezialisierte Behandlung notwendig, um einen möglichst optimalen Behandlungsabschluss zu erzielen – basierend auf „bewährten" wie auch „neuen" Therapieverfahren. Auch in diesem Jahr umfasst die Frage „Was gibt es Neues…" in der Verbrennungsmedizin, die präklinische und innerklinische Erstversorgung, die Verbrennungsintensivmedizin, die akut-chirurgische Therapie und die sekundäre Rekonstruktion von Verbrennungsfolgen.

2 Präklinische Verbrennungsmedizin und Erstversorgung

Mit einem engen Netz von regionalen und überregionalen Traumazentren sowie spezialisierten Brandverletztenzentren unterscheidet sich die Versorgungslandschaft in Deutschland teilweise erheblich von anderen Ländern. Aufgrund der vergleichsweise geringen Zahlen von Schwerbrandverletzten gelingt es jedoch bis heute nicht, einheitliche und klare Standards für die Erstversorgung sowie die frühe klinische Versorgung von Verbrennungsverletzungen zu etablieren. Erschwerend kommt hinzu, dass die Verbrennung mehr und mehr nicht isoliert, sondern im Zusammenhang mit einem thermomechanischen Kombinationstrauma auftritt und behandelt werden muss. Dies beeinflusst nicht nur die Patientensteuerung in die Zentren an sich, sondern auch die Versorgungsstrategien sowie Prioritätenbildung bei Diagnostik und Therapie.

2.1 Präklinisches Atemwegsmanagement

Für das versorgende Fachpersonal bestehen nach wie vor Unsicherheiten in der präklinischen Einschätzung, ob und wann eine *Atemwegssicherung* nach Verbrennungs- bzw. Inhalationstrauma indiziert ist. Dies konnte nun erneut eine Arbeitsgruppe aus Dallas zeigen, die die Daten von 958 Brandverletzten auswerteten, die zwischen November 2012 und Juni 2014 in ihrem Zentrum behandelt worden waren. Die Autoren konnten zeigen, dass von 120 intubiert und beatmet eingelieferten Patienten immerhin 45 Patienten (37,5 %) innerhalb der folgenden 48 Stunden spontanisiert und extubiert werden konnten, was als vermeintlich unnötige Durchführung einer Atemwegssicherung gewertet wurde. Gleichzeitig war dabei die Rate der intubationsbezogenen Komplikationen in dieser Gruppe fast 3-mal so hoch wie in der Gruppe von Patienten, die erst nach Einlieferung im Zentrum intubiert worden waren. Die Tatsache, dass Patienten mit präklinischer Atemwegssicherung eine signifikant kürzere Beatmungs- und Krankenhausaufenthaltsdauer zeigten, wurde von den Autoren ebenso als Beleg für das häufige Fehlen klarer Indikationen zur Atemwegssicherung gewertet. In ihrer Schlussfolgerung fordern die Autoren weiterhin, die gegenwärtigen Kriterien noch präziser und klarer zu fassen, um Patienten zu identifizieren, die von der Maßnahme Atemwegssicherung im präklinischen Umfeld tatsächlich profitieren können [2].

2.2 Entfernung der Kleidung nach Verbrühungen

In dieser Publikation präsentierten die Autoren aus Hong Kong gemischte Daten aus einerseits einer experimentellen Studie an einem Verbrennungsmodell mit künstlichem Hautersatz, andererseits aus retrospektiven Patientendaten, bei dem die Relevanz einer frühzeitigen Entfernung von betroffenen Kleidungsstücken nach *Verbrühungen* mit heißem Wasser bzw. heißem Brei untersucht wurde. Insbesondere im Rahmen des experimentellen Studienteils konnte eine signifikante Reduktion der Hauttemperatur nach Verbrühung nur dann erzielt werden, wenn die Kleidungsstücke innerhalb von 10 Sekunden nach dem Trauma entfernt worden waren. Ebenso konnte bei Verbrühungen mit heißem Brei eine deutliche Abhängigkeit von der Expositionszeit der Kleidungsstücke auf der Haut gezeigt werden. Auch wenn in der Gruppe der retrospektiv betrachteten, überwiegend pädiatrischen Patienten aus einem 10-Jahres-Zeitraum aufgrund begrenzter Fallzahlen keine signifikanten Daten ermittelt werden konnten, schließen die Autoren insgesamt, dass das sofortige Entfernen heißer Kleidungsstücke nach Verbrühung mit Heißwasser oder heißem Brei die Morbidität der Verbrennungsverletzung erheblich beeinflussen kann [3].

2.3 Prähospitale Analgesie bei kindlichen Traumata

Aus diversen Vorstudien ist bekannt, dass besonders aufgrund der Charakteristiken von Versorgungssystemen sowie der Ausbildung der präklinischen Versorger Hemmnisse bestehen, bei pädiatrischen Traumapatienten adäquate *Analgesie* durchzuführen. Das primäre Studienziel der an mehreren universitären Zentren in den USA erhobenen retrospektiven Daten war, Effekte einer vorausgegangenen Schulung von Rettungsdienstmitarbeitern sowie der Etablierung von standardisierten Versorgungsprotokollen zu evaluieren und dabei zu prüfen, ob besonders bei älteren pädiatrischen Patienten, längeren Transportzeiten, Vorhandensein adäquater Schmerzdokumentation und eines Gefäßzugangs eine Steigerung der prähospitalen Opioidanalgesierate bei Kindern zu verzeichnen war. Von den in einem 2-Jahres-Zeitraum insgesamt 1 368 eingeschlossenen Kindern fanden die Autoren bei 25 % eine dokumentierte Schmerzangabe entsprechend der visuellen Analogskala. Insgesamt erhielten nur 11 % der Kinder ohne dokumentierte Kontraindikation ein Opioid zur Schmerztherapie. Bei fehlender Dokumentation des Schmerzlevels wurden nur 9 % mit Opioiden behandelt, wohingegen in der Gruppe mit vorhandener Schmerzdokumentation und Schmerzlevel über 4 Punkten immerhin 18 % der Kinder Opiate erhielten. Interessanterweise konnten die Autoren in der multivariaten Analyse zeigen, dass nicht nur das Patientenalter, das Vorhandensein einer Schmerzdokumentation, die Länge der Transportwege, sondern auch die Etablierung eines Gefäßzugangs präklinisch für eine signifikant erhöhte Wahrscheinlichkeit einer adäquaten Schmerztherapie sprachen, obwohl in den paramedicalen SOP vor allem die Gabe von intranasalem Fentanyl als Therapiemaßnahme etabliert war. Dennoch kommen die Autoren zu dem Schluss, dass trotz umfangreicher Schulungen und Einführung überregionaler Behandlungsalgorithmen zur Verbesserung der prähospitalen Schmerztherapie bei kindlichen Traumapatienten weiterhin erhebliche Hemmnisse bestehen [4].

2.4 Standardisierung der frühen innerklinischen Versorgung

Auch weiterhin bestehen Unsicherheiten bezüglich der *initialen Versorgung* von *Schwerbrandverletzten* im Schockraum. Spezifische Fragestellungen wurden nun mit einer weiteren Erhebung an Schwerbrandverletztenzentren in Deutschland, Österreich und der Schweiz bearbeitet. Wie bereits im Vorjahr konnte in dieser Folgeerhebung mit einem Fragebogenrücklauf von 77 % ein gutes Ergebnis erzielt werden. Der Fragebogen enthielt insgesamt 57 Multiple-Choice-Frage-Items zu den Bereichen Atemwegsmanagement und Beatmung, Flüssigkeits- und Kreislaufbehandlung, Erhebung der Körpertemperatur und Wärmemaßnahmen, topische Wundbehandlungskonzepte sowie mikrobiologische Surveillance. Dabei zeigte sich, dass trotz überwiegend ähnlicher Ansätze der Flüssigkeitssubstitutionen noch Unterschiede im Einsatz synthetischer bzw. biologischer Kolloide bestehen. Ebenso kontrovers werden der Stellenwert einer frühzeitigen Tracheotomie und die Notwendigkeit einer bronchoskopischen Diagnostik bei vermutetem Inhalationstrauma gesehen. Mit den in den vergangenen Jahren neu auf den Markt gekommenen Konzepten und Produkten für das Wund- und Oberflächenmanagement ergeben sich nunmehr auch in diesem Bereich teilweise erheblich unterschiedliche Behandlungs- und Therapiekonzepte im Vergleich der Zentren untereinander. Demgegenüber ergab sich weniger Variabilität in den Themen Basisdiagnostik, Temperaturmanagement sowie Einschätzung des Verbrennungsausmaßes [5].

3 Verbrennungsintensivmedizin

Die Entwicklung einer Verbrennungstrauma-induzierten und vor allem durch Verbrennungstoxine mediatorvermittelten Organdysfunktion und -versagen sind die mit am meisten gefürchteten Komplikationen in der Verbrennungsintensivmedizin. Moderne Therapieansätze stellen nicht nur darauf ab, die Auftretenswahrscheinlichkeit dieser Komplikationen insgesamt zu reduzieren, sondern suchen auch immer wieder nach geeigneten prognostischen Markern, um den Schweregrad der sog. *Verbrennungskrankheit* mit abschätzen und einordnen zu können. Hierzu zählen beispielsweise auch Midregional Pro-Adrenomedullin (MR-proADM) und Presepsin als neuere Früherkennungsmarker bei septischen Patienten [6].

3.1 Prognostische Biomarker

In diesem Kontext publizierten schwedische Kollegen eine Arbeit, in der der Stellenwert von *heparinbindendem Protein* (HBP) untersucht wurde. Dieses wird von Granulozyten freigesetzt und hatte in experimentellen Untersuchungen eine Erhöhung der Gefäßpermeabilität verursacht. In der Lunge kann diese erhöhte Gefäßdurchlässigkeit das Auftreten intraalveolarer Flüssigkeit erhöhen und damit zu einer respiratorischen Insuffizienz beitragen, zudem reduziert eine generalisierte Schrankenstörung des Gefäßsystems das intravasale Volumen und begünstigt ein zirkulatorisches Versagen. In diesem Zusammenhang untersuchte die Studiengruppe die Hypothese, dass eine erhöhte HBP-Konzentration bei Aufnahme mit einer erhöhten Inzidenz an respiratorischem und Kreislaufversagen assoziiert ist.

Es handelte sich um eine prospektive Beobachtungsstudie auf einer interdisziplinären Intensivstation, in die auch brandverletzte Patienten eingeschlossen wurden. Im Studienzeitraum wurden bei 278 Patienten zum Aufnahmezeitpunkt die Plasmakonzentration von HBP sowie der Simplified Acute Physiology-Score (SAPS) 3 und der Sequential Organ Failure Assessment (SOFA)-Score für jeweils 3 Tage dokumentiert. Entsprechend der Hypothese konnten die Autoren für das gesamte Intensivpatientengut eine Assoziation zwischen erhöhten HBP-Konzentrationen bei Aufnahme und eingeschränkter Oxygenierung bzw. dem Auftreten eines Kreislaufversagens zeigen. Ebenfalls hochsignifikant zeigte sich der Zusammenhang von HBP-Konzentration und der 30-Tages-Mortalität.

Auch wenn es sich damit um einen interessanten Biomarker zu handeln scheint, schließen die Autoren, dass der individuelle Nutzen als prädiktiver Marker eingeschränkt zu sein scheint [7].

Ebenfalls aus Nordeuropa stammt eine Untersuchung mit Beobachtungen zu Matrix-Metalloproteinasen-8 und -9 (MMP-8, MMP-9) sowie zum Stellenwert des Gewebeinhibitors *Tissue Inhibitor of Metalloproteinase-1* (TIMP-1). In vorausgegangenen Untersuchungen konnte bereits ein Unterschied der Serumkonzentrationen zwischen Brandverletzten und gesunden Kontrollpatienten gezeigt werden, wobei besonders für TIMP-1 ein Zusammenhang mit dem Outcome ermittelt worden war. In der nun vorliegenden Studie untersuchte die Arbeitsgruppe den Zusammenhang dieser Proteinmarker mit der Erkrankungsschwere und dem Überleben bei Schwerbrandverletzten.

In einer prospektiven Doppelcenterstudie wurden Plasmaproben vom Aufnahmetag bis Tag 21 sowie Flüssigkeitsproben aus Brandblasen bei Aufnahme asserviert. Es wurden die Plasmalevel für MMP-8, MMP-9 und TIMP-1 gemessen und in 3 Gruppen (19 Brandverletzte unter 20 % verbrannter Körperoberfläche; 30 Schwerbrandverletzte mit mehr als 20 % verbrannter Körperoberfläche; gesunde Kontrollgruppe) miteinander verglichen. Die Autoren konnten zeigen, dass MMP-8- und MMP-9-Konzentrationen in der gesunden Kontrollgruppe signifikant höher waren, wobei lediglich die MMP-8-Level zwischen leicht- und schwerbrandverletzten Patienten Unterschiede aufwiesen. Für beide Marker konnte kein statistisch signifikanter Zusammenhang mit Erkrankungsschwere oder Überleben gefunden werden.

Dagegen unterschieden sich die TIMP-1-Konzentrationen mit ihren Plasmalevel nicht nur signifikant zwischen den beiden Verbrennungsgruppen, darüber hinaus war TIMP-1 ebenso mit einer erhöhten 90-Tages-Mortalität assoziiert und korrelierte mit dem Verletzungsausmaß und dem Schweregrad der traumaassoziierten Erkrankung. Damit konstatieren die Autoren, dass besonders TIMP-1 ein bedeutsamer prognostischer Wert für die Beurteilung von brandverletzten Patienten sein kann [8].

3.2 Antithrombin

Die vielschichtige Rolle von *Antithrombin* (AT) in der Behandlung von Brandverletzten wurde in einer Übersichtsarbeit von 2 amerikanischen Kollegen aufgegriffen. AT ist als natürliches Antikoagulans mit antiinflammatorischer Komponente bereits als wirksamer Interakteur in Sepsis, disseminierter intravasaler Koagulation (DIC) sowie bei Brandverletzungen und Inhalationstraumata bekannt. In hohen Dosierungen kann AT den Blutverlust bei Escharotomien und damit den blutverlustbedingten Transfusionsbedarf reduzieren. Es existieren allerdings keine randomisierten, kontrollierten Studien, die diese Effekte zweifelsfrei belegt haben.

Es werden zwei Formen von AT unterschieden, zum einen Plasma-derived AT (phAT) und rekombinantes AT (rhAT). Große tierexperimentelle Studien zu Brandverletzungen und Rauchgasinhalationen haben dabei rekombinantes AT untersucht. Hierzu gibt es jedoch weder Untersuchungen, die diese tierexperimentellen Daten am Menschen geprüft noch die Verträglichkeit und Pharmakokinetik von rekombinanten AT-Konzentraten bei Brandverletzten aufgegriffen haben, obgleich keine Risiken durch Blutprodukt-assoziierte Krankheitsübertragungen und insbesondere niedrigere Kosten von Vorteil wären. Stattdessen wurde die Mehrzahl von Untersuchungen an Menschen mit Plasma-derived AT durchgeführt.

Die Autoren diskutieren in diesem Review die verschiedenen Organeffekte, unter anderem auch die Verbesserung der kardialen Funktion bei Verbrennungstrauma, und kommen zu dem Schluss, dass, auf Basis der zur Verfügung stehenden Literatur aus Tiermodell sowie Anwendung am Menschen, die Substitution von phAT oder rhAT eine sinnvolle adjunktive Therapie bei Verbrennungspatienten mit mehr als 25 % verbrannter Körperoberfläche darstellen kann. Neben bereits aufgeführten positiven Effekten werden Verbesserung der Wundheilung sowie reduzierte Pneumonie- und Mortalitätsraten genannt. Studien an gesunden Probanden mit Endotoxinämie haben gezeigt, dass Behandlungen mit rhAT auch über das 2- bis 5-fache der Norm hinaus gut vertragen werden [9].

3.3 Supplementiva

Unklar bleibt, wenn auch für einzelne Spurenelemente und Vitamine Empfehlungen in Ernährungsleitlinien zur Brandverletztenbehandlung enthalten sind, auch weiterhin die Rolle einer supplementiven Therapie mit *Glutamin* (GLN). Diesem werden günstige Effekte auf das Behandlungsergebnis bei kritisch kranken Patienten zugeschrieben. Größere Studien hatten zuletzt aber auch negative Effekte durch eine Glutaminsubstitution gesehen. Auch wenn mittlerweile aktuelle Übersichtsarbeiten zur Bedeutung einer parenteralen Glutamintherapie publiziert sind, existieren noch wenige Informationen zum Stellenwert einer enteralen Glutamingabe. Die Autorengruppe der zitierten Studie identifizierte über einen Zeitraum von 34 Jahren Studien mit ausschließlich enteraler Applikation von GLN bei kritisch kranken Patienten.

Die Methodenqualität der einzelnen Studien wurde bewertet und die Ergebnisse der Einzelstudien systematisch zusammengeführt. Dabei wurden in Subgruppenanalysen besonders die Effekte auf Brandverletzte bzw. Traumapatienten analysiert. Insgesamt konnten 11 Studien mit 1 079 Patienten identifiziert werden, die enterales GLN erhalten hatten. Dabei war in der Gesamtpatientengruppe eine Supplementbehandlung mit GLN weder mit einer Reduktion der Krankenhausmortalität noch einer Reduktion der Infektionsinzidenz oder der Behandlungsdauer auf einer Intensivstation assoziiert. In der Untergruppe der brandverletzten Patienten zeigte sich jedoch ein signifikanter Vorteil für GLN-Gabe hinsichtlich einer reduzierten Krankenhausmortalität und -verweildauer.

Es erscheint uns wichtig zu betonen, dass dies lediglich eine Subgruppenanalyse aus einer als Metaanalyse angelegten Beobachtung darstellt. Derzeit ist entsprechend der Forderung der Autoren nach weitergehenden Untersuchungen eine internationale, multizentrische Studie mit dem Titel RE-ENERGIZE mit dem primären Ziel gestartet worden, den Effekt von enteraler GLN-Substitution bei brandverletzten Patienten im Hinblick auf die Entstehung eines Organversagens sowie einer Sechs-Monats-Mortalität an einem großen Patientenkollektiv systematisch zu untersuchen. Erste Ergebnisse dieser Untersuchungen sind jedoch nicht vor 2018 zu erwarten [10].

3.4 Intraabdominelle Hypertonie

Eine häufige Komplikation in der Behandlung von Schwerbrandverletzten ist das fehlende Erkennen eines besonders durch hohe Flüssigkeitsvolumina in der Schockphase mitverursachten *intraabdominellen Hypertonus* (IAH), der bei Fortschreiten in ein abdominelles Kompartmentsyndrom mit deletärem Ausgang für den Patienten münden kann. Neben klinischen Zeichen für eine gestörte Perfusion der intraabdominalen Organe kann auch die konsequente Diagnostik mit Messung des *intravesikalen Drucks* (IVP) geeignet sein, die Behandler auf einen möglicherweise erhöhten intraabdominellen Druck zu lenken und rechtzeitig weitere diagnostische und auch therapeutische Interventionen zu starten. Vor diesem Hintergrund scheint uns eine Publikation chinesischer Kollegen berichtenswert, die die Prävalenz und die Diagnoserate für eine IAH bei Intensivpatienten untersucht haben und dabei besonders das Wissen des Behandlungsteams hinsichtlich der von der World Society of Abdominal Compartment Syndrome (WSACS) 2013 herausgegebenen Leitlinie beobachtet haben.

Die im Rahmen der Beobachtung eingeschlossenen 32 Patienten wurden in eine Gruppe mit IVP-Messung (14 Patienten) sowie ohne IVP-Messung (18 Patienten) unterteilt. Epidemiologische Daten wurden ebenso erhoben wie potenzielle Risikofaktoren für das Auftreten eines IAH. In der IVP-Gruppe wurden Messungen durch die Untersucher alle 4 Stunden durchgeführt und mit den Messergebnissen des Personals verglichen. Die Prävalenz eines intraabdominellen Hypertonus betrug 15,6 % in der Gesamtgruppe, jedoch 35,7 % in der IVP-Gruppe. Von den 5 in der IVP-Gruppe befindlichen Patienten mit IAH konnte nur einer mittels IVP-Messung durch das Intensivteam identifiziert werden, damit lag die Diagnoserate bei sehr niedrigen 20 %. Hinsichtlich der weiteren Risikostratifizierung konnte von den Autoren gezeigt werden, dass ein erhöhter SOFA-Score als isolierter Risikofaktor für die Entwicklung bzw. das Vorliegen einen IAH angesehen werden muss. Die verstärkte und konsequente Anwendung der WSACS-Guidelines wird von der Autorengruppe als wichtige Forderung betont [11].

3.5 Interaktion von Medikation und Labordiagnostik

Eine sehr praxisnahe Problemstellung wurde von Kollegen aus Kalifornien bearbeitet. Sie untersuchten potenzielle Beeinflussungen von Medikamenten mit Labortests. Dazu werteten sie die Behandlungsunterlagen von 12 erwachsenen, brandverletzten Patienten mit mehr als 20 % verbrannter Körperoberfläche aus, die in einer Blutzuckerkontroll-Datenbank gelistet waren. Dabei wurden Dosierungen, Intervallzeiten und Applikationswege der Medikation zwischen Aufnahme und Entlassung aus der Intensivstation betrachtet. Medikamente mit Interferenzpotenzial wurden anhand klinisch-laborchemischer Literatur identifiziert. Die beobachteten Patienten erhielten demnach durchschnittlich 42 Medikationen täglich, hierbei wurden nicht weniger als 666 potenzielle *Testinterferenzen* gefunden. Es handelte sich um 261 unterschiedliche Effekte, wie beispielsweise Erhöhung des Blutzuckermesswertes oder Senkung des Kaliummesswertes. Für mehr als 70 % dieser Interferenzen waren jeweils mehr als ein Medikament verantwortlich. Vor dem Hintergrund der häufig notwendigen Zahl von verschiedenen Medikamenten in der Behandlung von Brandverletzten werben die Autoren für ein gemeinsames Verständnis und Vigilanz von Ärzten und Laborpersonal für die vorliegende Problematik. Eine sy-

nergistische Partnerschaft könnte dazu beitragen, Fehler in der Interpretation zu vermeiden und gegebenenfalls sogar Hilfsmittel zu entwickeln, die solche Fehlmessungen zukünftig minimieren [12].

4 Diagnostik und perioperatives Management von Verbrennungen

4.1 Diagnostik bei tätowierten Verbrennungsarealen

Eine seltene, aber nicht zu unterschätzende Herausforderung stellen Verbrennungen in tätowierten Arealen dar. Diese lassen bei mittel- bis tiefdermalen Verbrennungen durch die Farbpigmente keine klassische Evaluation der Tiefenausdehnung zu. Krezdorn et al. untersuchten daher den Einsatz von Laser Speckle-Technik als hilfreiches Instrument zur Perfusionsbeurteilung und indirekter Messung der Verbrennungstiefe. Das Vorhandensein von blauen, roten und pinkfarbenen Pigmenten in der gesunden Haut führte zu signifikant niedrigeren Perfusionsraten der Haut, während schwarze Pigmente den Fluss signifikant erhöhen. Gelbe Farbpigmente dagegen führten zu keinen Veränderungen der Perfusion. In superfiziell-partiell tiefen Verbrennungen zeigten schwarze und blaue Pigmente eine reduzierte Perfusion, während gelbe Pigmente zu keiner Veränderung bei dieser Verbrennungstiefe führten. Bei tiefdermalen Verbrennungen zeigten sich keine Unterschiede zwischen tätowierten und nicht-tätowierten Arealen für schwarze, grüne und rote Pigmente. Die Autoren schlussfolgern, dass gelbe Pigmente bei Tätowierungen für die Laser Speckle-gestützte Evaluation der Verbrennungstiefe unproblematisch sind, während andere Farben zu Perfusionsveränderungen führen, die bei der Interpretation der Daten bekannt sein müssen und daher keinen generellen Einsatz der Technik für die Indikation tätowierter Areale rechtfertigen [13].

4.2 Validierung von BurnCase 3D

Die systematische, anwenderunabhängige und reproduzierbare Bestimmung der verbrannten Körperoberfläche bei Schwerbrandverletzten ist ein wichtiger Schritt zur Optimierung der Behandlungsstandards. Die IT-gestützte Software BurnCase 3D (RISC Software GmbH, Hagenberg, Austria) bietet diese Möglichkeiten und wurde in einer weiteren Untersuchung mit 2D-planimetrischer Scan-Technik verglichen. Die Untersuchung zeigte, dass die Anwendung von BurnCase 3D zu niedrigen relativen Überschätzungen der Oberfläche (0,4 %, 2,8 % und 1,5 % für die pädiatrische, weibliche oder männliche Puppe) bei artifiziellen Verbrennungsflächen führt, mit einer Korrelation von 98,6 %. Die Validierungsstudie konnte zeigen, dass BurnCase 3D ein valides und zuverlässiges Instrument für die Bestimmung der verbrannten Körperoberfläche ist [14].

4.3 Die „1 Tag/% verbrannter Körperoberfläche"-Regel zur Hospitalisierung

Faustregeln können im klinischen Alltag helfen, Behandlungsprognosen zu schätzen und im professionellen Team wie auch in der Beratung Betroffener und Angehöriger Einschätzungen abzugeben. Die Arbeit von Taylor et al. zielte darauf, Daten aus der Datenbank der American Burn Association auszuwerten, um den Effekt verschiedener Parameter der Behandlung auf die Behandlungsdauer zu berechnen. Der Arbeit lagen 106 543 Datensätze zu Grunde. Die Ergebnisse wurden mit der „1 Tag/% verbrannter Körperoberfläche"-Regel verglichen. Die Autoren zeigten, dass die Behandlungsdauer signifikant mit Alter, verbrannter Körperoberfläche, einem vorliegenden Inhalationstrauma assoziiert ist. Während für Patienten < 40 Jahre ohne Inhalationstrauma der Haupteffekt der verbrannten Körperoberfläche bei 0,71 lag, kam durch jede Altersdekade ein Anstieg der Behandlungsdauer um 0,74 Tage/verbrannter Körperoberfläche hinzu. Das Vorhandensein eines Inhalationstraumas ergänzte im Durchschnitt 1,7 Tage. Die 3 Faustregeln zur Berechnung der Behandlungsdauer aus der Arbeit basieren auf dem altersunabhängigen Vorhandensein eines Inhalationstraumas, dem Fehlen eines Inhalationstraumas ab einem Alter ≥ 40 Jahre und einem Fehlen eines Inhalationstraumas mit einem Alter < 40 Jahre. Die Ergebnisse sind individueller und genauer als die bisher gern angewandte „1 Tag/% verbrannter Körperoberfläche"-Regel, insbesondere für Patienten > 40 Jahre [15].

4.4 Ideales Verhältnis von Erythrozytenkonzentraten und "Fresh Frozen Plasma" (FFP) bei der Nekrosektomie bei schweren Verbrennungen beträgt 1 : 1

In einer prospektiv-randomisierten, kontrollierten klinischen Studie untersuchte das Autorenteam um Galganski, ob ein Transfusionsverhältnis zwischen Erythrozytenkonzentraten und "Fresh Frozen Plasma" (FFP) von 4 : 1 den gleichen Einfluss auf den Behandlungsverlauf hat wie ein Verhältnis von 1 : 1 während einer ausgedehnten Nekrosektomie. Eingeschlossen wurden 45 Kinder mit einer verbrannten Körperoberfläche von > 20 %, davon 23 in die 4 : 1-Gruppe und 22 in die 1 : 1-Gruppe, bei gleicher Verteilung der Gruppen in Hinblick auf Alter, verbrannter Körperoberfläche und Mortalitätsrisiko (Pediatric Risk of Mortality Score). Zum Zeitpunkt 1 Stunde postoperativ zeigten sich die Prothrombinzeit, die PTT niedriger und Protein C und ATIII höher in der 1 : 1-Gruppe, bei gleichem transfundierten Gesamtvolumen. Die 1 : 1-Transfusionsstrategie konnte als effektiv gezeigt werden, die postoperativen Marker einer Koagulopathie und Azidose zu reduzieren, während aufgrund der begrenzten Power weitere Zielparameter als nicht valide genug eingeschätzt wurden [16].

4.5 Fast immer: Transfusionen bei Schwerbrandverletzten (> 40 VKOF)

Die Arbeit von Wu et al. ging der relevanten Frage nach, wie groß das Risiko für einen Schwerbrandverletzten ist, im Rahmen eines stationären Aufenthalts an einer transfusionspflichtigen Anämie zu erkranken. In einer retrospektiven Studie wurden in Shanghai 133 Patienten mit einer verbrannten Körperoberfläche von > 40 % nachuntersucht. Die gesamte Transfusionsrate lag bei 97,7 %, die mediane Menge an Erythrozytenkonzentraten und FFP bei 54 Einheiten, davon ein signifikant erhöhter Anteil außerhalb des Op-Saals. Der Gesamtverbrauch an FFPs war höher. Die multivariate Regressionsanalyse erbrachte als Risikofaktoren für einen höheren Bedarf Alter, tiefdermaler Verbrennungsanteil und die Anzahl der Operationen. Ebenso waren auftretende Koagulopathien und der Intensivaufenthalt mit einem erhöhten Verbrauch an Erythrozytenkonzentraten assoziiert, während die Prädiktoren für FFPS das weibliche Geschlecht, tiefe Verbrennungen und die Anzahl der Operationen waren [17].

4.6 Tranexamsäure reduziert den perioperativen Verbrauch von Erythrozytenkonzentraten

Die Wahl der optimalen perioperativen Transfusionsstrategie war auch im Fokus der Studie von Domínguez et al. Dabei sollte untersucht werden, ob die intravenöse Applikation von Tranexamsäure eine Reduktion von Erythrozytenkonzentraten ermöglicht. In der Kohortenstudie mit Patienten ≥ 20 % verbrannter Köperoberfläche wurde ein Zeitintervall von 24 h postoperativ als Beobachtungszeitraum definiert. 48,6 % aller Patienten (52 von 107) erhielten perioperativ Tranexamsäure, welche zu einer absoluten Risikoreduktion für die Notwendigkeit einer Transfusion von 24,2 % führte. Der durchschnittliche postoperative Bedarf an Erythrozytenkonzentraten lag bei 1,6 Einheiten nach Tranexamsäure-Gabe und 2,6 Einheiten ohne Tranexamsäure innerhalb der ersten 24 h und war damit signifikant reduziert [18].

5 Chirurgische Therapie

5.1 Bedeutsamer Einsatz von Hautersatz-Allotransplantaten

In ihrer Arbeit untersuchten Kitala et al. den Nutzen und Benefit im Rahmen der Therapie Schwerbrandverletzter. Die Untersuchung zielte insbesondere auch darauf zu klären, ob die Anwendung der Allotransplantate die Wundbett-Bedingungen verbessert und im Vergleich zu autologen Transplantaten die Zeit bis zur Heilung und Krankenhausaufenthalt negativ beeinflusst. Insgesamt 46 Patienten wurden eingeschlossen und mit einer Gruppe mit 32 Patienten verglichen, die „nur und sofort" autologe Transplantate erhielt. Die Autoren konnten zeigen, dass selbst die mehrfache Anwendung von Allotransplantaten – sofern für das Wundbett nötig – mit anschließender autologer Hauttransplantation eine schnelle Wundheilung und kürzere Hospitalisierungszeit ermöglicht. In Ergänzung bleibt vor diesem Konzept festzuhalten, dass mehrere erfolglose Versuche der autologen Hauttransplantation letztlich auch die Hebedefektmorbidität erhöhen. Dass dies sogar vor dem Hintergrund der längeren Hospitalisierung und Wundheilungsdauer eine entscheidende Rolle spielt, konnte nun erstmals nachgewiesen werde. Die Autoren arbeiten in der Diskussion die immer wieder vergessene Bedeutung von Allotransplantaten als Verbandsmittel bei schweren Verbrennungen heraus, um ein insuffizientes Wundbett vorzubereiten [19].

5.2 Verbrennung durch künstlichen Fingernagel: unterschätztes Risiko

Es mag einem Kolibri gleichkommen, aber die Prävalenz künstlicher Fingernägel ist bedeutend größer und nun durch die Arbeit von Arnaout et al. in ein besonderes Licht gerückt worden: Der Modetrend von künstlichen Acryl-Nägeln birgt eine Gefahr, die vielen „Anwendern" bisher nicht klar zu sein schein. In dem Fallbericht wird die Entzündung des Nagels durch eine langsam abbrennende Zigarette mit einer lokalen Verpuffung geschildert. Der dominante Daumen erlitt dabei eine tiefdermale Verbrennung mit partiellem Verlust. Als besondere Gefahr wird bei Acryl-Nägeln der hohe Grad an Entflammbarkeit und die Gefahr gesehen, dass diese komplett verbrennen. Die Temperatur am Ende des Zigarettenstummels beträgt 900°C und ist daher eine ideale Zündquelle. Während diese Gefahr in der Fachliteratur bisher nicht beschrieben war, sind zahlreiche Blogs und Portale zu finden, die auf die Gefahr hinweisen [20].

5.3 Erfolgsfaktor für Transplantate: Unterdrucktherapie in der chirurgischen Behandlung von Verbrennungen

Die negative Unterdrucktherapie (NPWT) ist ein hilfreiches Werkzeug für eine Vielzahl von Indikation in der Wundbehandlung. Die Anwendung bei der chirurgischen Therapie von Verbrennungen stand im Fokus der systematischen Übersichtsarbeit von Kantak et al., die 15 relevanten Studien identifizieren konnten. Es konnte gezeigt werden, dass der negative Unterdruck die Wundbettperfusion bei 2b-gradigen Verbrennungen optimieren kann. Weitere 8 von 9 Studien zeigten den positiven Effekt auf die Perfusion bei 2a-gradigen Verbrennungen mit Blasenbildung. Durch die Verwendung von NPWT konnte außerdem die Revaskularisierungsrate bei dermalen Ersatzprodukten beschleunigt werden. Eine weitere Studie zeigte einen Benefit bei der Re-Epithelisierung nach autologer Transplantation. In ihrer Arbeit konnten die Autoren zeigen, dass der Einsatz der NPWT auch bei der chirurgischen Therapie von Verbrennungen vielfältige und überlegene Möglichkeiten bietet, wenn gleich auch die Evidenzlage nur begrenzt ist. Insbesondere der Einsatz bei großflächigen Verbrennungen zum ergänzenden Volumenmanagement ermöglicht einen weiteren interessanten und wegweisenden Ansatz [21].

6 Sekundäre Eingriffe

6.1 Endoskopisch-assistierte Platzierung von Expandern zur sekundären Verbrennungsrekonstruktion reduziert Hospitalisierung und Komplikationen: innovativ und mit höchstem Evidenzlevel

Die Platzierung von Expandern im Rahmen der sekundären Verbrennungsrekonstruktion ist eine der wichtigsten Schritte bei der mehrzeitigen Rekonstruktion und komplikationsbehaftet. In einer randomisiert kontrollierten Studie untersuchten die Autoren um As'adi et al. einen möglichen Vorteil der endoskopisch-assistierten Technik gegenüber der offenen Standardtechnik bei post-Verbrennungsnarben im Gesicht. In der offenen Gruppe wurden 31 Patienten und in der endoskopisch-assistierten 32 Patienten rekrutiert, insgesamt wurden 81 Expander bei 63 Patienten implantiert. In der Gruppe der Expander nach endoskopisch-assistierter Implantation konnten die Op-Dauer, die Komplikationsrate und die Hospitalisierungsdauer signifikant reduziert werden. Als weiteren wichtigen Patienten-zentrierten Effekt konnte die gesamte Expansionsphase durch die endoskopische Platzierung von durchschnittlich 112 Tagen auf 94 Tage reduziert werden, was vor allem auf den frühen Beginn ohne Limitationen durch die Wundheilung begründet werden kann. Die Ergebnisse unter Berücksichtigung des optimalen Studiendesigns sind vielversprechend und rechtfertigen bei einer Mindestzahl an durchgeführten Expansionen die Anschaffung des Equipments [22].

6.2 Sekundäres Lipofilling bei pädiatrischen Patienten zur Therapie der Verbrennungsnarben

Autologe Fetttransplantationen erfreuen sich eines immer breiteren Anwendungsfeldes. In der sekundären Rekonstruktion nach Verbrennungen zielt die Behandlung auf die Wiederherstellung bei Volumendefekten sowie die pleiotropen Effekte des Narbenremodellings durch die Wirkung von mesenchymalen Stammzellen. In einer prospektiven, randomisierten, doppelverblindeten und Placebo-kontrollierten Pilotstudie sollten die bisher in kleinen Fallserien und in experimentellen Untersuchungen gewonnenen Erkenntnisse erhärtet werden. Gal et al. untersuchten daher die Effekte auf ausgereifte Verbrennungsnarben bei pädiatrischen Patienten mit intraindividueller Randomisierung. Dazu wurde eine 10 × 5 cm messende Narbe in 2 Teile unterteilt, wovon eine Seite mit autologem Fett (Coleman-Technik) und die andere mit Kochsalzlösung unterspritzt wurde. Die Nachuntersuchungen erfolgten nach 6 und 12 Monaten durch den Operator, durch verblindete unabhängige Untersucher und verblindete Patienten. Insgesamt 8 pädiatrische Patienten beendeten die beiden Nachuntersuchungen, bei denen für keine der beiden Techniken ein Vorteil gegenüber der anderen erfasst werden konnte, weder durch die Patienten, die unabhängigen Untersucher noch den Chirurgen. Leichtgradige Veränderungen, Flexibilität bzw. Elastizität der Narben konnte in beiden Anteilen nach Injektion sowohl von Kochsalzlösung als auch autologem Fett identifiziert werden. Nach Komplettierung der Pilotstudie wurde die Rekrutierung weiterer Patienten aufgrund der nicht nachgewiesenen Vorteile beendet. Bei einem exzellenten Studiendesign, bei dem auch die individuellen Unterschiede in der Wundheilung durch die intraindividuelle Randomisierung berücksichtigt wurde, wurde bei einer relativ kleinen Patientenzahl kein Vorteil des autologen Fetttransfers durch pleiotrope Effekte gegenüber Kochsalz auf gereifte Narben nachgewiesen. Kritisch bleibt aber zu erwähnen, dass eine derart limitierte Patientenzahl mit einer sehr begrenzt untersuchten Wirkung des autologen Fetttransfers, isoliert auf gereifte Narben, nicht generell den Einsatz von Fetttransfer auf Narben in Frage stellt, was weiterführende Studien mit ergänzenden Fragestellungen rechtfertigt [23].

Hieran schließt sich die systematische Übersichtsarbeit von Condé-Green et al. an, die insgesamt 6 tierexperimentelle und 12 humane Studien einschließt, inklusive Fallserien und Fallberichten. Basierend auf diesen Arbeiten konnten histologische und klinische Effekte des Fetttransfers auf die Textur und Größe der Verbrennungsnarben, eine verstärkte Angiogenese, eine reduzierte Inflammation, eine Abnahme von Schmerzen, und eine schnellere Rückkehr der Bewegungsfähigkeit festgestellt werden. Die Autoren schlussfolgern, dass weitere randomisiert-kontrollierte Studien notwendig sind, um die vielversprechenden und vielfältigen Effekte der Therapie zu erhärten [24].

6.3 Nadelrollertherapie kombiniert mit zellbasierter Repigmentierung

Die Nadelrollertherapie hat sich neben der fraktionierten Laserbehandlung in den letzten Jahren zu einem erfolgreichen Werkzeug für die Therapie zur Verbesserung der „Geschmeidigkeit" und Elastizität von Verbrennungsnarben entwickelt. Der entsprechende Wirkungsmechanismus wurde in den letzten Jahren experimentell wie auch klinisch beschrieben. In einer Ergänzung zu dem herkömmlichen Verfahren untersuchten Busch et al. die Kombination aus Nadelrollertherapie mit autologer zellbasierter Repigmentierung, um neben der Verbesserung der Narbenqualität den Aspekt der häufigen Hypopigmentierung zu adressieren. Im Rahmen der Studie wurde die Nadelrollertherapie (3 mm Nadeln) zusammen mit "non-cultured autologous skin cell suspension" (NCASCS) bei 20 Patienten und einer durchschnittlichen Fläche von 94 cm^2 kombiniert. Die Nachuntersuchung erfolgte über 15 Monate und wurde mit den beiden Untergruppen „UV-Exposition" und „UV-Schutz" spezifiziert, um einen Einfluss der Aktivierung der Melanozyten durch UV-Strahlen auf die Repigmentierung zu untersuchen. Die Repigmentierung erfolgte schließlich UV-Strahlen-unabhängig, mit einem Anstieg des Melanins mit UV-Schutz nach einem Jahr [25, 26].

6.4 Extrakorporale Stoßwellentherapie zur Schmerzreduktion von Verbrennungsnarben

Extrakorporale Stoßwellen werden seit einigen Jahren zunehmend als non-invasives Verfahren in der Therapie chronischer Erkrankungen eingesetzt, z. B. bei Pseudarthrosen und verzögerter Frakturheilung als augmentierendes Verfahren. Cho et al. untersuchten in einer prospektiv randomisierten, einfach-verblindeten Placebo-kontrollierten Studie den Einfluss von extrakorporaler Stoßwellentherapie (ESWT) auf die Verbrennungsnarben-assoziierten Schmerzen nach Abschluss der Epithelisierung. Dazu wurden 40 Patienten in 2 Gruppen randomisiert (mit ESWT, keine ESWT) („Scheintherapie"). Die ESWT-Dosis betrug 100 Impulse/cm (0,05–0,15 mJ/mm) einmal pro Woche über einen Zeitraum von 3 Wochen. Die Patientendaten und Charakteristika waren in beiden Gruppen gleich verteilt. Nach 3 Sitzungen ESWT ergaben sich signifikant reduzierte Schmerzen (Schmerzindex, Skala) in der Therapiegruppe. Die Anwendung von ESWT zur Reduktion von Schmerzen von Verbrennungsnarben konnte in dieser Studie mit einem hohen Evidenzlevel und einer ausreichenden Zahl von Patienten für eine Pilotstudie nachgewiesen werden [27].

Fazit

- Die Entfernung von hitzespeichernder Kleidung nach Verbrühungen hat einen hohen Stellenwert für die Vermeidung von Sekundärschäden.
- Eine „Schutzintubation" bei Verbrennungstrauma im präklinischen Umfeld sollte unterbleiben, wenn klare Zeichen hinsichtlich eines gefährdeten Atemwegs fehlen: denn nachweislich ist die Komplikationsdichte bei unnötiger Intubation höher als bei innerklinisch erfolgten Atemwegssicherungen.
- Weitere Bestrebungen zur Standardisierung der Schockraum- und frühen klinischen Versorgungskonzepte müssen vor allem auf die Art einer zielgerichteten „Volumenresuscitation", auf den Stellenwert der Bronchoskopie sowie die topischen Maßnahmen der Wundoberflächen fokussieren.
- Neuere Biomarker zur prognostischen Einschätzung nach Verbrennungstrauma können neben dem Gewebeinhibitor TIMP-1 auch die Metalloproteinasen MMP-8 und MMP-9 sein. Ebenso ist eine Assoziation von Konzentration an heparinbindendem Protein mit dem Outcome von Traumapatienten gegeben. Für die Beurteilung von Sepsispatienten stehen neben C-reaktivem Protein auch Procalcitonin, Presepsin und Midregional Pro-Adrenomedullin zur Verfügung.
- Antithrombin spielt als Antikoagulans mit antiinflammatorischer Wirkung eine wichtige Rolle bei der Reduktion von Blutverlust sowie Stabilisierung von Organfunktion und Wundheilung nach Verbrennungstrauma.
- Die 1 : 1-Transfusionsstrategie mit Erythrozytenkonzentraten und FFPs konnte als effektiv gezeigt werden, die postoperativen Marker einer Koagulopathie und Azidose zu reduzieren.
- Der durchschnittliche postoperative Bedarf an Erythrozytenkonzentraten lag bei 1,6 Einheiten nach Tranexamsäure-Gabe und 2,6 Einheiten ohne Tranexamsäure innerhalb der ersten 24 h und war damit signifikant reduziert
- Die mehrfache Anwendung von Allotransplantaten mit anschließender autologer Hauttransplantation kann eine schnellere Wundheilung und kürzere Hospitalisierungszeit erreichen als die sofortige autologe Transplantation. Gründe hierfür scheinen die Wundbettstabilität nach Nekrosketomie und die Einheilungsrate in der akuten Phase der Verbrennungskrankheit zu sein.
- Künstliche, acrylhaltige Fingernägel bergen ein Risiko für Verpuffungen mit Fingerverlust. Insbesondere die hohe Temperatur am Ende des Zigarettenstummels beträgt 900°C und ist daher eine ideale Zündquelle.
- NPWT bei Verbrennungen kann die Einheilungsrate bei dermalen Ersatzprodukten optimieren, das Wundbett bei oberflächlichen Verbrennungen konditionieren und die Einheilung autologer Transplantate bei Verbrennungen optimieren.
- Die endoskopisch-assistierte Platzierung von Expandern zur sekundären Verbrennungsre-

konstruktion reduziert die Hospitalisierungsdauer, die Expansionsdauer und die Rate an Expander-Komplikationen.
- Die Kombination aus Nadelrollertherapie zusammen mit "non-cultured autologous skin cell suspension" (NCASCS) führt neben der Erweichung der Narben zur Repigmentierung, die UV-Strahlen-unabhängig verläuft.
- Die Anwendung von ESWT kann zur Reduktion von Schmerzen von Verbrennungsnarben führen, idealer Zeitraum sind 3 Anwendungen über 3 Wochen.

Potenzielle Interessenskonflikte

CH: Vortragshonorar für Integra® LifeSciences, Saint Priest, Frankreich; Beratertätigkeit für Mediwound Germany GmbH, Rüsselsheim, Mitglied im medizinischen Advisory Board von KCI, Wiesbaden, Deutschland

JH: Vortragshonorar für Mediwound Germany GmbH, Rüsselsheim

UK: Beratertätigkeit für Mediwound Germany GmbH, Rüsselsheim, Vortragshonorar für KCI, Wiesbaden, Deutschland

Literatur

[1] Deutsche Gesellschaft für Verbrennungsmedizin (DGV): Jahresbericht 2016. http://www.verbrennungsmedizin.de/pdf/2017/JahresberichtVerbrennungsregister2016.pdf

[2] Cai AR, Hodgman EI, Kumar PB, Sehat AJ, Eastman AL, Wolf SE: Evaluating Pre Burn Center Intubation Practices: An Update. Journal of burn care & research 2017; 38 (1): e23–e29. [EBM III]

[3] Lau EY, Tam YY, Chiu TW: Importance of clothing removal in scalds. Hong Kong medical journal = Xianggang yi xue za zhi 2016; 22 (2): 152–157. [EBM III]

[4] Browne LR, Studnek JR, Shah MI, Brousseau DC, Guse CE, Lerner EB: Prehospital Opioid Administration in the Emergency Care of Injured Children. Prehospital emergency care 2016; 20 (1): 59–65. [EBM III]

[5] Ziegler B, Hirche C, Horter J, Kiefer J, Grutzner PA, Kremer T, Kneser U, Munzberg M: In view of standardization Part 2: Management of challenges in the initial treatment of burn patients in Burn Centers in Germany, Austria and Switzerland. Burns 2017; 43 (2): 318–325. [EBM IV]

[6] Enguix-Armada A, Escobar-Conesa R, Garcia-De La Torre A, De La Torre-Prados MV: Usefulness of several biomarkers in the management of septic patients: C-reactive protein, procalcitonin, presepsin and mid-regional pro-adrenomedullin. Clinical chemistry and laboratory medicine 2016; 54 (1): 163–168. [EBM Ib]

[7] Tyden J, Herwald H, Sjoberg F, Johansson J: Increased Plasma Levels of Heparin-Binding Protein on Admission to Intensive Care Are Associated with Respiratory and Circulatory Failure. PloS one 2016; 11 (3): e0152035. [EBM III]

[8] Hastbacka J, Freden F, Hult M, Bergquist M, Wilkman E, Vuola J, Sorsa T, Tervahartiala T, Huss F: Matrix metalloproteinases -8 and -9 and tissue inhibitor of metalloproteinase-1 in burn patients. A prospective observational study. PloS one 2015; 10 (5): e0125918. [EBM IIa]

[9] Kowal-Vern A, Orkin BA: Antithrombin in the treatment of burn trauma. World journal of critical care medicine 2016; 5 (1): 17–26. [EBM III]

[10] van Zanten AR, Dhaliwal R, Garrel D, Heyland DK: Enteral glutamine supplementation in critically ill patients: a systematic review and meta-analysis. Critical care 2015; 19: 294. [EBM Ia]

[11] Zhang HY, Liu D, Tang H, Sun SJ, Ai SM, Yang WQ, Jiang DP, Zhang LY: Study of intra-abdominal hypertension prevalence and awareness level among experienced ICU medical staff. Military Medical Research 2016; 3 (1): 27. [EBM Ib]

[12] Godwin Z, Lima K, Greenhalgh D, Palmieri T, Sen S, Tran NK: A Retrospective Analysis of Clinical Laboratory Interferences Caused by Frequently Administered Medications

[13] Krezdorn N, Limbourg A, Paprottka FJ, Konneker, Ipaktchi R, Vogt PM: Assessing burn depth in tattooed burn lesions with LASCA Imaging. Annals of burns and fire disasters 2016; 29 (3): 223–227. [EBM IV]

[14] Parvizi D, Giretzlehner M, Wurzer P, Klein LD, Shoham Y, Bohanon FJ, Haller HL, Tuca A, Branski LK, Lumenta DB et al: BurnCase 3D software validation study: Burn size measurement accuracy and inter-rater reliability. Burns 2016; 42 (2): 329–335. [EBM IV]

[15] Taylor SL, Sen S, Greenhalgh DG, Lawless M, Curri T, Palmieri TL: Not all patients meet the 1 day per percent burn rule: A simple method for predicting hospital length of stay in patients with burn. Burns 2017; 43 (2): 282–289. [EBM III]

[16] Galganski LA, Greenhalgh DG, Sen S, Palmieri TL: Randomized Comparison of Packed Red Blood Cell-to-Fresh Frozen Plasma Transfusion Ratio of 4 : 1 vs. 1 : 1 During Acute Massive Burn Excision. Journal of burn care & research 2016. Epub ahead of print. [EBM Ib]

[17] Wu G, Zhuang M, Fan X, Hong X, Wang K, Wang H, Chen Z, Sun Y, Xia Z: Blood transfusions in severe burn patients: Epidemiology and predictive factors. Burns 2016; 42 (8): 1721–1727. [EBM IV]

[18] Dominguez A, Alsina E, Landin L, Garcia-Miguel JF, Casado C, Gilsanz F: Transfusion requirements in burn patients undergoing primary wound excision: effect of tranexamic acid. Minerva anestesiologica 2016; Epub ahead of print. [EBM III]

[19] Kitala D, Kawecki M, Klama-Baryla A, Labus W, Kraut M, Glik J, Ryszkiel I, Kawecki MP, Nowak M: Allogeneic vs. Autologous Skin Grafts in the Therapy of Patients with Burn Injuries: A Restrospective, Open-label Clinical Study with Pair Matching. Advances in clinical and experimental medicine 2016; 25 (5): 923–929. [EBM IV]

[20] Arnaout A, Cubitt J, Nguyen D: Beware flammable fingernails. case report: synthetic fingernails result in full thickness burn and terminalisation. Annals of burns and fire disasters 2016; 29 (2): 144–145. [EBM V]

[21] Kantak NA, Mistry R, Halvorson EG: A review of negative-pressure wound therapy in the management of burn wounds. Burns 2016; 42 (8): 1623–1633. [EBM Ia]

[22] As'adi K, Emami SA, Salehi SH, Shoar S: A Randomized Controlled Trial Comparing Endoscopic-Assisted Versus Open Neck Tissue Expander Placement in Reconstruction of Post-Burn Facial Scar Deformities. Aesthetic plastic surgery 2016; 40 (4): 526–534. [EBM Ib]

[23] Gal S, Ramirez JI, Maguina P: Autologous fat grafting does not improve burn scar appearance: A prospective, randomized, double-blinded, placebo-controlled, pilot study. Burns 2016; Epub ahead of print. [EBM Ib]

[24] Conde-Green A, Marano AA, Lee ES, Reisler T, Price LA, Milner SM, Granick MS: Fat Grafting and Adipose-Derived Regenerative Cells in Burn Wound Healing and Scarring: A Systematic Review of the Literature. Plastic and reconstructive surgery 2016; 137 (1): 302–312. [EBM Ia]

[25] Busch KH, Bender R, Walezko N, Aziz H, Altintas MA, Aust MC: Autologous Skin Cell Transplantation and Medical Needling for Repigmentation of Depigmented Burn Scars on UV-protected and UV-exposed Skin. Handchirurgie, Mikrochirurgie, plastische Chirurgie 2016; 48 (6): 346–353. [EMB IV]

[26] Busch KH, Bender R, Walezko N, Aziz H, Altintas MA, Aust MC: Combination of medical needling and non-cultured autologous skin cell transplantation (ReNovaCell) for repigmentation of hypopigmented burn scars. Burns 2016; 42 (7): 1556–1566. [EBM IV]

[27] Cho YS, Joo SY, Cui H, Cho SR, Yim H, Seo CH: Effect of extracorporeal shock wave therapy on scar pain in burn patients: A prospective, randomized, single-blind, placebo-controlled study. Medicine 2016; 95 (32): e4575. [EBM Ib]

7.4 Was gibt es Neues in der post-bariatrischen-rekonstruktiven plastischen Chirurgie?

A. Dragu, M. Schmitz

1 Einleitung

Eines der größten und weltweit am meisten zunehmenden Risikofaktoren sind das Übergewicht, die Adipositas sowie in Extremfällen die morbide Adipositas. Immer mehr Menschen leiden an dieser Erkrankung, welche in vielen Fällen auch mit weiteren Komorbiditäten wie arterielle Hypertonie, Diabetes mellitus, orthopädische Erkrankungen (z. B. Arthrosen) und vielen weiteren Erkrankungen einhergehen. In der Zusammenschau sind solche Patienten multimorbide und damit Hochrisikopatienten. Das deutlich erhöhte Komplikationsrisiko ist bereits wissenschaftlich in mehreren Studien an diesen Hochrisikopatienten bestätigt worden [32]. So veröffentlichte Coon et al. eine über 6 Jahre durchgeführte prospektive Studie mit 511 bzw. 449 Patienten (90 % Frauen und 10 % Männer) [4]. Der mittlere präbariatrische BMI lag bei 51,6 und der mittlere postbariatrische BMI lag bei 29,3. Es handelte sich bei den untersuchten Patienten um eine erste postbariatrische plastische Operation. In dieser Arbeit wurde das absolute Risiko für „major complications" nach einer postbariatrischen Operation mit 31–66 % als extrem hoch eingestuft. Grund dafür waren die extrem großen Wundflächen im Gegensatz zu den bariatrischen laparoskopischen minimal-invasiven Eingriffen. Auch das Risikoprofil dieser Patienten wurde bereits von Albino und Rubin diskutiert [1, 22]. In dieser retrospektiven Literaturstudie aus den Archiven PubMed und Ovid wurden 56 Studien zwischen 1985 und 2009 analysiert. Die Suchbegriffe lauteten: Wundheilung, Übergewicht, Krebs, Verbrennung, chronische Wunde, Transplantation, Serumkonzentration von Matrix-Metalloproteasen (MMPs). Bei der Übersicht konnte eine Matrix-Metalloprotease in der Serumkonzentration bei transplantierten Patienten von 1,4-fach, bei Krebspatienten von 4,0-fach, bei Verbrennungspatienten von 20- bis 30-fach und bei Übergewichtigen und chronischen Wunden als Maximalwert von 79-fach identifiziert werden. Dies zeigt deutlich, dass insbesondere Adipositaspatienten eine hochmorbide Patientengruppe darstellen.

In vielen Fällen ist bei diesen Patienten nicht nur ein erhebliches Gesundheitsrisiko mit deutlicher Reduktion der Lebenserwartung vorhanden oder mit einer deutlich erhöhten Komplikationsrate bei medizinischen Eingriffen zu rechnen, sondern diese Patienten haben häufig auch massive berufliche und soziale Integrationsprobleme. Der Krankenstand oder in vielen Fällen sogar die langjährige Arbeitsunfähigkeit sind extrem hoch in dieser Patientengruppe. Auch aus psychosozialen Gesichtspunkten bestehen häufig deutlich eingeschränkte Verbindungsmuster. Die Patienten sind oftmals in der Gesellschaft isoliert und damit nicht mehr aktives und integriertes Mitglied unserer Gesellschaft. Damit automatisch verbunden sind nicht nur rein körperliche Leiden, sondern insbesondere auch seelische Leiden, welche dann mit Minderwertigkeitsgefühlen, Depressionen und/oder weiteren Suchterkrankungen einhergehen.

Genau aus diesen Gründen muss es für eine moderne und verantwortungsvolle Gesellschaft erstrebenswertes Ziel sein, diese Patienten wieder in die Gesellschaft zu re-integrieren, um so erneut ein vollwertiges Mitglied mit Rechten und Pflichten innerhalb der aktiven Gesellschaft zu werden. Auch gesundheitspolitische Aspekte bei der interdisziplinären Behandlung dieser Patienten sind von größter Bedeutung, da der Arbeitsausfall durch die Erkrankungen und die Komorbiditäten die Leistungsfähigkeit einer Gesellschaft massiv einschränkt und teilweise sogar schwächt.

Die Entwicklung der bariatrischen Chirurgie hat direkte Auswirkungen auf die postbariatrische plastische Chirurgie. Durch die enorme Zunahme der bariatrischen Eingriffe wie Magenband- oder Magenbypass-Operationen ist in den letzten Jahren bei einer zunehmenden Anzahl von Adipositaspatienten eine massive Gewichtsreduktion eingetreten. In diesem Zusammenhang hat sich auch das Verständnis des sich dadurch verändernden Metabolismus bis hin zu Vorgängen auf zellulärer Ebene verbessert [18, 20, 25, 33]. Die bariatrischen Eingriffe sind zum Großteil medizinisch indiziert gewesen und wurden auch von den Krankenkassen auf Grundlage des Sozialgesetzbuches (SGB) V als medizinisch notwendige Eingriffe klassifiziert. Durch die häufig enormen Gewichtsreduktionen haben viele Patienten massive funktionelle Einschränkungen trotz der erfolgreichen Gewichtsabnahme. Durch die nicht zurückgebildeten Haut- und Gewebeanteile – insbesondere am Abdomen und an den Flanken, an den Oberschenkeln, an den Oberarmen sowie in den Unterbrustfalten – entwickelt sich häufig eine chronische Intertrigo bis hin zu Pilzbefall sowie in Extremfällen sogar funktionell schmerzhafte Einschränkungen mit deutlichen Bewegungseinschränkungen. Diese Bewegungseinschränkungen sind zum Teil ein Risikofaktor bei der Ausübung bestimmter Berufe. Aufgrund dieser massiven funktionellen Einschränkungen, trotz erfolgreicher Gewichtsabnahme, sind die postbariatrischen Eingriffe in den meisten Fällen ebenfalls medizinisch notwendig. Es handelt sich demnach nicht um ästhetische Indikationen, sondern vielmehr um wiederherstellende Operationen im Sinne einer Rekonstruktion der Körperkontur. Häufig sind die Indikationen dieser Wiederherstellungseingriffe durchaus auch mit der Wiederherstellung des Körperbildes nach Verlust der weiblichen Brust nach Mammakarzinomen vergleichbar. Gerade bei diesen Patienten liegen die Vorteile eines interdisziplinären Adipositaszentrums mit Beteiligung der plastischen Chirurgie auf der Hand. Es kann ein ganzheitliches Angebot der chirurgischen Behandlung erfolgen, wobei insbesondere auf dem Gebiet der postbariatrischen plastischen Chirurgie ein kompetenter Ansprechpartner vorhanden ist [2, 11].

2 Plastische Chirurgie und die derzeitige S3-Leitlinie „Chirurgie der Adipositas"

Die interdisziplinäre Behandlung der Adipositas hat ihre Grundlage in der S3-Leitlinie „Chirurgie der Adipositas" gefunden. In Zusammenarbeit der „Deutschen Adipositas Gesellschaft", der „Deutschen Gesellschaft für Psychosomatische Medizin und Psychotherapie" sowie der „Deutschen Gesellschaft für Ernährungsmedizin" wurde im Juni 2010 die S3-Leitlinie „Chirurgie der Adipositas" erstellt [16, 28, 31]. Die Fertigstellung der Überarbeitung ist für 2017 geplant. In mehreren Kommentaren erfolgte auch eine Beurteilung aus der Sicht der Plastischen Chirurgie [7, 8]. In der S3-Leitlinie wird mit einer hohen Evidenzstärke und einer Sollempfehlung dazu geraten, dass der Patient über plastische Folgeoperationen aufzuklären ist. Wörtlich heißt es hier: „Der Patient ist über Operationsverfahren und mögliche Behandlungsalternativen, über Therapieeffekte, Komplikationen einschließlich Sterblichkeit, Nachsorge inkl. möglicher lebenslanger Supplementation und plastische Folgeoperation aufzuklären." Weiterhin findet sich in der S3-Leitlinie mit einer hohen Evidenzstärke und einer Sollempfehlung, dass „die Veränderung des äußeren Erscheinungsbildes und der damit verbundenen medizinischen und psychosozialen Folgen schon vor der bariatrischen Operation mit dem Patienten besprochen werden muss." Mit einer mäßigen Evidenzstärke und Sollte-Empfehlung wird ausgesagt, „dass die plastisch-chirurgischen Korrekturen nach erfolgreicher Gewichtsreduktion ein integraler Bestandteil des Gesamtbehandlungskonzeptes sein sollten." Weitere Inhalte der S3-Leitlinie zeigen auf, dass der maximale Gewichtsverlust im zweiten Jahr nach der Operation erreicht wird. Eine Multicenterstudie aus den USA mit 3-Jahres-Follow-up belegen diese Fakten [5].

Weiterhin wird die abdominelle Adipositas nicht selten mit einer Schwäche des muskulo-aponeurotischen Systems, mit Bauchdeckenbrüchen z. B. auf Grund von Trokarhernien, diagnostiziert. In diesem Zusammenhang konnte gezeigt werden, dass bei Adipositaspatienten und Dermolipektomien im Gegensatz zu ästhetischen Indikationsstellungen eine Plikatur der Faszie oder die Verwendung von Netzen bei der Versorgung von Hernien zu Komplikationen führen können, sodass die jeweiligen Indikationen in der Adipositaschirurgie streng gestellt werden sollten [6, 10]. Mit einer Evidenzstärke von 3 bestätigen Koolen et al. ebenfalls diese Erfahrungen [19]. Mit einer Evidenzstärke von 4 konnten Sarwer et al. 2008 beschreiben, dass ein wichtiger Aspekt der plastischen Maßnahmen die psychische und psychosoziale Rehabilitation ist und somit eine Besserung der Lebensqualität erreicht werden kann [29]. Modaressi konnte 2013 zeigen, dass die Zufriedenheit der Patienten mit ihrem neuen äußeren Erscheinungsbild in der Regel groß ist [24]. Andererseits zeigten Mitchell 2008 und Pecori 2007, dass die Erwartungen auch unrealistisch sein können und für die Patienten zu subjektiven Enttäuschungen und enttäuschenden Ergebnissen führen können [23, 26]. Dragu und Richter et al. haben die sogenannte „Multistagestrategie" publiziert und propagiert (Evidenzlevel 5) [11, 27]. In diesem Zusammenhang fehlen vergleichende wissenschaftliche Untersuchungen und standardisierte Operationstechniken, welche auf die postbariatrische Körperformung im Sinne einer individualisierten Therapieplanung in mehreren Schritten basieren.

3 Indikationsstellung

Nach massiven Gewichtsreduktionen durch diätetische Maßnahmen oder durch chirurgische Maßnahmen im Sinne von bariatrischen operativen Eingriffen, welche spezialisierten Zentren unbedingt vorbehalten bleiben müssen, erfolgt die weitere Anbindung an das entsprechende Adipositaszentrum. Innerhalb dieser interdisziplinären Adipositaszentren können dann die hochspezialisierten Fachgebiete nach entsprechendem individualisiertem Therapieplan agieren [9]. Nach massiver Gewichtsreduktion, welche sich in der Regel nach ca. 1,5–2 Jahren nach einer bariatrischen Operation beim Zielgewicht stabilisiert, als auch nach diätetischen Gewichtsreduktionen z. B. durch Optifast-Diäten im Rahmen von ambulanten Ernährungstherapien, treten häufig massive funktionell einschränkende Gewebeüberschüsse im gesamten Bereich des Körpers auf *(Abb. 1)*. Hier sind insbesondere Hautgewebsüberschüsse an Bauch, Rücken, Gesäß, Oberschenkeln, Oberarmen und Brüsten immer wieder feststellbar. Durch diese Hautgewebsüberschüsse, welche sich durch sportliche Aktivität nicht ausreichend zurückbilden lassen, entwickeln sich häufig dermatologische Erkrankungen, wie Intertrigo oder Pilzbefall oder sonstige Hauterosionen mit chronischen Infektionen. Wenn diese Hauterkrankungen nicht durch konservative Maßnahmen beherrschbar sind, besteht eine medizinische Notwendigkeit für eine entsprechende rekonstruktive Körperstraffung zur dauerhaften Lösung [13, 17]. Doch nicht nur Hauterkrankungen wie Intertrigo oder Pilzinfektionen oder offene Wunden durch Reibung der überschüssigen aufeinanderliegenden Haut stellen medizinische Indikationen für die Rekonstruktion der Körperform nach Gewichtsreduktion dar, sondern insbesondere auch rein funktionelle Einschränkungen, welche in speziellen Berufen aufgrund der einschränkenden Fettschürzen und Hautüberschüsse zu einem Sicherheitsrisiko im Berufsalltag werden. Hierzu zählen insbesondere Berufe wie Busfahrer, Landwirte oder Berufe, welche auf Gerüsten oder in sonstiger größerer Höhe stattfinden. In speziellen Fällen ist die medizinische Indikation zur Straffung auch dann gegeben, wenn nur dadurch körperliche Voraussetzungen geschaffen werden können, um das Körpergewicht stabil und konstant zu halten. Die medizinische Indikation für eine Rekonstruktion der Körperform ist zu keinem Zeitpunkt mit einem Eingriff nach ästhetischen Gesichtspunkten im Sinne einer Schönheitsoperation gleichzusetzen. Sowohl die Komplikationsraten als auch das Risikospektrum sind in keiner Weise miteinander vergleichbar und auch die Resektionsgewichte und die Größe der Wundflächen haben ebenfalls nichts mit schönheitschirurgischen Operationen gemeinsam. Daher wird dringend empfohlen, solche Operationen nur in ausgewiesenen Zentren, welche insbesondere auch vor Ort eine gute intensivmedizinische Versorgung vorhalten und eine adäquate Nachbehandlung durchführen können. Es sollte nach Möglichkeit ein 24-h-Notfalldienst für eventuelle Komplikationen zur Verfügung stehen. Auch die plastisch-rekonstruktive Expertise kann nur durch eine hohe jährliche operative Fallzahl abschließend belegt werden. Dies beinhaltet automatisch auch die Fähigkeit, im Notfall Komplikationen auch selbst behandeln und dauerhaft im Sinne des Patienten lösen zu können. Die Patienten müssen präoperativ eingehend und intensiv aufgeklärt werden, dass es sich hierbei um Hochrisikooperationen handelt, bei der zwar eine deutlich verbesserte Körperform mit deutlich weniger oder gar keinen funktionellen Einschränkungen postoperativ zu rechnen ist, aber das Risiko für Nachblutungen, Wundheilungsstörungen, Nabelverlust oder Serombildungen und häufig deutlich sichtbarer Narben besteht. Weiterhin sollte im Vorfeld eine schriftliche Kostenübernahmeerklärung durch die Krankenkasse erfolgen. Ein individualisierter Therapieplan sollte erstellt werden. Hierbei ist besonders ratsam, dass eine Multi-Stage-Therapieplanung erfolgt und nicht mehrere Körperregionen gleichzeitig operiert werden, da dies die Komplikationsraten durch größere Wundflächen sowie verlängerte Operationszeiten unnötig erhöht [11, 27]. Das Zielgewicht sollte vor der körperformenden Operation mindestens 6 Monate konstant sein [11].

4 Operative Therapie

Grundsätzlich ist es empfehlenswert, intraoperativ auch auf folgende Maßnahmen als Komplikationsprophylaxe zu achten, egal welche postbariatrische Operation durchgeführt wird:

- Druckstellenfreie Lagerung des Patienten (gerade bei längerer OP-Dauer).
- Anhebung der OP-Saaltemperatur und vorheriges sowie intraoperatives Wärmen der nicht operativen Körperareale.
- Wundrandmobilisation nur soweit nötig.
- Resektion unter Berücksichtigung des präoperativen Anzeichnens mit dem Ziel eines spannungsfreien Wundverschlusses.
- Subtile Blutstillung mit kurzfristiger Anhebung des systolischen Blutdruckes durch die Anästhesie, um auch okkulte Blutungsquellen vor dem definitiven Wundverschluss zu detektieren.
- Zwingende Einlage von mindestens einer Drainage (Gesamtzahl der Drainagen adäquat zur Wundfläche mit entsprechender Anpassung der Drainagengröße).

4.1 Abdomen/Rücken/Gesäß

Es gibt viele Operationstechniken zur Rekonstruktion der Körperform nach Gewichtsreduktion, wobei hier insbesondere die inverse-T-Abdominoplastik mit Nabeltransposition für die abdominelle

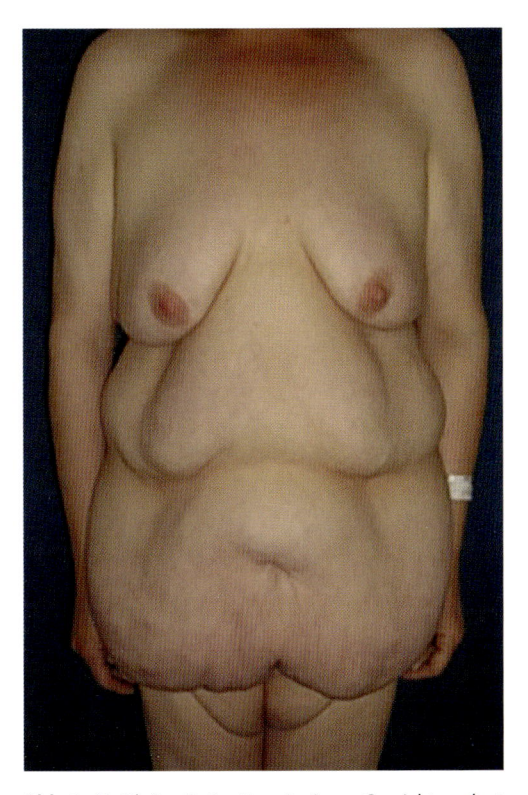

Abb. 1: 40-jährige Patientin mit einem Gewichtsverlust von 42 kg nach Diät. Befund nach stabiler und nachhaltiger Gewichtsreduktion mit funktionell einschränkender abdomineller Fettschürze

Region in den meisten Fällen indiziert ist *(Abb. 2 und 3)*. Eine Nabelresektion ist bei dieser Technik nur in sehr seltenen Fällen notwendig und auch die Op-Zeit ist nur unwesentlich länger als bei einer klassischen horizontalen Abdominoplastik. In allen Fällen sollte darauf geachtet werden, dass ggf. Trokarhernien oder sonstige Herniationen bestehen können, welche im Vorfeld mit den viszeralchirurgischen Kollegen interdisziplinär evaluiert werden sollten und hier ggf. zeitgleich oder sequenziell mittherapiert werden sollen [30] *(Abb. 4)*. In vielen Fällen ist ein zirkuläres Bodylifting notwendig, da zusätzlich zu den kranio-lateralen Arealen des Abdomens ein massiver Hautüberschuss auch im Bereich der dorso-kaudalen Flanken und im Bereich des Rückens sowie des Gesäßes besteht. Da diese Operationen häufig deutlich über 4 Stunden dauern und eine intraoperative Umlagerung notwendig ist, empfiehlt sich auch hier, je nach Befund, doch eher ein 2-zeitiges Vorgehen, um hier zunächst ventral oder dorsal und im Intervall nach Abheilung die entsprechend andere Seite anzugehen. Der Mons pubis stellt meistens eine separat anzugehende Region dar, sodass entsprechend auch initial die Kostenübernahme durch die Krankenkasse erwirkt werden sollte.

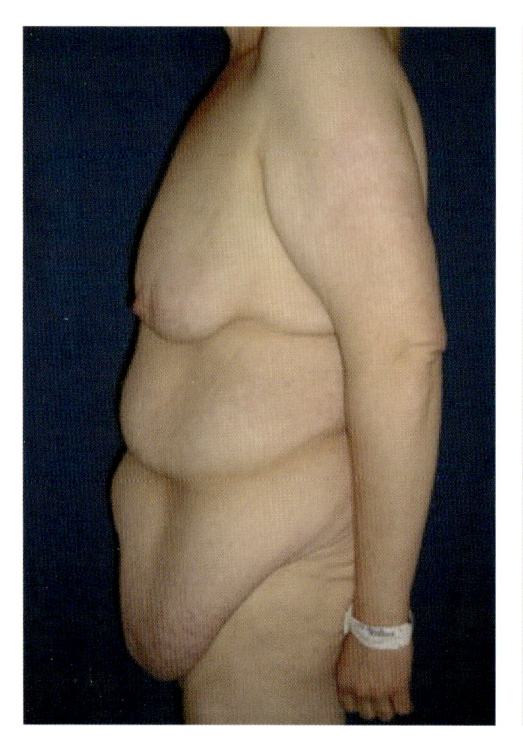

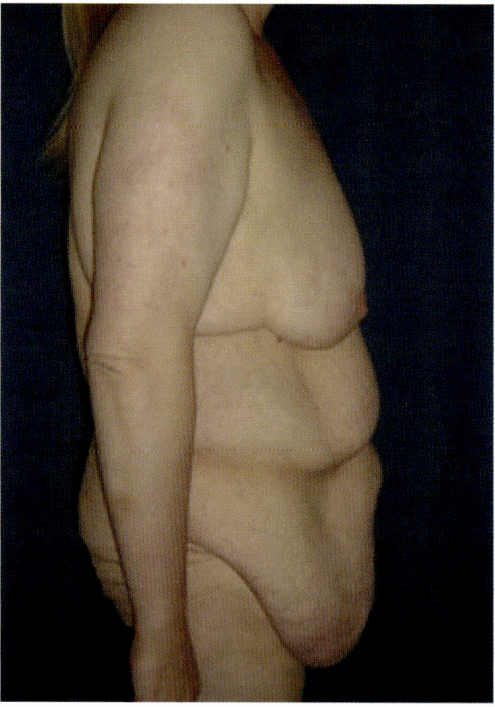

Abb. 2a/b: Präoperativer Befund (seitlich links und rechts)

Postbariatrische Chirurgie 7.4

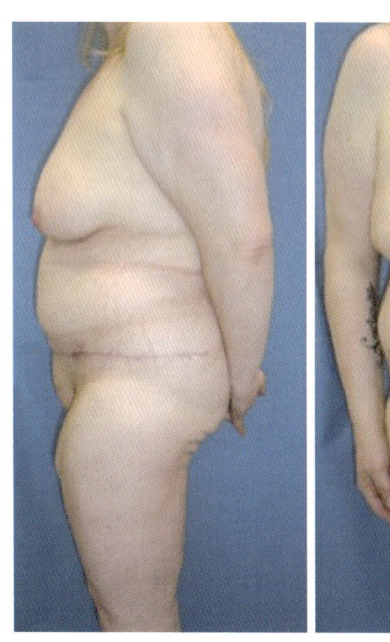

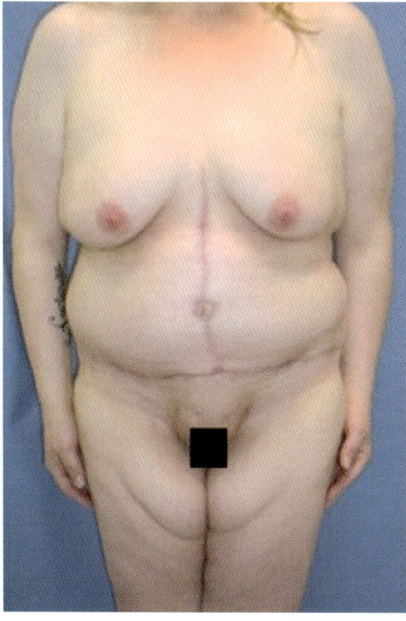

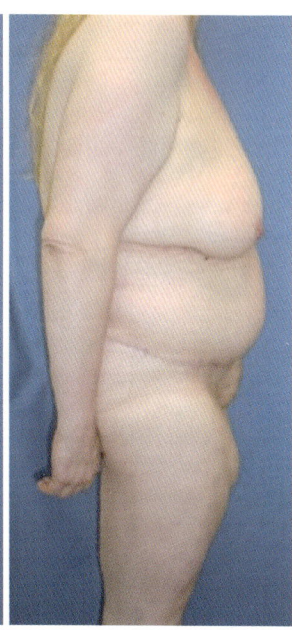

Abb. 3a/b/c: Postoperativer Befund (ventral und seitlich) nach 3 Monaten

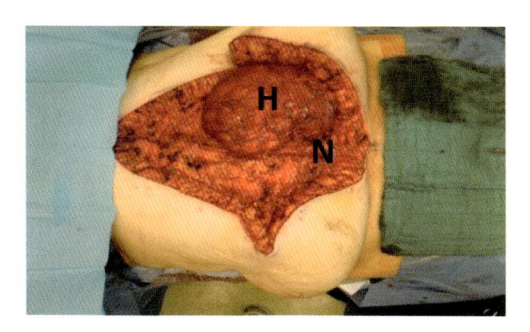

Abb. 4: Intraoperativer Befund der großen Wundfläche und Darstellung des Bruchsackes einer abdominellen Hernie im linken Unterbauch (H) sowie des gestielten erhaltenen Nabels (N). Hernienverschluss durch Netzimplantation sowie 1-zeitige Resektion von knapp 5 000 Gramm durch inverser-T-Abdominoplastik unter Erhalt des Nabels

Schnittführung). Hier treten relativ häufig Serombildungen oder Wundheilungsstörungen im L- oder T-Nahtgebiet auf. Dies muss präoperativ mit dem Patienten ausführlich besprochen werden. Zudem kann es bei zu weit nach kaudal erfolgender Resektion bis auf Höhe des Kniegelenkes oder sogar darüber hinaus zu einer erhöhten Inzidenz postoperativer Lymphzysten kommen. Gleiches gilt für eine zu tiefe Resektion unter Mitnahme der gesamten Lymphbahn-führenden Gewebeschicht. Eine zusätzliche Liposuktion während derselben Operation aber vor der Dermolipektomie kann das funktionelle Operationsergebnis verbessern. Hierbei ist aber größte Vorsicht geboten, da eine Minderperfusion der Wundränder unbedingt verhindert werden muss.

4.2 Oberschenkel

Im Bereich der Oberschenkel ist häufig eine vertikale Oberschenkelstraffung auf der Innenseite indiziert. Bei massiver Ausprägung und Hautüberschuss ist ggf. auch eine L-Resektion oder eine T-Resektion indiziert (d. h. zusätzliche horizontale

4.3 Ventrale Thoraxwand/Brust

Häufig besteht die Indikation für ein ventrales männliches oberes Bodylifting mit zentral gestielten perforatorbasierten Mamillen sowie Neupositionierung der Mamillen (oder freier Mamillen-Areola-Komplex-Transplantation) und einer

7.4 Postbariatrische Chirurgie

En-bloc-Resektion der Pseudogynäkomastie oder der echten Gynäkomastie. Hier sollte wie bei Patientinnen eine präoperative Diagnostik im Sinne von Sonographie oder Mammografie erfolgen und ggf. auch eine urologische oder endokrinologische Abklärung durchgeführt werden, um eine anderweitige Ätiologie auszuschließen. Selbstverständlich werden die Resektate postoperativ histopathologisch untersucht.

Bei Frauen besteht insbesondere ab einer Auflagefläche der Brust pro Seite auf der ventralen Thoraxwand von über 100 cm² eine funktionelle Einschränkung, welche eine medizinische Indikation für eine Straffungsoperation im Bereich der Brüste darstellt. Hier entwickelt sich insbesondere eine massive Intertrigo und eine Reibungsfläche, welche fast immer nicht ausreichend konservativ behandelbar ist. Es gibt eine Vielzahl von operativen Therapieansätzen je nach Befund und Einzelfall. In den häufigsten Fällen sind jedoch Autoaugmentationen ohne notwendige Fremdkörperanwendung durch Silikonimplantat möglich. Diese Technik nutzt eine zentrokaudale Stielung des Mamillen-Areola-Komplexes und verwendet Gewebe aus den lateralen und medialen Pfeilern zur Autoaugmentation der Brust, welche dadurch auf der ventralen Thoraxwand neu geformt und individuell angepasst wird. In anderen Fällen ist eine klassische Mammareduktionsplastik in inverser T-Schnitttechnik indiziert.

4.4 Oberarme

Im Bereich der Oberarme besteht häufig die Indikation für eine elliptische Exzision des Hautüberschusses an der Oberarminnenseite, wobei bei massiven Befunden mit z. T. verstrichener Achselgrube auch ein Übergang über die Axilla bis auf die laterale Thoraxwand erfolgen kann, um die Achselgrube zu rekonstruieren. In diesen Fällen muss insbesondere darauf geachtet werden, dass ggf. eine Z-Plastik im Bereich der Axilla platziert wird, um eine Gelenkkontraktur durch den postoperativen Narbenzug zu vermeiden oder eben die Achselgrube zu rekonstruieren. Gleiches gilt für die Erweiterung der Armstraffung distalwärts in den Bereich der Unterarme. Dies ist zwar sel-

ten indiziert, aber auch dann bei Überschreiten des Ellenbogengelenkes ggf. durch eine Z-Plastik zu ergänzen. Auch im Bereich der Arme ist eine Kombination durch Liposuktion möglich, aber im Einzelfall zu evaluieren und das entsprechende individuelle Risiko genau abzuwägen.

5 Nachsorge

Die Nachsorge sollte insbesondere bei postbariatrischen Patienten standardisiert erfolgen und stellt ein Qualitätsmerkmal für die jeweilige Therapieeinrichtung dar. Der postoperative Therapie-Algorithmus beinhaltet einen Verband mit Kompressionseffekt sowie eine frühe postoperative Mobilisation – nach Möglichkeit ab dem 1. postoperativen Tag mit pflegerischer Hilfe – um Thrombosen zu vermeiden. Als weitere zwingend erforderliche Thromboseprophylaxe dient die Gabe von niedermolekularem Heparin s. c. und optional das zusätzliche Tragen von Antithrombosestrümpfen (Evidenzlevel 2) [3, 15]. Die Drainagenentfernung sollte bei Werten < 50 ml/24 h erfolgen. Eine Studie mit Evidenzlevel 3 konnte eine Reduktion der postoperativen Drainagenmenge durch eine spezielle Verbandstechnik mittels Unterdruck zeigen [12]. Eine postoperative Antibiotikagabe zur Prophylaxe ist aufgrund der großen Wundflächen empfehlenswert. Klebeformungsverbände haben sich ebenfalls als extrem vorteilhaft, insbesondere für die ersten 3 postoperativen Tage herauskristallisiert. Diese bieten den Patienten in der direkten postoperativen Phase eine Wundstabilisierung und Mobilisationssicherheit. Noch während des stationären Aufenthaltes sollten Kompressionshosen, -Bauchbinden oder -Westen und/oder -Ärmel in 2-facher Ausfertigung durch ein Sanitätshaus angepasst werden und schließlich vom Patienten für 6–10 Wochen (je nach Operationsgebiet/-art) getragen werden. Häufig wird mit resorbierbarem Nahtmaterial genäht, sodass hier nach 14–21 Tagen die Fadenknoten einfach im Rahmen der Nachsorge abgeschnitten werden können. Die meisten Nachblutungen treten innerhalb der ersten 24 Stunden nach erfolgter Operation auf, sodass hier insbesondere in der ersten postoperativen Nacht eine engmaschige Kontrolle der Drainagenförderleistung erfolgen sollte. Eine absolute Bettruhe ist lediglich für die ersten 24 Stunden zu empfehlen, anschließend reicht in der Regel eine eingeschränkte Bettruhe oder vorsichtig beginnende Mobilisation aus. Die Primärmobilisation sollte immer nur mit Hilfe des Pflegepersonals erfolgen. Der nächste Operationsschritt sollte frühestens nach 4–6 Monaten bzw. nach Abheilung der vergangenen OP erfolgen. In der Praxis haben sich Verlaufskontrollen nach 1, 6 und 24 Monaten inklusive Fotodokumentation bewährt.

Fazit

Die operative Rekonstruktion der Körperform nach massiver Gewichtsreduktion ist nicht vergleichbar mit ästhetischen Eingriffen im Sinne von Schönheitsoperationen. Es handelt sich nicht um gesunde Patienten, welche ästhetische Veränderungen des äußeren Erscheinungsbildes wünschen, sondern es handelt sich hierbei vielmehr um multimorbide bzw. Hochrisikopatienten, welche massive funktionelle Einschränkungen haben und daher die medizinische Indikation für die postbariatrische operative Weiterbehandlung besteht [21]. Aufgrund dieser Einstufung einer Hochrisikooperation empfiehlt es sich, dass solche Operationen nur in einem interdisziplinären, erfahrenen Adipositaszentrum durchgeführt werden. Eine enge Kooperation mit den entsprechenden Krankenkassen ist ebenfalls empfehlenswert, um hier eine Vertrauensbasis für die fachliche Expertise zu schaffen und die medizinische Indikation zu untermalen.

Ein solches postbariatrisches Vorgehen ist nach massiver Gewichtsreduktion durch bariatrische Operationen oder diätetischen Gewichtsverlust unbedingt erforderlich. Nur auf diese Weise können Krankheitstage und/oder Arbeitsunfähigkeiten minimiert bzw. beendet werden und nur auf diese Weise können diese Patienten auch wieder eine soziale Integration als vollwertiges Mitglied unserer Gesellschaft mit positivem Lebensgefühl erfahren. Selbstverständlich ist hierfür aber auch ein Umdenken innerhalb der Gesellschaft erforderlich, sodass solche körperformenden plastischen Operationen nicht als Schönheitsoperationen, sondern als eine wichtige medizinische Voraussetzung und Notwendigkeit für die Patienten gesehen wird, um wieder in die normalgewichtige Gesellschaft integriert werden zu können [13, 14].

Literatur

[1] Albino FP, Koltz PF, Gusenhoff JA: A comparative analysis and systematic review of the wound-healing milieu: implications for body contouring after massive weight loss. Plast Reconstr Surg 2009; 124: 1675–1682.

[2] Altintas MA, Vogt PM: Postbariatric plastic surgery. Chirurg 2013; 84: 527–540.

[3] Clavijo-Alvarez JA, Pannucci CJ, Oppenheimer AJ et al.: Prevention of venous thromboembolism in body contouring surgery: a national survey of 596 ASPS surgeons. Ann Plast Surg 2011; 66: 228–232.

[4] Coon D, Gusenoff JA, Kannan N et al.: Body mass and surgical complications in the postbariatric reconstructive patient: analysis of 522 cases. Ann Surg 2009; 249: 397–401.

[5] Courcoulas AP, Christian NJ, Belle SH et al.: Weight change and health outcomes at 3 years after bariatric surgery among individuals with severe obesity. JAMA 2013; 310 (22): 2416–2425.

[6] Dragu A, Bach AD, Polykandriotis E et al.: Pseudotumors after primary abdominal lipectomy as a new sequela in patients with abdominal apron. Obes Surg 2009; 19: 1599–1604.

[7] Dragu A, Horbach T, de Zwaan M et al.: Bariatrische Chirurgie im Kindes- und Jugendalter. Chir Allg Z 2011; 12: 457– 458.

[8] Dragu A, Horch RE: Die Rekonstruktion der Körperform nach massiver Gewichtsreduktion – Eine notwendige Spezialaufgabe der plastischen Chirurgie. Chir Allg Z 2012; 13: 601– 607.

[9] Dragu A, Horch RE: Concept of reconstructive body shaping in obesity Evidence-based therapy algorithm. Chirurg 2014; 85: 37–41.

[10] Dragu A, Klein P, Unglaub F et al.: Tensiometry as a decision tool for abdominal wall

reconstruction with component separation. World J Surg 2009; 33: 1174–1180.

[11] Dragu A, Kneser U, Horch RE: Die postbariatrische plastische Chirurgie: Eine notwendige Spezialisierung? Kongresszeitung zum 129. Kongress der Deutschen Gesellschaft für Chirurgie 2012; 2: 14–17.

[12] Dragu A, Schnurer S, Unglaub F et al.: Wide topical negative pressure wound dressing treatment for patients undergoing abdominal dermolipectomy following massive weight loss. Obes Surg 2011; 21: 1781–1786.

[13] Dragu A, Werner TC, Horbach T et al.: Kasse muss keine postbariatrisch-plastsiche Operation bezahlen. Chir Allg Z 2013; 14. Jahrgang: 108–112.

[14] Giordano S, Victorzon M, Koskivuo I et al.: Physical discomfort due to redundant skin in post-bariatric surgery patients. J Plast Reconstr Aesthet Surg 2013; 66: 950–955.

[15] Griffin M, Akhavani MA, Muihead N et al.: Risk of Thromboembolism Following Body-Contouring Surgery After Massive Weight Loss. ePlasty 2015; 15: e17.

[16] Hauner H: Evidence based therapy of obesity. Internist (Berl) 2006; 47: 159–170.

[17] Heitmann C, Germann G: Body contouring surgery after massive weight loss. Part I: abdomen and extremities. Chirurg 2007; 78: 273–284; quiz 285–276.

[18] Horch RE, Kneser U, Polykandriotis E et al.: Tissue engineering and regenerative medicine – where do we stand? J Cell Mol Med 2012; 16: 1157–1165.

[19] Koolen PG, Ibrahim AM, Kim K et al.: Patient selection optimization following combined abdominal procedures: analysis of 4925 patients undergoing panniculectomy/abdominoplasty with or without concurrent hernia repair. Plast Reconstr Surg 2014; 134 (4): 539e–7-50e.

[20] Kozak LP: Genetic variation in brown fat activity and body weight regulation in mice: lessons for human studies. BBA 2014; 1842 (3): 370–376.

[21] Lanthaler M, Mattesich M, Nehoda H et al.: Long-term quality-of-life improvement in gastric banding patients from body-contouring surgery. The American surgeon 2015; 81: 34–40.

[22] Michaels JT, Rubin JP: Discussion. A comparative analysis and systematic review of the wound-healing milieu: implications for body contouring after massive weight loss. Plast Reconstr Surg 2009; 124: 1683–1684.

[23] Mitchell JE, Crosby RD, Ertelt TW et al.: The desire for body contouring surgery after bariatric surgery. Obes Surg 2008; 18: 1308–1312.

[24] Modaressi A, Balagué N, Huber O et al.: Plastic surgery after gastric bypass improves long-term quality of life. Obes Surg 2013; 23 (1): 24–30.

[25] Murakami Y, Ojima-Kato O, Saburi W et al.: Supplemental epilactose prevents metabolic disorders through uncoupling protein-1 induction in the skeletal muscle of mice fed high-fat diets. Br J Nutr 2015; 114 (11): 1774–1783.

[26] Pecori L, Serra Cervetti GG, Marinari GM et al.: Attitudes of morbidly obese patients to weight loss and body image following bariatric surgery and body contouring. Obes Surg 2007; 17: 68–73.

[27] Richter DF, Olivari N, Dombard LP et al.: Ganzkörperstraffungen nach starkem Gewichtsverlust. Chir Allg Z 2002; 3: 277-281.

[28] Runkel N, Colombo-Benkmann M, Huttl TP et al.: Evidence-based German guidelines for surgery for obesity. Int J Colorectal Dis 2011; 26: 397–404.

[29] Sarwer DB, Thompson JK, Mitchell JE et al.: Psychological considerations of the bariatric surgery patient undergoing body contouring surgery. Plast Reconstr Surg 2008; 121: 423e–434e.

[30] Shermak MA: Hernis repair and abdominoplasty in gastric bypass patients. Plast Reconstr Surg 2006; 117: 1145–1150.

[31] Stroh C, Weiner R, Wolff S et al.: Revisional surgery and reoperations in obesity and

metabolic sugery. Data analysis of the German bariatric surgery registry 2005–2012. Chirurg 2015; 86 (4): 346–354.

[32] Tambasco D, D'Ettorre M, Gentileschi S et al.: Postabdominoplasty Wound Dehiscence in Bariatric Patients: Biliopancreatic Diversion Versus Gastric Bypass: A Preliminary Study. Ann Plast Surg 2015; 75: 588–590.

[33] Weiner RA: Indications and principles of metabolic sugery. Chirurg 2010; 8a: 379–394; quiz 395.

7.4 Postbariatrische Chirurgie

8 Übergreifende Themen

8.1 Was gibt es Neues in der Qualitätssicherung der Endoprothetik?

W. Mittelmeier, M. Goosmann, D. Kluess, M. Ellenrieder

1 Einleitung

Die Versorgung geschädigter Gelenke durch Endoprothesen ist eines der erfolgreichsten Therapieverfahren der Menschheitsgeschichte [19]. Auch nach schrittweisen Verbesserungen der letzten Jahrzehnte ist heute noch mit Implantat-Versagern zu rechnen. Verschiedene Maßnahmen streben eine höhere Sicherheit an.

2 Trends und innovative Ansätze: Ernüchterung

2.1 Minimal-invasiv

Die Bestrebungen, Endoprothesen analog mehr „minimal-invasiv" zu implantieren (MIS), begann vor mehr als 10 Jahren. Es entstanden spezielle Instrumente (z. B. Hebel und gewinkelte Fräsen) sowie verschiedene Vorstellungen über die Zugangswege.

Was ist geblieben? Die angepassten Instrumente finden auch heute Anwendung und erleichtern die tägliche Arbeit. Lagerungstische mit Extension des Beines – wie aus der Frakturversorgung bekannt – wurden an die Endoprothetik-Anforderungen angepasst (z. B. AMIS-System), um Personal während des Eingriffes einzusparen.

Bessere Ergebnisse insbesondere mit nachhaltigen Effekten wurden bislang weder für die minimal-invasiven Zugänge noch für die Extensionslagerung nachgewiesen [1, 34]. Die Nachteile einzelner minimal-invasiver Techniken umfassen eine schlechtere kosmetische Narbenqualität und höhere Komplikationsraten [17]. Wichtiger als der Hautschnitt ist der schonende Umgang mit Muskulatur und Sehnenansätzen.

2.2 Sog. Kappen-Endoprothesen

Diese hatten den Jahrtausendwechsel und das erste Jahrzehnt geprägt. Die Idee stammt in einer frühen Form schon aus den 1950er Jahren mit der Plexiglas-Endoprothese der Gebrüder Judet. Nach deren Scheitern folgte in den 1960/70er Jahren die Wagner-Kappe (Metall/PE), die ebenso keine guten Langzeitergebnisse erzielte. Die neueren Kombinationen aus Metall/Metall mit dünnen Metallpfannen waren mit der Idee der Knochenschonung und besseren Luxationssicherheit vertrieben worden. Leider hielt die Metall-Kombination den Schmier-Bedingungen im Körper nicht stand und setzte große Mengen an destruierenden Partikeln und Metallionen frei. Die Zeit der Kappen-Endoprothesen scheint nunmehr beendet – zumindest in den vorliegenden Material-Kombinationen [23].

2.3 Kurzschaft-Endoprothesen

Kürzere Endoprothesenstiele lassen sich über bestimmte Zugänge (wie anterolateral/lateral, insbesondere anterior) mit kleineren Zugängen einbringen. Aber es besteht die Gefahr, dass die Kraftübertragung zwischen dem Stiel mit kleinerer Oberfläche in den Knochen auch schon kleinere Abweichungen von der geforderten Implantationspräzision nicht toleriert und dann zu frühen Lockerungen führt. In einzelnen Serien bei ausgewählten Patienten und Operateuren konnten bereits gute, den erfolgreichen Standard-Endoprothesen vergleichbare klinische Ergebnisse erzielt werden. Welche dieser Kurzschaft-Lösungen in welcher Hand eines Operateurs letztlich überzeugende Langzeiterfolge erreichen werden, bleibt abzuwarten [39].

2.4 Individuelle Implantate und Sägeschablonen

Die Idee individueller Endoprothesenstiele gab es bereits in den 1990er Jahren. Mit dem Stiel „Identifit" und anderen technischen Lösungen an Hüft-Stielen ließen sich keine überzeugend Langzeitergebnisse erzielen (teilweise hohe frühe Lockerungsraten).

Aber auch für modulare Halsadapter wurden Korrosions- und Bruchprobleme berichtet. Obwohl einzelne Hersteller sich um Verbesserung der Materialauswahl und Designänderungen bemüht haben, bleibt die Langzeit-Sicherheit dieser Implantate, insbesondere bei höherer Beanspruchung, zu beobachten.

Modulare und individuell adaptierte *Pfannen*-Konzepte [4] haben sich für größere Pfannendefekte bei Revisionen als wertvolle Alternative zu den Laschenpfannen etabliert.

Die neuen Möglichkeiten der generativen Fertigung (z. B. „3-D-Printing") und der biomechanisch orientierten individuellen Einpassung des Implantates an das über CT erfasste Becken des Patienten werden die schnellere und individuellere Einpassung dieser Sonderimplantate in Zukunft weiter verbessern *(Abb. 1)*.

Individuell geformte *Sägeschablonen – speziell für Knieendoprothesen* – bieten theoretisch eine vereinfachte Orientierung des Operateurs intraoperativ an, erfordern aber eine sehr zeitnahe Operation und höhere Kosten. Diese sind in unserem deutschen Gesundheitssystem mit niedrigen Implantat-Preisen aber wenig zukunftsträchtig. Bessere nachhaltige klinische Ergebnisse wurden zudem nicht bewiesen, solche Systeme teilweise schon zurückgezogen [5].

2.5 Navigation

Mittlerweile hat sich die Anwendung der Navigation zwar auf dem Markt in verschiedenen Kliniken für die geübten Anwender fortgesetzt. Die gewünschte Verbesserung der Präzision in der Breite hat sich aber nicht beweisen lassen, sodass – vor dem Hintergrund von Kosten und Zeitaufwand – meist auf diese Instrumentationshilfe verzichtet wird. Die Lernkurve darf auch hier nicht unterschätzt werden [6].

2.6 Robotik

Während in der Urologie beispielsweise IT-/Roboter-assistierte Assistenzsysteme mittlerweile etabliert sind und erfolgreich arbeiten, begann die Geschichte der Robotik in der Endoprothetik eher unter schlechten Vorzeichen. Der mit zu wenigen Freiheitsgraden und damit nicht schonend genug arbeitende „Robodoc" führte zu einer der großen Schadensserien der Geschichte der Hüftendoprothetik. Präzision bei der Fräsung, aber auch technische Probleme, zu lange Operationsdauer und Muskelschäden verhinderten den Erfolg dieses technischen Konzeptes [35]. Jetzt gibt es einen neuen Ansatz mit mittlerweile wesentlich verbesserter Robotertechnik und navigierter, haptischer Begleitung des Operateurs für die Knieendoprothetik. Der Erfolg dieser Technik bleibt im Gegensatz zur Prostata-Anwendung noch abzuwarten [31, 40].

Fazit

Somit gilt für die aktuelle Entwicklung in der Endoprothetik: Es hat noch das Credo der soliden Versorgung zu gelten – mehrere Ansätze, die teilweise marketingmotiviert und innovationsbeflissen

Endoprothetik 8.1

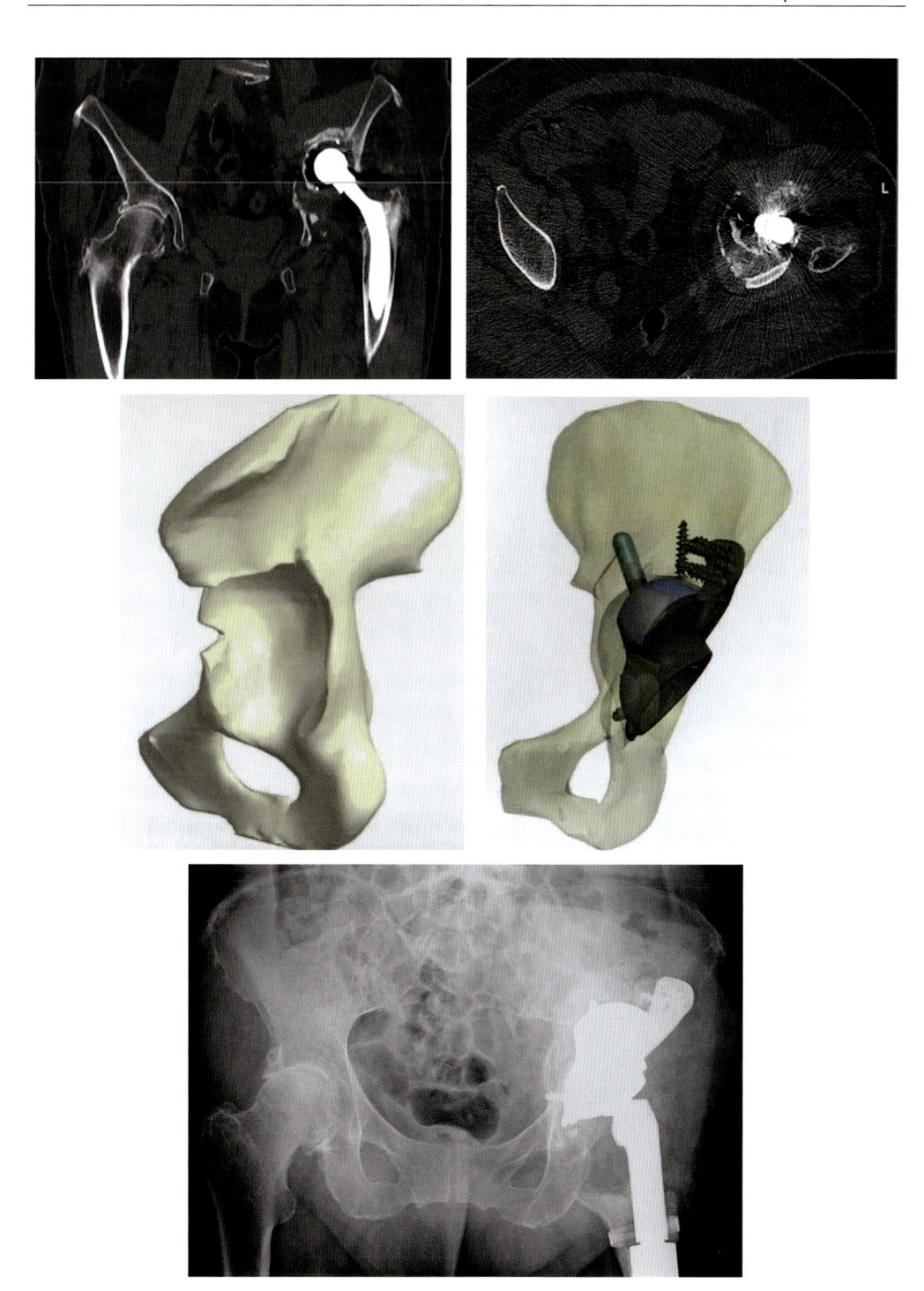

Abb. 1: Zahl und Schwierigkeit von Wechseloperationen nehmen weiter zu. Individuelle CT-basierte Herstellung von Implantaten ist heute in wenigen Tagen möglich (hier: v. o.: CT coronar, CT axial, 3-D-Computerplanung, Situation nach Einbau im Röntgenbild)

8.1 Endoprothetik

vorgestellt wurden, haben bislang keine wirklich nachhaltigen Vorteile für die Standardversorgung beweisen können. Innovationen müssen der mittel- und langfristigen Beobachtung standhalten.

3 Implantate und Instrumente

3.1 Gleitpaarung

Die Zeit der *Metall-/Metall-Gleitpaarungen* scheint nach längerer Erfolgsphase mit kleinen Köpfen (z. B. 28 mm) beendet. Der Wechsel zu größeren Durchmessern über 36 mm führte bei mehreren Endoprothesen zu frühen Verschleiß-Erkrankungen. Neben der seit Jahrzehnten bekannt Wirkung von Partikeln auf Gewebe mit der Folge von Granulomen und Osteolysen hat sich die Freisetzung von Ionen und insbesondere *Kobalt* als zell- und gewebeschädlich erwiesen [22]. Die angloamerikanische Bezeichnung der „Pseudotumoren" beschrieb den hohen Umfang an Granulom-Bildung [38]. Der Begriff der „Metall-Hypersensibilität" kann nicht in der Begrifflichkeit darüber hinwegtäuschen, dass es sich zwar um eine individuell unterschiedliche Gewebereaktion, aber auch um eine ungewöhnlich hohe Ionen-Abscheidung aus den Implantaten handelt *(Abb. 2)*.

Aktuell ist in Form einer Metaanalyse veröffentlicht worden, dass Patienten mit Metall-Metall-Gleitpaarungen weniger lange leben als solche mit anderen Gleitpaarungen [32]. Aktuelle Zahlen zeigen auf, dass die im Blut gemessenen Kobalt- und Chrom-Ionen-Konzentrationen um ein Vielfaches (ca. 100-mal) niedriger liegen als die im unmittelbaren Gelenkbereich. Das Blutsystem dient als Verteiler im Körper, Ionen-Messwerte in Blut oder Urin bieten bislang nur grobe Orientierungen über das Geschehen im Körpersystem und Verlaufsprognosen [29]. Wie viele Ionen und deren Verbindungen in den verschiedenen Körpergeweben abgelagert werden und welche Effekte sie dort bewirken (z. B. Gehirn), ist noch nicht im Detail bekannt.

Auch modulare Hals-Adapter können zur Freisetzung von Kobalt und Chrom führen. Dies gilt auch für die Kombination mit Keramik-Keramik-Paarungen, dann aber in wesentlich geringeren Konzentrationen [36].

Die anfänglich hohen Versager-Quoten an Keramik-Keramik-Gleitpaarungen wurden durch neuere Mischkeramiken reduziert. Keramik hat sich als Standard der Hüftköpfe in der internationalen Endoprothetik bewährt. Wesentlichen Anteil daran hatte auch die gesteigerte Sorgfalt in der Herstellung der Stielkonen und die bessere Schulung der Operateure hinsichtlich der Vermeidung von Mismatching.

Während in der Hüftendoprothetik die ultrahochvernetzten neueren Polyethylene mittlerweile als hochwertige Lösung etabliert sind, haben sie ihre Leistungsfähigkeit in der Knieendoprothetik noch nicht überzeugend leisten können [37]. Vollkeramik-Kondylen (in Kombination mit Polyethylen) haben mittlerweile in Japan und in Europa in einzelnen Studien überzeugende 5- und 10-Jahres-Ergebnisse aufweisen können. Deren hohe Kosten lassen aktuell aber keine Routine-Anwendung in Deutschland zu [3]. Stattdessen setzen sich vermehrt Mono- und Multilayer-Beschichtungen für Knieendoprothesen bei Patienten mit Metall-Allergien durch. Bislang gibt es aber noch keine zuverlässigen Keramikoberflächen für Wechseloperationen. Insbesondere bei zweizeitigen, septischen Revisionen, bei denen hohe Keramikpartikel-Konzentrationen durch Zementspacer [9] entstehen, können im Gelenkraum verbleibende keramische

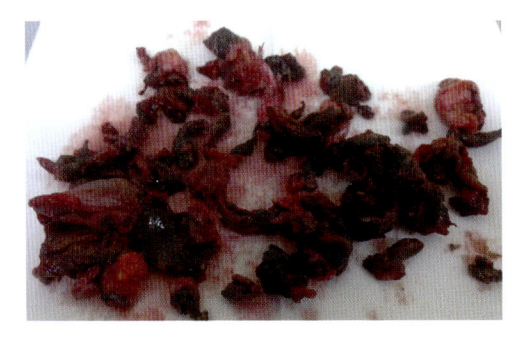

Abb. 2: Große Granulome durch lokale Metallionen-Intoxikation nach Metall-Metall-Großkopf (hier nach 4 Jahren, 15 × 10 cm ausgelegt)

Zementpartikel zur starken Schädigung einer metallischen Oberfläche führen [10].

3.2 Konus-Fügung

In der Hüftendoprothetik ist die Konus-Verbindung der Köpfe an die Stiele heute unverzichtbar. Korrosions- und Verschleiß-Prozesse an Konen sind spätestens seit Anfang der 1990er Jahre in der Literatur bekannt.

Als eine Ursache für die früheren Keramikbrüche, aber vor allem über bestimmte technische Lösungen mit metallischen Zwischenadaptern (z. B. Durom oder ASR) wurde das Thema des intraoperativen Fügens von Konen wieder hochaktuell. Bis heute ist nicht definitiv geklärt, welche exakten Impulse für eine sichere Fügung intraoperativ erforderlich sind. Denn die stark vereinfachten Labortests (z. B. Norm) berücksichtigen nicht die Einflüsse von unterschiedlichen Hämmern, Einschlagrichtungen (vor allem bei MIS-Techniken mit weniger Übersicht), Operateuren und der Kopf-Eigenmasse *(Abb. 3)*. Welche Bedeutung Verschmutzungen von Konen durch Blut für einzelne Konen haben, ist nicht exakt bezifferbar. Die Sicherheit der Fügung kann jedoch stark differieren, abhängig von o. g. Bedingungen. Verschmutzungen stehen in dringendem Verdacht, die Fügung zu kompromittieren. Deshalb sind zur Gewährleistung der Implantatsicherheit dringend weitere Untersuchungen möglichst zeitnah erforderlich [18].

3.3 Wiederaufbereitung und Ermüdung

Die meisten Instrumente in der Endoprothetik wie Raspeln, Bohrer, Fräsen sind eigentlich zur unbegrenzten, wiederholten Nutzungen einschließlich zahlreicher Re-Sterilisationen freigegeben. Es ist selbstverständlich, dass diese meist metallischen Teile verschleißen und auch mechanisch ermüden können *(Abb. 4)*.

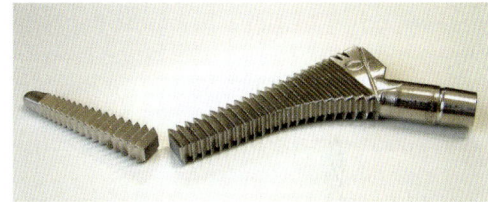

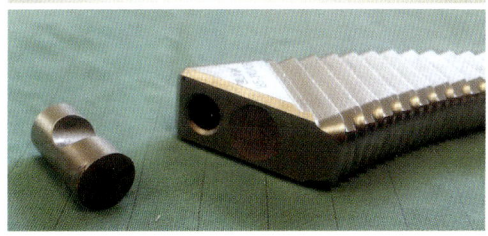

Abb. 4: Ermüdungsbrüche bei Hüftstiel-Raspeln. Die Entfernung des unteren Bruchstückes gelingt nur über aufwändige Fensterung des Femur

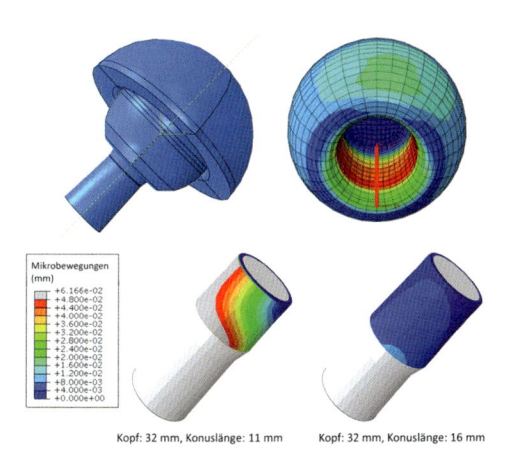

Abb. 3: Die Beanspruchung von Konus-Verbindungen durch Fügevorgang, physikochemische Vorgänge und hohe mechanische, dreidimensionale Beanspruchung darf nicht unterschätzt werden. Moderne FE-Simulationen zeigen Stellen besonders hoher Belastung auf

Viele der Instrumente werden wegen Verlust an Schärfe ausgesondert, sodass sie nicht während der Eingriffe versagen. Immer wieder aber brechen Raspeln unter der wiederholten Schlag- und Biegebelastung im Knochenlager und verursachen damit einen sekundären Schaden zur Entfernung der Bruchstücke [15]. Ein regelmäßiges Aussondern sicherheitshalber ist nicht üblich, aber aus Gründen unseres Kostendrucks im Gesundheitswesen leider nicht angedacht.

3.4 Implantat-Schutz gegen Infektionen

Besonders an Endoprothesen nach Tumorresektionen, die bei Chemotherapie-geschwächten Immunsystemen Anwendung finden, wurde der Oberflächen-Schutz gegen Infektionen über Silberschichten angestrebt. Diese haben sich wegen toxischer Effekte und Wachstumshemmung des körpereigenen Gewebes nicht für Dauerlösungen bewährt.

Kupferschichten sind als Oberflächen auf metallischer Basis vielversprechender. Erste Untersuchungen [11] zeigten schon 2005 eine hochwirksame Hemmung der Bakterienadhäsion und Schleimbildung, während das Körpergewebe bei geeigneter Konzentration geschont werden kann. Aktuell arbeiten mehrere Forschergruppen an derartigen Konzepten [21] *(Abb. 5)*.

Inwieweit sich in Zukunft antibiotische Beschichtungen angesichts der eingeschränkten Auswahl an einsetzbaren Antibiotika, ständig wechselnder Resistenzlage der typischen peri-implantären Keime und der jeweils aufwändigen Zulassung durchsetzen werden, bleibt fraglich.

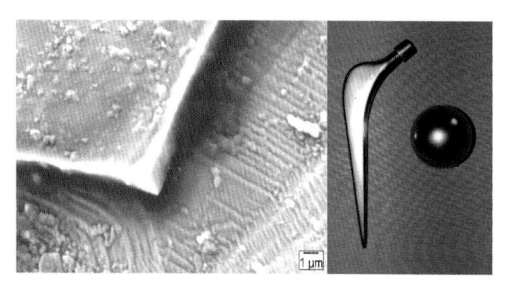

Abb. 5: Antiallergische oder antiinfektive Beschichtungen von Endoprothesen sind meist nur wenige Nano- oder Mikrometer dick. Hier eine Kupferbeschichtung durch Sol-Gel-Verfahren [11]. Ihre Wirksamkeit und mechanische Belastbarkeit (z. B. Abriebfestigkeit bei Knieendoprothesen) muss sich unter Langzeit-Beobachtungen beweisen

4 Zulassung anhand von Vergleichsprodukten, benannte Stellen und die neue Gesetzesinitiative der EU

Die Zulassung anhand von Vergleichsprodukten soll Herstellern ermöglichen, Produkte, welche schon auf dem Markt erfolgreich eingeführt sind, in ähnlicher Weise auszulegen und herzustellen mit dann vereinfachter Zulassung. Diese Regelung lässt aber leider einige Lücken, insbesondere bei der Frage, wo die Vergleichbarkeit endet. Die Zulassungshistorie der mittlerweile zurückgezogenen ASR-Hüftendoprothese zeigt zum Beispiel, dass diese anhand von Vergleichsprodukten zugelassen wurde, welche selbst hohe Revisionsraten aufwiesen und bereits vom Markt genommen wurden [2].

Schon winzige, scheinbar unbedeutende Änderungen können zum Versagen von Implantaten führen, zum Beispiel die Platzierung von Lasermarkierungen auf dem Hüftstiel [16]. Zudem kamen die Ausführungspraxen von benannten Stellen in Europa unter öffentlichen Druck (s. PIP-Brustimplantate). Eine neue, bisher unverbindliche Richtlinie der EU zur Verschärfung der Gesetzeslage bezüglich der Medizinprodukte [26] soll bestehende Problemfelder bezüglich der klinischen Bewertung abschaffen helfen, muss sich aber letztlich auf die noch ausstehenden Gesetzesformulierungen in den Ländern verlassen. Gegen eine Verschärfung der Zulassungsregeln spricht neben dem erhöhten Kostendruck, dass die Markteinführung innovativer Produkte verzögert wird und somit dem Patienten vorteilhafte Produkte vorenthalten werden könnten.

5 Verbesserung der Frührehabilitation

Das DRG-System fördert schnelle Entlassungsstrategien. Fast track-Programme sind en vogue, wobei der Patient mit Motivations- und Gruppenphysiotherapie, aber auch präoperativer Krankengymnastik schneller entlassungsfähig und selbstständig mobil werden soll [33]. Über standardisierte Wochenend-übergreifende, tägliche Anwendungen von Physiotherapie und Hilfsmitteln konnten Verbesserungen in der Frührehabilitation, speziell bei Knieendoprothesen, erreicht werden [12].

Während passive Bewegungsschienen (CPM) als ergänzende Routinemaßnahme aktuell in Frage gestellt werden, sind sie in der Frühbehandlung von Knieendoprothesen-Wechseln, insbesondere nach Kontrakturen und Arthrofibrosen, häufig notwendig.

Die beobachtete postoperative Minderung von Beweglichkeit, Kraft und Koordination sind lange unterschätzt worden. Aktuelle Studien zeigten Verbesserungen der frühen Beweglichkeit von Standard-Knieendoprothesen durch selbständige aktive Schwebehang-Übungen [24] oder aktive beidseitige Bewegungsschienen (CAM) über bilateralen Transfer [13].

Es fehlen sichere Indikatoren zur optimalen, individuellen Patienten-spezifischen Rehabilitation: Offensichtlich bewegen sich aber Knieendoprothesen-Patienten in ambulanten Reha-Maßnahmen mehr als in stationären [25].

6 Register und Qualitätssicherung, EndoCert

Endoprothesen-Register sind in den letzten beiden Jahrzehnten nach dem schwedischen Vorbild in verschiedenen Ländern entstanden. Register können letztlich nur bei vollständiger Darstellung aller Implantationen und nur bei geeigneten Auswertungsalgorithmen frühzeitig und differenziert Implantat-spezifische Probleme erfassen. Verschiedenen Implantat-Registern fehlt die vollständige Erfassung aller Endoprothesen-Implantationen (z. B. auch in Deutschland EPRD: 2015: 140 000 endoprothetische Hüft- und Kniegelenkseingriffe) [8].

Die Erfahrungen mit den späten Reaktionen auf einzelne Implantate (z. B. ASR [30]) haben aufgezeigt, dass aber auch die Registrierung nach dem Einbau und zwar nur der Erfassung der reinen Wechsel-Prozeduren („Standzeit") bei weitem nicht ausreicht zur Qualitätssicherung.

Die EndoCert®-Initiative der Deutschen Gesellschaft für Orthopädie & Orthopädische Chirurgie (DGOOC) zielt auf eine Verbesserung und Sicherung der Versorgungsqualität von endoprothetischen Therapieverfahren. In die Weiterentwicklung wurden die Arbeitsgemeinschaft Endoprothetik (AE), der Berufsverband der Fachärzte für Orthopädie & Unfallchirurgie (BVOU) und die Deutsche Gesellschaft für Unfallchirurgie (DGU) eingebunden.

Über definierte Anforderungen an Struktur- und Prozessqualität wird eine Verbesserung der Ergebnisse in der endoprothetischen Versorgung angestrebt. Schulung an verwendeten Medizinprodukten, sichere Handhabung und dokumentationssicherer Umgang mit Explantaten [14] sind ebenso eingeschlossen wie supportive Abläufe, Vermeidung von Komplikationen sowie offener, kritischer Umgang mit diesen.

Das an die speziellen Anforderungen der modernen Endoprothetik angepasste Qualitätsmanagement wird über einen Erhebungsbogen abgefragt. Jährliche Kontrollen durch externe Fachexperten und die Überwachung durch eine anerkannte und akkreditierte Zertifizierungseinrichtung (ClarCert) prüfen die Einhaltung der Richtlinien. Werden Abweichungen von den Anforderungen des Systems festgestellt und werden diese nicht kurzfristig behoben, wird das Zertifikat nicht erteilt.

Um Spezialisierung und Fachkompetenz zu sichern, fordert EndoCert, dass alle endoprothetischen Operationen von einem Hauptoperateur oder Senior-Hauptoperateur selbst durchgeführt oder begleitet werden müssen. Dies ist international richtungsweisend. Diese ausgewiesenen Operateure legen zudem ihre Ergebnisse in Qualitätsbesprechungen und Audits gegenüber externen Fachexperten kritisch offen. Die Anforderungen des Erhebungsbogens werden durch eine Zertifizierungskommission in halbjährlichen umfassenden Sitzungen anhand von Audit-Ergebnissen und aktuellen wissenschaftlichen Erkenntnissen kritisch überprüft.

8.1 Endoprothetik

Das Verfahren ist nach einem zweijährigen Probelauf seit *Oktober 2012* bundesweit freigegeben. Medizinische Einrichtungen können sich seither als EndoProthetikZentrum (EPZ) oder als EndoProthetikZentrum der Maximalversorgung (EPZmax) zertifizieren lassen, wenn die Erfüllung der durch die Zertifizierungskommission formulierten Anforderungen in einem Audit nachgewiesen wird. Interesse und Teilnahme waren überwältigend hoch, sodass bis Ende 2014 bereits 277 und bis Ende 2015 insgesamt 438 Zentren und bis zum 31.12.2016 bislang *517 Einrichtungen* die Zertifizierung erfolgreich abgeschlossen haben. Die meisten der größeren Endoprothesen-Versorger sind mittlerweile eingeschlossen, ebenso verschiedene Krankenhaus-Träger [27]. Damit sind im EndoCert®-System auch im Vergleich zu den weiteren in Deutschland etablierten medizinischen Zertifizierungssystemen die höchsten Fallzahlen eingeschlossen. (Vergleich: Organkrebszentren: rund 138 000 jährlich über alle onkologischen Entitäten, Trauma-Netzwerk: knapp 40 000 jährlich in das Traumaregister eingeschlossene Patienten).

Es entwickeln sich zunehmend *Versorgungsnetzwerke* zwischen EndoProthetikZentren (EPZ) und den EndoProthetikZentren der Maximalversorgung (EPZmax), um komplexe Anforderungen und eventuell Komplikationen mit hoher Sicherheit zu bewältigen *(Abb. 6)*.

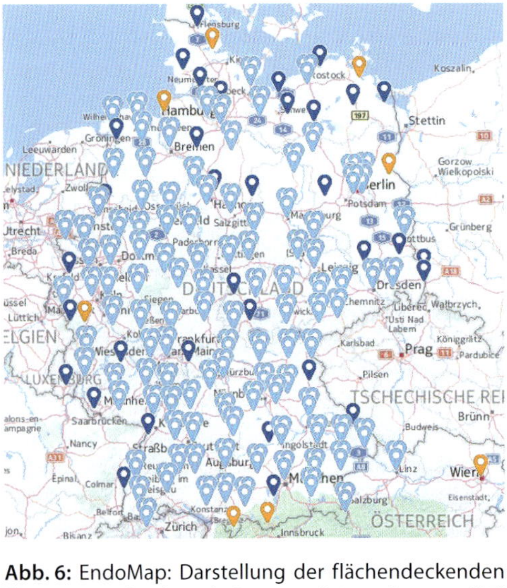

EndoCert® und damit die teilnehmenden Krankenhäuser konnten im Rahmen der Audits in hohem Maße über die Dokumentation und *Behebung von Abweichungen* direkte Verbesserungen in der täglichen Versorgung aufweisen.

Interessant waren die unter Endoprothetik-Gesichtspunkten häufig erkannten Qualitätsdefizite in Krankenhäusern, die bereits nach KTQ oder ISO zertifiziert waren. Qualitätsverbesserungen ergeben sich schon durch Behebung der Abweichungen. Von einzelnen Abweichungen können jeweils zahlreiche Patienten betroffen sein, so dass deren Behebung Verbesserungen für viele Einzelpersonen bedeuten kann.

Wesentliche Verbesserungen wurden bundesweit durch die beeindruckend schnelle Verbreitung von *Prozessbeschreibungen* um die Endoprothetik erzielt. Während vorab in den meisten Einrichtungen Endoprothetik eher unter individuellen Erwägungen und wenig strukturiert ablief, wurden zwischen Krankenhäusern zahlreiche Abstimmungen von Prozessen und praktischen Formularen im Sinne stabilerer und sicherer Abläufe vorgenommen.

In Kooperation mit der DGU gelang die Einbeziehung eines Moduls für *Endoprothetik nach Verletzungen* (EPZ-Traumamodul). In Kürze werden *weitere Module* für die differenzierte, separate Darstellung von Endoprothetik bei Tumoren sowie an anderen Gelenken wie Schulter und dem Oberen Sprunggelenk eingeführt werden.

In klinischen Studien konnte aufgezeigt werden, dass sich über die Einführung von EndoCert® signifikant *Infektionsraten verbessern* lassen [20]. Die Meldungen von vermeintlichen Medizinprodukt-Fehlern an das BfArM waren nur rudimentär erfolgt. Durch die in EndoCert® verpflichtende Dokumentation zum Verbleib des Explantates ist ein Kulturwandel bezüglich *Explantaten* eingeleitet worden. Der Verbleib der Explantate ist vom Patienten als Eigentümer festzulegen und zu dokumentieren. Ob BfArM-Meldungen im Verdachtsfalle realisiert wurden, wird stichprobenartig beim Audit kontrolliert. Durch Dokumentation

Abb. 6: EndoMap: Darstellung der flächendeckenden Versorgung durch EndoCert-zertifizierte Zentren [27] (Jahresbericht EndoCert 2017; www.EndoMap.de)

des Explantat-Verbleibs wird dieses ggf. wichtige Beweismittel nicht mehr einfach verworfen [7].

Die Kombination von EndoCert, Registern und BfArM-Meldungen wird ein bislang international unerreichtes Maß an Qualitätssicherung ermöglichen.

Literatur

[1] Amanatullah DF, Burrus MT, Sathappan SS, Levine B, Di Cesare PE: The application of minimally invasive surgical techniques. Part I: total hip arthroplasty. Am J Orthop 2012; 41 (10): E134-9. Review.

[2] Ardaugh BM, Graves SE, Redberg RF: The 510(k) ancestry of a metal-on-metal hip implant. N Engl J Med 2013; 368 (2): 97–100.

[3] Bergschmidt P, Bader R, Ganzer D, Hauzeur C, Lohmann C, Krüger A, Rüther W, Tigani D, Rani N, Esteve JL, Prats FL, Zorzi C, Madonna V, Rigotti S, Benazzo F, Rossi SM, Mittelmeier W: Prospective multi-centre study on a composite ceramic femoral component in total knee arthroplasty: Five-year clinical and radiological outcomes. Knee 2015; 22 (3): 186–191.

[4] Baauw M, van Hellemondt GG, van Hooff ML, Spruit M: The accuracy of positioning of a custom-made implant within a large acetabular defect at revision arthroplasty of the hip. Bone Joint J 2015; 97-B (6): 780–785.

[5] Calliess T, Ettinger M, Stukenborg-Colsmann C, Windhagen H: Patientenindividuelle kinematische Prothesenausrichtung per Schnittblocktechnik – Die Chronik der ShapeMatch-Technologie. Orthopäde 2016; 45 (4): 314–321.

[6] Confalonieri N, Chemello C, Cerveri P, Manzotti A: Is computer-assisted total knee replacement for beginners or experts? Prospective study among three groups of patients treated by surgeons with different levels of experience. J Orthop Traumatol 2012; 13 (4): 203–210.

[7] EndoCert: Erhebungsbogen. www.clarcert.com/systeme/endoprothetikzentrum/system/information.html.

[8] EPRD: Pressemitteilung 08.02.2016. http://www.eprd.de/de/presse

[9] Fink B, Rechtenbach A, Büchner H, Vogt S, Hahn M: Articulating spacers used in two-stage revision of infected hip and knee prostheses abrade with time. Clin Orthop Relat Res 2011; 469 (4): 1095–1102.

[10] Fox KA, Phillips TM, Yanta JH, Abesamis MG: Fatal cobalt toxicity after total hip arthroplasty revision for fractured ceramic components. Clin Toxicol 2016; 54 (9): 874–877.

[11] Heidenau F, Mittelmeier W, Detsch R, Haenle M, Stenzel F, Ziegler G, Gollwitzer H: A novel antibacterial titania coating: metal ion toxicity and in vitro surface colonization. J Mater Sci Mater Med 2005; 16 (10): 883–888.

[12] Harms C: Retrospektiver Vergleich zweier physiotherapeutischer Nachbehandlungsprogramme nach Implantation einer Kniegelenksendoprothese. Dissertation, Universitätsmedizin Rostock, 2017.

[13] Jacksteit R: Vergleichende Untersuchung zur Wirksamkeit von passiven und aktiven Bewegungstherapien in der primären postopertiven Phase nach Knieendoprothesenimplantation. Dissertation, Universitätsmedizin Rostock, 2017.

[14] Kluess D, Mittelmeier W, Bader R: Mit Explantaten in der Orthopädischen Chirurgie richtig umgehen. Orthopädische Praxis 2012; 1 (2): 48–52.

[15] Kluess D, Zenk K, Mittelmeier W: Meldepflichtige Vorkommnisse mit Operationsinstrumenten in der Orthopädischen Chirurgie. Orthopäde 2014; 43 (6): 561–567.

[16] Kluess D, Steinhauser E, Joseph M, Koch U, Ellenrieder M, Mittelmeier W, Bader R: Laser engravings as reason for mechanical failure of titanium-alloyed total hip stems. Arch Orthop Trauma Surg 2015; 135 (7): 1027–1031.

[17] Laffosse JM, Chiron P, Accadbled F, Molinier F, Tricoire JL, Puget J: Learning curve for a modified Watson-Jones minimally invasive approach in primary total hip replacement: analysis of complications and early results

versus the standard-incision posterior approach. Acta Orthop 2006; 72 (6): 693–701.

[18] Langton D, Ahmed I, Avery P, Bone M, Cooke N, Deehan D, Duffy P, Foguet P, Green S, Holland J, Jafri A, Longstaff L, Lord J, Loughead J, Meek RM, Murray H, Nanu A, Nargol AV, Scholes SC, Sidaginamale RP, Waller S, Joyce T: Investigation of Taper Failure in a Contemporary Metal-on-Metal Hip Arthroplasty System Through Examination of Unused and Explanted Prostheses. Bone Joint Surg Am 2017; 99 (5): 427–436.

[19] Learmonth ID, Youn C, Rorabeck C: The operation of the century: total hip replacement. Lancet 2007; 370: 1508–1519.

[20] Lewinski G von, Floerkemeier T, Budde S, Fuhrmann U, Schwarze M, Windhagen H, Radtke K: Erfahrungen in der Etablierung eines Endoprothetikzentrums. Orthopäde 2015; 44 (3): 193–202.

[21] Liu R, Memarzadeh K, Chang B, Zhang Y, Ma Z, Allaker RP, Ren L, Yang K: Antibacterial effect of copper-bearing titanium alloy (Ti-Cu) against Streptococcus mutans and Porphyromonas gingivalis. Sci Rep 2016; 6: 29985.

[22] Liu YK, Deng XX, Yang HL: Cytotoxicity and genotoxicity in liver cells induced by cobalt nanoparticles and ions. Bone Joint Res 2016; 5 (10): 461–469.

[23] Marshall DA, Pykerman K, Werle J, Lorenzetti D, Wasylak T, Noseworthy T, Dick DA, O'Connor G, Sundaram A, Heintzbergen S, Frank C: Hip resurfacing versus total hip arthroplasty: a systematic review comparing standardized outcomes. Clin Orthop Relat Res 2014; 472 (7): 2217–2230. doi: 10.1007/s11999-014-3556-3. Review.

[24] Mau-Moeller A, Behrens M, Finze S, Bruhn S, Bader R, Mittelmeier W: The effect of continuous passive motion and sling exercise training on clinical and functional outcomes following total knee arthroplasty: a randomized active-controlled clinical study. Health Qual Life Outcomes 2014; 12: 68.

[25] Mau-Moeller A, El-Aarid N, Stöckel T, Behrens M, Bergschmidt P, Bader R, Tohtz S, Mittelmeier W, Jacksteit R: Inpatient versus outpatient rehabilitation following total knee arthroplasty. Deutsches Ärzteblatt International [IF2015: 3.738] submission 03/2017.

[26] MEDDEV 2.7/1 revision 4. EUROPEAN COMMISSION DG Internal Market, Industry, Entrepreneurship and SMEs Consumer, Environmental and Health Technologies. Health technology and Cosmetics June 2016.

[27] Mittelmeier W, Bail HJ, Günther KP, Heller KD, Heppt P, Wirtz DC, Haas H: EndoCert®-Jahresbericht. Zertifizierte EndoProthetikZentren gemäß EndoCert®. ClarText 2017, ISBN: 978-3-946833-01-7, ISBN-A/DOI: 10.978.3946833/017.

[28] Mow CS, Woolson ST, Ngarmukos SG, Park EH, Lorenz HP: Comparison of scars from total hip replacements done with a standard or a mini-incision. Clin Orthop Relat Res 2005; 441: 80–85.

[29] Osman K, Panagiotidou AP, Khan M, Blunn G, Haddad FS: Corrosion at the head-neck interface of current designs of modular femoral components: essential questions and answers relating to corrosion in modular head-neck junctions. Bone Joint J 2016; 98-B(5): 579–584.

[30] Osmanski-Zenk K, Mittelmeier W: Risiko- und Qualitätsmanagement in der Endoprothetik. Beurteilung des Schadensrisikos neuer Implantate unter Betrachtung von AOK-, klinikeigenen und Register-Daten am Beispiel der Hüftendoprothetik. Serie Gesundheitswissenschaften, ISBN 978-3-8440-3736-4, 2015; 142 S.

[31] Pearle AD, van der List JP, Lee L, Coon TM, Borus TA, Roche MW: Survivorship and patient satisfaction of robotic-assisted medial unicompartmental knee arthroplasty at a minimum two-year follow-up. Knee 2017; 0968-0160(16)30242–3. doi: 10.1016/j.knee.2016.12.001

[32] Pijls BG, Meessen JM, Schoones JW, Fiocco M, van der Heide HJ, Sedrakyan A, Nelissen RG: Increased Mortality in Metal-on-Metal versus Non-Metal-on-Metal Primary Total Hip Arthroplasty at 10 Years and Longer

Follow-Up: A Systematic Review and Meta-Analysis. PLoS. One 2016; 11: e0156051.

[33] Quack V, Ippendorf AV, Betsch M, Schenker H, Nebelung S, Rath B, Tingart M, Lüring C: Multidisziplinäre Rehabilitation und multimodale Fast-track-Rehabilitation in der Knieendoprothetik: Schneller, besser, günstiger? Eine Umfrage und systematische Literaturecherche. Rehabilitation 2015; 54 (4): 245–251. doi: 10.1055/s-0035-1555887.

[34] Schmolders J, Gravius S, Wirtz DC: Stellenwert minimal-invasiver Zugangswege bei der primären Hüftendoprothetik – ein Update. Z Orthop Unfall 2014; 152 (2): 120–129. doi: 10.1055/s-0033-1360350.

[35] Schulz AP, Seide K, Queitsch C, von Haugwitz A, Meiners J, Kienast B, Tarabolsi M, Kammal M, Jürgens C: Results of total hip replacement using the Robodoc surgical assistant system: clinical outcome and evaluation of complications for 97 procedures. Int J Med Robot 2007; 3 (4): 301–306.

[36] Somers JF, Dedrye L, Goeminne S: Metal ion levels in ceramic-on-ceramic THR with cobalt-chrome modular necks: analysis of cobalt and chromium serum levels in 23 healthy hip patients. Hip Int 2017; 27 (1): 21–25.

[37] Utzschneider S, Paulus AC, Schröder C, Jansson V: Möglichkeiten und Grenzen der modernen Polyethylene. Orthopäde 2014; 43 (6): 515–521. doi: 10.1007/s00132-014-2297.

[38] van der Veen HC, Reininga IH, Zijlstra WP, Boomsma MF, Bulstra SK, van Raay JJ: Pseudotumour incidence, cobalt levels and clinical outcome after large head metal-on-metal and conventional metal-on-polyethylene total hip arthroplasty: mid-term results of a randomised controlled trial. Bone Joint J 2015; 97-B (11): 1481–1487. doi: 10.1302/0301-620X.97B11.34541.

[39] van Oldenrijk J, Molleman J, Klaver M, Poolman RW, Haverkamp D: Revision rate after short-stem total hip arthroplasty: a systematic review of 49 studies. Acta Orthop 2014; 85 (3): 250–258. doi: 10.3109/17453674.2014.908343. Review.

[40] Yamamura M, Nakamura N, Miki H, Nishii T, Sugano N: Cement Removal from the Femur Using the ROBODOC System in Revision Total Hip Arthroplasty. Adv Orthop 2013; 2013: 347358. doi: 10.1155/2013/347358.

8.2 Was gibt es Neues bei DGAV-StuDoQ?

K. S. Lehmann, C. Klinger

Wissen Sie, wie hoch ihre Rate an Anastomoseninsuffizienzen bei Patienten mit tiefer anteriorer Rektumresektion ist? Wie wird diese Rate von der Komorbidität ihrer Patienten beeinflusst? Sind ihre Ergebnisse mit denen anderer Kliniken in Deutschland vergleichbar?

Die Kenntnis unserer Behandlungsergebnisse ist für Chirurgen von ureigenem Interesse. Nur mit diesem Wissen ist eine Überprüfung der eigenen Qualität im Sinne unserer Patienten möglich. In dem heutigen hochkomplexen Arbeitsumfeld mit einer Vielzahl beteiligter Personen und Prozessen ist eine Beurteilung der Behandlungsergebnisse nur noch mit einer qualifizierten Datenerfassung und Analyse möglich. Hierbei möchte ihnen die Deutsche Gesellschaft für Allgemein- und Viszeralchirurgie (DGAV) mit StuDoQ, dem Studien-, Dokumentations- und Qualitätszentrum der DGAV, helfen.

Begriffe wie „Qualitätsmanagement" werden heute inflationär benutzt. In der Praxis wird hiermit zum Teil eher eine Überwachung und Reglementierung verbunden, sodass dies für Ärzte oft eine negative Konnotation hat. StuDoQ möchte dieser Entwicklung mit Qualitätsinstrumenten entgegenwirken, die von Chirurgen für Chirurgen gemacht werden.

StuDoQ verfolgt hierbei einen chirurgisch-wissenschaftlichen Ansatz. In verschiedenen krankheits- und therapiespezifischen Registern werden relevante Behandlungsdaten evidenzbasiert in hoher Qualität erfasst. Die Analyse erlaubt teilnehmenden Kliniken direkte Rückschlüsse auf die chirurgische Behandlungsqualität. Ein elementarer Teil hierbei ist, dass die teilnehmende Klinik jederzeit die Hoheit über die Daten behält und die eigenen Daten jederzeit exportiert werden können. Aus den Daten erstellt StuDoQ jährlich einen umfangreichen individuellen Qualitätsreport, welcher nur der Klinik zur Verfügung gestellt wird. Zudem werden die Gesamtdaten der Register in anonymisierter Form wissenschaftlich ausgewertet und können so erheblich zum wissenschaftlichen Erkenntnisgewinn beitragen.

Derzeit stehen Register für das kolorektale Karzinom, laparoskopische Sigmaresektionen, chirurgische Pankreaserkrankungen, metabolische und bariatrische Erkrankungen, Robotik, Live-Operationen, HIPEC und NOTES zur Verfügung. Neue Register werden kontinuierlich erstellt. Weitere Informationen finden Sie unter http://www.studoq.de.

1 Qualitätsmessung in der Chirurgie

Die Messung der medizinischen Behandlungsqualität ist mit verschiedenen Mitteln möglich. Verbreitet sind derzeit Systeme, welche versuchen, die Behandlungsqualität anhand der sogenannten Routinedaten abzubilden. Bei den Routinedaten handelt es sich um die kodierten Diagnosen und Prozeduren, welche im Rahmen der Leistungserfassung verschlüsselt werden. Dies bietet zunächst den Vorteil, dass diese Daten „sowieso" aus Abrechnungsgründen erfasst werden. Somit entsteht vermeintlich kein zusätzlicher Aufwand für die Qualitätsmessung. Ein wesentlicher Nachteil ist jedoch, dass diese Daten eben nicht zur Qualitätsmessung erfasst werden, sondern aus wirtschaftlichen Gründen. Kritikpunkte sind hierbei insbesondere die ökonomisch getriebene Überdokumentation sowie die unscharfe Erfassung von Risikoparameter. Zudem ist für bestimmte Parameter auch eine Unterdokumentation zu erwarten, da nur Daten erfasst werden, welche wirtschaftlich relevant sind – unabhängig von deren medizinischer Bedeutung. Ein Beispiel ist die Erfassung des Nikotinabusus, dessen Kodierung nur dann statthaft ist, wenn dieser zu einem wirtschaftlichen Aufwand für die Klinik führt. Hierbei handelt es sich zum Beispiel um Entwöhnungsmaßnahmen, welche in der Regel während einer chirurgischen Behandlung nicht durchgeführt werden. Der Nikotinabusus wird in der Regel also nicht kodiert. In StuDoQ wird dieser jedoch dezidiert erfasst. Hierbei zeigt sich, dass Nikotinabusus in der multivariaten Analyse den höchsten Einfluss auf die Wundinfektrate hat. Es besteht also eine offensichtliche Diskrepanz zwischen einer Datenerfassung auf ökonomischer Basis und einer Datenerfassung mit medizinischer Zielsetzung.

Zusammenfassend lässt sich sagen, dass sowohl die Qualitätsmessung mit Routinedaten als auch die spezielle medizinische Datenerfassung ihre eigenen Vorteile haben. Insbesondere in Hinblick auf eine solide Risikoadjustierung und präzise Erfassung der chirurgischen Behandlungsergebnisse halten wir jedoch eine von Chirurgen gestaltete Datenerfassung für unverzichtbar. Die Diskussion zu dieser Thematik hat in den letzten Jahren erheblich zugenommen, eine einheitliche Beurteilung steht noch aus.

In den USA wird die chirurgische Behandlungsqualität seit vielen Jahren mit NSQIP (National Surgical Quality Improvement Program) erfasst. StuDoQ verfolgt einen ähnlichen Ansatz. Allerdings liegt das Ziel von StuDoQ nicht in der Erfassung aller Operationen einer Klinik mit Basisdaten, sondern in der detaillierten Erfassung spezifischer Krankheitsbilder oder chirurgischer Therapien. Als Beispiel sei hier das StuDoQ-Register für kolorektale Karzinome genannt, welches in ca. 150 Frage-Items die Behandlung detailliert abgebildet. Mit den erfassten Daten können zudem auch die DGAV-Zertifizierung und die Zertifizierung für Darmkrebszentren der DKG durchgeführt werden.

Im aktuellen Krankenhausstrukturgesetz ist die Erfassung von Behandlungsdaten vorgeschrieben sowie deren Auswertung zur Qualitätsmessung und Vergütung ("pay for performance"). Mit der Umsetzung dieser externen Qualitätssicherung ist seit Januar 2015 das hierfür gegründete IQTIG (Institut für Qualitätssicherung und Transparenz im Gesundheitswesen) beauftragt. Die Qualitätsmessung wird in den nächsten Jahren also verstärkt eine Aufgabe der Kliniken werden. Wer kein eigenes System besitzt, wird möglicherweise mit einem System vorliebnehmen müssen, welches nicht optimal auf die medizinische Realität abgestimmt ist. Institute wie das IQTIG suchen aber die Zusammenarbeit mit den Fachgesellschaften. Für die chirurgische Qualitätsmessung ist die DGAV daher mit StuDoQ gut für die Zukunft aufgestellt.

2 Ziele von StuDoQ

Das Ziel von StuDoQ ist es, innerhalb der Fachgesellschaft für Allgemein- und Viszeralchirurgie ein umfangreiches Instrument zur Verfügung zu stellen, welches in einem dualen Ansatz sowohl die Qualitätsmessung chirurgischer Behandlungen ermöglicht, als auch für die wissenschaftliche Forschung verwendbar ist. Für die Beurteilung von wichtigen Qualitätsparametern ist zudem eine Risikoadjustierung erforderlich, denn nur mit der Einbeziehung von patientenindividuellen Risikofaktoren kann eine statistisch valide Aussage erfolgen. Ein tragender Gedanke von StuDoQ ist die Ansiedlung innerhalb unserer chirurgischen Gemeinschaft. StuDoQ wird von Chirurgen für Chirurgen entwickelt. Die erfassten Daten werden statistisch aufwändig aufbereitet und den teilnehmenden Kliniken in einem Qualitätsreport zur Verfügung gestellt. Wissenschaftliche Auswertungen werden von StuDoQ mit statistischer Hilfe und transparenten Publikationsrichtlinien unterstützt. Hierzu werden auch Kooperationen zwischen mehreren Kliniken angestrebt.

3 Wie funktioniert StuDoQ?

3.1 Teilnahme

StuDoQ möchte allen Kliniken in Deutschland die Teilnahme ermöglichen. Es werden deshalb nur geringe Gebühren berechnet. Für Kliniken, die an den Zertifizierungen der DGAV teilnehmen, ist

StuDoQ kostenlos. Die aktuellen Gebühren können auf der Webseite eingesehen werden (www.studoq.de). Die Registrierung zur Teilnahme ist über ein Online-Formular jederzeit möglich.

3.2 Dateneingabe

Die Dateneingabe mit dem Ziel der präzisen Erfassung der chirurgischen Behandlungsqualität ist mit einem gewissen Aufwand verbunden. Da StuDoQ von Chirurgen für Chirurgen gestaltet wird, wissen wir um die knappe Zeit im klinischen Alltag. Alle StuDoQ-Register sind daher nach dem Prinzip der Datensparsamkeit gestaltet. Es werden nur die medizinisch relevanten und statistisch bedeutsamen Daten erfragt. Die Register werden mit dem Hintergrund der chirurgischen und informationstechnischen Expertise bei StuDoQ in Hinsicht auf eine möglichst einfache Benutzerführung gestaltet. Hinzu kommen die online verfügbaren Eingabehilfen und die automatische Fehlerüberprüfung mit Rückmeldung eventueller Probleme an den Eingebenden.

Für alle Register steht eine datenschutzkonforme Patienteneinverständniserklärung als PDF-Datei zum Ausdrucken bereit, welche in Zusammenarbeit mit dem Datenschutzbeauftragten der DGAV erstellt wurde. Die Online-Fragebögen der Register werden ebenfalls als PDF-Datei zum Herunterladen angeboten. Diese können vor Ort in Papierform benutzt werden, was die Dokumentation je nach Organisation in der Klinik erleichtern kann.

Eine weitere Erleichterung der Datenerfassung hat StuDoQ mit den Patientenfragebögen für das Register StuDoQ|Metabolische und bariatrische Erkrankungen umgesetzt. Diese Fragebögen können von den Patienten selbst ausgefüllt werden. Ebenso können einzelnen Abschnitte der Register, zum Beispiel Angaben zum operativen Eingriff, unabhängig von der Weberfassung schnell und direkt vom Operateur dokumentiert werden.

3.4 Datenexport

Ein grundlegender Ansatz von StuDoQ ist es, dass die teilnehmenden Kliniken jederzeit Zugriff auf ihre eigenen Daten haben. In allen Registern können die eingegebenen Daten jederzeit per Mausklick heruntergeladen werden. Hierbei werden verschiedene Formate angeboten, wie zum Beispiel Microsoft Excel oder SPSS für die professionelle statistische Analyse. Während StuDoQ den Kliniken jährlich einen detaillierten Qualitätsreport zur Verfügung stellt, können die Teilnehmer ihre eigenen Daten in Hinsicht auf spezielle Fragestellungen so auch selbst untersuchen. Diese Daten können selbstverständlich auch für Vorträge oder Publikationen genutzt werden.

3.5 Datenqualität

Gute Antworten bekommt man nur, wenn man die richtigen Fragen stellt. Dies gilt insbesondere auch für die medizinische Datenerfassung. An dieser Stelle sei noch einmal auf die Problematik der Qualitätsmessung mit Routinedaten hingewiesen. Ein Kernpunkt von StuDoQ ist es, Behandlungsdaten in höchstmöglicher Qualität zu erfassen. Hierbei wird ein mehrschichtiges Konzept verfolgt: Für die einzelnen Register werden Arbeitsgruppen aus Experten des Fachgebietes zusammengestellt. Hinzu kommt die informationstechnische und statistische Expertise von StuDoQ. Die Erstellung eines Registers erfolgt nach einem festen Schema in mehreren Schritten. Das Register wird abschließend in Hinsicht auf eine optimale Benutzerführung, die einfache Eingabe der Daten und ausreichende Hilfestellungen gestaltet.

Die Registersoftware verfügt über ein System, welches die Daten nach der Eingabe kontrolliert. Hierbei werden auch kontextuelle Fehler überprüft und direkt an den Eingebenden zurückgemeldet. Zudem werden vierteljährlich Zwischenberichte klinikindividuell erstellt und versendet. Der Zwischenbericht bietet einen Überblick der in den letzten 3 Monaten erfassten Fälle sowie eine detaillierte Analyse verschiedener wichtiger Parameter, wie zum Beispiel der Quote an Einverständniserklärungen, invaliden Fällen und statistisch auffälligen Daten. Hinzu kommt ein „Executive Summary", mit dem auf einen Blick mögliche Probleme in der Datenerfassung der eigenen Klinik ermittelt werden können. Auffällige Daten können direkt aus der PDF-Datei des Zwischenberichts im Register korrigiert werden. Auch hiermit wird eine optimale Datenqualität sichergestellt.

Nicht zuletzt profitieren die StuDoQ-Register von der sehr aktiven Mitarbeit der teilnehmenden Kliniken und der leichten Erreichbarkeit von StuDoQ. Mögliche Fragen und Probleme zu den Registern können jederzeit über ein Online-Formular zurückgemeldet werden. Das erlaubt es uns, Probleme in den Registern frühzeitig zu erkennen und zu korrigieren – in der Regel mit sehr kurzer Bearbeitungszeit. Dies unterstreicht auch die Bedeutung einer innerhalb der Fachgesellschaft und nicht extern angesiedelten Qualitätsmessung.

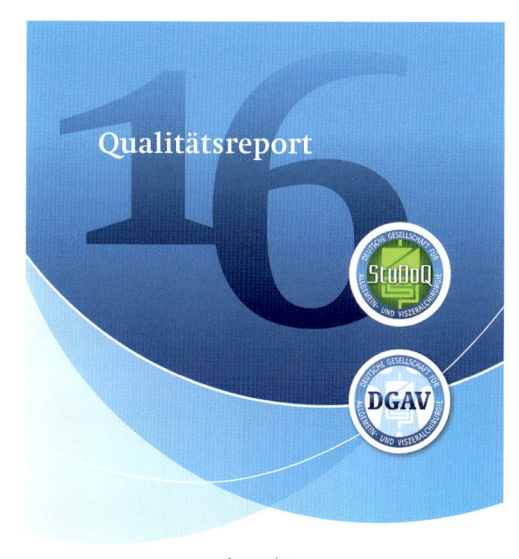

3.6 Qualitätsreports

Teilnehmende Kliniken sollen unmittelbar von der Dokumentation profitieren können. Der jährliche Qualitätsreport stellt daher jeder Klinik eine umfangreiche Analyse der eigenen Daten zur Verfügung *(Abb. 1)*. Der Report wird dabei individuell für die jeweilige Klinik erstellt. In dem Report sind die klinikeigenen Daten mit allen wesentlichen statistischen Parametern aufgeführt. Zudem wird ein Vergleich zu den Gesamtdaten des jeweiligen Registers gegeben. Die Daten werden dabei jeweils in grafischer Form aufbereitet sowie auch für die Einzelanalyse in tabellarischer Form *(Abb. 2)*.

Der Umfang und die Komplexität des Qualitätsreports sind hoch. Der Qualitätsreport wird deshalb seit 2016 sowohl in einer Kurzversion, als auch in einer Langversion erstellt. Die Kurzversion enthält das "Executive Summary", also die risikoad-

Abb. 1: Qualitätsreport. Qualitätsreports für die einzelnen StuDoQ-Register (hier für StuDoQ|Kolonkarzinom und StuDoQ|Rektumkarzinom) werden jährlich erstellt. Der Report wird dabei individuell für die jeweilige Klinik berechnet

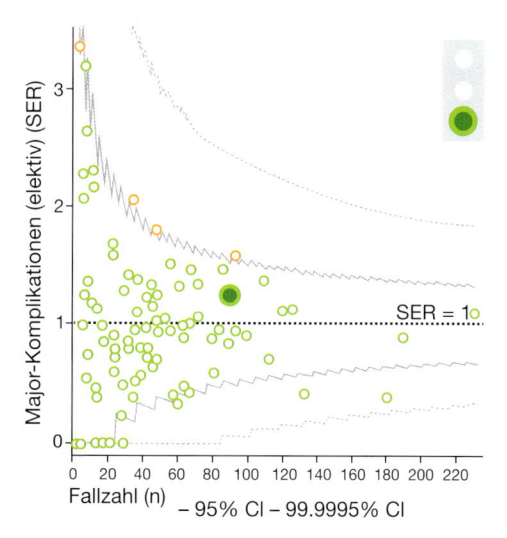

Abb. 2: Risikoadjustierte Darstellung der Rate an Majorkomplikationen. Die X-Achse stellt die Fallzahl, die Y-Achse die standardisierte Ereignisrate (SER) dar. Die SER ist das Verhältnis von statistisch zu erwartenden Ereignissen und den tatsächlich aufgetretenen Ereignissen. Die Analyse wird als Funnel-Plot dargestellt, bei dem die statistische Streubreite der Fallzahl der Kliniken angepasst wird. So ist ein valider Vergleich zwischen Kliniken mit unterschiedlichen Fallzahlen möglich. Jeder Punkt entspricht einer Klinik. Kliniken im Bereich des 95 % Konfidenzintervalls (mittlere gezackte Linien) sind statistisch unauffällig

justierten Qualitätsindikatoren und wichtige Auswertungen des Registers. Die Langversion wertet daneben wesentlich mehr Daten aus und enthält, sofern vorhanden, auch die Qualitätsindikatoren der Leitlinien. Zusätzlich erhalten die teilnehmenden Kliniken seit 2016 eine PowerPoint-Version mit allen Grafiken und Tabellen. Diese kann direkt für Präsentationen oder Vorträge genutzt werden.

4 Neues bei StuDoQ

StuDoQ wird von Chirurgen für Chirurgen entwickelt. Die Weiterentwicklung erfolgt innerhalb der Fachgesellschaft in breit aufgestellten Arbeitsgruppen. Bestehende Register werden kontinuierlich aktualisiert, neue Register werden erstellt. StuDoQ profitiert hierbei insbesondere auch von den Rückmeldungen der Mitglieder. Die Möglichkeiten einer weitergehenden Analyse sowie die Nutzung der Daten für Vorträge und Publikationen werden in regelmäßig stattfindenden Seminaren vermittelt.

4.1 Entwicklung von StuDoQ

Klinische Register sind ein unverzichtbares Instrument für die Analyse der Behandlungsqualität, die kritische Hinterfragung vorhandener Evidenz und die Identifizierung neuer Fragestellungen. Auch jenseits politischer Schwerpunktthemen wie z. B. einem Transplantationsregister, existieren verschiedene Förderprogramme seitens der zuständigen Ministerien für qualitativ hochwertige Register. Hieraus lässt sich ableiten, dass eine Selbstkontrolle der behandelnden Ärzte durch eine fachlich-fokussierte Datenerhebung auch künftig neben einer zentralen Qualitätsmessung bestehen kann und wird. Die DGAV folgt hier dem Ansatz, dass auch in Zukunft nur eine Datenerhebung mit chirurgischem Fokus wichtige Fragen zur Chirurgie beantworten kann.

Tabelle 1 zeigt die Entwicklung der vorhandenen StuDoQ-Register. Erfreulich ist die rasche Entwicklung der Fallzahlen *(Abb. 3)*. Die Akzeptanz in Deutschland ist breit, zudem nehmen auch interessierte Kliniken aus dem Ausland teil *(Abb. 4)*.

4.2 Risikorechner

Präoperative Risikoscores wie die ASA-Klassifikation, der APACHE-Score und andere werden seit langem klinisch genutzt, um die Eintrittswahrscheinlichkeit unerwünschter perioperativer Ereignisse statistisch zu berechnen. Frühe Risikoscores haben überwiegend eine Abschätzung der Mor-

Tab. 1: Übersicht der StuDoQ-Register

Register	Start	Teilnehmerzahl (Kliniken)	Fallzahl
StuDoQ|NOTES	2008	99	4 268
StuDoQ|HIPEC	2011	89	3 419
StuDoQ|LapSigma	2012	143	10 300
StuDoQ|Rektumkarzinom	2013	180	9 200
StuDoQ|Kolonkarzinom	2013	180	13 800
StuDoQ|Pankreas	2014	56	5 150
StuDoQ|Metabolische und bariatrische Erkrankungen	2015	92	14 900
StuDoQ|Robotik	2016	11	169
StuDoQ|LiveDoQ	2016	3	20
StuDoQ|konservative Behandlungen bariatrischer Erkrankungen	2017		im Test
StuDoQ|Struma	2017		im Test

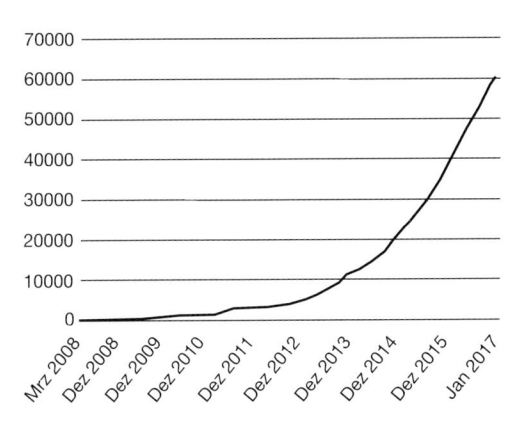

Abb. 3: Fallzahlentwicklung. Fallzahlentwicklung für alle StuDoQ-Register

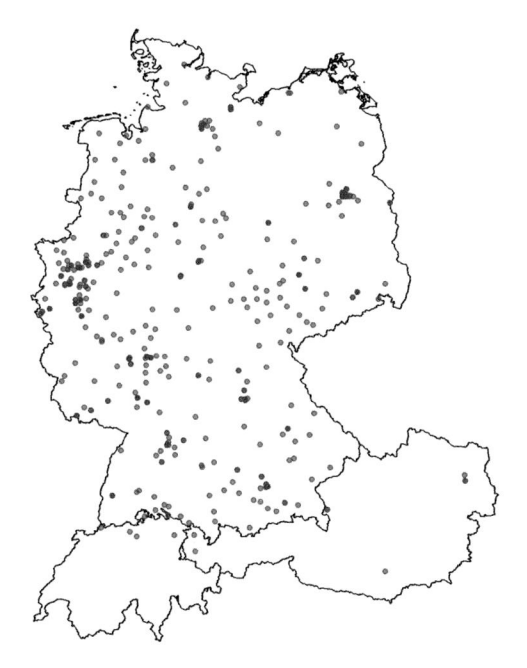

Abb. 4: Teilnehmende Kliniken: Die Akzeptanz in Deutschland ist breit, zudem nehmen interessierte Kliniken aus dem Ausland teil. Nicht abgebildet sind die Teilnehmer aus Frankreich, der Ukraine und Russland

laubt die präzise Quantifizierung eines definierten Risikos (zum Beispiel Anastomoseninsuffizienz), wird anhand objektiver Daten erstellt, ist einfach zu benutzen und ist statistisch gut validiert. Insbesondere die Kriterien der einfachen Anwendung und der präzisen Quantifizierung auf Basis eindeutiger Risikofaktoren sind in der Praxis bislang kaum vereinbar. So wird die einfach zu erstellende, aber unscharfe ASA-Klassifikation umfassend angewendet, während die komplexeren POSSUM-Scores in der Praxis geringer verbreitet sind.

Den bisherigen Scores ist gemeinsam, dass nur eine geringe Anzahl von patientenspezifischen Parametern eingeht und das Outcome meist auf die Mortalität und Gesamtmorbidität beschränkt ist. Wenn Sie mit ihrem Patienten vor der Operation über mögliche Komplikationen sprechen, ist die Gesamtmorbidität meist zu abstrakt, um diese zu vermitteln. Für ihren Patienten mit geplanter tiefer anteriorer Rektumresektion nach neoadjuvanter Therapie und mit vorbestehendem Diabetes ist es vielleicht interessant zu wissen, wie hoch das Risiko für eine postoperative Blasenentleerungsstörung ist. Diese Frage ist herkömmlich kaum zu beantworten. Eine neue Entwicklung hierzu ist die Abschätzung des Komplikationsrisikos auf Basis risikoadjustierter Registerdaten. Registerdaten eignen sich sehr gut zur Erstellung individualisierter Risikoberechnungen, da sowohl umfangreiche präoperative Parameter vorhanden sind, als auch detaillierte Angaben zum postoperativen Ergebnis. Mit diesem Hintergrund wurde 2009 der Surgical Risk Calculator (aus dem NSQIP-Programm des American College of Surgeons) erstellt. Im Gegensatz zu anderen Scores wurden die relevanten Parameter nicht empirisch ausgewählt, sondern statistisch aus einer hohen Anzahl klinischer Variablen extrahiert.

Vorhandene Scores haben gezeigt, dass deren Ergebnisse erheblich durch Patientenpopulationen und Unterschiede in den nationalen Gesundheitssystemen beeinflusst werden. Für eine Generalisierbarkeit und Reproduzierbarkeit ist also eine Analyse auf Grundlage nationaler Daten wünschenswert. Die DGAV hat daher einen Risikorechner auf Basis der StuDoQ-Register entwickelt [3]. Für die Erstellung des statistischen Modells sind komplexe Verfahren notwendig (penalisierte

talität angeboten. Diese ist für reguläre Eingriffe heute jedoch vergleichsweise niedrig, sodass das Morbiditätsrisiko und das Risiko eingriffsspezifischer Komplikationen in den Vordergrund der Risikoanalyse rücken. Ein idealer Risikoscore er-

8.2 DGAV-StuDoQ

Ridge-Regression mit Kreuzvalidierung). StuDoQ hat den Risikorechner zunächst für das kolorektale Karzinom umgesetzt. Im Gegensatz zu bisherigen Systemen, wie zum Beispiel ACS NSQIP, verfügt StuDoQ hierbei über detaillierte therapiespezifische Daten. So kann nicht nur eine Berechnung allgemeiner Risiken erfolgen (z. B. Wundinfekte, postoperative Beatmungspflichtigkeit), sondern eine patientenindividuelle und eingriffsspezifische Risikokalkulation. Diese umfasst zusätzliche

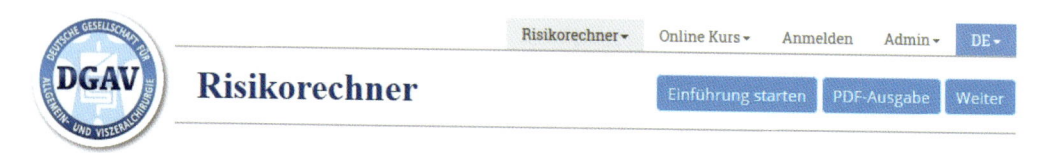

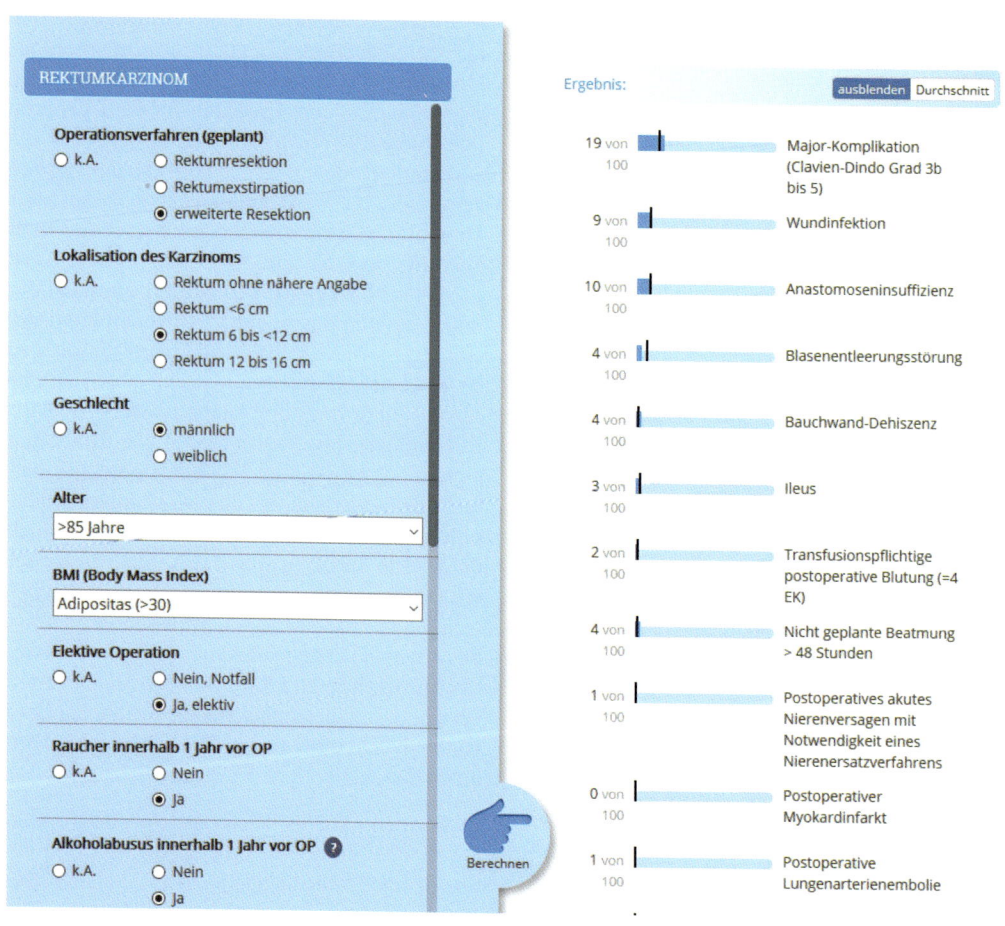

Abb. 5: Risikorechner. Online-Ansicht des DGAV-Risikorechners für postoperative Komplikationen am Beispiel des Rektumkarzinoms. Im Formular auf der linken Seite werden die Patientendaten und Komorbiditäten eingegeben. Die berechneten Risikowahrscheinlichkeiten für 15 Outcome-Parameter werden auf der rechten Seite angezeigt. Auf Basis der StuDoQ-Daten kann so für einen Patienten das individuelle Operationsrisiko berechnet werden. Im gezeigten Beispiel ist mit einer Rate an Majorkomplikationen von 19 % und Anastomoseninsuffizienzen von 10 % zu rechnen. Die Verwendung des Risikorechners wird mit einem Online-Kurs unterstützt, der wichtige Hilfen zum Verständnis von Risikoberechnungen sowie Hilfen zur Kommunikation mit dem Patienten gibt

Outcome-Parameter, wie Anastomoseninsuffizienzen oder Blasenentleerungsstörungen *(Abb. 5)*.

Die Umsetzung des Risikorechners in die Praxis muss verantwortungsvoll erfolgen. Hierbei sind ethische Implikationen zu bedenken sowie Unterschiede im Risikoverständnis von Patienten und Ärzten. Die DGAV führt den StuDoQ-Risikorechner daher 2017 zunächst in einer geschlossenen Testphase ein. Die Teilnehmer absolvieren zuvor einen Online-Kurs, der verschiedene Aspekte des Risikoverständnis und der Risikokommunikation behandelt.

Ein wichtiges Einsatzgebiet wird die Patienteninformation, Risikokommunikation und Dokumentation sein. Für die Zukunft sind aber auch andere Szenarien vorstellbar, wie zum Beispiel die Ressourcenplanung (wird voraussichtlich ein Beatmungsbett benötigt?) oder die präoperative Risikoreduktion (sollte der Diabetes besser behandelt werden?).

4.3 Prospektive randomisierte registerbasierte Studien

Randomisierte kontrollierte Studien (RCT) sind der Goldstandard zur Erlangung klinischer Evidenz. Allerdings wird eine Vielzahl randomisierter Studien nicht realisiert, frühzeitig abgebrochen oder nie publiziert [1]. Einen erheblichen Anteil daran haben das oft kostenintensive Design und die mangelnde Rekrutierung von Patienten. Eine mögliche Lösung dieser Probleme wurde 2013 im New England Journal of Medicine aufgezeigt. In einer schwedischen Studie wurde ein bestehendes kardiologisches Register benutzt, um randomisiert eine Intervention zu untersuchen. Die hierzu notwendige hohe Anzahl von Patienten konnte innerhalb von kurzer Zeit rekrutiert werden. Dieses Design einer prospektiven randomisierten registerbasierten Studie hat einen erheblichen Einfluss gehabt [2]. 2 wesentliche Probleme randomisierter Studien – die Patientenrekrutierung und die Kosten – werden hier elegant angegangen. Die Kosten können deutlich geringer als in herkömmlichen RCT gehalten werden, da die Infrastruktur der Datenerfassung mit dem Register bereits vorhanden ist. Die nicht ausreichende Patientenrekrutierung als wesentliches Abbruchkriterium von RCT kann bei einem Register gut gelöst werden, da die Dateneingabe etabliert ist und der zusätzliche Aufwand für die Studienteilnahme damit überschaubar bleibt.

StuDoQ hat dieses Konzept früh aufgegriffen und hat 2016 bereits 3 Anträge für prospektive registerbasierte randomisierte Studien zur Förderung eingereicht.

4.4 StuDoQ-Seminare

StuDoQ bietet regelmäßig Seminare für ZentrumskoordinatorInnen, Dokumentationskräfte und ärztliche Mitarbeiter an. Hierbei werden Themen, wie Dateneingabe, Datenexport und Auswertung behandelt. Zudem werden komplexere Themen angesprochen, wie die weitergehende statistische Analyse und die Auswertung für Vorträge und Publikationen. Die Seminare sind zudem ein Ort des Meinungsaustausches und sind auch immer wieder für StuDoQ durch die Rückmeldung der teilnehmenden Kliniken interessant. So wird der Community-Gedanke von StuDoQ hier fortgeführt. Die Termine für die Seminare sind auf der Webseite von StuDoQ annonciert.

4.5 Publikationsrichtlinien

Die Erfassung von Behandlungsdaten und deren wissenschaftliche Auswertung im Verbund vieler teilnehmender Kliniken stellt eine sensible Thematik da. Die neu erstellten Publikationsrichtlinien von StuDoQ regeln transparent die verantwortungsvolle Verwendung dieser wichtigen Daten. StuDoQ vertritt grundsätzlich die Meinung, dass diese Daten den teilnehmenden Kliniken gehören und unterstützt ausdrücklich deren Publikation. In den Richtlinien ist detailliert geklärt, welche Teilnehmer unter welchen Voraussetzungen die Gesamtregisterdaten auswerten können. StuDoQ unterstützt die Kliniken hierbei zudem in der statistischen Analyse. Ein wichtiger Punkt in der Gestaltung der Publikationsrichtlinien war es, dass nicht nur Zentren mit hoher Fallzahl, sondern

Kliniken aller Versorgungsstufen an der Analyse beteiligt sein können. Hierzu werden zum Beispiel spezielle Formen der Kooperation vereinbart.

Mit den Publikationsrichtlinien liegen für StuDoQ also detaillierte und klar nachvollziehbare Kriterien zum Umgang mit den von allen erfassten Daten vor. Die Publikationsrichtlinien können auf der Webseite von StuDoQ eingesehen werden (http://www.dgav.de/studoq/datenschutzkonzept-und-publikationsrichtlinien.html).

4.6 Datenschutz

Die Weitergabe von personenbezogenen Daten wird in der Bevölkerung sehr kritisch beurteilt. Insbesondere die Weitergabe von Gesundheitsdaten unterliegt zudem einer kritischen Kontrolle durch eine Vielzahl zuständiger Aufsichtsbehörden und Regularien, wie dem Bundesdatenschutzgesetz, den Datenschutzgesetzen der Länder, den Datenschutzgesetzen der Kirchen, den Landeskrankenhausgesetzen und vielen mehr. Welches Gesetz anwendbar und welche Aufsichtsbehörde zuständig ist, hängt im Einzelfall vom Bundesland und der Trägerschaft des Krankenhauses ab. Hinzu kommt die ärztliche Schweigepflicht für die Weitergabe von Behandlungsdaten.

Um einen Pfad durch dieses Dickicht zu bieten, hat die DGAV ein Datenschutzkonzept erarbeitet und stellt dieses den Kliniken zur Verfügung. Dieses Konzept wurde von der vom BMBF geförderten TMF (Technologie- und Methodenplattform für die vernetzte medizinische Forschung e. V. – die Dachorganisation für die medizinische Verbundforschung in Deutschland) begutachtet und empfohlen.

Die DGAV möchte mit diesem Datenschutzkonzept nicht nur die gesetzlichen Anforderungen erfüllen, sondern auch den beteiligten Kliniken und Patienten transparent vermitteln, wer Zugriff auf die Daten hat. Das Datenschutzkonzept finden Sie auf der Webseite von StuDoQ (http://www.dgav.de/studoq/datenschutzkonzept-und-publikationsrichtlinien.html).

4.7 Einfache individuelle Datenanalyse

Teilnehmende Kliniken können ihre eigenen Daten jederzeit aus StuDoQ exportieren und selbst analysieren. In den StuDoQ-Seminaren wird zusätzlich vermittelt, wie die eigenen Daten in verschiedenen Formaten (zum Beispiel Excel und SPSS) ausgewertet werden können.

Viele Kliniken haben jedoch nicht die personellen Ressourcen, um diese Auswertungen selbst durchzuführen. Daher stellt StuDoQ in Zusammenarbeit mit dem Lehrstuhl für künstliche Intelligenz und Angewandte Informatik (Prof. Frank Puppe, Georg Dietrich, Institut für Informatik, Universität Würzburg) im Frühjahr 2017 ein erweitertes Analysewerkzeug zur Verfügung. Hiermit können die Daten aus dem Register schnell und einfach ausgewertet werden.

Fazit

Mit StuDoQ ist in den letzten Jahren in der Fachgesellschaft für Allgemein- und Viszeralchirurgie ein umfangreiches System zur Qualitätsmessung und zur wissenschaftlichen Forschung in unserem Fachgebiet entstanden. Innerhalb weniger Jahre sind mehrere Register mit state-of-the-art Datenerfassung zu chirurgisch wichtigen Fragestellungen entstanden. Die Akzeptanz ist erfreulich positiv, sodass die Fallzahlen rasch steigen. Innerhalb der DGAV haben sich zahlreiche formelle und informelle Arbeitsgruppen gebildet, welche aktiv an den Registern arbeiten. Hierbei ist der Community-Gedanke von StuDoQ – von Chirurgen für Chirurgen – wesentlich. Mit Maßnahmen, wie der automatisierten Fehlerüberprüfung oder den vierteljährlichen Zwischenberichten wird eine hohe Datenqualität erreicht. Mit dem jährlich für jede Klinik individuell erstellten Qualitätsreport erfolgt eine detaillierte Rückmeldung der Behandlungsqualität an die teilnehmenden Kliniken, welche in dieser Form in Deutschland einzigartig ist. Derzeit werden mehrere Register neu erstellt, bestehende Register werden kontinuierlich aktualisiert. StuDoQ arbeitet an weiteren Erleichterungen zur Dateneingabe, wie zum Beispiel dem Import von Behandlungsdaten aus Klinikinformationssystemen. Prospektive randomisierte registerbasierte Studien werden in Zukunft einen wichtigen Beitrag zur klinischen Forschung leisten. StuDoQ hat hierzu bereits 3 Förderanträge gestellt. Wir laden an dieser Stelle herzlich alle Kliniken in Deutschland ein, an der Datenerfassung mit StuDoQ teilzunehmen, in den Seminaren mit uns Kontakt aufzunehmen und aktiv an der Weiterentwicklung mitzuarbeiten.

Literatur

[1] Ioannidis JPA: Clinical trials: what a waste. BMJ 2014; 349: g7089.

[2] Lauer MS, D'Agostino RB: The randomized registry trial – the next disruptive technology in clinical research? N Engl J Med 2013; 369: 1579–1581.

[3] Mansmann U, Rieger A, Strahwald B, Crispin A: Risk calculators-methods, development, implementation, and validation. Int J Colorectal Dis 2016; 31: 1111–1116.

8.3 Was gibt es Neues bei der Biomedizin und in der Implantatforschung?

M. Wilhelmi, M. Elff

1 Einleitung

Medizinische Implantate sind heute fester Bestandteil des alltäglichen Lebens vieler Menschen. Durch Heilung von einer limitierenden, z. B. kardialen Grunderkrankung nach Implantation einer Herzklappenprothese, der allgemeinen Zunahme an Bewegungsfreiheit und des persönlichen Aktivitätsspektrums nach z. B. Hüftgelenks- oder prothetischem Gefäßersatz, einer Verbesserung der individuellen psychosozialen Situation und Ästhetik durch z. B. Zahn- oder auch Brustimplantate oder auch „nur" durch Vereinfachung alltäglicher medizinischer Maßnahmen, wie z. B. einer Dialysebehandlung, vermitteln medizinische Implantate ganz allgemein eine gesteigerte Lebensqualität. Vor dem Hintergrund all dieser positiven Eigenschaften, des medizinischen Fortschritts, eines sich stetig „verjüngenden" Lebenswandels, allgemein veränderter Arbeits- und Lebensbedingungen und des demographischen Wandels der Bevölkerung ist deshalb davon auszugehen, dass sowohl die medizinische Indikation als auch die aktive Nachfrage zur Anwendung medizinischer Implantate in Zukunft weiter steigen wird.

Trotz all dieser offensichtlich positiven Effekte darf jedoch nicht unerwähnt bleiben, dass auch heute Implantate-assoziierte Risiken bestehen und in Abhängigkeit vom Implantat-Typ und der anatomischen Lokalisation Komplikationen mit langer Hospitalisation, mitunter erheblichem individuellen Leid bis hin zum Tode auftreten können. Die resultierende Diskrepanz eines steigenden Bedarfs bei damit verbunden quantitativ zunehmender Komplikationshäufigkeit ist weder medizinisch noch ethisch vertretbar und belastet darüber hinaus die öffentlichen Gesundheitsbudgets erheblich. Die konsequente Entwicklung nachhaltiger Lösungen zur Prophylaxe, Diagnostik und Therapie dieser Komplikationen ist daher dringend erforderlich.

Der vorliegende Artikel soll dazu dienen, einerseits einen grundsätzlichen Einblick in die Thematik *„Medizinische Implantate"* zu vermitteln und andererseits aktuelle Entwicklungen, insbesondere zur Vermeidung Implantat-assoziierter Komplikationen, darzustellen.

2 Implantate

Die Begriffe *„Prothese"* und *„Implantat"* werden in der gängigen Literatur häufig alternativ verwendet, streng genommen ist der Begriff *„Prothese"* jedoch ein Überbegriff und sollte daher auch als solcher verwendet werden.

2.1 Definitionen

Allgemein werden im medizinischen Sprachgebrauch künstlich generierte Ersatzmaterialien für Extremitäten, Organe, deren Bestandteile oder verschiedene Gewebe als *„Prothese"* bezeichnet. In Ermangelung biologischer Grundstoffe wurden zu ihrer Herstellung in der Vergangenheit zumeist alloplastische, also künstliche Materialien wie Glas, verschiedene Kunststoffe oder sogar Holz verwendet. Befindet sich eine Prothese außerhalb des Körpers wie z. B. im Falle eines Gliedmaßenersatzes spricht man von einer *„Exoprothese"*. Befindet

8.3 Biomedizin und Implantatforschung

sie sich hingegen innerhalb des Körpers, wie z. B. eine Herzklappen- oder eine Gelenkprothese, und verbleibt diese permanent oder zumindest über einen längeren Zeitraum im Körper, spricht man von einer *„Endoprothese"* oder einem *„Implantat"*. Da die beiden exemplarisch letztgenannten Implantate vollständig von Körpergewebe umgeben werden, bezeichnet man sie darüber hinaus als *„geschlossene Implantate"*. Sie unterscheiden sich damit von z. B. Zahnimplantaten, die nur zum Teil von einem geschlossenen Kompartiment – in diesem Falle Knochen – umgeben sind und die deshalb auch als *„offene"* oder *„halbgeschlossene"* Implantate bezeichnet werden. Je nach Betrachtungsweise existieren verschiedene, z. T. sehr vielschichtige Systematiken medizinscher Implantate. In *Abbildung 1* sind einige dieser Ansätze exemplarisch dargestellt. Die Gründe für diese weitergehenden Ein- und Unterteilungen sind divers, dienen ganz allgemein aber dazu, medizinische Prothesen und Implantate zu kategorisieren und in übergeordneten Gruppen zusammenzufassen. Man kann sich in diesem Zusammenhang beispielsweise leicht vorstellen, dass Prothesen, die innerhalb des Körpers lokalisiert sind, ein anderes Komplikations- und Risikoprofil aufweisen, als solche außerhalb des Körpers. Eine Gelenkendoprothese eines großen Gelenkes unterliegt beispielsweise einer anderen biomechanischen Belastung als eine Handprothese, eine Herzklappenprothese einem anderen Infektionsrisiko als ein zentralvenöser Katheter usw. Es liegt somit nahe, dass zum Vergleich und der wissenschaftlichen Evaluation Prothesen systematisch in unterschiedliche (Risiko-)Gruppen unterteilt werden sollten und für ihre Zulassung als Medizinprodukt gemäß unterschiedlicher Zulassungswege auch unterteilt werden müssen.

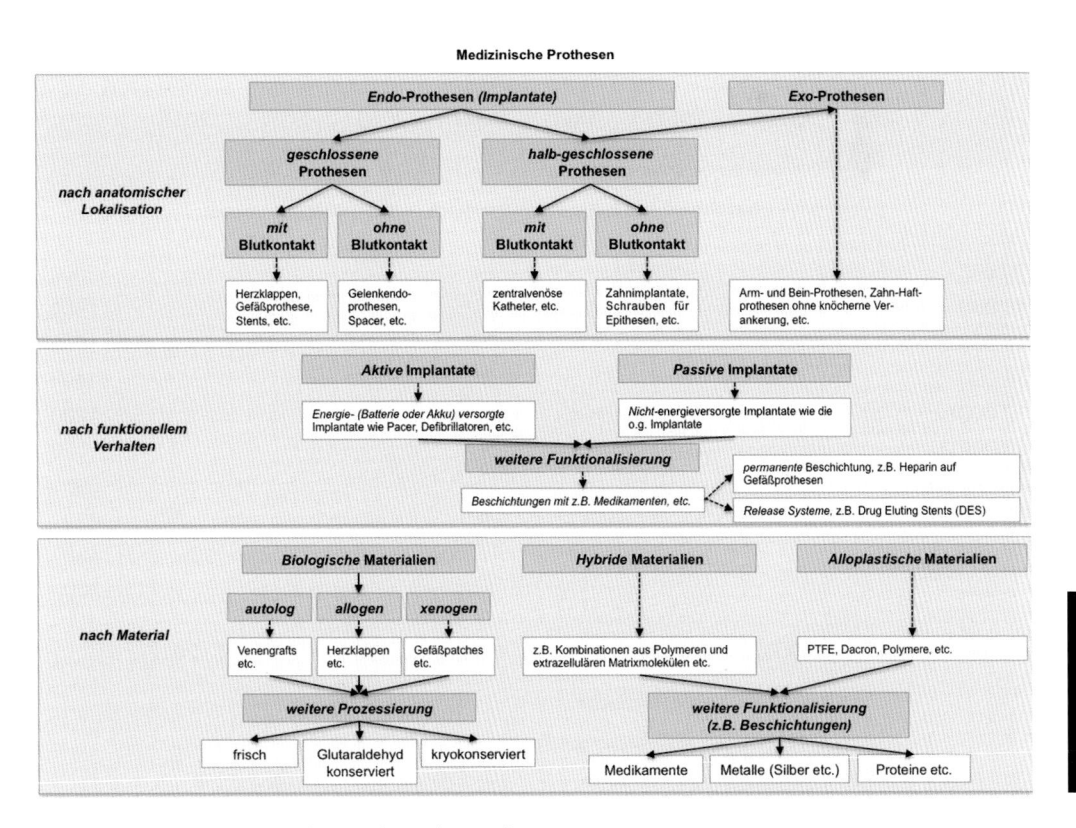

Abb. 1: Unterteilungssystematiken medizinischer Implantate

2.2 Qualitative und quantitative Entwicklungen

Bedenkt man, dass neben ca. 1 000 000 Zahnimplantaten in Deutschland jährlich etwa 1 000 000 Augenlinsen, 400 000 Hüft- und Knie-Endoprothesen, 300 000 Koronargefäß-Stents, 120 000 Herzschrittmacher und Defibrillatoren und 20 000 Herzklappen implantiert werden, so wird deutlich, welch immense Bedeutung dem Thema „medizinische Implantate" bereits heute zukommt. Eine in unserem Hause erstellte Dissertation, in der die Häufigkeit Implantat-assoziierter Infektionen in

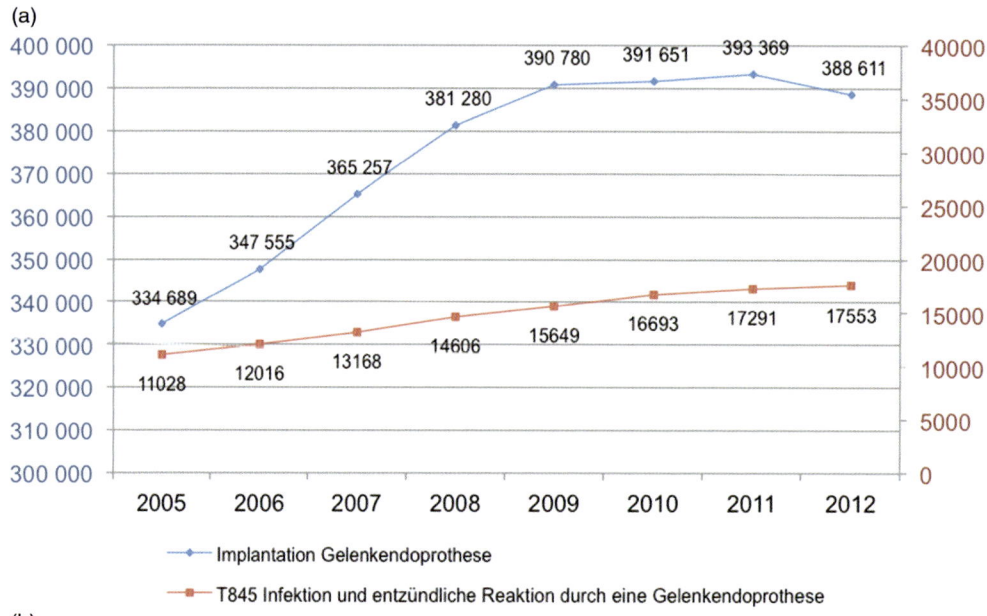

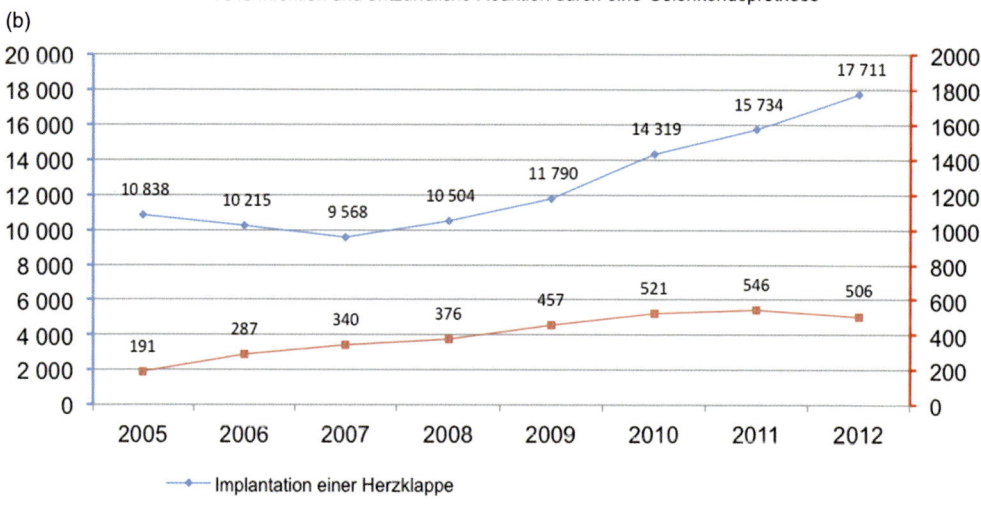

Abb. 2: Häufigkeit der Implantation von Gelenkendoprothesen und Protheseninfektionen
a) links: Anzahl der Implantationen, rechts: Anzahl der Infektionen
b) links: Anzahl der Implantationen, rechts: Anzahl der Infektionen

Deutschland betrachtet wurde, kam gleichwohl zu dem Ergebnis, dass es nur schwer möglich ist, anhand der vom Statistischen Bundesamt (DESTATIS) erhobenen Daten nachzuvollziehen, wie häufig ein bestimmter Implantat-Typ in einem bestimmten Jahr in Deutschland implantiert wird. Dies liegt zum einen daran, dass nicht für jeden Implantat-Typ ein spezifischer OPS-Code *(Operationen- und Prozedurenschlüssel)* existiert und zum anderen die Codes jährlichen Änderungen unterliegen, sodass auch der Vergleich verschiedener Jahre zusätzlich erschwert wird. Noch schwieriger wird es, will man die Inzidenzen Implantat-assoziierter Infektionen evaluieren. In Ermangelung flächendeckender und vollständiger Register ist es auch hier lediglich näherungsweise und für einige wenige Implantat-Typen möglich, Daten anhand von ICD-Codes *(International Statistical Classification of Diseases and Related Health Problems)* vom DESTATIS zu erhalten. Die *Abbildungen 2a und 2b* zeigen exemplarisch die im Zeitraum 2005–2012 in Deutschland implantierten Gelenkendoprothesen und Herzklappenprothesen bzw. die Häufigkeit der im gleichen Zeitraum für diese Implantat-Typen erfasste Diagnose einer Implantat-assoziierten Infektion. Für Gelenkendoprothesen konnte bei insgesamt stagnierender Häufigkeit der Implantation gleichwohl eine statistisch signifikante Zunahme an Infektionen nachgewiesen werden. Bei Herzklappenprothesen hingegen zeigte sich eine insgesamt zunehmende Häufigkeit der Implantation, aber ab 2011/2012 ein signifikanter Rückgang an Infektionen. Trotz der potenziellen Bedeutung dieser Beobachtungen für den klinischen Alltag bleiben die zugrundeliegenden Mechanismen aufgrund fehlender flächendeckender (Register-)Daten bis auf weiteres spekulativ.

Eine weitere Folge fehlender/ungenauer Daten ist, dass auch die durch Implantat-assoziierte Infektionen verursachten Kosten für das Gesundheitssystem lediglich überschlagsmäßig beziffert werden können. Nach den im Rahmen der Dissertationsschrift durchgeführten Berechnungen belaufen sich diese aber jährlich auf bundesweit etwa 1 Milliarde Euro.

2.3 Strategien zur Komplikationsvermeidung

Wenngleich derzeit eine exakte Bezifferung weder der Häufigkeit der Implantation individueller Implantat-Typen noch des Auftretens Implantat-assoziierter Infektionen möglich ist, so kann doch festgehalten werden, dass beide Themen sowohl individuell für die betroffenen Patienten als auch das Gesundheitssystem und damit die Allgemeinheit insgesamt von großer Relevanz sind. Es liegt somit ebenfalls auf der Hand, nach Strategien zu fahnden, die dazu geeignet sind – oder zumindest sein könnten – dieser Problematik zu begegnen. Betrachtet man die dazu in den letzten Jahren unternommenen Ansätze, so lassen sich diese 4 übergeordneten, in einander übergreifenden Versorgungsebenen zuordnen:

- der wissenschaftlichen Ebene
- der Ebene der medizinischen Fachgesellschaften
- der klinischen Versorgungsebene
- der Ebene von Politik und Industrie (Zulassungsebene)

2.3.1 Fachgesellschaftliche und wissenschaftliche Ebene

Betrachtet man die Anzahl der Publikationen zum Thema „*Implant associated infection*" so fällt auf, dass das wissenschaftliche Interesse, sich mit dieser Thematik zu befassen, international insbesondere im Laufe der vergangenen Jahre deutlich zugenommen hat *(Abb. 3)*. Interessant ist dabei die Beobachtung, dass es sich hierbei nicht um einen eng fokussierten Nischenbereich handelt, sondern vielmehr alle Ebenen der Wissenschaft bedient werden. Grundlagenwissenschaftlich orientierte Arbeiten, z. B. zur Entwicklung innovativer antimikrobieller Substanzen [1], finden sich ebenso wie translationale Ansätze etwa zur Evaluation der Effektivität von Impfkonzepten gegen eine Staphylococcus aureus-induzierte periprosthetische Osteomyelitis [2] oder die Etablierung neuer Tiermodelle [3]. Auch finden sich multizentrische Projekte [4] und klinische Fallberichte [5] zur klinischen Versorgungsrealität, die so zusammengenommen letztendlich die Grundlage Evidenz-ba-

8.3 Biomedizin und Implantatforschung

sierter Empfehlungen zu Diagnostik und Therapie Implantat-assoziierter Infektionen bilden. Es wird deutlich, dass „Implantatforschung" transsektoral und interdisziplinär ist und sein muss und somit nur durch das Zusammenwirken akademischer und ausdrücklich auch außeruniversitärer Einrichtungen effektive Fortschritte gemacht werden können. Dieser Erkenntnis folgend hat die Deutsche Gesellschaft für Chirurgie (DGCH) im Jahre 2013 innerhalb der Sektion „Chirurgische Forschung" eine Arbeitsgruppe „Implantatforschung" ins Leben gerufen [6]. Ziel dieser Arbeitsgruppe ist es, sowohl als Informationsplattform als auch Mittler zwischen den verschiedenen Akteuren der Implantatforschung, -entwicklung und -anwendung zu fungieren. Gewissermaßen als Resultat und logische Konsequenz aller bis hierher geschilderten Beobachtungen und Daten wurde daher in diesem Jahr die „Deutsche Gesellschaft für Implantatforschung und Entwicklung e. V." (DGIFE) als gemeinnützige Gesellschaft gegründet, um über die individuellen Aktivitäten der einzelnen medizinischen Fachgesellschaften hinweg ein konzertiertes, transsektorales und interdisziplinäres Zusammenwirken der verschiedenen medizinischen, pharmakologischen, naturwissenschaftlichen und technischen Fachbereiche zu ermöglichen.

2.3.2 Klinische Versorgungsebene

Neben den zuvor geschilderten wissenschaftlichen Aktivitäten und der flächendeckenden Etablierung und Überwachung, z. B. moderner Hygienestandards, konnte gezeigt werden, dass insbesondere auch das Thema „Kommunikation und Informationsvermittlung" eine zentrale Rolle zur Prophylaxe, Diagnostik und der zielgerichteten Therapie „Implantat-assoziierter Komplikationen" zu spielen scheint. In einer von uns initiierten Faxumfrage haben wir in diesem Zusammenhang Mitglieder des Niedersächsischen Hausärzteverbandes nach ihrem Informationsbedarf zum Thema „Medizinische Implantate" befragt [7]. Wenngleich die Studie nicht als repräsentativ bezeichnet werden kann, so wurde doch deutlich, dass niedergelassene Hausärzte in ihrem Alltag zwar mit jeder nur erdenklichen Art von Implantaten konfrontiert werden, insgesamt aber ein deutliches Informationsdefizit herrscht. Die Befragten äußerten diesbezüglich auch ausdrücklich den Wunsch, sowohl mit mehr allgemeinen

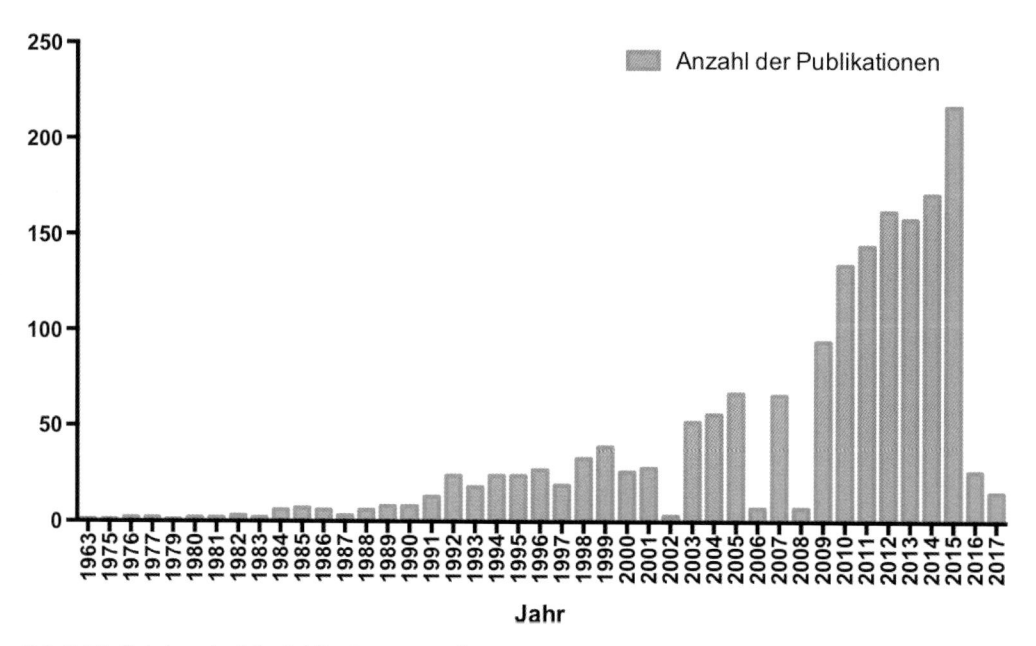

Abb. 3: Häufigkeitsverlauf der Publikationen zum Thema „Implant associated infection"

Informationen, wie z. B. zur Art eines Implantats, der damit möglichen/erlaubten körperlichen Aktivitäten und Belastungen als auch spezifischen Informationen, wie z. B. zur MRT-Fähigkeit oder klaren diagnostischen und therapeutischen Algorithmen zu Implantat-assoziierten Komplikationen versorgt werden zu wollen. Vor dem Hintergrund der allgemein zu beobachtenden Tendenz eines zunehmenden Gesundheitstourismus und der dem demographischen Wandel zuzuschreibenden Tatsache der Multimorbidität vieler *(„Multi-")*Implantatträger, aber auch dem Wunsch von Patienten und behandelnden Ärzten, möglichst 24 Stunden an 365 Tagen im Jahr und ortsungebunden über medizinische Informationen verfügen zu können, kann eine solche Forderung jedoch nur mit Hilfe einer elektronischen Lösung realisiert werden. In Kooperation mit einer Firma in Niedersachsen haben wir deshalb im vergangenen Jahr einen elektronischen Implantatausweis *(www.implantatausweis.de)* erstellt. Auf Grundlage des vom Patienten erklärten Einverständnisses ist es so möglich, alle dem behandelnden Arzt und/oder Patient relevant erscheinenden Informationen auf einem elektronischen und damit jederzeit verfügbaren Gesundheitskonto zu hinterlegen. Ein zweistufiges Zugangssystem erlaubt es in der Notfallsituation, auf in dieser besonderen Situation relevante Daten zugreifen zu können, während ein uneingeschränkter Zugang nur durch Eingabe eines individuell vom Patienten definiertes Passwort erfolgen kann.

2.3.3 Zulassungsebene

Motiviert insbesondere durch den sogenannten *„PIP-Skandal"*, bei dem 2011 aus zum Teil unkontrollierten Materialien hergestellte und damit mangelhafte Brustimplantate eines französischen Herstellers *(Poly Implant Prothèse = PIP)* in die Anwendung gekommen sind, hat man sich sowohl national als auch europäisch dazu veranlasst gesehen, strengere Regularien im Zusammenhang mit der Zulassung, der Herstellung, dem Umgang und der Implantation von Implantaten zu formulieren. National hat dies u. a. zu einer seit dem 01.10.2015 verbindlich geltenden Novellierung der Medizinproduktebetreiberverordnung (MPBetreibV) geführt [8]. Diese verpflichtet seither jede implantierende Einrichtung dazu, jedem Patienten, der

- ein aktives medizinisches Implantat (z. B. einen Herzschrittmacher oder einen internen Defibrillator) oder
- eine Herzklappenprothese,
- eine nicht-resorbierbare Gefäßprothese oder einen Stent/Stentgraft,
- eine Gelenkendoprothese,
- eine Wirbelkörper- oder Bandscheibenprothese oder
- ein Brustimplantat

erhält, eine allgemeinverständliche schriftliche Information auszuhändigen, in der neben

- allgemeinen Hinweisen zu Kontrollterminen etc. die für die Sicherheit des Patienten nach Implantation notwendigen Verhaltensweisen und konkrete Anweisungen zu Maßnahmen enthalten sind, die im Falle eines „Vorkommnisses" zu ergreifen sind.
- Zusätzlich muss ein Implantatausweis ausgegeben werden, aus dem neben dem vollständigen Namen des Patienten mindestens die Bezeichnung, die Art und der Typ sowie der zugehörige Lotcode/die zugehörige Seriennummer des Implantats als auch der Name der Herstellerfirma hervorgeht. Auch müssen das Datum der Implantation und der Name der verantwortlichen Person und Einrichtung, die die Implantation vorgenommen hat, benannt werden.

Da es sich bei den genannten Dokumenten auch heute noch vielerorts um schlichte Papierausdrucke handelt, werden implantierende Einrichtungen hier lediglich mit administrativem Aufwand belastet. Eine zentrale und organisatorisch deutlich aufwendigere Anforderung der Verordnung ist hingegen die Verpflichtung zur internen Registerbildung. Denn jede implantierende Einrichtung muss zudem binnen einer 3-Tages-Frist und über einen Zeitraum von 20 Jahren in der Lage sein, gemäß Medizinproduktesicherheitsplanverordnung im Falle einer notwendigen *„Rückrufaktion"* betroffene Patienten anhand der Typenbezeichnung und der Chargen-/Seriennummer ihres Implantats eindeutig identifizieren und informieren zu können. Da dieser Verpflichtung vielerorts in Erman-

8.3 Biomedizin und Implantatforschung

gelung interner *(elektronischer)* Register nicht oder nur mit hohem Aufwand nachgekommen werden kann, stellen elektronische Lösungen auch hier die einzig sinnvolle Antwort dar.

Neben der Verschärfung nationaler Regularien ist auch auf europäischer Ebene reagiert worden. Hier sind die bisher getrennten Richtlinien 93/42/EWG über Medizinprodukte *(Medical Device Directive, MDD)* und 90/385/EWG über aktive implantierbare Medizinprodukte *(Active Implantable Medical Devices, AIMD)* zu einer Verordnung, der *„European Medical Device Regulation"* (MDR) zusammengefasst, neu geordnet und deutlich erweitert worden (Inkrafttreten der Verordnung 2016/2017). Zum Verständnis der Tragweite dieser Maßnahme ist es zunächst notwendig zu verstehen, dass eine europäische *„Regulation"* im Gegensatz zu einer *„Directive"* ausschließlich von der EU-Kommission in Brüssel erarbeitet und auch ohne direkte Zustimmung der EU-Länderparlamente als übernationales Recht anzuwenden ist. Beide – Directives wie Regulations – können durch nationale Gesetze/Regelungen erweitert, nicht jedoch abgeschwächt werden. Betrachtet man nun die aus (ärztlicher) Anwendersicht vielleicht wichtigsten Änderungen, so sind dies die in *Abbildung 4* zusammengefassten 10 Aspekte.

Zusammengefasst ist die Einführung der „MDR" aus Sicht der verschiedenen Anwendergruppen zunächst als grundsätzlich sinnvoll und positiv zu erachten und mit einer Reihe zumindest potenzieller Vorteile verbunden. Zentral wichtig und die unmittelbarste Konsequenz für die klinischen Anwender ist derzeit sicher die Einführung einheitlicher Identifikationsstandards, denn hierdurch wird die Etablierung interner und externer Register deutlich erleichtert und die Einführung von Informationsstrukturen, wie z. B. elektroni-

Neuerung:	Konsequenz für Anwender:
1. Technische Dokumentation auf Seite der Industrie • umfassender und detaillierter als bisher • Verpflichtung zur kontinuierlichen Aktualisierung	• für Hersteller mehr Aufwand und damit möglicherweise verzögerte Innovationsbildung • gleichzeitig potentiell aber mehr Sicherheit!?
2. Vergabe von Produktidentifizierungsnummern (unique device identification, UDI) • MDR vergibt UDI und speichert diese sowie produktspezifische Daten in einer Datenbank (EUDAMED) • keine/ nur begrenzte Speicherung von Patientendaten	• vor dem Hintergrund der seit dem 01.10.2015 geltenden novellierten MPBetreibV, die u.a. das Ausstellen von Implantatausweisen und die interne Registerführung vorschreibt sehr gut und wichtig
3. Datenbank (EUDAMED) • erhebliche Ausweitung • Erweiterung der Zugänglichkeit	• grundsätzlich als positiv zu bewerten, weil es der Transparenz dient • potentiell Basis zur flächendeckenden Registerbildung *(müsste dann allerdings technisch umfassender/ moderner aufgestellt werden)*
4. EU-weite Vereinheitlichung der Tätigkeit/ Prüfbescheinigungen benannter Stellen • Ausstellen eines *„MDR-Zertifikats"* • Ziel ist die Etablierung gleicher Zulassungsbedingungen	• potentiell positiv z.B. hinsichtlich der Durchführung europäischer Multicenterstudien zur Evaluation neuer Produkte • potentiell Vereinfachung von Zulassungsstudien und damit potentiell auch innovationsfördernd • ABER nationale Zusatzbestimmungen könnten dem entgegenstehen!
5. Klinische Bewertungen und klinische Prüfungen • jetzt vorgeschrieben und detaillierter geregelt • Post-Market-Monitoring-Daten müssen berücksichtigt werden • jährliche Aktualisierung/ Anpassung der Bewertung	• potentiell Erhöhung der Sicherheit von Produkten und Beitrag zur Entwicklung wahrer Innovationen • Chance für Fachgesellschaften aktiv an der Verbesserung von Medizinprodukten teilzuhaben • Voraussetzung, die Teilnahme ist erwünscht!
6. Einführung „special notified bodies" für Hochrisikoprodukte (Klasse IIb und III) • durch Benennung von Produktspezialisten soll die zielgerichtete Bewertung/ Zulassung von Produkten verbessert werden	• prinzipiell gut, wenn man spezialisierte Fachkräfte involviert • ABER, wie gut dies in der Praxis gelingen mag ist nicht absehbar • „Special notified bodies" sind in der MDR nicht klar benannt
7. Höhere Anforderungen an Produkte mit Gefahrstoffen • also potentiell krebserzeugende, erbgutverändernde und fortpflanzungsgefährdende Stoffe	• mehr Sicherheit/ bessere Ergebnisqualität!?
8. Einführung eines Scrutiny-Verfahrens • Benannte Stellen können verpflichtet werden, jeden neuen Antrag auf Konformitätsbewertung für ein Produkt mit hohem Risiko an eine Expertenkommission (Medical Device Coordination Group; MDCG) zu melden	• wie sich diese Gruppe zusammensetzt und welche Konsequenzen dieses Verfahrens in Bezug auf Produktinnovationen hat ist derzeit noch nicht absehbar • prinzipiell aber ein potentielle Chance für Engagement von Fachgesellschaften
9. Höhere Anforderungen an Wiederaufbereitung von Einmalprodukten	• dient der Sicherheit
10. Klassifizierung einiger Produkte ändert sich *(einige IIb Produkte werden nun zu Klasse III Produkten)*	• ob hiermit eine Verzögerung von Innovationen verbunden ist muss im Einzelfall betrachtet werden, insgesamt ändert sich für den Anwender hierdurch vermutlich aber wenig

Abb. 4: Wesentliche Neuerungen der Medical Device Regulation (MDR). Dargestellt sind die aus Sicht des Autors wichtigsten, die Anwender betreffenden Aspekte der MDR sowie deren Auswirkungen und Bedeutungen

scher Implantatausweise, erst sinnvoll möglich. In weiten Teilen bleibt jedoch abzuwarten, ob und wenn, in wie weit tatsächlich Spezialisten/Fachgesellschaften in Prozesse der Nutzenbewertung einbezogen und geeignete infrastrukturelle Maßnahmen ergriffen werden, um wirkliche Verbesserungen wie z. B. die flächendeckende Etablierung umfassender Register zu erzielen.

Fazit

Resultierend aus einem absehbar steigenden Bedarf an medizinischen Implantaten, bei gleichzeitig Klientel-bedingt zunehmendem Risiko Implantat-assoziierter Komplikationen, kommt auch der Implantatforschung und -Entwicklung eine wachsende Bedeutung zu. Im Gegensatz zu vielen anderen wissenschaftlichen Bestrebungen ist hier jedoch ein enges Zusammenwirken universitärer und außeruniversitärer Institutionen bis weit in die Peripherie der medizinischen Versorgung hineinreichend nicht nur wünschenswert, sondern vielmehr eine conditio sine qua non.

3 Biomedizin

In Reaktion auf die zuvor im Zusammenhang mit zumeist alloplastischen *(aus Kunststoffen bestehenden)* Materialien genannten Risiken und Komplikationen und hier insbesondere der fehlenden oder zumindest nur inkompletten Einheilung/Integration und Regeneration medizinischer Implantate besteht seit einigen Jahren die Bestrebung, Implantate und Prothesen zu *„biologisieren"* – ihnen also biologische(re) Fähigkeiten zu verleihen. Neben den bisher bekannten und getrennt voneinander agierenden Fachrichtungen aus Naturwissenschaft, Medizin und Technik hat sich so im Laufe der letzten 3 Jahrzehnte der Oberbegriff *„Biomedizin"* für verschiedene, nun verstärkt interdisziplinär ausgerichtete Arbeitsbereiche herausgebildet. Historisch gewissermaßen Kristallisationspunkt war dabei eine 1987 durch Mitglieder der amerikanischen Science Foundation (NSF) in Washington, D. C. abgehaltene Tagung, deren Ziel u. a. darin bestand *„durch gezielte Bündelung und Fokussierung von Prinzipien und Methoden von Ingenieurs- und Lebenswissenschaften über ein besseres Verständnis der Zusammenhänge von Struktur und Funktion physiologischer und pathologisch veränderter Gewebe- und Organfunktionen, die Entwicklung bioartifizieller Ersatzmaterialien voranzutreiben, die in einen Organismus eingebracht, Gewebefunktionen wiederherzustellen, zu erhalten oder zu verbessern vermögen"* [9–11]. Was hier kompliziert klingt, war letzten Endes nichts anderes, als die naheliegende Reaktion auf die Erkenntnis, dass biologische Materialien eine im Allgemeinen bessere Integration, Einheilung und Regeneration aufweisen als Alloplastische. Als einer der ersten weltweiten Reaktionen auf diese Erkenntnis wurde vielerorts die zunächst allgemein auch unter dem Begriff des *„Tissue Engineering"* bezeichnete Forschungsprogrammatik etabliert und vorangetrieben.

3.1 Definition

Obwohl keine eindeutige Definition des Begriffes *„Biomedizin"* existiert und allein in Deutschland derzeit 25 Studiengänge unterschiedlicher Schwerpunkte angeboten werden, die in den Bereich der *„Biomedizin"* fallen, lässt sich allgemein feststellen, dass es sich um einen interdisziplinär ausgerichteten Bereich handelt, der sich unter Einsatz naturwissenschaftlicher (v. a. molekular- und zellbiologischer), technischer und z. T. auch mathematischer Methoden mit der Beantwortung medizinisch-motivierter Fragestellungen befasst. Beispiele hierfür sind Studiengänge mit den Bezeichnungen *Biomedizinische Technik, Molekulare Medizin, Biomedizinische Technologie, Biomedizin, Biomedizinische Chemie, Medizinische Biologie, Biomedical Science, Biomedical Engineering, Bio Science and Health, Biosciences, Biomedizinische Technologie, Biomedizinische Wissenschaften* usw. Übergeordnet haben all diese Studien (mit unterschiedlichen Schwerpunkten) das Ziel, sowohl Prozesse der Krankheitsentstehung aufzudecken und neue Modalitäten zur Diagnostik zu identifizieren bzw. bestehende zu optimieren als auch Methoden zur Prophylaxe und Therapie zu entwickeln.

3.2 Aktuelle Entwicklungen

Vor dem Hintergrund der breiten thematischen Ausrichtung der *„Biomedizin"* soll der Fokus an dieser Stelle lediglich auf den Bereich der Implantatforschung und -entwicklung gelegt und anhand einiger Beispiele dargestellt werden.

Grundsätzlich lassen sich hier 3 Ansätze voneinander abgrenzen:

- Implantate auf Grundlage vollständig biologischer Materialien herzustellen,
- biodegradierbare oder bioresorbierbare Materialien zu verwenden, die nur über einen begrenzten Zeitraum nach Implantation – nämlich für die Dauer der parallel dazu optimaler Weise stattfindenden autologen Regeneration – erhalten bleiben und
- biohybride dauerhafte Konstrukte, denen durch einen „biologischen" Materialanteil definierte Fähigkeiten verliehen werden sollen.

3.2.1 Vollständig biologische Implantate

Das theoretisch zweifellos optimale Material zur Rekonstruktion oder zum vollständigen Ersatz eines erkrankten/geschädigten Gewebes ist biologischen Ursprungs. Dies sowohl aufgrund physiologischer biomechanischer Eigenschaften als auch aufgrund der angestrebten kompletten Integration und Regeneration unter Beibehaltung der Wachstumsfähigkeit des eingebrachten Gewebes. Grundvoraussetzung dazu ist allerdings, dass (a) das Gewebe vaskularisiert wird, also Anschluss an die Zirkulation erhält und (b) immunologisch vom Empfängerorganismus toleriert wird. Da autologes, also vom Patienten selbst stammendes Material, je nach Gewebe auf naheliegende Weise nur in sehr begrenztem Maße oder auch gar nicht zur Verfügung steht, ist man vielfach gezwungen, auf allogene oder xenogene Gewebe auszuweichen und zu versuchen, diese immunologisch fremden Strukturen für das Immunsystem des Empfängers tolerabel zu gestalten. Ein aktuelles Beispiel hierfür ist z. B. die Generierung einer Gefäßprothese auf Basis des physiologischen Gewebeklebstoffes *„Fibrin"*. Durch Verdichtung des ansonsten eher gelartigen Ausgangsstoffes Fibrin ist es hier gelungen, innerhalb weniger Minuten ein tubuläres Konstrukt zu generieren, das biomechanisch ausreichend belastbar ist, um zunächst im Tiermodell als z. B. peripheres Bypassmaterial verwendet zu werden. Darüber hinaus konnte beobachtet werden, dass die eingebrachten Prothesen offenbar Remodelling-Prozessen unterliegen, die dafür sorgen, dass die Prothesen nach 6 Monaten histologisch eine hohe Ähnlichkeit mit nativen Arterien aufweisen [12]. Obwohl sich dieser Ansatz derzeit noch im präklinischen Entwicklungsstadium befindet, könnten das hier offenbar vorliegende hohe Regenerationspotenzial die Möglichkeit der Nutzung auch autologen, also vom Patienten selbst stammenden Fibrins, als auch die nur kurze Herstellungszeit dazu beitragen, diese Gefäßprothesen auch on-site, also z. B. im unmittelbaren zeitlichen Zusammenhang mit einer Operation individuell herzustellen.

Ein anderes bereits in der klinischen Anwendung angekommenes Beispiel ist die Generierung biologischer Herzklappenprothesen. Zur Vermeidung immunologischer Abstoßungsreaktionen setzt man hier darauf, allogene, also von einem anderen Individuum der gleichen Spezies – in diesem Falle des Menschen – stammende Herzklappen vor Implantation zu dezellularisieren. In einer experimentellen Studie zur immunologischen Akzeptanz dieser Klappen konnte gezeigt werden, dass diese im Gegensatz zu herkömmlichen, ebenfalls klinisch angewendeten xenogenen Herzklappen nicht zu einer Antikörperbildung führen [13]. Klinische Daten unterstützen diese Beobachtung und so konnte aktuell in der klinischen Verlaufsbeobachtung über einen Zeitraum von 10 Jahren gezeigt werden, dass diese Prothesen im Vergleich zu anderen auf dem Markt verfügbaren biologischen Prothesen auch mit geringeren Re-Operationsraten und damit geringeren Degenerationsraten assoziiert sind [14].

Obwohl im Falle beider hier dargestellter Prothesen weitere Studien notwendig sind, um die generelle klinische Anwendbarkeit bzw. die längerfristige Performance beurteilen zu können, geben sie doch Anlass zu der Hoffnung, dass biologische Implantate zukünftig eine reale Alternative zu herkömmlichen alloplastischen Implantaten darstellen könnten.

3.2.2 Biodegradierbare und bioresorbierbare Implantate

Abgesehen von rein biologisch generierten Implantaten wird auch mit der Entwicklung biodegradierbarer und v. a. bioresorbierbarer Implantate die Idee einer möglichst vollständigen biologischen Gewebe-Regeneration und -Restitution verfolgt. Ein sehr anschauliches Beispiel für die Vorteile derartiger Implantate sind Patienten-spezifisch generierte, biodegradable Implantate, wie sie z. B. in der kraniofazialen Chirurgie bei Kindern Verwendung finden. Präoperativ angefertigte Computertomographie-Daten werden hier dazu eingesetzt, zunächst virtuell die individuell notwendige Operation am Computer zu simulieren, notwendige Implantatkonfigurationen dreidimensional zu vermessen und anschließend ebenfalls Computer-gestützt in einem individuellen Implantat umzusetzen. Durch die Biodegradierbarkeit des Implantatmaterials ist es ferner möglich, für die Dauer der Heilung Stabilität zu garantieren, anschließend aber durch „Verschwinden" des Implantats insbesondere dem bei Kindern essenziellen Aspekt des Wachstums Rechnung zu tragen [15]. Im Unterschied zu biodegradierbaren Implantaten, die am Ende ihres Abbauprozesses fragmentiert im Gewebe verbleiben, werden bioresorbierbare Implantate komplett abgebaut. Der zumindest theoretische Vorteil dieses letzteren Prozesses besteht darin, dass hierdurch keine (Fremdkörper-)Reaktionen mehr induziert werden, die ansonsten möglicherweise zu einer verstärkten Narben- oder Granulombildung führen könnten.

Die naheliegende Frage, ob nun rein biologisch generierte oder biodegradierbare/bioresorbierbare Implantate besser oder schlechter sind, lässt sich nicht pauschal beantworten und hängt u. a. davon ab, ob im Rahmen der physiologischen Regeneration bzw. Heilung die Funktion des Implantates überhaupt wiederhergestellt werden kann. Im Falle der Defektdeckung z. B. eines Knochendefektes ist dies möglich, im Falle eines Herzklappenersatzes hingegen sicher nicht. Darüber hinaus können die Methoden nicht grundsätzlich miteinander verglichen werden, sondern nur die jeweils eingesetzten Materialien. In einer tierexperimentellen Studie zur Bauchwandrekonstruktion nach Hernie erwiesen sich beispielsweise die dort eingesetzten biodegradierbaren synthetischen Netze als den zum Vergleich untersuchten biologischen Netzen sowohl hinsichtlich ihrer Gewebeintegration als auch der biomechanischen Stabilität überlegen [16].

3.2.3 Biohybride Implantate

Biohybride Konstrukte bestehen aus mindestens 2 Komponenten – einer synthetischen und einer biologischen. Verfolgt wird die Idee biohybrider Implantate insbesondere zur Generierung von Implantaten bzw. Devices, bei denen man aufgrund ihrer Funktion oder anderer notwendiger Eigenschaften zumindest derzeit noch nicht komplett auf alloplastische Anteile verzichten kann. Dies sind z. B. biologisch aktive Devices oder solche, die über spezielle zumeist minimalinvasive/interventionelle Techniken eingebracht werden. Ein derzeit noch rein experimentelles Beispiel für ein biologisch aktives Implantat ist der Versuch der Entwicklung einer bioartifiziellen Lunge. In einer Studie hierzu wurden Titandioxid-beschichtete Gasaustauschmembranen mit Endothelzellen besiedelt, um so eine biologische Grenzschicht zu generieren, die der Ansiedlung von Keimen und der Ablagerung von Blutkomponenten, wie sie beispielsweise im Rahmen von Gerinnungsprozessen entstehen, entgegenwirken soll. Um die Ansiedlung/Besiedlung von Endothelzellen auf den Hohlfasern der ansonsten eher wenig Zelladhärenz-fördernden Gasaustauschmembran einer artifiziellen Lunge (in diesem Falle zunächst eines extrakorporalen Membranoxygenators, ECMO) zu unterstützen, wurden die Membranfasern mit einer Titandioxidschicht belegt. Wenngleich die Sauerstoffaustauschrate hierdurch um ca. 22 % reduziert wurde, so konnte doch ein vollständiger und festaufsitzender antithrombogener Endothelzellmonolayer etabliert werden, der darüber hinaus regenerative Fähigkeiten aufwies [17]. Wenngleich eine klinische Anwendung als ECMO oder sogar komplett implantierbares Device zum jetzigen Zeitpunkt noch nicht absehbar ist, so sind doch die potenziellen Vorzüge dieses biohybriden Konstruktes bereits klar erkennbar.

8.3 Biomedizin und Implantatforschung

Ein anderes, ebenfalls derzeit noch experimentelles Beispiel, ist die Entwicklung eines mit einem Polycarbonat-Urethan-Cover versehenen biohybriden Trachealstents. Bereits heute werden Patienten mit bronchiotrachealen Tumoren Stents in die Trachea implantiert, um so eine Tumor-bedingte Verlegung der Luftwege zu verhindern. Um einerseits ein Tumoreinwachsen durch die Stentmaschen zu vermeiden und andererseits den mukoziliären Abtransport von Sekret nicht einzuschränken, ist in einer aktuellen Studie versucht worden, einen Stentgraft zu entwickeln, der auf der luminalen Oberfläche mit respiratorischen Epithelzellen besiedelt ist. Zur Unterstützung der Ansiedelbarkeit dieser Zellen und der Sicherung der angestrebten Barrierefunktion zur Vermeidung eines Tumoreinwachsens als auch einer für die Zellerhaltung notwendigen Nährstoffversorgung, wurden die Stents zuvor mit einer non-woven Polycarbonat-Urethan-Ummantelung versehen [18]. Zumindest in vitro konnte gezeigt werden, dass eine zelluläre Besiedlung gemäß des vorliegenden Konzeptes machbar ist und die Zellen über einen längeren Zeitraum vital bleiben. Wenngleich auch im vorliegenden Fall eine klinische Anwendung noch nicht absehbar ist, sind auch hier die potenziellen Vorzüge eines biohybriden Konzeptes bereits jetzt deutlich erkennbar.

Fazit

Der Bereich der „Biomedizin" wird zukünftig eine zentrale Rolle im Rahmen der modernen Implantatforschung und -entwicklung spielen. Denn nur durch ein konzertiertes, transsektorales und interdisziplinäres Zusammenwirken der verschiedenen medizinischen, pharmakologischen, naturwissenschaftlichen und technischen Fachbereiche wird es möglich sein, dem Ziel

- der Einheilung, Gewebeintegration und Regeneration medizinischer Implantate zu verbessern,
- assoziierte Komplikationen zu vermeiden und
- insgesamt die Nachhaltigkeit medizinischer Maßnahmen zu steigern,

näherzukommen.

Literatur

[1] Fong J, Yuan M, Jakobsen TH, Mortensen KT, Delos Santos MM, Chua SL, Yang L, Tan CH, Nielsen TE, Givskov M: Disulfide Bond-Containing Ajoene Analogues As Novel Quorum Sensing Inhibitors of Pseudomonas aeruginosa. J Med Chem 2016. doi: 10.1021/acs.jmedchem.6b01025. [Epub ahead of print] [EBM IIb]

[2] Søe NH, Jensen NV, Jensen AL, Koch J, Poulsen SS, Pier GB, Johansen HK: Active and Passive Immunization Against Staphylococcus aureus Periprosthetic Osteomyelitis in Rats. In Vivo 2017; 31 (1): 45–50. [EBM IIb]

[3] Jensen LK, Koch J, Dich-Jorgensen K, Aalbaek B, Petersen A, Fuursted K, Bjarnsholt T, Kragh KN, Tøtterup M, Bue M, Hanberg P, Søballe K, Heegaard PM, Jensen HE: A novel porcine model of implant associated osteomyelitis: a comprehensive analysis of local, regional and systemic response. J Orthop Res 2016. doi: 10.1002/jor.23505. [Epub ahead of print]. [EBM IIb]

[4] Glotzbecker MP, Gomez JA, Miller PE, Troy MJ, Skaggs DL, Vitale MG, Flynn JM, Barrett KK, Pace GI, Atuahene BN, Hedequist DJ: Management of Spinal Implants in Acute Pediatric Surgical Site Infections: A Multicenter Study. Spine Deform 2016; 4 (4): 277–282. [EBM III]

[5] [5] Semel G, Wolff A, Shilo D, Akrish S, Emodi O, Rachmiel A: Mandibular osteomyelitis associated with dental implants. A case series. Eur J Oral Implantol 2016; 9 (4): 435–442. [EBM III]

[6] Aubin H, Ellenrieder M, Junge K, Kühn C, Larena-Avellaneda A, Lehmann W, Lütjens G, Mittelmeier W, Pakos P, Radtke C, Schmitz-Rixen T, Schwarz M, Steiner T, Walles T, Wünsch L, Wilhelmi M: Working group on implant research of the German Society of Surgery. Chirurg 2015; 86 (3): 290–292.

[7] Schaper M, Berndt M, Schrimpf C, Wilhelmi M, Elff M, Haverich A, Wilhelmi M: Fax Survey to Elucidate the Information Needs of General Practitioners in Lower Saxony Regard-

ing the Topic of Medical Implants. Zentralbl Chir 2016; 141 (6): 677–681. [EBM III]

[8] Verordnung über die Abgabe von Medizinprodukten und zur Änderung medizinprodukterechtlicher Vorschriften vom 25. Juli 2014. Bundesgesetzblatt Jahrgang 2015 Teil I Nr. 35, ausgegeben zu Bonn am 28. Juli 2014, Seite 1229 ff.

[9] Vacanti JP: Beyond transplantation. Third annual Samuel Jason Mixter lecture. Arch Surg 1988; 123 (5): 545–549.

[10] Vacanti JP, Langer R: Tissue engineering: the design and fabrication of living replacement devices for surgical reconstruction and transplantation. Lancet 1999; 354 Suppl 1: SI32–34.

[11] Skalak R, Fox C: Tissue Engineering. In: Skalak R, Fox C (eds): Workshop on Tissue Engineering 26.–29.02.1988, 1988. Granlibakken, Lake Tahoe, CA, USA: Liss, New York, NY, USA.

[12] Aper T, Wilhelmi M, Gebhardt C, Hoeffler K, Benecke N, Hilfiker A, Haverich A: Novel method for the generation of tissue-engineered vascular grafts based on a highly compacted fibrin matrix. Acta Biomater 2016; 29: 21–32. [EBM IIb]

[13] Böer U, Schridde A, Anssar M, Klingenberg M, Sarikouch S, Dellmann A, Harringer W, Haverich A, Wilhelmi M: The immune response to crosslinked tissue is reduced in decellularized xenogeneic and absent in decellularized allogeneic heart valves. Int J Artif Organs 2015; 38 (4): 199–209. [EBM IIb]

[14] Sarikouch S, Horke A, Tudorache I, Beerbaum P, Westhoff-Bleck M, Boethig D, Repin O, Maniuc L, Ciubotaru A, Haverich A, Cebotari S: Decellularized fresh homografts for pulmonary valve replacement: a decade of clinical experience. Eur J Cardiothorac Surg 2016; 50 (2): 281–290. [EBM IIa]

[15] Essig H, Lindhorst D, Gander T, Schumann P, Könü D, Altermatt S, Rücker M: Patient-specific biodegradable implant in pediatric craniofacial surgery. J Craniomaxillofac Surg 2016. pii: S1010-5182(16)30300-6. doi: 10.1016/j.jcms.2016.11.015. [Epub ahead of print] [EBM III]

[16] Gruber-Blum S, Brand J, Keibl C, Fortelny RH, Redl H, Mayer F, Petter-Puchner AH: Abdominal wall reinforcement: biologic vs. degradable synthetic devices. Hernia 2016. doi: 10.1007/s10029-016-1556-9. [Epub ahead of print] [EBM IIb]

[17] Pflaum M, Kühn-Kauffeldt M, Schmeckebier S, Dipresa D, Chauhan K, Wiegmann B, Haug RJ, Schein J, Haverich A, Korossis S: Endothelialization and characterization of titanium dioxide-coated gas-exchange membranes for application in the bioartificial lung. Acta Biomater 2016. pii: S1742-7061(16)30685-7. doi: 10.1016/j.actbio.2016.12.017. [Epub ahead of print] [EBM IIb]

[18] Chen W, Clauser J, Thiebes AL, McGrath DJ, McHugh PE, Steinseifer U, Jockenhoevel S, Hennink WE, Kok RJ: Selection and fabrication of a non-woven polycarbonate urethane cover for a tissue engineered airway stent. Int J Pharm 2016; 514 (1): 255–262. [EBM IIb]

8.4 Was gibt es Neues beim Patient Blood Management?

P. Meybohm, Th. Schmitz-Rixen, K. Zacharowski

1 Einleitung

Aufgrund medizinischer, gesellschaftlicher und ökonomischer Veränderungen wird Blut zu einer zunehmend knappen Ressource [6]. Gleichzeitig gibt es Hinweise darauf, dass die Transfusion von zellulären Blutpräparaten als „Transplantation des flüssigen Organs Blut" trotz Blutgruppenkompatibilität immer auch eine immunologische Herausforderung für den Empfängerorganismus darstellen und durchaus mit Risiken verbunden sein könnte [1, 7, 22]. Vor diesem Hintergrund fordert die Weltgesundheitsorganisation seit 2011 die Einführung eines „Patient Blood Managements"-Konzepts. Patient Blood Management (PBM) fokussiert im Wesentlichen auf ein umfassendes präoperatives Anämie-Management, die Minimierung (unnötiger) iatrogener Blutverluste und die Ausschöpfung der natürlichen Anämietoleranz mit rationalem Einsatz von Erythrozytenkonzentrat(EK)-Transfusionen *(Abb. 1)*.

Inzwischen wurde PBM zu einem standardisierten, multimodalen, Evidenz-basierten klinischen Behandlungsmodell mit mehr als 100 potenziellen Einzelmaßnahmen entwickelt, sodass anhand eines PBM-Maßnahmenkatalogs unter Berücksichtigung der Besonderheiten des jeweiligen Patienten und der finanziellen und personellen Möglichkeiten eines jeden Krankenhauses fremdblutsparende Maßnahmen im klinischen Alltag flächendeckend integriert werden können [14, 15, 25].

2 Präoperatives Management einer Anämie

Ungefähr ein Drittel der chirurgischen Patienten haben vor der Operation eine Anämie (WHO-De-

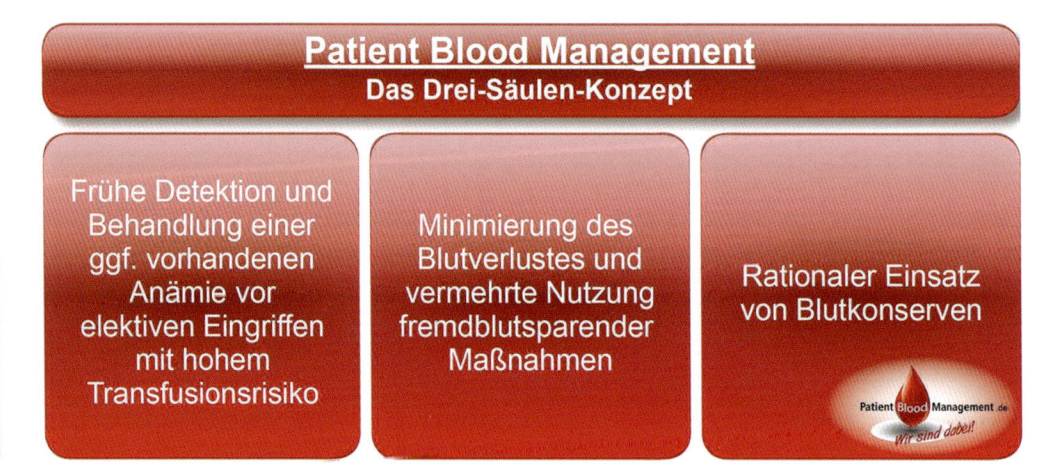

Abb. 1: Die 3 Säulen des Patient Blood Management-Konzepts

finition: Hämoglobinwert = ♂ < 12 g/dl, ♂ < 13 g/dl). Im Krankenhaus ist die präoperative Anämie einer der stärksten Prädiktoren für die Gabe von EK während oder nach einer Operation. Darüber hinaus ist eine präoperative Anämie, auch bereits in milder Form, als eigenständiger Risikofaktor für das Auftreten von postoperativen Komplikationen und einer erhöhten postoperativen Sterblichkeit einzustufen [20]. Entsprechend sind Diagnose und Therapie einer Anämie, wenn medizinisch möglich, im Vorfeld eines elektiven Eingriffes von zentraler Bedeutung. Für den praktischen Alltag vereinfacht dargestellt liegt bei bis zu 40 % der Patienten eine Eisenmangelanämie [3], in ca. 40 % eine Anämie der chronischen Erkrankungen (z. B. Tumoranämie, Autoimmunerkrankungen, Infektionen) und in ca. 5 % der Fälle seltenere Formen vor. Ein Eisenmangel wird anhand von Ferritin (< 100 ng/ml) und Transferrinsättigung (< 20 %) sowie weiteren ggf. verfügbaren Parameter diagnostiziert (mittleres Zellvolumen der Erythrozyten < 27 pg, mittlerer Hämoglobingehalt der Erythrozyten < 80 fl, Retikulozytenhämoglobin < 27 pg, löslicher Transferrinrezeptor > 1,75 mg/dl) [3, 16]. Bei Infektion, Autoimmunerkrankung, hepatozellulärer Erkrankung oder Herzinsuffizienz kann Ferritin als Akut-Phase-Protein trotz Eisenmangel hochreguliert sein. Die Ursachen eines Eisenmangels können verschieden sein:

- erhöhter Bedarf (Schwangere, Blutspender, Leistungssport)
- Ernährung (Vegetarier, Veganer)
- Störung der enteralen Eisenresorption (Zöliakie, Helicobacter pylori-Gastritis, Z. n. Gastrektomie, duodenaler Bypass/Magenbypass, atrophische Gastritis, chron. entzündl. Darmerkrankung wie Colitis ulcerosa, M. Crohn, genetische Faktoren)
- chronischer Blutverlust Magen-Darm-Trakt (Angiodysplasien, Neoplasien, Ulcus, Divertikel, Hämorrhoiden)
- chronischer Blutverlust Urogenital (Menorrhagie, Hämolyse)
- Medikamente (u. a. Antazida und Säureblocker (z. B. Pantoprazol) hemmen Eisenresorption etc.)
- chronische Niereninsuffizienz

- chronische Herzinsuffizienz (Eisenresorption reduziert und Inflammation)
- geriatrische Patienten (multifaktoriell)

Wird eine Eisenmangelanämie präoperativ diagnostiziert, sollte ein frühestmögliches Therapie-Intervall eingeplant werden. Dies gilt vor allem bei Eingriffen mit einer Transfusionswahrscheinlichkeit von > 10 % oder einem erwarteten Blutverlust von > 500 ml. In aller Regel macht die Dringlichkeit des Eingriffes einen Behandlungsversuch mit oralen Eisenpräparationen unmöglich. Die Alternative sind parenterale Eisensubstitutionspräparate, die sich unter anderem durch ihre Komplexstabilität voneinander unterscheiden [2]. Hier bieten sich neuere stabile intravenöse Eisenpräparate an, mit denen im Rahmen einer einmaligen Gabe 500–1 500 mg Eisen i. v. substituiert werden kann und die postoperativ zu weniger Fremdbluttransfusionen, höherem Hämoglobinwert und kürzerer Krankenhausliegedauer führen können [4]. Sollte erst postoperativ oder auf der Intensivstation ein Eisenmangel diagnostiziert werden, so kann auch in dieser Phase der Hämoglobinwert durch eine i. v. Eisensubstitution angehoben und der Bedarf an Fremdbluttransfusionen gesenkt werden [8, 10]. Ist der Eisenmangel als Auslöser der Anämie unwahrscheinlich, könnte die Gabe von Vitamin B12, Folsäure und/oder Erythropoetin ggf. sinnvoll sein [21].

3 Minimierung (unnötiger) Blutverluste

3.1 Präoperatives Management von Antikoagulanzien

Etwa 1–3 % der Bevölkerung erhalten zur Verhinderung arterieller und venöser Thromboembolien oder nach Stent-Intervention dauerhaft eine orale Antikoagulation. Eine unkritische Einnahme der Medikamente bis zum OP-Tag würde mit einem sehr hohen intra-/postoperativen Blutungsrisiko und (unnötigen) Fremdbluttransfusionen einhergehen. Ein generelles frühzeitiges Absetzen der Medikation wäre aber genauso unverantwortlich,

8.4 Patient Blood Management

da andernfalls Thromboembolien oder Stent-Verschlüsse drohen würden [9, 19]. Eine frühzeitige individuelle Risikostratifizierung muss daher folgende Faktoren berücksichtigen:

- Indikation für die Antikoagulation,
- Risikoprofil für Thrombose und Blutung,
- Komorbidität (Nieren, Leber, Knochenmark),
- Ko-Medikation (Plättchenaggregationshemmer, nicht-steroidale Antirheumatika),
- Dringlichkeit der Operation,
- Regionalanästhesie,
- Blutungsrisiko durch die geplante Operation (niedrig/mittel/hoch) sowie
- Wechsel der Antikoagulation (Bridging/Switching).

Die aktuell publizierten internationalen Empfehlungen zum perioperativen Vorgehen unter direkten oralen Antikoagulanzien (DOAK) sind teilweise widersprüchlich [9, 19], sodass die Autoren folgende praktische Handlungsempfehlungen geben möchten:

Bei Eingriffen mit *niedrigem Blutungsrisiko* (Eingriffe, bei denen chirurgische Blutungen selten sind oder Eingriffe, bei denen chirurgische Blutungen aufgrund ihrer Lokalisation gut beherrschbar sind, z. B. Zahnbehandlung, Dermatologie) kann aufgrund der kurzen Halbwertszeit unabhängig vom Thromboembolierisiko die notwendige Therapiepause durch einfaches Weglassen vor OP erreicht werden *(Abb. 2)*.

Bei *Eingriffen mit hohem Blutungsrisiko* (Eingriffe, bei denen eine klinisch signifikante Blutung nicht ausgeschlossen werden kann (große Bauchoperationen, große Gefäßoperationen, große orthopädische Operation, große intrathorakale chirurgische Eingriffe, Punktion nichtkomprimierbarer Gefäße) und *niedrigem/mittlerem Thromboembolierisiko* sollte die gerinnungshemmende Therapie mit DOACs frühzeitiger pausiert werden (5-fache Halbwertszeit), da verschiedene Komorbiditäten (z. B. eingeschränkte Nierenfunktion, eingeschränkte Leberfunktion) und Ko-Medikationen (z. B. Ko-Antikoagulanzien) trotz Therapiepause (z. B. von 2-facher Halbwertszeit) mit einer rele-

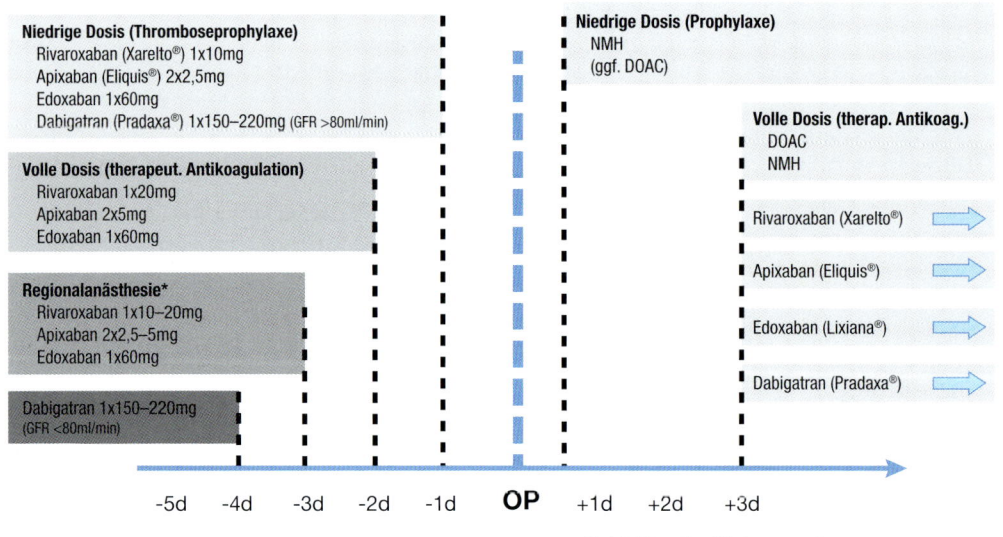

Abb. 2: Perioperatives Management von DOAKs bei Eingriffen mit niedrigem Blutungsrisiko (unabhängig vom Thromboembolierisiko). Quelle: Prof. Meybohm, Universitätsklinikum Frankfurt/Main

vanten Blutungsneigung assoziiert sein können *(Abb. 3)*.

Liegt unabhängig vom Thromboembolierisiko ein *maximales Blutungsrisiko* (Eingriffe an „kritischen Organen", z. B. Neurochirurgie, intraokulär, bei denen bereits kleine Blutungen großen Schaden verursachen können) oder ein *hohes Blutungsrisiko* und *hohes Thromboembolierisiko* (z. B. CHA_2DS_2-VASc-Score > 5, venöse Thrombembolie (< 3 Monate) vor, so sollte bei diesen besonderen Situationen ein echtes „Switching" erfolgen *(Abb. 4)*.

Das perioperative Management von Thrombozytenaggregationshemmern ist ebenso komplex. Während die kontinuierliche Einnahme von ASS

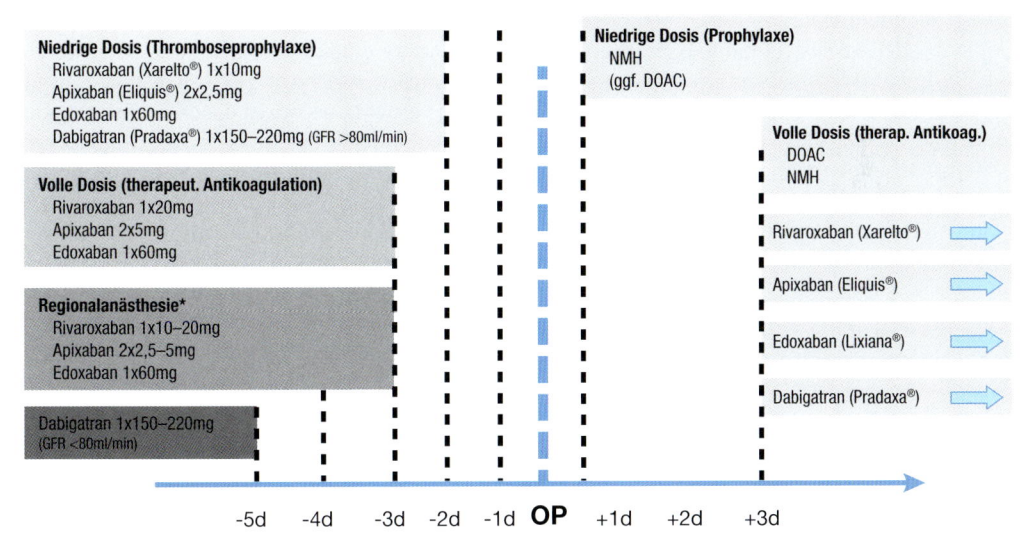

Abb. 3: Perioperatives Management von DOAKs bei Eingriffen mit hohem Blutungsrisiko und niedrigem/mittleren Thromboembolierisiko. Quelle: Prof. Meybohm, Universitätsklinikum Frankfurt/Main

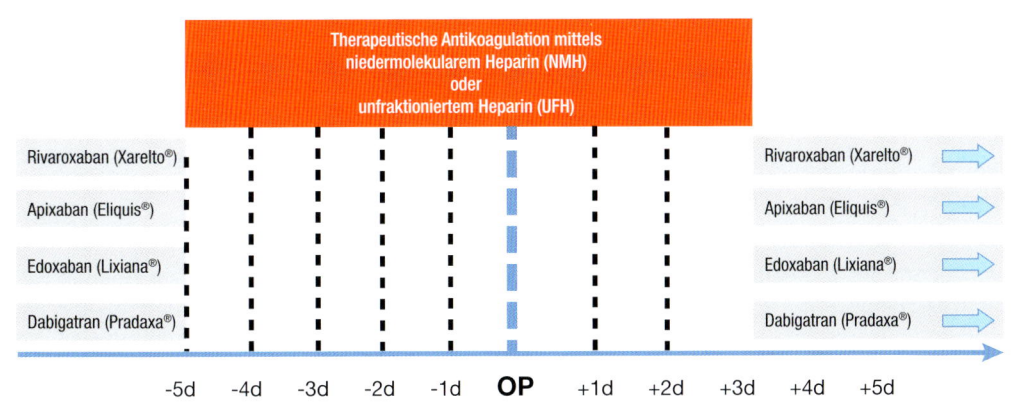

Abb. 4: Perioperatives Management von DOAKs bei Eingriffen mit maximalen Blutungsrisiko oder hohem Blutungsrisiko/hohem Thromboembolierisiko. Quelle: Prof. Meybohm, Universitätsklinikum Frankfurt/Main

bis zum OP-Tag lange Zeit als problemlos angesehen wurde, konnte die POISE-II-Studie mit 10 000 kardiovaskulären Risikopatienten zuletzt doch ein erhöhtes Blutungsrisiko nach ASS herausarbeiten. Bei intrakraniellen Eingriffen, Operationen am Spinalkanal oder Augenhintergrund sollten Thrombozytenaggregationshemmer für 7 Tage pausiert werden. Bei Patienten mit dualer Plättchenhemmung (z. B. ASS und P2Y12-Rezeptorhemmern) beträgt die präoperative Pause in der Regel bei Clopidogrel/Ticagrelor 5 Tage und bei Prasugrel 7–10 Tage. Ausnahmen stellen Hochrisikopatienten nach Stentimplantation dar, bei denen entsprechend der aktuellen ACC/AHA-Leitlinie eine duale plättchenhemmende Therapie mit ASS + Clopidogrel bei Bare-Metal-Stent für mindestens 1 Monat und bei Drug-Eluting-Stent für mindestens 6 Monate beibehalten werden sollte [12].

3.2 Diagnostische Blutabnahmen

Im perioperativen Verlauf tragen diagnostische Blutentnahmen zu einem irreversiblen Blutverlust des Patienten bei. Dies ist insbesondere bei Intensivpatienten von Bedeutung, wo engmaschige Laborabnahmen zu einem wöchentlichen Blutverlust von bis zu 500 ml führen können (≈ Volumen zweier EKs) [11]. So ist es nicht überraschend, dass innerhalb von einer Woche nach Aufnahme über 90 % der Patienten auf der Intensivstation anämisch sind. Dabei können diagnostische Blutverluste mittels kleinerer Monovetten sowie einer strengeren Indikationsstellung deutlich reduziert und die patienteneigenen Blutressourcen geschont werden.

3.3 Blutgerinnungsmanagement

Während einer akuten Blutungssituation gilt neben der Stillung von Blutungsquellen auch den hämostaseologischen Voraussetzungen eine besondere Aufmerksamkeit. Diese beinhalten die Konstanthaltung physiologischer Rahmenbedingungen, sodass Gerinnungsaktivierung optimal ablaufen kann. In Anlehnung an aktuelle europäische Leitlinien zur Behandlung von Blutungen sollte der Therapiealgorithmus von Gerinnungsstörungen folgende Grundlagen berücksichtigen [18]: ionisiertes Calcium > 1,0 mmol/l, pH > 7,2, Körpertemperatur > 36°C und Hämoglobinwert > 7 g/dl. Bei Verdacht auf eine Hyperfibrinolyse sollte frühzeitig ein Antifibrinolytikum (z. B. Tranexamsäure) verabreicht werden. Infolge schwerer Blutverluste kommt es schon früh zu einem signifikanten Abfall von Fibrinogen. Zur gezielten Therapie der Hypofibrinogenämie werden Fibrinogen-Konzentrate empfohlen. Kommt es zu weiteren Blutverlusten, welche oft auch mit Massivtransfusionen verbunden sind, ist die differenzierte und leitliniengerechte Substitution von Gerinnungsfaktoren (z. B. Prothrombinkomplex-Konzentraten) oder Frischplasma indiziert. Im Einzelfall lässt sich die primäre Hämostase, bei der plasmatische und thrombozytäre Vorgänge eine Rolle spielen, durch Desmopressin verbessern. Eine sinnvolle Ergänzung zur konventionellen Gerinnungsdiagnostik bieten sogenannte Point-of-Care(POC)-Verfahren. Diese umfassen aggregometrische und viskoelastische Methoden und ermöglichen im Vergleich zur Labordiagnostik eine schnellere und funktionelle Beurteilung der Hämostase, direkt am Patientenbett. Im perioperativen Bereich nimmt die Anwendung von POC-Verfahren einen besonderen Stellenwert ein, da diffuse Gerinnungsstörungen häufig multifaktorielle Ursachen haben, deren gezielte Therapie eine umfangreiche und differenzierte Diagnostik mit möglichst geringen Zeitverlusten erforderlich macht [23].

3.4 Maschinelle Autotransfusion

In vielen Fällen lässt sich der perioperative Bedarf an Fremdblutkonserven durch den Einsatz maschineller Autotransfusion reduzieren. Der Einsatz dieser effektiven Methode wird ab einem geschätzten intraoperativen Blutverlust von 500 als sinnvoll erachtet. Basierend auf einer aktuellen Metaanalyse von 47 Studien und ca. 3 000 Patienten ist die maschinelle Autotransfusion mit einer signifikant reduzierten Rate an Fremdbluttransfusionen und an nosokomialen Infektionen assoziiert [13]. Kontraindikationen, wie Infektion oder Kontamination des Eigenblutes (z. B. Urin,

Darminhalt), müssen vor der Rückführung sicher ausgeschlossen werden. Der Einsatz bei Tumorpatienten erfordert eine spezielle Aufbereitung des Wundblutes durch Bestrahlung oder zukünftig ggf. durch spezielle Filter [24].

4 Rationaler Transfusionstrigger

Die Transfusion von Fremdblut zählt zu den am häufigsten eingesetzten Behandlungsmaßnahmen stationärer Patienten. Es steht außer Frage, dass Bluttransfusionen, in der richtigen Situation und im richtigen Umfang, Leben retten und folglich ein nicht wegzudenkender Bestandteil des Gesundheitssystems sind. In vielen Fällen wird jedoch auch dann zur Blutkonserve gegriffen, wenn alternative Behandlungsmaßnahmen verfügbar wären. Medizinische Erkenntnisse und demographische Entwicklungen der letzten Jahre unterstreichen, dass der Umgang mit Fremdblut einem Paradigmenwechsel unterzogen werden muss [6].

Die Indikation einer EK-Transfusion soll nach Empfehlung der Bundesärztekammer nicht nur anhand des Hämoglobin(Hb)-Wertes, sondern multifaktoriell gestützt erfolgen. So sollten die individuelle Anämietoleranz, der akute klinische Zustand des Patienten sowie physiologische Transfusionstrigger (z. B. Abfall der zentralvenösen O_2-Sättigung < 60 %) unbedingt berücksichtigt werden. Beispielsweise können Patienten mit normaler Herz-Kreislauf-Funktion häufig niedrigere Hb-Werte (6–8 g/dl) kompensieren und tolerieren. Demzufolge sollte vor jeder Transfusion eine umfassende Risiko-Nutzen-Analyse stehen. Um in der Praxis eine rationelle, Leitlinien-orientierte Transfusionsstrategie zu etablieren, nutzten Goodnough et al. [5] an der Stanford University (USA) eine Softwarebasierte Dokumentation mit integrierter Entscheidungshilfe für die Anforderung von EK.

Im Hinblick auf transfusionsassoziierte Risiken sollte das Ziel dabei immer eine möglichst rationale Transfusionsstrategie sein. Dies wird auch durch die Tatsache bestärkt, dass nach wie vor kein vorteiliger Effekt einer liberalen (Trigger: Hb < 9 g/dl; Zielbereich Hb 9–10,5 g/dl) gegenüber einer restriktiven Transfusionspraxis (Trigger Hb < 7,5 g/dl; Zielbereich 7,5–9 g/dl) aufgezeigt wurde, während jedoch deutlich mehr EKs transfundiert wurden. Ob kardiovaskuläre Risikopatienten ggf. von einem höheren Hb-Wert profitieren könnten, ist aktuell unklar. Murphy et al. [17] publizierten die Ergebnisse von 2 007 herzchirurgischen Patienten, die randomisiert einer liberalen (Indikation bei Hb > 9 g/dl) und einer restriktiven (Indikation bei Hb > 7,5 g/dl) Transfusionsstrategie zugeteilt wurden. Bei liberaler Indikation wurden mit 92 % fast doppelt so viele Patienten transfundiert wie bei restriktiver Indikation mit 53 % transfundierten Patienten. Das Auftreten einer schweren Infektion (Sepsis, Wundinfektion) oder einer relevanten Ischämie (Myokardinfarkt, Schlaganfall, Darminfarkt, Akutes Nierenversagen) innerhalb von 3 Monaten wurde als primärer Endpunkt betrachtet, für den in beiden Gruppen keine signifikanten Unterschiede beobachtet wurden. Bei den sekundären Endpunkten war jedoch die 90-Tages-Sterblichkeit (aber nicht die 30-Tages-Sterblichkeit) in der restriktiven Gruppe mit 4,2 % im Vergleich zur liberalen Gruppe mit 2,6 % leicht erhöht.

Fazit

- Obwohl die Transfusion von Fremdblut in bestimmten Situationen lebensrettend sein kann, ist sie gleichzeitig immer mit Risiken verbunden.
- Patient Blood Management hält fremdblutsparende Alternativtherapien bereit.
- Patient Blood Management fokussiert auf ein umfassendes präoperatives Anämie-Management, die Minimierung (unnötiger) iatrogener Blutverluste und die Ausschöpfung der natürlichen Anämietoleranz mit rationalem Einsatz von Erythrozytenkonzentrat-Transfusionen.
- Wird eine Eisenmangelanämie präoperativ diagnostiziert, sollte eine frühestmögliche und effektive Therapie eingeleitet werden.
- Beim präoperativen Management von Antikoagulanzien muss eine frühzeitige individuelle Risikostratifizierung berücksichtigt werden.
- Verschiedene Strategien haben ein riesiges Potenzial, unnötige Blutverluste zu reduzieren (z. B. kleine Blutabnahmeröhrchen, optimier-

tes Gerinnungsmanagement, maschinelle Autotransfusion).
- Patient Blood Management wurde inzwischen zu einem multimodalen, Evidenz-basierten klinischen Behandlungsmodell mit mehr als 100 potenziellen Einzelmaßnahmen entwickelt.

Interessenkonflikt

Für die Durchführung eines epidemiologischen Begleitforschungsprojektes zum PBM-Programm erhielten PM und KZ eine Sachmittelunterstützung von Fresenius, B. Braun, Vifor Pharma und CSL Behring. PM und KZ erhielten für wissenschaftliche Fortbildungsveranstaltungen Vortragshonorare und Reisekostenübernahmen von Fresenius, B. Braun, CSL Behring, Ferring und Vifor Pharma. TSR gibt an, dass kein Interessenkonflikt besteht.

Literatur

[1] Anthes E: Evidence-based medicine: Save blood, save lives. Nature 2015; 520: 24–26. [EBM IV]

[2] Avni T, Bieber A, Grossman A et al.: The safety of intravenous iron preparations: systematic review and meta-analysis. Mayo Clin Proc 2015; 90: 12–23. [EBM Ia]

[3] Camaschella C: Iron-deficiency anemia. N Engl J Med 2015; 372: 1832–1843. [EBM Ia]

[4] Froessler B, Palm P, Weber I et al.: The Important Role for Intravenous Iron in Perioperative Patient Blood Management in Major Abdominal Surgery: A Randomized Controlled Trial. Ann Surg 2016; 264: 41–46. [EBM Ib]

[5] Goodnough TL, Baker AS, Shah N: How I use clinical decision support to improve red blood cell utilization. Transfusion 2016; 56: 2406–2411. [EBM IIa]

[6] Greinacher A, Weitmann K, Lebsa A et al.: A population-based longitudinal study on the implications of demographics on future blood supply. Transfusion 2016; 56: 2986–2994. [EBM III]

[7] Holst LB, Petersen MW, Haase N et al.: Restrictive versus liberal transfusion strategy for red blood cell transfusion: systematic review of randomised trials with meta-analysis and trial sequential analysis. BMJ 2015; 350: h1354. [EBM Ia]

[8] Investigators I, Litton E, Baker S et al.: Intravenous iron or placebo for anaemia in intensive care: the IRONMAN multicentre randomized blinded trial: A randomized trial of IV iron in critical illness. Intensive Care Med 2016; 42: 1715–1722. [EBM Ib]

[9] Keeling D, Tait RC, Watson H et al.: Peri-operative management of anticoagulation and antiplatelet therapy. Br J Haematology 2016; 175: 602–613. [EBM IV]

[10] Khalafallah AA, Yan C, Al-Badri R et al.: Intravenous ferric carboxymaltose versus standard care in the management of postoperative anaemia: a prospective, open-label, randomised controlled trial. Lancet Haematol 2016; 3: e415–425. [EBM Ib]

[11] Koch CG, Reineks EZ, Tang AS et al.: Contemporary bloodletting in cardiac surgical care. Ann Thoracic Surgery 2015; 99: 779–784. [EBM IIa]

[12] Levine GN, Bates ER, Bittl JA et al.: 2016 ACC/AHA Guideline Focused Update on Duration of Dual Antiplatelet Therapy in Patients With Coronary Artery Disease: A Report of the American College of Cardiology/American Heart Association Task Force on Clinical Practice Guidelines: An Update of the 2011 ACCF/AHA/SCAI Guideline for Percutaneous Coronary Intervention, 2011 ACCF/AHA Guideline for Coronary Artery Bypass Graft Surgery, 2012 ACC/AHA/ACP/AATS/PCNA/SCAI/STS Guideline for the Diagnosis and Management of Patients With Stable Ischemic Heart Disease, 2013 ACCF/AHA Guideline for the Management of ST-Elevation Myocardial Infarction, 2014 AHA/ACC Guideline for the Management of Patients With Non-ST-Elevation Acute Coronary Syndromes, and 2014 ACC/AHA Guideline on Perioperative Cardiovascular Evaluation and Management of Patients Undergoing Noncardiac Surgery. Circulation 2016; 134: e123–155. [EBM IV]

[13] Meybohm P, Choorapoikayil S, Wessels A et al.: Washed cell salvage in surgical patients:

A review and meta-analysis of prospective randomized trials under PRISMA. Medicine (Baltimore) 2016; 95: e4490. [EBM Ia]

[14] Meybohm P, Fischer D, Schnitzbauer A et al.: Patient blood management: Current state of the literature. Chirurg 2016; 87: 40–46. [EBM IV]

[15] Meybohm P, Richards T, Isbister J et al.: Patient Blood Management Bundles to Facilitate Implementation. Transf Med Reviews 2017; 31: 62–71. [EBM IV]

[16] Munoz M, Acheson AG, Auerbach M et al.: International consensus statement on the peri-operative management of anaemia and iron deficiency. Anaesthesia 2017; 72(2): 233–247. [EBM IV]

[17] Murphy GJ, Pike K, Rogers CA et al.: Liberal or restrictive transfusion after cardiac surgery. N Engl J Med 2015; 372: 997–1008. [EBM Ib]

[18] Rossaint R, Bouillon B, Cerny V et al.: The European guideline on management of major bleeding and coagulopathy following trauma: fourth edition. Critical care (London, England) 2016, 20: 100. [EBM IV]

[19] Spyropoulos AC, Al-Badri A, Sherwood MW et al.: Periprocedural management of patients receiving a vitamin K antagonist or a direct oral anticoagulant requiring an elective procedure or surgery. J Thromb Haemost 2016; 14: 875–885. [EBM IV]

[20] von Heymann C, Kaufner L, Sander M et al.: Does the severity of preoperative anemia or blood transfusion have a stronger impact on long-term survival after cardiac surgery? J Thorac Cardiovasc Surg 2016; 152: 1412–1420. [EBM IIa]

[21] Voorn VM, van der Hout A, So-Osman C et al.: Erythropoietin to reduce allogeneic red blood cell transfusion in patients undergoing total hip or knee arthroplasty. Vox Sang 2016; 111: 219–225. [EBM IIb]

[22] Whitlock EL, Kim H, Auerbach AD: Harms associated with single unit perioperative transfusion: retrospective population based analysis. BMJ 2015; 350: h3037. [EBM Ia]

[23] Wikkelso A, Wetterslev J, Moller AM et al.: Thromboelastography (TEG) or thromboelastometry (ROTEM) to monitor haemostatic treatment versus usual care in adults or children with bleeding. Cochrane Systematic Reviews 2016. CD007871. [EBM Ia]

[24] Zaw AS, Bangalore Kantharajanna S, Kumar N: Is Autologous Salvaged Blood a Viable Option for Patient Blood Management in Oncologic Surgery? Transf Med Reviews 2017; 31: 56–61. [EBM IV]

[25] Meybohm P, Herrmann E, Steinbicker AU et al. (PBM-study Collaborators): Patient Blood Management is Associated With a Substantial Reduction of Red Blood Cell Utilization and Safe for Patient's Outcome: A Prospective, Multicenter Cohort Study With a Non-inferiority Design. Ann Surg 2016; 264(2): 203–211.

8.5 Was gibt es Neues in der Intensivmedizin?

W. H. Hartl, D. Kuppinger

1 Künstliche Ernährung

Bis heute ist unklar, wieviel Kalorien zum Zwecke der künstlichen Ernährung (bei Patienten, die nicht oral ernährt werden können) in der Akutphase nach Homöostasestörung zugeführt werden sollen. Europäische und Kanadische Leitlinien empfehlen eine frühzeitige aggressive Ernährungstherapie entsprechend 80–100 % des kalorischen Ziels (z. B. im Mittel 24 kcal/kg Körpergewicht und Tag), während US-amerikanische Leitlinien in diesem Krankheitsstadium eine deutlich geringere Kalorienzufuhr propagieren (40–60 % des Kalorienumsatzes).

Die bisher zu diesem Thema vorliegenden randomisierten Studien wurden zuletzt mittels zweier Metaanalysen summarisch ausgewertet. Eine Metaanalyse [12] aggregierte die Resultate von 6 Studien, bei denen insgesamt mehr als 2 500 Patienten bzgl. einer mäßiggradig hypokalorischen Ernährung (ca. 16 kcal/kg Körpergewicht und Tag) oder einer deutlich hypokalorischen Ernährung (ca. 11 kcal/kg Körpergewicht und Tag) randomisiert worden waren. Die Metaanalyse zeigte, dass die Zufuhr von mehr Kilokalorien weder die Wahrscheinlichkeit für infektiöse Komplikationen noch die Krankenhausletalität oder die Verweildauer auf der Intensivstation signifikant beeinflusste. Auch die Zahl an beatmungsfreien Tagen hing nicht von der Menge der zugeführten Kalorien ab.

Eine zweite Metaanalyse [1] wertete 21 randomisierte Studien aus, in denen insgesamt mehr als 4 700 Patienten eingeschlossen worden waren. Es zeigte sich, dass eine mittlere Steigerung der Kalorienzufuhr um ca. 450 kcal/Tag die Letalität, die Morbidität oder die Verweildauer bzw. Dauer der mechanischen Beatmung nicht verbesserte. Eine gemäßigtere Kalorienzufuhr führte jedoch zu einer geringeren Rate an Bakteriämien bzw. an behandlungspflichtigen akuten Nierenversagen (Notwendigkeit für eine mechanische Nierenersatztherapie). Somit muss festgestellt werden, dass in der Frühphase nach Trauma, Schock oder Sepsis keine Indikation für eine aggressive Ernährungstherapie besteht. Es scheint vorteilhafter zu sein, in diesem Erkrankungsstadium eine zurückhaltende Kalorienzufuhr in der Größenordnung von 8–12 kcal/kg Körpergewicht und Tag zu praktizieren.

Die Modalität der Kalorienzufuhr (parenteral vs. enteral) war bisher umstritten. Sorgfältig durchgeführte randomisierte Studien ließen bereits in der Vergangenheit erkennen, dass bei gleicher Ausgangssituation (funktionstüchtiger Gastrointestinaltrakt) und bei vergleichbarer Kalorien- und Eiweißzufuhrrate die enterale Ernährung nicht der parenteralen Ernährung überlegen ist. Die zu diesem Thema verfügbaren Studien wurden zuletzt in einer Metaanalyse zusammengefasst [4]. Insgesamt konnten mehr als 3 300 Patienten ausgewertet werden. Es zeigte sich, dass unter den oben angeführten Bedingungen die Modalität der Nahrungszufuhr ohne Einfluss auf die Letalität oder auf die Häufigkeit infektiöser Komplikationen war; allerdings gilt weiterhin, dass aus Kostengründen bei einem funktionstüchtigen Intestinaltrakt die enterale Ernährung der parenteralen Ernährung vorgezogen werden sollte [9].

2 Beatmungstherapie

Seit vielen Jahren ist die nicht-invasive Beatmung ein probates Mittel, um bei respiratorisch insuffizienten Patienten eine Intubation, und damit eine Verlängerung der Verweildauer auf der Intensivstation bzw. u. U. auch eine Erhöhung der Letalität zu vermeiden. Im Rahmen der nicht-invasiven mechanischen Beatmung stehen dabei verschiedene Verfahren zur Verfügung; so kann die Unterstützung der Lungenfunktion über eine Gesichtsmaske oder mittels Helm erfolgen. Eine kontrollierte Studie schloss 83 Patienten ein, die an einem ARDS litten und die eine nicht-invasive Beatmung benötigten. Die Patienten wurden dahingehend randomisiert, dass im Rahmen der nicht-invasiven Beatmung entweder ein Helm oder eine Gesichtsmaske zur Anwendung kam. Wichtigstes Ergebnis dieser Studie war, dass 61,5 % der Patienten, die mittels einer Gesichtsmaske nicht-invasiv beatmet worden waren, im weiteren Verlauf intubiert werden mussten. In der Patientengruppe, in der ein Helm benutzt worden war, waren es nur 18,2 % [13]. Durch die Verwendung des Helms konnte auch die Zahl der Tage ohne mechanische Beatmung signifikant erhöht und die 90-Tages-Letalität gesenkt werden. Ursächlich für die bessere Prognose unter nicht-invasiver Beatmung mittels Helm könnte die Tatsache gewesen sein, dass die Helmapplikation – im Vergleich zur Gesichtsmaskenapplikation – die Verwendung deutlich höherer PEEP-Niveaus erlaubt hatte. Somit sollte zumindest im Rahmen der nicht-invasiven Beatmung von ARDS-Patienten die Verwendung eines Helms mit in das therapeutische Konzept einbezogen werden. Ob daraus tatsächlich derartig ausgeprägte klinische Vorteile resultieren, muss jedoch noch durch multizentrische randomisierte Studien mit deutlich größerer Patientenfallzahl gezeigt werden.

Ein Konkurrenzverfahren zur nicht-invasiven mechanischen Beatmung besteht in der sog. Sauerstofftherapie, bei der über Nasenbrille Sauerstoff mit hoher Flussrate appliziert wird. In einer multizentrischen randomisierten Studie wurde an insgesamt 604 Patienten untersucht, ob in einem Hochrisikokollektiv (hohe Wahrscheinlichkeit für eine Re-Intubation) die Sauerstofftherapie der nicht-invasiven mechanischen Beatmung hinsichtlich des klinischen Verlaufs ebenbürtig ist [10]. Es zeigte sich, dass nach Extubation beide Unterstützungsverfahren bzgl. der Häufigkeit einer Re-Intubation bzw. des Ausmaßes eines sekundären respiratorischen Versagens vergleichbar waren. Somit scheint bei dieser speziellen Patientengruppe die technisch und vom apparativen Aufwand her deutlich leichter handzuhabende Sauerstofftherapie eine seriöse therapeutische Alternative darzustellen.

Es gibt es auch Hinweise dafür, dass nicht alle Patientenpopulationen von einer nicht-invasiven mechanischen Unterstützung der Lungenfunktion profitieren könnten. Eine Post-hoc-Subgruppenanalyse einer großen randomisierten Studie untersuchte gezielt immunkompromittierte Patienten mit akutem respiratorischem Versagen. In der Hauptstudie waren die Patienten hinsichtlich einer Standardsauerstofftherapie über Nasenbrille bzw. hinsichtlich einer nicht-invasiven Beatmung randomisiert worden. Ausgeschlossen waren Patienten mit vorbestehendem chronischen respiratorischen Versagen, mit kardiogenem Lungenödem oder mit einer Enzephalopathie. Insgesamt konnten in dieser Post-hoc-Analyse 82 immunkompromittierte Patienten ausgewertet werden. Es zeigte sich, dass bei diesem speziellen Patientenkollektiv die Applikation einer nicht-invasiven Beatmung die Wahrscheinlichkeit für eine sekundäre Intubation signifikant erhöhte. Kein Unterschied konnte gefunden werden, wenn die Verabreichung von Sauerstoff über eine Gesichtsmaske mit einer Sauerstofftherapie über Nasenbrille verglichen wurde [5]. Die Assoziation zwischen einer nicht-invasiven Beatmung und einem erhöhten Risiko für eine Re-Intubation konnte auch in einer multivariaten Analyse, bei der zusätzliche Confounder berücksichtigt worden waren, bestätigt werden. Somit scheinen bestimmte Patientengruppen nicht automatisch von der bisher breit propagierten nicht-invasiven Beatmung zu profitieren. Speziell bei immunsupprimierten Patienten scheint eine gewisse Vorsicht geboten zu sein.

Ein wesentliches Ziel jeglicher Beatmungstherapie ist die Aufrechterhaltung ausreichender arterieller Sauerstoffkonzentrationen. Die optimale Konzentration war bisher nicht bekannt. Im Rahmen einer kontrollierten Studie wurden 434 Patienten dahingehend randomisiert, dass die Sauerstoffzufuhr in der einen Gruppe so gestaltet wurde, dass im arteriellen Blut Sättigungen zwischen 94 und 98 % resultierten. In der Interventionsgruppe wurde mehr Sauerstoff appliziert, um so arterielle Sauerstoffsättigungen zwischen 97 und 100 % zu erreichen. Eingeschlossen wurden Patienten mit einer Verweildauer auf der Intensivstation von mindestens 72 Stunden [7]. Hauptbefund dieser Studie war es, dass die zurückhaltende Zufuhr von Sauerstoff (mittlerer PaO_2 87 mmHg) im Vergleich zu einer deutlich erhöhten Sauerstoffzufuhr (mittlerer PaO_2 102 mmHg) die Letalität auf der Intensivstation signifikant reduzierte. Gleichzeitig sank unter verringerter Zufuhr an Sauerstoff die Häufigkeit neuer Schockzustände oder auch eines sekundären Leberversagens bzw. von neuen Bakteriämien. Einschränkend war jedoch, dass die Studie vorzeitig aufgrund von Schwierigkeiten bei der Patienten-Rekrutierung beendet werden musste. Die geplante Zahl von insgesamt 660 einzuschließenden Patienten konnte nicht erreicht werden. Trotzdem bestätigen die Ergebnisse die bereits seit langem vermuteten toxischen Wirkungen von Sauerstoff. Eine Hyperoxämie bzw. großzügige Sauerstoffapplikation sollte vermieden werden und die Angst vor Hypoxämien sollte nicht zu einer unkritischen routinemäßigen Anwendung von Sauerstoff führen. Das Optimum der Sauerstoffsättigungen scheint zwischen 94 und 98 % zu liegen.

3 Nierenersatztherapie

Bis heute ist umstritten, wann bzw. zu welchem Zeitpunkt genau eine mechanische Nierenersatztherapie eingesetzt werden soll. Diese Frage ist besonders für die Patienten relevant, die bereits ein akutes Nierenversagen entwickelt haben, welches jedoch für sich alleine noch nicht potenziell lebensgefährlich ist. Letztes Jahr wurden die Ergebnisse zweier randomisierter Studien zu diesem Thema publiziert. Die erste Studie (ELAIN-Studie) war eine monozentrische Studie, bei der 231 Patienten randomisiert worden waren. Im Interventionsarm wurden die Patienten, die ein akutes Nierenversagen im Stadium II aufwiesen, einer mechanischen Nierenersatztherapie zugeführt. Im Kontrollarm der Studie wurde erst bei einem Stadium III eines akuten Nierenversagens mit der Nierenersatztherapie begonnen [19]. Es zeigte sich, dass der frühere Einsatz einer mechanischen Nierenersatztherapie die 90-Tages-Letalität signifikant von 54,7 % auf 39,3 % reduzierte. Auch wurde in der Interventionsgruppe deutlich öfter eine Erholung der gestörten Nierenfunktion beobachtet. Zusätzlich reduzierte der aggressive Einsatz einer mechanischen Nierenersatztherapie die Dauer dieser Therapie bzw. die Verweildauer im Krankenhaus. Aufgrund der geringen Fallzahl und des monozentrischen Designs kann aus dieser Studie noch nicht mit Sicherheit abgeleitet werden, dass bereits in einem Frühstadium des Nierenversagens mit einer mechanischen Nierenersatztherapie begonnen werden sollte. Multizentrische Studien werden zeigen müssen, ob sich diese Beobachtung reproduzieren lässt.

Gesichert scheint zu sein, dass der Einsatz eines mechanischen Nierenersatzverfahrens im Stadium III eines akuten Nierenversagens ohne klinische Vorteile ist. Eine multizentrische französische Studie untersuchte insgesamt 620 Patienten, die alle beatmungspflichtig waren und/oder Vasopressoren benötigten [6]. In der Interventionsgruppe wurde dann mit einem mechanischen Nierenersatzverfahren begonnen, wenn ein akutes Nierenversagen im Stadium III diagnostiziert worden war. In der Kontrollgruppe wurde erst dann ein mechanisches Nierenersatzverfahren eingesetzt, wenn es zu mindestens einer der vordefinierten Komplikation gekommen war (Oligurie > 72 Stunden, Erhöhung der Harnstoffkonzentration im Serum über 40 mmol/l, Erhöhung der Kaliumkonzentration über 6 mmol/l oder Absinken des Blut-pHs < 7,15 bzw. Diagnose eines akuten Lungenödems mit signifikanter Hypoxämie). Insgesamt betrug der zeitliche Unterschied zwischen dem frühen und dem späten Einsatz einer mechanischen Nierenersatztherapie im Mittel ungefähr 50 Stunden. Zentrales Ergebnis der Studie war es, dass die 60-Tages-Letalität nicht vom Zeitpunkt abhing, an dem das Nierenersatzverfahren zum ersten Mal eingesetzt worden war. Somit lässt sich derzeit keine sichere Empfehlung hinsichtlich eines frühzeitigeren Einsatzes eines mechanischen Nierenersatzverfahrens (noch vor Eintreten schwerer Komplikationen) geben. Ob ein sehr früher Beginn eines mechanischen Nierenersatzver-

4 Zirkulatorische Therapie

Bis heute wird empfohlen, Patienten, die einen therapierefraktären septischen Schock erleiden, zusätzlich mit niedrigdosiertem Hydrocortison in Form einer Dauerinfusion zu therapieren. Bisher war jedoch unklar, ob eine frühzeitig begonnene Hydrocortisontherapie bei den Patienten, die noch nicht an einem septisch assoziierten, zirkulatorischen Versagen leiden, dieses im weiteren Verlauf (im Sinne einer Prophylaxe) verhindern kann. Eine randomisierte Studie untersuchte jeweils 190 Patienten, die entweder täglich eine kontinuierliche Infusion von 200 mg Hydrocortison über 5 Tage oder ein Placebo erhielten. Die Patienten wiesen alle eine Infektion mit mindestens 2 positiven SIRS-Kriterien auf. Eine medikamentöse Unterstützung der Kreislauffunktion war noch nicht notwendig [11].

Es zeigte sich, dass die Hydrocortisontherapie die Häufigkeit eines sekundären septischen Schocks nicht beeinflussen konnte. Ebenfalls unbeeinflusst blieben die Zeitspanne bis zum Auftreten des septischen Schocks sowie auch die Letalität auf der Intensivstation oder im Krankenhaus bzw. bis zum Tag 28. Somit ergibt sich zum gegenwärtigen Zeitpunkt keine Indikation für eine prophylaktische Applikation von Hydrocortison bei den Patienten, die noch keinen septischen Schock entwickelt haben.

Neben der klassischen Vasokonstriktorentherapie (Noradrenalin, Vasopressin) existieren nur wenige zusätzlich Therapien zur medikamentösen Kontrolle eines septischen Schockzustandes. Eine der möglicherweise nützlichen Substanzen ist Levosimendan, ein Calciumsensitizer, der als wichtigste Funktion eine myokardiale Inotropie aufweist. Da Patienten im septischen Schock sehr häufig auch eine Sepsis-assoziierte Kardiomyopathie aufweisen, lag es nahe, den Nutzen dieser Substanz in einer kontrollierten Studie zu untersuchen [8]. Insgesamt wurden 516 Patienten randomisiert, die alle einen vasokonstriktorenpflichtigen septischen Schock über mindestens 4 Tage aufwiesen. Die Placebo-kontrollierte Studie, in der Levosimendan in einer Dosierung von 0,05–0,2 µg/kg Körpergewicht und Tag appliziert worden war, ergab jedoch, dass eine derartige zusätzliche Therapie nicht den Schweregrad des sekundären Organversagens beeinflussen konnte (vergleichbarer SOFA-Score). Auch ergaben sich keine Unterschiede hinsichtlich der 28-Tages-Letalität. Es wurde sogar beobachtet, dass die Patienten, die bereits bei Studienbeginn mechanisch beatmet werden mussten, unter Levosimendan deutlich seltener erfolgreich vom Beatmungsgerät entwöhnt werden konnten. Außerdem war die Levosimendantherapie mit signifikant mehr supraventrikulären Tachyarrhythmien assoziiert. Somit besteht zum gegenwärtigen Zeitpunkt keine Notwendigkeit, Levosimendan als zusätzliches Therapeutikum bei Patienten im schweren septischen Schock einzusetzen

5 Transfusionstherapie

Seit vielen Jahren wird empfohlen, erst unterhalb einer Hämoglobinkonzentration von 7 g/dl mit der Verabreichung von Erythrozytenkonzentraten zu beginnen. Diese Empfehlung ist auch Bestandteil zahlreicher Leitlinien. Allerdings ist bisher unklar, ob dieses Konzept auch bei Hochrisikokollektiven (Patienten mit akuter oder chronischer kardiovaskulärer Erkrankung) vertretbar ist. Eine Metaanalyse wertete unter diesem Aspekt gezielt 7 kontrollierte Studien aus, in denen u. a. Patienten mit kardiovaskulärer Erkrankung hinsichtlich einer liberalen vs. restriktiven Transfusionsstrategie randomisiert worden waren. Insgesamt konnten mehr als 3 000 Patienten mit kardiovaskulärer Vorerkrankung identifiziert werden. Hauptergebnis dieser Metaanalyse war es, dass eine restriktive Transfusionsstrategie im Vergleich zu einer liberalen Transfusionsstrategie die Wahrscheinlichkeit für ein akutes Koronarsyndrom im Verlauf signifikant erhöhte (um den Faktor 1,8). Die 30-Tages-Letalität war jedoch unter restriktiver Transfusionsstrategie in diesem Hochrisikokollektiv nicht erhöht. Aufgrund der erhöhten Morbidität besteht somit durchaus die Möglichkeit, dass bei Hochrisikopatienten eine Transfusionsschwelle von ca. 8 mg/dl nicht sicher ist. Bis in Zukunft die Ergebnisse randomisierter Studien speziell zu dieser Problematik vorliegen, sollte bei kardiovaskulären Hochrisikopatienten eher eine großzügige Transfusionsstrategie (Zielwert der Hämoglobinkonzentrationen 8–10 mg/dl) appliziert werden [3].

6 Antimikrobielle Therapie

Bei kritisch kranken Patienten dient die Verabreichung antimikrobieller Substanzen zum einen dazu, die primär bei Aufnahme bestehenden Infektionen zu therapieren, zum anderen sollen aber auch sekundäre Infektionen, die während des Aufenthaltes auf der Intensivstation auftreten können, verhindert werden. Bis heute war die Häufigkeit derartiger sekundärer Infektionen und deren prognostische Relevanz nicht bekannt. Eine prospektive Beobachtungsstudie wertete Daten von mehr als 1 700 Patienten aus, die mit einer Sepsisdiagnose auf die Intensivstation aufgenommen worden waren, und verglich dieses Kollektiv mit einer zweiten Patientengruppe (fast 2 000 Patienten), die infektfrei eine intensivmedizinisch-supportive Therapie benötigten [15]. Es zeigte sich, dass 13,5 % der primär septischen Patienten und 15,1 % der primär nicht-septischen Patienten im weiteren Verlauf eine Infektion entwickelten. Dabei begünstigte ein hoher APACHE-IV-Score bei Aufnahme die Entwicklung einer sekundären Infektion. Das Auftreten einer Sekundärinfektion war ganz wesentlich auch mit einer eingeschränkten Leukozytenfunktion (Glukoseverwertung) assoziiert. Allerdings erhöhte die Diagnose einer neu auf der Intensivstation erworbenen Infektion die Letalität nur geringgradig (um ca. 2 %). Somit scheint es durch die heute gängigen antimikrobiellen Schemata möglich, die negativen Auswirkungen derartiger sekundärer Infektionen weitgehend zu begrenzen.

Allerdings existieren in speziellen Populationen immer noch zahlreiche ungelöste Probleme hinsichtlich der Prophylaxe von sekundären Infektionen. So ist umstritten, ob Patienten, die bei Aufnahme extraintestinal mit Candida kolonisiert sind, von einer prophylaktischen antimykotischen Therapie profitieren würden. Eine prospektive randomisierte Studie schloss 260 Patienten ein, die a) an einer auf der Intensivstation erworbenen Sepsis litten, die b) mindestens 5 Tage mechanisch beatmet worden waren, die c) mindestens ein zusätzliches Organversagen aufwiesen, die d) mit einem arteriellen oder zentral-venösen Verweilkatheter versorgt waren, und die e) schließlich in der Woche zuvor mindestens 4 Tage lang mit einem Breitspektrum-Antibiotikum behandelt worden waren [14]. Die Patienten erhielten entweder täglich 100 mg Micafungin oder Placebo über einen Zeitraum von 14 Tagen. Zentrales Ergebnis der Studie war es, dass die prophylaktische Micafungintherapie die Häufigkeit neuer invasiver Pilzinfektionen von 12 % auf 3 % signifikant reduzierte. Diese Reduktion blieb jedoch ohne Auswirkung auf die 28-Tages-Letalität oder auf andere klinische Variablen wie die Zahl der Tage ohne Organversagen oder die Häufigkeit beatmungsassoziierter Pneumonien. Somit scheint bei extraintestinaler Candidakolonisation grundsätzlich keine Indikation für eine aggressive antifungale Prophylaxe zu bestehen.

Ungeklärt ist jedoch, ob nicht bestimmte Subpopulationen dennoch von einer derartigen Prophylaxe profitieren würden. Die Patienten in der beschriebenen Studie waren relativ gesund (SOFA-Score von 8), und nur bei 2 % der randomisierten Patienten waren abdominal-chirurgische Eingriffe durchgeführt worden. Somit kann nicht ausgeschlossen werden, dass schwerer erkrankte Patienten oder Patienten mit peritonealem Pilznachweis von einer derartigen Prophylaxe profitieren würden.

Bis heute ist auch unklar, wie lange eine antimikrobielle Therapie durchgeführt werden sollte. Die Procalcitoninkonzentration ist in der Vergangenheit mehrfach als Instrument zur Steuerung der Therapie, speziell bei Patienten mit ambulant erworbener Pneumonie, untersucht worden. Große Studien bei unselektionierten kritisch kranken Patienten fehlten bisher. Eine prospektive randomisierte Studie an mehr als 1 500 Patienten, die alle an einer bakteriellen Infektion litten, versuchte diese Lücke zu schließen [2]. In der Interventionsgruppe wurde die Dauer der antibakteriellen Therapie entsprechend der Procalcitoninkonzentration gesteuert, in der Vergleichsgruppe entsprechend dem ortsüblichen Standard. In der Interventionsgruppe wurde empfohlen, die antibakterielle Therapie zu terminieren, falls die Procalcitoninkonzentration um mehr als 80 %, bezogen auf den Spitzenwert, abgenommen hatte, oder falls die Konzentrationen ≤ 0,5 µg/l waren. Wesentliches Ergebnis der Studie war es, dass bei einer Therapiesteuerung entsprechend der Procalcitoninkonzentration die verabreichte Antibiotikamenge um 20 % und die Dauer der Antibiotikatherapie um 30 % reduziert werden konnten. Gleichzeitig konnten überraschenderweise günstige Auswirkungen auf die Letalität nachgewiesen werden. Die Therapiesteuerung mittels Procalcitoninkonzentration reduzierte die 28-Tages-Letalität von 25 % in der Kontrollgruppe auf 20 % in der Interventionsgruppe (p = 0,012, Intention-to-Treat-Analyse) und von 27 % auf 20 % in der Per-Protocol-Analyse. Auch die 1-Jahres-Letalität nahm signifikant von 43 % auf 36 % ab. Die Ergebnisse dieser großen Studie führen zu der klaren Empfehlung, bei Patienten, die an einer bakteriellen Infektion in Verbindung mit einem Organversagen leiden, die Procalcitoninkonzentration in die Therapiesteuerung mit einzubeziehen.

7 Multimodale Therapie

Es ist heute klar, dass eine wesentliche Verbesserung der intensivmedizinischen Behandlungsqualität nur durch das Zusammenspiel verschiedener therapeutischer Maßnahmen und nicht durch eine einzelne Intervention alleine erreicht werden kann. Zu diesen additiven therapeutischen Maßnahmen mit dem Potenzial einer Prognoseverbesserung zählen die Verwendung niedriger Tidalvolumina im Rahmen einer mechanischen Beatmung, die reduzierte Applikation von Sedativa sowie die seltenere Anwendung von zentral-venösen Kathetern oder Blasenkathetern, aber auch die Vermeidung einer parenteralen Ernährung. Problematisch ist es jedoch, diese therapeutischen Empfehlungen in die Praxis umzusetzen.

Der Nutzen solcher multimodaler Implementierungskonzepte wurde bisher nur anhand von Vorher-Nachher-Studien untersucht. Bisher gab es keine einzige randomisierte Studie, die den Nutzen von Checklisten, Zielvorgaben und interdisziplinären Visiten in Verbindung mit regelmäßigen ärztlichen Kontrollen untersucht hätte. Eine derartige randomisierte Studie wurde jetzt an mehr als 6 800 Patienten in Brasilien durchgeführt [17]. Dabei wurde versucht, verschiedene Behandlungsprozesse vermehrt in die Praxis umzusetzen. Eine Interventionskohorte wurde mit einer Kontrollkohorte, die entsprechend der ortsüblichen Routine behandelt worden war, verglichen. Durch das multimodale Konzept gelang es, die Verwendung niedriger Tidalvolumina von 59 % auf 68 % der Patienten zu steigern; gleichzeitig war es möglich, die Zahl der Patienten mit einer zu tiefen Sedierung von 65 % auf 59 % zu verringern. Ebenfalls signifikant reduziert werden konnte die Häufigkeit, mit der zentral-venöse Katheter oder Blasenkatheter verwendet wurden. Auch gelang es, die Stimmung im Behandlungsteam zu verbessern und das Gefühl einer sichereren Patiententherapie zu vermitteln. Trotz dieser Veränderungen gelang es jedoch nicht, die Krankenhausletalität günstig zu beeinflussen. Ebenfalls unverändert blieben die Häufigkeit an Bakteriämien, an beatmungsassoziierten Pneumonien, oder an Harnwegsinfekten bzw. die Tage ohne mechanische Beatmung und die Dauer des Aufenthaltes auf der Intensivstation oder im Krankenhaus.

Somit stellt sich die Frage, ob trotz dieser intensiven Implementierungsversuche das Ausmaß der therapeutischen Verbesserungen nicht ausreichte, um klinisch relevante Auswirkungen zu erzielen. Es kann aber auch nicht ausgeschlossen werden, dass die günstigen Auswirkungen entsprechender therapeutischer Modifikationen (wie z. B. niedriger Tidalvolumina), die an selektierten Patienten in randomisierten Studien beobachtet worden waren, bei unselektionierten Patienten in der täglichen intensivmedizinischen Praxis nicht reproduziert werden können. Somit muss erneut festgestellt werden, dass die Wertigkeit vieler adjuvanter intensivmedizinischer Therapien unsicher ist. Eine wesentliche Verbesserung der Patientenprognose ist nur dann zu erwarten, wenn neben der Behandlung der sekundären Organfunktionsstörungen die Therapie der die Organfunktionsstörung auslösenden Grunderkrankung (z. B. hämorrhagischer Schock, Peritonitis etc.) so effektiv und so aggressiv wie möglich durchgeführt wird.

8 Kommunikation mit Angehörigen

Zentraler Bestandteil einer modernen Intensivtherapie ist der Kontakt und die Kommunikation mit den Angehörigen. Dadurch soll ein Verständnis der intensivmedizinischen Probleme, der Behandlungsziele sowie der Behandlungsoptionen geschaffen werden; ferner soll dadurch – speziell bei intensivmedizinischen Grenzfällen – eine zuverlässige Einschätzung des in der Regel mutmaßlichen Patientenwillens bezüglich der weiteren therapeutischen Konzepte erreicht werden. Seit längerem ist jedoch bekannt, dass deutliche Kommunikationsschwierigkeiten bestehen.

Eine Umfrage bzw. Interview-basierte Studie untersuchte 174 Intensivpatienten, die von insgesamt 99 Ärzten behandelt wurden und bei denen 229 Angehörige als Bezugspersonen zur Verfügung standen. In 53 % der Fälle teilten die Bezugspersonen nicht die ärztliche Einschätzung der Prognose. In 28 % der Fälle bestanden sowohl Verständnisschwierigkeiten auf Seiten der Bezugspersonen als auch Unterschiede bei der prognostischen Einschätzung. Im Vergleich mit dem tatsächlichen Krankheitsverlauf zeigte sich jedoch auch, dass die Einschätzung der Prognose von Seiten der Bezugspersonen besser war als der Zufall, jedoch schlechter als die Prognoseeinschätzung der Ärzte [16]. Insgesamt konnte festgestellt werden, dass die Angehörigen die Prognose optimistischer beurteilten als die Ärzte. Für die Bezugspersonen war es wichtig, die Hoffnung auf einen günstigen Verlauf nicht aufgeben zu müssen; ferner äußerten viele Bezugspersonen, dass speziell bei ihren Angehörigen einzigartige Kräfte vorhanden seien, die dem behandelnden Arzt nicht bekannt wären, und die auch eine günstigere Prognose rechtfertigen würden.

Diese Studie zeigt eindeutig ausgeprägte Kommunikationsdefizite und betont erneut die Wichtigkeit, sich in ausführlichen und mehrfach wiederholenden Gesprächen mit den Bezugspersonen auseinanderzusetzen, um zu einer realistischen Einschätzung der Prognose und der Therapieoptionen zu kommen. Nur so kann davon ausgegangen werden, dass Angehörige in medizinischen Grenzsituationen den mutmaßlichen Patientenwillen korrekte übermitteln.

9 Lebensqualität nach erfolgreicher Intensivtherapie

Die Lebensqualität nach primär erfolgreicher Intensivtherapie ist heute Bestandteil intensiver wissenschaftlicher Untersuchungen. Eine Sekundäranalyse zweier internationaler Therapiestudien untersuchte dabei die Lebensqualität von mehr als 2 000 Patienten, die eine schwere Sepsis überlebt hatten und die aus dem primär versorgenden Krankenhaus hatten entlassen werden können. Das mittlere Alter der Patienten betrug 62 Jahre [18].

Es zeigte sich, dass fast 42 % der Patienten nicht zu einer unabhängigen Lebensführung fähig waren. 23 % benötigen Hilfe im häuslichen Umfeld, 5 % der Patienten befanden sich in einem Pflegeheim oder in rehabilitativen Einrichtungen und weitere 5 % der Patienten mussten erneut in Akutkrankenhäuser aufgenommen werden. Eine schlechte Lebensqualität auf der Basis von eingeschränkten Aktivitäten des täglichen Lebens wurde von ca. 40 % der Patienten angegeben. Fast die Hälfte der Patienten mit deutlich eingeschränkter Lebensqualität starb im Verlauf eines weiteren Jahres oder hatte in diesem Zeitraum keine Verbesserung der funktionellen Defizite erfahren. Insgesamt waren von den Patienten, die in die klinischen Studien eingeschlossen worden waren und die zuvor ein selbstbestimmtes unabhängiges Leben geführt hatten, ein Drittel im Verlauf eines Jahres nach Entlassung gestorben; bei den Überlebenden war ein Drittel nicht zu einer unabhängigen Lebensführung fähig. Interessant war, dass das Alter ein wichtiger Prädiktor für eine schlechtere post-intensivmedizinische Lebensqualität darstellte. Das Vorhandensein einer chronischen Erkrankung vor Beginn der Sepsis war prognostisch weniger relevant.

Diese erschreckenden Zahlen weisen klar darauf hin, dass es auch ein Ziel zukünftiger Therapiestudien sein sollte, nicht nur das Überleben an sich, sondern eindeutig auch die Lebensqualität in den Monaten nach der Entlassung mit zu berücksichtigen. Auch sollte die Prognose hinsichtlich der Lebensqualität unbedingt in die Therapiesteuerung miteingehen.

Literatur

[1] Al-Dorzi HM, Albarrak A, Ferwana M, Murad MH, Arabi YM: Lower versus higher dose of enteral caloric intake in adult critically ill patients: a systematic review and meta-analysis. Crit Care 2016; 20 (1): 358. [EBM Ia]

[2] De Jong E, van Oers JA, Beishuizen A, Vos P, Vermeijden WJ, Haas LE, Loef BG, Dormans T, van Melsen GC, Kluiters YC, Kemperman H, van den Elsen MJ, Schouten JA, Streefkerk JO, Krabbe HG, Kieft H, Kluge GH, van Dam VC, van Pelt J, Bormans L, Otten MB, Reidinga AC, Endeman H, Twisk JW, van de Garde EM, de Smet AM, Kesecioglu J, Girbes AR, Nijsten MW, de Lange DW: Efficacy and safety of procalcitonin guidance in reducing the duration of antibiotic treatment in critically ill patients: a randomised, controlled, open-label trial. Lancet Infect Dis 2016; 16 (7): 819–827. [EBM Ib]

[3] Docherty AB, O'Donnell R, Brunskill S, Trivella M, Doree C, Holst L, Parker M, Gregersen M, Pinheiro de Almeida J, Walsh TS, Stanworth SJ: Effect of restrictive versus liberal transfusion strategies on outcomes in patients with cardiovascular disease in a non-cardiac surgery setting: systematic review and meta-analysis. BMJ 2016; 352: i1351. [EBM Ia]

[4] Elke G, van Zanten AR, Lemieux M, McCall M, Jeejeebhoy KN, Kott M, Jiang X, Day AG, Heyland DK: Enteral versus parenteral nutrition in critically ill patients: an updated systematic review and meta-analysis of randomized controlled trials. Crit Care 2016; 20 (1): 117. [EBM Ia]

[5] Frat JP, Ragot S, Girault C, Perbet S, Prat G, Boulain T, Demoule A, Ricard JD, Coudroy R, Robert R, Mercat A, Brochard L, Thille AW, REVA network: Effect of non-invasive oxygenation strategies in immunocompromised patients with severe acute respiratory failure: a post-hoc analysis of a randomised trial. Lancet Respir Med 2016; 4 (8): 646–652. [EBM IIa]

[6] Gaudry S, Hajage D, Schortgen F, Martin-Lefevre L, Pons B, Boulet E, Boyer A, Chevrel G, Lerolle N, Carpentier D, de Prost N, Lautrette A, Bretagnol A, Mayaux J, Nseir S, Megarbane B, Thirion M, Forel JM, Maizel J, Yonis H, Markowicz P, Thiery G, Tubach F, Ricard JD, Dreyfuss D, AKIKI Study Group: Initiation Strategies for Renal-Replacement Therapy in the Intensive Care Unit. N Engl J Med 2016; 375 (2): 122–133. [EBM Ib]

[7] Girardis M, Busani S, Damiani E, Donati A, Rinaldi L, Marudi A, Morelli A, Antonelli M, Singer M: Effect of Conservative vs Conventional Oxygen Therapy on Mortality Among Patients in an Intensive Care Unit: The Oxygen-ICU Randomized Clinical Trial. JAMA 2016; 316 (15): 1583–1589. [EBM Ib]

[8] Gordon AC, Perkins GD, Singer M, McAuley DF, Orme RM, Santhakumaran S, Mason AJ, Cross M, Al-Beidh F, Best-Lane J, Brealey D, Nutt CL, McNamee JJ, Reschreiter H, Breen A, Liu KD, Ashby D: Levosimendan for the Prevention of Acute Organ Dysfunction in Sepsis. N Engl J Med 2016. [Epub ahead of print] [EBM Ib]

[9] Harvey SE, Parrott F, Harrison DA, Sadique MZ, Grieve RD, Canter RR, McLennan BK, Tan JC, Bear DE, Segaran E, Beale R, Bellingan G, Leonard R, Mythen MG, Rowan KM: A multicentre, randomised controlled trial comparing the clinical effectiveness and cost-effectiveness of early nutritional support via the parenteral versus the enteral route in critically ill patients (CALORIES). Health Technol Assess 2016; 20 (28): 1–144. [EBM Ib]

[10] Hernández G, Vaquero C, Colinas L, Cuena R, González P, Canabal A, Sanchez S, Rodriguez ML, Villasclaras A, Fernández R: Ef-

fect of Postextubation High-Flow Nasal Cannula vs Noninvasive Ventilation on Reintubation and Postextubation Respiratory Failure in High-Risk Patients: A Randomized Clinical Trial. JAMA 2016; 316 (15): 1565–1574. [EBM Ib]

[11] Keh D, Trips E, Marx G, Wirtz SP, Abduljawwad E, Bercker S, Bogatsch H, Briegel J, Engel C, Gerlach H, Goldmann A, Kuhn SO, Hüter L, Meier-Hellmann A, Nierhaus A, Kluge S, Lehmke J, Loeffler M, Oppert M, Resener K, Schädler D, Schuerholz T, Simon P, Weiler N, Weyland A, Reinhart K, Brunkhorst FM, SepNet-Critical Care Trials Group: Effect of Hydrocortisone on Development of Shock Among Patients with Severe Sepsis: The HYPRESS Randomized Clinical Trial. JAMA 2016; 316 (17): 1775–1785. [EBM Ib]

[12] Marik PE, Hooper MH: Normocaloric versus hypocaloric feeding on the outcomes of ICU patients: a systematic review and meta-analysis. Intensive Care Med 2016; 42 (3): 316–323. [EBM Ia]

[13] Patel BK, Wolfe KS, Pohlman AS, Hall JB, Kress JP: Effect of Noninvasive Ventilation Delivered by Helmet vs. Face Mask on the Rate of Endotracheal Intubation in Patients with Acute Respiratory Distress Syndrome: A Randomized Clinical Trial. JAMA. 2016; 315 (22): 2435–2341. [EBM Ib]

[14] Timsit JF, Azoulay E, Schwebel C, Charles PE, Cornet M, Souweine B, Klouche K, Jaber S, Trouillet JL, Bruneel F, Argaud L, Cousson J, Meziani F, Gruson D, Paris A, Darmon M, Garrouste-Orgeas M, Navellou JC, Foucrier A, Allaouchiche B, Das V, Gangneux JP, Ruckly S, Maubon D, Jullien V, Wolff M, EMPIRICUS Trial Group: Empirical Micafungin Treatment and Survival Without Invasive Fungal Infection in Adults with ICU-Acquired Sepsis, Candida Colonization, and Multiple Organ Failure: The EMPIRICUS Randomized Clinical Trial. JAMA 2016; 316 (15): 1555–1564. [EBM Ib]

[15] Van Vught LA, Klein Klouwenberg PM, Spitoni C, Scicluna BP, Wiewel MA, Horn J, Schultz MJ, Nürnberg P, Bonten MJ, Cremer OL, van der Poll T, MARS Consortium: Incidence, Risk Factors, and Attributable Mortality of Secondary Infections in the Intensive Care Unit After Admission for Sepsis. JAMA 2016; 315 (14): 1469–1479. [EBM III]

[16] White DB, Ernecoff N, Buddadhumaruk P, Hong S, Weissfeld L, Curtis JR, Luce JM, Lo B: Prevalence of and Factors Related to Discordance About Prognosis Between Physicians and Surrogate Decision Makers of Critically Ill Patients. JAMA 2016; 315 (19): 2086–2094. [EBM III]

[17] Writing Group for the CHECKLIST-ICU Investigators and the Brazilian Research in Intensive Care Network (BRICNet), Cavalcanti AB, Bozza FA, Machado FR, Salluh JI, Campagnucci VP, Vendramim P, Guimaraes HP, Normilio-Silva K, Damiani LP, Romano E, Carrara F, Lubarino Diniz de Souza J, Silva AR, Ramos GV, Teixeira C, Brandão da Silva N, Chang CC, Angus DC, Berwanger O: Effect of a Quality Improvement Intervention With Daily Round Checklists, Goal Setting, and Clinician Prompting on Mortality of Critically Ill Patients: A Randomized Clinical Trial. JAMA 2016; 315 (14): 1480–1490. [EBM Ib]

[18] Yende S, Austin S, Rhodes A, Finfer S, Opal S, Thompson T, Bozza FA, LaRosa SP, Ranieri VM, Angus DC: Long-Term Quality of Life Among Survivors of Severe Sepsis: Analyses of Two International Trials. Crit Care Med 2016; 44 (8): 1461–1467. [EBM III]

[19] Zarbock A, Kellum JA, Schmidt C, Van Aken H, Wempe C, Pavenstädt H, Boanta A, Gerß J, Meersch M: Effect of Early vs Delayed Initiation of Renal Replacement Therapy on Mortality in Critically Ill Patients with Acute Kidney Injury: The ELAIN Randomized Clinical Trial. JAMA 2016; 315 (20): 2190–2199. [EBM Ib]

8.6 Was gibt es Neues in der Rechtsprechung?

J. Heberer, P. Hüttl, O. Butzmann

Das wohl allgemein als wichtigster Bereich des Arztrechtes zur Kenntnis genommene Feld des Arzthaftungsrechtes hat auch im Jahr 2016 wieder viele Entscheidungen zutage gefördert. Daneben gibt es aber eine Fülle von Entscheidungen, die das ärztliche Handeln betreffen und wiederum deutlich machen, dass alle Bereiche des Rechtes in den Arztberuf ausstrahlen können.

1 Arzthaftung

1.1 Operateur-bezogene Einwilligung des Patienten

Eine der zentralen Entscheidungen des Jahres 2016 im Arzthaftungsrecht war die Entscheidung des Bundesgerichtshofes vom 19.07.2016 (Az.: VI ZR 75/15). Mit dieser Entscheidung hat der Bundesgerichtshof (BGH) grundsätzlich klargestellt, dass die Einwilligung des Patienten auch die Person des Operateurs umfasst. Insbesondere Oberlandesgerichte (allen voran das Oberlandesgericht Köln) haben dies in der Vergangenheit bereits angenommen. Der BGH stellt hier bei dieser Entscheidung nochmals grundsätzlich fest, wie wichtig das Erfordernis der Einwilligung des Patienten zur Rechtfertigung des Eingriffes ist. Von jeher leitet die Rechtsprechung das Erfordernis der Einwilligung des Patienten in die Heilbehandlung zur Rechtfertigung des Eingriffes in die körperliche Integrität aus dem Recht auf körperliche Unversehrtheit (Artikel 2 Abs. 2 GG) und seinem Selbstbestimmungsrecht als Ausfluss des Rechtes auf Menschenwürde (Artikel 1 GG) her. Beschützt wird damit die Entscheidungsfreiheit des Patienten über seine körperliche Integrität, über die sich der Arzt nicht selbstherrlich hinwegsetzen darf. Die Einwilligung in den ärztlichen Heileingriff bedeutet nämlich, in dem durch sie gezogenen Rahmen einen Verzicht auf den absoluten Schutz des Körpers vor Verletzungen, die mit dem Eingriff verbunden sind, darüber hinaus das Aufsichnehmen von Gefahren, die sich aus Nebenwirkungen der Behandlung und möglichen Komplikationen ergeben.

Aus diesem Grundsatz leiten sich Verhaltenspflichten des Arztes ab, die ihn nicht nur zur Sorgfalt bei der Behandlung des Patienten verpflichten, sondern auch dazu, sich dessen Einwilligung in diese Maßnahmen zu versichern. Erklärt der Patient in Ausübung seines Selbstbestimmungsrechtes, er wolle sich nur von einem bestimmen Arzt operieren lassen, darf ein anderer Arzt den Eingriff nicht vornehmen. Ist der Eingriff durch einen bestimmten Arzt, regelmäßig den Chefarzt, vereinbart oder konkret zugesagt, muss der Patient rechtzeitig aufgeklärt werden, wenn ein anderer Arzt an seine Stelle treten soll. Von einer solchen Zusicherung kann man regelmäßig ausgehen, weil ein Wahlleistungsvertrag geschlossen wird. Fehlt demgemäß dann eine entsprechende Aufklärung über den Wechsel der Person des Operateurs, ist auch eine wirksame Einwilligung in die Vornahme des Eingriffes nicht gegeben, da die Aufklärung gefehlt hat. Insofern wäre dann der ärztliche Eingriff bzw. die Heilbehandlung rechtswidrig. Vor diesem Hintergrund kann sich der Arzt, der ohne eine auf seine Person bezogene Einwilligung des Patienten operiert hat, nicht darauf berufen, dass der Patient mit der Vornahme des Eingriffes durch einen anderen – zumal besser qualifizierten – Operateur einverstanden gewesen sei.

Der Bundesgerichtshof macht somit also nochmals das hohe Postulat der körperlichen Integrität

1.2 Unwirksamkeit der Einwilligung bei Organspendern

Eine interessante Randentscheidung hat das Oberlandesgericht Hamm am 07.09.2016 getroffen (vgl. Az.: 1-3 U 6/16). Es betrifft hier die Frage, inwieweit ein formeller Verstoß gegen die Voraussetzungen des § 8 Abs. 2 Transplantationsgesetz (TPG) es automatisch bewirkt, dass die Einwilligung des Organspenders zur Lebendnierenspende unwirksam und die Organentnahme ein rechtswidriger Eingriff ist. Das Oberlandesgericht Hamm geht dabei davon aus, dass dies gerade nicht der Fall ist. Selbst wenn feststeht, dass in formeller Hinsicht ein Verstoß gegen § 8 Abs. 2 Satz 4 und 5 TPG vorliegen, ist dies kein Aspekt, der eine Aufklärungsrüge als gerechtfertigt erscheinen lässt. Es nimmt dabei Bezug auf eine Parallelentscheidung des Oberlandesgerichtes Düsseldorf vom 25.08.2016 (Az.: 8 U 115712). Unter Berücksichtigung des Umstandes, dass es sich bei § 8 Abs. 2 TPG um eine allgemeine Verfahrensregelung handelt, nimmt das Oberlandesgericht Hamm ebenso wie das Oberlandesgericht Düsseldorf an, dass sich damit einhergehend keine Auswirkungen auf die Einwilligung im Einzelfall ergeben. Denn aufgrund der reinen Verfahrensregelung sollen gerade Fragen der Wirksamkeit der Einwilligung nicht durch § 8 Abs. 2 Transplantationsgesetz geregelt werden.

1.3 Wer kann Passivlegitimierter im Rahmen eines Arzthaftungsprozesses sein?

Ein stets sich ergebender Streitpunkt ist, wer denn richtiger Passivlegitimierter (also Beklagter) im Rahmen eines Arzthaftungsprozesses ist. Hier kommt regelmäßig zunächst einmal der handelnde Arzt, aber auch der Krankenhausträger an sich in Betracht. Handelt es sich bei dem Vertragsschluss zwischen dem privat versicherten Patienten und der Klinik um einen sog. einheitlichen Krankenhausvertrag mit Arztzusatzvertrag, schuldet auch die Klinik die ärztlichen Leistungen. Eine Beschränkung der Leistungen auf diejenigen eines Belegkrankenhauses ist in allgemeinen Aufnahmebedingungen nach Auffassung des Oberlandesgerichts Köln nicht ausreichend. Die hier streitgegenständlichen AVBs bezogen die Leistungen des Krankenhauses auf die allgemeinen Klinikleistungen und die nicht-ärztlichen Wahlleistungen, nicht aber die während des Aufenthaltes in der Klinik erbrachten ärztlichen Leistungen. Das Oberlandesgericht Köln ging aber davon aus, dass diese formularmäßigen Bestimmungen in den AVBs überraschend im Sinne des § 305c BGB sind und damit nicht Vertragsbestandteil geworden seien. Eine Beschränkung auf die Leistungen eines Belegkrankenhauses (also allgemeine Klinikleistungen und nicht-ärztliche Wahlleistungen) hätten im Vertrag selbst, dort deutlich und hervorgehoben erfolgen müssen, um nicht überraschend und damit wirksam zu sein. Insofern bestätigt das Oberlandesgericht Köln, dass bei der Abfassung von allgemeinen Aufnahmebedingungen bzw. allgemeinen Vertragsbedingungen größtmögliche Sorgfalt zu beachten ist. Im Regelfall ist hier die individuelle Vereinbarung vorzuziehen.

1.4 Notwendige Unterrichtung des Patienten über alternative Behandlungsmethoden

Das Oberlandesgericht Karlsruhe hat in einer Entscheidung 2 wichtige Aspekte angesprochen. Zum einen geht es in der Entscheidung vom 17.02.2016 (Az.: 7 U 32/13) nochmals um die Frage, inwieweit das Gericht einen Ermessensfehler begeht, wenn es bei der Auswahl des Sachverständigen nicht die gebotene Sorgfalt walten lässt. Zum anderen hat das Oberlandesgericht Karlsruhe die ständige Rechtsprechung zur Behandlungsaufklärung über Alternativen nochmals bestätigt. So ist zunächst einmal auch das Oberlandesgericht Karlsruhe der Überzeugung, dass zunächst einmal die Auswahl des Sachverständigen im Ermessen des Gerichtes steht. Es liegt jedoch eine fehlerhafte

Ermessensausübung vor, wenn das Gericht einen Sachverständigen aus einem falschen Sachgebiet ausgewählt hat, § 404 Abs. 1 Satz 1 ZPO. Grundsätzlich ist bei der Auswahl auf die Sachkunde in dem medizinischen Fachgebiet abzustellen, in das der Eingriff fällt. Hierfür können die fachärztlichen Weiterbildungsordnungen allerdings herangezogen werden. Schließlich betont das Oberlandesgericht Karlsruhe, dass zur Behandlungsaufklärung es auch gehört, dass der Arzt dem Patienten Kenntnis von Behandlungsalternativen verschaffen muss, wenn gleichermaßen indizierte und übliche Behandlungsmethoden mit wesentlich unterschiedlichen Risiken und Erfolgschancen eine echte Wahlmöglichkeit für den Patienten begründen. Die Wahrung des Selbstbestimmungsrechtes des Patienten erfordert eine Unterrichtung über eine alternative Behandlungsmöglichkeit, wenn für eine medizinisch sinnvolle und indizierte Therapie mehrere gleichwertige Behandlungsmöglichkeiten zur Verfügung stehen, die zu jeweils unterschiedlichen Belastungen des Patienten führen oder unterschiedliche Risiken und Erfolgschancen bieten. Dem Patienten muss in diesem Fall nach entsprechend vollständiger ärztlicher Aufklärung die Entscheidung überlassen bleiben, auf welchem Wege die Behandlung erfolgen soll und auf welches Risiko er sich einlassen will.

Wenn dann eine sog. Außenseitermethode Anwendung finden soll, muss der Patient auch zur Wahrung seines Selbstbestimmungsrechtes über das Für und Wider dieser Methode aufgeklärt werden. Einem Patienten müssen nicht nur die Risiken und die Gefahr eines Misserfolges des Eingriffes erläutert werden, sondern er ist auch darüber aufzuklären, dass der geplante Eingriff (noch) nicht medizinischer Standard ist und seine Wirksamkeit statistisch (noch) nicht abgesichert ist. Der Patient muss wissen, auf was er sich einlässt, um abwägen zu können, ob er die Risiken einer Behandlung und deren Erfolgsaussichten im Hinblick auf seine Befindlichkeiten vor dem Eingriff eingehen will (vgl. OLG Karlsruhe, Urteil vom 07.02.2016, Az.: 7 U 32/13).

2 Werberecht/Bewertungsportale

Das Werberecht der Ärzte ist ein stetiger Streitpunkt, der vor Gerichts ausgetragen werden muss. Auch die Bewertungsportale erfreuen sich stetem Zuspruch, sodass auch hier die Rechtsstreitigkeiten zunehmen.

2.1 Werbung mit Vorher-Nachher-Bildern

Das Oberlandesgericht Koblenz hatte nochmals Gelegenheit dazu, sich mit der Frage der Vorher- und Nachher-Bilder auseinanderzusetzen. Dabei hat das Oberlandesgericht Koblenz mit Entscheidung vom 11.05.2016 (Az.: 9 U 1362/15) nochmals ausdrücklich dargestellt, dass es dabei verbleibt, dass der Internetauftritt eines Arztes, der Schönheitsoperationen anbietet, gegen das Verbot des § 11 Abs. 1 Satz 3 HWG verstößt, wenn mit Vorher-Nachher-Bildern von Patienten, bei welchen ein plastischer Eingriff vorgenommen wurde, Schönheitschirurgie beworben wird. Dabei hat das Oberlandesgericht Koblenz klargestellt, dass diese Regelung des Heilmittelwerbegesetzes nicht gegen EU-Recht verstößt. Darüber hinaus wurde klargestellt, dass das Werbeverbot mit dem Grundgesetz vereinbar ist. Dies deshalb, weil der Gesetzgeber nicht die Werbung von Schönheitsoperationen per se verboten hat, sondern das Verbot auf ein ganz konkretes Werbemittel, nämlich die Vorher-Nachher-Bilder, beschränkt hat. Die Tatsache, dass diese Art der Werbung (beispielsweise ähnlich der Werbung mit Rabatten) grundsätzlich verboten ist, sollte eigentlich hinlänglich bekannt sein. Die Entscheidung aus dem Jahre 2016 macht aber klar, wie praxisrelevant dieses Verbot nach wie vor ist.

2.2 Prüfungspflicht des Host-Providers von Bewertungsportalen

Der BGH hat Anfang 2016 eine Grundsatzentscheidung zur Frage der Haftung eines Host-Providers als mittelbarem Störer bei Internetbewertungen getroffen und kam dabei zu folgenden Kernaussagen: Ein Host-Provider ist zur Vermeidung einer Haftung als mittelbarer Störer grundsätzlich nicht verpflichtet, die von den Nutzern ins Netz gestellten Beiträge vor der Veröffentlichung auf eventuelle Rechtsverletzungen zu prüfen. Er ist aber verantwortlich, sobald er Kenntnis von den Rechtsverletzungen erlangt. Ist der Host-Provider mit der Behauptung eines Betroffenen konfrontiert, ein von einem Nutzer eingestellter Beitrag verletze ihn in seinem Persönlichkeitsrecht und ist die Beanstandung so konkret gefasst, dass der Rechtsverstoß auf der Grundlage der Behauptung des Betroffenen unschwer bejaht werden kann, so ist eine Ermittlung und Bewertung des gesamten Sachverhaltes unter Berücksichtigung einer etwaigen Stellungnahme des für den beanstandeten Beitrag Verantwortlichen erforderlich. Zur Bestimmung, welcher Überprüfungsaufwand vom Host-Provider im Einzelfall zu verlangen ist, bedarf es einer umfassenden Interessensabwägung, bei der die betroffenen Grundrechte der Beteiligten zu berücksichtigen sind. Der vom Betreiber eines Arztbewertungsportals verlangte Prüfungsaufwand darf den Betrieb des Portals weder wirtschaftlich gefährden noch unverhältnismäßig erschweren, hat aber zu berücksichtigen, dass eine gewisse Prüfung der Beanstandung von betroffenen Ärzten durch den Portalbetreiber eine entscheidende Voraussetzung dafür ist, dass die Persönlichkeitsrechte der (anonym oder pseudonym) bewerteten Ärzte beim Portalbetrieb hinreichend geschützt sind. Gerade der letzte Kernsatz der BGH-Entscheidung macht deutlich, dass hier immer im Einzelfall geprüft werden muss, inwieweit der Prüfungsaufwand noch verhältnismäßig ist. Wenn es allerdings um Schmähkritik und offensichtlich unsachliche Kritik geht, wird man hier in jedem Fall eine Prüfungspflicht des Host-Providers annehmen müssen.

3 Arbeitsrecht

Das Bundesarbeitsgericht hat eine für Ärzte interessante Entscheidung getroffen, die die Frage regelt, inwieweit das für Zeiten der tatsächlichen Inanspruchnahme während einer Rufbereitschaft zustehende Entgelt bei der Berechnung der Entgeltfortzahlung für Urlaubszeiten in das Referenzentgelt gemäß § 22 TV-Ärzte/VKA einzubeziehen ist. Dies hat das Bundesarbeitsgericht grundsätzlich bejaht. Denn dies folgt für das Bundesarbeitsgericht aus dem Gebot der gesetzeskonformen Auslegung von Tarifnormen. Eine Nichtberücksichtigung der Zeiten der tatsächlichen Inanspruchnahme während einer Rufbereitschaft bei der Berechnung des Urlaubsentgeltes verstieße daher gegen § 1 Bundesurlaubsgesetz, so das Bundesarbeitsgericht (vgl. Urteil vom 20.09.2016, Az.: 9 a ZR 429/15).

4 Sozialversicherungs- und Gesellschaftsrecht

4.1 Sozialversicherungspflicht

Die Frage, inwieweit beispielsweise Honorarärzte/Notärzte sozialversicherungspflichtig sind, beschäftigt seit vielen Jahren die Sozialgerichte. Im Jahr 2016 haben zahlreiche Landessozialgerichte hier Entscheidungen getroffen, die einen weiteren Anhalt darauf geben, wie in der Praxis mit diesem rechtlichen Problem umzugehen ist. So hat beispielsweise das Landessozialgericht Rheinland-Pfalz mit Entscheidung vom 20.04.2016 (Az.: L 4 R 318/14) klargestellt, dass grundsätzlich der Versicherungspflicht in der Rentenversicherung und nach dem Recht der Arbeitsförderung diejenigen Personen unterliegen, die gegen Arbeitsentgelt beschäftigt sind. Dies ist insofern nichts Neues.

Es hat allerdings klargestellt, dass ein Arzt, der für niedergelassene Ärzte zwei- bis dreimal im Monat den Nachtdienst übernimmt, kein Arbeitnehmer ist. Vielmehr geht das Landessozialgericht Rheinland-Pfalz davon aus, dass es sich hierbei um eine selbständige Tätigkeit handelt, wenn er nicht in den Arbeitsablauf der Praxis eingegliedert ist und keinen Weisungen des Praxisinhabers unterliegt. Dabei geht das Landessozialgericht davon aus, dass eine abhängige Beschäftigung voraussetzt, dass der Arbeitnehmer vom Arbeitgeber persönlich abhängig ist. Bei einer Beschäftigung in einem fremden Betrieb ist dies dann der Fall, wenn der Beschäftigte in dem Betrieb eingegliedert ist und dabei einem Zeit, Dauer, Ort und Art der Ausführungen umfassenden Weisungsrecht des Arbeitgebers unterliegt. Das Landessozialgericht Rheinland-Pfalz hat dabei allerdings klargestellt, dass die Weisungsabhängigkeit deutlich an Konturen verliert. Der Grad einer persönlichen Abhängigkeit hängt demgemäß von der Eigenart der jeweiligen Tätigkeit ab. Abstrakte, für alle Arbeitsverhältnisse geltende Merkmale, lassen sich insoweit nicht aufstellen. Dies ist gerade der Umstand, der es in der juristischen Praxis schwierig macht, im konkreten Einzelfall eine Voraussage darüber zu treffen, inwieweit hier eine selbständige Tätigkeit oder eine abhängige Beschäftigung vorliegt. Zentraler Punkt war aber auch in dieser Entscheidung die Weisungsabhängigkeit. Wenn man also überzeugend darlegen kann, selbständig in eigener ärztlicher Verantwortung zu entscheiden, wie man beispielsweise im Rahmen des Notfalls reagiert, so wird dieses Merkmal der Weisungsabhängigkeit zumindest vom Landessozialgericht Rheinland-Pfalz nicht als gegeben angenommen.

Demgegenüber hat das Landessozialgericht Baden-Württemberg mit Entscheidung vom 27.04.2016 (Az.: L 5 R 852/14) festgestellt, dass im Krankenhaus tätige Ärzte, Krankenschwester und -pfleger und Diät- und Ernährungsberater regelmäßig abhängig beschäftigt sind. Gegenstand dieser Entscheidung war die Frage, inwieweit die dort tätigen Honorarkräfte ein unternehmerisches Risiko getragen haben. Dabei hat das Landessozialgericht Baden-Württemberg klargestellt, dass das für eine selbständige Tätigkeit typische Unternehmensrisiko nicht mit einem Kapitalrisiko gleichzusetzen ist. Ein Kapitalrisiko, dass nur zu geringen Ausfällen führt, wird das tatsächliche Gesamtbild einer Beschäftigung nicht wesentlich bestimmen.

Maßgebendes Kriterium für das Vorliegen eines Unternehmensrisikos ist, ob eigenes Kapital oder die eigene Arbeitskraft auch mit der Gefahr des Verlustes eingesetzt wird, der Erfolg des Einsatzes der sächlichen und persönlichen Mittel also ungewiss ist. Darüber hinaus ist zu fordern, damit das unternehmerische Risiko als Hinweis auf eine selbständige Tätigkeit dient, dass diesem Risiko auch größere Freiheiten in der Gestaltung und Bestimmung des Umfanges beim Einsatz der eigenen Arbeitskraft gegenüberstehen. Dabei ist es vollkommen unerheblich, inwieweit einem Krankenhausträger aufgrund der Lage die Möglichkeit gegeben ist, tatsächliche festangestellte Mitarbeiter zu finden. Dies ist kein Aspekt, der bei der Beurteilung von eingesetzten Honorarkräften im Sinne der Sozialversicherungspflicht herangezogen werden kann. Das Landessozialgericht Baden-Württemberg hat also mit seiner jüngsten Entscheidung das Kriterium des unternehmerischen Risikos nochmals herausgearbeitet.

Das schleswig-holsteinische Landessozialgericht hat sich mit Entscheidung vom 22.11.2016 mit der Frage beschäftigt, inwieweit ein im Krankenhaus tätiger Honorararzt sozialversicherungspflichtig ist (Az.: L 5 KR 176/16 b ER). Das schleswig-holsteinische Landessozialgericht stellt dabei darauf ab, dass der Arbeitnehmer vom Arbeitgeber persönlich abhängig sein muss, damit eine sozialversicherungspflichtige Beschäftigung vorliegt. Auch hier wird nochmals dargelegt, dass bei einer Beschäftigung in einem fremden Betrieb dies dann der Fall ist, wenn der Beschäftigte in dem Betrieb eingegliedert ist und dabei einem Zeit, Dauer, Ort und Art der Ausübung umfassenden Weisungsrechtes des Arbeitgebers unterliegt. Demgegenüber ist eine selbständige Tätigkeit vornehmlich durch das eigene Unternehmensrisiko, das Vorhandensein einer eigenen Betriebsstätte, die Verfügungsmöglichkeit über die eigene Arbeitskraft und die im Wesentlichen frei gestaltete Tätigkeit und Arbeitszeit gekennzeichnet. Ob jemand abhängig beschäftigt oder selbständig tätig ist, hängt davon ab, welche Merkmale überwiegen. Maßgebend ist, so das Landessozialgericht Schleswig-Holstein, grundsätzlich das Gesamtbild der Arbeitsleistung. Dieses wiederum bestimmt sich nach den tatsächlichen Verhältnissen. Tatsächliche Verhältnisse in diesem Sinne sind die rechtlich relevanten Umstände, die im Einzelfall eine wertende Zuordnung zum Typus der abhängigen Beschäftigung erlauben. Ob eine Beschäftigung vorliegt, ergibt sich aus dem Vertragsverhältnis der Beteiligten und wie es im Rahmen des rechtlich Zulässigen tatsächlich vollzogen worden ist. Ausgangspunkt ist daher zunächst das Vertragsverhältnis der Beteiligten, wie es sich aus den von ihnen getroffenen Vereinbarungen ergibt oder sich aus ihren gelebten Beziehungen erschließen lässt. Eine im Widerspruch zur ursprünglich getroffenen Vereinbarung stehende tatsächliche Beziehung und die sich daraus ergebende Schlussfolgerung auf die tatsächlich gewollte Natur der Rechtsbeziehung, gehen der formellen Vereinbarung vor. Damit betont das schleswig-holsteinische Landessozialgericht den Grundsatz, dass grundsätzlich das gelebte Miteinander entscheidend ist und nicht die allenthalben „geschönten" vertraglichen Vereinbarungen. Weist eine Tätigkeit Merkmale auf, die sowohl auf eine Abhängigkeit als auch auf eine Selbständigkeit hinweisen, ist entscheidend, welche Merkmale überwiegen und der Arbeitsleistung das Gepräge geben. Maßgeblich für die Entscheidung des Landessozialgerichts Schleswig-Holstein, dass die hier betroffenen Honorarärzte sozialversicherungspflichtig waren, war, was die Honorarärzte selbst in den von ihnen auszufüllenden Fragebögen angegeben haben. Daraus ergab sich, dass die Honorarärzte in die Organisation des Krankenhauses eingebunden waren und entsprechend dort die vereinbarte Tätigkeit zu verrichten hatten. Das Landessozialgericht Schleswig-Holstein hat dabei nochmals klargemacht, dass das Unternehmerrisiko nur dann gegeben ist, wenn das Risiko besteht, eingesetztes Kapital zu verlieren oder Dienstleistungen nicht vergütet zu erhalten. Eine solche Gefahr sah das Landessozialgericht Schleswig-Holstein bei den Honorarärzten nicht.

Darüber hinaus hat das Landessozialgericht Baden-Württemberg in einer anderen Entscheidung festgestellt, dass es gerade nicht so ist, dass jeder auf Honorarbasis tätige Arzt tatsächlich sozialversicherungspflichtig ist. Mit Entscheidung vom 19.04.2016 (Az.: L 11 R 2428/15) kam das Landessozialgericht Baden-Württemberg zu der Überzeugung, dass ein Arzt, der auf Honorarbasis in einer nach § 111 SGB V zugelassenen Klinik als Bereitschaftsarzt tätig ist, keine abhängige Beschäftigung ausübt, wenn er selbst bestimmen kann, an welchen Tagen er für die Klinik tätig sein soll und er bei der Durchführung des Bereitschaftsdienstes keiner Kontrolle der Klinik im Sinne von Einzelanordnungen unterliegt. Die Tatsache, dass während des Bereitschaftsdienstes die Zusammenarbeit mit dem Pflegepersonal notwendig ist, führt nicht dazu, dass eine Eingliederung des Arztes in die Arbeitsorganisation der Klinik angenommen werden kann.

Wie die vorbenannten Entscheidungen wiederum deutlich machen, ist es nach wie vor allein anhand des Einzelfalles festzumachen, ob eine abhängige Beschäftigung und damit eine Sozialversicherungspflicht bestehen. Was sich herauskristallisiert ist, dass der Aspekt des unternehmerischen Risikos sehr restriktiv gehandhabt wird. Insbesondere, was die Integration in die Arbeitsabläufe der den Honorararzt engagierenden Klinik betrifft, wird hier immer der gelebte Sachverhalt dasjenige sein, was entscheidungsrelevant ist. Dabei muss man damit rechnen, dass die tätigen Honorarkräfte durch entsprechende Fragebögen befragt werden.

4.2 Gestaltung ärztlicher Berufsausübungsgemeinschaften

Von erheblicher Bedeutung für die Gestaltung ärztlicher Berufsausübungsgemeinschaften ist eine Entscheidung des LSG Baden-Württemberg[2]. Es ging hier primär um die Frage der Scheinselbständigkeit der Gesellschafterin einer zahnärztlichen Gemeinschaftspraxis. Folgenden Leitsatz enthält die Entscheidung: *„Die rechtlichen Einordnungen des Vertrags(zahn)arztrechts und des (zahn-)ärztlichen Berufsrechts sind für die sozialversicherungsrechtliche Statusbeurteilung nach § 7 Abs. 1 SGB IV nicht bindend. Sie stellen (nur) einen Gesichtspunkt in der Abwägung aller für und gegen eine Beschäftigung bzw. selbstständige Erwerbstätigkeit sprechenden Indizien dar; eine strikte Parallelität findet insoweit grundsätzlich nicht statt."*

Nachdem der Rentenversicherungsträger ein abhängiges Beschäftigungsverhältnis festgestellt hatte, wendete sich der betroffene Zahnarzt als weiterer Gesellschafter der BAG bzw. aus Sicht des Rentenversicherungsträgers als Arbeitgeber

---
[2] Urteil des LSG Baden-Württemberg vom 23.11.2016, Az.: L 5 R 1176/15

seiner Partnerin gegen die Nachforderung von Sozialabgaben für die Tätigkeit der Zahnärztin während der Zeit von 2008–2011. Aber der sowohl für Fragen der Rentenversicherung als auch des Vertragsarztrechtes zuständige 5. Senat des LSG sah ein abhängiges Beschäftigungsverhältnis und stellte zudem – gewissermaßen nebenher – fest, dass auch vertragsarztrechtlich eine Scheinselbstständigkeit vorlag, trotz der Zulassung als Vertragszahnärztin und der Genehmigung der gemeinsamen Berufsausübung durch die KZV. Es droht neben der Nachforderung von Sozialversicherungsabgaben somit die Aufhebung der bisherigen an die BAG gerichteten Honorarbescheide und in der Folge die Rückforderung bezahlter Honorare sowie – auf Basis der aktuellen Rechtsprechung des Bundesfinanzhofes zur Gewerbesteuerpflicht in Konstellationen der verdeckten Anstellung – Steuernachzahlungen.

In der Summe kann dies schnell zu existenzgefährdenden Rückforderungen führen, sodass dieses Thema von größter Brisanz für bestehende ärztliche und zahnärztliche Kooperationen mit ähnlicher Konstellation ist. Der Gesellschaftsvertrag der betroffenen BAG sah vor, dass die „Juniorpartnerin" als Gewinnanteil 30 % der von ihr durch persönliche Tätigkeit erwirtschafteten Honorare erhielt. Aus den verbleibenden Einnahmen wurden die Praxiskosten gezahlt, den Rest sollte der Zahnarzt als „Seniorpartner" erhalten.

Wie in derartigen Konstellationen häufig, stellte der Seniorpartner auch das gesamte materielle Vermögen zur Verfügung. Die hinzutretende Gesellschafterin musste keine Einlage leisten und sich auch am vorhandenen materiellen Vermögen oder den Kosten der Beschaffung zukünftigen materiellen Vermögens nicht beteiligen.

Eine Regelung zur Verlustverteilung war im Gesellschaftsvertrag nicht vorhanden. Zwar waren beide Gesellschafter im Außenverhältnis geschäftsführungsbefugt, im Innenverhältnis hatte der Senior bei wirtschaftlich bedeutsameren Maßnahmen oder etwa im Falle der Kündigung von Anstellungsverhältnissen nach den vertraglichen Regelungen die Stichentscheidung. Die Abfindung der Juniorpartnerin im Fall ihres Ausscheidens war pauschaliert geregelt.

Das LSG sah in dieser Konstellation das Vorhandensein eines abhängigen Beschäftigungsverhältnisses. Für die Selbständigkeit sei insbesondere das Vorhandensein eines „Unternehmerrisikos" relevant. Dies bestehe meist in der Gefahr, bei wirtschaftlichem Misserfolg des Unternehmens das eingesetzte Kapital zu verlieren oder nicht ausreichend nutzen zu können; ihm entspreche die Aussicht auf Gewinn, wenn das Unternehmen wirtschaftlichen Erfolg hat. Abhängig Beschäftigte trügen demgegenüber das Arbeitsplatzrisiko, das in der Gefahr bestehe, bei wirtschaftlichem Misserfolg des Unternehmens die Arbeitsstelle einzubüßen. Das LSG: *„Maßgebendes Kriterium für das Vorliegen eines Unternehmerrisikos ist, ob eigenes Kapital oder die eigene Arbeitskraft auch mit der Gefahr des Verlustes eingesetzt wird, der Erfolg des Einsatzes der sächlichen oder persönlichen Mittel also ungewiss ist. Allerdings ist ein unternehmerisches Risiko nur dann Hinweis auf eine selbstständige Tätigkeit, wenn diesem Risiko auch größere Freiheiten in der Gestaltung und der Bestimmung des Umfangs beim Einsatz der eigenen Arbeitskraft gegenüberstehen (BSG, Urteil vom 25.04.2012 – B 12 KR 24/10 R –)."*

Ob jemand abhängig beschäftigt oder selbstständig tätig ist, hänge letztlich im Rahmen einer Gesamtschau davon ab, welche Merkmale überwiegen. Maßgebend sei stets das Gesamtbild der Arbeitsleistung. Dieses bestimme sich nach den tatsächlichen Verhältnissen, also den rechtlich relevanten Umständen, die im Einzelfall eine wertende Zuordnung zum Typus der abhängigen Beschäftigung erlauben.

Zu berücksichtigen seien vorliegend zudem die Besonderheiten der (zahn-)ärztlichen Tätigkeit in „freier Praxis". Das LSG hierzu: *„Der frei praktizierende Arzt hat die freie Verfügung über die eigene Arbeitskraft, kann insbesondere seine Arbeitszeit frei einteilen und er trägt auch das volle wirtschaftliche Berufsrisiko. Mithin wird eine Tätigkeit in freier Praxis unzweifelhaft durch die Merkmale individueller Unabhängigkeit und Tragung des wirtschaftlichen Risikos konkretisiert. Das Merkmal der Tätigkeit „in freier Praxis" i. S. d. § 32 Abs. 1 Satz 1 Ärzte-ZV/Zahnärzte-ZV erfordert mehr, als nach den §§ 705 ff BGB für die Stellung als Gesellschafter erforderlich ist. Die vertrags(zahn)ärztliche Tätigkeit muss in beruflicher und persönlicher Selbstständigkeit gesi-*

8.6 Rechtsprechung

chert sein, erhebliche Einflussnahmen Dritter müssen ausgeschlossen sein und es darf insbesondere nicht in Wahrheit ein verstecktes Angestelltenverhältnis vorliegen. Zur erforderlichen eigenverantwortlichen Gestaltung (zahn-)ärztlicher Tätigkeit gehört es, dass der (Zahn-)Arzt ein wirtschaftliches Risiko trägt, insoweit es maßgebend von seiner Arbeitskraft abhängen muss, in welchem Umfang seine freiberufliche Tätigkeit Einkünfte erbringt. Zudem muss der (Zahn-)Arzt die Befugnis haben, den medizinischen Auftrag nach eigenem Ermessen zu gestalten sowie über die räumlichen und sächlichen Mittel, ggf. auch über den Einsatz von Hilfspersonal zu disponieren oder jedenfalls an der Disposition mitzuwirken; selbst wenn die Praxis und deren Inventar nicht unbedingt in seinem Eigentum stehen müssen, muss er neben der Gestaltung des medizinischen Auftrags und neben der Personalhoheit auch in einem gewissen Umfang die Sachherrschaft haben. Die Tätigkeit in freier Praxis beinhaltet damit zum einen eine wirtschaftliche Komponente – die Tragung des wirtschaftlichen Risikos wie auch eine Beteiligung an den wirtschaftlichen Erfolgen der Praxis – und zum anderen eine ausreichende Handlungsfreiheit in beruflicher und persönlicher Hinsicht. Der Vertrags(zahn-)arzt darf nicht wie ein Angestellter nur ein Festgehalt erhalten. Vielmehr muss ihm maßgeblich der Ertrag seiner vertrags(zahn-)ärztlichen Tätigkeit zugutekommen, ebenso wie ein eventueller Verlust zu seinen Lasten gehen muss."

Hierbei richte sich die sozialversicherungsrechtliche Beurteilung einer ärztlichen Tätigkeit nicht ausschließlich nach dem Vertrags(zahn-)arztrecht bzw. dem (zahn-)ärztlichen Berufsrecht, sondern nach § 7 Abs. 1 SGB IV, wobei aber die Bewertungen des Vertrags(zahn-)arztrechts als Abwägungsgesichtspunkte zu berücksichtigen seien. Die Entscheidungen der Zulassungsgremien über die Erteilung einer Genehmigung für eine Berufsausübungsgemeinschaft hätten für die sozialversicherungsrechtliche Statusbeurteilung bzw. die Nachforderung von Sozialabgaben ebenfalls keine Bindungswirkung.

Auf Basis der gesellschaftsvertraglichen Regelungen kam das LSG sodann wegen folgender Kriterien zu dem Schluss, dass es sich um ein abhängiges Beschäftigungsverhältnis handele:

- Der Seniorpartner habe, wie es für den Arbeitgeber typisch sei, der Juniorpartnerin die in seinem Sondervermögen bleibenden Betriebsmittel (die Praxiseinrichtung) für ihre Berufsausübung zur Verfügung gestellt und dies auf eigene Kosten instandgehalten;
- Die Juniorpartnerin sei am Inventar der Praxis (rechtlich) nicht beteiligt und sie zahle dem Kläger kein Nutzungsentgelt, die Praxiskosten trage der Kläger also insgesamt allein. Diese würden also allein ihm von dem nach Abzug des Anteils der Partnerin (30 % des von ihr veranlassten Honorars) verbleibenden Einnahmeüberschuss abgezogen. Ein den sozialversicherungsrechtlichen Status prägendes Kapitalrisiko habe die Partnerin daher nicht getragen.
- Die Juniorpartnerin habe auch die eigene Arbeitskraft nicht mit den Verlustrisiken (und den Gewinnaussichten) des selbstständig erwerbstätigen (freien) Dienstleisters eingesetzt. Daran ändere nichts, dass ihre Vergütung in einem festen Anteil von 30 % des von ihr erzielten zahnärztlichen Honorars bestanden hat, ähnliche Regelungen gebe es auch im Anstellungsverhältnis, auch hier müsse es kein gleichbleibendes Gehalt geben.
- Die der Juniorpartnerin vertraglich erteilte Alleinvertretungsmacht spreche nur schwach für das Vorliegen einer selbstständigen Erwerbstätigkeit, zumal ihre Geschäftsführungsbefugnis im Innenverhältnis nach Maßgabe der genannten Vertragsbestimmung beschränkt worden sei.
- Eine Kapitalbeteiligung sollte nach dem Willen der Gesellschafter auch aus steuerrechtlichen Gründen nicht stattfinden. Diese steuerrechtliche Gestaltung stehe im Zusammenwirken mit den übrigen Umständen des Einzelfalls der sozialversicherungsrechtlichen Einstufung der streitigen Tätigkeit als selbstständige (unternehmerische) Erwerbstätigkeit im Wege.

Aus den vorgenannten Gründen sei auch in vertrags(zahn-)ärztlicher Sicht nicht von einer selbständigen Tätigkeit auszugehen, das LSG weist in diesem Zusammenhang ausdrücklich auf die einschlägige BSG-Entscheidung und die dort genannten Kriterien hin (Urteil vom 23.06.2010, Az.: B 6 KA 7/09 R). Dass das BSG in der genannten Entscheidung eine „Null-Beteiligung" eines Gesellschafters für einen gewissen Zeitraum jedenfalls als möglich erachtete, hält das LSG nicht für relevant. Hierzu führt es aus: *„Da die festgestellten Umstände, unter denen die Beigeladene zu 1) ihre zahnärztliche Tätigkeit (während der streitigen Zeit) verrichtet hat, in ihrer Gesamtheit – auch ohne den Gesichtspunkt fehlenden Kapitaleinsatzes – ein ausreichendes wirtschaftliches (Verlust-)Risiko nicht begründen können und die für eine abhängige Beschäftigung (als angestellte Ärztin) sprechenden Gesichtspunkte auch im Übrigen deutlich überwiegen, kommt es ausschlaggebend nicht darauf an, ob aus vertragszahnärztlicher Sicht für das Merkmal der Tätigkeit „in freier Praxis" (i. S. d. § 32 Abs. 1 Satz 1 Zahnärzte-ZV) der Einsatz von (Wagnis-)Kapital verzichtbar ist und eine so genannte „Nullbeteiligungsgesellschaft" genügen kann; der Senat muss hierüber nicht entscheiden."*

Das Urteil zeigt sehr deutlich die Gefahren von nicht paritätischen Verträgen auf und gibt Vorgaben zu den Grenzen des Zulässigen:

- Jeder Gesellschafter muss demnach zwingend an einem etwaigen Verlust der Gesellschaft beteiligt sein. Das zu erzielende Einkommen muss vom Erfolg der Gesellschaft abhängen, für jeden Gesellschafter muss hierbei das Risiko bestehen, dass er nicht nur seine Arbeitskraft ohne Gewinn einsetzt, sondern Verluste mit eigenem Kapital ausgleicht.
- Der „Gewinnanteil" eines Gesellschafters darf nicht unabhängig von den Kosten errechnet werden.
- Jeder Gesellschafter sollte mit einem – wenn auch ggf. unterschiedlich hohen – Kapitaleinsatz an der Gesellschaft beteiligt sein.
- Geschäftsführung, Vertretungsbefugnisse und sonstiger Außenauftritt sollten möglichst paritätisch ausgestaltet sein.

Hierbei geht es immer um eine Wertung der Gesamtumstände. Das Urteil sollte Anlass sein, bestehende gesellschaftsvertragliche Regelungen einer gewissenhaften Kontrolle zu unterziehen.

5 Vertragsarztrecht

5.1 Nachbesetzungen von Chirurgensitzen

Nach einer aktuellen BSG-Entscheidung[3] ist für die Nachbesetzung eines Chirurgensitzes mit einem Orthopäden die Schwerpunktbezeichnung Unfallchirurgie des Chirurgen erforderlich. Die Spruchpraxis der Zulassungsgremien war bisher, dass bei einer nachweisbaren tatsächlichen überwiegenden Tätigkeit des abgebenden Chirurgen im unfallchirurgischen Bereich die Nachbesetzung seines ausgeschriebenen Chirurgensitzes durch einen Facharzt für Orthopädie und Unfallchirurgie möglich sei.

Da beide nach aktuellem Weiterbildungsrecht dem gleichen Fachgebiet angehörten, ist nach bisheriger Spruchpraxis der Zulassungsgremien insoweit § 16 Satz 1 der Bedarfsplanungsrichtlinien anwendbar, der bei Änderungen im Weiterbildungsrecht vorsieht, im Falle der Praxisnachfolge die Praxis auch für Ärzte auszuschreiben, die ganz oder teilweise in einem Fachgebiet tätig sind, welches mit dem alten Fachgebiet übereinstimmt. Da ausdrücklich von „Gebiet" die Rede sei, komme es auf das Vorhandensein einer Schwerpunktbezeichnung nicht an.

Das BSG sieht dies anders. Es ging in dem Verfahren um den Antrag eines MVZ auf Anstellungsgenehmigung für einen Facharzt für Orthopädie und Unfallchirurgie als Nachfolger auf den Sitz eines Facharztes für Chirurgie ohne Schwerpunktbezeichnung Unfallchirurgie. Streitig war, ob der Klägerin, einer MVZ-GbR, ein Anspruch auf eine Anstellungsgenehmigung für einen Facharzt für Orthopädie und Unfallchirurgie ohne Beschränkung auf unfallchirurgische Tätigkeiten zusteht. Im Planungsbereich, in dem das MVZ betrieben wurde, bestanden Zulassungsbeschränkungen sowohl für Chirurgen als auch für Orthopäden. Angestellter Arzt war ein Facharzt für Chirurgie, der keine Schwerpunktbezeichnung für Unfallchirurgie führt. Den Antrag der Klägerin auf Genehmigung der Nachbesetzung mit einem Facharzt für

---
[3] Urteil des BSG vom 22.09.2016, Az.: B 6 KA 40/15 R

Orthopädie und Unfallchirurgie genehmigte der beklagte Berufungsausschuss mit der Maßgabe einer ausschließlichen Tätigkeit auf dem Gebiet der Unfallchirurgie. Die MVZ-GbR machte nunmehr geltend, ihr stehe ein Anspruch auf eine unbeschränkte Anstellungsgenehmigung nach § 103 Abs. 4a Satz 3 SGB V zu, da der ausscheidende Arzt und sein Nachfolger übereinstimmende Tätigkeitsfelder gehabt hätten.

Dies lehnte das BSG ab. Das MVZ habe keinen Anspruch auf unbeschränkte Nachbesetzung der chirurgischen Arztstelle mit einem Orthopäden und Unfallchirurgen, da die Ärzte unterschiedlichen bedarfsplanungsrechtlichen Arztgruppen – Chirurgie und Orthopädie – angehörten. Nicht entscheidend sei hierbei das konkrete Tätigkeitsspektrum des Chirurgen, insbesondere der Umfang seiner unfallchirurgischen Tätigkeit. Maßgeblich seien vielmehr die Vorgaben zu Arztgruppen und Fachgebieten im Sinne des Weiterbildungs- und Bedarfsplanungsrechts, es komme nicht auf die individuelle ärztliche Behandlungsausrichtung an. Bisher liegt nur der Terminbericht des BSG vor, die Urteilsgründe bleiben also für Details noch abzuwarten. Bereits aus dem Bericht lässt sich jedoch Folgendes entnehmen:

- Die Regelung des § 16 Satz 1 BedarfsplRL sei sinngemäß auf die Nachbesetzung von Stellen angestellter Ärzte im MVZ anwendbar.
- Die Nachbesetzung eines ursprünglichen Chirurgensitzes durch einen Facharzt für Orthopädie und Unfallchirurgie sei aber nur dann möglich, wenn der seinerzeit abgebende Chirurg über die weiterbildungsrechtliche Schwerpunktbezeichnung Unfallchirurgie (hier nach Weiterbildungsrecht bis 2003) verfügte. Ein tatsächlicher Tätigkeitsschwerpunkt im unfallchirurgischen Bereich sei nicht ausreichend.

Zwar ist die analoge Anwendung der Regelung auf Arztstellen zu begrüßen. Die Entscheidung grenzt jedoch primär die Möglichkeiten für niedergelassene Chirurgen und MVZ erheblich ein, den Sitz auf einen Nachfolger zu übertragen bzw. eine Chirurgenstelle nach zu besetzen. Das BSG hatte bei dieser Entscheidung auch im Sinn, ein „Ausbluten" der Fachgruppe der Chirurgen zu verhindern. Die Realität wird aber eine andere sein. Es werden sich kaum hinreichend Fachärzte für Chirurgie finden lassen, um die freiwerdenden Sitze zukünftig zu übernehmen. Der Verfall ausgeschriebener Sitze mangels Nachfolger ist zu erwarten.

Ob hier möglicherweise noch das Bundesverfassungsgericht angerufen wird und etwa aus Gründen des Eigentumsschutzes eine andere Sichtweise vertritt, bleibt abzuwarten, ist aber aus Sicht der Verfasser eher unwahrscheinlich.

5.2 Zulassungsverzicht zugunsten einer Angestelltentätigkeit

Nach einem weiteren Urteil des BSG[4] sind die Voraussetzung für die Möglichkeit als Vertragsarzt nach Zulassungsverzicht als Angestellter in einem MVZ tätig zu werden, erheblich verschärft worden. Die zugrunden liegende Rechtslage lässt die konkrete Ausgestaltung des Vorganges der Überführung einer Vertragsarzt- in eine Angestelltentätigkeit im MVZ weitgehend offen. Gemäß § 103 Abs. 4a SGB V hat ein Vertragsarzt die Möglichkeit, auf seine Zulassung zu verzichten, um als angestellter Arzt in einem MVZ tätig zu werden. Satz 1 lautet: „*Verzichtet ein Vertragsarzt in einem Planungsbereich, für den Zulassungsbeschränkungen angeordnet sind, auf seine Zulassung, um in einem medizinischen Versorgungszentrum tätig zu werden, so hat der Zulassungsausschuss die Anstellung zu genehmigen, wenn Gründe der vertragsärztlichen Versorgung dem nicht entgegenstehen.*" Ergänzend regelt Satz 3: „*Medizinischen Versorgungszentren ist die Nachbesetzung einer Arztstelle möglich, auch wenn Zulassungsbeschränkungen angeordnet sind.*"

Analog ist dies gemäß § 103 Abs. 4b SGB V auch für die Tätigkeit in einer BAG geregelt.

Die Möglichkeit ist für Ärzte und MVZ insbesondere im Zusammenhang mit einer geplanten Praxisabgabe interessant, da weitgehende Planungssicherheit erreicht werden kann. Eine bestimmte Dauer oder ein bestimmter Umfang der Anstellungstätigkeit ist gesetzlich nicht geregelt. Nach bisheriger Spruchpraxis der Zulassungsgremien musste die nachfolgende Tätigkeit des verzich-

---

[4] Urteil des BSG vom 04.05.2016, Az.: B 6 KA 21/15R

tenden Vertragsarztes 2 bis maximal 3 Quartale andauern, um die Nachbesetzungsfähigkeit sicherzustellen.

Das BSG hat mit der aktuellen Entscheidung jedoch klargestellt: Es ist nunmehr Voraussetzung für die Nachbesetzung einer solchen Arztstelle, dass sich die Absicht des auf seine Zulassung verzichtenden Vertragsarztes zur Tätigkeit in MVZ/BAG hinreichend manifestiert und er deshalb eine Tätigkeitsdauer von *zumindest 3 Jahren* plant. Sofern der Arzt zunächst auf seine (volle) Zulassung verzichtet und dann nur teilzeitig (weniger als 31 Stunden pro Woche) oder für kürzere Zeit als Angestellter tätig wird, könne er nach dem BSG nicht die vorgenannten Privilegien fehlender Nachbesetzungsprüfung und Nachfolgeauswahl in Anspruch nehmen.

Die Entscheidung lehnt sich ausdrücklich an eine gesetzliche Neuregelung durch das GKV-VSG vom 16. Juli 2015 an, wonach das Auswahlprivileg im Rahmen der Nachbesetzung eines Sitzes für angestellte Ärzte oder BAG-Partner nur gilt, wenn das Anstellungsverhältnis oder die Partnerschaft mindestens 3 Jahre lang angedauert haben muss. Das BSG nennt jedoch auch Ausnahmetatbestände. Wenn Umstände vorhanden seien, wonach der verzichtende Vertragsarzt zunächst den Willen einer mindestens dreijährigen Tätigkeit gehabt habe, dann aber dieser Wille aufgrund nicht vorhersehbarer Entwicklungen nicht habe realisiert werden können, bleibe das Nachbesetzungsrecht erhalten. Ausdrücklich nennt das BSG hier die Erkrankung des Arztes oder sonstige „zwingende Gründe" seiner Berufs- oder Lebensplanung. Demgegenüber sprächen z. B. von Anfang an vorhandene konkrete Pläne des Ausscheidens oder Nachfolgergespräche des MVZ gegen den Willen der hinreichend dauerhaften Tätigkeit.

Zudem sei die altersbedingt geplante schrittweise Reduzierung des Tätigkeitsumfangs, genannt ist die jährliche Reduzierung um eine ¼-Arztstelle, unschädlich. Dies bedeutet, dass im ersten Jahr mindestens 31 Stunden, im zweiten Jahr 21 Stunden und im dritten Jahr 11 Stunden Tätigkeit pro Woche möglich sind. Auch seien Umwandlungsanträge vor dem Zeitpunkt der Verkündung des Urteils von dieser Vorgabe ausgenommen.

Fazit

Die Praxisveräußerung auf dem Wege des Verzichts zu Gunsten einer Anstellung in einem MVZ oder einer BAG wird durch diese BSG-Entscheidung erheblich erschwert. Gerade abgabewillige Ärzte, die bereits vor Bekanntwerden dieser Entscheidung ihren Ruhestand auf Basis der bisherigen Spruchpraxis vorbereitet haben, werden hier Probleme haben und müssen diese Planung anpassen. Dringend abzuraten ist aber von Umgehungsversuchen in Bezug auf die höchstrichterlichen Vorgaben, da dadurch der Bestand des Sitzes bzw. dessen Nachbesetzungsfähigkeit unwiderruflich gefährdet würde.

5.3 Hälftige Versorgungsaufträge

Nach einer Entscheidung des LSG Nordrhein-Westfalen[5] ist es möglich, als Chirurg mit hälftigem Versorgungsauftrag neben einer hälftigen Zulassung als Hausarzt tätig zu sein. Der Kläger war seit 2001 in einer Berufsausübungsgemeinschaft allgemeinärztlich mit vollem Versorgungsauftrag tätig. Den chirurgischen Facharzttitel hatte er bereits 1999 erworben. Die BAG plante, den vorhandenen Bedarf für die chirurgische Versorgung am Standort abzudecken. Am 03.02.2011 beantragte der Kläger beim Zulassungsausschuss, ihn für den Vertragsarztsitz der BAG als Facharzt für Chirurgie – unter Reduzierung des hausärztlichen Versorgungsauftrags auf die Hälfte – im Wege einer Sonderbedarfsfeststellung gemäß § 26 i. V. m. § 24a Bedarfsplanungs-Richtlinie Ärzte (BedarfsplRL-Ä) zur fachärztlichen Versorgung mit hälftigem Versorgungsauftrag nach § 19a Abs. 2 Zulassungsverordnung für Vertragsärzte (Ärzte-ZV) zuzulassen. Nach ablehnender Entscheidung des Zulassungsausschusses wies der Berufungsausschuss auch den Widerspruch des Klägers zurück. Er führte aus, dass ein und derselbe Arzt nicht gleichzeitig – mit jeweils hälftigem Versorgungsauftrag – an der hausärztlichen und der fachärztlichen Versorgung teilnehmen könne. Die Trennung der beiden Versorgungsbereiche, wie

---

[5] Urteil des LSG Nordrhein-Westfalen vom 11.05.2016, Az.: L 11 KA 102/14

8.6 Rechtsprechung

sie sich aus §§ 73 Abs. 1 Satz 1, 87 Abs. 2a Satz 5 SGB V ergebe und nur unter den vorliegend nicht gegebenen Voraussetzungen des § 73 Abs. 1a SGB V durchbrochen werden könne, begegne nach der höchstrichterlichen Rechtsprechung keinen verfassungsrechtlichen Bedenken. Auf die tatsächliche Bedarfssituation, die man nicht abschließend ermittelt habe, komme es deshalb nicht an. Dem folgte das LSG nicht. Einem Arzt können 2 Zulassungen mit jeweils hälftigem Versorgungsauftrag erteilt werden. Ein und derselbe Arzt könne demnach mit jeweils hälftigem Versorgungsauftrag sowohl an der haus- als auch an der fachärztlichen Versorgung teilnehmen. Die Trennung der beiden Versorgungsbereiche in § 73 I SGB V stehe weder nach ihrem Wortlaut noch nach Sinn und Zweck und auch nicht nach historischer oder systematischer Auslegung einer Doppelzulassung mit zwei hälftigen Versorgungsaufträgen in unterschiedlichen Fachgebieten entgegen.

Das LSG: *„Dem Kläger steht entsprechend – bei Erfüllung der Zulassungsvoraussetzungen im Übrigen – grundsätzlich ein Rechtsanspruch auf die Erteilung einer zweiten Zulassung mit hälftigem Versorgungsauftrag zu (BSG, Urteil vom 11.02.2015 – B 6 KA 11/14 R – mit zahlreichen weiteren Nachweisen aus Rspr. und Literatur). Seine bisherige Zulassung mit (nach Reduktion) hälftigem Versorgungsauftrag lässt insoweit schon rein zeitlich Raum für eine weitere berufliche Betätigung. Zwar fehlt eine ausdrückliche, zwei hälftige vertragsärztliche Zulassungen in der Person ein und desselben Arztes erlaubende gesetzliche Regelung, doch entspricht diese Möglichkeit zumindest der Auffassung der Bundesmantelvertragspartner im ärztlichen Bereich. Dort wird unter dem Punkt „Begriffsbestimmungen (Glossar)" als „KV-bereichsübergreifende Tätigkeit" u. a. der Sachverhalt erfasst, dass jemand gleichzeitig als Vertragsarzt mit 2 Teilzulassungen nach § 19a Ärzte-ZV in Bereichen von mindestens 2 KVen tätig ist (§ 1a Nr. 15 Satz 1 Nr. 1 BMV-Ä, Stand 01.01.2015)."*

Und weiter allgemein zu den Möglichkeiten und Grenzen einer Zweitbeschäftigung des hälftig zugelassenen Arztes: *„Wie das BSG bereits mit Urteil vom 13.10.2010 – B 6 KA 40/09 R – dargelegt hat, ist neben der Wahrnehmung eines hälftigen Versorgungsauftrags zwar eine vollzeitige Beschäftigung ausgeschlossen. Ein hälftiger Versorgungsauftrag lässt jedoch bereits nach dem Wortlaut Raum für eine andere Hälfte und ermöglicht damit auch eine zur vertragsärztlichen Tätigkeit gleichgewichtige (Zweit-)Beschäftigung (BSG, Urteil vom 13.10.2010 – B 6 KA 40/09 R-). Auch ist für einen halben Versorgungsauftrag nicht zu fordern, dass von der weiteren Erwerbstätigkeit keine prägende Wirkung für den beruflichen Status ausgehen darf; bei einer Halbierung des Versorgungsauftrags und damit notwendiger Reduzierung des Einkommens des Vertragsarztes muss die vertragsärztliche Tätigkeit nicht mehr als Hauptberuf ausgeübt werden. Als derartige (Zweit-) Beschäftigung kommt nicht allein eine Tätigkeit in Krankenhäusern oder – wie in dem vom BSG entschiedenen Fall – in Einrichtungen z. B. des Strafvollzuges in Betracht, sondern gleichermaßen auch eine weitere vertragsärztliche Tätigkeit im Umfang eines hälftigen Versorgungsauftrags, weil sie sich – jedenfalls in Bezug auf die in Rede stehende „Verfügbarkeit" des Arztes – nicht wesentlich von einer Tätigkeit in Krankenhäusern und Einrichtungen unterscheidet (BSG, Urteil vom 11.02.2015 – B 6 KA 11/14 R –)."*

Zu beachten sei aber die Gewährleistung der Sicherstellung der Versorgung in beiden Versorgungsbereichen: *„Sicherzustellen ist allerdings, dass eine zweite Zulassung mit hälftigem Versorgungsauftrag die vertragsärztliche Versorgung nicht beeinträchtigt. Jedenfalls dann, wenn ein Arzt jeweils in Einzelpraxis tätig werden will, muss er gewährleisten, dass er an beiden Vertragsarztsitzen – jeweils im Umfang hälftigen Versorgungsauftrags – für die Versorgung der Patienten zur Verfügung steht. Eine ärztliche Praxis muss in den Zeiten, in denen kein Notfalldienst eingerichtet ist, grundsätzlich für die Versorgung der Versicherten erreichbar sein und darf nicht nur Sprechstunden an einzelnen Wochentagen anbieten. Dass dies beim Kläger problematisch sein könnte, ist nicht vorgetragen und auch nicht zu erkennen. Er ist Mitglied einer BAG, an deren Sitz beide vertragsärztlichen Tätigkeiten ausgeübt werden sollen. Insoweit ähnelt die Situation des Klägers derjenigen eines MKG-Chirurgen, der beide volle Zulassungen – die vertragsärztliche und die vertragszahnärztliche – am selben Arztsitz ausübt. Letzterer steht – so das BSG – in der Praxis jederzeit für die gerade gefragte Tätigkeit zur Verfügung (BSG, Urteil vom 17.11.1999 – B 6 KA 15/99 R – m. w. N.). Zumindest stellt sich die Einhaltung beider Versorgungsauf-*

träge durch den Kläger bei zweifacher hälftiger (Teil-) Zulassung nicht schwieriger dar, als bei gesetzlich zugelassenen Tätigkeiten an weiteren Orten (§ 24 Abs. 3 Ärzte-ZV)."

5.4 Übereinstimmung vertragsärztlicher Versorgungsauftrag und Versorgungsauftrag des Krankenhauses

Nach einer Entscheidung des LSG Niedersachsen-Bremen[6] können Vertragsärzte für Kinderchirurgie nicht als Belegarzt in Fachabteilungen für Chirurgie arbeiten. Die Anerkennung als Belegarzt setze voraus, dass die geplante Tätigkeit sowohl mit dem vertragsärztlichen Versorgungsauftrag als auch mit dem Versorgungsauftrag des Krankenhauses übereinstimme.

Im Januar 2008 beantragte ein als Facharzt für Kinderchirurgie niedergelassener Arzt bei der zuständigen KV die Anerkennung als Belegarzt als Facharzt für Kinderchirurgie in einer Klinik. Diese war seit 2006 mit insgesamt 30 Betten in den Niedersächsischen Krankenhausplan aufgenommen, darunter 10 Planbetten in der Fachrichtung Chirurgie. Das Krankenhaus bescheinigte, dem Kläger ein Belegbett im Bereich Chirurgie zur Verfügung stellen zu wollen. Dies lehnte die KV ab, da keine Belegabteilung der entsprechenden Fachrichtung des Vertragsarztes nach Maßgabe der Gebietsbezeichnung (Schwerpunkt) der Weiterbildungsordnung (WBO) in Übereinstimmung mit dem Krankenhausplan oder mit dem Versorgungsvertrag eingerichtet sei. Außerdem sei der Arzt als Facharzt für Kinderchirurgie zugelassen und dürfe deshalb lediglich Kinder und Jugendliche behandeln. Hiergegen erhob der Arzt Klage, der vom Sozialgericht stattgegeben wurde. Der Niedersächsische Krankenhausplan, der nach verschiedenen Fachrichtungen unterteile, entspreche nicht mehr der gültigen WBO, die seit dem 1. Mai 2005 zwischen Gebieten und nicht mehr zwischen Fachrichtungen unterscheide. Die Fachrichtung Kinderchirurgie gehöre aber eben zum Gebiet Chirurgie.

Das LSG hob diese Entscheidung jedoch auf. Maßgebliche „Fachrichtung nach Maßgabe der Gebietsbezeichnung (Schwerpunkt) der Weiterbildungsordnung" sei die Kinderchirurgie. Das folge schon daraus, dass der Kläger nur hierfür als Vertragsarzt zugelassen sei. Die Zulassung bewirke gemäß § 95 Abs. 3 Satz 2 SGB V, dass der Vertragsarzt zur Teilnahme an der vertragsärztlichen Versorgung im Umfang seines aus der Zulassung folgenden zeitlich vollen oder hälftigen Versorgungsauftrags berechtigt und verpflichtet wird, wobei er grundsätzlich auf das in der Zulassung jeweils bestimmte Fachgebiet beschränkt sei.

Nach der einschlägigen Weiterbildungsordnung umfasse das Gebiet Kinderchirurgie die Erkennung, operative und konservative Behandlung und Nachsorge von chirurgischen Erkrankungen, Fehlbildungen, Organtumoren, Verletzungen und Unfallfolgen des Kindesalters einschließlich der pränatalen Chirurgie. Vergleichbar mit dem Verhältnis zwischen Allgemeinmedizin und Kinderheilkunde/Jugendmedizin könnten die Kinderchirurgen das den Allgemeinchirurgen offenstehende Leistungsspektrum zwar erbringen, seien dabei aber auf die Behandlung von Kindern beschränkt.

Aber auch ausschließlich kinderchirurgische Leistungen könne der Kläger nicht in der chirurgischen Abteilung erbringen. Dies widerspräche dem Krankenhausplan. Das LSG: *„Wenn die Anerkennung einer belegärztlichen Tätigkeit nach § 40 Abs. 1 Satz 1 BMV-Ä bzw. § 32 Abs. 1 Satz 1 EKV voraussetzt, dass am vorgesehenen Krankenhaus eine Belegabteilung der entsprechenden Fachrichtung besteht, die in Übereinstimmung mit dem Krankenhausplan oder mit dem Versorgungsvertrag eingerichtet ist, knüpft die Vorschrift ersichtlich an § 108 SGB V (dort Nr. 2 und 3) an, der bestimmt, in welchen Krankenhäusern die Krankenkassen Krankenhausbehandlung erbringen lassen können. Nach der Rechtsprechung des BSG (SozR 4-2500 § 108 Nr. 3) sind der Krankenhausplan bzw. ein (hier nicht abgeschlossener) Versorgungsvertrag damit von ausschlaggebender Bedeutung für die Bestimmung des Versorgungsauftrags des Krankenhauses im Rahmen der gesetzlichen Krankenversicherung. Hierauf kommt*

---

[6] Urteil des LSG Niedersachsen-Bremen vom 13.04.2016, Az.: L 3 KA 55/13

es auch für die belegärztliche Tätigkeit entscheidend an, weil sich diese gemäß § 121 Abs. 2 SGB V aus Elementen sowohl des ambulant-vertragsärztlichen Leistungsbereichs als auch der stationären Krankenhausbehandlung zusammensetzt." Und weiter: „Insoweit ist für den vorliegenden Fall darauf hinzuweisen, dass die Kinderchirurgie sich nicht darauf beschränkt, „normale" chirurgische Leistungen bei Kindern zu erbringen, sodass der Einwand des Klägers, in jeder chirurgischen Krankenhausabteilung könnten auch Kinder behandelt werden, nicht überzeugt. Hintergrund der Spezialisierung im Fach Kinderchirurgie ist vielmehr der Umstand, dass bei Kindern anatomische und physiologische Besonderheiten bestehen, die im Unterschied zum Erwachsenenalter ein spezielles operatives Vorgehen erfordern und die zu zusätzlichen Vorhaltekosten und erhöhtem Personalbedarf führen (vgl. hierzu Pressemitteilung 2015-10 der Deutschen Gesellschaft für Kinderchirurgie e. V. (DGKCH), abzurufen unter www.dgkch.de/index. php/menu_dgkch_home/menu_pressestelle/325-pressemitteilung-2015-10). Deshalb fordern die Kinderchirurgen selbst die Behandlung von Säuglingen, Kindern und Jugendlichen durch Ärzte, die speziell für die Besonderheiten dieser Altersgruppe ausgebildet sind und entsprechende klinische Erfahrungen vorweisen können, wobei auf eine sinnvolle Konzentration der kinderchirurgischen Versorgung hingearbeitet werden soll (Pressemitteilung 2015-10 der DGKCH, a. a. O.). Derartige Ziele verfolgt offenkundig auch die Krankenhausplanung in Niedersachsen, wenn sie eine entsprechende Spezialabteilung im Städtischen Klinikum G. vorsieht.

Diese planerische Entscheidung wäre aber hinfällig, wenn nunmehr auch schwierige kinderchirurgische Leistungen in einer Krankenhausabteilung erbracht werden könnten, die bislang nur für (Allgemein-)Chirurgie zuständig gewesen ist. Für eine derartige Wendung in der niedersächsischen Krankenhausplanung spricht nichts, zumal sich bei einem Vergleich der Bettenzahlen in den Jahren bis 2005 und danach keine wesentlichen Verschiebungen ergeben haben (vgl. hierzu Senatsbeschluss vom 25. November 2015 – L 3 KA 95/15 B ER, a. a. O)."

In diesem Zusammenhang ist abschließend noch darauf hinzuweisen, dass nach der Rechtsprechung des BSG auch nach Inkrafttreten der geänderten WBO, die nunmehr die Facharztbezeich-nung Orthopädie und Unfallchirurgie innerhalb des Gebiets Chirurgie vorgesehen hat, orthopädische Krankenhausbehandlungen nur in Krankenhäusern erbracht werden können, für die Betten im Gebiet Orthopädie ausgewiesen sind.

5.5 Zulassungsfähigkeit Facharzt für Herzchirurgie

Nach einer Entscheidung des LSG Nordrhein-Westfalen[7] ist der Facharzt für Herzchirurgie nicht zulassungsfähig. Zunächst war der die Zulassung beantragende Arzt sowohl beim Berufungsausschuss als auch im nachfolgenden Klage- und Berufungsverfahren erfolgreich gewesen. Auf die Revision der zuständigen KV hob das BSG diese Entscheidungen jedoch auf und verwies das Verfahren an das LSG zurück, da es weiterer Sachverhaltsaufklärung bedurfte (BSG, Urteil vom 02.09.2009, Az.: B 6 KA 36/08 R). Nunmehr entschied das LSG erneut über den Fall und erteilte der Zulassungsfähigkeit eine Absage. Die für Herzchirurgen ambulant möglichen Leistungen stellten gerade aufgrund ihres eingeschränkten Leistungsinhalts, aber auch von ihrer Bedeutung insbesondere im Vergleich gegenüber den Operationen am Herzen mit oder ohne Herzlungenmaschine, nur einen geringen bzw. untergeordneten Anteil an dem Herzchirurgen möglichen Leistungsspektrum dar. Nicht alle die Schrittmacher- und Defibrillatorenchirurgie betreffenden Eingriffe seien ambulant zu erbringen.

Die Kerngebiete der Herzchirurgie seien nach Aussage des gerichtlich bestellten Sachverständigen Eingriffe unter Einsatz der Herzlungenmaschine, der extrakorporalen Zirkulation bzw. Eingriffe in die Koronararterien, bei denen in ausgewählten Fällen auf die Herzlungenmaschine verzichtet werden könne, die aber allesamt nicht ambulant zu erbringen seien, sondern nur im Rahmen einer stationären Behandlung durchgeführt werden könnten. Die ambulant möglichen Leistungen stellten gerade aufgrund ihres eingeschränkten Leistungsinhalts – aber auch von ihrer Bedeutung – insbe-

---

[7] Urteil des LSG Nordrhein-Westfalen vom 20.01.2016, Az.: L 11 KA 75/09 ZVW

sondere im Vergleich gegenüber den Operationen am Herzen mit oder ohne Herzlungenmaschine, nur einen geringen bzw. untergeordneten Anteil an dem Herzchirurgen möglichen Leistungsspektrum dar.

Diese Bewertung findet ihre Bestätigung in dem Weiterbildungsrecht, wonach z. B. bei den auch nur teilweise ambulant zu erbringenden Schrittmacher- bzw. Defibrillatoreneingriffen lediglich eine Richtzahl von 25 gefordert werde, während im Vergleich die Richtzahlen z. B. bei Operationen mit Hilfe oder in Bereitschaft der extrakorporalen Zirkulation mit 185 bemessen seien.

Das LSG weiter: *„Den auf dieser Grundlage und anhand der Jahresstatistik 2012 der Deutschen Gesellschaft für Thorax-, Herz- und Gefäßchirurgie von dem Sachverständigen ermittelten im herzchirurgischen Bereich ca. 7 290 ambulant möglichen Eingriffen stehen mehr als 100 000 stationäre Eingriffe am Herzen und an den herznahen Gefäßen gegenüber. Diese absolute Zahl der ambulant möglichen Eingriffe ist zwar für sich von Relevanz, belegt aber im Vergleich ebenfalls, dass die ambulant durchführbaren Leistungen im Gesamtspektrum des Fachgebiets der Herzchirurgie nur von untergeordneter Bedeutung sind."*

Eine weitere Prüfung dahingehend, ob als Facharzt für Herzchirurgie eine tragfähige vertragsärztliche Praxis überhaupt zu führen wäre, sei im Hinblick auf diese Sachlage nicht erforderlich.

Die Revision wurde nicht zugelassen. Die Entscheidung ist aber möglicherweise dennoch nicht abschließend. Gegen das Urteil in einem gleichgelagerten Parallelverfahren wurde eine Nichtzulassungsbeschwerde eingelegt, die beim BSG unter den Az.: B 6 KA 56/16 B anhängig ist.

8.7 Was gibt es Neues bei der Organspende?

K. M. Lücking

Die Organspende verharrt in Deutschland seit Jahren (zumindest quantitativ) auf niedrigem Niveau: Deutschland bewegt sich im europäischen Vergleich mit nunmehr ca. 10 Organspendern/1 Million Einwohner im letzten Tabellendrittel. Weiterhin werden auch mehr Organe aus Ländern des Eurotransplant-Verbundes in Deutschland transplantiert als in Deutschland gespendete Organe in den Eurotransplant-Verbund alloziert werden. Die deutsche Transplantationsmedizin ist somit weit entfernt vom WHO-Ziel einer ausreichenden Versorgung der Patienten auf den nationalen Wartelisten mit gespendeten Organen aus der eigenen Bevölkerung. Die Gründe hierfür sind vielfältig und reichen von philosophischen und historischen, politischen und medico-legalen über medizinisch-strukturelle, kommunikative bis hin zu „post-faktischen" Beweggründen [18]. Viele dieser Beweggründe mögen einen politischen und/oder gesellschaftlichen Konsens widerspiegeln, ohne jedoch auch in ihren Auswirkungen konsequent benannt zu werden.

Im Folgenden sollen einige aktuelle Aspekte der Organspende mit unmittelbar klinischem Bezug erörtert werden, der intensivmedizinische Fokus hierbei spiegelt den Stellenwert der Organspende in der intensivmedizinischen Betreuung am Lebensende wider.

1 Organspende: Ein „3. Weg in der End-of-Life-Care"?!

Intensivmedizinische Therapie bedarf, wie jede ärztliche Behandlung, sowohl der ärztlichen Indikation als auch der (mutmaßlichen) Einwilligung des Patienten. Erscheint ein kuratives Therapieziel, ein Überleben mit „akzeptablem Handikap", mit höchster Wahrscheinlichkeit unmöglich, so soll das übergeordnete Therapieziel erneut evaluiert und verändert werden. Die Entscheidungen zur Beendigung der Intensivtherapie unterliegen – ähnlich wie am Beginn des Lebens – in ihrem „ob" ebenso wie in ihrem „wie" persönlichen, institutionellen und kulturellen Präferenzen sowohl für Ärzte wie für ihre Patienten. Die Wechselwirkung dieser Entscheidungsprozesse mit der Organspende ist augenscheinlich [19]: Grundsätzlich ist in der *infausten* Behandlungssituation die Organspende ebenso wie die Initiierung einer palliativen Sterbebegleitung ein zu prüfendes Therapieziel. Auch sie bedarf der ärztlichen Indikation (resp. des Fehlens relevanter Kontraindikationen) und muss dem (mutmaßlichen) Patientenwillen entsprechen. Deshalb sind eine klinische Evaluation *und* eine Evaluation des Patientenwillens in Gespräch mit den nächsten Angehörigen an diesem „Scheideweg" der übergeordneten Therapiezieländerung angemessen und notwendig. Dies gilt umso mehr, wenn der irreversible Hirnfunktionsausfall (früher „Hirntod") als eine nach deutschem Recht unabdingbare Voraussetzung für die Organspende absehbar eintreten wird oder klinisch bereits eingetreten erscheint [10]. Entscheidend ist die Erkennung des „potenziellen Organspenders" im intensivmedizinischen *Setting* (sei es auf einer Notfall- oder einer Intensivstation), die Evaluation des Patientenwillens und die gemeinsame Entscheidungsfindung mit den nächsten Angehörigen: Dies erfordert eine enge (ärztliche wie pflegerische) Kommunikation im Entscheidungsprozess wie zu den folgenden diagnostischen und ggf. auch therapeutischen Schritten, um hier allen Beteiligten jederzeit einen „informed consent" zu ermöglichen.

Eine Fortführung der Intensivtherapie erscheint bei positivem Votum zur Organspende angemessen, wenn der irreversible Hirnfunktionsausfall sehr wahrscheinlich eintreten wird. Wie kann dieses „sehr wahrscheinlich" angemessen evaluiert werden? Welche klinischen, bildgebenden, laborchemischen wie elektrophysiologischen Parameter sind hilfreich, für die Patienten unterschiedlicher zerebraler Diagnoseentitäten (posttraumatisch, postasphyktisch, post-zerebrovaskulär) – und damit grundsätzlich „potenzielle Organspender" – ein Eintreten des „Hirntodes" sicher zu prognostizieren? Was ist ein angemessenes Zeitintervall in diesem unter zahlreichen Aspekten zeitkritischen Prozess – und wann ist das übergeordnete Therapieziel erneut zu evaluieren und ein Organspende-Prozess auch zu beenden? Der Paradigmenwechsel hin zur frühzeitigen Evaluation der Organspende-Option in der intensivmedizinischen Betreuung am Lebensende (also *vor* der „Hirntoddiagnostik") erfordert hier konkrete interdisziplinäre Hilfestellungen [12]!

2 Der „irreversible Hirnfunktionsausfall" und der Tod des personalen Menschen – Konzeptuelles und Konkretes

Die Kritik am Konzept des „Hirntodes" als Tod des personalen Menschen hält auch nach dem umfassenden Votum des Deutschen Ethikrates zum „Hirntod und der Entscheidung zur Organspende" an [21]. Kritik findet nicht nur die Verknüpfung des Hirntodkonzeptes mit der Organspende-Thematik (auch wenn im klinischen Alltag die Hirntodfeststellung überwiegend bei potenziellen Organspendern durchgeführt wird), sondern auch das Hirntodkonzept als grundsätzliches Todeskonzept: Selbst der Deutsche Ethikrat hat in dieser sehr grundsätzlichen Frage einen bemerkenswerten Dissens i. S. eines Mehrheits- und eines widersprechenden Minderheits-Votums zugelassen. Dabei bezeichnen beide „Fraktionen" den irreversiblen Hirnfunktionsausfall als „eine tiefgreifende Zäsur im Sterbeprozess", in der spätestens jegliche Verpflichtung zur Fortführung Intensivmedizinischer Maßnahmen erlischt und eine Organspende möglich wird. Die Mehrheit des Deutschen Ethikrates votiert darüber hinaus für den „Hirntod" als eine Kategorie des personalen Todes des Menschen und erachtet die Organspende nach Eintreten des „Hirntodes" als postmortal; die Minderheit hingegen votiert für den Hirntod als *„Point-of-no-Return"* eines anhaltenden Sterbeprozesses und gestattet dennoch eine Organspende (unter Relativierung des Dogmas der sog. „Dead-Donor-Rule"). Der Deutsche Ethikrat erachtet also weiterhin den „Hirntod" als grundlegende Voraussetzung für eine (postmortale) Organspende und lehnt mehrheitlich eine Organspende nach kontrolliertem Herztod (DCD Maastricht III, also Herztod nach Einstellen intensivmedizinischer Maßnahmen) ab, wenngleich er hierfür die Tür in Zukunft nicht völlig verschließt [6].

Die Bundesärztekammer hat, dem Auftrag des Gesetzgebers im Transplantationsgesetz folgend, den „Stand der Medizinischen Wissenschaft" zur Feststellung des irreversiblen Ausfalls der Gesamthirnfunktion in der 4. Fortschreibung der einschlägigen Richtlinie zusammengefasst und in 2015 publiziert [20]. Kernpunkte der neuen Richtlinie sind eine Schärfung der Kompetenzanforderungen an alle Intensivmediziner, welche eine klinische und ggf. apparative „Hirntoddiagnostik" vornehmen; die Beteiligung eines Neuro(intensiv) mediziners wird nunmehr festgeschrieben. Der wissenschaftliche Beirat fordert die strikte Einhaltung der diagnostischen Sequenz des Irreversiblen Hirnfunktionsausfalls, bestehend aus

1. Klärung notwendiger Voraussetzungen,
2. Durchführung der klinischen Diagnostik und
3. die Anforderungen an die apparative Zusatzdiagnostik zum Irreversibilitätsnachweis des Hirnfunktionsverlustes.

Speziell die apparative Diagnostik ist spezifiziert worden; grundlegend ist das ausdrückliche Bestreben des Expertengremiums, dass der irreversible Hirnfunktionsausfall niemals allein durch eine technische Untersuchung diagnostiziert werden darf, sondern immer die o. g. Trias erfordert. Kritik und eine erste Evaluation der neuen Richtlinie in

8.7 Organspende

2016 adressieren auch eine zunehmende Formalisierung der „Hirntoddiagnostik"; so würde, bemängeln ärztliche Kritiker, eine grundlegende (neuro-)intensivmedizinische Untersuchung zur Feststellung des menschlichen Todes schleichend durch das formal korrekte „Abarbeiten" eines Algorithmus, einer Checkliste, ersetzt werden. Inhaltlich adressiert die neue Richtlinie nicht die erstaunlichen Unterschiede in der konkreten klinischen und apparativen Diagnostik des irreversiblen Hirnfunktionsausfalls in den Ländern der Europäischen Union, sogar des Eurotransplant-Verbundes, wenngleich Bemühungen um eine europäische Harmonisierung der Standards unterwegs sind [9]. Strukturelle Auswirkungen der neuen Richtlinie betreffen vor allem die Sicherstellung einer richtlinienkonform hochqualifizierten flächendeckenden „24/7/365"-Diagnostik des irreversiblen Hirnfunktionsausfalls. Ca. 50 % der deutschen Krankenhäuser, welche potenzielle Organspender betreuen, werden zukünftig auf externe neuromedizinische Kompetenzteams angewiesen sein [22]. Die Bewertung, dass in diesen Kliniken „nur" 11 % aller irreversiblen Hirnfunktionsausfälle diagnostiziert würden, erscheint nur auf den ersten Blick beruhigend, auf den zweiten Blick mag man hinterfragen, wie viele potenzielle Organspender (auch deshalb) *nicht* identifiziert werden – und ob eine so grundlegende intensivmedizinische Diagnostik nicht überall und jederzeit kompetent verfügbar sein muss. Ob durch eine telemedizinische Anbindung peripherer Krankenhäuser bzw. im Kontext bestehender teleneurologischer Netzwerke sowohl die neurointensivmedizinische Prognoseabschätzung als auch die konkrete Hirntoddiagnostik gewährleistet werden können, bedarf inhaltlicher wie struktureller Diskussionen; letzteres erfordert in jedem Fall zusätzliche finanzielle Ressourcen.

3 Intensivtherapie des potenziellen Organspenders – Facts and Fiction

Die Fortführung einer leitliniengerechten intensivmedizinischen Betreuung des potenziellen Organspenders ist eine *Conditio sine qua non*, um den eruierten Patientenwillen (analog einem „Behandlungsauftrag") umzusetzen. Die Bewertung dieser Intensivtherapie als „organprotektiv" ist irreführend und verleitet dazu, den konkreten Patienten aus dem Blick zu verlieren und auf die potenziellen Organempfänger zu fokussieren. Die Intensivtherapie des potentiellen Organspenders dient auch nach Neujustierung des übergeordneten Therapieziels dem Erhalt der Homöostase des Spenders [11]. Sie ist *„goal-directed"* und orientiert sich auch in ihren Mikrozielen an etablierten intensivmedizinischen Standards – mit Ausnahme der Zerebroprotektion.

Orientiert an den pathophysiologischen Konsequenzen der zerebralen Einklemmung und des konsekutiven Hirnfunktionsausfalls sind folgende intensivmedizinischen Maßnahmen empfohlen [5, 13]:

- Angesichts des Vasotonusverlustes im systemarteriellen Stromgebiet eine stringente und bilanzierte Flüssigkeits- und Vasopressorentherapie: Deren Steuerung anhand klinischer Parameter und serieller Echokardiographien ist zumindest unter Studienbedingungen einer Steuerung mithilfe eines erweiterten invasiven hämodynamischen Monitorings nicht unterlegen [2]. Die Wahl des *First-line*-Vasopressors folgt hier in den Empfehlungen den bekannten regionalen Präferenzen wie in der Therapie anderer Schockformen. Hervorzuheben ist das nicht seltene Auftreten eines (meist passageren) myokardialen Pumpversagens (i. S. einer Stress- oder *Takotsubo-like* Kardiomyopathie) und der hieraus folgenden Inotropika-Therapie. Eine Substitutionstherapie mit Hydrocortison (auch ohne vorangehenden ACTH-Test) ist bei hochdosierter Katecholamin-Therapie empfohlen; die Evidenz für den Einsatz von Schilddrüsenhormonen ohne Nachweis eines konkreten Mangels nicht überzeugend. Der frühzeitige Einsatz von Vasopressin ist bei hochdosierter Vasopressoren-Therapie und gleichzeitigem Vorliegen eines Diabetes insipidus der isolierten DDAVP-Therapie vorzuziehen.
- Der Einsatz extrakorporaler Verfahren wird kontrovers diskutiert [7]. Unstrittig ist die Fortführung einer bereits initiierten ECMO/

ECLS-Therapie. Die klinische wie apparative „Hirntoddiagnostik" des Patienten an einem extrakorporalen Herzunterstützungssystem ist nicht trivial, aber durchaus durchführbar [8]! Die Anlage einer ECMO/ECLS *nach* Feststellung des irreversiblen Hirnfunktionsausfalles *und* positivem Organspende-Votum wird ebenso wie die Reanimation des Organspenders medizin-ethisch durchaus kontrovers diskutiert. Ein Konsens hierüber ist sowohl im intensivmedizinischen Team wie auch mit den Angehörigen hilfreich.
- Lungenprotektive Beatmung (high PEEP low Tidal volume, Verzicht auf Hyperventilation, geschlossene Absaugsysteme, ggf. *Prone Positioning* etc.)
- Hormonsubstitution bei klinischen und laborchemischen Anzeichen für eine defiziente hypothalamisch-hypophysäre Achse (s. o.).
- Normothermie
- Konsequentes Infektionsmonitoring und kalkulierte Therapie (Cave: Der Hirnfunktionsausfall kann neben Temperaturregulationsstörungen von einer SIRS-Symptomatik mit deutlich erhöhten Entzündungsmediatoren begleitet sein).

Fazit

Organprotektive" Intensivtherapie umfasst die Fortführung der zielgerichteten Intensivtherapie auch nach Neujustierung des übergeordneten Therapiezieles. Ziel (und Auftrag des Patienten) ist nun der Erhalt der Körper-Homöostase, um eine erfolgreiche Organspende und konsekutive Transplantation nicht zu gefährden.

andere (medikamentöse) Optionen in Diskussion, um transplantable Organe *in vivo* vor den Auswirkungen des Hirnfunktionsausfalles zu schützen und den Transplantationserfolg zu sichern. Aufsehen erregte eine große randomisierte Studie, welche nach Feststellung des „Hirntodes" die Effekte einer (ggf. erneuten) systemischen milden Hypothermie des Organspenders untersuchte [17]: Die relevante Reduktion des „delayed graft functionings" in nierentransplantierten Patienten ist vielversprechend, die Effekte dieser systemischen Hypothermie auf andere, insbesondere die thorakalen Organe, bedarf dringend einer Evaluation. Bemerkenswert war auch der Widerhall, den diese Studie jenseits der medizinischen *Community* erfuhr: Insbesondere wurde hier das Fehlen eines Ethikvotums und eines generellen Einverständnisses für diese Intervention *post mortem* angemahnt [1]. Klinische Studien im potenziellen Organspender werfen zahlreiche rechtliche, logistische, medizinische und nicht zuletzt ethische Problemfelder auf. Stellvertretend seien hier Probleme der Aufklärung und Einwilligung von Spender und Empfänger, Auswirkungen auf eine „gerechte" Allokation der zunehmend raren Spenderorgane, rechtliche Implikationen für multizentrische Therapiestudien in supranationalen Allokationsverbünden wie Eurotransplant und nicht zuletzt die absehbar diverse Akzeptanz und Teilhabe der Transplantationszentren genannt. Regularien für die klinische Forschung an der Nahtstelle zwischen Organspende und Transplantation werden im anglo-amerikanischen Raum derzeit erarbeitet [9], im nationalen oder Eurotransplant-Bereich sind ähnliche Bestrebungen nicht sichtbar.

4 „Spende-zentrierte Intensivtherapie" – also doch?

Welche medikamentösen und apparativen Optionen bestehen – über das Fortführen der zielgerichteten Intensivtherapie bis zur Organspende hinaus – um das Transplantations-*Outcome* im Empfänger gezielt zu verbessern? Neben der derzeit empfohlenen hochdosierten Steroidtherapie (bei durchaus bescheidener Evidenz) sind auch

5 Konditionierung ex vivo für „marginale" Organe?

In 2016 fanden ca. 30 % aller gespendeten Herzen, 40 % aller gespendeten Lungen, knapp 20 % aller gespendeten Lebern sowie 10 % aller gespendeten Nieren im Eurotransplantraum *keinen* passenden Empfänger (A. Rahmel, pers. Mitteilung). Die Gründe hierfür sind vielfältig:

- Mit dem Wandel der zum irreversiblen Hirnfunktionsausfall führenden Diagnoseentitäten (derzeit ca. 70 % zerebrovaskulär, ca. 15 % hypoxisch-ischämisch und nur ca. 15 % Schädelhirntraumata) zeigt sich ein (wenn auch seit 5 Jahren annähernd konstantes) deutlich höheres Alter der Organspender – mit altersbedingt ansteigender Komorbidität.
- Einige extrazerebrale Auswirkungen der schweren Hirnschädigung (z. B. Multiorganversagen bei protrahierter Hypoxämie) wie auch der zerebralen Einklemmung (z. B. Stress-Kardiomyopathie) sind unter intensivmedizinischer Therapie potenziell reversibel; diese passageren Veränderungen zu greifen, bedeutet engmaschiges Monitoring, ggf. repetitive Diagnostik und *Commitment* aller Beteiligten!
- Mit einer Erweiterung des Empfänger-Pools in großen Allokations-Verbünden wächst zwar die Chance, auch ein „marginales" gespendetes Organ dem passenden Empfänger zuzuordnen; angesichts der geforderten minimalen „Kalten-Ischämie"-Zeiten gewinnen logistische Aspekte erheblich an Gewicht.
- Schließlich kann man spekulieren, welchen Einfluss die Definition der „Ergebnisqualität" der Transplantationszentren auf die konkrete Entscheidung einer Organakzeptanz im Allokationsprozess haben mag.

Eine Lösungsoption für diese ganz unterschiedlichen Aspekte bietet die Entwicklung extrakorporaler Perfusionssysteme für isolierte explantierte Organe (bevorzugt für Organe mit vitaler Indikation): Ihr Einsatz erlaubt nicht nur eine deutliche Entzerrung der Organspende-Logistik, indem sie das explantierte Organ vor der für die Transplantatfunktion kritischen kalten Ischämie zu schützen vermag. Eine normotherme Perfusion gestattet auch die direkte Evaluation explantierter, insbesondere „marginaler" Organe und die Option der Erholung von den pathophysiologischen Auswirkungen der zerebralen Einklemmung des Spenders. Sie kann somit eine Allokation des primär als „nicht-transplantabel" eingeschätzten Organes ermöglichen [3,14–16]. Auch gezielte Manipulationen des Organs *ex vivo* bergen ein bis dato ungehobenes Potenzial. Auch hier bedarf es flankierender Regularien u. a. zur Einwilligung (auch des Spenders?), zur Allokation nach Rekrutierung (eines bis anhin als „nicht-transplantabel" eingeschätzten Organs) etc. analog den Rahmenbedingungen für die o. g. „Spende-zentrierten" Interventionen *in vivo*. Nicht zuletzt in diesem Spannungsfeld bedarf auch die Frage „Wem gehört ein (gespendetes) Organ?!" einer Antwort.

Literatur

[1] Abt PL, Feng S: Organ Donor Research: It Is Time for Much Needed Clarity. Am J Transplant 2016; 16 (9): 2508–2509.

[2] Al-Khafaji A, Elder M, Lebovitz DJ, Murugan R, Souter M, Stuart S, Wahed AS, Keebler B, Dils D, Mitchell S, Shutterly K, Wilkerson D, Pearse R, Kellum JA: Protocolized fluid therapy in brain-dead donors: the multicenter randomized MOnIToR trial. Intensive Care Med 2015; 41 (3): 418–426.

[3] Ardehali A, Esmailian F, Deng M, Soltesz E, Hsich E, Naka Y, Mancini D, Camacho M, Zucker M, Leprince P, Padera R, Kobashigawa J, PROCEED II trial investigators: Ex-vivo perfusion of donor hearts for human heart transplantation (PROCEED II): a prospective, open-label, multicentre, randomised non-inferiority trial. Lancet 2015; 385 (9987): 2577–2584.

[4] Citerio G, Crippa IA, Bronco A, Vargiolu A, Smith M: Variability in brain death determination in europe: looking for a solution. Neurocrit Care 2014; 21 (3): 376–382.

[5] Citerio G, Cypel M, Dobb GJ, Dominguez-Gil B, Frontera JA, Greer DM, Manara AR, Shemie SD, Smith M, Valenza F, Wijdicks EF: Organ donation in adults: a critical care perspective. Intensive Care Med 2016; 42 (3): 305–315.

[6] Dalle Ave AL, Bernat JL: Using the brain criterion in organ donation after the circulatory determination of death. J Crit Care 2016; 33: 114–118.

[7] Dalle Ave AL, Gardiner D, Shaw DM: The ethics of extracorporeal membrane oxygenation in brain-dead potential organ donors. Transpl Int 2016; 29 (5): 612–618.

[8] Giani M, Scaravilli V, Colombo SM, Confalonieri A, Leo R, Maggioni E, Avalli L, Vargiolu A, Citerio G: Apnea test during brain death assessment in mechanically ventilated and ECMO patients. Intensive Care Med 2016; 42 (1): 72–81.

[9] Glazier AK, Heffernan KG, Rodigue JR: A framework for conducting deceased donor research in the United States. Transplantation. 2015 Nov;99(11):2252-7.

[10] Hahnenkamp K, Beckmann M, Buchardi H, Duttge G, Faltlhauser A, Hansen HJ, Hartog C, Erchinger R, Gretenkort P, Komm N, Lücking KM, Michaelsen A, Mohr M, Nauck F, Neitzke G, Salomon F, Söffker G, Stopfkuchen H, Weiler N, Janssens U: Entscheidungen bei potentiellen Organspendern. Anästh Intensivmed 2016; 57: 152–154.

[11] Hahnenkamp K, Böhler K, Wolters H, Wiebe K, Schneider D, Schmidt HHJ: Organprotektive Intensivtherapie beim Organspender. Dtsch Arztebl Int 2016; 113 (33–34): 552–528.

[12] Humbertjean L, Mione G, Fay R, Durin L, Planel S, Lacour JC, Enea AM, Richard S: Predictive factors of brain death in severe stroke patients identified by organ procurement and transplant coordination in Lorrain, France. Transpl Int 2016; 29 (3): 299–306.

[13] Kotloff RM, Blosser S, Fulda GJ, Malinoski D, Ahya VN, Angel L, Byrnes MC, DeVita MA, Grissom TE, Halpern SD, Nakagawa TA, Stock PG, Sudan DL, Wood KE, Anillo SJ, Bleck TP, Eidbo EE, Fowler RA, Glazier AK, Gries C, Hasz R, Herr D, Khan A, Landsberg D, Lebovitz DJ, Levine DJ, Mathur M, Naik P, Niemann CU, Nunley DR, O'Connor KJ, Pelletier SJ, Rahman O, Ranjan D, Salim A, Sawyer RG, Shafer T, Sonneti D, Spiro P, Valapour M, Vikraman-Sushama D, Whelan TP, Society of Critical Care Medicine/American College of Chest Physicians/Association of Organ Procurement Organizations Donor Management Task Force: Management of the Potential Organ Donor in the ICU: Society of Critical Care Medicine/American College of Chest Physicians/Association of Organ Procurement Organizations Consensus Statement. Crit Care Med 2015; 43 (6): 1291.

[14] Macdonald PS, Chew HC, Connellan M, Dhital K: Extracorporeal heart perfusion before heart transplantation: the heart in a box. Curr Opin Organ Transplant 2016; 21 (3): 336–342.

[15] Mergental H, Perera MT, Laing RW, Muiesan P, Isaac JR, Smith A, Stephenson BT, Cilliers H, Neil DA, Hübscher SG, Afford SC, Mirza DF: Transplantation of Declined Liver Allografts Following Normothermic Ex-Situ Evaluation. Am J Transplant 2016; 16 (11): 3235–3245.

[16] Messer SJ, Axell RG, Colah S, White PA, Ryan M, Page AA, Parizkova B, Valchanov K, White CW, Freed DH, Ashley E, Dunning J, Goddard M, Parameshwar J, Watson CJ, Krieg T, Ali A, Tsui S, Large SR: Functional assessment and transplantation of the donor heart after circulatory death. J Heart Lung Transplant 2016; 35 (12): 1443–1452.

[17] Niemann CU, Feiner J, Swain S, Bunting S, Friedman M, Crutchfield M, Broglio K, Hirose R, Roberts JP, Malinoski D: Therapeutic Hypothermia in Deceased Organ Donors and Kidney-Graft Function. N Engl J Med 2015; 373 (5): 405–414.

[18] Schicktanz S, Pfaller L, Hansen SL: Einstellung zur Organspende: Kulturell tief verwurzelt. Dtsch Arztebl 2016; 113 (37): 1586.

[19] Achieving Comprehensive Coordination in Organ Donation throughout the European Union (ACCORD) Work Package 5 – Increasing the collaboration between donor transplant coordinators and intensive care professionals: http://www.accord-ja.eu/sites/default/files/download_documents/ACCORD_WP_5_ICU_%26_DTC_Collaboration_FINAL_REPORT.pdf.

[20] Bundesärztekammer: Richtlinie gemäß § 16 Abs. 1 S. 1 Nr. 1 TPG für die Regeln zur Feststellung des Todes nach § 3 Abs. 1 S. 1 Nr. 2 TPG und die Verfahrensregeln zur Feststellung des endgültigen, nicht behebbaren Ausfalls der Gesamtfunktion des Großhirns, des Kleinhirns und des Hirnstamms nach § 3 Abs. 2 Nr. 2 TPG. Vierte Fortschreibung

(2015) http://d.aerzteblatt.de/BR94SW56 (Zugriff 15.01.2017).

[21] Deutscher Ethikrat: Hirntod und Entscheidung zur Organspende (2015) http://www.ethikrat.org/dateien/pdf/stellungnahme-hirntod-und-entscheidung-zur-organspende.pdf.

[22] Deutsches Krankenhausinstitut: Auswirkungen der geänderten Richtlinie zur Feststellung des irreversiblen Hirnfunktionsausfalls auf die Krankenhäuser. http://www.dki.de/sites/default/files/downloads/2016-09-evaluation_der_richtlinie_zum_irreversiblen_hirnfunktionsausfall_-_finale_fassung.pdf.

8.8 Was gibt es Neues bei berufsbedingten Gefährdungen und Erkrankungen des Chirurgen?

C. Chmelar, M. Weigl, D. Nowak

1 Einleitung

Die Arbeitsmedizin als präventivmedizinisches Fach befasst sich mit den Wechselbeziehungen zwischen der Arbeits- und Lebenswelt des Menschen auf der einen und seiner Gesundheit und Krankheit auf der anderen Seite. Dabei berücksichtigt sie somatische, psychische und soziale Aspekte des arbeitenden Menschen. Die Arbeitsmedizin handelt auf der Grundlage eines wissenschaftlich begründeten medizinischen Methodeninventars und nutzt Erkenntnisse und Methoden anderer Wissenschaftsdisziplinen.

Für den Arbeitsplatz Chirurgie gilt unverändert: Die Beurteilung der auftretenden Gefährdungen bildet die Grundlage der Prävention berufsbedingter Erkrankungen und von Arbeitsunfällen. Die beruflichen Gefährdungen müssen erkannt und entsprechende Arbeitsschutzmaßnahmen eingeleitet werden. Die Gefährdungsbeurteilung ist in § 5 des Arbeitsschutzgesetzes (ArbSchG, 1996) verankert und verpflichtet den Arbeitgeber oder eine von ihm nach § 7 ArbSchG beauftragte und befähigte Person, die Arbeitsbedingungen zu bewerten, Gefährdungen zu minimieren und Maßnahmen des Arbeitsschutzes durchzuführen. Für die Arbeitsbereiche der Chirurgie birgt der effektive Arbeitsschutz vielfältige Herausforderungen. Eine sehr gute Übersicht findet sich bei Darius et al. [1], an deren Aufstellung wir uns auch folgend orientieren.

2 Gefährdungen am Arbeitsplatz

Die Gefährdungen an chirurgischen Arbeitsplätzen sind mitunter vielfältig: es können verschiedene physikalische, chemische, biologische und psychische Einwirkungen vorkommen.

2.1 Lärm

In Operationssälen liegt oft eine erhebliche akustische Belastung vor. Sie wird beispielsweise durch Töne medizinischer Geräte und Instrumente, Gespräche zwischen Operationspersonal, Piepser, Mobiltelefone oder Musik erzeugt. So ist zum Beispiel die Lärmschwerhörigkeit bei operativ tätigen Orthopäden ein unterschätztes Problem. Obwohl die oft eingesetzten oszillierenden Sägen signifikant leiser als konventionelle Sägen sind, entstehen auch hier Schalldruckpegel, die eine Lärmschwerhörigkeit verursachen können [2]. Bereits früher wurde festgestellt, dass Absaugvorrichtungen Lärmpegel bis zu 96 dB (A) verursachen [3]. Auch dieser Pegel liegt bereits im gehörschädigenden Bereich. Eine gesundheitliche Gefährdung liegt vor, wenn die unteren Auslösewerte für den Tageslärmexpositionspegel $L_{EX,8h}$ von 80 dB (A) oder für den Spitzenpegel $L_{pC,peak}$ von 135 dB (C) erreicht bzw. überschritten werden. Solche Werte kommen in Operationssälen eher selten vor. Wenn der obere Auslösewert von $L_{EX,8h}$ von 85 dB (A) beziehungsweise $L_{pC,peak}$ von 137 dB (C) überschritten wird, müssen Arbeitsschutzmaßnahmen ergriffen werden (beispielsweise leisere Geräte, Türe geschlossen halten, Reduktion der Geräusche technischer Geräte, Wechsel der Operateure, Verbot von Mobiltelefonen oder privaten Gesprächen während der OP). Neben Schäden des Gehörs wurden als Folge von Lärmbelastung im Operationssaal zudem bereits Konzentrationsstörungen, steigende Fehlerraten und der Anstieg infektionsbedingter Komplikationen beschrieben [4–6]. Durch die Umsetzung o. g. Maßnahmen könnte nicht nur das Risiko einer irreversiblen Lärmschwerhörigkeit reduziert werden, sondern auch die Komplikationsrate signifikant reduziert werden, die Kommunikation im OP-Team verbessert und das allgemeine Empfinden verbessert werden [7].

2.2 Ionisierende Strahlung

In verschiedenen chirurgischen Fachdisziplinen sind die Operationsteams intraoperativer ionisierender Strahlung, insbesondere Streustrahlung, ausgesetzt. In Studien wurden beispielsweise bei minimal-invasiver Diskektomie Organdosen der Brust von bis zu 30,8 µSv gemessen[8]. Während einer Parathyreoidektomie wurden bei Chirurgen nur 8 µSv gemessen [9]. Nach § 55 der Strahlenschutzverordnung beträgt der Grenzwert für die Organdosis der Brust für beruflich-strahlenexponiertes Personal 150 mSv pro Kalenderjahr. Um unzulässige Grenzwertüberschreitungen zu vermeiden, sind die generellen Strahlenschutzmaßnahmen wie Aufenthaltszeit, Aktivität, Abstand, und Abschirmung konsequent umzusetzen. So sollte die Durchleuchtungszeit auf das notwendige Minimum begrenzt sowie darunter der Abstand vom OP-Personal zum Patienten (Streustrahlungsquelle) und primärer Röntgenquelle innerhalb der Praktikabilitätsgrenzen erweitert werden. Ebenso besteht Strahlendosiseinsparpotenzial durch Anwendung geeigneter Durchleuchtungsmodi (z. B. Intervall-gepulster Verfahren). Weiterhin müssen die bereitgestellten persönlichen Schutzausrüstungen (Bleischürze, Schilddrüsenschutz u. a.) sachgerecht angewendet werden. Ein wichtiger Schritt ist hierbei das Personal durch regelmäßige Fortbildungsangebote über die strahlungsbedingten Gefährdungen zu informieren und in Strategien der Strahlenhygiene zu schulen. Laut einer Querschnittserhebung in einem Traumazentrum und einer Kinderklinik ist das Wissen über Schutzausrüstung und deren Benutzung bei Traumatologen und technischen Assistenten am geringsten ausgeprägt [10].

2.3 Narkosegase

In Operationssälen kann es durch Leckagen von Narkosegas-führenden Geräten zur Exposition gegenüber inhalativen Anästhetika kommen [1, 11]. Als Folge einer längeren Exposition gegenüber halogenierten Kohlenwasserstoffen (Halothan, Isofluran, Sevofluran, Enfluran) kann es zu gesundheitlichen Schäden wie Kopfschmerzen, Entzündungen oder Leberschäden kommen [12, 13]. Hier sind Schutzmaßnahmen wie raumlufttechnische Anlagen oder Absaugungen, zu ergreifen.

2.4 Chirurgische Rauchgase

Eine weitere oft unterschätze Gefahrenquelle sind chirurgische Rauchgase. Gase, die bei der Arbeit mit Ultraschallskalpellen, Elektrokautern oder Lasern entstehen, enthalten eine Vielzahl von biologischen, partikel- und gasförmigen Stoffen [1, 14]. Darunter enthalten sind auch lebensfähige Zellbestandteile sowie Viren, Pilze und Bakterien [15, 16]. Die entstehenden Rauchgase enthalten bis zu 100 000 Partikel/cm^3 mit einem Durchmesser von 10 nm bis zu 1 µm [17]. Partikel mit einer Größe von unter 2,5 µm sind alveolengängig. Verschiedene Studien untersuchten Krankenschwestern und kamen zu dem Ergebnis, dass durch das Einatmen von chirurgischen Rauchgasen Entzündungsreaktionen der Atemwege ausgelöst werden können [18–21]. Auch hier sind als Arbeitsschutzmaßnahmen effektive Absaugungen beziehungsweise das Installieren einer raumlufttechnischen Anlage zu nennen. Sollten nur unzureichende technische oder organisatorische Schutzmaßnahmen erreicht werden, sind personenbezogene Schutzmaßnahmen (FFP2- bzw. FFP3-Masken) anzuwenden. Ein „normaler" chirurgischer Mund-Nasen-Schutz bietet hierfür keinen ausreichenden Schutz [16, 18].

2.5 Infektionsgefährdung

Chirurgen sind, wie andere Beschäftigte im Gesundheitswesen auch, neben dem Infektionsrisiko durch aerogen übertragbare Infektionserkrankungen einem Infektionsrisiko durch Blut, Blutprodukte und anderen Körperflüssigkeiten ausgesetzt. Bei Schnitt- und Stichverletzungen gehören Pflegekräfte zu der am häufigsten betroffenen Berufsgruppe. Zwischen 50 und 75 % der Unfälle sind dieser Berufsgruppe zugeordnet. Am zweithäufigsten verletzen sich Ärztinnen und Ärzte [22]. In der Chirurgie entsteht dieses Risiko hauptsächlich durch Nadelstichverletzungen und das Einatmen chirurgischer Rauchgase [14, 23]. In Operationssälen kommen am häufigsten Schnitt- und Stichverletzungen vor. *Abbildung 1* gibt einen Überblick über die bei Nadelstichverletzung ausgeführte Tätigkeit. Bei Nadelstichverletzungen werden hauptsächlich Hepatitis-B-Viren, aber auch Hepatitis-C- und HI-Viren, übertragen. Chirurgisch tätige Ärzte sollten aus diesem Grund einen vollständigen Impfschutz gegenüber Hepatitis B (mindestens 3-malige Impfung und Anti-HBs > 100 IU/L in den letzten 10 Jahren) besitzen. Für Hepatitis C und HIV existieren keine Impfungen. Die Primärprävention besteht in der Vermeidung von Schnitt- und Stichverletzungen, zum Beispiel durch die Verwendung stichsicherer Systeme und das Tragen von doppelten Handschuhen. Durch das Tragen doppelter Handschuhe lässt sich nicht nur die Häufigkeit ungewollten Blutkontaktes verhindern [24], sondern auch die bei einer Stichverletzung übertragene Blutmenge entscheidend reduziert [25]. Für HIV ist, im Gegensatz zu Hepatitis C, eine Postexpositionsprophylaxe (PEP) erhältlich. Diesbezüglich muss die Entscheidung optimalerweise innerhalb der ersten 2 Stunden nach Nadelstichverletzung erfolgen. Jede Verletzung mit infektiösem Material sollte beim D-Arzt (Durchgangsarzt) angezeigt werden. *Anhang 1* zeigt den Leitfaden der BGW für das Vorgehen nach Nadelstichverletzung bzw. Kontamination [22]. *Tabellen 1* und *2* zeigen das Untersuchungsprogramm der BGW (Berufsgenossenschaft für Gesundheitsdienst und Wohlfahrtspflege) nach Nadelstichverletzung bzw. Kontamination mit Blut von unbekannten Infektionsträgern.

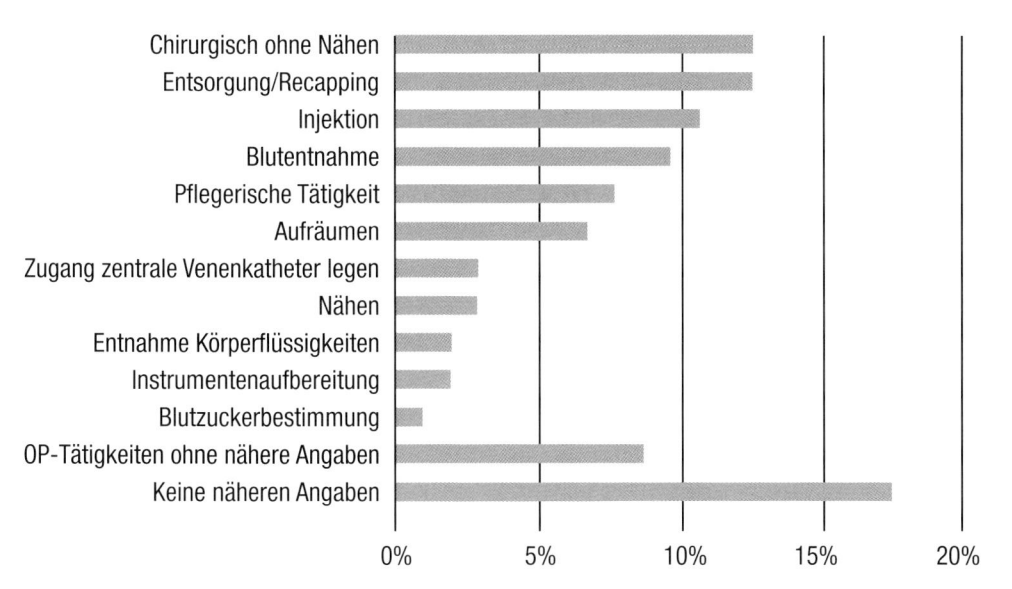

Abb. 1: Ausgeführte Tätigkeit bei der Nadelstichverletzung (Basis: Unfallmeldungen, n = 334) [22]

Tab. 1: Untersuchungsprogramm der BGW NSV/Kontamination mit Blut von unbekannten Infektionsträgern

	Sofort	Nach 6 Wochen	Nach 12 Wochen	Nach 6 Monaten
anti HB_s	X*	X*	X*	X*
anti HB_c	X*	X*	X*	X*
anti HVC	X	X	X	X
anti HIV	X	X	X	X

*entfällt, wenn der Verletzte erfolgreich gegen Hepatitis B geimpft ist [27]

Tab. 2: Untersuchungsprogramm der BGW NSV/Kontamination mit Blut von sicher Hep. C positivem Infektionsträger [27]

	Bei Verletzungen/Kontamination mit sicher Hep. C-positivem Infektionsträger
nach 2 Wochen	HCV-RNA-PCR (Frühdiagnostik)
nach 6 Wochen	HCV-RNA-PCR nur, wenn Ergebnis nach 2 Wochen negativ

Wenn sich ein Arzt mit einer blutübertragbaren Infektionserkrankung ansteckt, können während invasiver Eingriffe – vor allem in der Chirurgie – Patienten mit den Viren infiziert werden. 85 HBV- und HCV-Infektionscluster, bei denen 1 168 Patienten unmittelbar zu Schaden kamen, konnten bei der Durchsicht der internationalen Literatur identifiziert werden [26].

2.6 Physische Belastungen

Viele Chirurgen beklagen, bedingt durch das lange Stehen und ungünstige Körperhaltungen, Schmerzen in den Extremitäten und im Schulter- und Nackenbereich [28, 29]. Mit zunehmender Berufsdauer steigt auch das Risiko für Erkrankungen des muskuloskelettalen Systems. Besonders problematisch erscheinen hier laparoskopische Eingriffe [30]. Erste Erfolge in der Beschwerdereduzierung konnten kürzlich mit einem Prototypen mit Armstützen zur Reduzierung der Beschwerden erzielt werden [31]. Des Weiteren sollte auf eine ergonomische Gestaltung des Operationsfeldes geachtet werden (Höhe des OP-Tisches, Antritte, …). Zusätzliche physische Belastungen entstehen durch das Heben, Lagern und Bewegen des narkotisierten Patienten. Das längere Halten von Extremitäten des Patienten in ungünstigen oder Zwangshaltungen muss ebenfalls bei der Beurteilung dieser Gefährdungen mit eingeschlossen werden. Ausführliche Präventionsmaßnahmen für diese Gefährdungen und zur Sicherheit im Operationssaal sind in einer Publikation der Unfallkasse Berlin zusammengefasst (z. B. Schulungen zum rückengerechten Arbeiten) [29].

2.7 Schichtarbeit und Chronodisruption

Unter Schichtarbeit versteht man Arbeit, die zu wechselnden oder ungewöhnlichen Arbeitszeiten stattfindet. Hierzu zählt auch die Nachtarbeit, die definiert ist als „2 Stunden oder mehr ununterbrochene Arbeit zwischen 23.00 Uhr und 06.00 Uhr" [32]. Viele chirurgisch tätige Ärzte arbeiten nicht nur im Schichtsystem, sondern sind häufig berufsbedingt in langen oder überlangen Arbeitszeiten tätig. Dazu kommt auch das Arbeiten in den Abend- und Nachtstunden oder am Wochenende.

Schichtarbeiter, insbesondere Nachtschichtarbeiter, leiden oft unter Schlafstörungen, da ihr Tagesrhythmus weiterhin zu einem großen Teil von Faktoren wie Tageslicht bzw. sozialen und familiären Kontakten bestimmt wird. Schlafstörungen können auch zu einer Reihe von unspezifischen gesundheitlichen Effekten führen, zu denen neben Konzentrationsschwäche, Nervosität und vorzeitiger Ermüdung auch Appetitlosigkeit und Magenbeschwerden gehören.

Hinsichtlich der Auswirkungen von Schichtarbeit auf Übergewicht, Magen-/Darm-Erkrankungen, Herz-/Kreislauf-Erkrankungen oder Krebs sind die Untersuchungsergebnisse aber nicht eindeutig. Eine aktuelle Metaanalyse zeigt, dass Nachtarbeit die Inzidenz für Brustkrebs (um bis zu 8,9 %) und die Mortalität durch kardiovaskuläre Erkrankungen (um 2,7 %) steigert [33]. Schichtarbeit hat zugleich Konsequenzen für das Sozial- und Privatleben. Als ausreichend gesichert gilt, dass die Dauer, Lage und Verteilung der Arbeitszeit das Unfallrisiko beeinflussen. Für die Chirurgie liegen keine gesonderten Daten hierzu vor. Die möglichen Auswirkungen der Schichtarbeit sind somit vielfältiger Natur und bedürfen einer entsprechend umfänglichen Gefährdungsbeurteilung vor Ort und einer komplexen Präventionsarbeit. Hier kann die arbeitsmedizinische Betreuung in den Kliniken einen wirkungsvollen Beitrag leisten: Im Arbeitszeitgesetz (ArbZG) ist die Möglichkeit verankert, dass sich Nachtarbeitnehmer vor Aufnahme der Schichtdiensttätigkeit und danach bis zum 50. Lebensjahr alle 3 Jahre und ab dem 50. Lebensjahr jährlich kostenfrei untersuchen lassen können im Rahmen der betriebsmedizinischen Betreuung.

2.8 Mutterschutz

Das Gesetz zum Schutz der erwerbstätigen Mutter (Mutterschutzgesetz, MuSchG) enthält Regelungen zum Schutze von Leben und Gesundheit werdender oder stillender Mütter. Im MuSchG ist u. a. geregelt, dass werdende oder stillende Mütter Arbeiten, bei denen sie infolge ihrer Schwangerschaft in besonderem Maße der Gefahr, an einer Berufskrankheit zu erkranken, ausgesetzt sind oder bei denen durch das Risiko der Entstehung einer Berufskrankheit eine erhöhte Gefährdung für die werdende Mutter oder eine Gefahr für die Leibesfrucht besteht, nicht ausüben dürfen. Für viele operativ tätige Ärztinnen, gerade die in Weiterbildung, stellt die Auslegung dieses Passus des Öfteren ein gravierendes Problem dar, da er oft mit einem kompletten OP-Verbot umgesetzt wird. Dabei ist dies in einigen Fällen nicht notwendig. Entscheidend ist die, gleichfalls im Gesetz geforderte aktuelle Gefährdungsbeurteilung für alle Tätigkeiten der Schwangeren. Diese Beurteilung sollten Schwangere und Vorgesetzte gemeinsam durchführen. Derzeit ist die Umsetzung des Mutterschutzgesetzes Ländersache. Abhängig vom jeweiligen Bundesland gelten somit teilweise inhaltlich unterschiedliche Umsetzungsempfehlungen. Mit dem für 2017 geplanten neuen Mutterschutzgesetz wird erstmalig eine bundesweite Umsetzungsempfehlung angestrebt. Im Vorfeld wurde das Positionspapier „Operieren in der Schwangerschaft" der Deutschen Gesellschaft für Orthopädie und Unfallchirurgie (DGOU) veröffentlicht, welches neben den Länderempfehlungen als mögliche Orientierung in der Bewertung der individuellen Gefährdung herangezogen werden kann.

Jede Schwangere bzw. Stillende sollte sich bei ihrem zuständigen Betriebsarzt zur individuellen Gefährdungsbeurteilung insbesondere zur Infektionsgefährdung während der Schwangerschaft bzw. Stillzeit beraten lassen. Auch eine gemeinsame Begehung zur Beurteilung des Arbeitsplatzes ermöglicht eine Empfehlung, welche Tätigkeiten weiterhin gefahrlos ausgeführt werden können. Ziel der betriebsmedizinischen Beratung ist, die Schwangere/Stillende und das Ungeborene/Neugeborene vor Gefahren für Leib und Leben und vor Krankheiten zu schützen und zugleich eine möglichst vielfältige berufliche, der Qualifikation entsprechende Einsatzfähigkeit der Chirurginnen zu erhalten. Wichtig ist in diesem Zusammenhang auch der „präventive Mutterschutz" mit Aktualisierung aller nach STIKO empfohlenen Impfungen vor Eintreten einer Schwangerschaft zur Risikominimierung aerogener Infektionen. Hier sind insbesondere Masern, Mumps, Röteln, Pertussis und ggf. Varizellen zu nennen. Zu den schwangerschaftsrelevanten nicht-impfpräventablen Infektionserkrankungen zählen Ringelröteln und Zytomegalie. Bei fehlender Immunität gegen Ringelröteln muss der Kontakt zu Kindern bis 6 Jahren vermieden werden. Zytomegalie wird vor allem von Kindern bis zum 3. Lebensjahr über Speichel und Urin übertragen. Auch frisch Transplantierte können aufgrund der Immunsuppression das Virus reaktivieren und infektiös sein. Konsequente Einhaltung der Hygienevorschriften können eine Übertragung verhindern, dennoch wird in den Länderempfehlungen meist ein Umgang mit obigen Personengruppen bei fehlender Immunität gefordert.

Zentrale zu beachtende Aspekte, bezogen auf die chirurgische operative Tätigkeit von Schwangeren, sind in *Tabelle 3* aufgeführt.

Tab. 3: Zentrale zu beachtende Aspekte bei der chirurgischen operativen Tätigkeit von Schwangeren [34]

Gefährdung durch ionisierende Strahlen
Verletzungsgefahr durch den Umgang mit schneidenden/stechenden Instrumenten
Belastung durch physikalische Einflüsse
Psychische und körperliche Belastung bei der Patientenversorgung mit Notfallcharakter
Heben und Tragen von Lasten
Umgang mit giftigen und gesundheitsschädlichen Stoffen

Tab. 4: Anpassung des OP-Umfeldes [34]

Präoperatives Patienten-Screening auf Hepatitis-C-Antikörper und HIV-Antikörper mit Negativitätsnachweis
Durchführung rein elektiver Eingriffe
Einsatz von stichsicheren Instrumenten zur Reduktion des Risikos einer Nadelstichverletzung, da wo es möglich ist
Verringerung der Rate an potenziellen Blutkontakten durch das Tragen eines Schutzvisiers sowie doppelter (Indikator-)Handschuhe

Nach dem Positionspapier „Operieren in der Schwangerschaft" ist die Entscheidung, ob eine schwangere Ärztin weiterhin im OP-Saal eingesetzt werden kann und möchte, individuell zu treffen. Sollte die Schwangere eine invasive Tätigkeit ablehnen, ist dies von Vorgesetzten und Kollegen zu akzeptieren [34]. Wenn die werdende Mutter nach individueller Beratung weiterhin invasive Tätigkeiten ausführen kann und möchte, sollten die in *Tabelle 4* aufgeführten Anpassungen des OP-Umfeldes erfolgen. Hierdurch kann das Risiko der Übertragung von nicht-impfpräventablen Erregern auf ein vertretbares Minimum reduziert werden. Auch bei der Exposition gegenüber ionisierender Strahlung sind einige Punkte zu beachten. Eine Übersicht über die zu treffenden Maßnahmen bei entsprechenden Tätigkeiten ist in *Tabelle 5* aufgelistet. Bei der Tätigkeit im Operationssaal muss zudem darauf geachtet werden, dass die Schwangere nur bei Operationen, die in Totaler Intravenöser Anästhesie (TIVA) oder in Spinalanästhesie durchgeführt werden, anwesend ist. Da für Inhalationsanästhetika keine Grenzwerte existieren, die ein für die werdende Mutter und das Ungeborene unbedenkliches Arbeiten erlauben, sollte diese Exposition vermieden werden. Für Halothan konnte sogar in Studien mit trächtigen Ratten eine fruchtschädigende Wirkung nachgewiesen werden [35].

Tab. 5: Maßnahmen bei Exposition gegenüber ionisierender Strahlung [34]

Nach Rücksprache mit dem Strahlenschutzbeauftragten kann einer schwangeren Mitarbeiterin der Zutritt zum Kontrollbereich erlaubt werden. Das Tragen eines elektronischen, sofort ablesbaren Personendosimeters in Uterushöhe ist verpflichtend
Der Grenzwert der effektiven Dosis der schwangeren Mitarbeiterin liegt bei 1 mSv am Uterus während der gesamten Schwangerschaft
Verlässt die Schwangere während der Strahlungsanwendung den Kontrollbereich, ist keine spezielle Dosismessung erforderlich
Ist die Schwangere regelmäßig im Kontrollbereich beschäftigt, wird empfohlen, zusätzlich ein wöchentlich ablesbares Dosimeter auf Uterushöhe zu tragen. Auf Wunsch kann die Dosismessung durch ein elektronisches Personendosimeter ergänzt werden

2.9 Psychosoziale Belastungsfaktoren

Zu den maßgeblichsten psychosozialen Belastungsfaktoren im Operationssaal zählen intraoperative Unterbrechungen und Ablenkungen. Darunter sind die ungünstigen Störungen, äußeren Ablenkungen und externen Unterbrechungen zu nennen, welche die Aufmerksamkeit des OP-Teams beanspruchen sowie gegebenenfalls auch den OP-Verlauf beeinträchtigen [36]. Beobachtungsstudien zeigen, dass häufige externe Ablenkungen (Telefonanrufe, Funkrufe, häufiges Betreten und Verlassen des OP-Saals) wie auch mangelnde Kommunikation oder Koordination innerhalb des OP-Teams dazugehören können. Auch wenn einzelne Ablenkungen und Unterbrechungen nicht immer als beeinträchtigend empfunden werden, haben viele von ihnen einen beobachtbaren Einfluss auf die intraoperative Teamarbeit [36, 37]. Besonders akustische und mentale Ablenkungen werden im OP als störend empfunden, gerade während anspruchsvoller, komplexer Eingriffe [36, 37]. Ablenkungs- und störungsreiche Prozeduren bedeuten für die Operateure höhere intra-operativen Stress und Beanspruchung [38] mit negativen Effekten für die intra-operative Versorgung und Leistung [37, 39].

Weitere psychosoziale Belastungen ergeben sich aus der konkreten Arbeitsaufgabe, wozu besonders fallbezogene Anforderungen zählen. Hierzu zählen diejenigen intra-operativen Stressbelastungen, die direkt mit der zu behandelnden Patientin oder dem Patienten verbunden sind. Bedeutsame Belastungen entstehen hier durch Eingriffe hoher Komplexität sowie seltene Fälle. Auch der Umgang mit Tod und Sterben kann bedeutsam sein [40]. Gleichwohl können es aber auch Probleme der Kommunikation, Koordination, Informationsprobleme und vor allem soziale Konflikte bis hin zu respektlosem oder aggressivem Verhalten sein.

Zu den maßgeblichsten psychosozialen Belastungsfaktoren außerhalb des Operationssaals zählen die bereits oben angesprochenen Gefährdungen exzessiver Arbeitszeiten, mangelnder Möglichkeiten der Einflussnahme und Mitbestimmung im eigenen Arbeitsbereich, ein unzureichendes Verhältnis von Aufwand und arbeitsbezogenem Ertrag (wie Anerkennung), mangelnde Vereinbarkeit beruflicher und privater Anforderungen sowie soziale Konflikte mit Kollegen und Vorgesetzten [40].

3 Suchtproblematik

Substanzmissbrauch ist in der deutschen Gesamtbevölkerung ein ungebrochenes Problem. Das betrifft besonders den Alkoholkonsum. Dem aktuellen Drogen- und Suchtbericht der Bundesregierung ist zu entnehmen, dass im Jahr 2013 in Deutschland ein Pro-Kopf-Konsum von 9,7 Litern Reinalkohol vorlag [41]. Bei 15,6 % der Männer und 12,8 % der Frauen liegt, bezogen auf das Trinkverhalten der letzten 30 Tage, ein riskanter Alkoholkonsum vor. Ein gesundheitlich unbedenklicher Alkoholkonsum liegt bei gesunden erwachsenen Frauen bei max. 12 Gramm pro Tag (1 Standardglas Alkohol). Für gesunde erwachsene Männer liegt diese Grenze bei 24 Gramm Alkohol pro Tag (2 Standardgläser). Eine Frau, die beispielsweise mehr als 0,1 Liter Wein oder mehr als 0,25 Liter Bier täglich trinkt, befindet sich bezüglich ihres Trinkverhaltens also bereits im gesundheitlich riskanten Bereich. Für Männer gilt die doppelte Menge.

Für Medikamentenabhängigkeit und -abusus sind die Schätzung unzuverlässiger. Das liegt daran, dass Daten hierzu schwer zu erheben sind. Bisher geht man davon aus, dass 1,4–1,5 Millionen Menschen in Deutschland medikamentenabhängig sind [41]. Obwohl der Konsum von Alkohol, Tabak und psychoaktiven Medikamenten verbreiteter sind, stellt auch der Gebrauch von illegalen Drogen (in Abhängigkeit von Menge und Regelmäßigkeit des Konsums) ein bedeutendes Mortalitätsrisiko dar. Die Kriminalitätsstatistik verzeichnete 1 126 Drogentote im Jahr 2015 in Deutschland. Derzeit stellt vor allem „Crystal Meth", ein Stimulans aus der Gruppe der Amphetamine, die Suchthilfeeinrichtungen vor neuartige Herausforderungen. Der Konsum dieser Droge verursacht schwere körperliche und psychische Schäden.

Substanzmissbrauch und Abhängigkeiten kommen auch in der Ärzteschaft vor. Aktuelle Prävalenzen zum Alkoholkonsum in der Ärzteschaft stammen aus dem Jahr 2009 [42]: Hier wurde in einer anonymisierten Online-Befragung das Trinkverhalten von 1 287 Ärztinnen und Ärzten erhoben (durchschnittliches Alter 48 Jahre, ausgeglichene Geschlechterverteilung, durchschnittliche Arbeitszeit 47 Stunden). Untersucht wurden die Fachbereiche Chirurgie, Allgemeinmedizin, Innere Medizin und Psychiatrie/Psychotherapie. 7 % der Befragten gaben an, Alkohol und/oder Medikamente einzunehmen, um berufsbedingten Stress abzubauen.

4 Durchführung der Gefährdungsbeurteilung psychischer Belastungen in der Arbeit

Die Beurteilung psychischer Belastungen am Arbeitsplatz ist eine gesetzliche Notwendigkeit. Das ist mit der Novellierung des Arbeitsschutzgesetzes, insbes. ArbSchG § 4 Abs. 1, § 5 Abs. 3, § 6 Abs. 1, jüngst gestärkt worden. Wie auch bei den oben angesprochenen, „traditionellen" Gefährdungen hat der Arbeitgeber für den Bereich psychischer Belastungen die für die Beschäftigten mit ihrer Arbeit verbundenen Gefährdungen zu ermitteln, entsprechende erforderliche Maßnahmen des Arbeitsschutzes zu entwickeln und Ergebnisse zu dokumentieren. Gleichwohl ist die konkrete Ausgestaltung einer solchen Gefährdungsbeurteilung psychischer Belastungen (GB-Psych) nicht geregelt und es fehlt eine einheitliche, vorgegebene Messmethodik. Das führt vielfach zur Handlungsunsicherheit bei der fachgerechten Durchführung. Das ist ein allgemeines Phänomen, was sich nicht nur auf die Arbeitsplätze im Krankenhaus bzw. in der Chirurgie beschränkt.

Zum Vorgehen und zur Methodik bestehen allgemeine Empfehlungen. Ausgangspunkt für die Verantwortlichen im Krankenhaus können zuerst die Empfehlungen der Gemeinsamen Deutschen Arbeitsschutzstrategie sein. Hier sind grundsätzliche Empfehlungen und Handlungsschritte zur Beratung und Überwachung bei psychischer Belastung am Arbeitsplatz skizziert und für jeden Anwender verfügbar. Zudem gibt es vielfältige aussagekräftige Handbücher, Leitlinien und Unterstützungsangebote von Berufsgenossenschaften (wie der BGW), von Unfallkassen sowie von Aufsichtsorganen und Arbeitsschutzbehörden. Zudem können auch Checklisten für die Planung und Ausgestaltung des Prozesses einer GB-Psych eine wirksame Hilfe sein. Mittlerweile sind in der Literatur einige solche Checklisten zu vorzufinden, welche gerade zu Beginn der GB-Psych planerische Unterstützung bieten und den Prozess und dessen Herausforderungen besser abschätzen lassen [43].

Eine klar strukturierte, systematische Durchführung bzw. Ausgestaltung der GB-Psych ist die Basis für eine wirksame Prävention. Wichtig ist bereits früh zu erkennen, dass es fördernde Prozessfaktoren und Grundsätze gibt, die für eine erfolgreiche Entwicklung und Durchführung einer Gefährdungsbeurteilung entscheidend sind. Dazu zählen vor allem günstige Gestaltungsfaktoren und Rahmenbedingungen, die hier kurz skizziert sind [44]:

1. Frühe Klärung und Festlegung von Verantwortlichkeiten für den Prozess und die Durchführung der GB-Psych sowie Einbindung aller relevanten Akteure (wie Führungskräfte, Mitarbeiter, Arbeitsschutz, Mitarbeitervertretung usw.);
2. Die GB-Psych ist ein schrittweiser Prozess aus Planung, Erfassung der Belastungen, Bewertung und entsprechender Maßnahmen und dieser Prozess ist vollständig zu durchlaufen;
3. Es braucht die Unterstützung der Führungskräfte und Verantwortlichen zur Schaffung günstiger Rahmenbedingungen für den Prozess und der Umsetzung der notwendigen Maßnahmen;
4. Der Prozess bestimmt die Erfassungsmethode (also ob Fragebogen, Interview oder Beobachtungsverfahren eingesetzt werden) und nicht andersherum;
5. Die Erfassung und Beurteilung sollte durch den Einsatz erprobter und gütegeprüfter Methoden und gegebenenfalls externer Experten geschehen;
6. Die GB-Psych ist ein komplexer Lern- und Organisationsentwicklungsprozess, in dem es entscheidend ist, Prioritäten zu setzen und schrittweise einen Fokus zu finden;
7. Eine kontinuierliche Einbindung und Information der Mitarbeiter und Führungskräfte sowie deren Beteiligung bei Problemanalysen und Maßnahmenentwicklung fördert Relevanz, Akzeptanz und Maßnahmenumsetzung;
8. Hartnäckigkeit und Geduld der verantwortlichen Akteure für den vollständigen Prozess der GB-Psych.

Nadelstichverletzungen

Leitfaden zum Vorgehen bei potenziell infektiösen Verletzungen oder Kontaminationen

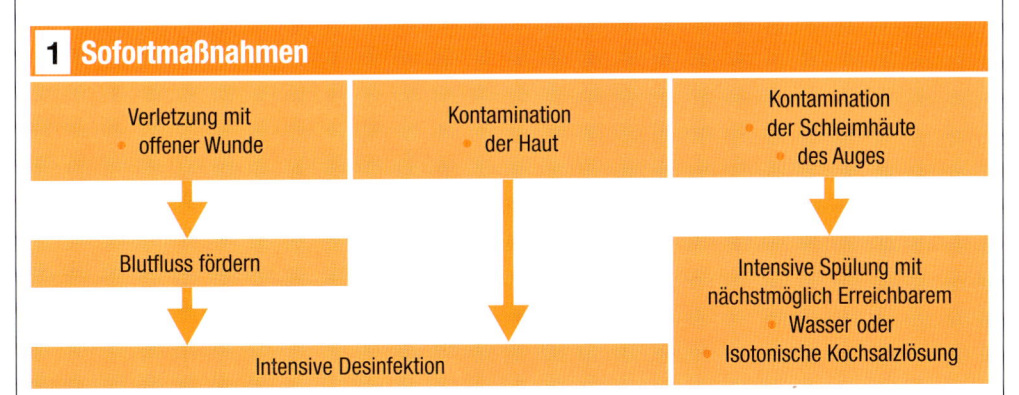

1 Sofortmaßnahmen

- Verletzung mit offener Wunde → Blutfluss fördern → Intensive Desinfektion
- Kontamination der Haut → Intensive Desinfektion
- Kontamination der Schleimhäute des Auges → Intensive Spülung mit nächstmöglich Erreichbarem
  - Wasser oder
  - Isotonische Kochsalzlösung

Unverzüglich anschließende Maßnahmen

2 Infektionsrisiko für Hepatitis B und C und HIV ermitteln

- Unfallart bewerten. Die Kriterien sind: Zeitpunkt, Verletzungsinstrument, Kontamination, Inkorporation, Schutzmaßnahmen
- Umgehend zuständigen Arzt/zuständige Ärztin hinzufügen
- Infektionswahrscheinlichkeit für Indexperson klären (Akten, Anamnese, Blutentnahme)
- Hilfreiche Kontakte: Rettungsstellen, Durchgangsärztin oder -arzt, Adressen in der eigenen Klinik oder Einrichtung

Achtung!
Das Einverständnis der Indexperson für Hepatitis- und HIV-Serologie muss vorliegen!

3 Risikobewertung, Diagnostik, Therapie und Dokumentation

- Immunitätslage der/des Verletzten beurteilen (Impfdokumente, Anamnesebefunde, Blutkontrolle HIV, HCV, HBV)
- Gegebenenfalls Infektionsstatus der Indexperson bestimmen
- Adäquate Maßnahmen für die Erste Hilfe festlegen: HIV-PEP (innerhalb von zwei Stunden beginnen, HBV-Immunisierung (immer mit dokumentierter Begründung)

Achtung!
Gegebenenfalls Blutuntersuchung der Indexperson in Rettungsstelle oder durch Durchgangsärztin oder -arzt einleiten.

Weitere Maßnahmen

4 Meldung an die BGW oder Unfallkasse

- Durchgangsärztlichen Bericht beziehungsweise Unfallanzeige an Versicherungsträger senden

5 Medizinische Nachsorge gewährleisten

- Nachsorge beim betriebsärztlichen Dienst – je nach Risikobewertung in angemessenem Abstand

Quelle: In Anlehnung an Ergebnisse des Forschungsprojekts „Nadelstich- und Schnittverletzungen (NSV)" der Berliner Medizinstudierenden und des Arbeitsmedizinischen Zentrums der Charité
Quelle: BGW [22]

Häufig bilden die genannten förderlichen Durchführungsbedingungen die zentralen Stellschrauben für erfolgreiche Gefährdungsbeurteilungen psychischer Belastungen. Dann kann durch eine systematische Planung und Durchführung des Prozesses der Bewertung psychischer Belastungen im Krankenhaus und Arbeitsplatz ein effektiver Arbeitsschutz auch im Bereich psychischer Gesundheit gefördert werden [1].

Fazit

Die Arbeitswelt im Operationssaal, im Krankenhaus oder in der Arbeitspraxis kann eine Vielzahl potenzieller Gefährdungen für die Gesundheit und Arbeitsfähigkeit der Chirurginnen und Chirurgen bergen. Das Kapitel führt diese potenziellen Risiken auf und weist auf Wege und Vorgehensweisen eines effektiven Arbeitsschutzes in der Chirurgie hin. Moderne arbeitsmedizinische Betreuung leistet hier einen fachlich fundierten und effektiven Beitrag – sowohl die Arbeitsfähigkeit der Chirurginnen und Chirurgen zu erhalten, als auch sie in ihrer Leistungsfähigkeit zu unterstützen. Auch wenn konventionelle Belastungen und Gesundheitsrisiken in der Chirurgie unverändert aktuell sind, rücken neue Belastungsformen aus dem Bereich der psychosozialen Belastung zunehmend in den Fokus. Eine schrittweise und vollständige Identifikation, Bewertung und Eingrenzung aller Gesundheitsrisiken ist Voraussetzung für einen modernen Arbeitsschutz in der Chirurgie. Die Nutzung der betriebsmedizinischen Betreuung und Beratung im Krankenhaus ist dafür die unerlässliche Basis.

Literatur

[1] Darius S, Meyer F, Bockelmann I: Hazard assessment and occupational safety measures in surgery: Relevant knowledge on occupational medicine. Chirurg 2016; 87 (11): 948–955.

[2] Peters MP, Feczko PZ, Tsang K et al.: Noise Exposure in TKA Surgery; Oscillating Tip Saw Systems vs. Oscillating Blade Saw Systems. J Arthroplasty 2016; 31 (12): 2773–2777.

[3] Ray CD, Levinson R: Noise pollution in the operating room: a hazard to surgeons, personnel, and patients. J Spinal Disord 1992; 5 (4): 485–488.

[4] Siegmann S, Notbohm G: Klinisches Risikomanagement: Lärmbelästigung im Krankenhaus. Ergomed prakt Arbeitsmed 2013; 37 (1): 34–38.

[5] Lester JD, Hsu S, Ahmad CS: Occupational hazards facing orthopedic surgeons. Am J Orthop (Belle Mead NJ) 2012; 41 (3): 132–139.

[6] Kurmann A, Peter M, Tschan F et al.: Adverse effect of noise in the operating theatre on surgical-site infection. Br J Surg 2011; 98 (7): 1021–1025.

[7] Engelmann CR, Neis JP, Kirschbaum C et al.: A noise-reduction program in a pediatric operation theatre is associated with surgeon's benefits and a reduced rate of complications: a prospective controlled clinical trial. Ann Surg 2014; 259 (5): 1025–1033.

[8] Mariscalco MW, Yamashita T, Steinmetz MP et al.: Radiation exposure to the surgeon during open lumbar microdiscectomy and minimally invasive microdiscectomy: a prospective, controlled trial. Spine (Phila Pa 1976) 2011; 36 (3): 255–260.

[9] Oltmann SC, Brekke AV, Macatangay JD et al.: Surgeon and staff radiation exposure during radioguided parathyroidectomy at a high-volume institution. Ann Surg Oncol 2014; 21 (12): 3853–3858.

[10] Jentzsch T, Pietsch CM, Stigler B et al.: The compliance with and knowledge about radiation protection in operating room personnel: a cross-sectional study with a questionnaire. Arch Orthop Trauma Surg 2015; 135 (9): 1233–1240.

[11] Boeckelmann I, Sammito S, Meyer F: Work strain by anaesthetic gas and surgical smoke due to tissue coagulation as well as safety measures in surgical operating rooms – what the surgeon needs to know. Zentralbl Chir 2013; 138 (1): 94–103.

[12] Casale T, Caciari T, Rosati MV et al.: Anesthetic gases and occupationally exposed workers. Environ Toxicol Pharmacol 2014; 37 (1): 267–274.

[13] Safari S, Motavaf M, Siamdoust SAS et al.: Hepatotoxicity of halogenated inhalational anesthetics. Iran Red Crescent Med J 2014; 16 (9): e20153.

[14] Eickmann U, Falcy M, Fokuhl I et al.: Chirurgische Rauchgase: Gefährdungen und Schutzmaßnahmen. ASU Arbeitsmed Sozialmed Umweltmed 2011; 46 (1): 14–23.

[15] Carbajo-Rodriguez H, Aguayo-Albasini JL, Soria-Aledo V et al.: Surgical smoke: risks and preventive measures. Cir Esp 2009; 85 (5): 274–279.

[16] Karsai S, Daschlein G: "Smoking guns": hazards generated by laser and electrocautery smoke. J Dtsch Dermatol Ges 2012; 10 (9): 633–636.

[17] Brüske-Hohlfeld I, Preissler G, Jauch K-W et al.: Surgical smoke and ultrafine particles. J Occup Med Toxicol 2008; 3: 31.

[18] Okoshi K, Kobayashi K, Kinoshita K et al.: Health risks associated with exposure to surgical smoke for surgeons and operation room personnel. Surg Today 2015; 45 (8): 957–965.

[19] Ball K: Surgical smoke evacuation guidelines: compliance among perioperative nurses. AORN J 2010; 92 (2): e1–23.

[20] Ball K: Compliance with surgical smoke evacuation guidelines: implications for practice. AORN J 2010; 92 (2): 142–149.

[21] Le Moual N, Varraso R, Zock JP et al.: Are operating room nurses at higher risk of severe persistent asthma? The Nurses' Health Study. J Occup Environ Med 2013; 55 (8): 973–977.

[22] Brinker L, Drerup E, Frosch C, Heidrich C, Lisiak B, Steffen M: Risiko Nadelstich-Infektionen wirksam vorbeugen. Stand 06/2016. https://www.bgw-online.de/SharedDocs/Downloads/DE/Medientypen/bgw-themen/M612-Risiko-Nadelstich_Download.pdf?__blob=publicationFile (Zugriff am 13.01.2017).

[23] Wicker S, Groneberg D: Comment on: Darius et al.: Occupational health aspects in general (visceral) surgery – risk of infection through needle-stick injuries (what the surgeon should know). Zentralbl Chir 2013; 138: 88–93. Zentralbl Chir 2013; 138 (3): 332.

[24] Tanner J, Parkinson H. Double gloving to reduce surgical cross-infection. Cochrane Database Syst Rev 2006; (3): CD003087.

[25] Wittmann A, Kralj N, Köver J et al.: Comparison of 4 different types of surgical gloves used for preventing blood contact. Infect Control Hosp Epidemiol 2010; 31 (5): 498–502.

[26] Hofmann F: Zur nosokomialen Übertragung von Hepatitis-B- und Hepatitis-C-Viren durch Beschäftigte im Gesundheitsdienst. ASU Arbeitsmed Sozialmed Umweltmed 2015; 50: 439–445.

[27] Haamann F: Vorgehen nach Stich- und Schnittverletzungen – Begründung für das Reguntersuchungsprogramm der BGW. 2008. https://www.bgw-online.de/SharedDocs/Downloads/DE/Medientypen/Fachartikel/Reguntersuchungsprogramm-Nadelstichverletzungen_Download.pdf?__blob=publicationFile (Zugriff am 13.01.2017).

[28] Knudsen ML, Ludewig PM, Braman JP: Musculoskeletal pain in resident orthopaedic surgeons: results of a novel survey. Iowa Orthop J 2014; 34: 190–196.

[29] Zschernack S, Göbel M, Friesendorf W: SiGOS – Sicherheit im Operationssaal: Abschlussbericht 2004. www.unfallkasse-berlin.de (Zugriff am 19.12.2016).

[30] Esposito C, Najmaldin A, Schier F et al.: Work-related upper limb musculoskeletal disorders in pediatric minimally invasive surgery: a multicentric survey comparing laparoscopic and sils ergonomy. Pediatr Surg Int 2014; 30 (4): 395–399.

[31] Steinhilber B, Hoffmann S, Karlovic K et al.: Development of an arm support system to improve ergonomics in laparoscopic surgery: study design and provisional results. Surg Endosc 2015; 29 (9): 2851–2858.

[32] BMAS: Arbeitszeitgesetz, B. f. A. u. Soziales, Editor. http://www.bmas.de/DE/Service/Medien/Publikationen/a120-arbeitszeitgesetz.html (Abruf am 4.5.2017)

[33] Lin X, Chen W, Wei F et al.: Night-shift work increases morbidity of breast cancer and all-cause mortality: a meta-analysis of 16 prospective cohort studies. Sleep Med 2015; 16 (11): 1381–1387.

[34] Niethard M, Donner S: Positionspapier „Operieren in der Schwangerschaft". http://www.opids.de/fileadmin/user_upload/OPIDS/Dokumente/Tools/Positionspapier_OPidS_FINAL.pdf (Zugriff am 19.12.2016).

[35] Coate WB, Kapp Jr RW, Lewis TR: Chronic exposure to low concentrations of halothane-nitrous oxide: reproductive and cytogenetic effects in the rat. Anesthesiology 1979; 50 (4): 10–18.

[36] Antoniadis S, Passauer-Baierl S, Baschnegger H et al.: Identification and interference of intraoperative distractions and interruptions in operating rooms. J Surg Res 2014; 188 (1): 21–29.

[37] Mentis HM, Chellali A, Manser K et al.: A systematic review of the effect of distraction on surgeon performance: directions for operating room policy and surgical training. Surg Endosc 2016; 30 (5): 1713–1724.

[38] Weigl M, Antoniadis S, Chiapponi C et al.: The impact of intra-operative interruptions on surgeons' perceived workload: an observational study in elective general and orthopedic surgery. Surg Endosc 2015; 29 (1): 145–153.

[39] Weigl M, Stefan P, Abhari K et al.: Intra-operative disruptions, surgeon's mental workload, and technical performance in a full-scale simulated procedure. Surg Endosc 2016; 30 (2): 559–566.

[40] Balch CM, Freischlag JA, Shanafelt TD: Stress and burnout among surgeons: understanding and managing the syndrome and avoiding the adverse consequences. Arch Surg 2009; 144 (4): 371–376.

[41] Bundesregierung: Drogen- und Suchtbericht 2016. http://www.drogenbeauftragte.de/fileadmin/dateien-dba/Drogenbeauftragte/4_Presse/1_Pressemitteilungen/2016/2016_2/160928_Drogenbericht-2016_NEU_Sept.2016.pdf (Zugriff am 19.12.2016).

[42] Hagemann W, Geuenich K: Burnout Screening-Skalen, Test und Testmanual. Hogrefe-Verlag, Göttingen 2009.

[43] Weigl M, Müller A, Angerer P, Petru R: Gefährdungsbeurteilung psychischer Belastung: Expertenbasierte Entwicklung einer checklistbasierten Handlungshilfe für Betriebsärzte. Das Gesundheitswesen 2016; 78 (03): e14–e22.

[44] Weigl M, Herbig B, Lang J: Empfehlungen zur Durchführung einer Gefährdungsbeurteilung psychischer Belastungen. Positionspapier der Deutschen Gesellschaft für Arbeitsmedizin und Umweltmedizin, erstellt von der AG Psychische Gesundheit in der Arbeit der DGAUM. ASU Arbeitsmed Sozialmed Umweltmed 2015; 50: 660–665.

Teilnahme an der zertifizierten Fortbildung

Zu vielen Kapiteln dieses Buches wurden Fragen zur Wissensüberprüfung formuliert. Sie finden die Fragen und Multiple-Choice-Antworten im Buch und können die Fragen durch Ankreuzen der korrekten Antworten lösen.

In Zusammenarbeit mit der Akademie für chirurgische Weiterbildung und praktische Fortbildung des Berufsverbandes der Deutschen Chirurgen haben Sie die Möglichkeit, die Fragen im Internet zu beantworten. Hierzu nutzen wir das [eCME-Center], die Fortbildungsplattform des BDC. Bei korrekter Beantwortung erhalten Sie sofort ein Teilnahmezertifikat, das die erreichten CME-Fortbildungspunkte ausweist und zur Vorlage bei Ihrer zuständigen Landesärztekammer dient.

Im Folgenden geben wir Ihnen eine Schritt-für-Schritt-Anleitung zur Teilnahme an der zertifizierten Fortbildung im Internet.

1 Anwählen des [eCME-Center]

Sie finden das [eCME-Center] im Internet unter folgender Adresse:

www.ecme-center.org

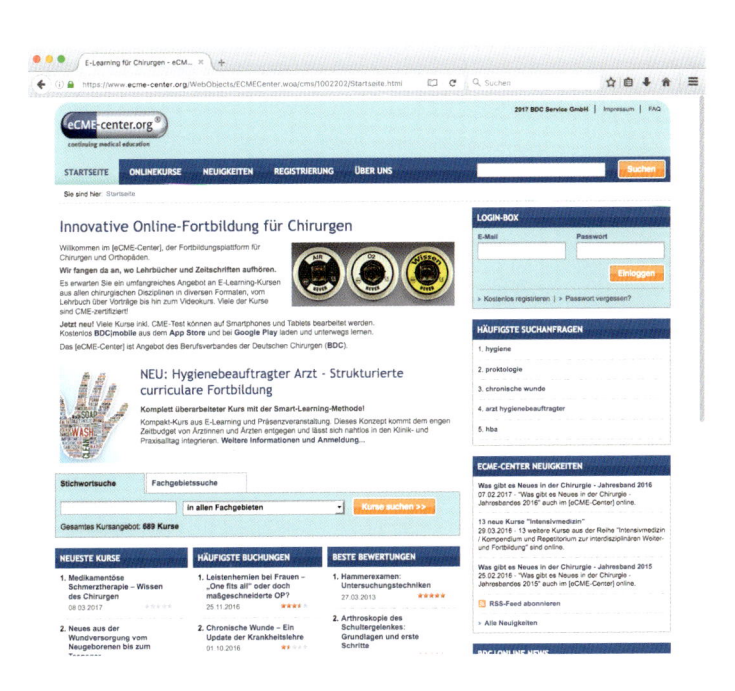

2 Login – Anmeldung am Fortbildungsportal [eCME-Center]

Bevor Sie das erste Mal einen Kurs im eLearning-System des BDC buchen können, benötigen Sie ein persönliches Nutzerkonto. Ihre gebuchten Kurse stehen Ihnen hier vier Monate zur Bearbeitung zur Verfügung. Sie haben Überblick über erreichte Fortbildungspunkte, Zertifikate und vieles mehr.

Bei der Anmeldung im [eCME-Center] unterscheiden wir drei Szenarien:

Nutzertyp	Weiter zur Anmeldung unter...
Sie nutzen das [eCME-Center] bereits aktiv	2.1
Sie sind Mitglied des BDC	2.2
Sie haben das [eCME-Center] noch nicht genutzt und besitzen kein Nutzerkonto über den BDC	2.3

2.1 Anmeldung im [eCME-Center] als aktiver Nutzer

Sollten Sie das [eCME-Center] bereits aktiv nutzen, wählen Sie sich bitte mit Ihren üblichen Nutzerdaten (E-Mail und Passwort) ein und gehen weiter zu Schritt 3.

2.2 Anmeldung im [eCME-Center] für BDC-Mitglieder

Als BDC-Mitglied verfügen Sie bereits über ein Nutzerkonto im [eCME-Center]. Sie können sich mit folgenden Daten anmelden:

Login für Mitglieder des BDC	
E-Mail:	Ihre beim Beitritt zum BDC angegebene Mailadresse. Wurde keine Mailadresse angegeben, dann Ihre Mitgliedsnummer gefolgt von „@bdc.de"
Passwort:	Das Passwort wurde Ihnen schriftlich mitgeteilt.

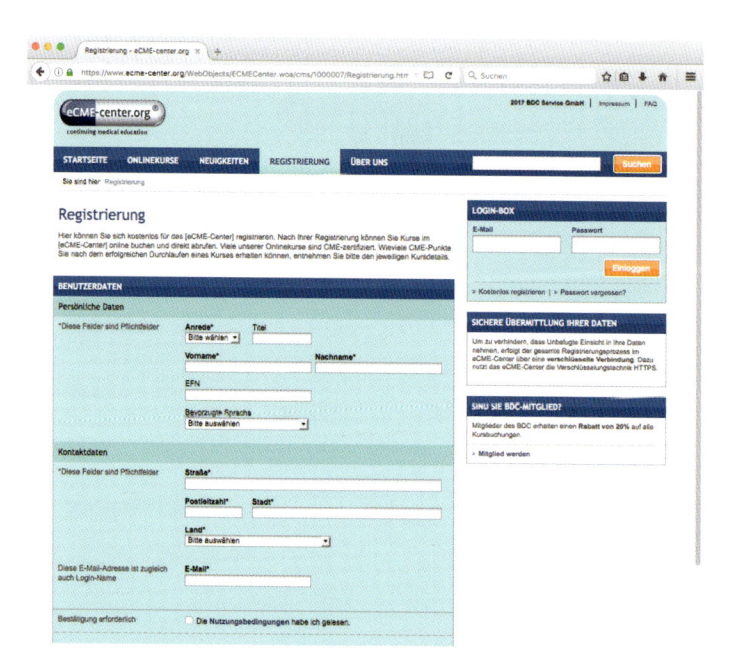

Das Passwort wurde Ihnen bei Eröffnung des [eCME-Center] vom BDC bzw. nach Ihrem Beitritt zum BDC mitgeteilt. Sollten Sie es zwischenzeitlich verlegt haben, können Sie es über die Mitglieder-Hotline des BDC (0 30 / 2 80 04 – 1 40) oder per E-Mail (mitglieder@bdc.de) erfragen. Die Mitarbeiter helfen Ihnen gerne.

Prinzipiell können BDC-Mitglieder auch ein neues Nutzerkonto anlegen, erhalten dann aber bei Buchung anderer Kurse im [eCME-Center] nicht den BDC-Nachlass von 20 % auf die Kursgebühren.

erforderlich. Weiterhin ist es wichtig, eine gültige E-Mail-Adresse anzugeben. Nach Abschluss der Registrierung wird Ihr persönliches Passwort an diese E-Mail-Adresse gesendet.

Login für neue Nutzer des [eCME-Center] und Nicht-Mitglieder des BDC	
E-Mail:	Ihre bei der Registrierung angegebene E-Mail-Adresse
Passwort:	Passwort, das Ihnen nach Registrierung per E-Mail geschickt wird

2.3 Anmeldung im [eCME-Center] als neuer Nutzer ohne BDC-Mitgliedschaft

Zur Einrichtung Ihres persönlichen Kontos im [eCME-Center] klicken Sie auf „Registrierung" in der Mitte der Menüleiste.

Bitte geben Sie nun die erforderlichen Registrierdaten ein. Um korrekte Teilnahmezertifikate erstellen zu können, ist die Angabe Ihrer Adresse

3 Buchung der Kurse aus „Was gibt es Neues in der Chirurgie 2017?"

Nach erfolgreichem Login im [eCME-Center] können Sie die Kurse aus diesem Buch kostenfrei buchen. Sie haben damit Zugriff auf alle Kapitel sowie die CME-Prüfungsfragen.

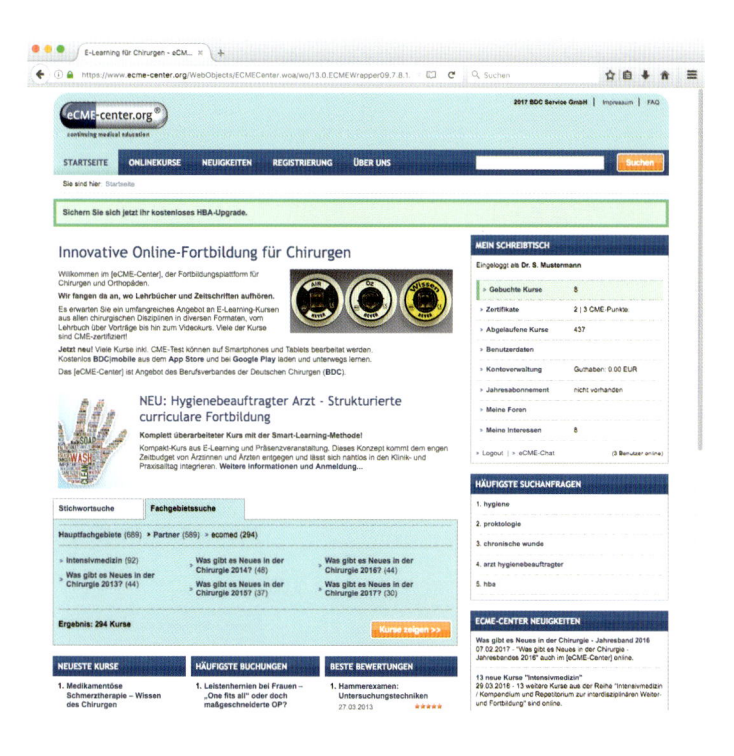

Teilnahme an der zertifizierten Fortbildung

Um die Kurse möglichst einfach zu buchen, gehen Sie bitte auf die Startseite zur **Fachgebietssuche**. Wählen Sie zunächst den Punkt „Partner" und im 2.Schritt dann „ecomed" durch Klick auf die entsprechende Option.

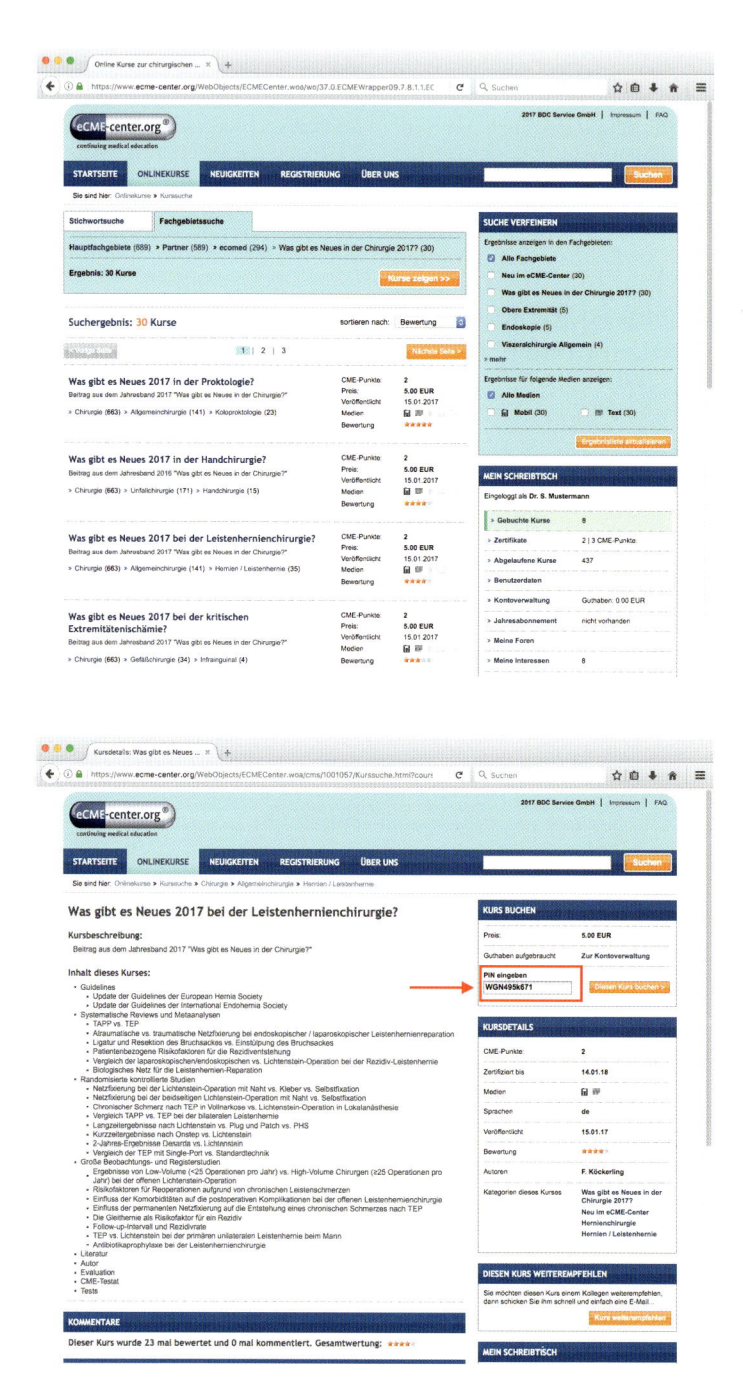

Anschließend klicken Sie auf die Rubrik „Was gibt es Neues in der Chirurgie 2017?". Mit Klick auf „Kurse zeigen" werden nun alle Kapitel des Buches angezeigt.

Durch Klick auf den Kurstitel wählen Sie das gewünschte Kapitel mit korrespondierenden Prüfungsfragen. Es wird eine kurze Inhaltsübersicht des Kapitels angezeigt.

Um das Kapitel kostenfrei zu buchen, geben Sie bitte in das Eingabefeld die folgende PIN ein: **WGN495k671**. Bitte beachten Sie dabei die Groß- und Kleinschreibung der Buchstaben. Klicken Sie anschließend auf den Button „Diesen Kurs buchen".

Die PIN **WGN495k671** ist gültig für die Buchung aller Kurse dieses Buches im [eCME-Center].

Den gebuchten Kurs können Sie sofort starten, um die Prüfungsfragen zu beantworten. Klicken Sie hierzu auf „Kurs öffnen". Den Wissenstest finden Sie jeweils am Ende jedes Kurses. Bitte klicken Sie auf den Link mit dem Kursnamen unter „Tests". Bitte beachten Sie, dass der Test nicht abgebrochen werden kann. Nicht bestandene Tests können nach einer Frist von 14 Tagen wiederholt werden.

Bitte beantworten Sie anschließend alle Fragen. Nachdem alle CME-Fragen beantwortet wurden, erhalten Sie eine Übersicht über das Testergebnis.

Bitte Beenden Sie den Kurs mit Klick auf „Beenden".

Wechseln Sie anschließend in die Ansicht „Mein Schreibtisch". Dort finden Sie eine Übersicht aller von Ihnen gebuchten Kurse. Für erfolgreich bestandene, zertifizierte Kurse können Sie sich unter „Zertifikate" ein Teilnahmezertifikat mit den erreichten Fortbildungspunkten durch Klick auf das PDF-Symbol herunterladen, speichern und ausdrucken. Dazu benötigen Sie die Software „Acrobat Reader", die auf den meisten Computern installiert ist oder unter www.adobe.de zum Download bereit steht.

Um ein Feedback zu bekommen, bitten wir Sie um die Bewertung der Kurse.

Die gebuchten Kurse stehen Ihnen als Referenz vier Monate im [eCME-Center] zur Verfügung. Die Übersicht abgeschlossener Kurse sowie die Teilnahmezertifikate bleiben Ihnen erhalten. Nach Login mit Ihren persönlichen Anmeldedaten finden Sie diese Informationen unter dem Menüpunkt „Schreibtisch".

ecomed MEDIZIN und der Berufsverband der Deutschen Chirurgen wünschen Ihnen viel Erfolg bei Ihrer Teilnahme an der zertifizierten Fortbildung.

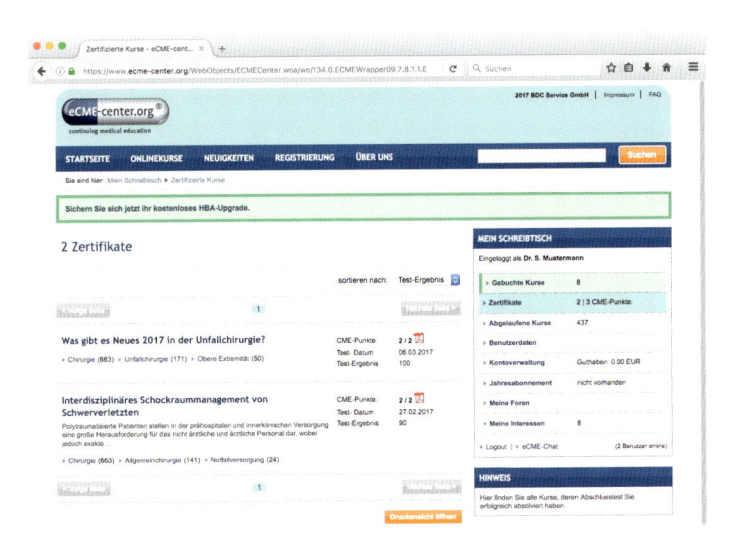

Teilnahme an der zertifizierten Fortbildung

Fragen zur CME-Zertifizierung zu den Kapiteln 1.1–8.8

1.1 Was gibt es Neues in der Schilddrüsen- und Nebenschilddrüsenchirurgie?
S. Müller, A. Königsrainer

1) Ursächlich für eine weltweit kontinuierliche Zunahme an Schilddrüsenmalignomen ist …

1) hauptsächlich ein Anstieg der Rate von medullären Schilddrüsenkarzinomen.
2) hauptsächlich ein Anstieg der Rate von kleineren papillären Schilddrüsenkarzinomen.
3) hauptsächlich ein Anstieg der Rate an anaplastischen Schilddrüsenkarzinomen als Folge der Reaktorkatastrophen in Tschernobyl und Fukushima.
4) nichts aufzuführen. Es konnte bisher kein Anstieg von diagnostizierten Schilddrüsenkarzinomen nachgewiesen werden.
5) hauptsächlich ein Anstieg der Rate von onkozytären Schilddrüsenkarzinomen.

2) Für die präoperative Diagnostik von Schilddrüsenknoten trifft folgende Aussage zu?

1) Mutationsanalysen sind unverzichtbarer Bestandteil vor Indikationsstellung zur Thyreoidektomie.
2) Die Sonographie der Schilddrüse und der zervikalen Lymphknoten ist der Goldstandard und anhand dieser können suspekte Knoten reproduzierbar in die TIRADS-Stadien eingeteilt werden.
3) Eine Szintigraphie ist zwingend notwendig.
4) Auf eine FNP kann wegen ungenauer Ergebnisse in den meisten Fällen verzichtet werden.
5) Eine Dünnschicht-Computertomographie sollte zur weiteren Abklärung immer erfolgen.

3) Das größte Risiko für eine postoperative Hypokalzämie nach Schilddrüseneingriffen besteht bei …

1) der Knotenexstirpation.
2) der Radiojodtherapie.
3) der totalen Thyreoidektomie mit zentraler Lymphadenektomie.
4) der subtotalen Thyreoidektomie.
5) der Hemithyreoidektomie.

4) Von einer hervorragenden Therapieantwort auf die initiale Therapie bei einem gut-differenzierten Schilddrüsenkarzinom gemäß den ATA 2015 Leitlinien kann man ausgehen bei …

1) Abwesenheit von detektierbaren strukturellen Veränderungen auch bei erhöhten Thyreoglobulinspiegeln.
2) einer Tumorfreiheit nach über 10 Jahren.
3) keinem klinischen, biochemischen und strukturellen Hinweis auf persistierende Erkrankung.
4) zervikalen Lymphknotenbefall < 0,2 cm unabhängig von den Thyreoglobulinspiegeln.
5) unspezifischen biochemischen oder unklaren strukturellen Veränderungen.

5) Das geringste Rezidivrisiko bei einer Struma multinodosa besteht bei folgenden Eingriff …

1) der Thyreoidektomie.
2) der Dunhill-Operation.
3) der Hemithyreoidektomie.
4) der Radiojodtherapie.
5) der subtotale Thyreoidektomie.

CME-Fragen

6) **Zur Komplikationsvermeidung in der Schilddrüsenchirurgie trifft folgende Aussage nicht zu?**

1) Ab einer jährlichen Fallzahl von mehr als 25 durchgeführten Thyreoidektomien pro Chirurg konnte eine niedrigere Komplikationsrate nachgewiesen werden.
2) Der permanente Hypoparathyreoidismus stellt vor allem nach totalen Thyreoidektomien und zentralen Lymphadenektomien ein relevantes postoperatives Problem dar.
3) Mit einer Routineautotransplantation von mindestens einer Nebenschilddrüse kann ein permanenter Hypoparathyreoidismus sicher vermieden werden.
4) Eine akzidenzielle Nebenschilddrüsenentfernung konnte in bis zu 16 % der histopathologischen Befunde nachgewiesen werden.
5) Eine optimale Strategie zur Reduktion des permanenten Hypoparathyreoidismus muss weiterhin in prospektiv-randomisierten Studien geklärt werden.

7) **Welche Aussage zum Resektionsausmaß bei gut-differenzierten Schilddrüsenkarzinomen trifft zu?**

1) Prinzipiell ist immer eine totale Thyreoidektomie indiziert.
2) Eine prophylaktische zervikale Lymphadenektomie hat v. a. bei follikulären Karzinomen seinen Stellenwert.
3) Die bilaterale Thymektomie sollte grundsätzlich bei einer prophylaktischen zervikalen Lymphadenektomie mit erfolgen.
4) Eine subtotale Schilddrüsenresektion scheint bei gut-differenzierten Schilddrüsenkarzinomen > 4 cm ausreichend.
5) Eine Hemithyreoidektomie bei papillären Mikrokarzinomen und ggf. intrathyreoidalen gut-differenzierten Schilddrüsenkarzinomen < 4 cm ohne vaskuläre Invasion und klinisch unauffälligen zervikalen Lymphknoten erscheint onkologisch ausreichend.

8) **Die Diagnose des primären Hyperparathyreodismus erfolgt …**

1) durch die Durchführung einer Sonographie mit Nachweis einer vergrößerten Nebenschilddrüse.
2) durch die Durchführung einer MIBI-Szintigraphie und ggf. eines Methionin PET(CT).
3) postoperativ durch den Pathologen.
4) durch ein erhöhtes Parathormon mit erhöhter Kalziumausscheidung sowie erhöhtem Kalziumserumwert.
5) Durch eine genaue Familienanamnese.

9) **Welche Aussage zur Indikation einer Parathyreoidektomie bei primären Hyperparathyreoidismus trifft zu?**

1) Ein symptomatischer primärer Hyperparathyreoidismus sollte nur bei positiver Lokalisationsdiagnostik operiert werden.
2) Eine bilaterale Halsexploration gilt mit der heutigen minimal-invasiven Parathyreoidektomie als obsolet.
3) Patienten mit einem asymptomatischen primären Hyperparathyreoidismus bedürfen keiner Operation.
4) Eine Parathyreoidektomie sollte bei Patienten unter 50 Jahren und/oder fehlender Compliance für eine engmaschige Nachkontrolle erwogen werden.
5) Patienten mit einem primären Hyperparathyreoidismus und einem Serum-Kalzium-Spiegel größer 0,4 mg/dl über der Norm sollten immer operiert werden.

10) **Welche Aussage für einen renalen/sekundären Hyperparathyreodismus trifft zu?**

1) Eine Parathyreoidektomie bei Dialysepatienten vor geplanter Nierentransplantation erhöht die Transplantatabstoßungsrate innerhalb eines Jahres nach erfolgter Transplantation.
2) Die totale Parathyreoidektomie führt immer zu einer massiven Hypokalzämie.
3) Findet sich nicht selten (ca. 18 % der Fälle) Nebenschilddrüsengewebe im Thymus und perithymalen Fettgewebe.

4) Eine totale Parathyreoidektomie ist wegen des ausgeprägten Hypoparathyreoidismus keine Therapieoption.
5) Unabhängig vom Resektionsausmaß der Parathyreoidektomie besteht ein sehr hohes Rezidivrisiko.

1.3 Was gibt es Neues in der Ösophagus- und Magenchirurgie?

J. M. Leers, R. Lambertz, C. Bruns, W. Schröder

1) **Welche Aussage zum Intervall zwischen neoadjuvanter Radiochemotherapie und transthorakaler Ösophagektomie bei Patienten mit Ösophaguskarzinom ist richtig?**

1) Prospektiv-randomisierte Studien zeigen, dass mit Verlängerung des Intervalls die Prognose des Patienten verbessert wird.
2) In der aktuellen S3-Leitlinie „Ösophaguskarzinom" wird ein Intervall von mehr als 6 Wochen empfohlen.
3) Retrospektive Analysen zeigen, dass mit Zunahme des Intervalls die Rate des histopathologischen „Complete Response" erhöht wird.
4) Zu dieser Fragestellung sind mehrere prospektiv-randomisierte Studien bereits publiziert.
5) Die perioperative Morbidität wird durch eine Verlängerung des Intervalls nicht verändert.

2) **Welche Aussage ist falsch? Aktuelle Umfragen zur operativen Technik des Ösophaguskarzinoms zeigen, dass …**

1) minimal-invasive Techniken zunehmend eingesetzt werden.
2) die transthorakale Ösophagektomie in den meisten Zentren das Verfahren der ersten Wahl ist.
3) in den meisten Zentren die intrathorakale gegenüber der zervikalen Rekonstruktion bevorzugt wird.
4) für die minimal-invasive Ösophagektomie überwiegend die transhiatale Resektion zum Einsatz kommt.
5) die intrathorakale Ösophagogastrostomie überwiegend als Stapler-Anastomose angelegt wird.

3) **Welche Aussage ist falsch? Untersuchungen zur minimal-invasiven Gastrektomie zeigen, dass …**

1) sowohl für die Frühkarzinome als auch die lokal fortgeschrittenen Karzinome die minimal-invasive Gastrektomie technisch durchführbar ist.
2) die postoperative Morbidität für das laparoskopische Vorgehen mit dem offenen vergleichbar ist.
3) die onkologische Prognose für die laparoskopischen Verfahren besser ist.
4) die Ergebnisse der prospektiv-randomisierten Studien aus Asien nur bedingt auf die Patienten in den westlichen Ländern übertragbar sind.
5) Wundinfekte seltener in den laparoskopischen Gruppen sind.

4) **Welche Aussage zur Beurteilung der präoperativen Operabilität des Ösophaguskarzinoms ist falsch?**

1) Präoperative Risiko-Scores können mit hoher Wahrscheinlichkeit die Sterblichkeit nach Ösophagektomie vorhersagen.
2) Die postoperative Mortalität korreliert mit der Fallzahl des Krankenhauses.
3) Ein wesentlicher Risikofaktor für postoperative Komplikationen ist eine eingeschränkte Lungenfunktion.
4) Patienten mit Adenokarzinom des Ösophagus haben ein unterschiedliches Risikoprofil verglichen mit Patienten mit Plattenepithelkarzinom.
5) Das Alter ist ein Risikofaktor, welcher mit dem postoperativen Verlauf nach Ösophagektomie korreliert.

CME-Fragen

5) **Welche Aussage zur perioperativen Chemotherapie des Magenkarzinoms ist falsch?**

1) Die perioperative Chemotherapie gilt als Standard in der der Behandlung der lokal fortgeschrittenen, nicht metastasierten Magenkarzinome.
2) In der FLOT4-AIO-Studie konnte ein eindeutiger Überlebensvorteil für die Patienten nachgewiesen werden, die nach dem FLOT-Schema behandelt wurden.
3) In der FLOT4-AIO-Studie wird das FLOT-Schema mit dem ECF-Schema in einem prospektiven randomisierten Studiendesign verglichen.
4) In der FLOT4-AIO-Studie ist die Rate der histopathologisch vollständigen Tumorregression für die FLOT-Gruppe größer.
5) In der FLOT4-AIO-Studie wurde neben Patienten mit Magenkarzinom auch Patienten mit Karzinomen des gastroösophagealen Übergangs (Typ I–III) eingeschlossen.

6) **Welche Aussage zur Therapie der Achalasie ist falsch?**

1) Die pneumatische Dilatation erreicht die gleiche Patientenzufriedenheit wie die laparoskopische Myotomie.
2) Die 5-Jahres-Ergebnisse der Achalasie sind bei der pneumatischen Dilatation und der laparoskopischen Myotomie signifikant unterschiedlich.
3) Eine Re-Operation ist bei der laparoskopischen Myotomie nicht beobachtet worden.
4) Eine Re-Intervention nach pneumatischer Ballondilatation ist in bis zu 25 % der Fälle erforderlich.
5) Ein möglicher Endpunkt der prospektiv-randomisierten Studie ist die Reduktion des Eckhardt-Scores.

7) **Welche Aussage ist richtig?**

1) Das Endostim-Verfahren ist nicht reversibel.
2) Die elektrische Stimulation des unteren Ösopahgussphinkters basiert auf einer Stimulation, die alle 15 Minuten appliziert wird.
3) Es liegen bereits große, randomisierten Studien zur Behandlung mit Endostim vor.
4) Die Säureexposition des distalen Ösophagus kann signifikant reduziert werden.
5) Dysphagie ist ein typisches Symptom nach der Implantation des Endostim.

8) **Welche Aussage(n) sind richtig?**

1) Die laparoskopische Fundoplikatio ist ein sicheres Verfahren mit einer geringen Morbidität.
2) Die laparoskopische Fundoplikatio ist der Therapie mit Esomeprazol in der Behandlung der GERD signifikant überlegen.
3) Die laparoskopische Fundoplikatio führt in der LOTUS-Studie zu einer signifikanten Reduktion der pH-metrischen Ergebnisse.

a) Nur Aussage 1 ist richtig.
b) Aussagen 2 und 3 sind richtig.
c) Die Aussagen 1 und 3 sind richtig.
d) Alle Aussagen sind richtig.
e) Alle Aussagen sind falsch.

9) **Welche Aussage ist richtig?**

1) Das POEM ist ein neues, laparoskopisches Verfahren zur Behandlung der Achalasie.
2) POEM ist in der Behandlung der Achalasie allen anderen Verfahren vorzuziehen.
3) Es gibt noch keine publizierten prospektiven Studiendaten.
4) POEM ist ein neues medikamentöses Verfahren zur Behandlung der Achalasie.
5) POEM wird in Deutschland noch nicht durchgeführt.

10) **Welche Aussage ist falsch?**

1) Die elektrische Stimulation des unteren Ösopahgussphinkters erfolgt über Elektroden.
2) Die Elektroden für das Endostim werden endoskopisch platziert.
3) Die Stimulation kann patientengerecht eingestellt werden.
4) Die Implantation eines Schrittmachers ist erforderlich.
5) Der untere Ösopahgussphinkter wird beim Endostim-Verfahren trainiert.

1.4 Was gibt es Neues in der Pankreaschirurgie?

A. Kleespies, B. W. Renz, J. Werner

1) **Welche Aussage ist richtig?**

1) Der fehlende Nachweis von Gallensteinen in der Sonographie schließt die biliäre Genese einer Pankreatitis aus.
2) Die Rolle der ERC bei biliärer Pankreatitis ohne Cholangiosepsis ist umstritten.
3) Durch die prophylaktische rektale Applikation von Indomethacin kann die post-ERCP (PEP) signifikant reduziert werden und wird als Standard angesehen.
4) Es konnte gezeigt werden, dass die parenterale Ernährung das Auftreten infektiöser Komplikationen nach akuter Pankreatitis deutlich senken kann.

a) Nur die Aussage 3 ist richtig.
b) Nur die Aussagen 1 und 2 sind richtig.
c) Alle Aussagen sind richtig.
d) Nur die Aussagen 3 und 4 sind richtig.
e) Nur die Aussage 2 ist richtig.

2) **Welche Aussage ist richtig?**

1) Der sog. „step-up approach" in der interventionellen/chirurgischen Behandlung einer AP beginnt mit der Laparotomie zur Nekrosektomie und wird gefolgt von einer Dauerspülung über eingelegte Spüldrainagen.
2) Der minimal-invasive „step-up-approach" resultiert in weniger Komplikationen, Organversagen und in niedrigeren Kosten als die offene Chirurgie.
3) Durch das sog. MARS-Verfahren wird das Auftreten eines Organversagens i. d. R. verhindert.
4) Im Falle einer AP ist die parenterale Ernährung einer enteralen Sondennahrung vorzuziehen.
5) Die orale Hydratation mittels naso-jejunaler Sonde ist der intravenösen Flüssigkeitsgabe bzgl. fortbestehendem Organversagen, Entwicklung von Pankreasnekrosen, notwendigen Interventionen und Krankenhausmortalität deutlich überlegen.

3) **Welche Aussage ist richtig?**

1) Pregabalin hat sich mittlerweile in der Schmerztherapie der CP als Standardanalgetikum etabliert.
2) Das Hauptsymptom der chronischen Pankreatitis ist der schmerzlose Ikterus.
3) Ein konservativer Therapieversuch mit Stenteinlage und -wechsel sollte über mindestens 2 Jahre durchgeführt werden.
4) Postoperative septische Komplikationen stellen in der Chirurgie der CP einen zu vernachlässigenden Anteil der Morbidität und Mortalität.
5) Die unterschiedlichen Verfahren der DEPKR zur chirurgischen Behandlung der chronischen Pankreatitis sind in Bezug auf Schmerzkontrolle, exokrine und endokrine Funktion vergleichbar.

4) **Welche Aussage ist richtig?**

1) Es werden nach neueren Daten 4 grundlegende klinische Formen der Autoimmunpankreatitis (AIP) unterschieden.
2) Die korrekte Diagnose der AIP ist eine klinische Herausforderung.
3) Histologisch ist eine AIP nur schwer von einer sonstigen chronischen Pankreatitis zu unterscheiden.
4) Eine IgG-4-Bestimmung ist für die Differenzierung der AIP zur CP nicht sinnvoll.
5) Eine klinische Abgrenzung der AIP-Typ 2 von IPMN ist schwierig und gelingt ohne Operation nur selten.

5) **Welche Aussage ist richtig?**

1) Die Resektabilität eines lokal fortgeschrittenen Pankreaskarzinoms nach neo-adjuvanter Gemcitabin/Abraxane-Therapie kann mittels MRT sicher eingeschätzt werden.
2) Der Verlauf der Serum-Lipase kann bei Patienten mit Azinuszellkarzinom und Lipase-Hypersekretion sowohl postoperative Rezidive als auch ein Ansprechen auf die Chemotherapie anzeigen.
3) Die Ergebnisse der japanischen JASPAC-01 zeigen, dass eine adjuvante S-1-Therapie (orales 5-FU-Derivat) verglichen mit einer

adjuvanten FOLFIRINOX Therapie nach onkologischer Pankreasresektion die 5-Jahres-Überlebensrate deutlich verbessert.

4) Die Ergebnisse der LAP07-Studie zeigen aber, dass eine zusätzliche RCTx lokal fortgeschrittener Pankreaskarzinome nach einer 4-monatigen Gemcitabine-basierten Induktionschemotherapie gegenüber der alleinigen Fortführung der Chemotherapie einen Überlebensvorteil bringt.

5) Die Ergebnisse der kürzlich publizierten NEO-PA-Studie zeigen eine signifikante Zunahme der R0-Resektionen und des pN0-Status nach neo-adjuvanter Radiochemotherapie.

6) Welche Aussage ist richtig?

1) Bei vertretbarem individuellem OP-Risiko muss eine Resektion zystischer Tumore erwogen werden, wenn nach bildgebenden Verfahren (MRT, CT, Endosonographie) weiterhin Unsicherheit über die exakte Diagnose besteht.

2) Muzinös zystische Neoplasien sind die häufigsten zystischen Tumore der Bauchspeicheldrüse.

3) Bei serös zystischen Neoplasien wird aufgrund der Entartungstendenz die Resektion empfohlen.

4) Solide pseudopapilläre Tumore gehören zu den seltenen zystischen Pankreastumoren, die nach WHO-Kriterien als benigne gelten.

5) Die histopathologische Berichterstattung für SCN zu standardisieren war Gegenstand des Verona-Konsensus-Meetings.

7) Welche Aussage ist richtig?

1) Wenn eine präoperative Galleableitung indiziert ist, ist der Plastikstent dem selbstexpandierbaren Metallstent zu bevorzugen, da hier weniger Komplikationen zu erwarten sind.

2) Der kurzstreckige Kontakt des Tumors zur Mesenterialarterie (z. B. 90°) wird i. d. R. als chirurgisch inkurabel bezeichnet.

3) Die präoperative Anlage von Gallengangsstents bei stenosierenden periampullären Tumoren führt zu vermehrten Wundinfekten, aber erhöht die perioperative Morbidität nicht.

4) Durch eine Antrum-erhaltende Resektion gegenüber der PPPD kann eine Reduktion der Magenentleerungsstörungen ohne alimentäre Nachteile erzielt werden.

5) Eine lokale Tumorinfiltration eines Pankreaskarzinoms in Magen, Milz oder Colon gilt als onkologisch inoperabel, da hier das mittlere Überleben ähnlich schlecht ist wie bei primär metastasierten Pankreaskarzinomen.

8) Welche Aussage ist richtig?

1) Bei der Warshaw-Prozedur sollten die kurzen Magengefäße aus onkologischer Sicht abgesetzt werden.

2) Die Technik der Enukleation kleinerer benigner oder semimaligner Pankreastumore ist einfach durchführbar und mit sehr niedrigen Pankreasfistelraten assoziiert.

3) Die Einlage einer Drainage nach Pankreaskopfresektion sollte wenn möglich vermieden werden.

4) Der kurzstreckige Kontakt des Tumors zur A. hepatica (z. B. 90°) wird i. d. R. als chirurgisch inkurabel bezeichnet.

5) Portalvenöse Resektionen bei infiltrierenden Tumoren sind in großen Pankreaszentren Standard.

9) Welche Aussage ist richtig?

1) Erweiterte Pankreaslinksresektionen sollten nach aktueller Datenlage auch in großen Zentren nicht durchgeführt werden.

2) Die Pankreas-Fistelrate ist bei der „duct-to-mucosa"-Technik signifikant geringer als bei der Invaginationstechnik.

3) In Deutschland besteht weitgehender Konsens darüber, dass die Gastro- oder Pylorojejunostomie antekolisch erfolgen sollte.

4) Die Zieldrainagen nach Pankreasresektionen sollten möglichst lang in situ verbleiben.

5) Die präoperative Injektion von Botulinumtoxin in den Pankreasgang führte in einer Pilotstudie zu signifikant weniger postoperativen Pankreasfisteln nach Pankreaslinksresektion.

10) Perioperative Medizin: Welche Aussage ist richtig?

1) Aus Patientensicht spielt die erreichbare Lebensqualität (QoL) eine untergeordnete Bedeutung.
2) Eine deutliche Einschränkung der Lebensqualität in der postoperativen Phase ist für einen Zeitraum von 9–12 Monaten nach der Operation zu erwarten.
3) Es konnte gezeigt werden, dass ein thorakaler epiduraler Katheter einer Patienten-gesteuerten intravenösen Schmerzpumpe in Bezug auf postoperative gastrointestinale Komplikationen ebenbürtig ist.
4) Die durchschnittliche Krankenhausmortalität in Deutschland liegt nach neusten Erhebungen deutlich über 5 %.
5) Die postoperative Verweildauer ist in sog. „high volume-hospitals (> 30 Pankreaskopfresektionen pro Jahr) nicht geringer ist als in Krankenhäusern mit weniger Pankreasresektionen.

1.5 Was gibt es Neues in der Chirurgie der Gallenwege, Gallenblase?

F. Bartsch, St. Heinrich, H. Lang

1) Welche Aussage zu Gallengangszysten treffen zu?

1) Gallengangszysten sind in der Regel asymptomatisch und bedürfen keiner weiteren Aufmerksamkeit.
2) Die Klassifikation der Gallengangszysten erfolgt nach Todani.
3) Typ IV entspricht einem Caroli-Syndrom bzw. einer Caroli-Krankheit.
4) Aufgrund des hohen Entartungsrisikos ist eine chirurgische Therapie nach Diagnose dringend empfohlen.

a) Alle Aussagen sind richtig.
b) Nur die Aussagen 1, 3 und 4 sind richtig.
c) Keine Aussage ist richtig.
d) Nur die Aussagen 2, 3 und 4 sind richtig.
e) Nur die Aussage 1 ist richtig.

2) Die Bergung der Gallenblase über einen Bergebeutel …

1) führt zu einer deutlich verringerten Wundinfekt-Rate.
2) erscheint im Vergleich zur Bergung ohne Bergebeutel bei nahezu identischer Wundinfekt-Rate nicht erforderlich.
3) führt zu einer deutlich erhöhten Wundinfekt-Rate.
4) sollte besonders bei Patienten mit Malignitätsverdacht erfolgen.

a) Nur die Aussage 3 ist richtig.
b) Nur die Aussagen 1 und 2 sind richtig.
c) Alle Aussagen sind richtig.
d) Nur die Aussagen 3 und 4 sind richtig.
e) Nur die Aussage 2 ist richtig.

3) Welche Aussagen zur Cholezystektomie treffen zu (#1)?

1) Die Anlage einer Drainage bei einer milden oder moderaten Cholezystitis verlängert den Krankenhausaufenthalt wesentlich.
2) Ein intraumbilicaler Zugang zeigte eine kürzere Operationszeit.
3) Die Anlage einer Drainage bei einer milden oder moderaten Cholezystitis ist immer zwingend erforderlich.
4) Ein periumbilicaler Zugang zeigte ein deutlich besseres kosmetisches Ergebnis.

a) Alle Aussagen treffen zu.
b) Keine Aussage trifft zu.
c) Nur die Aussagen 1 und 2 treffen zu.
d) Nur die Aussagen 3 und 4 treffen zu.
e) Nur die Aussage 1 ist richtig.

4) Welche Aussagen zur Cholezystektomie treffen zu (#2)?

1) Ein Single-Port-Verfahren hat eine signifikant schnellere Operationszeit.
2) Der Blutverlust bei Single-Port-Verfahren ist deutlich erhöht im Vergleich zur konventionell laparoskopischen Cholezystektomie.
3) Patienten mit einer akuten Cholezystitis und gleichartigen demographischen und körperlichen Voraussetzungen werden in allen Kli-

CME-Fragen

niken standardisiert der identischen Therapie unterzogen.
4) Die Schmerzbelastung nach Single-Port-Verfahren ist vergleichbar mit dem konventionell laparoskopischen Vorgehen.

a) Nur die Aussagen 2 und 4 treffen zu.
b) Nur die Aussagen 1, 3 und 4 treffen zu.
c) Nur die Aussagen 1, 2 und 4 treffen zu.
d) Nur die Aussagen 1 und 3 treffen zu.
e) Nur die Aussage 1 ist richtig.

5) **Die Cholangiographie im Rahmen einer laparoskopischen Cholezystektomie …**

1) wird weltweit standardisiert zur Vermeidung von Gallengangsverletzungen eingesetzt.
2) kann nachweislich das Risiko einer Gallengangsverletzung signifikant senken.
3) kann auch bei unregelmäßiger Anwendung sicher durchgeführt werden und führt praktisch immer zu validen Ergebnissen.
4) zeigt nach Eliminierung von beeinflussenden Störfaktoren keinen Unterschied in der Rate schwerwiegender Gallengangsverletzungen im Vergleich zur Gruppe ohne Cholangiographie.

a) Nur die Aussage 4 ist richtig.
b) Nur die Aussagen 1 und 2 sind richtig.
c) Alle Aussagen sind richtig.
d) Nur die Aussagen 3 und 4 sind richtig.
e) Nur die Aussage 2 ist richtig.

6) **Welche Aussagen zu Gallengangsverletzungen treffen zu?**

1) Mit der Nah-Infrarot-Fluoreszenz-Cholangiographie (NIRFC) können durch zusätzliche Applikation einer speziellen Lichtquelle die Gallenwege bereits vor Beginn der Präparation dargestellt werden.
2) Der Zeitpunkt der operativen Versorgung einer Gallengangsverletzung hat keinen Einfluss auf das Outcome.
3) Die Nah-Infrarot-Fluoreszenz-Cholangiographie (NIRFC) ist in ihrer Anwendung kostengünstiger als eine konventionelle Cholangiographie.
4) Der Nutzen der routinemäßigen Anwendung einer Cholangiographie wird aktuell durch keine Studie unterstützt.

a) Nur die Antworten 1, 3 und 4 treffen zu.
b) Nur die Antworten 2 und 4 treffen zu.
c) Alle Antworten treffen zu.
d) Keine Antwort trifft zu.
e) Nur die Aussage 1 ist richtig.

7) **Welche Aussage zum perihilären Cholangiokarzinom trifft zu?**

1) Nach erfolgter Bildgebung (CT/MRT) eines perihilären Cholangiokarzinoms kann die Resektabilität bereits häufig gut eingeschätzt werden.
2) Das perihiläre Cholangiokarzinom ist die häufigste maligne Erkrankung der Gallenwege.
3) Bei Vorliegen eines perihilären Cholangiokarzinoms kann auch bei stark erhöhten Bilirubinwerten eine Resektion ohne wesentlich erhöhte Morbidität erfolgen.
4) Abdominale Schmerzen sind das häufigste Symptom und führen zur weiterführenden Diagnostik.

a) Nur die Aussage 2 ist richtig.
b) Nur die Aussagen 1 und 2 sind richtig.
c) Alle Aussagen sind richtig.
d) Nur die Aussagen 3 und 4 sind richtig.
e) Nur die Aussage 1 ist richtig.

8) **Welche Aussagen zum perihilären Cholangiokarzinom treffen zu?**

1) Die Entlastung der Gallenwege sollte aufgrund der onkologischen Überlegenheit mittels PTCD erfolgen (statt ERCP + Stent).
2) Die Entlastung der Gallenwege sollte aufgrund der onkologischen Überlegenheit mittels ERCP + Stent erfolgen (statt PTCD).
3) Eine Staging-Laparoskopie sollte bei jedem Patienten durchgeführt werden und hat eine hohe Sensitivität.
4) Die Staging-Laparoskopie kann das Operationstrauma bei Irresektabilität erheblich senken.

a) Alle Aussagen treffen zu.
b) Nur die Aussagen 3 und 4 treffen zu.

c) Nur die Aussagen 1 und 2 treffen zu.
d) Nur die Aussagen 2 und 4 treffen zu.
e) Nur die Aussage 1 ist richtig.

9) **Welche Aussagen zum perihilären Cholangiokarzinom treffen zu?**

1) Das UICC-Stadium zeigte im Vergleich mit speziell adaptierten Nomogrammen eine Überlegene prognostische Vorhersagekraft.
2) Die Lymphadenektomie hat keinen wesentlichen prognostischen Wert.
3) Das UICC-Stadium ist aufgrund der berücksichtigten Faktoren in seiner prognostischen Aussagekraft limitiert.
4) Um eine gute prognostische Aussagekraft zu erzielen, sollten bei der Lymphadenektomie mindestens 4 Lymphknoten reseziert werden.

a) Nur die Aussagen 3 und 4 treffen zu.
b) Nur die Aussagen 1 und 2 treffen zu.
c) Nur die Aussagen 1 und 3 treffen zu.
d) Nur die Aussagen 2 und 4 treffen zu.
e) Nur die Aussage 1 ist richtig.

10) **Das Gallenblasenkarzinom …**

1) hat insgesamt eine gute Prognose.
2) ist eine hoch maligne Erkrankung mit schlechter Prognose bei fortgeschrittenen Tumoren.
3) Aufgrund der hohen Inzidenz sind Übersichtsarbeiten mit hohen Fallzahlen häufig.
4) Das Gesamtüberleben ist einem konditionellen Überleben immer überlegen.

a) Nur die Aussage 3 ist richtig.
b) Nur die Aussagen 1 und 2 sind richtig.
c) Alle Aussagen sind richtig.
d) Nur die Aussagen 3 und 4 sind richtig.
e) Nur die Aussage 2 ist richtig.

1.6 Was gibt es Neues in der Kolorektalchirurgie?
Ch.-Th. Germer

1) **Für Therapie der akuten Sigmadivertikulitis gilt:**

1) Patienten mit freier Perforation und Peritonitis (Typ 2c1–2) bedürfen der Notfalloperation
2) Die laparoskopische Resektion ist bei perforierter Divertikulitis kontraindiziert.
3) Bei Patienten mit chronisch-rezidivierender Divertikulitis ist die Anzahl der vorangegangenen Schübe hinsichtlich der OP-Indikation ein wichtiges Entscheidungskriterium.
4) Im Stadium Hinchey III (Typ 2c1) kann auch ein nicht-resezierendes Operationsverfahren zur Anwendung kommen.
5) Sie muss in jedem Fall stationär behandelt werden.

a) Nur die Aussage 1 ist richtig.
b) Nur die Aussagen 1 und 4 sind richtig.
c) Alle Aussagen sind falsch.
d) Alle Aussagen sind richtig.
e) Nur die Aussage 2 ist richtig.

2) **Die akute Sigmadivertikulitis muss generell antibiotisch behandelt werden (1), da aktuelle randomisierte Studien zeigen, dass sich die klinische Symptomatik unter der Antibiotikagabe schneller bessert (2).**

1) Nur die Aussage 1 ist richtig.
2) Nur die Aussage 2 ist richtig.
3) Aussage 1 und 2 sind richtig, die Verknüpfung ist richtig.
4) Aussagen 1 und 2 sind falsch.
5) Aussagen 1 und 2 sind richtig, die Verknüpfung ist falsch.

3) **Bei einer durch Abszessbildung komplizierten Sigmadivertikulitis …**

1) muss eine Notfalloperation durchgeführt werden
2) sollte unabhängig von der Abszessgröße eine interventionelle Drainage erfolgen
3) muss nach initial konservativer Therapie in bis zu ⅔ der Fälle mit einer Rezidivdivertikulitis gerechnet werden.
4) ist nach initial konservativer Therapie die Rate an einer Rezidivdivertikulitis gering.
5) sollte nach initial konservativer Therapie die elektive Sigmaresektion erfolgen.

a) Nur die Aussage 1 ist richtig.
b) Nur die Aussage 3 und 5 sind richtig.
c) Alle Aussagen sind falsch.
d) Alle Aussagen sind richtig.
e) Nur die Aussage 2 ist richtig.

CME-Fragen

4) **Welche Aussage zur kompletten mesokolischen Exzision (CME) beim Kolonkarzinom trifft nicht zu?**

1) Grundlage der CME-Chirurgie ist das anatomische Konzept, dass das Mesokolon komplett von einer viszeralen Fascie bedeckt und von der parietalen (retroperitonealen) Faszie abgegrenzt ist.
2) Studien bestätigen einen onkologischen Benefit für die CME-Chirurgie verglichen mit der Standard-Hemikolektomie.
3) Durch die CME kann gegenüber der Standard-Hemikolektomie die Anzahl resezierter Lymphknoten vergrößert werden.
4) Die intra- und perioperative Morbidität der CME ist derer der Standard-Hemikolektomie vergleichbar.
5) Die CME-Chirurgie wird in der deutschen Leitlinie unter „7.5. Chirurgische Therapie mit kurativem Ziel" als GCP empfohlen.

5) **Welche Aussage(n) zur Darmvorbereitung in der elektiven Kolonchirurgie trifft/treffen zu?**

1) Aufgrund von Elektrolytstörungen, Dehydratation, prolongierter postoperativer Atonie und Übelkeit/Erbrechen wird die Durchführung einer präoperativen Darmlavage heute generell nicht mehr empfohlen.
2) Die präoperative Darmvorbereitung kann die Rate an infektiösen/septischen postoperativen Komplikationen reduzieren.
3) Eine Anastomoseninsuffizienz manifestiert sich in der Regel jenseits des 10. postoperativen Tages.
4) In der Reduktion postoperativer infektiöser/septischer Komplikationen ist eine Kombination aus Darmlavage und selektiver Darmdekontamination ebenso effektiv wie die Darmlavage alleine.
5) Im Rahmen der Kolonkarzinomchirurgie kann – laut aktueller Literatur – die präoperative Darmvorbereitung auch günstige Auswirkungen auf das onkologische Outcome haben.

a) Nur die Aussage 1 ist richtig.
b) Nur die Aussagen 1 und 2 sind richtig.
c) Nur die Aussagen 2, 4 und 5 sind richtig.
d) Alle Aussagen sind richtig.
e) Nur die Aussage 2 ist richtig.

6) **Die Bestimmung der Inflammationsmarker C-reaktives Protein (CRP) und Procalcitonin (PCT) ist zur Identifikation von infektiösen Komplikationen in der Kolorektalchirurgie sinnvoll (1), da sich hiermit eine Anastomoseninsuffizienz sicher nachweisen lässt (2).**

1) Nur die Aussage 1 ist richtig.
2) Nur die Aussage 2 ist richtig.
3) Nur die Aussagen 1 und 2 sind richtig, die Verknüpfung ist richtig.
4) Die Aussagen 1 und 2 sind falsch.
5) Nur die Aussagen 1 und 2 sind richtig, die Verknüpfung ist falsch.

7) **Welche Aussage(n) trifft/treffen für die neoadjuvante Radiochemotherapie beim Rektumkarzinom zu?**

1) Sie ist die leitliniengerechte Therapie des lokal fortgeschrittenen Rektumkarzinoms.
2) Sie hat keinen Einfluss auf die postoperative Kontinenzfunktion.
3) Ein verlängertes Therapieintervall bis zur Operation (> 6–8 Wochen) könnte bezüglich des Tumoransprechens vorteilhaft sein.
4) Ein verlängertes Therapieintervall bis zur Operation (> 6–8 Wochen) führt zu einer signifikanten Erhöhung der perioperativen Morbidität.
5) Sie sollte heutzutage immer als sog. intensivierte Therapie mit Oxaliplatin oder Irinotecan durchgeführt werden.

a) Nur die Aussage 1 ist richtig.
b) Nur die Aussagen 1 und 2 sind richtig.
c) Nur die Aussagen 1 und 3 sind richtig.
d) Keine Aussage ist richtig.
e) Nur die Aussage 2 ist richtig.

8) **Die diagnostische Genauigkeit von bildgebenden Verfahren in der Beurteilung des Ansprechens auf die neoadjuvante Therapie beim Rektumkarzinom ist begrenzt (1), da therapiebedingte Veränderungen im Gewe-**

be (Fibrose, Ödem, Entzündung, Nekrose) nicht sicher von residuellem Tumor differenziert werden können (2).

1) Nur die Aussage 1 ist richtig.
2) Nur die Aussage 2 ist richtig.
3) Nur die Aussagen 1 und 2 sind richtig, die Verknüpfung ist richtig.
4) Aussagen 1 und 2 sind falsch.
5) Nur die Aussagen 1 und 2 sind richtig, die Verknüpfung ist falsch.

9) **Welche Aussage trifft zur akuten Appendizitis und ihrer Therapie nicht zu?**

1) Die akute, unkomplizierte Appendizitis kann zu Perforation voranschreiten.
2) Die akute, unkomplizierte Appendizitis kann ohne erhöhtes Risiko für den Patienten auch initial antibiotisch behandelt (statt notfallmäßig operiert) werden.
3) Nach initial konservativer Therapie einer akuten, unkomplizierten Appendizitis muss die Mehrzahl der Patienten binnen eines Jahres doch appendektomiert werden.
4) Der Endoloop kann im Rahmen der laparoskopischen Appendektomie mit gleicher Sicherheit für den Appendixstumpf-Verschluss verwendet werden, wie der Endostapler.
5) Bei Verwendung des Endoloops für den Appendixstumpf-Verschluss im Rahmen der laparoskopischen Appendektomie ist 1 proximal platzierter Loop genauso sicher wie 2 proximale Loops.

10) **Welche Aussage trifft zur Chirurgie bei chronisch-entzündlichen Darmerkrankung nicht zu?**

1) Etwa 20–30 % der Patienten mit Colitis ulcerosa bedürfen im Rahmen des Krankheitsverlaufs der Kolektomie oder Koloproktomukosektomie.
2) Bei Colitis ulcerosa sollte die präoperative medikamentöse Therapie (z. B. Gabe von Immunsuppressiva) bei der geplanten Rekonstruktion (Ileorektostomie vs. ileoanaler Pouch) Berücksichtigung finden.
3) Bei Colitis ulcerosa sollte die Indikation zur Operation (z. B. Vorliegen von Dysplasien/Neoaplasien im Kolon) bei der geplanten Rekonstruktion (Ileorektostomie versus ileoanaler Pouch) Berücksichtigung finden.
4) Bei Patienten, die aufgrund einer Colitis ulcerosa eine Kolektomie mit Ileorektostomie (IRA) erhalten haben, muss nur in Einzelfällen im Verlauf eine sekundäre Proktektomie erfolgen.
5) Bei bis zu ⅔ der Patienten mit permanentem Ileostoma muss mit lebensqualitätseinschränkenden, Stoma-abhängigen Beschwerden gerechnet werden.

1.8 Was gibt es Neues in der Proktologie?
F. Aigner

1) **Das Hämorrhoidalleiden …**

1) ist eine rein chirurgische Erkrankung.
2) ist individuell je nach Beschwerdebild zu behandeln.
3) ist zumeist mit Stuhlinkontinenz assoziiert.
4) ist gut zu behandeln, indem das Corpus cavernosum recti (CCR) entfernt wird.
5) kann nicht rezidivieren.

2) **Die Staplerhämorrhoidopexie in der Behandlung des höhergradigen Hämorrhoidalleidens …**

1) unterliegt der konventionellen Hämorrhoidektomie in Bezug auf die Rezidivrate.
2) unterliegt der konventionellen Hämorrhoidektomie in Bezug auf die Lebensqualität im Langzeitverlauf.
3) unterliegt der konventionellen Hämorrhoidektomie in Bezug auf die Behandlungskosten.
4) unterliegt der konventionellen Hämorrhoidektomie in Bezug auf die OP Dauer.
5) unterliegt der konventionellen Hämorrhoidektomie in Bezug auf die postoperativen Schmerzen.

a) Antworten 1, 2 und 3 sind richtig.
b) Antworten 1 und 3 sind richtig.
c) Nur Antwort 3 ist richtig.
d) Antworten 2 und 4 sind richtig.
e) Alle Antworten sind richtig.

CME-Fragen

3) Welche Antwort in Bezug auf die schleimhautraffenden Methoden bei der Behandlung des Hämorrhoidalleidens ist nicht richtig?

1) Die Doppler-gesteuerte Hämorrhoidal-Arterien-Ligatur (DG-HAL) ist besonders effektiv beim IV° Hämorrhoidalleiden.
2) Entscheidend bei der Technik der Mucopexie ist die Reposition der Hämorrhoidalzone.
3) Die wiederholte Gummibandligatur ist kostengünstiger als die DG-HAL.
4) Die DG-HAL bringt keinen signifikanten Nutzen in Bezug auf die Rezidivrate bei der schleimhautraffenden Methode.
5) Die DG-HAL ist eine gewebesparende Methode zur Behandlung des Hämorrhoidalleidens.

4) Welcher Faktor ist entscheidend für eine potenzielle postoperative Stuhlinkontinenz beim Analfistelleiden?

1) Die Verwendung eines Fistelplugs.
2) Das Ausmaß des durchtrennten Schließmuskels.
3) Der Zeitpunkt der definitiven Sanierung nach Fistelmarkierung.
4) Das Geschlecht.
5) Das Alter.

5) Die sakrale Neuromodulation in der Behandlung der Obstipation …

1) zeigt vergleichbare Ergebnisse wie in der Behandlung der Stuhlinkontinenz.
2) zeigt bessere Ergebnisse als in der Behandlung der Stuhlinkontinenz.
3) verliert zunehmend an Bedeutung.
4) ist besonders effektiv bei der *outlet obstruction*.
5) ist kostengünstiger als die anale Irrigation.

6) Welche Aussage zum Rektumprolaps ist richtig?

1) Der externe Rektumprolaps ist eine Blickdiagnose.
2) Externer Rektumprolaps muss umgehend chirurgisch behandelt werden.
3) Rektumprolaps tritt meist isoliert ohne zusätzliche Beckenbodendysfunktion auf.
4) Der Rektumprolaps kann am besten von perineal behandelt werden.
5) Rektumprolaps ist immer die Folge einer chronischen Obstipation.

7) Die ventrale Meshrektopexie …

1) verliert zunehmend an Bedeutung.
2) wird überwiegend laparoskopisch durchgeführt.
3) kann nur mit biologischen Netzen durchgeführt werden.
4) kann sicher und kontrolliert im Rahmen von Proctorships gelehrt werden.
5) ist immer mit einer Resektion des Sigma verbunden.

a) Nur die Antwort 1 ist richtig.
b) Antworten 1, 2 und 3 sind richtig.
c) Nur die Antwort 3 ist richtig.
d) Die Antworten 2 und 4 sind richtig.
e) Alle Antworten sind richtig.

8) Was bewirken Implantate in der Behandlung der Stuhlinkontinenz?

1) Sie werden transanal zur palliativen Therapie der Stuhlinkontinenz eingesetzt.
2) Sie haben keine Bedeutung bei der Stuhlinkontinenz.
3) Sie fördern die Stuhlentleerung.
4) Sie verstopfen den Analkanal (ähnlich wie Tampons).
5) Sie werden vorwiegend bei passiver Stuhlinkontinenz eingesetzt.

9) Welche Antwort zur laparoskopischen ventralen Meshrektopexie (LVMR) ist nicht richtig?

1) Sie kann nicht Roboter-assistiert durchgeführt werden.
2) Sie kann bei externem Rektumprolaps wie auch beim *obstructive defaecation syndrome* eingesetzt werden.
3) Sie ist eine minimal-invasive Operationsmethode.
4) Es können synthetische und biologische Netze implantiert werden.
5) Sie ist mit einer Langzeitrezidivrate von < 10 % assoziiert.

10) Welche Aussage zur Komplikationsvermeidung in der proktologischen Chirurgie ist richtig?

1) Postoperative Schmerzen sind mit erhöhtem Sphinktertonus und dadurch bedingter Ausbildung von Perianalthrombosen assoziiert.
2) Postoperative Schmerzen nach proktologischen Eingriffen sind relativ selten.
3) Durch postoperative Schmerzen im Analbereich ist die Blasenentleerung ungestört.
4) Postoperative Schmerzen können durch tiefe Nähte (bis an die L. dentata) bei der Mucopexie als Hämorrhoidalbehandlung vermieden werden.
5) Die konventionelle Hämorrhoidektomie hat die größte Rezidivrate und die geringsten postoperativen Schmerzen.

2.1 Was gibt es Neues im Bereich Therapieoptionen beim Lungenemphysem?

E. STOELBEN

1) Welcher physiologische Parameter definiert ein Lungenemphysem?

1) Verlust an Lungenbläschen.
2) Zunahme der terminalen Bronchien.
3) Anhebung des Zwerchfells.
4) Steigerung der Diffusionskapazität.

a) Nur die Aussage 1 ist richtig.
b) Nur die Aussagen 1 und 2 sind richtig.
c) Alle Aussagen sind richtig.
d) Nur die Aussagen 3 und 4 sind richtig.
e) Nur die Aussage 2 ist richtig.

2) Welches Ziel verfolgt die Lungenvolumenreduktion nicht?

1) Elimination stark emphysematöser funktionsloser Lungenareale.
2) Anhebung der Zwerchfelle.
3) Entspannung der Atemhilfsmuskulatur.
4) Erhöhung des expiratorischen Atemwegswiderstandes.

a) Nur die Aussage 3 ist richtig.
b) Nur die Aussagen 1 und 2 sind richtig.
c) Alle Aussagen sind richtig.
d) Nur die Aussagen 3 und 4 sind richtig.
e) Nur die Aussage 4 ist richtig.

3) Welcher Faktor unter anderen wirkt bei der Volumenreduktion?

1) Stärkung der Atemhilfsmuskulatur.
2) Senkung des expiratorischen intrathrokalen Drucks.
3) Absenkung der Zwerchfelle.
4) Erhöhung der Diffusionskapazität.

a) Nur die Aussage 3 ist richtig.
b) Nur die Aussagen 1 und 2 sind richtig.
c) Alle Aussagen sind richtig.
d) Nur die Aussagen 3 und 4 sind richtig.
e) Nur die Aussage 2 ist richtig.

4) Welcher klinische Messwert sagt einen guten Effekt der Volumenreduktion voraus?

1) Gute Belastbarkeit.
2) Diffusionskapazität < 20 %.
3) FEV_1 < 20 %.
4) Geringe Belastbarkeit.

a) Nur die Aussage 4 ist richtig.
b) Nur die Aussagen 1 und 2 sind richtig.
c) Alle Aussagen sind richtig.
d) Nur die Aussagen 3 und 4 sind richtig.
e) Nur die Aussage 2 ist richtig.

5) Welches Verfahren wird für die Volumenreduktion nicht eingesetzt?

1) Lungenresektion.
2) N. phrenicus Exhairese.
3) Wasserdampfinstillation.
4) Implantation von endobronchialen Ventilen.

a) Nur die Aussage 3 ist richtig.
b) Nur die Aussagen 1 und 2 sind richtig.
c) Alle Aussagen sind richtig.
d) Nur die Aussagen 3 und 4 sind richtig.
e) Nur die Aussage 2 ist richtig.

CME-Fragen

6) **Welches Verfahren kann nicht unabhängig von der Verteilung des Emhysems und der Kollateralventilation eingesetzt werden?**

1) Endobronchiale Ventile.
2) Spiralen.
3) Wasserdampf.
4) Chirurgische Lungenvolumenreduktion.

a) Nur die Aussage 1 ist richtig.
b) Nur die Aussagen 1 und 2 sind richtig.
c) Alle Aussagen sind richtig.
d) Nur die Aussagen 3 und 4 sind richtig.
e) Nur die Aussage 2 ist richtig.

7) **Welcher Parameter ist als Patienten-relevanter Endpunkt anzusehen?**

1) FEV_1
2) RV
3) Zyanose
4) Dyspnoe-Score

a) Nur die Aussage 4 ist richtig.
b) Nur die Aussagen 1 und 2 sind richtig.
c) Alle Aussagen sind richtig.
d) Nur die Aussagen 3 und 4 sind richtig.
e) Nur die Aussage 2 ist richtig.

8) **Welches Verfahren verbessert nachweislich das Langzeitüberleben?**

1) Endobronchiale Ventile
2) Spiralen
3) Wasserdampf
4) Chirurgische Lungenvolumenreduktion

a) Nur die Aussage 4 ist richtig.
b) Nur die Aussagen 1 und 2 sind richtig.
c) Alle Aussagen sind richtig.
d) Nur die Aussagen 3 und 4 sind richtig.
e) Nur die Aussage 2 ist richtig.

9) **Eine typische Komplikation nach endoskopischer Volumenreduktion ist?**

1) Dyspnoe
2) Nykturie
3) Pneumothorax
4) Schlafapnoe-Syndrom

a) Nur die Aussage 3 ist richtig.
b) Nur die Aussagen 1 und 2 sind richtig.
c) Alle Aussagen sind richtig.
d) Nur die Aussagen 3 und 4 sind richtig.
e) Nur die Aussage 2 ist richtig.

10) **Für Indikationsstellung und Durchführung der Lungenvolumenreduktion wird folgende Struktur empfohlen?**

1) MVZ
2) Pneumologische Abteilung
3) Thoraxchirurgische Abteilung
4) Interdisziplinäres Lungenzentrum mit Fallkonferenzen

a) Nur die Aussage 3 ist richtig.
b) Nur die Aussagen 1 und 2 sind richtig.
c) Alle Aussagen sind richtig.
d) Nur die Aussagen 3 und 4 sind richtig.
e) Nur die Aussage 4 ist richtig.

3.1 Was gibt es Neues in der Chirurgie des Bauchaortenaneurysmas?

TH. SCHMITZ-RIXEN, G. TORSELLO, R. T. GRUNDMANN

1) **In dem schwedischen AAA-Screeningprogramm …**

1) liegt die Prävalenz eines AAA > 30 mm gegenwärtig bei 1,5 %.
2) liegt die Prävalenz eines AAA > 30 mm gegenwärtig bei 5,5 %.
3) liegt die Prävalenz eines AAA > 30 mm gegenwärtig bei 8,5 %.
4) wurde die Mehrzahl der Screening-entdeckten AAA offen versorgt.
5) wurde die Mehrzahl der entdeckten Screening-entdeckten AAA endovaskulär versorgt.

a) Nur die Aussage 2 ist richtig.
b) Nur die Aussage 3 ist richtig.
c) Nur die Aussagen 1 und 5 sind richtig.
d) Nur die Aussagen 1 und 4 sind richtig.
e) Nur die Aussage 1 ist richtig.

2) In dem englischen AAA-Screeningprogramm …

1) konnte die Rate falsch-positiver Screeningbefunde nicht bestimmt werden.
2) konnte die Rate falsch-negativer Screeningbefunde nicht bestimmt werden.
3) lag die Rate falsch-positiver Screeningbefunde > 10 %.
4) lag die Rate falsch-negativer Screeningbefunde > 10 %.

a) Nur die Aussage 1 ist richtig.
b) Nur die Aussage 2 ist richtig.
c) Nur die Aussagen 2 und 3 sind richtig.
d) Nur die Aussagen 1 und 4 sind richtig.
e) Nur die Aussage 3 ist richtig.

3) In einem Vergleich der Klinikletalität bei elektiver Versorgung des AAA …

1) schnitt England besser als die USA ab.
2) schnitten die USA besser als England ab.
3) gab es zwischen beiden Ländern keinen Unterschied.
4) wurde in England EVAR häufiger als in den USA durchgeführt.
5) wurde in den USA EVAR häufiger als in England durchgeführt.

a) Nur die Aussage 3 ist richtig.
b) Nur die Aussage 2 ist richtig.
c) Nur die Aussagen 1 und 4 sind richtig.
d) Nur die Aussagen 2 und 5 sind richtig.
e) Nur die Aussage 1 ist richtig.

4) Bei Patienten mit niedrigem Risikoprofil (Datenbank der Vascular Study Group of New England) …

1) hat EVAR keinen Vorteil in der Klinikletalität gegenüber OR.
2) hat EVAR keinen Vorteil in der postoperativen Komplikationsrate gegenüber OR.
3) hat OR signifikante Vorteile in der Re-Interventionsrate nach 1 Jahr gegenüber EVAR.
4) sind EVAR und OR hinsichtlich des Langzeitüberlebens der Patienten gleichwertig.
5) hat OR signifikante Vorteile bezüglich des Langzeitüberlebens der Patienten.

a) Nur die Aussage 1 ist richtig.
b) Nur die Aussagen 2 und 3 sind richtig.
c) Nur die Aussagen 1 und 4 sind richtig.
d) Nur die Aussagen 3 und 5 sind richtig.
e) Nur die Aussage 2 ist richtig.

5) Welche Aussage trifft für die Versorgung symptomatischer Patienten mit AAA zu?

1) Patienten mit symptomatischem AAA haben das gleiche perioperative Sterblichkeitsrisiko wie asymptomatische Patienten.
2) Das perioperative Sterblichkeitsrisiko ist nur bei OR im Vergleich zu asymptomatischen Patienten erhöht.
3) Das perioperative Sterblichkeitsrisiko ist bei EVAR und OR im Vergleich zu asymptomatischen Patienten erhöht.
4) Die perioperative Komplikationsrate entspricht bei symptomatischen Patienten der von Patienten mit Ruptur.
5) Das perioperative Sterblichkeitsrisiko ist nur bei EVAR im Vergleich zu asymptomatischen Patienten erhöht.

6) In der EVAR-1-Studie …

1) war die Klinikletalität bei OR höher als bei EVAR.
2) war in der intention-to-treat-Analyse die Langzeitüberlebensrate nach EVAR signifikant besser als nach OR.
3) wurden Aneurysmarupturen nach OR häufiger als nach EVAR gesehen.
4) wurden Aneurysmarupturen nach EVAR häufiger als nach OR gesehen.
5) war die krebsbezogene Sterblichkeit in der OR-Gruppe höher.

a) Nur die Aussage 1 ist richtig.
b) Nur die Aussagen 1, 3 und 5 sind richtig.
c) Nur die Aussagen 2 und 4 sind richtig.
d) Nur die Aussagen 1 und 4 sind richtig.
e) Nur die Aussage 2 ist richtig.

7) In der randomisierten DREAM-Studie …

1) war die Lebensqualität der Patienten kurzfristig nach EVAR besser.
2) war die Lebensqualität der Patienten kurzfristig nach OR besser.

CME-Fragen

3) gab es langfristig keinen Unterschied zwischen beiden Verfahren.
4) war die Lebensqualität der Patienten langfristig nach EVAR besser.
5) war die Lebensqualität der Patienten langfristig nach OR besser.

a) Nur die Aussagen 2 und 4 sind richtig.
b) Nur die Aussagen 1 und 3 sind richtig.
c) Nur die Aussagen 1 und 5 sind richtig.
d) Nur die Aussagen 2 und 5 sind richtig.
e) Nur die Aussage 1 ist richtig.

8) **Die Daten aus den englischen und schwedischen Registern zur Behandlung des rAAA zeigen, …**

1) dass die 30-Tage-Letalität in Schweden höher als in England ist.
2) dass die 30-Tage-Letalität in England höher als in Schweden ist.
3) in der 90-Tage-Letalität gab es zwischen beiden Ländern keinen Unterschied.
4) in Schweden wurden die Patienten häufiger mit EVAR behandelt.
5) in England wurden die Patienten häufiger in Lehrkrankenhäusern versorgt.

a) Nur die Aussagen 1 und 3 sind richtig.
b) Nur die Aussagen 3 und 5 sind richtig.
c) Nur die Aussagen 2 und 4 sind richtig.
d) Nur die Aussagen 3 und 4 sind richtig.
e) Nur die Aussage 1 ist richtig.

9) **Welche Aussage trifft für Patienten mit mykotischem AAA zu?**

1) Sollten aufgrund der Infektionsgefahr nicht mit EVAR behandelt werden.
2) Das perioperative Sterblichkeitsrisiko ist bei EVAR im Vergleich zu OR geringer.
3) Re-Operationen werden signifikant seltener nach EVAR als nach OR gesehen.
4) Im 10-Jahres-Überleben schneidet OR besser ab.
5) Rekurrierende infektiöse Komplikationen werden in weniger als 5 % der Fälle gesehen.

a) Nur die Aussagen 1 und 4 sind richtig.
b) Nur die Aussage 2 ist richtig.
c) Nur die Aussagen 2 und 3 sind richtig.
d) Nur die Aussagen 1 und 5 sind richtig.
e) Nur die Aussage 1 ist richtig.

10) **Welche Aussage trifft für das abdominelle Kompartmentsyndrom (ACS) zu?**

1) Ein ACS wird nur nach Versorgung eines rAAA gesehen.
2) Die ACS-Inzidenz ist nach Versorgung eines rAAA mit OR oder EVAR gleich häufig.
3) Bei Versorgung eines rAAA mit EVAR ist das ACS praktisch ausgeschlossen.
4) Die Dekompressions-Laparotomie führt bei ACS zu einer signifikant geringeren 90-Tage-Letalität.
5) Multiorganversagen ist bei Patienten mit ACS signifikant häufiger als ohne ACS.

a) Nur die Aussagen 2 und 5 sind richtig.
b) Nur die Aussagen 1 und 3 sind richtig.
c) Nur die Aussagen 3 und 4 sind richtig.
d) Nur die Aussagen 1 und 4 sind richtig.
e) Nur die Aussage 1 ist richtig.

3.2 Was gibt es Neues in der operativen und interventionellen Therapie der Carotisstenose?

M. STORCK, M. STEINBAUER, R. T. GRUNDMANN

1) **In dem Asymptomatic Carotid Trial …**

1) war CAS CEA im 30-Tage-Endpunkt überlegen.
2) war CEA CAS im 30-Tage-Endpunkt überlegen.
3) gab es zwischen CAS und CEA nach 30 Tagen keinen Unterschied.
4) gab es zwischen CAS und CEA im Langzeitverlauf keinen Unterschied.
5) wurde der Langzeitverlauf noch nicht bestimmt.

a) Nur die Aussage 2 ist richtig.
b) Nur die Aussage 4 ist richtig.
c) Nur die Aussagen 3 und 4 sind richtig.
d) Nur die Aussagen 1 und 5 sind richtig.
e) Nur die Aussage 1 ist richtig.

2) **Welche Aussage(n) ist (sind) richtig? In der CREST-Studie …**

1) unterschieden sich CAS und CEA in der periprozeduralen Schlaganfallrate.
2) unterschieden sich CAS und CEA in der Schlaganfallrate im Langzeitverlauf.
3) unterschieden sich CAS und CEA in der periprozeduralen Herzinfarktrate.
4) war die Re-Stenoserate nach CAS signifikant höher.
5) unterschieden sich CAS und CEA weder in der periprozeduralen Herzinfarktrate noch Schlaganfallrate.

a) Nur die Aussage 1 ist richtig.
b) Nur die Aussagen 1 und 2 sind richtig.
c) Nur die Aussagen 1 und 3 sind richtig.
d) Nur die Aussagen 4 und 5 sind richtig.
e) Nur die Aussage 2 ist richtig.

3) **In der ICSS-Studie …**

1) unterschieden sich CAS und CEA im Langzeitverlauf hinsichtlich der Rate an behinderndem Schlaganfall.
2) unterschieden sich CAS und CEA im Langzeitverlauf bei Schlaganfällen jeglichen Schweregrads.
3) fiel die Kosten-Nutzwertberechnung zugunsten von CEA aus.
4) fiel die Kosten-Nutzwertberechnung zugunsten von CAS aus.
5) gab es in der Kosten-Nutzwertberechnung keinen Unterschied zwischen CAS und CEA.

a) Nur die Aussagen 2 und 5 sind richtig.
b) Nur die Aussagen 1, 2 und 3 sind richtig.
c) Nur die Aussagen 1 und 4 sind richtig.
d) Nur die Aussagen 1 und 5 sind richtig.
e) Nur die Aussage 2 ist richtig.

4) **Die Metaanalyse der Carotid Stenting Trialists' Collaboration (CSTC) zeigt, dass …**

1) das periprozedurale Schlaganfallrisiko bei älteren Patienten nach CEA höher als nach CAS ist.
2) das periprozedurale Schlaganfallrisiko bei älteren Patienten nach CAS höher als nach CEA ist.
3) das langfristige Schlaganfallrisiko bei älteren Patienten nach CAS höher als nach CEA ist.
4) das langfristige Schlaganfallrisiko bei älteren Patienten nach CEA höher als nach CAS ist.
5) es keine altersspezifischen Unterschiede im langfristigen Schlaganfallrisiko zwischen CEA und CAS gibt.

a) Nur die Aussagen 1 und 4 sind richtig.
b) Nur die Aussagen 2 und 5 sind richtig.
c) Nur die Aussagen 2 und 3 sind richtig.
d) Nur die Aussagen 1 und 5 sind richtig.
e) Nur die Aussage 1 ist richtig.

5) **In der Auswertung der Datenbank der Vascular Quality Initiative (VQI) ergab sich für den Wiederholungseingriff bei Re-Stenose nach ipsilateraler CEA …**

1) eine signifikant höhere periprozedurale Schlaganfallrate nach CEA vs. CAS.
2) eine signifikant höhere periprozedurale Schlaganfallrate nach CAS vs. CEA.
3) kein Unterschied in der periprozeduralen Schlaganfallrate zwischen CAS und CEA.
4) eine signifikant höhere langfristige Sterblichkeit nach CEA vs. CAS.
5) eine signifikant höhere langfristige Sterblichkeit nach CAS vs. CEA.

a) Nur die Aussagen 1 und 4 sind richtig.
b) Nur die Aussagen 3 und 5 sind richtig.
c) Nur die Aussagen 2 und 5 sind richtig.
d) Nur die Aussagen 3 und 4 sind richtig.
e) Nur die Aussage 3 ist richtig.

6) **Welche Aussage ist richtig? Nach den deutschlandweiten Registerdaten sollte das Zeitintervall zwischen neurologischem Ereignis und CEA …**

1) wenigstens 3 Tage betragen.
2) wenigstens 1 Woche betragen.
3) wenigstens 2 Wochen betragen.
4) mehr als 2 Wochen betragen.
5) in dieser Untersuchung nicht mit der postoperativen Schlaganfallrate assoziiert werden.

CME-Fragen

7) **Welche Aussage ist richtig? Bei Patienten mit zerebralen ischämischen Läsionen (CIL) war das postoperative Schlaganfallrisiko im Vergleich zu Patienten ohne CIL in der Untersuchung von Pini et al.?**

1) Generell nach CEA und CAS erhöht.
2) Das Risiko war bei CEA/CAS ab einem CIL-Volumen von 1 000 mm^3 signifikant erhöht.
3) Das Risiko war bei CAS und CEA ab einem CIL-Volumen von 4 000 mm^3 signifikant erhöht.
4) Das Risiko war bei CAS ab einem CIL-Volumen von 1 000 mm^3 signifikant erhöht, ein Grenzwert kann für CEA nicht angegeben werden.
5) Das Risiko war bei CAS erst ab einem CIL-Volumen von 4 000 mm^3 signifikant erhöht, ein Grenzwert kann für CEA nicht angegeben werden.

8) **Bei Hämodialysepatienten ist nach CEA …**

1) die 30-Tage-Schlaganfallrate bei symptomatischen Patienten höher als bei asymptomatischen.
2) die 30-Tage-Schlaganfallrate zwischen symptomatischen und asymptomatischen Patienten nicht unterschiedlich.
3) die 30-Tage-Sterblichkeitsrate bei symptomatischen Patienten höher als bei asymptomatischen.
4) die 30-Tage-Sterblichkeitrate zwischen symptomatischen und asymptomatischen Patienten nicht unterschiedlich.
5) im Langzeitverlauf die Sterblichkeitsrate zwischen symptomatischen und asymptomatischen Patienten nicht unterschiedlich.

a) Nur die Aussagen 1 und 4 sind richtig.
b) Nur die Aussagen 2 und 5 sind richtig.
c) Nur die Aussagen 1 und 3 sind richtig.
d) Nur die Aussagen 3 und 5 sind richtig.
e) Nur die Aussage 1 ist richtig.

9) **Welche Aussage zur Karotisrevaskularisation beim nierentransplantierten Patienten ist falsch?**

1) Der Nutzen einer Karotisrevaskularisation bei asymptomatischer Karotisstenose des nierentransplantierten Patienten ist äußerst fraglich.
2) Das perioperative Sterblichkeitsrisiko ist nach CEA höher als nach CAS.
3) Das perioperative Schlaganfallrisiko ist nach CEA vs. CAS nicht unterschiedlich.
4) Das perioperative Herzinfarktrisiko ist nach CEA vs. CAS nicht unterschiedlich.
5) Das schlaganfallfreie Überleben nach CEA vs. CAS ist nicht unterschiedlich.

10) **Welche Aussagen treffen für die duale Thrombozytenaggregationshemmung bei CEA zu?**

1) Eine duale Therapie schützt vor Schlaganfall.
2) Eine Redondrainage schützt vor Re-Operation wegen Blutungskomplikationen.
3) Eine duale Therapie schützt vor Tod/Schlaganfall.
4) Der Wert der intraoperativen Protamingabe ist nicht gesichert.
5) Die Re-Operationsrate wegen Blutungskomplikationen ist erhöht.

a) Nur die Aussagen 1, 2 und 4 sind richtig.
b) Nur die Aussagen 1, 3 und 5 sind richtig.
c) Nur die Aussagen 1, 3 und 4 sind richtig.
d) Nur die Aussagen 2, 4 und 5 sind richtig.
e) Nur die Aussage 1 ist richtig.

3.3 Was gibt es Neues in der Shuntchirurgie?

W. Derwich, T. Steinke, Th. Schmitz-Rixen

1) **Die Patienten mit terminaler Niereninsuffizienz werden charakterisiert durch …**

1) steilen Anstieg des Lebenszeitrisikos in der letzten Dekade.
2) geringeres Lebenszeitrisiko mit ansteigendem Alter.
3) dreifach höheres Lebenszeitrisiko bei Männern.
4) breites Spektrum von Komorbiditäten.
5) hohe Mortalität unabhängig vom Alter.

a) Nur die Aussage 1 ist richtig.
b) Nur die Aussagen 2 und 4 sind richtig.
c) Nur die Aussagen 4 und 5 sind richtig.
d) Nur die Aussage 4 ist richtig.

e) Nur die Aussage 2 ist richtig.

2) Die Mortalität der Patienten mit terminaler Niereninsuffizienz …

1) beträgt nach 2 Jahren über 30 % bei > 75-Jährigen.
2) ist bedingt durch chronische Herzinsuffizienz.
3) ist höher bei Patienten mit einer AV-Fistel.
4) hängt mit dem Dialysezugang zusammen.
5) ist bei Patienten mit einem Vorhofkatheter besonders niedrig.

a) Nur die Aussage 1 ist richtig.
b) Nur die Aussage 3 und 5 sind richtig.
c) Nur die Aussage 1, 2 und 4 sind richtig.
d) Nur die Aussage 3 ist richtig.
e) Nur die Aussage 2 ist richtig.

3) Die präoperative Vorbereitung vor der Anlage einer AV-Fistel …

1) basiert auf einer klinischen Untersuchung.
2) kann die Punktionsfähigkeit der AV-Fistel verbessern.
3) favorisiert die Venen mit einem Durchmesser > 2 mm.
4) schließt Flussvolumenbestimmung ein.
5) hat auf ein Langzeitergebnis keine Auswirkung.

a) Nur die Aussage 1 ist richtig.
b) Nur die Aussagen 1 und 5 sind richtig.
c) Nur die Aussagen 2, 3 und 4 sind richtig.
d) Nur die Aussage 4 ist richtig.
e) Nur die Aussage 2 ist richtig.

4) In der Planung der arteriellen Anastomose einer AV-Fistel …

1) werden die Regeln aus der nummerischen Strömungsmechanik nutzlos.
2) sollte der Winkel zwischen der Vene und der Arterie nah an 90° sein.
3) haben sich besonders die intravasalen Adapter bewährt.
4) spielt ein Arteriendurchmesser für die Modellierung keine Rolle.
5) sollte eine Nickelallergie ausgeschlossen werden.

a) Nur die Aussage 1 ist richtig.
b) Nur die Aussagen 1, 2 und 5 sind richtig.
c) Nur die Aussagen 2, 3 und 4 sind richtig.
d) Nur die Aussage 5 ist richtig.
e) Nur die Aussage 2 ist richtig.

5) Bei der endovaskulären Bildung einer AV-Fistel …

1) wird Laserlicht benutzt.
2) entsteht eine direkte Verbindung zwischen der A. brachialis und V. cephalica.
3) ist das Vorhandensein eines Herzschrittmachers kontraindiziert.
4) ist der Mindestdurchmesser der Zugangsgefäße > 3 mm erforderlich.
5) wird der Fluss aus den subfaszialen Venen in die epifaszialen Venen über V. anastomotica umgeleitet.

a) Nur die Aussage 1 ist richtig.
b) Nur die Aussagen 1, 2 und 5 sind richtig.
c) Nur die Aussagen 2, 3 und 4 sind richtig.
d) Nur die Aussage 5 ist richtig.
e) Nur die Aussage 2 ist richtig.

6) Die kryokonservierten Venen in der Shuntchirurgie …

1) zeigen eine ähnliche Offenheitsrate wie native AV-Fistel.
2) neigen zu Aneurysmabildung.
3) sind vergleichbar mit den alloplastischen Shunts.
4) sind durch Anfälligkeit für Infektion nicht praktikabel.
5) haben eine sekundäre Offenheitsrate von > 50 % nach 2 Jahren.

a) Nur die Aussage 2 ist richtig.
b) Nur die Aussagen 1, 2 und 5 sind richtig.
c) Nur die Aussagen 2, 3 und 4 sind richtig.
d) Nur die Aussagen 2 und 5 sind richtig.
e) Nur die Aussage 1 ist richtig.

7) Die alloplastischen Shunts aus ePTFE …

1) haben gleiche Offenheitsrate unabhängig von der Heparinbindung.
2) werden in USA häufiger eingesetzt als in Europa.

CME-Fragen

3) zeigen eine exzellente Offenheitsrate von 70 % nach 2 Jahren.
4) verbessern die Langzeitprognose bei dialysepflichtigen Patienten.
5) haben geringere Re-Interventionsrate als native AV-Fistel.

a) Nur die Aussage 2 ist richtig.
b) Nur die Aussagen 1, 2 und 5 sind richtig.
c) Nur die Aussagen 2, 3 und 4 sind richtig.
d) Nur die Aussagen 2 und 5 sind richtig.
e) Nur die Aussage 1 ist richtig.

8) **Die alloplastischen Shunts aus ePTFE …**

1) können erst nach 4 Wochen punktiert werden.
2) sind bei Stenose der A. axillaris kontraindiziert.
3) können mit einem Nitinolstent verstärkt werden.
4) zeigen durch Silikonbeschichtung weniger Thrombosen.
5) haben schlechtere Offenheitsrate als kryokonservierte Venen.

a) Nur die Aussage 1 ist richtig.
b) Nur die Aussagen 1, 2 und 5 sind richtig.
c) Nur die Aussagen 2, 3 und 4 sind richtig.
d) Nur die Aussagen 3 und 5 sind richtig.
e) Nur die Aussage 2 ist richtig.

9) **Das HeRO-System …**

1) besteht aus einer ePFTE-Prothese und einem Silikon-Katheter.
2) hat bessere primäre Offenheitsrate als ein ePTFE-Shunt.
3) kann in LA eingesetzt werden.
4) hat niedrige Re-Interventionsrate.
5) ist besonders für Thrombosen anfällig.

a) Nur die Aussage 1 ist richtig.
b) Nur die Aussagen 1, 3 und 5 sind richtig.
c) Nur die Aussagen 2, 3 und 4 sind richtig.
d) Nur die Aussagen 3 und 5 sind richtig.
e) Nur die Aussage 2 ist richtig.

10) **Die Patienten mit terminaler Niereninsuffizienz …**

1) profitieren besonders von der Anwendung einer AV-Fistel.
2) können immer einen ePFTE-Shunt bekommen.
3) profitieren von der Heparinbindung.
4) haben bei Verschluss der A. subclavia keine weiteren Therapieoptionen am Arm mehr.
5) können auch kurzfristig einen punktionsfähigen subkutanen Dialysezugang bekommen.

a) Nur die Aussage 1 ist richtig.
b) Nur die Aussagen 1 und 5 sind richtig.
c) Nur die Aussagen 2, 3 und 4 sind richtig.
d) Nur die Aussagen 3 und 5 sind richtig.
e) Nur die Aussage 2 ist richtig.

4.1 Was gibt es Neues im Bereich neonatale ECMO bei kongenitaler Zwerchfellhernie?

O. Dewald

1) **Welche Änderung in den Behandlungsempfehlungen zur kongenitalen Zwerchfellhernie ist falsch?**

1) Vermeidung der Applikation von neuromuskulären Blockern während der initialen Versorgung des Neugeborenen.
2) Anpassung der Behandlung mit dem Ziel einer präduktalen Sauerstoffsättigung zwischen 80 und 95 %, sowie einer postduktalen Sättigung über 70 %.
3) Konventionelle mechanische Ventilation ist nicht die optimale Beatmungsstrategie.
4) Intravenöse Applikation von Sildenafil soll bei Patienten mit kongenitaler Zwerchfellhernie erwogen werden.

a) Nur die Aussage 3 ist richtig.
b) Nur die Aussagen 1 und 2 sind richtig.
c) Alle Aussagen sind richtig.
d) Nur die Aussagen 3 und 4 sind richtig.
e) Nur die Aussage 2 ist richtig.

2) Welche Kriterien zur Anwendung von ECMO-Therapie bei kongenitaler Zwerchfellhernie sind richtig?

1) Präduktale Sauerstoffsättigung < 85 % oder postduktale Sättigung < 70 % unter maximaler konventioneller Therapie (Beatmung, Katecholamine).
2) Beamtungsspitzendruck > 15 mmHg oder -mitteldruck > 12 mmHg ist notwendig, um Sättigung über 85 % zu erreichen.
3) Metabolische Azidose mit pH < 7,00 und Lactat > 10 mmol/l.
4) Oxygenationsindex (mittlerer Beatmungsdruck × FiO_2 × 100/PaO_2) ≥ 40 für mindestens 3 Stunden.

a) Nur die Aussage 3 ist richtig.
b) Nur die Aussagen 1 und 4 sind richtig.
c) Alle Aussagen sind richtig.
d) Nur die Aussagen 3 und 4 sind richtig.
e) Nur die Aussage 2 ist richtig.

3) Welcher klinische Parameter wird nicht überprüft vor der chirurgischen Korrekturoperation des Zwerchfelldefekts?

1) Normaler mittlerer Blutdruck (korrigiert nach Gestationsalter).
2) Präduktale Sauerstoffsättigung zwischen 85 und 95 % unter Sauerstoffbeimischung von < 50 %.
3) Blutglukose < 100 mg/dl.
4) Urinausscheidung > 1 ml/kg/h.

a) Nur die Aussage 1 ist richtig.
b) Nur die Aussagen 1 und 2 sind richtig.
c) Alle Aussagen sind richtig.
d) Nur die Aussagen 3 und 4 sind richtig.
e) Nur die Aussage 3 ist richtig.

4) Welche Aussage zu den Behandlungsoptionen einer kongenitalen Zwerchfellhernie triff zu?

1) Die Anwendung einer fetalen endoskopischen Trachealokklusion (FETO) wurde mit einem besseren Lungenwachstum assoziiert.
2) Die Anwendung von inhalativer NO-Therapie zur Behandlung der pulmonalen Hypertonie wurde nicht empfohlen.
3) Patienten mit Hoch-Frequenz-Oszillationsbeatmung haben eine bessere Überlebensrate.
4) Behandlung von Patienten mit rechtsseitiger kongenitaler Zwerchfellhernie soll in einem Zentrum der primären Versorgung erfolgen.

a) Nur die Aussage 1 ist richtig.
b) Nur die Aussagen 1 und 2 sind richtig.
c) Alle Aussagen sind richtig.
d) Nur die Aussagen 3 und 4 sind richtig.
e) Nur die Aussage 2 ist richtig.

5) Welche Aussage zur ECMO-Therapie trifft nicht zu?

1) Die Lungengröße („lung-to-head ratio", LHR < 1) und intrathorakale Leberprotrusion (liver-up) sind prädiktive Variablen für ECMO-Therapie.
2) Der „Score for Neonatal Acute Physiology-II" soll bereits am ersten Lebenstag implementiert werden.
3) Bilaterale Zwerchfellhernie hat mit ECMO-Therapie eine gute Prognose.
4) Eine frühe Korrektur der linksseitigen liver-up-Zwerchfellhernie vor der ECMO-Therapie kann erwogen werden.

a) Nur die Aussage 3 ist richtig.
b) Nur die Aussagen 1 und 2 sind richtig.
c) Alle Aussagen sind richtig.
d) Nur die Aussagen 3 und 4 sind richtig.
e) Nur die Aussage 2 ist richtig.

6) Langzeitergebnisse nach ECMO-Therapie zeigen …

1) eine gute Zufriedenheit mit der Lebensqualität bei Patienten mit kongenitaler Zwerchfellhernie.
2) mehr Gesundheitsprobleme bei Patienten mit kongenitaler Zwerchfellhernie als vergleichbare gesunde Kinder.
3) höheren Bildungsstatus der Patienten mit kongenitaler Zwerchfellhernie als vergleichbare gesunde Kinder.
4) schlechtere Ergebnisse der Untersuchung von selektiver Aufmerksamkeit bei Patienten mit kongenitaler Zwerchfellhernie als bei vergleichbaren gesunden Kindern.

a) Nur die Aussage 3 ist richtig.
b) Nur die Aussagen 1 und 2 sind richtig.
c) Alle Aussagen sind richtig.
d) Nur die Aussagen 3 und 4 sind richtig.
e) Nur die Aussage 2 ist richtig.

7) **Zur operativen Korrektur der kongenitalen Zwerchfellhernie werden folgende Verfahren angewendet:**

1) Klassische offene Operation zur Korrektur des Defekts.
2) Minimal-invasive thorakoskopische Verfahren zur Korrektur des Defekts.
3) Defektverschluss mittels Patch.
4) Defektverschluss mit dezellularisierten Diaphragma von Ratten.

a) Nur die Aussage 3 ist richtig.
b) Nur die Aussagen 1, 2 und 3 sind richtig.
c) Alle Aussagen sind richtig.
d) Nur die Aussagen 3 und 4 sind richtig.
e) Nur die Aussage 2 ist richtig.

8) **Minimal-invasive Verfahren zur operativen Korrektur des Zwerchfelldefekts bieten …**

1) eine generell niedrigere Rezidivrate als offene Operation.
2) signifikant längere Operationszeiten.
3) geringere Notwendigkeit einer ECMO-Therapie.
4) günstigeres Langzeitergebnis.

a) Nur die Aussage 3 ist richtig.
b) Nur die Aussagen 1 und 2 sind richtig.
c) Alle Aussagen sind richtig.
d) Nur die Aussagen 3 und 4 sind richtig.
e) Nur die Aussage 2 ist richtig.

9) **Welche folgenden experimentellen Modelle einer kongenitalen Zwerchfellhernie stehen zur Verfügung?**

1) Nitrofen-Gabe bei Fliegen.
2) Nitrofen-Gabe bei Mäusen.
3) Nitrofen-Gabe bei Ratten.
4) Nitrofen-Gabe bei Hunden.

a) Nur die Aussage 3 ist richtig.
b) Nur die Aussagen 1 und 2 sind richtig.
c) Alle Aussagen sind richtig.
d) Nur die Aussagen 3 und 4 sind richtig.
e) Nur die Aussage 2 ist richtig.

10) **Sildenafil zeigte in einer tierexperimentellen Untersuchung einen günstigen Effekt auf …**

1) Gefäßmorphologie.
2) vaskulären Gewebeumbau.
3) pulmonalen vaskulären Volumen.
4) intrathorakalen Volumen.

a) Nur die Aussage 3 ist richtig.
b) Nur die Aussagen 1 und 2 sind richtig.
c) Alle Aussagen sind richtig.
d) Nur die Aussagen 3 und 4 sind richtig.
e) Nur die Aussage 2 ist richtig.

4.2 Was gibt es Neues zu Behandlungsstrategien beim univentrikulären Herz?

R. Cesnjevar, A. Rüffer

1) **Ziel der Einkammerpalliation ist ein …**

a) Hybridkreislauf.
b) Kunstherzkreislauf.
c) Fontankreislauf.
d) Shuntkreislauf.
e) Lungenarterienbanding.

2) **Das Langzeitüberleben nach Fontanpalliation ist am besten nach …**

a) atriopulmonaler Konnektion (APC = atriopulmonary connection).
b) Anlage eines intraatrialen lateralen Tunnels.
c) Herztransplantation.
d) Anlage eines extrakardialen Conduits.
e) einer Cox-Maze-Operation.

3) **Die Hybridpalliation eines hypoplastischen Linksherzsyndroms (HLHS) beinhaltet …**

a) einen chirurgischen ASD-Verschluss mit interventionellem Ductusstent.
b) einen medikamentösen Ductusverschluss mit interventionellem Pulmonalarterienbanding.

c) ein chirurgisch angelegtes bilaterales Pulmonalarterienbanding mit interventionellem Ductusstent.
d) ein interventionelles bilaterales Pulmonalarterienbanding mit chirurgischem Ductusverschluss.
e) eine chirurgische Shuntanlage mit Aortenbogenerweiterung.

4) **Die chirurgische stufenweise Behandlung von Einkammerherzen ist in welcher Behandlungssequenz richtig wiedergegeben?**

a) Ductusligatur – Glenn – Norwood.
b) Glenn – Shunt – Fontan.
c) Shunt oder Banding – Glenn – Fontan.
d) Fontan – Norwood – Glenn.
e) Shunt – Fontan – Fallot.

5) **Die Shuntanlage im Rahmen einer Norwood-Operation erfolgt als …**

a) zentraler aortopulmonaler Shunt.
b) modifizierter BT-Shunt (MBTS) oder Sano-Shunt.
c) interventioneller Ductusstent.
d) Potts-Shunt.
e) Klassischer BT-Shunt mit Absetzen der Arteria subclavia.

6) **Welche Aussage ist nicht richtig? Als Komplikation nach Fontanoperationen kann im Langzeitverlauf …**

a) eine Herztransplantation notwendig werden.
b) ein Kreislaufversagen eintreten (Failing-Fontan).
c) eine Vorhofablation zur Behandlung von Rhythmusstörungen notwendig werden.
d) eine mechanische Kreislaufunterstützung notwendig werden.
e) eine Resorption des Conduits auftreten.

7) **Die Glenn-Operation erfolgt in der Regel …**

a) im Neugeborenenalter.
b) im Vorschulalter (5–6 Jahre).
c) ab dem 4. Lebensmonat.
d) vor der Pubertät (10.–11. Lebensjahr).
e) nach der Fontanoperation.

8) **Die definitive Fontanpalliation erfolgt in der Regel …**

a) ab dem 2. Lebensjahr, selten früher.
b) im Neugeborenenalter.
c) im Erwachsenenalter.
d) nach der Pubertät.
e) nach einer Herztransplantation als Ultima-ratio-Therapie.

9) **Die Near-Infrared-Spectroscopy (NIRS) …**

a) ist eine nicht-invasive Maßnahme, um den Lungenarteriendruck zu messen.
b) erfolgt immer über eine mediane Sternotomie.
c) ist eine nicht-invasive Maßnahme zur Überwachung der Gewebeoxygenierung.
d) ist bei Diagnosestellung eines komplexen Herzfehlers nie indiziert.
e) erfordert eine vorherige Herzkatheteruntersuchung.

10) **Welche Aussage zur Shunt-Anlage im Rahmen einer Norwood-Operation trifft nicht zu? Die Anlage eines Sano-Shunts im Rahmen einer Norwood-Operation führt …**

a) zu einer erhöhten Interventionsrate.
b) zu einer erhöhten Mortalität.
c) zu einem verbesserten 12-Monats-Überleben.
d) häufiger zu Rekoarktationen.
e) zu einer verbesserten diastolischen Systemperfusion.

4.3 Was gibt es Neues bei Transkatheterverfahren der Klappenerkrankungen in der Herzchirurgie?

A. J. Rastan

1) **Welche der randomisierten Vergleichsstudien zum Katheter-basiertem versus konventionellem Aortenklappenersatz fokussierte auf Pat. mit inoperablem Status?**

1) CorValve U.S. Trial.

CME-Fragen

2) Surtavi Trial.
3) Partner I Trial.
4) Notion Trial.

a) Nur die Aussage 1 ist richtig.
b) Nur die Aussagen 1 und 2 sind richtig.
c) Alle Aussagen sind richtig.
d) Nur die Aussagen 3 und 4 sind richtig.
e) Nur die Aussage 3 ist richtig.

2) **Welche Aussage zur Katheter-basierten Aortenklappenimplantation (TAVI) ist falsch?**

1) Die Mehrzahl der Eingriffe wird heute über die Leiste vorgenommen.
2) Diese Eingriffe erfordern ein interdisziplinäres Team.
3) Für Hochrisiko-Patienten sind TAVI-Ergebnisse ungünstiger als für den konventionellen Aortenklappenersatz.
4) Die Mehrzahl der isolierten Aorteneingriffe wird in Deutschland heute Katheter-basiert vorgenommen.

a) Nur die Aussage 3 ist richtig.
b) Nur die Aussagen 1 und 2 sind richtig.
c) Alle Aussagen sind richtig.
d) Nur die Aussagen 3 und 4 sind richtig.
e) Nur die Aussage 2 ist richtig.

3) **Welche Aussage zu den Komplikationen im Rahmen der Katheter-basierten Aortenklappenimplantation im Vergleich zum konventionellen Aortenklappenersatz ist falsch?**

1) Eine Schrittmacherimplantation ist postoperativ häufiger notwendig.
2) Paravalvuläre Undichtigkeiten sind seltener.
3) Die postoperative Liegezeit im Krankenhaus ist kürzer.
4) Blutungskomplikationen an den Leisten sind häufiger.

a) Nur die Aussage 1 ist richtig.
b) Nur die Aussagen 1 und 2 sind richtig.
c) Alle Aussagen sind richtig.
d) Nur die Aussagen 3 und 4 sind richtig.
e) Nur die Aussage 2 ist richtig.

4) **Welche Untersuchung zur präoperativen Planung eines Katheter-basierten Aortenklappenersatzes (TAVI) ist nicht erforderlich?**

1) Spiral-Computertomographie.
2) Transösophageale Echokardiographie.
3) Magnet-Resonanztomographie.
4) Erhebung des allgemeinen Risikoprofils mittels Risikoscores (STS-Score).

a) Nur die Aussage 1 ist richtig.
b) Nur die Aussagen 1 und 2 sind richtig.
c) Alle Aussagen sind richtig.
d) Nur die Aussagen 3 und 4 sind richtig.
e) Nur die Aussage 3 ist richtig.

5) **Welche Aussage zur Katheter-basierten Mitralklappenintervention ist richtig?**

1) Der Eingriff hat eine sehr geringe peri-interventionelle Sterblichkeit.
2) Die funktionellen Interventionsergebnisse an der Mitralklappe sind mit der offenen Operation vergleichbar.
3) Das Clippingverfahren wird in Deutschland zunehmend seltener eingesetzt.
4) Der interventionelle Mitralklappenersatz ist heute eine Alternative zur Mitralklappenreparatur.

a) Nur die Aussage 1 ist richtig.
b) Nur die Aussagen 1 und 2 sind richtig.
c) Alle Aussagen sind richtig.
d) Nur die Aussagen 3 und 4 sind richtig.
e) Nur die Aussage 2 ist richtig.

6) **Welche Aussage zur Technik des interventionellen Mitralklappeneingriffs ist falsch?**

1) Der Eingriff wird zumeist über die Leistengefäße vorgenommen.
2) Der Eingriff erfordert ein profundes Verständnis der 3D-Echokardiographie.
3) Der linke Vorhof wird über das Ventrikelseptum erreicht.
4) Der Eingriff erfordert neben dem Echo auch die Röntgendurchleuchtung.

a) Nur die Aussage 3 ist richtig.
b) Nur die Aussagen 1 und 2 sind richtig.
c) Alle Aussagen sind richtig.

d) Nur die Aussagen 3 und 4 sind richtig.
e) Nur die Aussage 2 ist richtig.

7) **Welche Aussage zu den Ergebnissen nach Transkatheter-basiertem Aortenklappenersatz (TAVI) trifft nicht zu?**

1) Die postinterventionelle Schrittmacherrate liegt je nach Klappentyp bei 10–30 %.
2) Die Rate schwerer paravalvulärer Undichtigkeiten liegt heute bei < 6 %.
3) Therapiepflichtige Perikardergüsse liegen heute bei < 2 %.
4) Die revisionspflichtigen Blutungskomplikationen an der Leiste liegen bei < 4 %.

a) Nur die Aussage 1 ist richtig.
b) Nur die Aussagen 1 und 2 sind richtig.
c) Alle Aussagen sind richtig.
d) Nur die Aussagen 3 und 4 sind richtig.
e) Nur die Aussage 4 ist richtig.

8) **Welche Aussage zu den Katheter-basierten Herzklappenprozeduren ist falsch?**

1) In Deutschland werden weltweit die meisten Katheter-basierten Klappeninterventionen vorgenommen.
2) Die Eingriffe erfordern zur Indikationsstellung bereits präoperativ eine Team-Abstimmung zwischen den Disziplinen.
3) Aortenklappeninterventionen können sowohl von Herzchirurgen als auch von interventionellen Kardiologen vorgenommen werden.
4) Für die Prozeduren ist die Präsenz von Radiologen rechtlich vorgegeben.

a) Nur die Aussage 1 ist richtig.
b) Nur die Aussagen 1 und 2 sind richtig.
c) Alle Aussagen sind richtig.
d) Nur die Aussagen 3 und 4 sind richtig.
e) Nur die Aussage 4 ist richtig.

9) **Welche Blutverdünnung ist im Anschluss an eine Katheterintervention an einer Herzklappe grundsätzlich erforderlich?**

1) Personalisiert nach Maßnahme und Begleiterkrankungen.
2) Nur ASS.
3) Nur Marcumar.
4) Duale Plättchenhemmung.

a) Nur die Aussage 1 ist richtig.
b) Nur die Aussagen 1 und 2 sind richtig.
c) Alle Aussagen sind richtig.
d) Nur die Aussagen 3 und 4 sind richtig.
e) Nur die Aussage 2 ist richtig.

10) **Welcher Klappenbefund stellt auch heute noch technische/anatomische Kontraindikation für ein interventionelles Klappenverfahren dar?**

1) Ein Aortenklappenanulus von 32 mm.
2) Bikuspide Aortenklappe.
3) Degenerative Mitralklappeninsuffizienz.
4) Infrarenales Aortenaneurysma von 5 cm.

a) Nur die Aussage 1 ist richtig.
b) Nur die Aussagen 1 und 2 sind richtig.
c) Alle Aussagen sind richtig.
d) Nur die Aussagen 3 und 4 sind richtig.
e) Nur die Aussage 2 ist richtig.

5.1 Was gibt es Neues bei anorektalen Fehlbildungen?

S. MÄRZHEUSER

1) **Bei Patienten mit anorektalen Fehlbildungen …**

1) werden Risikofaktoren wie paternaler Nikotinabusus, maternaler Diabetes mellitus und Adipositas als mögliche kausale Noxen diskutiert.
2) scheint eine höhere Prävalenz anorektaler Fehlbildungen mit In-Vitro-Fertilisation verknüpft zu sein.
3) lässt die überzufällig häufige Koinzidenz von Analatresien und weiteren Fehlbildungen wie sie in der VACTERL-Assoziation repräsentiert sind, eine genetische Grundlage vermuten.
4) konnte eine eindeutige genetische Basis der anorektalen Malformation identifiziert werden.
5) wurde eine familiäre Häufung mit verschiedenen Vererbungsmodalitäten bei erstgradigen

CME-Fragen

Verwandten und monozygoten Zwillingen gefunden.

a) Nur die Aussage 1 ist richtig.
b) Nur die Aussagen 1, 2, 3 und 5 sind richtig.
c) Nur die Aussagen 4 und 5 sind richtig.
d) Nur die Aussage 4 ist richtig.
e) Alle Aussagen sind richtig.

2) **In der pränatalen Diagnostik der anorektalen Fehlbildungen …**

1) können mit dem Ultraschall komplexe nicht von einfacheren Fehlbildungsformen differenziert werden.
2) lassen sich komplexere Fehlbildungen wie die Kloake anhand der Begleitfehlbildungen diagnostizieren.
3) sind Genitalfehlbildungen des weiblichen Feten nicht darstellbar.
4) ist ein fetales MRT kontraindiziert.

a) Nur die Aussage 1 ist richtig.
b) Nur die Aussagen 1 und 2 sind richtig.
c) Alle Aussagen sind richtig.
d) Nur die Aussagen 3 und 4 sind richtig.
e) Nur die Aussage 2 ist richtig.

3) **Für die präoperative Diagnostik der anorektalen Fehlbildungen gilt:**

1) Das distale Kolostogramm, das von Pena als Goldstandard propagiert wird, gilt als zuverlässige Methode, um Art und Ausmaß der anorektalen Fehlbildung zu klären.
2) Fehlbildungen des Beckenbodens und Urogenitaltrakts und Wirbelsäulenfehlbildungen können in der Kernspintomographie nicht beurteilt werden.
3) Mit der Miktionszysturethrographie ist ohne Anlage einer Kolostomie eine Darstellung anorektaler Fehlbildungsformen mit rektourethraler Fistel möglich.
4) Bildgebene Methoden wie die Kernspintomographie bieten den Vorteil einer dreidimensionalen Rekonstruktion der zugrundeliegenden Fehlbildung.
5) Komplexere Fehlbildungsvarianten sind mit den Möglichkeiten einer dreidimensionalen Bildgebung plastischer darstellbar.

a) Nur die Aussage 1 ist richtig.
b) Nur die Aussagen 1, 2, 3 und 5 sind richtig.
c) Nur die Aussagen 1, 3, 4 und 5 sind richtig.
d) Nur die Aussage 4 ist richtig.
e) Alle Aussagen sind richtig.

4) **Für die chirurgische Korrektur der anorektalen Fehlbildung gilt:**

1) Bei komplexen Fehlbildungsvarianten und bei Früh- und Neugeborenen mit schwerwiegenden Begleitfehlbildungen oder bei Unreife des Kindes wird die Indikation zur Anlage einer Kolostomie gestellt.
2) Nach der Anlage einer doppelläufigen Kolostomie wurden signifikant weniger Harnwegsinfektionen beobachtet.
3) Fäkolithen sind bei Loop-Kolostomie häufiger als bei Patienten mit doppelläufiger Kolostomie.
4) Vorteile der Loop-Kolostomie sind die kürzere Operationszeit und das kosmetisch günstigere Resultat.
5) Die laparoskopisch assistierte Anlage der Kolostomie ermöglicht eine sichere Positionierung der Kolostomie.

a) Nur die Aussage 1 ist richtig.
b) Nur die Aussagen 1, 2, 3 und 5 sind richtig.
c) Nur die Aussagen 1, 4 und 5 sind richtig.
d) Nur die Aussage 4 ist richtig.
e) Alle Aussagen sind richtig.

5) **Die Korrektur der überwiegenden Mehrzahl anorektaler Fehlbildungen ist über einen posterior sagittalen Zugang (PSARP) möglich.**

1) Die Mobilisierung des Rektums/Kolons kann sowohl mit Hilfe einer Laparotomie als auch laparoskopisch erfolgen.
2) Für den Patienten schwerwiegende und langwierige Komplikationen wie Analstenose und Analprolaps sind häufiger Folge einer LAARP als einer PSARP.
3) Zuverlässige Langzeitbeobachtung zu Kontinenz und Lebensqualität der Patienten nach LAARP existieren aktuell nicht.

a) Nur die Aussage 1 ist richtig.
b) Nur die Aussagen 1 und 2 sind richtig.

c) Nur die Aussagen 3 und 4 sind richtig.
d) Nur die Aussagen 1, 3 und 4 sind richtig.
e) Alle Aussagen sind richtig.

6) Für Patientinnen mit Vaginalaplasie gilt?

1) Als konkurrierende chirurgische Techniken stehen Ileumersatz, Sigma- oder Kolonvaginalplastik zur Disposition.
2) Vorteil der Dünndarmscheidenplastik ist, dass keine zusätzliche Verkürzung des Kolons, das bereits durch die Fehlbildung vermindert sein kann, stattfindet.
3) Häufige Komplikationen einer Dünndarmscheidenplastik sind Sklerosierung und Stenosierung der Neovagina.
4) Eine Vaginalplastik sollte immer bei der primären Versorgung der anorektalen Fehlbildung mit durchgeführt werden.

a) Nur die Aussage 1 ist richtig.
b) Nur die Aussagen 1, 2, und 3 sind richtig.
c) Nur die Aussagen 2, 3 und 4 sind richtig.
d) Nur die Aussage 4 ist richtig.
e) Alle Aussagen sind richtig.

7) Welche Aussage ist falsch? Für die Stuhlkontinenz von Patienten mit anorektaler Fehlbildung gilt:

1) Nach operativer Korrektur einer anorektalen Fehlbildung haben nach der Literatur fast 80 % der Patienten bei klinischen Nachuntersuchungen eine altersentsprechende Stuhlkontinenz.
2) Bei Patienten mit anorektalen Fehlbildungen ist das Os sacrum häufig hypoplastisch oder aplastisch, der Plexus sacralis nur unvollständig ausgebildet und die Innervation von Beckenboden, Glutealmuskulatur, Harnblase und anorektalem Kontinenzorgan kompromittiert.
3) Soziale Kontinenz bedeutet, dass der Patient sich ohne Einschränkungen in seinem sozialen Umfeld bewegen kann.
4) Stuhlschmieren kann sowohl Zeichen einer Stuhlinkontinenz als auch Symptom einer Obstipation sein.

a) Nur die Aussage 1 ist richtig.
b) Nur die Aussagen 1 und 2 sind richtig.

c) Alle Aussagen sind richtig.
d) Nur die Aussagen 3 und 4 sind richtig.
e) Nur die Aussage 2 ist richtig.

8) Welche Aussage ist richtig?

1) Stuhlinkontinenz und Obstipation als Folge einer angeborenen Fehlbildung gelten als Domäne der chirurgischen Therapie.
2) Eine rektale Irrigationsbehandlung mit Peristeen führt zu einer signifikanten Verkürzung des Zeitbedarfs, der für eine anale Spülung erforderlich ist.
3) Mit Hilfe eines multidisziplinären individualisierten Therapieansatzes kann die Compliance der Patienten unterstützt werden.
4) Frühzeitige Integration des Patienten in die Intervention ist bei sensiblen Prozeduren wie Darmspülungen wichtig.
5) Spätestens mit dem Beginn der Pubertät müssen die Patienten in der Lage sein, ihre Intimsphäre zu wahren.

a) Nur die Aussage 1 ist richtig.
b) Nur die Aussagen 2, 3 und 5 sind richtig.
c) Nur die Aussagen 4 und 5 sind richtig.
d) Nur die Aussagen 2, 3, 4 und 5 sind richtig.
e) Alle Aussagen sind richtig.

9) Welche Aussage ist richtig?

1) Die chirurgische Therapie der Inkontinenz ist bei angeborenen Fehlbildungen kritisch zu sehen, da alle derzeit angewandten Methoden bei dieser speziellen Fragestellung nicht zu einem überzeugenden therapeutischen Erfolg führen, andererseits aber eine hohe Komplikationsrate aufweisen.
2) Die Sakralnervenstimulation (SNS) ist eine wenig invasive chirurgische Intervention zur Verbesserung, der Kontinenz.
3) Gracilisplastik und künstlicher Schließmuskelersatz führen bei Patienten mit anorektaler Fehlbildung nicht zu einer Verbesserung der Kontinenz.
4) Wirbelsäulenfehlbildung sind eine absolute Kontraindikation für eine SNS. Daher kann die SNS als Therapieoption bei Patienten mit anorektalen Fehlbildungen nicht angewendet werden.

CME-Fragen

5) In Pilotstudien konnten eine Verbesserung der Kontinenz und der Lebensqualität bei einzelnen ausgewählten Patienten mit Inkontinenz bei anorektalen Fehlbildungen durch SNS erreicht werden.

a) Nur die Aussagen 1, 2, 3 und 5 sind richtig.
b) Nur die Aussagen 2, 3 und 5 sind richtig.
c) Nur die Aussagen 4 und 5 sind richtig.
d) Nur die Aussagen 2, 3, 4 und 5 sind richtig.
e) Alle Aussagen sind richtig.

10) Unter Transition versteht man die gezielte Überleitung aus der Kind-zentrierten in die Erwachsenenmedizin. Für die Transition bei anorektalen Fehlbildungen gilt:

1) Bei Patienten, bei denen eine lebenslange medizinische Behandlungsnotwendigkeit voraussehbar ist, sollte idealerweise von Geburt an eine systematische Dokumentation aller wesentlichen Operationen und Behandlungen erfolgen.
2) Medizinische Terminologie und Operationsstrategien unterliegen einem ständigen Wandel, daher ist Transparenz für das Verständnis von Fehlbildungen hilfreich.
3) Für den Patienten ist ein Leitfaden hilfreich, der ihm Anhaltspunkte gibt, in welchen zeitlichen Abständen Kontrolluntersuchungen sinnvoll sind.
4) Bisher existiert kein einheitlicher Ansatz, um die Transition von Patienten mit komplexen Fehlbildungen zu gewährleisten.
5) Patienten, bei denen mehrere Organsysteme betroffen sind, müssen zahlreiche unterschiedliche Ärzte in der organspezifisch orientierten Erwachsenenmedizin aufsuchen, um allen medizinischen Facetten gerecht zu werden.

a) Nur die Aussagen 1, und 2 sind richtig.
b) Nur die Aussagen 2 und 3 sind richtig.
c) Nur die Aussagen 4 und 5 sind richtig.
d) Nur die Aussagen 2, 3, 4 und 5 sind richtig.
e) Alle Aussagen sind richtig.

5.2 Was gibt es Neues bei der chirurgischen Therapie der asymptomatischen Kongenitalen Thorakalen Malformationen (KTM)?

C. Kujath, B. M. Ure, J. Dingemann

1) Die Kongenitalen Thorakalen Malformationen …

1) lassen sich bildgebend gut differenzieren.
2) werden häufig pränatal diagnostiziert.
3) werden meistens in den ersten Lebensstunden symptomatisch.
4) treten bei 1 : 10 000–1 : 35 000 Schwangerschaften auf.

a) Nur die Aussage 1 ist richtig.
b) Nur die Aussagen 2 und 4 sind richtig.
c) Nur die Aussagen 1 und 4 sind richtig.
d) Nur die Aussage 4 ist richtig.
e) Alle Aussagen sind richtig.

2) Die Congenital Pulmonary Airway Malformations (CPAM) …

1) sind die häufigste Form der KTM.
2) werden in 2 Gruppen eingeteilt.
3) sind bildgebend nicht immer vom pleuropulmonalen Blastom zu unterscheiden.
4) treten immer unilobär auf.
5) können als Hybridläsionen auftreten.

a) Nur die Aussage 3 ist richtig.
b) Alle sind richtig.
c) Nur die Aussagen 1 und 3 sind richtig.
d) Nur die Aussagen 1 und 2 sind richtig.
e) Nur die Aussagen 1, 3 und 5 sind richtig.

3) Was trifft für die symptomatischen Kongenitalen Thorakalen Malformationen zu?

1) Ein Hydrops fetalis ist möglich.
2) Infektionen sind eine Operationsindikation.
3) Ein abwartendes Therapieverhalten wird generell empfohlen.

4) Die Patienten fallen postnatal gelegentlich mit Dyspnoe auf.
5) Eine operative Therapie sollte frühestens im Kleinkindalter erfolgen.

a) Nur die Aussage 4 ist richtig.
b) Nur die Aussage 2 ist richtig.
c) Nur die Aussagen 1, 2 und 4 sind richtig.
d) Nur die Aussagen 1 und 2 sind richtig.
e) Nur die Aussagen 1, 3 und 5 sind richtig.

4) **Auf die Kongenitalen Thorakalen Malformationen trifft zu?**

1) Eine maligne Entartung tritt bei mindestens 20 % der Kongenitalen Thorakalen Malformationen auf.
2) Im CT können die verschiedenen Läsionen klar differenziert werden.
3) Pleuropulmonale Blastome treten nur bei älteren Kindern auf.
4) 8 % der pulmonalen Neoplasien sind mit einer bekannten KTM assoziiert.
5) Das pleuropulmonale Blastom tritt immer unilokulär auf.

a) Nur die Aussage 3 ist richtig.
b) Nur die Aussagen 1 und 4 sind richtig.
c) Alle Aussagen sind richtig.
d) Nur die Aussage 4 ist richtig.

5) **Für Infektionen bei KTM trifft zu?**

1) Auch bei asymptomatischen Patienten lassen sich histologisch ggf. Mikroabszesse nachweisen.
2) Infektionen treten bei erwachsenen Patienten nicht auf.
3) Infolge einer Infektion treten vermehrt intra- und postoperative Komplikationen auf.
4) Die Abgrenzung von Malignomen ist nicht immer eindeutig.
5) Eine antibiotische Therapie ist ausreichend.

a) Nur die Aussagen 1, 3 und 4 sind richtig.
b) Nur die Aussage 5 ist richtig
c) Nur die Aussagen 1, 2 und 4 sind richtig
d) Nur die Aussagen 1 und 5 sind richtig
e) Nur die Aussagen 3 und 5 sind richtig

6) **Bezüglich des Operationszeitpunktes im Säuglingsalter trifft zu?**

1) Minimal-invasive Verfahren sind auch im Kindesalter etabliert.
2) Eine Lobektomie im Säuglingsalter führt langfristig immer zu einer funktionellen Beeinträchtigung.
3) Auch asymptomatische Patienten sollten in der ersten Lebenswoche operiert werden.
4) Im Anschluss an eine Infektion ist die Resektion der KTM meist deutlich erschwert.

a) Nur die Aussage 3 ist richtig.
b) Nur die Aussagen 1 und 4 sind richtig.
c) Alle Aussagen sind richtig.
d) Nur die Aussage 4 ist richtig.
e) Nur die Aussage 1 ist richtig.

7) **Welche der folgenden Aussagen trifft zu?**

1) Thorakoskopische Eingriffe zur Resektion Kongenitaler Thorakaler Malformationen sind mit einem vermehrten Auftreten von Komplikationen verbunden.
2) Die Thorakotomie ist weiterhin Standard in der operativen Therapie der Kongenitalen Thorakalen Malformationen.
3) Durch die VATS-Resektion können häufige Morbiditäten der Thorakotomie wie Brustwanddeformitäten vermieden werden.
4) Minimal-invasiv operierte Patienten benötigen eine längere postoperative stationäre Überwachung.

a) Nur die Aussage 3 ist richtig.
b) Nur die Aussagen 1 und 4 sind richtig.
c) Alle Aussagen sind richtig.
d) Nur die Aussage 4 ist richtig.
e) Nur die Aussage 1 ist richtig.

8) **Zur Festlegung des Therapieplans für Patienten mit Kongenitaler Thorakaler Malformation ist zu beachten:**

1) Eine umfassende prä- und postnatale Beratung der Eltern der Patienten ist notwendig.
2) Genetische Diagnostik könnte in Zukunft eine zunehmende Rolle spielen.
3) Das individuelle Procedere sollte interdisziplinär abgestimmt werden.

CME-Fragen

4) Die Strahlenbelastung durch serielle CT-Untersuchungen muss berücksichtigt werden.

a) Nur die Aussage 3 ist richtig.
b) Alle Aussagen sind richtig.
c) Nur die Aussagen 1 und 2 sind richtig.
d) Nur die Aussage 4 ist richtig.
e) Nur die Aussage 2 ist richtig.

9) Welche Aussage ist richtig?

1) Lungensequester treten im Säuglingsalter nur extralobär auf.
2) Hybridläsionen sind zystische Malformationen mit einer arteriellen Blutversorgung aus dem systemischen Kreislauf.
3) Die Resektion eines Lungensequesters beim Erwachsenen ist nur in Ausnahmefällen notwendig.
4) Lungensequester können in der Neonatalperiode zu lebensbedrohlichen Zuständen führen.

a) Nur die Aussage 4 ist richtig.
b) Nur die Aussage 1 ist richtig.
c) Nur die Aussagen 2 und 3 sind richtig.
d) Nur die Aussagen 2 und 4 sind richtig.
e) Alle Aussagen sind richtig.

10) Für die Congenital Pulmonary Airway Malformations (CPAM) trifft zu?

1) Die häufigste Form ist durch großzystische Veränderungen gekennzeichnet.
2) Die CPAM weist generell Zysten mit einem Durchmesser von mindestens 3 cm auf.
3) Eine gängige Einteilung der CPAM ist die Klassifikation nach Stocker.
4) Typ 4 ist eine großzystische Veränderung, die oft multilokulär auftritt.

a) Nur die Aussagen 1, 3 und 4 sind richtig.
b) Nur die Aussage 2 ist richtig.
c) Nur die Aussagen 1, 2 und 4 sind richtig.
d) Nur die Aussagen 1 und 3 sind richtig.
e) Alle Aussagen sind richtig.

6.1 Was gib es Neues bei der proximalen Humerusfraktur?

G. Röderer, P. Richter

1) Die Inzidenz der proximalen Humerusfraktur steigt, weil …

1) die Gesellschaft zunehmend altert.
2) mit zunehmendem Alter die Osteoporose zunimmt.
3) in der Freizeit zunehmend Risikosportarten ausgeübt werden.
4) mit zunehmendem Alter die Sturzneigung zunimmt.
5) die Qualität der Bildgebung sich stetig verbessert.

a) Nur die Aussage 1 ist richtig.
b) Nur die Aussagen 1 und 3 sind richtig.
c) Nur die Aussage 4 ist richtig.
d) Nur die Aussagen 1, 2 und 4 sind richtig.
e) Nur die Aussage 3 ist richtig.

2) Die konservative Therapie der proximalen Humerusfraktur …

1) ist die Ausnahme.
2) hat keine Komplikationen.
3) ist die häufigste Therapieform bezogen auf das gesamte Kollektiv.
4) erfordert eine Ruhigstellung der betroffenen Extremität.
5) wird bei dislozierten Frakturen nie angewendet.

a) Nur die Aussage 4 ist richtig.
b) Nur die Aussagen 1 und 2 sind richtig.
c) Nur die Aussagen 3 und 4 sind richtig.
d) Nur die Aussage 5 ist richtig.
e) Nur die Aussage 3 ist richtig.

3) Die winkelstabile Platte …

1) ist eine neue Methode bei der Therapie der proximalen Humerusfraktur.
2) erlaubt ausschließlich die monoaxiale Schraubenplatzierung.
3) kann minimalinvasiv angewendet werden.
4) erfordert nie die Metallentfernung.

a) Nur die Aussagen 1 und 2 sind richtig.
b) Nur die Aussage 3 ist richtig.
c) Nur die Aussagen 2 und 4 sind richtig.
d) Nur die Aussagen 3 und 4 sind richtig.
e) Nur die Aussage 2 ist richtig.

4) **Die Zementaugmentation von Osteosynthesen …**

1) erhöht die biomechanische *in vitro*-Stabilität im Frakturmodell.
2) kann am proximalen Humerus immer angewendet werden.
3) wird am Patienten noch nicht eingesetzt.
4) setzt einen intraoperativen Kontrastmitteltest voraus.

a) Nur die Aussage 1 ist richtig.
b) Nur die Aussage 3 ist richtig.
c) Nur die Aussagen 2 und 3 sind richtig.
d) Nur die Aussagen 1 und 4 sind richtig.
e) Nur die Aussage 2 ist richtig.

5) **Die primäre Prothetik bei proximaler Humerusfraktur …**

1) ist obsolet.
2) kann nur bei intakter Rotatorenmanschette erfolgen.
3) sollte immer in Form einer anatomischen Hemiprothese erfolgen.
4) kann in ausgewählten Fällen komplexer Frakturen angewendet werden.
5) sollte beim alten Menschen mittels inverser Prothese erfolgen.

a) Nur die Aussage 2 ist richtig.
b) Nur die Aussagen 4 und 5 sind richtig.
c) Nur die Aussagen 3 und 4 sind richtig.
d) Nur die Aussage 5 ist richtig.
e) Nur die Aussage 3 ist richtig.

6) **Allografts …**

1) haben keinen Stellenwert bei der proximalen Humerusfraktur.
2) sollen die mediale Abstützung verbessern.
3) sollen die sekundäre Dislokation in den Varus vermeiden.
4) erfordern keine zusätzliche Stabilisierung mittels Platte.
5) werden vorzugsweise als Fibula angewendet.

a) Nur die Aussage 5 ist richtig.
b) Nur die Aussagen 1 und 4 sind richtig.
c) Nur die Aussagen 2 und 3 sind richtig.
d) Nur die Aussagen 2, 3 und 5 sind richtig.
e) Nur die Aussage 3 ist richtig.

7) **Die Klassifikation proximaler Humerusfrakturen …**

1) erfolgt ausschließlich nach AO.
2) erfolgt ausschließlich nach Neer.
3) nach Neer unterscheidet unter anderem zwischen „disloziert" und „undisloziert".
4) hat keine Therapierelevanz.
5) nach Neer weist eine sehr hohe Reliabilität auf.

a) Nur die Aussagen 1 und 2 sind richtig.
b) Nur die Aussage 5 ist richtig.
c) Nur die Aussage 3 ist richtig.
d) Nur die Aussagen 1, 2 und 4 sind richtig.
e) Nur die Aussage 2 ist richtig.

8) **Die konservative Therapie der proximalen Humerusfraktur …**

1) erzielt nie bessere Ergebnisse als die operative Therapie.
2) erzielt immer bessere Ergebnisse als die operative Therapie.
3) kann bei dislozierten mehrfragmentäre Frakturen nicht angewendet werden.
4) kann bei dislozierten Frakturen der operativen Therapie gleichwertige Ergebnisse erzielen.
5) wird wieder häufiger angewendet.

a) Nur die Aussagen 4 und 5 sind richtig.
b) Nur die Aussage 5 ist richtig.
c) Nur die Aussage 1 ist richtig.
d) Nur die Aussage 2 ist richtig.
e) Nur die Aussage 3 ist richtig.

9) **Komplikationen nach winkelstabiler Plattenosteosynthese bei proximaler Humerusfraktur …**

1) sind sehr selten.
2) treten vor allem bei varisch impaktierten Frakturen auf.

3) sind unabhängig von der Osteoporose.
4) sind auch bei Beteiligung der medialen Metaphyse selten.
5) haben in den letzten Jahren abgenommen.

a) Nur die Aussagen 2 und 3 sind richtig.
b) Nur die Aussagen 1 und 4 sind richtig.
c) Nur die Aussagen 2 und 5 sind richtig.
d) Nur die Aussage 3 ist richtig.
e) Nur die Aussage 2 ist richtig.

10) Die inverse Prothese …

1) setzt eine intakte Rotatorenmanschette voraus.
2) erzielt bessere Ergebnisse, wenn die Tubercula refixiert werden.
3) kann nach fehlgeschlagener Osteosynthese nicht angewendet werden.
4) setzt die Refixation der Tubercula zwingend voraus.
5) ist Mittel der Wahl bei dislozierter mehrfragmentärer Fraktur des proximalen Humerus.

a) Nur die Aussagen 1 und 3 sind richtig.
b) Nur die Aussage 4 ist richtig.
c) Nur die Aussage 2 ist richtig.
d) Nur die Aussagen 1 und 5 sind richtig.
e) Nur die Aussage 3 ist richtig.

6.4 Was gibt es Neues bei der Kinderorthopädie?

T. Wirth

1) Die neue Klassifikation der early onset-Skoliose berücksichtigt …

1) das Alter des Patienten.
2) die Ätiologie.
3) den maximalen Krümmungswinkel.
4) die Progredienz der Skoliose über die Zeit.
5) Alle Aussagen sind richtig.

2) Welche Aussage zur Validität der neuen Klassifikation der early onset-Skoliose ist richtig?

1) Fast perfekte Interrater-Reliabilität für Krümmungswinkel.
2) Sehr gute Übereinstimmung beim Progredienzmodifier.
3) Keine Übereinstimmung bei der Bewertung der Ätiologie.
4) Mäßige Übereinstimmung für das Kriterium Kyphose.
5) Alle Aussagen sind richtig.

3) Welche Aussage zur Hüftdysplasie ist richtig?

1) Eine offene Hüftreposition darf man nicht vor dem ersten Lebensjahr machen.
2) Eine offene Hüftreposition verlangt immer nach dem Vorhandensein des knöchernen Hüftkopfkerns vor der operativen Maßnahme.
3) Bei einer geschlossenen Reposition scheint sich das Fehlen des knöchernen Hüftkopfkerns bei der Reposition nicht nachteilig auf die Hüftkopfnekroserate auszuwirken.
4) Eine Acetabuloplastik gehört zu jeder offenen Reposition dazu und wird immer mitgemacht.
5) Alle Aussagen sind richtig.

4) Welche Aussage zur Acetabuloplastik bei Hüftdysplasie des über einjährigen Kindes ist richtig?

1) Eine gleichzeitige Acetabuloplastik hat nachgewiesene negative Auswirkungen auf die Entstehung einer Hüftkopfnekrose nach offener Reposition wegen Hüftluxation.
2) Eine gleichzeitige Acetabuloplastik bei offener Reposition wegen Hüftluxation reduziert das Risiko von weiteren Operationen im späteren Leben nicht.
3) Bei einem AC-Winkel über 37 Grad zum Zeitpunkt der offenen Reposition soll eine gleichzeitige Acetabuloplastik gemacht werden.
4) Das Timing der Acetabuloplastik kann nicht nach Messwerten gemacht werden, sondern wird vom Chirurgen nach dem Gefühl im Verlauf der Erkrankung bestimmt.
5) Alle Aussagen sind richtig.

5) **Welche Aussage zur Behandlung des M. Perthes mit der Dreifachbeckenosteotomie ist richtig?**

1) Das Prinzip des Containments hat beim M. Perthes keinen Platz mehr, ist überholt.
2) Eine Lateralisation und Subluxation kann bei einem Patienten mit M. Perthes problemlos toleriert werden, da die konservative Therapie immer ausreicht.
3) Die Dreifachbeckenosteotomie ist keine Containment-verbessernde Operationsmethode.
4) Es gibt einen Trend zur Anwendung der Dreifachbeckenosteotomie in der Therapie des M. Perthes als der potentesten Containmentmethode.
5) Alle Aussagen sind richtig.

6) **Welche Aussagen zur Dreifachbeckenosteotomie bei M. Perthes sind richtig?**

1) Mit dieser OP-Methode kann man allen Kindern mit M. Perthes zu einem sphärischen und kongruenten Gelenk verhelfen.
2) Bei Anwendung der OP-Methode in einem späteren Stadium resultiert immer ein schlechtes Ergebnis.
3) Eine französische Studie berichtet von 64 % guten und 11 % schlechten Ergebnissen.
4) Das radiologische Outcome (Arthrosekriterium, Sphärizität des Hüftkopfes) war bei 84,6 % gut.

a) Nur die Aussage 1 ist richtig.
b) Aussagen 1, 2 und 3 sind richtig.
c) Nur die Aussagen 1 und 2 sind richtig.
d) Nur die Aussagen 3 und 4 sind richtig.
e) Nur die Aussage 4 ist richtig.

7) **Welche Aussage zur Epiphyseolysis capitis femoris ist richtig?**

1) Sie gilt nicht als typisches Modell zur Entstehung des femoro-acetabulären Impingements.
2) Die arthroskopische Verbesserung des Offsets bei Impingementsymptomatik kann ihre klinischen Auswirkungen auf den Patienten erheblich vermindert werden.
3) Es spielt keine Rolle für den Therapieerfolg, wie lange die Symptome vor der arthroskopischen Impingementoperation vorbestanden haben.
4) Es kommt bei der Epiphyseolysis capitis femoris nie zu Folgeschäden am Labrum.
5) Alle Aussagen sind richtig.

8) **Welche Aussagen zum femoroacetabulären Impingement des Jugendlichen treffen zu?**

1) Jugendliche Leistungssportler mit den Sportarten Leichtathletik, Fußball oder Eishockey haben ein erhöhtes Risiko für ein FAI.
2) Auch die ECF und der M. Perthes können im Verlauf zu einem FAI beitragen.
3) Bei Sportlern kann die arthroskopische Impingementchirurgie zur Wiederherstellung der vollen sportlichen Leistungsfähigkeit führen.
4) Die Erfolgsquote der arthroskopischen Impingementchirurgie bei Jugendlichen beträgt etwa 50 %.
5) Eine Labrumrefixation wird bei Jugendlichen etwa doppelt so häufig als sinnvolle Maßnahme erachtet und durchgeführt wie bei Erwachsenen.

a) Nur die Aussagen 1, 2 und 4 sind richtig.
b) Nur die Aussagen 1, 2, 3 und 5 sind richtig.
c) Alle Aussagen sind richtig.
d) Nur die Aussagen 2, 3, 4 und 5 sind richtig.
e) Nur die Aussage 1 ist richtig.

9) **Welche Aussage zum Klumpfuß ist falsch?**

1) Die Rezidivrate der Ponseti-Klumpfußtherapie ist nicht mit der Tragedauer der Fußabduktionsorthese assoziiert.
2) Bei einer Tragedauer der Fußabduktionsorthese von 3 Jahren, muss mit einer Rezidivhäufigkeit von ca. 30 % gerechnet werden.
3) Die objektiv gemessenen Tragezeiten der Fußabduktionsorthesen lagen niedriger als die von den Eltern angegebenen Tragezeiten.
4) Die Wahrscheinlichkeit für einen Tibialis anterior-Transfer als weitere operative Maßnahme unter Ponseti-Therapie steigt mit dem Alter des Kindes an.
5) Alle Aussagen sind richtig.

CME-Fragen

10) **Welche Aussage zur juvenilen Knochenzyste ist richtig?**

1) Die juvenile Knochenzyste gehört zu den echten gutartigen Knochentumoren.
2) Die Steroid und Knochenmarksinjektion führt zu einer 60–65 %igen Heilungsrate mit einer leichten Überlegenheit der Steroidinjektion.
3) Die Auffüllung der Zysten mit Knochenmaterialien hat die schlechtesten Ergebnisse gezeigt.
4) Eine flexible intramedulläre Nagelung ist nicht nötig, da es nach einer pathologischen Fraktur nie mehr zu einem zweiten derartigen Ereignis kommen kann.
5) Mit der zusätzlichen flexiblen intramedullären Nagelung können die Ergebnisse der Steroidtherapie und der Kürettage und Auffüllung mit Knochenersatzmaterial nicht verbessert werden.

6.5 Was gibt es Neues bei der Pseudarthrosenchirurgie?

G. Schmidmaier, J. Weis, A. Moghaddam

1) **Welche ist die gängigste Methode der konservativen Behandlung?**

1) Therapie nach dem Diamond-Concept.
2) RIA-Methode.
3) Konsequente Belastungsaufnahme bis zu Vollbelastung.
4) Applikation von niedrigenergetischem Ultraschall.
5) Therapie mit Wachstumsfaktoren.

2) **Welchen Faktor berücksichtigt das Diamond-Concept nicht?**

1) Biomechanische Stabilität.
2) Osteogene Zellen.
3) Wachstumsfaktoren.
4) Vaskularisation.
5) Raucherstatus.

3) **Bei großen Knochendefekten und bei Patienten mit Osteitis …**

1) muss immer eine sofortige Amputation durchgeführt werden.
2) wird in keinem Fall operativ interveniert.
3) kann die Technik nach Masquelet angewandt werden.
4) wird als erste Maßnahme Wachstumsfaktor in hoher Konzentration verabreicht.
5) Alle Aussagen sind richtig.

4) **Bezüglich der Nachbehandlung wird bei der unteren Extremität …**

1) ein Rollstuhl für die Patienten erforderlich.
2) eine Teilbelastung mit 20 kg für 6 Wochen mit anschließend sukzessiver Belastungssteigerung empfohlen.
3) eine Lastaufnahme bis zum Heilungszeitpunkt komplett vermieden.
4) eine sofortige Vollbelastung immer zwingend notwendig.
5) Alle Aussagen sind richtig.

5) **Niedrigenergetischer Ultraschall …**

1) hat seine Effektivität in aktuellen Studien bewiesen.
2) ist bei den Patienten erfolgreich, die spontan keine gute Behandlungstendenz hätten.
3) wird insbesondere in der Spätphase der Pseudarthrosentherapie eingesetzt.
4) zeigt in aktuellen Studien bei langen Röhrenknochen keinen Benefit.
5) Alle Aussagen sind richtig.

6) **Die morphologische Einteilung der Pseudarthrosen beinhaltet nicht?**

1) Hypertrophe Pseudarthrose.
2) Akute Pseudarthrose.
3) Atrophe Pseudarthrose.
4) Defektpseudarthrose.
5) Infektpseudarthrose.

7) **Das RIA-Verfahren …**

1) ist als Alternative zu autologer Spongiosa aus dem Beckenkamm in Erwägung zu ziehen.

2) zeigt in Studien deutliche Nachteile in der Anwendung im Vergleich zu autologer Spongiosa.
3) ist mit zahlreichen Komplikationen assoziiert.
4) ist im Vergleich zu autologer Spongiosa aus dem Beckenkamm nur limitiert verfügbar.
5) gilt als Goldstandard in der chirurgischen Versorgung von Pseudarthrosen.

8) Welches der folgenden Kriterien („4 F's") muss ein optimaler Scaffold nicht gewährleisten?

1) Form
2) Funktion
3) Führung
4) Fixation
5) Formation

9) Wie lautet die aktuelle Definition der Pseudarthrose nach ESTROT?

1) Eine Pseudarthrose ist eine Fraktur, die ohne weitere Intervention nicht mehr zur Ausheilung kommt, unabhängig von der bisherigen Behandlungsdauer.
2) Die Diagnose einer Pseudarthrose kann 3–6 Monate nach ausbleibender Knochenheilung gestellt werden.
3) Die Diagnose einer Pseudarthrose kann 6–9 Monate nach ausbleibender Knochenheilung gestellt werden.
4) Die Diagnose einer Pseudarthrose kann 9–12 Monate nach ausbleibender Knochenheilung gestellt werden.
5) Alle Aussagen sind richtig.

10) Welche der folgenden Aussagen ist unzutreffend?

1) BMP-7 und BMP-2 sind in der Orthopädie und Unfallchirurgie zugelassen.
2) BMP-9 wird in der Orthopädie und Unfallchirurgie regelmäßig eingesetzt.
3) Wachstumsfaktoren spielen eine entscheidende Rolle in der physiologischen Knochenheilung und Regeneration.
4) Studien zeigen, dass BMP-7 zu einer höheren Serum-Expression führt und damit zur Knochenheilung beiträgt.

5) Alle Aussagen sind richtig.

6.6 Was gibt es Neues bei der minimal-invasiven Fußchirurgie?

F. MATTES

1) Die indikation zur distalen Hallux valgus Korrektur liegt …

1) bei einem Intermetatarsale 1-Winkel kleiner 17 Grad.
2) bei einem Hallux valgus-Winkel größer 35 Grad.
3) bei einem Intermetatarsale 1-Winkel größer 17 Grad
4) Bei einem Hallux valgus-Winkel kleiner 35 Grad.

a) Nur die Aussage 4 ist richtig.
b) Nur die Aussagen 1 und 2 sind richtig.
c) Nur die Aussage 3 ist richtig.
d) Nur die Aussagen 1 und 4 sind richtig.
e) Nur die Aussage 2 ist richtig.

2) Welche Aussage ist richtig?

1) Die Reverdin-/Isham-Osteotomie ist eine extraartikuläre Osteotomie.
2) Die Reverdin-/Isham-Osteotomie eignet sich zur Korrektur von Hallux valgus-Winkeln > 40 Grad.
3) Die MICA ist eine Korrektur-Osteotomie bestehend aus einer Chevron-Osteotomie und einer Akin-Osteotomie.
4) Die MIS Base-Wedge-Osteotomie korrigiert das mediale longitudinale Fußgewölbe.

a) Nur die Aussage 1 ist richtig.
b) Nur die Aussagen 1 und 2 sind richtig.
c) Nur die Aussage 4 ist richtig.
d) Nur die Aussagen 1 und 3 sind richtig.
e) Nur die Aussage 3 ist richtig.

3) Welche Aussage ist richtig?

1) Die MIS Base-wedge-Osteotomie ist im Verbandschuh primär voll belastbar.

CME-Fragen

2) Die Reverdin-Isham-Osteotomie ist im Verbandschuh primär voll belastbar.
3) Die MIS Akin-Osteotomie ist im Verbandschuh primär voll belastbar.
4) Die MICA ist im Verbandschuh primär voll belastbar.

a) Nur die Aussage 1 ist richtig.
b) Nur die Aussagen 2, 3 und 4 sind richtig.
c) Nur die Aussage 4 ist richtig.
d) Nur die Aussagen 1 und 3 sind richtig.
e) Nur die Aussage 3 ist richtig.

4) **Die MIS Akin-Osteotomie …**

1) eignet sich als Zusatzeingriff zur Korrektur des Hallux valgus.
2) eignet sich zur Korrektur des Hallux valgus Interphalangeus.
3) ist eine mediale Wedge-Osteotomie.
4) Der dorsomediale Zugang kann zur Verletzung des Extensor hallucis longus führen.

a) Nur die Aussage 1 ist richtig.
b) Nur die Aussagen 1 und 2 sind richtig.
c) Alle Aussagen sind richtig.
d) Nur die Aussagen 2 und 3 sind richtig.
e) Nur die Aussage 3 ist richtig.

5) **Das MIS Laterale Release …**

1) erfolgt extraartikulär.
2) wird nach der MT-I-Osteotomie durchgeführt.
3) kann zur Instabilität des MTP-I-Gelenkes führen.
4) sollte vor einer MT-I-Osteotomie durchgeführt werden.

a) Nur die Aussagen 1 und 2 sind richtig.
b) Nur die Aussagen 2 und 3 sind richtig.
c) Nur die Aussagen 3 und 4 sind richtig.
d) Nur die Aussagen 1, 2 und 3 sind richtig.
e) Nur die Aussage 3 ist richtig.

6) **Welche der folgenden MIS Osteotomien erfolgen intraartikulär?**

1) Akin-Osteotomie.
2) Isham-Osteotomie.
3) Base-Wedge-Osteotomie.
4) MICA.

a) Nur die Aussagen 1 und 2 sind richtig.
b) Nur die Aussagen 2 und 3 sind richtig.
c) Nur die Aussagen 3 und 4 sind richtig.
d) Nur die Aussage 2 ist richtig.
e) Nur die Aussage 3 ist richtig.

7) **Welche Aussage ist richtig?**

1) Eine Verkürzung des MT-I sollte vermieden werden.
2) Eine Verkürzung des MT-I kann zur Transfermetatarsalgie führen.
3) Eine Verkürzung des MT-I hat keinerlei Auswirkungen.
4) Eine Verkürzung des MT-I kann durch eine reversed Akin-Osteotomie ausgeglichen werden.

a) Alle Aussagen sind richtig.
b) Nur die Aussage 4 ist richtig.
c) Nur die Aussagen 1 und 2 sind richtig.
d) Nur die Aussagen 3 und 4 sind richtig.
e) Nur die Aussage 3 ist richtig.

8) **Beim MIS lateralen Release …**

1) sollte nur die plantare Kapsel inzidiert werden.
2) sollte die Inzision möglichst nah an der Strecksehne erfolgen, um keine Nervenversetzung zu erzeugen.
3) sollte die Inzision ca. 1 cm lateral der Strecksehne erfolgen, um keine Nervenversetzung zu erzeugen.
4) sollte nur die dorsale Kapsel inzidiert werden.

a) Nur die Aussagen 1 und 2 sind richtig.
b) Nur die Aussagen 1 und 3 sind richtig.
c) Nur die Aussagen 2 und 4 sind richtig.
d) Nur die Aussagen 3 und 4 sind richtig.
e) Nur die Aussage 3 ist richtig.

9) **Welche Aussage ist richtig?**

1) Die MIS Base-wedge-Osteotomie muss nicht osteosynthetisch stabilisiert werden.
2) Die MIS Base-wedge-Osteotomie muss osteosynthetisch stabilisiert werden.
3) Die MIS Base-wedge-Osteotomie wird zur Behandlung von Fehlstellungen im Tarsometatarsale-1-Gelenk eingesetzt.

4) Die MIS Base-wedge-Osteotomie wird zur Korrektur des medialen logitudinalen Fußgewölbes eingesetzt.

a) Nur die Aussage 2 ist richtig.
b) Nur die Aussagen 1 und 3 sind richtig.
c) Nur die Aussagen 2, 3 und 4 sind richtig.
d) Nur die Aussagen 2 und 4 sind richtig.
e) Nur die Aussage 3 ist richtig.

10) Welche Aussage ist richtig?

1) Die minimal-invasive Fußchirurgie wird zur Charcot-Behandlung eingesetzt.
2) Die minimal-invasive Fußchirurgie wird zur supramalleolären Korrektur-Osteotomie beim Kind eingesetzt.
3) Die minimal-invasive Fußchirurgie führt am Vorfuß zu besseren Ergebnissen als die offene Fußchirurgie.
4) Die minimal-invasive Fußchirurgie kann mit offenen Verfahren kombiniert werden.

a) Nur die Aussage 1 ist richtig.
b) Nur die Aussagen 1 und 2 sind richtig.
c) Nur die Aussagen 1, 2 und 3 sind richtig.
d) Nur die Aussagen 1, 2 und 4 sind richtig.
e) Alle Aussagen sind richtig.

7.1 Was gibt es Neues in der Plastischen Chirurgie?

M. E. T. Hessenauer, A. M. Boos, J. P. Beier, R. E. Horch

1) Welche Aussage zu Lymphabflussstörungen trifft zu?

1) Lymphödeme sind in der Regel selbstlimitierend.
2) Lymphödeme beruhen auf einer Dysbalance zwischen kapillarer Filtration und lymphatischem Rückfluss.
3) Folgeerscheinungen sind stark schwankende Umfänge der betroffenen Extremität.
4) Bei allen Patienten kann durch konservative Maßnahmen eine suffiziente Befundbesserung erreicht werden.
5) Alle Aussagen sind richtig.

2) Welche Untersuchungsmethode findet in der Diagnostik einer Lymphabflussstörung keine Anwendung?

1) MR-Lymphographie.
2) Lymphszintigraphie.
3) Klinische Untersuchung.
4) CT-Lymphographie.
5) Alle Aussagen sind richtig.

3) Welche Aussage zur operativen Therapie von Lymphabflussstörungen trifft zu?

1) Die freie Lymphknotentransplantation zeigte sich als nicht beschwerdeverbessernd.
2) Bisher konnte keine erfolgreiche Transplantation von Lymphbahnen am menschlichen Patienten durchgeführt werden.
3) Die Operation nach Charles stellt die Ultima Ratio der chirurgischen Therapie dar.
4) Die Resektion von sekundären Gewebsveränderungen ist eine rein ästhetische Indikation.
5) Alle Aussagen sind richtig.

4) Welche der chirurgischen Therapieansätze hat nicht die Wiederherstellung eines hinreichenden Lymphabflusses aus der betroffenen Extremität zum Ziel?

1) Die Operation nach Charles.
2) Die freie Lymphknotentransplantation.
3) Die lymphvenöse Anastomose.
4) Die lymphonodovenöse Anastomose.
5) Alle Aussagen sind richtig.

5) Welche Aussage zu Therapiemaßnahmen bei chronischen Lymphabflussstörungen trifft nicht zu?

1) Nach einer adäquaten chirurgischen Therapie ist eine Fortführung von konservativen Maßnahmen überflüssig.
2) Der freie Lymphknotentransfer regt die lokale Lymphangiogenese an.
3) Bei der Aspirationsliposuktion sollte axial zum Verlauf der Lymphkollektoren vorgegangen werden.
4) Durch Kombination mehrerer chirurgischer Therapieverfahren kann eine weitere Beschwerdebesserung erreicht werden.
5) Alle Aussagen sind richtig.

CME-Fragen

6) Wie kann die Perfusion einer Lappenplastik klinisch nicht evaluiert werden?

1) Durch Evaluation des Hautkolorits.
2) Durch Evaluation der Rekapillarisierungszeit.
3) Durch Evaluation der Gewebstemperatur.
4) Durch Evaluation von lokalen Infektzeichen.
5) Alle Aussagen sind richtig.

7) Welche Aussage zur Indocyanin-Grün-Angiographie trifft zu?

1) Über die Extravasation des Fluoreszenzfarbstoffes kann die Gewebsperfusion ermittelt werden.
2) Aufgrund der Molekülgröße verbleibt Indocyanin-Grün innerhalb der Blutbahn und tritt nicht ins Gewebe aus.
3) Das Muster des Anflutens des Fluoreszenzfarbstoffes kann Hinweise auf die Perfusion des untersuchten Gewebes liefern.
4) Ein besonders schnelles Anfluten gilt als Hinweis einer venösen Stauung.
5) Alle Aussagen sind richtig.

8) Welche Aussage zur Laser-Doppler-Spektrophotometrie trifft zu?

1) Bei der Laser-Doppler-Spektrophotometrie wird die Lichtabsorption unter anderem durch Hämoglobin im Gewebe gemessen.
2) Hierbei kann die Perfusion mittels einer Videokamera dargestellt werden.
3) Kurz vor dem Messzeitpunkt muss ein Farbstoff intravenös verabreicht werden.
4) Ein Abfall des relativen Hämoglobingehaltes wird als Anzeichen einer venösen Stauung gewertet.
5) Alle Aussagen sind richtig.

9) Indikationen für den Autologen Fetttransfer sind: Welche Aussage trifft nicht zu?

1) Volumendefizite im Unterhautfettgewebe.
2) Adhärente Narben.
3) Chronische Wunden.
4) Akne inversa.
5) Alle Aussagen sind richtig.

10) Welche Aussage zum Autologen Fetttransfer trifft nicht zu?

1) Lipotransfer kann bedenkenlos im Bereich der Brustdrüse eingesetzt werden.
2) Das Lipoaspirat kann an jeder geeigneten Körperstelle mit einem Fettgewebsüberschuss gewonnen werden.
3) Zur Trennung des Aspirats von Blut und Tumeszenzlösung kommen unter anderem Filtration und Dekantieren in Frage.
4) Zum Komplikationsspektrum gehören die Bildung von Ölzysten und Kalzifikationen.
5) Alle Aussagen sind richtig.

7.2 Was gibt es Neues in der Handchirurgie?

M. Sacher, A. Arsalan-Werner, A. Maldonado, M. Sauerbier

1) Welche Beugesehne wird am häufigsten durch eine prominente palmare Platte nach osteosynthetischer Versorgung einer distalen Radiusfraktur irritiert?

1) Die Extensor pollicis longus-Sehne.
2) Die Flexor pollicis longus-Sehne.
3) Die Palmaris longus-Sehne.
4) Die Flexor carpi ulnaris-Sehne.
5) Die Pronator teres-Sehne.

2) Wie ist die Soong-Linie definiert?

1) Eine palmare Parallele zur Kortikalis des Radiusschaftes distal ausgehend von der „Watershed"-Linie.
2) Eine dorsale Parallele zur Kortikalis des Radiusschaftes distal ausgehend von der „Watershed"-Linie.
3) Eine Linie entlang der Kortikalis des Radiusschaftes.
4) Eine Linie entlang der Prominenz der distalen palmaren Radiusfläche.
5) Eine Linie entlang der palmaren radialen Gelenkkante.

3) Wie ist das Soong-Stadium 1 definiert?

1) Eine Plattenlage palmar der Soong-Linie und proximal der „Watershed"-Linie.
2) Eine Plattenlage proximal der „Watershed"-Linie mit palmarer Überschreitung der Soong-Linie.
3) Eine Plattenlage proximal der „Watershed"-Linie mit dorsaler Überschreitung der Soong-Linie.
4) Eine Plattenlage mit palmarer Überschreitung der Soong-Linie und distaler Überschreitung der „Watershed"-Linie.
5) Eine Plattenlage mit dorsaler Überschreitung der Soong-Linie und distaler Überschreitung der „Watershed"-Linie.

4) In welchem Bereich kann abgesehen vom A1-Ringband auch ein Schnellen auftreten?

1) Im proximalen Bereich des A2-Ringbandes.
2) Im distalen Bereich des A2-Ringbandes.
3) Im proximalen Bereich des A3-Ringbandes.
4) Im distalen Bereich des A3-Ringbandes.
5) Im Bereich eines zusätzlichen, zwischen dem A1- und A2- gelegenen Ringbandes.

5) Welche Aussage bezüglich der Therapie der Tendovaginosis stenosans de Quervain ist zutreffend?

1) Die Steroidinjektion anhand anatomischer Landmarken ist der sonographisch gesteuerten Steroidinjektion überlegen.
2) Die sonographisch gesteuerte Steroidinjektion kann gerade bei Vorhandensein eines zusätzlichen, die APL von der EPB trennenden Septums von Vorteil sein.
3) Ein zusätzliches die APL von der EPB trennendes Septum erleichtert die Steroidinjektion anhand anatomischer Landmarken.
4) Das Vorhandensein eines zusätzlichen Septums macht den Erfolg der konservativen Therapie wahrscheinlich.
5) Bei Versagen der operativen Therapie kommt die Steroidinjektion zum Einsatz.

6) Welche Querschnittsfläche des N. medianus gilt in der Sonographie als „Cut off"-Wert für die Diagnose eines Karpaltunnelsyndroms?

1) $4\ mm^2$.
2) $6\ mm^2$.
3) $8\ mm^2$.
4) $10\ mm^2$.
5) $12\ mm^2$.

7) Welche Aussage ist bezüglich der Therapie isolierter N. axillaris-Läsionen zutreffend?

1) Bei Vorstellung innerhalb von 9 Monaten nach Unfallereignis ist der Nerventransfer das Verfahren der Wahl.
2) Bei Vorstellung innerhalb von 9 Monaten nach Unfallereignis gilt die Nerveninterposition als Verfahren der Wahl.
3) Mit dem Nerventransfer können bessere funktionelle Ergebnisse erzielt werden als mit der Nerveninterposition.
4) Als Spendernerv für die Nerveninterposition kommt meistens der N. accessorius zum Einsatz.
5) Als Spendernerv für den Nerventransfer kommt meist der N. accessorius zum Einsatz.

8) Die Wiederherstellung welcher Funktion hat bei vollständigen Läsionen des Plexus brachialis die höchste Priorität?

1) Die Fingerflexion.
2) Die Dorsalextension des Handgelenkes.
3) Die Ellenbogenflexion.
4) Die Schulteraußenrotation.
5) Die Schulterinnenrotation.

9) Welcher Muskel kommt für eine freie funktionelle Muskeltransplantation zur Wiederherstellung der Ellenbogenflexion am ehesten in Frage?

1) Der kontralaterale M. biceps brachii.
2) Der M. rectus femoris.
3) Der M. gracilis.
4) Der kontralaterale M. latissimus dorsi.
5) Der M. vastus lateralis.

10) **Welche Aussage ist zutreffend?**

1) Die Schulterinnenrotation ist essenziell für die Wiederherstellung der Ellenbogenflexion.
2) Ein Nerventransfer des N. accessorius zum N. suprascapularis sollte in erster Linie bei Patienten mit vollständigen Läsionen des Plexus brachialis angewendet werden.
3) Ein Nerventransfer des N. accessorius zum N. suprascapularis sollte in erster Linie bei Patienten durchgeführt werden, die sich sehr spät nach Unfallereignis vorstellen.
4) Für die Wiederherstellung der Schulteraußenrotation kommt ein lokaler Muskeltransfer des ipsilateralen unteren Anteils des M. trapezius in Frage.
5) Wenn ein Nerventransfer des N. accessorius zum N. suprascapularis ohne Erfolg bleibt, kann immer noch ein Muskeltransfer des ipsilateralen unteren Anteils des M. trapezius durchgeführt werden.

7.3 Was gibt es Neues in der Verbrennungschirurgie? – Präklinische Verbrennungsmedizin, Intensivmedizin des Schwerbrandverletzten und chirurgische Therapie

CHR. HIRCHE, J. HORTER, U. KNESER

1) **Welche der nachfolgenden Aussagen zur präklinischen Versorgung des Schwerbrandverletzten trifft zu?**

1) Akute Atemwegsverlegung und schwere Ateminsuffizienz sind häufige Probleme während der präklinischen Versorgung und des Transports.
2) Mehr als 30 % der präklinisch intubierten Patienten können innerhalb von 48 Stunden nach Trauma wieder extubiert werden.
3) Die Kleidung von verbrühten Patienten soll in jedem Fall am Körper belassen werden, um Folgen einer Auskühlung zu vermeiden.
4) Insbesondere bei kindlichen Patienten mit Verbrennungsverletzungen kann regelhaft bedarfsgerecht und wirkungsvoll eine Analgesie sichergestellt werden.
5) Eine adäquate Analgesie kann nur nach Etablierung eines intravenösen Zugangs erfolgreich erzielt werden.

2) **Zur Standardversorgung eines Schwerbrandverletzten nach Aufnahme im Schockraum gehört nicht?**

1) Atemwegsmanagement, ggf. Intubation und Beatmung.
2) Kreislaufmanagement mit Gefäßkatheteranlage und Volumensubstitution.
3) Einschätzung des Verbrennungsausmaßes, Dokumentation und mikrobiologische Diagnostik.
4) PET-CT zum Nachweis von Minderperfusion der Verbrennungsareale.
5) Monitoring der Körpertemperatur und Hypothermieprophylaxe.

3) **Zu den wichtigen prognostischen Biomarkern bei Sepsispatienten zählen?**

1) C-reaktives Protein (CRP).
2) Procalcitonin (PCT).
3) Plasminogen-Aktivator-Inhibitor 1 (PAI-1).
4) Midregional Pro-Adrenomedullin (MR-proADM).
5) CAP-GLY domain containing linker protein 2 (CLIP2).

a) Nur die Aussagen 1 und 3 sind richtig.
b) Nur die Aussagen 2, 4 und 5 sind richtig.
c) Nur die Aussagen 3 und 4 sind richtig.
d) Nur die Aussagen 1, 2 und 4 sind richtig.
e) Alle sind richtig.

4) **Welche der folgenden Eigenschaften ist für Antithrombin in der Behandlung von thermischen Traumata nicht gezeigt?**

1) Antiinflammatorische Effekte.
2) Reduktion von Blutverlusten.
3) Senkung der Delirinzidenz.
4) Stabilisierung der kardialen Funktion.
5) Verbesserung der Wundheilung.

CME-Fragen

5) Welche Aussagen zur Behandlung von Schwerbrandverletzten im intensivmedizinischen Bereich sind richtig?

1) Für die Empfehlung zur enteralen Supplementierung von Glutamin bei brandverletzten Patienten existieren hinreichende Studiendaten.
2) Das Auftreten eines intraabdominellen Hypertonus ist insbesondere bei Brandverletzten mit Verbrennungsausmaß über 40 % verbrannter Körperoberfläche eine seltene Komplikation.
3) Die Prävalenz eines intraabdominellen Hypertonus und Kompartments korreliert unter anderem mit der während der Schockphase notwendigen Flüssigkeitssubstitution.
4) Ein regelmäßiges Monitoring des intravesikalen Drucks sowie eine konsequente Beachtung der Leitlinienempfehlung können zur frühzeitigen Identifikation intraabdomineller Perfusionsstörungen beitragen.
5) Eine intraabdominelle Perfusionsstörung liegt nur dann vor, wenn das Serumlaktat einen Wert von 20 mmol/l (180 mg/dl) überschreitet.

a) Nur die Aussagen 1 und 3 sind richtig.
b) Nur die Aussagen 2, 4 und 5 sind richtig.
c) Nur die Aussagen 3 und 4 sind richtig.
d) Nur die Aussagen 1, 2 und 4 sind richtig.
e) Alle sind richtig.

6) Welche Aussage zur sekundären Rekonstruktion bei Verbrennungen trifft nicht zu?

1) Dermaler Ersatz nach Verbrennungen kann mit einer pastösen Glykosaminoglykan-Kollagen-Matrix durch minimal-invasive Verfahren durchgeführt werden.
2) Lipotransfer ist ein alternatives bzw. ergänzendes Verfahren zur Anwendung der Glykosaminoglykan-Kollagen-Matrix.
3) Das Ausmaß der Verbrennung (VKOF), Inhalationstrauma und Beatmungspflichtigkeit sowie multiple chirurgische Operationen erhöhen das Risiko für die Entwicklung einer heterotopen Ossifikation.
4) Komplikationsraten mit Gewebeexpandern liegen stets bei über 50 %.
5) Die Anwendung von Gewebeexpandern ermöglicht eine Anpassung an das Lappen-Kolorit, an die Konsistenz und Dicke zwischen 77 und 91 %.

7) Welche Aussage zu Tranexamsäure und deren Einsatz bei der Therapie Schwerbrandverletzter trifft zu?

1) Die Applikation innerhalb von 24 h kann den Verbrauch von Erythrozytenkonzentraten senken.
2) Ist ein Pentamer.
3) Muss in 15 % Alkohol gelöst werden.
4) Ist ein off-label Use.
5) Sollte nur bei Patienten > 65 Jahren durchgeführt werden.

8) Welches Verhältnis von Erythrozytenkonzentraten zu FFPs hat sich im Rahmen der chirurgischen Nekrosektomie bei Schwerbrandverletzten als ideal herausgestellt, um die Entwicklung einer Koagulopathie und eine Azidose zu vermeiden?

1) 1 : 4.
2) 1 : 2,5.
3) 1 : 1.
4) 1 : 10.
5) 1 : 5.

9) Welche Aussage ist falsch? Autologer Fetttransfer …

1) kann die Kollagensynthese in der Narbe anregen.
2) kann fehlendes Volumen ersetzen.
3) hat sog. pleiotrope Effekte, die über den eigentlichen Fetttransfer hinausgehen.
4) ist der Injektion von Kochsalzlösung bei pädiatrischen Verbrennungsnarben in der Wirkung klar überlegen.
5) enthält mesenchymale Stammzellen, die zur Wirkung der Therapie beitragen.

10) Welche Aussage trifft nicht zu? Die Nadelrollertherapie …

1) erhöht die Geschmeidigkeit von Narben(platten).
2) wird immer mit 10 mm Nadeln durchgeführt.

3) kann mit einer Zellsuspensionstherapie kombiniert werden, um Repigmentierung zu erreichen.
4) Die Repigmentierung mittels Zellsuspension ist UV-Licht unabhängig.
5) sollte in der Regel mehr als einmal durchgeführt werden, um die entsprechenden Effekte zu erreichen und zu erhalten.

7.4 Was gibt es Neues in der postbariatrischen-rekonstruktiven plastischen Chirurgie?

A. Dragu, M. Schmitz

1) Welche Aussage ist richtig?

a) Die Adipositas muss durch die WHO noch als Erkrankung anerkannt werden.
b) Je mehr bariatrische Operationen durchgeführt werden, desto weniger körperformende Operationen werden notwendig.
c) Die diätetische und die operative bariatrische Gewichtsreduktion können nicht als Gesamttherapiekonzept erfolgreich durchgeführt werden.
d) Die körperformenden Plastischen Operationen sind medizinisch notwendige Operationen bei bestehenden funktionellen Einschränkungen und besitzen keine primäre ästhetische Indikation.
e) Die plastisch-chirurgische Körperformung erfolgt vor der bariatrischen Operation.

2) Welche Aussage ist falsch?

a) Adipöse Patienten haben ein deutlich erhöhtes Operationsrisiko für Wundheilungsstörungen und Nachblutungen.
b) Körperformende plastische Operationen nach Gewichtsverlust weisen oft sehr große Wundflächen auf.
c) Körperformende plastische Operationen nach Gewichtsverlust lassen sich oft mit kleinen und gut zu versteckenden Narben operieren.
d) Vor der Durchführung einer jeden körperformenden plastischen Operation nach Gewichtsverlust sollte eine schriftliche Kostenübernahme durch die Krankenkasse vorliegen.
e) Körperformende plastische Operationen können immer kombiniert werden.

3) Körperformende plastische Operationen nach Gewichtsverlust …

1) sollten in speziellen und zertifizierten interdisziplinären Adipositaszentren durchgeführt werden.
2) weisen eine hohe Rate an Komplikationen auf.
3) sind sehr individuell und müssen auf die vorliegenden Befunde eines jeden Patienten abgestimmt werden.
4) sind mit einfachen OP-Techniken hinterlegt und werden bei relativ gesunden Patienten durchgeführt, so dass es sich hierbei um einfache Routineeingriffe handelt.
5) haben kurze OP-Zeiten.

a) Nur die Aussage 2 ist richtig.
b) Nur die Aussagen 1 und 4 sind richtig.
c) Nur die Aussagen 1, 2 und 3 sind richtig.
d) Nur die Aussage 5 ist richtig.
e) Alle Aussagen sind falsch.

4) Die Multi-Stage-Procedure-Strategie …

1) besagt, dass verschiedene zu straffende Körperregionen in eine Operation eingeschlossen werden.
2) verringert das Risiko für Komplikationen.
3) sollte präoperativ bereits im Sinne eines mehrzeitigen Therapieplanes mit dem Patienten besprochen und festgelegt werden.
4) ist nie sinnvoll.
5) beinhaltet die bariatrische und postbariatrische Therapie in einem Schritt.

a) Nur die Aussage 3 ist richtig.
b) Nur die Aussagen 2 und 3 sind richtig.
c) Nur die Aussagen 1, 2 und 4 sind richtig.
d) Nur die Aussage 5 ist richtig.
e) Alle Aussagen sind falsch.

5) **Bevor eine körperformende Operation durchgeführt werden soll, …**

1) sollte der Patient über lange und ggf. sichtbare Narben aufgeklärt werden.
2) muss nicht unbedingt ein konstantes Körpergewicht mind. 6 Monate lang gehalten worden sein.
3) sollte sich die gewählten OP-Techniken vor allem auch an ggf. bereits vorhandene Narben richten, um Komplikationen zu vermeiden.
4) sollte man bei Patienten nach massivem Gewichtsverlust und vorhanden funktionellen Einschränkungen immer versuchen eine Kostenübernahme durch die Krankenkasse zu erwirken.
5) ist eine Dysmorphophobie nicht auszuschließen.

a) Nur die Aussage 3 ist richtig.
b) Nur die Aussagen 1 und 4 sind richtig.
c) Nur die Aussagen 1, 3 und 4 sind richtig.
d) Nur die Aussage 5 ist richtig.
e) Alle Aussagen sind falsch.

6) **Folgende intraoperative Maßnahmen können das OP-Risiko und postoperative Komplikationen bei körperformenden Operationen nach massivem Gewichtsverlust minimieren:**

1) Penible Druckstellen freie Lagerung des Patienten.
2) Penible Blutstillung der großen Wundflächen durch Elektrokoagulation, Ligatur oder Umstechung.
3) Anhebung des systolischen Blutdruckes auf ca. 130mmHg für ca. 10 Minuten nach Resektion, um ggf. Perforatorblutungen bei offener Wundfläche zu provozieren und damit vor dem Wundverschluss zu identifizieren.
4) Es müssen nicht immer Drainagen eingelegt werden.
5) Das Aufrechterhalten einer adäquaten Körpertemperatur ist irrelevant.

a) Nur die Aussage 3 ist richtig.
b) Nur die Aussagen 1, 2 und 3 sind richtig.
c) Nur die Aussagen 1, 3 und 4 sind richtig.
d) Nur die Aussage 5 ist richtig.
e) Alle Aussagen sind falsch.

7) **Inverse-T-Abdominoplastiken …**

1) machen immer eine Nabelresektion notwendig.
2) haben eine erheblich höhere OP-Zeit als klassische horizontale Abdominoplastiken.
3) eignen sich hervorragend zur zusätzlichen Straffung der kranio-lateralen Areale des Abdomens
4) sollten immer mit Wundrandmobilisationen einhergehen.
5) bedürfen einer Netzimplantation.

a) Nur die Aussage 3 ist richtig.
b) Nur die Aussagen 1, 2 und 3 sind richtig.
c) Nur die Aussagen 1, 3 und 4 sind richtig.
d) Nur die Aussage 5 ist richtig.
e) Alle Aussagen sind falsch.

8) **Folgende Anordnungen reduzieren postoperative Komplikationen bei körperformenden Operationen nach massivem Gewichtsverlust:**

1) Bettruhe für 24 Stunden postoperativ.
2) Leichte Mobilisation und eingeschränkte Bettruhe mit Hilfestellung durch das Pflegepersonal spätestens ab dem 2. postoperativen Tag.
3) Anlegen einer individuell angepassten Kompressionsware welche für 8-10 Wochen getragen werden soll.
4) Drainagen erst ziehen wenn weniger als 50ml/24h Fördermenge vorliegen.
5) Verzicht auf eine adäquate Thromboseprophylaxe.

a) Nur die Aussage 3 ist richtig.
b) Alle Aussagen sind richtig.
c) Nur die Aussagen 1, 3 und 4 sind richtig.
d) Nur die Aussage 5 ist richtig.
e) Alle Aussagen sind falsch.

9) **Körperformung nach massiver Gewichtsreduktion …**

1) hat immer eine ästhetische Indikation.
2) kann häufig leicht ambulant durchgeführt werden.

CME-Fragen

3) kann jeder approbierte Arzt durchführen ohne hierfür gesonderte Expertise erlangt zu haben.
4) ist in vielen Fällen eine Hochrisiko-OP.
5) hat immer kurze OP-Zeiten.

a) Nur die Aussage 3 ist richtig.
b) Alle Aussagen sind richtig.
c) Nur die Aussagen 1, 3 und 4 sind richtig.
d) Nur die Aussage 5 ist richtig.
e) Alle Aussagen sind falsch.

10) Die aktuelle S3-Leitlinie „Chirurgie der Adipositas" …

1) ist von Plastischen Chirurgen erstellt worden.
2) beinhaltete auch evidenzbasierte Empfehlungen für die rekonstruktive-plastische Chirurgie.
3) wird derzeit durch die S3-Leitlinien-Kommission aktualisiert.
4) ist ein Meilenstein in der strukturierten interdisziplinären Behandlung von Adipositaspatienten.
5) ist von einer einzigen Fachrichtung erstellt worden.

a) Nur die Aussage 1 ist richtig.
b) Nur die Aussage 2 ist richtig.
c) Nur die Aussagen 2, 3 und 4 sind richtig.
d) Alle Aussagen sind falsch.
e) Alle Aussagen sind richtig.

8.3 Was gibt es Neues bei der Biomedizin und in der Implantatforschung?

M. Wilhelmi, M. Elff

1) Was versteht man unter dem Begriff „Prothese"?

1) Künstlich generierte Ersatzmaterialien für Extremitäten, Organe, deren Bestandteile oder verschiedene Gewebe.
2) Wird in jedem Falle aus einem alloplastischen Material hergestellt.
3) Ist eine veraltete Beschreibung für die heute gängige Formulierung „Implantat".

a) Nur die Aussage 1 ist richtig.
b) Nur die Aussage 2 ist richtig.
c) Nur die Aussage 3 ist richtig.
d) Alle Aussagen sind falsch.
e) Alle Aussagen sind richtig.

2) Was ist der Unterschied zwischen einer „Exoprothese" und einem „Implantat"?

1) Ein „Implantat" befindet sich außerhalb und eine „Exoprothese" innerhalb des Körpers.
2) Eine „Exoprothese" befindet sich außerhalb und ein „Implantat" innerhalb des Körpers.
3) Es gibt keinen Unterschied.

a) Nur die Aussage 1 ist richtig.
b) Nur die Aussage 2 ist richtig.
c) Nur die Aussage 3 ist richtig.
d) Alle Aussagen sind falsch.
e) Alle Aussagen sind richtig.

3) Wie viele medizinische Implantate werden jährlich in etwa in Deutschland implantiert (ohne Zahnimplantate)?

1) 10 000–100 000.
2) 100 000–1 000 000.
3) > 1 000 000.

a) Nur die Aussage 1 ist richtig.
b) Nur die Aussage 2 ist richtig.
c) Nur die Aussage 3 ist richtig.
d) Alle Aussagen sind falsch.
e) Alle Aussagen sind richtig.

4) Welche Kosten müssen überschlagsmäßig jährlich für die Behandlung Implantat-assoziierter Infektionen aufgewendet werden?

1) Zwischen 100 000 und 1 Million Euro.
2) 10–20 Millionen Euro.
3) 1 Milliarde Euro.

a) Nur die Aussage 1 ist richtig.
b) Nur die Aussage 2 ist richtig.
c) Nur die Aussage 3 ist richtig.
d) Alle Aussagen sind falsch.
e) Alle Aussagen sind richtig.

5) Wozu verpflichtet die seit dem 01.10.2015 geltende Novelle der Medizinproduktebetreiberverordnung (MPBetreibV)?

1) Zur Ausstellung einer allgemein verständlichen Patienteninformation.
2) Zur Ausstellung eines individuellen Implantatausweises.
3) Zur internen Registerführung.

a) Nur die Aussage 1 ist richtig.
b) Nur die Aussage 2 ist richtig.
c) Nur die Aussage 3 ist richtig.
d) Alle Aussagen sind falsch.
e) Alle Aussagen sind richtig.

6) Für welche der nachfolgend genannten medizinischen Implantate gilt die Verordnung nicht?

1) Allogene biologische Herzklappenprothesen.
2) Gefäßprothesen.
3) Hüftprothesen.

a) Nur die Aussage 1 ist richtig.
b) Nur die Aussage 2 ist richtig.
c) Nur die Aussage 3 ist richtig.
d) Alle Aussagen sind falsch.
e) Alle Aussagen sind richtig.

7) Die Europäische Medical Device Regulation (MDR) ist ...

1) eine von der EU erlassene und erweiterte Zusammenfassung zweier bisher geltender Directiven und regelt den Umgang und das Inverkehrbringen von Medizinprodukten im europäischen Raum.
2) als übernationales Recht verpflichtend anzuwenden.
3) eine europäische Empfehlung, die durch nationales Recht beliebig modifiziert werden kann.

a) Nur die Aussage 1 ist richtig.
b) Nur die Aussagen 1 und 2 sind richtig.
c) Nur die Aussage 3 ist richtig.
d) Alle Aussagen sind falsch.
e) Alle Aussagen sind richtig.

8) Was versteht man unter dem Begriff „Biomedizin"?

1) Zusammenfassende Beschreibung für alternative Heilmethoden.
2) Es gibt keine klare Definition.
3) Ein interdisziplinär ausgerichteter Bereich, der sich unter Einsatz naturwissenschaftlicher, technischer und z. T. auch mathematischer Methoden mit der Beantwortung medizinisch-motivierter Fragestellungen befasst

a) Nur die Aussage 1 ist richtig.
b) Nur die Aussage 2 ist richtig.
c) Nur die Aussagen 2 und 3 sind richtig.
d) Alle Aussagen sind falsch.
e) Alle Aussagen sind richtig.

9) Welche Materialien werden zur Herstellung medizinischer Implantate eingesetzt?

1) Alloplastische Materialien.
2) Biologische Substanzen.
3) Mischformen (Biohybride).

a) Nur die Aussage 1 ist richtig.
b) Nur die Aussage 2 ist richtig.
c) Nur die Aussage 3 ist richtig.
d) Alle Aussagen sind falsch.
e) Alle Aussagen sind richtig.

10) Welche Ziele versucht man mit der Entwicklung moderner Implantate zu erreichen?

1) Steigerung der Regenerationsfähigkeit.
2) Verbesserung der Gewebeintegration.
3) Reduktion Implantat-assoziierter Komplikationen.

a) Nur die Aussage 1 ist richtig.
b) Nur die Aussage 2 ist richtig.
c) Nur die Aussage 3 ist richtig.
d) Alle Aussagen sind falsch.
e) Alle Aussagen sind richtig.

8.4 Was gibt es Neues beim Patient Blood Management?

P. Meybohm, Th. Schmitz-Rixen, K. Zacharowski

1) **Welche der Aussagen zur präoperativen Anämie sind richtig?**

   1) Die präoperative Anämie ist eher selten (weniger als 5 % der Fälle).
   2) Zur Abklärung einer präoperativen Anämie sind aufwendige und teure Messmethoden notwendig.
   3) Eisenmangel stellt eine häufige, leicht behandelbare Ursache einer präoperativen Anämie dar.
   4) Die Behandlung der präoperativen Anämie ist sinnlos, da der Patient durch die Anämie für die Operation bereits präkonditioniert ist und die Risiken der Anämie besser verträgt.
   5) Erythropoetin-Rezeptor-stimulierende Substanzen sind am ehesten bei renaler Anämie von Nutzen.

   a) Nur die Aussage 1 ist richtig.
   b) Nur die Aussagen 2, 3 und 5 sind richtig.
   c) Nur die Aussagen 3 und 5 sind richtig.
   d) Nur die Aussagen 3, 4 und 5 sind richtig.
   e) Nur die Aussage 3 ist richtig.

2) **Welche typischen Ursachen gibt es für eine Anämie?**

   1) Eisenmangel.
   2) Niedriger Body-Mass-Index aufgrund einer Mangelernährung.
   3) Inflammation.
   4) Chronische Krankheiten.
   5) Blutungen.

   a) Nur die Aussage 1 ist richtig.
   b) Nur die Aussagen 2, 3 und 5 sind richtig.
   c) Nur die Aussagen 4 und 5 sind richtig.
   d) Nur die Aussage 4 ist richtig.
   e) Alle Aussagen sind richtig.

3) **Bei chirurgischen Patienten sollten in der präoperativen Phase folgende Faktoren differenzierter analysiert werden:**

   1) Prüfung der Notwendigkeit für Thrombozytenaggregationshemmer.
   2) Anamnese mit Hilfe eines standardisierten Gerinnungsfragebogens.
   3) Prüfung der Notwendigkeit von oralen Antikoagulanzien.
   4) Ggf. Bestimmung von Blutgruppe, Antikörpersuchtest, Kreuzproben und Bereitstellung von Erythrozytenkonzentraten.
   5) Abklärung der präoperativen Anämie, vor allem bei erwartetem Blutverlust von > 500 ml.

   a) Nur die Aussage 4 ist richtig.
   b) Nur die Aussagen 1, 4 und 5 sind richtig.
   c) Nur die Aussagen 1 und 5 sind richtig.
   d) Nur die Aussage 5 ist richtig.
   e) Alle Aussagen sind richtig.

4) **Welche der folgenden Faktoren sollten in der Regel zur Optimierung der Erythropoese präoperativ eingesetzt werden?**

   1) Diagnose und Behandlung einer Anämie.
   2) Einbeziehung Erythropoese-stimulierender Substanzen.
   3) Einbeziehung von intravenöser Eisensubstitution.
   4) Präoperative Bluttransfusion.
   5) Einbeziehung von Folsäure oder Vitamin B_{12}.

   a) Nur die Aussage 4 ist richtig.
   b) Nur die Aussagen 1, 2 und 3 sind richtig.
   c) Nur die Aussagen 1 und 5 sind richtig.
   d) Nur die Aussagen 1, 2, 3 und 5 sind richtig.
   e) Alle Aussagen sind richtig.

5) **Die präoperative Behandlung einer Anämie hat im Vergleich zur allogenen Bluttransfusion folgende Vorteile?**

   1) Eine Anämie-Behandlung ist für den Patienten medizinisch von Nutzen.
   2) Eine Anämie-Behandlung kann für Patient und Krankenhaus kostengünstiger sein.
   3) Der Patient wird, im Zusammenhang mit der Transfusion, geringeren Risiken ausgesetzt.

4) Die präoperative Substitution von intravenösem Eisen steigert bei Eisenmangelanämie den Hämoglobinwert innerhalb von 2–4 Wochen in der Regel um 1–2 g/dl.
5) Eine Anämie-Behandlung reduziert die Wahrscheinlichkeit einer perioperativen Transfusion von Erythrozytenkonzentraten.

a) Nur die Aussage 1 ist richtig.
b) Nur die Aussagen 1, 2 und 3 sind richtig.
c) Nur die Aussagen 1 und 4 sind richtig.
d) Nur die Aussagen 2, 3 und 5 sind richtig.
e) Alle Aussagen sind richtig.

6) **Eine Eisenmangelanämie ist anhand folgender Laborparameter wahrscheinlich:**

1) Ferritin < 100 ng/ml.
2) Transferrinsättigung < 20 %.
3) Mittleres Zellvolumen der Erythrozyten (MCV) < 27 pg.
4) Löslicher Transferrinrezeptor > 1,75 mg/dl.

a) Nur die Aussage 1 ist richtig.
b) Nur die Aussagen 1 und 3 sind richtig.
c) Nur die Aussagen 1, 3 und 4 sind richtig.
d) Alle Aussagen sind richtig.

7) **Welche Aussage zu den Direkten Oralen Antikoagulanzien (DOAK) trifft zu?**

1) Zu den typischen Indikationen gehört die Thromboseprophylaxe bei elektivem Hüft- oder Kniegelenkersatz.
2) Zu den typischen Indikationen gehört die Therapie und Sekundärprophylaxe der tiefen Venenthrombose.
3) Zu den typischen Indikationen gehört die Schlaganfallprophylaxe bei nicht-valvulärem Vorhofflimmern.
4) Die Risikostratifizierung für Schlaganfall/Thromboembolien erfolgt mithilfe des CHA_2DS_2-VASc-Score.
5) Ein typischer Vertreter der DOAKs ist Argatroban.

a) Nur die Aussage 3 ist richtig.
b) Nur die Aussagen 1, 2 und 3 sind richtig.
c) Nur die Aussagen 1, 2, 3 und 4 sind richtig.
d) Nur die Aussagen 2, 3 und 5 sind richtig.
e) Alle Aussagen sind richtig.

8) **Welche Aussage zum Management der Direkten Oralen Antikoagulanzien (DOAK) trifft zu?**

1) Aufgrund der kurzen Halbwertszeit von DOAKs kann bei einem niedrigen Blutungsrisiko und niedrigem Thromboembolierisiko die Gabe bei prophylaktischer Dosierung bis einen Tag präoperativ ohne Überbrückungstherapie erfolgen.
2) Die Schlaganfallrisikoabschätzung bei Patienten mit Vorhofflimmern sollte nach dem Revised Cardiac Risk Index erfolgen.
3) Bei Eingriffen mit hohem Blutungsrisiko sollte die gerinnungshemmende Therapie frühzeitiger pausiert werden (5-fache Halbwertszeit).
4) Bei Eingriffen mit einem maximalen Blutungsrisiko (kritische Organe, bei denen bereits kleine Blutungen großen Schaden verursachen können (Neurochirurgie, intraokulär)), sollte ein Switching auf eine therapeutische Antikoagulation mittels niedermolekularem Heparin/unfraktioniertem Heparin erfolgen.
5) Bei Eingriffen mit hohem Blutungsrisiko und zeitgleich hohem Thromboembolierisiko sollte ein Switching auf eine therapeutische Antikoagulation mittels niedermolekularem Heparin/unfraktioniertem Heparin erfolgen.

a) Nur die Aussage 3 ist richtig.
b) Nur die Aussagen 1, 3, 4 und 5 sind richtig.
c) Nur die Aussagen 3 und 4 sind richtig.
d) Nur die Aussagen 2, 3 und 5 sind richtig.
e) Alle Aussagen sind richtig.

9) **Welche Maßnahmen reduzieren unnötige Blutverluste?**

1) Weniger diagnostische Blutabnahmen durch kleinere Monovetten sowie strengere Indikationsstellung.
2) Konstanthaltung physiologischer Rahmenbedingungen (ionisiertes Calcium > 1,0 mmol/l, pH > 7,2, Körpertemperatur > 36 °C).
3) Frühzeitiger Einsatz von Gerinnungsfaktoren (z. B. Fibrinogen, Prothrombinkomplex-Konzentraten) im Rahmen von Koagulopathie.
4) Bei Verdacht auf eine Hyperfibrinolyse frühzeitige Gabe eines Antifibrinolytikums.

CME-Fragen

5) Gabe von Desmopressin zur Optimierung der primären Hämostase.

a) Nur die Aussage 3 ist richtig.
b) Nur die Aussagen 1, 3, 4 und 5 sind richtig.
c) Nur die Aussagen 3 und 4 sind richtig.
d) Nur die Aussagen 2, 3 und 5 sind richtig.
e) Alle Aussagen sind richtig.

10) **Welche Aussagen zum Patient Blood Management sind korrekt?**

1) PBM fokussiert auf ein umfassendes präoperatives Anämie-Management.
2) Sinnvolle Ergänzungen zur konventionellen Gerinnungsdiagnostik bieten sogenannte Point-of-Care (POC)-Verfahren (aggregometrische und viskoelastische Methoden), um die Blutgerinnung zu optimieren.
3) Der Einsatz maschineller Autotransfusion sollte erst ab einem Blutverlust von 2 Liter in Erwägung gezogen werden.
4) Die maschinelle Autotransfusion kann die Rate an Fremdbluttransfusionen und an nosokomialen Infektionen reduzieren.
5) PBM unterstützt bei der korrekten Indikationsstellung und hält fremdblutsparende Alternativtherapien zur Optimierung der patienteneigenen körperlichen Ressourcen bereit.

a) Nur die Aussage 1 ist richtig.
b) Nur die Aussagen 1 und 2 sind richtig.
c) Nur die Aussagen 3 und 4 sind richtig.
d) Nur die Aussagen 1, 2, 4 und 5 sind richtig.
e) Alle Aussagen sind richtig.

8.5 Was gibt es Neues in der Intensivmedizin?

W. H. Hartl, D. Kuppinger

1) Eine normokalorische Ernährung verbessert die Sterblichkeit von Intensivpatienten signifikant (Aussage 1), weil (Verknüpfung) bei der normokalorischen Ernährung in der Regel mehr Eiweiß als bei einer hypokalorischen Ernährung zugeführt wird (Aussage 2).

1) Aussage 1 richtig, Verknüpfung richtig, Aussage 2 richtig.
2) Aussage 1 richtig, Aussage 2 falsch.
3) Aussage 1 falsch, Aussage 2 richtig.
4) Aussage 1 richtig, Verknüpfung falsch, Aussage 2 richtig.
5) Aussage 1 falsch, Aussage 2 falsch.

2) **Bei funktionstüchtigem Gastrointestinaltrakt ist eine parenterale Ernährung zu vermeiden (Aussage 1), weil (Verknüpfung) bei vergleichbarer Kalorienzufuhr eine parenterale Ernährung im Vergleich zu einer enteralen Ernährung die Prognose verschlechtert (Aussage 2).**

1) Aussage 1 richtig, Verknüpfung richtig, Aussage 2 richtig.
2) Aussage 1 richtig, Aussage 2 falsch.
3) Aussage 1 falsch, Aussage 2 richtig.
4) Aussage 1 richtig, Verknüpfung falsch, Aussage 2 richtig.
5) Aussage 1 falsch, Aussage 2 falsch.

3) **Bei der nicht-invasiven Beatmung (ARDS) ist gegenüber einer Gesichtsmaske die Verwendung eines Helms zu bevorzugen (Aussage 1), weil (Verknüpfung) bei Verwendung eines Helms ein höheres PEEP-Niveau appliziert werden kann und somit die Häufigkeit von Reintubationen signifikant sinkt (Aussage 2).**

1) Aussage 1 richtig, Verknüpfung richtig, Aussage 2 richtig.
2) Aussage 1 richtig, Aussage 2 falsch.
3) Aussage 1 falsch, Aussage 2 richtig.
4) Aussage 1 richtig, Verknüpfung falsch, Aussage 2 richtig.
5) Aussage 1 falsch, Aussage 2 falsch.

4) **Nach Extubation sollte zur Vermeidung einer sekundären respiratorischen Insuffizienz eine sog. Sauerstofftherapie (hochvolumige Zufuhr von Sauerstoff über Nasenbrille) erfolgen (Aussage 1), weil (Ver-**

knüpfung) die Sauerstofftherapie im Vergleich zur nicht-invasiven Beatmung über Gesichtsmaske die Häufigkeit von Reintubationen signifikant reduziert (Aussage 2).

1) Aussage 1 richtig, Verknüpfung richtig, Aussage 2 richtig.
2) Aussage 1 richtig, Aussage 2 falsch.
3) Aussage 1 falsch, Aussage 2 richtig.
4) Aussage 1 richtig, Verknüpfung falsch, Aussage 2 richtig.
5) Aussage 1 falsch, Aussage 2 falsch.

5) Welche arterielle Sauerstoffsättigung ist bei unselektionierten kritisch kranken Patienten anzustreben?

1) 90–92 %.
2) 92–94 %.
3) 94–96 %.
4) 96–98 %.
5) > 98 %.

a) Nur die Aussagen 1 und 2 richtig.
b) Nur die Aussagen 2 und 3 richtig.
c) Nur die Aussagen 3 und 4 richtig.
d) Nur die Aussagen 3, 4 und 5 richtig.
e) Nur die Aussagen 4 und 5 richtig.

6) Eine mechanische Nierenersatztherapie sollte spätestens im Stadium III des akuten Nierenversagens eingesetzt werden (Aussage 1), weil (Verknüpfung) dadurch die Wahrscheinlichkeit für schwere sekundäre renale Komplikationen (Harnstoff- und Kalium-Konzentrationen im toxischen Bereich, schwere renale Azidose) deutlich verringert werden kann (Aussage 2).

1) Aussage 1 richtig, Verknüpfung richtig, Aussage 2 richtig.
2) Aussage 1 richtig, Aussage 2 falsch.
3) Aussage 1 falsch, Aussage 2 richtig.
4) Aussage 1 richtig, Verknüpfung falsch, Aussage 2 richtig.
5) Aussage 1 falsch, Aussage 2 falsch.

7) Welche Hämoglobin-Konzentration sollte bei Patienten mit kardiovaskulärer Vorerkrankung angestrebt werden?

1) 7–8 g/dl.
2) 8–9 g/dl.
3) 9–10 g/dl.
4) 10–11 g/dl.
5) > 11g/dl.

a) Nur die Aussage 1 richtig.
b) Nur die Aussagen 1 und 2 richtig.
c) Nur die Aussage 2 richtig.
d) Nur die Aussagen 3 und 4 richtig.
e) Nur die Aussage 5 richtig.

8) Eine niedrigdosierte Hydrokortison-Therapie ist bei Kreislauf-suffizienten septischen Patienten nicht indiziert (Aussage 1), weil (Verknüpfung) eine derartige Therapie die Entwicklung eines sekundären septischen Schocks nicht signifikant verhindern kann (Aussage 2).

1) Aussage 1 richtig, Verknüpfung richtig, Aussage 2 richtig.
2) Aussage 1 richtig, Aussage 2 falsch.
3) Aussage 1 falsch, Aussage 2 richtig.
4) Aussage 1 richtig, Verknüpfung falsch, Aussage 2 richtig.
5) Aussage 1 falsch, Aussage 2 falsch.

9) Eine Levosimendan-Therapie ist bei Kreislauf-insuffizienten septischen Patienten mit Vasopressor-Bedarf nicht indiziert (Aussage 1), weil (Verknüpfung) sich dadurch die Wahrscheinlichkeit für das Auftreten supraventrikulärer Tachyarrhythmien erhöht (Aussage 2).

1) Aussage 1 richtig, Verknüpfung richtig, Aussage 2 richtig.
2) Aussage 1 richtig, Aussage 2 falsch.
3) Aussage 1 falsch, Aussage 2 richtig.
4) Aussage 1 richtig, Verknüpfung falsch, Aussage 2 richtig.
5) Aussage 1 falsch, Aussage 2 falsch.

10) Eine prophylaktische antimykotische Therapie ist bei Patienten mit sekundärer, auf der Intensivstation erworbener Sepsis und

mit gleichzeitiger extraintestinaler Candida-Kolonisierung indiziert (Aussage 1), weil (Verknüpfung) sich dadurch das Auftreten neuer invasiver Pilzinfektionen signifikant verhindern lässt (Aussage 2).

1) Aussage 1 richtig, Verknüpfung richtig, Aussage 2 richtig.
2) Aussage 1 richtig, Aussage 2 falsch.
3) Aussage 1 falsch, Aussage 2 richtig.
4) Aussage 1 richtig, Verknüpfung falsch, Aussage 2 richtig.
5) Aussage 1 falsch, Aussage 2 falsch.

8.8 Was gibt es Neues bei berufsbedingten Gefährdungen und Erkrankungen des Chirurgen?
C. Chmelar, M. Weigl, D. Nowak

1) Welche Einwirkungen können am Arbeitsplatz eines Chirurgen im Operationssaal vorkommen?

1) Lärm.
2) Langes Stehen.
3) Erreger von Infektionskrankheiten.
4) Spitze und/oder schneidende Instrumente.
5) Narkosegase.

a) Nur die Aussagen 1, 3 und 5 sind richtig.
b) Nur die Aussagen 2, 3, 4 und 5 sind richtig.
c) Alle Aussagen sind richtig.
d) Nur die Aussagen 4 und 5 sind richtig.
e) Nur die Aussage 3 ist richtig.

2) Chirurgische Rauchgase …

1) stellen nie eine gesundheitliche Gefährdung für das OP-Team dar.
2) enthalten auch lebensfähige Zellbestandteile sowie Viren und Pilze.
3) sind zwar einatembar, aber nie alveolengängig.
4) machen in jedem Fall zwingend das Tragen einer FFP2-Maske im OP erforderlich.

a) Nur die Aussagen 1 und 3 sind richtig.
b) Alle Aussagen sind richtig.
c) Nur die Aussagen 1, 2 und 4 sind richtig.
d) Nur die Aussagen 1 und 2 sind richtig.
e) Nur die Aussage 2 ist richtig.

3) Welche Aussage zum Mutterschutz bei Chirurginnen ist zutreffend?

1) Mit Meldung der Schwangerschaft ist vom Arbeitgeber immer ein generelles OP-Verbot auszusprechen.
2) Nach Meldung der Schwangerschaft ist die Mitarbeiterin zwingend von allen Tätigkeiten freizustellen, die den Umgang mit spitzen Instrumenten (auch Butterflies) beinhalten.
3) Jede Schwangere sollte sich bei ihrem zuständigen Betriebsarzt zur individuellen Gefährdungsbeurteilung in der Schwangerschaft beraten lassen.
4) Auch TIVAs beinhalten ein erhöhtes Risiko für schwangere Mitarbeiterinnen bzw. das Ungeborene.

a) Nur die Aussagen 1 und 3 sind richtig.
b) Alle Aussagen sind richtig.
c) Nur die Aussagen 1, 2 und 4 sind richtig.
d) Nur die Aussagen 1 und 2 sind richtig.
e) Nur die Aussage 3 ist richtig.

4) Welche Aussagen zur Chronodisruption und Schichtarbeit treffen zu?

1) Oft leiden Schichtarbeitnehmer unter Schlafstörungen.
2) Bei längerer Tätigkeit im Nachtdienst (> 5 Nächte am Stück) stellt der Körper die „Innere Uhr" komplett um.
3) Nachtarbeit steigert die Inzidenz für Brustkrebs.
4) Es ist ausreichend gesichert, dass Schichtarbeit keinen Einfluss auf die Entstehung von Herz-Kreislauf-Erkrankungen hat.

a) Nur die Aussagen 1 und 3 sind richtig.
b) Alle Aussagen sind richtig.
c) Nur die Aussagen 1, 2 und 4 sind richtig.
d) Nur die Aussagen 1 und 2 sind richtig.
e) Nur die Aussage 3 ist richtig.

5) Welche Aussage zum Strahlenschutz ist richtig?

1) Das Wissen über Strahlenschutzausrüstungen ist bei Traumatologen besonders hoch ausgeprägt.
2) Bei nur kurzem Aufenthalt (< 5 Minuten) in einem Operationssaal, in dem mit ionisierender Strahlung gearbeitet wird, ist das Tragen von Strahlenschutzausrüstung nicht erforderlich.
3) Grenzwert für die Organdosis der Brust für beruflich strahlenexponiertes Personal beträgt 150 Sv pro Kalenderjahr.
4) Chirurgische Teams sind Streustrahlung ausgesetzt.

a) Nur die Aussagen 1 und 3 sind richtig.
b) Alle Aussagen sind richtig.
c) Nur die Aussagen 1, 2 und 4 sind richtig.
d) Nur die Aussagen 1 und 2 sind richtig.
e) Nur die Aussage 4 ist richtig.

6) Welche Werte sollte ein Chirurg nach einer Stichverletzung mit einer kontaminierten Nadel bei unklarem eigenem Hepatitis-B-Impfschutz unter anderem bestimmen lassen?

1) Anti-HBs.
2) Anti-HAV.
3) Anti-HCV.
4) Anti-HDV.

a) Alle Aussagen sind richtig.
b) Nur die Aussagen 1, 2 und 3 sind richtig.
c) Nur die Aussagen 2, 3 und 4 sind richtig.
d) Nur die Aussagen 1 und 3 sind richtig.
e) Nur die Aussage 4 ist richtig.

7) Welche Aussage zu physischen Belastungen im Operationssaal ist richtig?

1) Langes Stehen von > 4 Stunden stellt nie eine relevante körperliche Belastung dar.
2) Mit zunehmender Berufsdauer steigt auch das Risiko für Erkrankungen des muskuloskelettalen Systems.
3) Besonders unproblematisch erscheinen laparoskopische Eingriffe.
4) Das Halten von Extremitäten muss bei der Beurteilung der berufsbedingten Gefährdungen nicht miteingeschlossen werden.

a) Alle Aussagen sind richtig.
b) Nur die Aussagen 1, 2 und 3 sind richtig.
c) Nur die Aussagen 2, 3 und 4 sind richtig.
d) Nur die Aussagen 1 und 3 sind richtig.
e) Nur die Aussage 2 ist richtig.

8) Welche Quellen und Ereignisse werden zu intraoperativen Störungen und Unterbrechungen gezählt?

1) Telefonanrufe.
2) Kommunikationsprobleme.
3) Häufiges Hereingehen und Hinausgehen aus dem OP.
4) Koordinationsprobleme.

a) Nur die Aussagen 1, 2 und 3 sind richtig.
b) Nur die Aussagen 1, 3 und 4 sind richtig.
c) Alle Aussagen sind richtig.
d) Nur die Aussagen 2 und 4 sind richtig.
e) Nur die Aussage 2 ist richtig.

9) Welche psychosozialen Belastungen können auch außerhalb des OP-Saals auftreten?

1) Patienten-bezogene Belastungen durch Tod und Sterben.
2) Soziale Konflikte im Team.
3) Unterstützung durch Vorgesetzte und Kollegen.
4) Exzessive Arbeitszeiten.

a) Nur die Aussagen 1, 2 und 4 sind richtig.
b) Alle sind richtig.
c) Nur die Aussage 3 ist richtig.
d) Aussagen 1, 3 und 4 sind richtig.
e) Nur die Aussage 1 ist richtig.

10) Eine vollständige Gefährdungsbeurteilung psychischer Belastung sollte welche Schritte umfassen?

1) Analyse und Bewertung.
2) Analyse, Bewertung und Kontrolle.
3) Analyse und Maßnahmenidentifikation.
4) Analyse, Bewertung, Maßnahmenidentifikation, -durchführung und Kontrolle.

a) Nur die Aussage 1 ist richtig.
b) Nur die Aussage 3 ist richtig.
c) Aussagen 2 und 3 sind richtig.
d) Nur die Aussage 4 ist richtig.
e) Nur die Aussage 2 ist richtig.

Stichwortverzeichnis

Das vorliegende Stichwortverzeichnis ermöglicht, Sachthemen gezielt aufzufinden. Um eine bessere Übersicht zu gewähren, wurden dabei nur die Stichworte der Jahresbände 2011 bis 2017 berücksichtigt und entsprechend gekennzeichnet.

Zu jedem Haupt- und Nebenstichwort werden das Veröffentlichungsjahr sowie die Seitenzahl aufgeführt: 2011/9 = Jahresband 2011, Seite 9; 2012/137 = Jahresband 2012, Seite 137. Auf diese Weise ist sowohl ein schneller Überblick zur Aktualität des jeweiligen Stichwortes möglich, als auch das leichte Auffinden innerhalb der Jahresbände 2011 bis 2017.

Symbol

β-Catenin 2013/25
180°-Hemifundoplikatio nach Dor 2015/29

A

AAA-Screening 2017/153
ÄAppO 2014/336
ABBA-Operation 2012/98
abdominelles Kompartmentsyndrom 2017/164
abdominelles Trauma 2014/321
Ablation, epikardiale 2010/188
Abramsonsche Methode 2017/148
Accordion Severity Grading System (ASGS) 2015/32
Acetabulumfraktur 2012/298; 2013/351, 2016/213
– Diagnose 2016/213
– Frakturreposition 2016/214
– Gull-Sign 2016/214
– Implantate 2016/214
– Klassifikation 2016/213
– Operationstechnik 2016/214
– Zugangswege 2016/214
Acetylsalicylsäure 2013/473
Achalasie 2017/44
Achalasie 2011/135; 2012/45; 2013/49; 2014/39, 122
– Therapie 2015/30
Achillessehne
– Ruptur 2010/358; 2012/375
– Tendinopathie 2012/374
Acinuszellkarzinome 2017/53
Acne inversa 2016/227
– Diagnostik 2016/228
– Epidemiologie 2016/227
– Klassifikation 2016/228
– Klinik 2016/228
– Pathogenese 2016/227
– Rezidivrate 2016/233
– Risikofaktoren 2016/227
– Therapie, konservative 2016/230
– Therapie, operative 2016/231
– Wundversorgung 2016/233
Acute Respiratory Distress Syndrome (ARDS) 2015/119

Adduktorentest 2013/332
adipöse mesenchymale Stammzellen (ASC) 2014/252
adipöse Patienten 2017/33, 85, 266
Adipositas 2017/342
– abdominelle 2017/344
– Pankreaskarzinom 2017/51
Adipositas 2010/89; 2012/145, 146
– Appendizitis 2010/89
– Begleiterkrankungen 2012/145, 154
– Diabetes mellitus 2014/97
– Einteilung 2012/146
– Epidemiologie 2012/145
Adipositaschirurgie 2017/344
– roboterassistiert 2017/34
Adipositaschirurgie 2010/107; 108; 2012/145; 2014/95; 2016/107
– s.a. bariatrische Chirurgie
– bei Jugendlichen 2014/101
– bei Kindern 2014/101
– Darmhypertrophie 2016/107
– Enteroplastizitat 2016/107
– Gallensäuremetabolismus 2016/106
– gastrointestinale Hormone 2016/105
– gastrointestinales Mikrobiom 2016/105
– Gewichtsreduktion 2010/107
– Indikationen 2012/147; 2016/245
– inverse-T-Abdominoplastik mit Nabeltransposition 2016/246
– Kalibrationsbougie 2016/101
– kardiovaskuläre Erkrankungen 2014/100
– Knochendichte 2016/109
– Komplikationen 2010/117; 2012/149
– Kontraindikationen 2012/147
– Krebs-Inzidenz 2014/101
– Lange des Common Channel 2016/101
– Langzeitergebnisse nach Magenband 2014/103
– Laparoskopie 2010/110
– Laparotomie 2010/110
– Magenband 2016/103
– Morbidität 2012/149
– Mortalität 2012/149; 2014/97
– Nachsorge 2016/249
– Nephrolithiasis 2016/107

- nicht-alkoholische Steatohepatitis (NASH) 2016/104
- operative Prinzipien 2010/108
- postprandiale Hypoglykamie 2016/108
- rekonstruktive plastische Chirurgie 2016/243
- Roux-en-Y Gastric Bypass 2016/100
- S3-Leitlinie „Chirurgie der Adipositas" 2016/244
- Schlafapnoe 2014/101
- Sleeve-Gastrectomy (SG) 2016/101
- ventrales oberes Bodylifting 2016/248
- Verfahren 2012/148
- vertikale bandverstärkte Gastroplastik (VBG) 2016/103
- vertikale Oberschenkelstraffung 2016/248

Adipositaszentren, Zertifizierung 2010/121
Adjacent Segment Disease (ASD), Anschlussegmentdegeneration, 2015/233
Adrenalektomie 2010/86; 2012/104, 105
- bilaterale 2010/86
- Indikationen 2011/300
- laparoskopische 2010/86; 2012/104
- posteriore retroperitoneale 2010/86
- retroperitoneoskopische 2012/105

adrenokortikales Karzinom 2011/184
Advanced Trauma Life Support (ATLS) 2015/94
Aganglionose, langstreckige 2014/179
Akin-Osteotomie 2017/306
Akromioklavikulargelenk 2010/301; 2012/336
- Instabilität 2010/301
- Luxation 2012/336

akutes posttraumatisches Syndrom 2012/385
Akutrevaskularisation 2010/241
Albumindialyse, extrakorporale 2014/297
Allografts 2017/255
Almivopan 2012/41
ALPSA-Läsion 2012/320
Alterstraumatologie 2013/276, 359; 2015/244
- AltersTraumaRegister DGU® 2015/248
- AltersTraumaZentrum DGU® 2015/247

ALTP-Lappen, myofasziokutaner 2015/322
Amevive 2011/195
Amputation, Krisengebiete 2014/329
Amyand's Hernie, kindliche Leistenhernie 2016/179
Analatresie 2017/226
anale intraepitheliale Neoplasie (AIN) 2015/83
Analfissur 2012/167, 168; 2015/82
- chirurgische Therapie 2012/168
- konservative Therapie 2012/168
- Verschiebelappenplastik 2012/169

Analfistel 2017/108
- Komplikationsmanagement 2017/109
- Plug 2017/108

Analfistel 2012/163; 2015/81
- endoskopisch applizierbare Clips („Bärenklaue") 2016/85
- Fibrinkleber 2012/165; 2016/85
- Komplikationsmanagement 2016/86
- Laserverödung (FiLaC) 2016/85
- Plug 2012/165

Analgesie, präemptive 2012/453
Analkarzinom 2015/83
Analoperationen

- Kontinenzleistung 2017/109

Anämie 2017/386
Anastomose
- cephalobrachiale 2017/183
- lymphonodo-venöse 2017/310
- lymphvenöse 2017/310

Anastomose
- lymphovenöse 2015/310
- ileoanale 2013/112

Anastomoseninsuffizienzen 2017/120
Anastomosenmodellierung 2017/183
Anderson-II-Fraktur 2012/306
Anderson-III-Fraktur 2012/308
Aneurysma
- Durchmesser 2017/154
- mykotisches 2017/163

Aneurysmaruptur 2017/158
aneurysmatische Knochenzyste (AKZ), Polidocanolinstillation 2016/217
angeborene anorektale Malformation (ARM) 2015/206; 2016/184
angeborene Fehlbildungen/Neugeborenenchirurgie 2014/181
Angiomyolipom 2011/101
Angiosomkonzept
- Extremitätenischamie, kritische 2016/172

Ankerfixation 2017/278
Annulusdilatation 2012/276
anorektale Fehlbildungen (ARM) 2017/225
- In-vitro-Fertilisation 2017/225

Anschlussegmentdegeneration, Adjacent Segment Disease (ASD) 2015/233
Antegrades Kontinenz Enema Stoma (ACE) 2017/230
anteriore zervikale Diskektomie und Fusion (ACDF), Bandscheibendegeneration 2015/233
anterolaterales Ligament (ALL) 2017/276
Antibiose, topische 2014/167
Antifibrinolytikum 2017/390
Antigenpräsentation, T-Zell vermittelte 2013/27
Antikoagulanzien 2017/387
- nicht-Vitamin-K-abhängige orale 2017/265

Antikoagulanzien 2011/271
- direkte 2011/274
- orale 2011/339; 2013/473
- parenterale 2011/274

Anti-Korruptionsgesetz 2016/306
antimikrobielle Therapie 2017/398
Antiphlogistika, nichtsteroidale 2015/27
Antirefluxchirurgie 2012/261; 2015/27
anti-TNF-alpha-Antagonisten 2013/110
Anti-Xa-Spiegel
- VTE-Prophylaxe 2017/264

Antithrombin (AT) 2017/332
AOFAS Ankle Hindfoot Score 2015/237
Aorta
- ascendens, chirurgische Therapie 2010/251
- descendens, chirurgische Therapie 2010/252
- Register 2011/242

Aortenaneurysma 2017/153
- abdominales 2017/153

- endovaskuläre Therapie 2017/155
- intaktes 2017/155
- Kosteneffektivitätsberechnungen 2017/159
- Narbenhernie 2017/165
- rupturiert 2017/159
- symptomatisches 2017/156

Aortenaneurysma 2010/30, 209, 210; 2012/205
- abdominales 2010/209, 210, 211
- Ätiologie 2010/210
- Diagnostik 2010/213
- endovaskuläre Therapie 2012/206
- Epidemiologie 2010/210
- infrarenales 2010/30
- Klassifikation 2012/205
- operative Therapie 2010/211
- Sonographie 2010/213
- thorakoabdominelle 2012/205

Aortenbogenchirurgie 2017/201
Aortenbogenchirurgie 2010/247
- Diagnostik 2010/248
- endovaskuläre Versorgung 2010/254
- Ersatz, kompletter 2012/209
- Hybridverfahren 2010/253
- Hypothermie 2010/249
- Neuroprotektion 2010/249
- offene Chirurgie 2010/249
- Patientenselektion 2010/247
- Perfusion 2010/249

Aortenkanülierung 2011/242
Aortenklappe
- Chirurgie 2011/239
- Frozen-Elephant-Trunk-Operation 2015/152
- Insuffizienz (AI) 2015/145
- Rekonstruktion 2011/239; 2015/149
- Ersatz 2011/240; 2012/211, 239
- Stenose (AS) 2012/211; 2015/145
- transapikaler 2012/239
- transfemoraler 2012/239

Aortenklappeneingriffe
- Katheter-basiert 2017/210

Aortenklappenersatz (AKE) 2017/209
Aortenklappenersatz 2012/211
- autologer, Ross-Operation 2015/148
- bioprothetisch 2015/147
- Katheter-gestützt 2012/211; 2015/148
- mechanisch 2015/147
- transapikale 2012/213
- transfemorale 2012/212

Aortenklappenintervention
- minimal-invasive 2017/211

Aortenklappenstenose (AS) 2017/209
APACHE 2013/463
Apgar-Score, chirurgischer 2013/466
Apixaban 2011/275; 2013/474, 483
Aponeuroplastie mit Onlay-Netz, Narbenhernie 2015/20
Appendektomie 2010/87, 88; 2014/121
- ambulante 2013/216
- Diagnostik 2010/87
- laparoskopische 2010/87, 88; 2011/138; 2013/221; 2014/179

- offene 2010/88; 2013/221

Appendixkarzinom, Siegelringzell-Differenzierung 2016/141
Appendixstumpfverschluss 2017/90
Appendizitis
- akute 2017/89

Appendizitis
- akute 2016/75
- bei Kindern 2013/216
- perforierte 2013/216

Apprehensiontest 2013/332
Approbationsordnung, ärztliche 2014/335
APT-Modell (Anvertraubare Professionelle Tätigkeit, siehe EPA) 2014/338
Arbeitsrecht 2017/406
Arbeitsrecht 2010/472; 2011/483; 2012/471; 2013/451; 2015/392; 2016/299
ARDS 2010/447; 2011/286, 425
ARDS-Patienten 2017/395
Argatroban 2013/483
Arteria subclavia, Transposition 2010/253
Arterial-Switch-Operation 2013/227
arteriovenöse (AV)-Fistel 2017/182
Arthrodese 2010/347
Arthrose 2010/345; 2013/35
- fortgeschrittene 2010/345

Artificial Bowel Sphincter 2015/89
Arzt im Praktikum 2010/473
Arzthaftungsrecht 2017/403
Arzthaftungsrecht 2013/442; 2015/389; 2016/296
a-SAP(anterior Supraclavicular Artery Perforator)-Lappen 2015/326
ASA-Score 2013/463
Aspirations-Liposuktion 2017/311
Aspirin, perioperative Therapie 2015/404
ästhetisch-plastische Chirurgie 2011/415; 2014/251, 285
Asthma, Gewichtsreduktion 2010/119
ATA-Leitlinien 2 Risikostratifizierungen 2017/22
Atemwegssicherung
- Verbrennungs- und Inhalationstrauma 2017/329

Atlasbogenfraktur 2013/295
ATLS 2012/265
Atonie, postoperative gastrointestinale 2010/26
Atrophe-Pseudarthrose 2014/220
Aufklärung 2010/464, 465; 2014/304; 2015/389
- Behandlungsalternative 2010/464; 2013/440
- Mangel 2013/442
- Patientenrechtegesetz 2014/304
- Pflichten 2014/305
- telefonische 2011/475
- Verzicht, konkludenter 2012/462
- Zeitpunkt 2010/465

Augmentationsmastopexie 2012/411
Außenrotationstest 2013/328
Außenseitermethode 2017/405
Autismus-Spektrum-Störung (ASS) 2015/210
Autoimmunpankreatitis (AIP) 2017/50
Autoimmunpankreatitis (AIP) 2011/65; 2012/57; 2013/60; 2014/52; 2015/42
- GEL (Granulocyte Epithelial Lesion) 2015/42

autologes Lipofilling, autologer Fetttransfer
- Evolution 2014/251
- Geschichte 2014/251
- Komplikationen 2014/259
- Rekonstruktion 2014/251
- Risiken 2014/259
Automimmuncholangitis 2015/54
AV-Fistel
- endovaskuläre Bildung 2017/184
AV-Knotenablation 2010/188
Axilla
- Dissektion (ALND) 2015/303
- Exzision, konservative regionale (CARE) 2015/304
Axillary Reverse Mapping (ARM) 2015/306
Azinuszellkarzinom 2010/54

B

Ballonkyphoplastie 2010/276
Bandscheibe
- Chirurgie, endoskopische 2015/231
- Degeneration, anteriore zervikale Diskektomie und Fusion (ACDF) 2015/233
- Prothetik 2010/294; 2012/311; 2013/285; 2015/232
- Prothetik, zervikale 2010/294; 2012/311
Bandscheibenvorfall
- lumbaler 2015/228
- thorakaler 2015/234
- zervikaler
- minimalinvasives Verfahren 2015/233
Bankart-Läsion 2010/304; 2012/321
BÄO 2014/309
bariatrische Chirurgie 2017/343
bariatrische Chirurgie 2012/145; 2014/97; 2015/103
- s.a. Adipositaschirurgie
- Barrett-Mukosa 2011/47
- Diabetes mellitus 2014/97
- Indikationen 2012/147
- Kardiovaskuläre Erkrankungen 2014/100
- bei Kindern und Jugendlichen 2014/101
- Komplikationen 2012/149
- Kontraindikationen 2012/147
- Krebsinzidenz 2014/101
- Magenband 2014/103
- Magenschlauch 2014/102
- Morbidität 2012/149
- Mortalität 2012/149; 2014/97
- Schlafapnoe 2014/101
- Schlauchmagen (SG) 2014/103
- Übergewicht 2014/97
- Verfahren 2012/148
Barrett-Ösophagus 2012/46; 2015/27; 2016/26
Base Wedge-Osteotomie 2017/304
Bauchdeckenverschluss, temporärer 2012/124
Bauchspeicheldrüse
- intraduktale papilläre muzinöse Neoplasie 2017/54
Bauchtrauma 2015/94
- stumpfes 2012/262
Bauchwandhernie 2010/83, 103; 2014/349
- Notfalloperation 2010/83

- primäre 2010/103
- Bauchwandinzision, Vermeidung bei Kindern 2014/179
Beatmung, nicht-invasive 2017/394
Beatmungstherapie 2012/436; 2013/424
Becken
- Chirurgie 2010/331; 2011/383
- Beckenkamm-Lappen, osteokutaner 2015/322
- Kompartmentsyndrom 2011/385
- Osteotomie 2013/268
- Tamponade 2010/336
Beckenfraktur 2010/334; 2012/298; 2014/326
- offene 2010/334; 2011/385
- osteoporotische 2013/293
- Beckenkammspongiosa, Alternative 2014/222
Beckenringverletzungen 2010/331-336; 2011/387
- adjuvante Therapie 2010/340
- Definitionen 2010/333
- Diagnostik 2010/332
- Epidemiologie 2010/331
- Klassifikation 2010/334
- Komplikationen 2011/389
- Kreislaufinstabilität 2010/336
- Nachbehandlung 2010/340
- osteoporotische 2013/298
- Prognose 2010/340
- Therapie 2010/335; 2011/387
Beckenverletzungen 2010/333; 2011/385
- komplexe 2010/333; 2011/385
- Klassifikation 2011/386
Behandlungsaufklärung über Alternativen 2017/404
Behandlungsfehler 2010/463; 2013/442
- grober 2010/463
Behandlungsvertrag, vertragstypische Pflichten 2014/302
Belatacept 2011/195
Belegarzt
- Anerkennung 2012/466
- Zulassung 2010/471
Bereitschaftsdienst
- privatärztlicher 2015/394
- in Teilzeit
- Vergütung 2015/392
Berlin Heart Excor 2012/227
Berlin Heart Incor 2012/231
Berufsausübungsgemeinschaften, ärztliche
- Gestaltung 2017/408
Berufsrecht 2010/466
Beta-Blockade, perioperative 2010/449
Betreuungsrecht 2010/491
Betrixaban 2013/474
Beweislast 2010/463
- bei Haftung für Behandlungs- und Aufklärungsfehler 2014/308
Bewertungsportale 2017/405
Bewertungsportale
- Maßnahmen 2015/394
- Zulässigkeit 2015/393
Bianchi-Operation 2016/126
Bidirektionale Glenn-Anastomose 2017/203
Bifurkationsprothese 2010/254
Bildbefundung

- Mobilfunkttechnik 2017/241
biliopankreatische Diversion 2010/113, 114, 131; 2012/148
- mit Duodenalswitch 2010/114, 131
bioaktives Glas S53P4 (BonAlive®)
- chronische Osteitis 2015/263
Biologie, molekulare 2012/20
Biomarker 2012/22, 23
- prädiktive 2012/23
- prognostische 2012/22
Biomedizin 2017/374
BiVAD 2012/224
Blasen
- Augmentation, roboterassistierte 2011/296
- Funktionsstörung 2015/207
Blasenexstrophie 2011/298; 2012/265; 2015/205
- Kinderurologie 2016/185
- rekonstruktive Chirurgie 2014/189
Blasen-Prostata-Rhabdomyosarkom 2015/189
Blutgerinnungsmanagement 2017/390
Box Loop-Technik 2015/218
BQS-Institut für Qualität & Patientensicherheit 2014/244
Brace-Behandlung 2017/148
BRAF 2014/78
Bridge-Enhanced Anterior Cruciate Ligament Repair (BEAR) 2017/279
Bronchialkarzinom s. Lungenkarzinom
bronchoalveoläres Karzinom 2017/235
Brust
- Augmentation 2012/411
- brusterhaltende Therapie (BET) 2015/303
- Implantat 2012/396; 2013/415
- Rekonstruktion 2012/395, 409, 413; 2015/311
- Vergrößerung 2013/418
Buechel-Pappas Score 2015/237
Bulking Agents 2015/89
BurnCase 3D 2017/335
Bypass, duodeno-jejunaler 2010/133

C

Ca2+-Sensitizer 2010/206
Calcaneus
- Fraktur 2010/350; 2012/362
- Osteotomie 2012/364
Canadian Cervical Spine Rule 2013/326
Cangrelor 2013/473
CanMEDS-Rahmenwerk 2014/333
Capella-Fobi-Technik, Bandverstärkung 2010/116
Caroli Syndrom (CS) 2011/100; 2015/58; 2016/61
Caroli-Krankheit, -Syndrom 2017/74
Carotico-Subclavia-Bypass 2010/253
Carotisendarterektomie (CEA) 2017/168
Carotisrevaskularisation 2017/172
- Hämodialyse 2017/176
Carotisstenose
- neurologisches Ereignis 2017/175
Carotis-Stenting 2017/168, 177
Cell-Sheet-Technik 2012/176
CHADS2-Score 2013/466
Charcot-Arthropathie 2010/362; 2013/432

Charles-Procedure 2015/309
Charlson-Komorbiditäts-Index 2013/465
Chassaignac-Lähmung 2015/221
Checklisten, präoperative 2015/333
Chemoembolisation, transarterielle 2010/167; 2012/68
Chemoperfusion 2013/153
- hypertherme intraperitoneale 2013/153
- operative Therapie 2013/152
- Zytoreduktion 2013/152
Chemotherapie 2017/118
- hypertherme intraperitoneale HIPEC 2017/118
- neoadjuvante 2017/124
- PIPAC 2017/122
Chemotherapie 2012/25
- intraperitoneale 2016/137
- intraperitoneale hypertherme 2012/25
- regionale 2014/109
- HIPEC 2014/109
- hypertherme intraperitoneale (HIPEC) 2015/185
- isolierte hepatische Perfusion 2014/113
- isolierte hypertherme Extremitätenperfusion 2014/112
- kolorektales Karzinom 2014/109
- Magenkarzinom 2014/111
- Ovarialkarzinom 2014/110
- Pankreaskarzinom 2014/111
- PIPAC 2014/112
- Pseudomyxoma peritonei 2014/110
Child-A-Zirrhose 2015/62
Child-B-Zirrhose 2015/62
Child-C-Zirrhose 2015/62
Chimey-Graft-Technik 2010/256
Chirurgensitze
- Nachbesetzung 2017/411
Chirurgie
- ästhetisch-plastische 2011/415; 2014/285
- bariatrische s. bariatrische Chirurgie
- bei Kindern 2014/175
- computerassistierte 2011/223
- des Lymphödems 2014/275
- des Rektums 2014/67
- endokrine s. endokrine Chirurgie
- evidenz-basierte 2013/495
- experimentelle 2012/19; 2013/21
- in Krisengebieten 2014/317
- metabolische s. bariatrische Chirurgie
- minimal-invasive s. minimal-invasive Chirurgie
- modellbasierte 2011/227
- Nachwuchsmangel 2011/491
- onkologische 2011/300
- pädiatrisch onkologische 2011/300
- plastische 2011/403
- pränatale 2013/245
- septische 2013/301
- telematikassistierte 2011/223
chirurgische Ausbildung, Studierende 2014/333
chirurgische Forschung 2014/15
- Inflammation 2014/22
- molekulare Onkologie 2014/16
- Transplantation 2014/23
- Tumorimmunologie 2014/20

Stichwortverzeichnis

- Tumormetabolismus 2014/18
Chirurgische Rauchgase 2017/426
- Entzündungsreaktionen d. Atemwege 2017/426
Cholangiographie 2017/76
Cholangiokarzinom 2010/66; 2010/168; 2012/68
- Lebertransplantation 2010/168
- intrahepatisches 2010/66; 2011/91; 2012/68; 2013/75
- perihiläres 2013/137
Cholangiokarzinome 2017/74
Cholangiopankreatographie (ERCP) 2017/77
Cholangioskopie, direkte perorale 2011/214
Cholangitis, primär sklerosierende 2015/54
Cholecystokinin 2012/39
Choledochuszyste 2011/294
Cholestase, progressiv familiär intrahepatische 2012/263
Cholezystektomie 2017/75, 79
- elektive laparoskpische 2017/75
- Gallengangsverletzungen 2017/76
Cholezystektomie 2013/59; 2014/120; 2015/54; 2016/57
- Gallengangsverletzung 2016/58
- Komplikationsvermeidung 2015/399; 2016/59
- laparoskopische 2011/145; 2015/57
- offene 2015/57
Cholezystitis, akute, Komplikationsvermeidung 2015/399
Chondroblastom, Radiofrequenzablation (RFA) 2016/221
Chondrogenese 2010/379
- autologe 2012/371
- matrixinduzierte 2010/379; 2013/37, 39
Chondrozytentransplantation 2010/378; 2012/371
- autologe 2010/378; 2013/37; 2013/336
Chopart-Gelenk 2010/353; 2012/364
Chordom 2016/219
chronisch infizierte Wunden, Vakuuminstillation 2016/237
chronisch intestinale Pseudoobstruktion (CIPO) 2016/194
chronisch obstruktive Lungenerkrankung COPD 2017/132
chronisch-venöse Insuffizienz 2013/197
chronisches posttraumatisches Syndrom 2012/385
Chronodisruption 2017/428
ChronOS 2011/299
Chylaszitis, Kinderchirurgie 2016/186
Chylusfisteln 2017/61
Cilostazol 2013/483
Cinacalcet 2011/181
Circulite Synergy 2012/233
Classification of Diverticular Disease (CDD) 2015/68
Claviculafraktur s. Klavikulafraktur
CLEAR-NPT-Checkliste 2013/500
Clonidin, perioperative Therapie 2015/404
Clopidogrel 2013/473
CME-Zertifizierung 2011/527; 2013/509
Cochrane Risk of Bias Tool 2013/500
Colitis ulcerosa 2017/91
Colitis ulcerosa (CU) 2011/107; 2012/87: 2014/74; 2015/75; 2016/79
- chirurgische Strategie 2013/110
- Dysplasien 2014/74; 2015/76
- Leitlinien 2013/95
- medikamentöse Therapie 2011/107
- minimalinvasive Chirurgie 2013/113
- operative Therapie 2011/108; 2013/95

- postoperative Komplikationen 2013/110
- Proktokolektomiepräparate 2015/76
Composit-Tissue-Allotransplantation 2010/440; 2011/200; 2012/401
Condylomata acuminata 2015/83
C-reaktives Protein (CRP) 2017/60
Congenital Pulmonary Airway Malformations (CPAM) 2017/234
Conn-Syndrom 2011/182; 2012/104
Cox-Maze-Prozedur, biatriale 2013/207
Crawford-Klassifikation 2012/205
C-reaktives Protein (CRP) 2015/72
Critical Incident Reporting Systems (CIRS) 2015/332
Critical Limb Ischemia (CLI), Extremitätenischamie, kritische 2016/166
CRITISCH-Studie, Extremitätenischamie, kritische 2016/174
Crohn-Colitis s. M. Crohn
Crossektomie 2013/195
Cushing-Syndrom, subklinisches 2012/104
Cutting-Balloon-Ureterotomie 2015/203
Cyclooxygenasehemmer 2010/26
Cytoreductive Surgery (CRS) 2015/185; 2016/137

D

Dabigatranetexilat 2011/274; 2013/474, 482
Damage Control Orthopedic Surgery (DCOS) 2014/325
Damage Control Surgery (DCS) 2014/320; 2015/99
DAMP 2012/27; 2013/26, 29
Danaparoid 2011/273
Darm
- Dilatation nach Bianchi; Longitudinal Intestinal Lengthening and Tailoring (LILT) 2016/194
- Krebsvorsorge 2015/404
- Lavage, präoperative 2012/92; 2013/99
- Vorbereitung 2010/22
Darmtransplantation 2016/125
- Abstoßung 2016/131
- Abstoßungsreaktion 2016/132
- Immunosuppression 2016/130
- Indikation 2016/126
- Infektion, postoperative 2016/133
- Innsbruck-Stoma 2016/126
- postoperatives Monitoring 2016/131
- Spenderkriterien 2016/132
- Technik 2016/126
DASH-Score 2012/399
Da-Vinci-Roboter 2013/123; 2015/101
- kolorektale Chirurgie 2015/102
- Master-Slave-System DaVinci 2015/101
Defekt, knöcherner 2015/296
Defekt-Pseudarthrose 2014/220
Defibrillator 2012/237; 2014/163
- Defibrillationsschwelle, zu hoch 2014/165
Delegation 2015/354
Delir 2013/363
- Diagnostik 2011/393
- postoperatives 2011/391
- Therapie 2011/397
- Ursachen 2011/394

Densfraktur 2012/305; 2013/295; 2015/277
- anteriore transartikuläre C1/2-Stabilisierung 2015/278
- anteriore Zugschraubenosteosynthese, zementaugmentiert 2015/279
- dorsale Stabilisierung 2015/280
Desarda-Operation 2016/20
Deutsche Gesellschaft für Orthopädie und Orthopädische Chirurgie (DGOOC), Endoprothesenregister 2014/243
Deutsche Stiftung Organtransplantation (DSO) 2015/343
Deutsche Transplantationsgesellschaft (DTG) 2015/351
Deutsches Endoprothesenregister s. Endoprothesenregister Deutschland
Deutsches Institut für Gesundheitsforschung in der Gefäßmedizin (DIGG) 2014/139
DGAV-StuDoQ 2017/364
DGAV-Zertifizierung 2017/365
Diabetes mellitus
- Pankreaskarzinom 2017/52
Diabetes mellitus 2010/118, 127, 132; 2012/153
- bariatrische Chirurgie 2015/402
- chirurgische Intervention 2010/127
- diabetisches Fußsyndrom 2011/439
- Gewichtsreduktion 2010/118
- Morbidität 2015/402
- Typ 2 2012/153; 2016/102
Diamant-Konzept 2014/219
DIEP 2012/413
direkte orale Antikoagulanzien (DOAK) 2017/388
Diskektomie 2010/296
- anteriore zervikale und Fusion (ACDF), Bandscheibendegeneration 2015/233
- ventrale 2010/296
Diskontinuitätsresektion 2014/68
Divertikel, epiphrenisches 2011/135
Divertikulitis 2017/82
Divertikulitis 2012/85, 86; 2015/68
- akute 2014/67
- Antibiotikatherapie akute 2013/93
- chirurgische Therapie 2013/95
- Klassifikation 2011/105; 2012/85; 2015/68
- konservative Therapie 2013/94
- laparoskopische Lavage 2015/69
- operative Therapie 2011/105; 2012/86
- perforierte 2015/69; 2016/67
- Therapie 2015/69
Divertikulose 2013/93
Doping 2012/377
Doppelniere, Behandlung 2014/192
Double Bundle-Technik 2015/218
Down-Syndrom 2012/265
Drop-Arm-Zeichen 2013/328
„Duct-to-Mucosa"-Technik 2017/58
Dunhill-Operation 2017/21
Dünndarmtransplantation 2010/175; 2011/200; 2013/28
Duodenum
- Bypass 2012/154
- Schlauch 2010/133
- Stumpfinsuffizienz, Komplikationsmanagement 2015/34
Duodenal-Switch-Operation 2012/148

Duodeno-Pankreatektomie 2013/64
Duodenum-erhaltende Pankreaskopfresektion (DEPKR) 2017/50
Dupuytrensche Kontraktur 2013/381
Durchzugsoperation
- laparoskopisch assistierte vaginale 2013/218
- transanale endorektale 2011/295
Dyna-CT 2012/218
Dynamic Compression System (DCS) 2017/148
Dynamische intraligamentäre Stabilisierung 2017/279
Dysplasia Associated Lesions or Mass (DALM) 2015/76

E

E. coli 2017/55
Early-onset-Skoliose (EOS) 2017/284
Echinokokkuszyste 2011/100
Eckardt-Score 2015/29
ECLS 2011/279
eCME-Center 2011/521; 2013/503; 2014/353
ECMO 2011/247
- Herz- und Lungentransplantation 2013/173
- intraoperative 2011/252; 2013/179
- postoperative 2011/253; 2013/181
- Technologie 2013/173
- veno-arterielle 2011/249, 252; 2013/174
- veno-venöse 2011/249; 2013/174
Edoxaban 2011/275; 2013/474
Edwards SAPIEN XT 2012/214
Einfache- und Doppel-Lungen Ventilation, Säuglinge und Kinder 2014/180
Einwilligung 2014/304; 2015/390
- Beschränkung 2013/439
- Patientenrechtegesetz 2014/304
Einwilligung des Patienten 2017/403
Eisenmangelanämie 2017/387
elastisch-stabile intramedulläre Nagelung (ESIN) 2015/173
Elektrische Sphinkterstimulation (EndoStim) 2017/44
Elektrostimulation 2013/459
Ellenbogenchirurgie
- Terrible-Triad-Verletzung 2015/214
- pädiatrische 2015/221
Ellenbogengelenksverletzung 2013/328
- Ellenbogeninstabilität, chronische ligamentäre 2015/217
Embolieprotektionssysteme, zerebrale 2017/169
Endobronchiale Ventile 2017/134
End-of-Life-Care 2017/418
EndoCert 2017/359
endokrine Chirurgie 2010/139; 2011/155; 2013/121
Endoprothesen
- Infektionsschutz 2017/358
- Tumorresektion 2017/358
Endoprothesen-Register 2017/359
Endoprothesenregister Deutschland (EPRD)
- Ablauforganisation 2014/245
- Bedeutung 2014/241
- Datenauswertung 2014/246
- Datenschutz 2014/245
- Datentiefe 2014/244

Stichwortverzeichnis

- Finanzierung 2014/244
- im europäischen Kontext 2014/248
- Kooperation mit Krankenkassen 2014/244
- Organisationsstruktur 2014/243
- Risikofaktoren 2014/246
- Tochter der DGOOC 2014/243
- Ziele 2014/244

Endoprothesenregister, internationales 2014/241
Endoprothetik 2017/353
Endoprothetik 2010/317, 322; 2011/369
- aktuelle Qualitätssicherung 2014/242
- heterotope Ossifikation 2010/324
- Infektionsprophylaxe 2010/325; 2011/378
- Komplikationen 2010/326
- perioperatives Management 2010/322; 2011/379
- Prothesenlockerung 2011/279
- Rehabilitation 2010/325; 2011/380
- Schmerztherapie 2010/322
- Thromboembolieprophylaxe 2010/322

Endoprothetik-Instrumente
- Ermüdungsbrüche 2017/357

Endoskopie 2011/211
EndoStim®-System 2015/28
Engineered Heart Tissue 2012/176
Enhanced Recovery Surgery 2014/62
Enterokolitis, nekrotisierende (NEC) 2011/293
- Neugeborenenchirurgie 2016/180

Entstauungstherapie, komplexe physikalische (KPE) 2015/309
Entzündungsreaktion 2012/36
Enuresis, Kinderurologie 2016/188
EOS-Klassifikation 2017/284
EPA („Entrustable Professional Activity", siehe APT) 2014/338
Epididymitis 2011/299
Epiduralanästhesie 2012/455
Epiduralhämatom 2012/388
Epikondylitis 2015/220
Epikondylopathie 2012/374
Epiphyseodese, temporäre 2013/265
Epiphyseolyse 2013/267
Epiphyseolysis capitis femoris 2017/286
Epiphyseolysis Capitis Femoris (ECF) 2013/350; 2015/260
ERAS-Programm (\"Enhanced Recovery After Surgery\") 2015/31
Ernährung 2010/443
- künstliche 2010/443; 2015/375
Ernährung, künstliche 2017/394
Ernährungstherapie 2012/429; 2013/421
Erythrozytenkonzentrate 2017/335, 397
- Tranexamsäure 2017/336
Erythrozytenkonzentrat-Transfusionen 2017/391
ESIN 2012/268; 2013/220
EsophyX 2011/215
Ethanol-Injektion, perkutane 2012/68
EuroQol Visual Analogue Scale 2015/206
Everolimus 2013/145
Eversions-Endarteriektomie 2012/250
Evidenzbeurteilung 2013/495
EVLP 2012/199, 202

Extracorporeal Life Support 2011/279
Extracorporeal Lung Assist 2011/287
extrakorporale Membranoxygenierung (ECMO) 2017/189
extrakorporale Membranoxygenierung 2011/247
- intraoperative 2011/252
- postoperative 2011/253
- veno-arterielle 2011/249, 252
- veno-venöse 2011/249
extrapleurale Pneumonektomie (EPP) 2015/119
Extremitätenischamie, kritische
- Angiosomkonzept 2016/172
- Critical Limb Ischemia (CLI) 2016/166
- CRITISCH-Studie 2016/166
- endovaskulare Revaskularisation 2016/170
- offene Bypasschirurgie 2016/173
- offene Revaskularisation 2016/170
- unbehandelte 2016/170
- Vascular Quality Initiative (VQI) 2016/168
- WIFI-Klassifikations-System 2016/166
Extremitäten
- Rekonstruktion, interdisziplinäre 2015/291
- Sarkom 2013/397
- Verletzung 2014/328

F

Extremitätenverletzungen 2017/240
Facharzt für Herzchirurgie
- Zulassungsfähigkeit 2017/416
Fallot'sche Tetralogie 2014/165
- Korrektur 2012/276, 279
- Pulmonalklappenersatz 2012/279
familiäre adenomatöse Polyposis (FAP) 2015/164
Fast track-Programme 2017/358
Fast-track-Rehabilitation 2010/21, 22, 28
- Atemtherapie 2010/28
- Behandlungskonzept 2010/22
- Darmvorbereitung 2010/22
- Gefäßchirurgie 2010/30
- intraoperative Maßnahmen 2010/24
- Kolonresektion 2010/28
- Ösophagusresektion 2010/30
- Patientenauswahl 2010/22
- Patientenevaluation 2010/22
- perioperative inspiratorische Sauerstoffkonzentration 2010/25
- postoperative Komplikationen 2010/21
- postoperative Maßnahmen 2010/26
- postoperativer Kostaufbau 2010/26
- präoperative Maßnahmen 2010/22, 23
- Schmerztherapie 2010/26
- Volumentherapie 2010/24
Faszienersatz, Spinnenseide 2015/317
Faszienverschluss nach Laparotomie, Wahl des Materials 2015/400
Fasziotomie 2014/328
FDG-PET/CT 2014/80
Fehlbildungen, angeborene/Neugeborenenchirurgie 2014/181
Fehlbildungen, anorektale

– Genetik 2017/225
Feigwarzen 2015/83
Feinnadel
– Aspiration, Schilddrüsenkarzinom 2014/79
– Punktion, endoskopische 2010/139; 2012/95
Female Sexual Function Index (FSFI) 2015/206
Femoralhernie 2010/94
femoro-acetabuläres Impingement 2015/251
Femurfraktur 2010/274, 275; 2012/301
– hüftgelenksnahe 2010/274; 2011/333
– kindliche 2012/301
– Berechnung der Rotationsfehlstellung 2014/177
– koxale 2013/360
– operative Therapie 2010/275
– pertrochantäre 2013/363
– proximale 2011/331; 2013/275
Femur
– Nagel, retrograder 2012/300
– Osteitis 2015/268
– Schaftfraktur 2013/275
Femurfrakturen, pädiatrische
– submuskuläre Verplattung (SMP) 2017/245
Femurschaftfrakturen
– Kinder u. Jugendliche 2017/244
Fentanyl-Präparat
– transmukosal 2013/489
– Fett, Zusammensetzung 2014/251
fetale endoskopische Trachealokklusion (FETO) 2017/190
Fettabsaugung 2010/116
Fettgleitbruch, inguinaler 2010/94
Fettstoffwechselstörung 2010/119
– Gewichtsreduktion 2010/119
– Fetttransfer, autologer 2011/403; 2012/413; 2013/418
– Evolution 2014/251
– Geschichte 2014/251
– Kanzerogenität 2014/260
– Komplikationen 2014/259
– Rekonstruktion 2014/251
– Risiken 2014/259
Fetttransfer, autologer 2017/313
Fibrin 2017/382
Fibroblastentherapie 2013/436
Finger 2010/438
– Defektdeckung 2010/438
– Gelenksendoprothetik 2013/383
– Kuppendefektverletzung 2013/330
Fissurektomie 2012/169
Fistel, arteriovenöse 2017/182
Fistula-Laser-Closure-Verfahren 2012/166
Fistulektomie s. Fistulotomie 2012/164
Flake Fracture 2013/261
Flatpanel-Detektor-Fluoroskop 2011/365
Fluoreszenzlymphographie 2015/307
Fluoroskopie 2012/218
fokale noduläre Hyperplasie 2011/98
follikuläres Schilddrüsenkarzinom (FTC) 2014/81
Fondfaparinux 2011/273
Fontan-Kreutzer-Operation 2012/281; 2013/223
Fontankreislauf 2017/203
Foregut-Hypothese 2010/126; 2012/150

Fortbildung 2010/529
– zertifizierte 2010/529; 2011/521; 2013/503; 2014/353
Fraktur 2012/301
– Behandlung 2014/325
– gestörte Heilung 2014/30
– im Kindesalter 2014/178
– intraartikuläre 2013/262
– offene 2012/301
– periprothetische 2012/302
– Versorgung langer Röhrenknochen 2014/211
Frantz-Tumore (SPPT) 2017/55
Fresh Frozen Plasma (FFP) 2017/335
Frozen-Abdomen 2016/129
Frozen-Elephant-Trunk-Operation 2012/209; 2015/152
Fundoplicatio, laparoskopische 2017/43
Fundoplikatio 2011/134; 2012/45, 46, 269
– endoskopische endoluminale 2011/215
– Kindesalter 2012/269
– laparoskopische 2011/37; 2012/269; 2015/28
– prophylaktische 2011/293
– Technik 2012/46
Fuß
– Chirurgie 2010/343; 2012/357
– Rekonstruktion 2013/393
– Syndrom, diabetisches 2012/441; 2013/431
– Wurzelfraktur 2012/361

G

Fußabduktionsorthesen 2017/289
GALAXY-Verfahren 2013/210
Gallediversion 2012/263
Gallenblasenchirurgie, laparoskopische 2011/143
Gallenblasenkarzinom 2017/79
Gallenblasenkarzinom 2011/119; 2012/71–73; 2013/79–82
– Chemotherapie 2013/82
– Diagnostik 2012/73
– Epidemiologie 2013/79
– fortgeschrittenes 2012/72
– inzidenzielles 2013/80
– Karzinogenese 2013/79
– PET/CT 2013/81
– Resektion 2012/71
Gallengang
– benigne Erkrankungen 2015/58
– Striktur 2015/59
– Verletzung 2015/57
Gallengangskarzinom 2011/125; 2012/74; 2015/54; 2016/62
– Brachytherapie 2012/81
– Chemotherapie 2012/75
– chirurgische Therapie 2012/76
– Diagnostik 2013/90
– distales 2015/55
– Epidemiologie 2013/82
– extrahepatische 2012/75
– im mittleren Drittel 2015/56
– intrahepatische 2011/129; 2012/75, 79, 80
– Karzinogenese 2013/82
– Klassifikation 2012/77
– Klinik 2012/74

- Lymphadenektomie 2012/80
- Lymphknotenmetastasen 2012/76
- operative Therapie 2011/127; 2012/75
- palliative Therapie 2011/130; 2012/81; 2013/87
- perihiläres 2015/54
- Radiochemotherapie 2012/79; 2013/90
- Resektion 2013/85
- Strahlentherapie 2012/75
- TNM-Klassifikation 2011/129; 2012/79; 2013/89
- zentrales 2012/76; 2013/88, 90

Gallengangstents 2017/55
Gallengangsverletzungen 2017/76
Gallengangszysten 2017/74
- maligne Erkrankungen 2017/74
Ganglioneurom 2015/198
Gastrektomie
- s. a. Magenresektion
- abdominale Drainage 2016/32
Gastrinom, chirurgische Therapie 2013/146
gastroenteropankreatische neuroendokrine Tumoren (GEP-NET) 2010/151; 2013/141
- Prognosefaktoren 2011/57
Gastrointestinal Quality of Life Index (GIQLI) 2014/344
gastrointestinaler Stromatumor (GIST) 2010/38; 2014/46; 2015/36
- Epidemiologie 2011/55
- Klassifikation 2010/38
- Pathogenese 2011/55
- Prognosefaktoren 2011/55
- Therapie 2010/38; 2011/41, 56
- Tumorruptur 2011/41
Gastroösophageale Refluxerkrankung 2017/43
gastroösophageale Refluxerkrankung (GERD) 2010/33; 2011/133; 2012/45; 2013/50; 2014/40; 2015/27
- Operationsindikation 2012/45
- Operationstechnik 2011/37
- Therapie 2010/33; 2011/37
Gastroplastik, vertikale 2012/148
Gastroplikatur 2012/148, 154
Gastroschisis 2012/262; 2013/252
- Gastrostomie
- laparoskopische 2011/301
- mit assoziierter intestinaler Dysmotilität (GAID), Neugeborenenchirurgie 2016/181
- mit intestinaler Atresie 2014/181
- perkutane endoskopische 2011/301
- transamniotische Stammzellen 2016/190
Gebührenverordnung (GOAneu) 2016/307
Gefährdungsbeurteilung psychischer Belastungen (GB-Psych) 2017/432
Gefäß
- Bypass 2015/294
- Chirurgie 2010/30; 2011/259
- Verletzungen, Extremitäten 2014/328
Gelenkdegeneration
- nicht-traumatische 2013/36
- traumatische 2013/35
Gendermedizin 2013/25
Gentherapie 2011/35
Gerinnungstherapie 2012/436; 2013/389, 425

- perioperative 2013/471
Gerinnungsversagen 2011/427
German Aortic Valve Registry (GARY) 2015/144
Gesellschaftsrecht 2010/467; 2013/443; 2016/295
Gesundheitskarte (eGK) 2016/305
Gesundheitspolitik 2016/302
Gewebe
- Ersatz 2011/20
- Spende 2010/164
Ghrelin 2012/40, 151
Gigogne-Lappen 2010/438
GIP 2012/151
GKV-Versorgungsstärkungsgesetz 2016/303
GLAD-Läsion 2012/321
Glasgow Coma Scale 2015/272
Gleithernie, Leistenhernienchirurgie 2016/22
Glenn-Operation 2013/223
Glenn-Palliation 2017/203
Glenoid
- Defekt 2010/304
- Fraktur 2010/304
GLP-1 2012/151
Glutamin (GLN) 2017/333
Glutealsehnenruptur 2015/258
Goal-directed Perfusion 2017/201
Goel/Harms-Verschraubung 2015/280
Gracilisplastik, dynamisierte 2015/89
GRADE 2013/499
Grünholz-Fraktur 2011/300

H

HAGL-Läsion 2012/321
Hallux
- rigidus 2010/362
- valgus 2010/361; 2012/365
Hallux valgus 2017/301
HALO-Fixateur 2012/306
Halswirbelsäule 2010/293
- degenerative Veränderungen 2010/293
- Fraktur 2015/276
- Trauma 2012/313; 2013/326
- Verletzungen 2011/257
Hämarthros 2015/216
Hämodialyse 2017/182
Hämorrhoidalleiden
- Corpus cavernosum recti (CCR) 2017/106
Hämorrhoidaltherapie
- Doppler-gesteuerter Hämorrhoidalarterienligatur (DG-HAL) 2017/106
- Laserhämorrhoidoplastie 2017/106, 108
- Recto Anal Repair (RAR) 2017/106
- Staplerhämorrhoidopexie 2017/106
Hämorrhoidektomie 2012/159, 161
- geschlossene 2012/161; 2015/80
- nach Ferguson 2015/80
- nach Milligan-Morgan 2015/80
- offene 2012/161; 2015/80
- submuköse 2012/161
Hämorrhoiden 2012/159; 2015/79; 2016/84

- Corpus cavernosum recti (CCR), Erhalt 2016/84
- Doppler-gesteuerter Hämorrhoidalarterienligatur (DGHAL) 2016/84
- Einteilung 2012/159; 2015/79
- Gummiligatur 2012/160; 2015/79
- Hämorrhoidalarterienligatur (HAL) 2012/161; 2015/80
- Hämorrhoidopexie 2012/161; 2015/81; 2016/86
- Infrarotherapie 2015/79
- konservative Therapie 2012/160
- Laserhämorrhoidoplastie (HeLP) 2015/80; 2016/84
- operative Therapie 2012/159
- Rectoanal Repair (RAR) 2016/84
- Sklerotherapie 2012/160; 2015/79
- Staplerhämorrhoidopexie 2016/84

Handchirurgie 2017/317
Handchirurgie 2010/435; 2013/274, 381; 2016/263
- Handgelenksendoprothetik 2013/384
- Fraktur 2013/329
- Lokalanästhetikum mit Adrenalinzusatz 2016/266

Harms-Technik 2012/308
Harnblasenrekonstruktion, chirurgische 2012/266
Harnwegsinfekt (HWI) 2015/204
- bei Kindern 2016/188

Harris-Hip-Score 2013/347
HASBLED-Risiko-Score 2013/466
Hashimoto-Thyreoiditis 2012/98
Hautersatz
- Spinnenseide 2015/319

Hautersatz-Allotransplantate 2017/336
HeartMate II 2012/230
HeartMate III 2014/158
HeartWare HVAD 2012/232
Heller-Myotomie, laparoskopische 2017/45
Hemiarthroplastik (HA) 2017/252
Hemihepatektomie 2017/30, 74
- Roboter-assistiert 2017/75

Hemipelvektomie 2010/334; 2011/386
Hemithyreoidektomie 2017/21
Hemoaccess Reliable Outflow Vascular Access Device (HeRO) 2017/186
Hemorrhoid Laser Procedure 2012/160
heparinbindendes Protein (HBP) 2017/331
Heparine 2011/271
- unfraktionierte 2011/272; 2013/481
- niedermolekulare 2011/272; 2013/481

Hepatektomie s. Leberresektion
Hepaticoduodenostomie 2017/74
Hepaticojejunostomie (HJ) 2017/74
Hepatoblastom 2011/318; 2015/197
hepatozelluläres Karzinom 2010/65, 167; 2012/65, 66; 2013/73
- chirurgische Therapie 2011/90; 2012/66; 2013/73
- Diagnostik 2011/90
- interventionelle Therapie 2013/74
- Lebertransplantation 2010/167; 2013/136
- rezidivierendes 2012/67
- Staging 2011/90

Hernie 2010/85; 2012/138, 140
- inkarzerierte 2013/221
- paraösophageale 2011/135
- parastromale 2010/85; 2012/138, 140

Hernienchirurgie 2010/90, 92, 93, 102: 2014/347
- laparoskopische 2010/90, 103
- Netzfixation 2010/93
- Netzwahl 2010/92
- Reparation, offene 2010/82
- Spinnenseide 2015/319

Herzchirurgie 2011/237; 2012/189; 2015/157
- pädiatrische 2012/273

Herzdruckmassage, offene 2012/265
Herzinsuffizienz 2012/171, 223
- chronische 2012/223
- terminale 2012/223

Herzklappenprothese 2011/19; 2012/211
- Bildgebung 2013/189
- Gewebezüchtung 2011/20
- katheterbasierte 2013/187
- klinischer Einsatz 2011/24
- Typen 2012/214; 2013/187

Herzklappenprothesen, biologische 2017/382
Herzschrittmacher 2010/188, 203; 2012/237, 244, 246
- Home-Monitoring 2014/171
- Implantation 2010/188
- Infektionen 2012/244
- Komplikationen 2012/239
- MRT-Fähigkeit 2012/238
- neue Leitlinie Herzschrittmachertherapie 2014/164
- permanente 2010/203
- Wiederverwendung 2012/246

Herztodspende 2010/162
Herztransplantation 2010/197; 2012/198
- ABO-kompatible 2010/198
- Abstoßung 2010/200
- ECMO 2013/173, 180
- humorale 2010/205
- Immunsuppression 2010/198, 201
- OCS 2012/198
- Risikofaktoren 2010/198
- Schrittmachertherapie 2010/203

Herzunterstützungssysteme 2010/203
- Einteilung 2014/151

Herzversagen, ECLS 2011/281
Hidradenitis suppurativa 2016/227
HIF-Signalweg 2013/24
High-Flex-Endoprothese 2010/321
High-Grade-Dysplasie (HGD)
- Colitis ulcerosa 2015/76

High-Resolution Computed Tomography (HRCT)
- Bullae, Blebs 2015/111

Hill-Sachs-Impression 2010/304; 2012/321
Hindgut-Theorie 2010/126; 2012/150
Hip Outcome Score (HOS-SSS, HOS-ADL) 2015/251
HIPEC 2017/118
- kolorektales Karzinom 2017/119
- laparoskopische 2017/121
- Ovarialkarzinom 2017/121
- palliative 2017/126
- prophylaktische 2017/121

HIPEC 2014/109
- intraabdominelles Sarkom 2013/155

Stichwortverzeichnis

- kolorektales Karzinom 2013/154
- laparoskopische 2013/158
- Magenkarzinom 2013/155
- Mesotheliom 2013/154
- Ovarialkarzinom 2013/154
- palliative 2013/158
- prophylaktische 2013/159
- Pseudomyxom 2013/154

Hirnfunktionsausfall, irreversibler 2017/419
Hirnläsion, ischämische 2017/176
Hirntod 2017/419
Hirntoddiagnostik 2017/419
Hirntodspende 2010/161
Hirudin 2013/483
Histiozytom, malignes fibröses 2013/397
Hochfrequenzablation, thorakoskopische 2010/193
Hodentorsion 2013/219
Home-Monitoring, Herzschrittmacher 2014/171
Homöostasestörung 2017/394
Honorararzt 2012/464; 2013/444; 2015/391
Honorarärzte/Notärzte
- Sozialversicherungspflicht 2017/406

Honorarv
- Verteilung 2010/468
- Wachstum 2010/469

Hook-Test 2013/328
Hüftchirurgie
- arthroskopische 2017/288

Hüftdysplasie 2017/286
Hüfte
- Chirurgie 2013/343
- Dysplasie 2013/268
- kongenitale Dysplasie 2013/349
- schnappende 2013/348

Hüftendoprothetik 2017/259, 357
Hüftgelenk
- Arthroskopie 2013/346, 348; 2015/251
- Endoprothetik 2010/317; 2011/369; 2013/352
- Verletzung 2013/332

Hüftgelenkendoprothetik 2017/264
Hüftimpingementchirurgie
- arthroskopische 2017/288

Hüftluxation, chirurgische 2013/346, 348
Hüfttotalendoprothetik 2013/348
Humerus 2017/294
Humerusblock 2017/252
Humerusfraktur
- proximale 2017/249
- winkelstabile Plattenostheosynthese 2017/250

Humerusfraktur 2012/268, 295, 341
- distale 2012/341
- Kopffraktur 2010/311; 2012/338
- proximale 2012/295; 2013/271
- suprakondyläre 2012/268
- Physiotherapie 2015/221

Humerusfrakturen
- Hemiarthroplastik 2017/252
- inverse Prothese 2017/252

Humeruskopfnekrose 2017/253
Hürthle-Zell-Karzinom 2011/169

Hybrid-Ösophagektomie 2015/31
Hybrid-Palliation 2017/200
Hybrid-Stage-I-Verfahren 2017/200
Hybridläsionen 2017/235
Hydrocortisontherapie 2017/397
Hydrokolpos 2017/226
Hydrometra 2017/226
Hydronephrose 2011/298
- angeborene 2014/185

Hydrops, fetaler 2013/250
Hydrosalpinx 2017/226
Hydrozele, Operationsindikation 2013/217
Hyperaldosteronismus, adrenaler 2011/182
Hyperalgesie, opiatinduzierte 2012/455
Hyperhidrosis
- axilläre 2013/166
- kraniofaziale 2013/166
- palmare 2013/166
- plantare 2013/166
- primäre 2013/165

Hyperinsulinismus, kongenitaler 2012/289
Hyperkalzämie
- familiäre hypokalzurische 2013/127

Hyperparathyreoidismus
- Operationsindikationen 2017/25
- präoperative Lokalisationsdiagnostik 2017/24

Hyperparathyreoidismus 2010/148, 149; 2012/102
- chirurgische Therapie 2013/126
- familiäre 2010/149
- Lokalisationsdiagnostik 2013/126
- primäre 2013/126
- primärer 2010/148; 2011/173; 2012/102; 2013/122
- renaler 2011/180
- sekundärer 2010/149; 2011/180; 2013/128

Hypertherme Intraperitoneale Chemotherapie (HIPEC) 2017/118
hypertherme intraperitoneale Chemotherapie (HIPEC) 2015/185; 2016/137
Hypertonie 2010/118
- Gewichtsreduktion 2010/118

Hypertonie, intraabdominelle 2017/333
Hypertonie, pulmonale 2017/190
Hypoglykamie, postprandiale hyperinsulinare (Spat-Dumping), Adipositaschirurgie 2016/108
Hypoparathyreoidismus 2017/22
- Devaskularisation d. Nebenschilddrüse 2017/24

Hypoparathyreoidismus 2012/96
- postoperativer 2011/160; 2012/96

Hypospadie
- Kinderurologie 2016/186

Hypothermie 2011/354

I

ICD 2012/237
- pädiatrische Patienten 2014/167
- vollständig subkutane ICDs 2014/168

ICG-Lymphographie 2015/307
ICP-Monitoring, Intracranial Pressure Monitoring 2015/272
IL-17 2014/21

IL-23 2014/21
IL-6 2014/21
ileoanaler J-Pouch (IAP) 2015/164
Ileostoma 2017/92
Ileostomie 2012/88
- permanente 2012/88
Ileus 2012/33
- postoperativer 2012/33
- neuroimmune Interaktion 2012/38
- Pathophysiologie 2012/35
Iliopsoasverlängerung 2013/348
Ilizarov-Ringfixateur externe 2015/269
Immunsuppression 2011/195; 2013/28
Impactfactor 2015/397
Impingement, femoro-acetabuläres 2013/343; 2015/251
Implantat-assoziierte Infektionen 2017/377
Implantatausweis, elektronischer 2017/379
Implantate
- biodegradierbare 2017/383
- biohybride 2017/383
- bioresorbierbare 2017/383
- vollständig biologische 2017/382
Implantate
- Barcodes 2014/245
- Hersteller 2014/244
- „Off-label"-Verwendung 2014/168
Implantatforschung 2017/374
Impressionsfraktur 2012/388
Incentivespirometer 2010/28
Indocyanin-Grün-Angiographie 2017/311
Indocyanin-Grün-Lymphangiographie 2017/309
Infektionen 2012/433; 2012/444; 2015/377
- chronische 2012/444
- nosokomiale 2012/433
- periprothetische 2011/377
- Pseudarthrose 2014/221
Infektionsgefährdung
- Chirurgen 2017/427
Infektpseudarthrosen 2017/298
Inflammation 2012/27; 2013/29; 2014/22
Inguinalhernien 2014/349
Inhalationstrauma 2010/430
Inkontinenz 2017/230
Inkontinenz 2015/205; 2016/86
Innenknöchelfraktur 2010/345
Innenrotationstest 2013/328
Insellappen, supraklavikulärer (SIF, Supraclavicular Island Flap) 2015/326
instabiler Thorax (flail chest) 2015/140
Insulinom, chirurgische Therapie 2013/146
Intensivmedizin 2010/443; 2011/421; 2012/429; 2013/421; 2014/289; 2015/375; 2016/271
- Albumindialyse, extrakorporale 2015/297
- Gerinnungsfunktion 2016/275
- hepatische Therapie 2014/297
- Herz-Kreislauf-Funktion 2016/274
- Infektiologie 2010/444; 2011/422; 2014/292; 2015/377; 2016/271
- kardiozirkulatorische Therapie 2014/293; 2015/378
- künstliche Ernährung 2011/421; 2014/289; 2016/275

- Leberfunktion 2016/275
- Lungenfunktion 2016/272
- neue Leitlinien 2014/297
- physikalisch-medizinische Rehabilitation 2010/451
- Prozessqualität 2010/451; 2016/276
- respiratorische Therapie 2014/295; 2015/381
- Schocktherapie 2011/424
- septische Enzephalopathie 2016/272
- zerebrale Funktion, SHT 2014/293
Intensivpatienten 2017/333
intermittierende pneumatische Kompressionspumpen (IPK) 2017/259
International Index of Erectile Function (IIEF) 2015/205
Internussphinkterotomie, laterale (LIS)
- Analfissur 2015/82
intersphinktäre Implantate 2017/110
Intestinal Failure Nutrition Associated Liver Disease (IFALD) 2016/191
Intimahyperplasie 2017/183
intracholezystische papillär-tubuläre Neoplasie 2013/79
intraduktale papillär-muzinöse Neoplasie (IPMN) 2011/66; 2012/58; 2013/61; 2015/43
intramedulläre Kraftträger 2014/213
intrapankreatische Metastasen
- Resektion 2015/49
intraperitoneale Fixierung von Netzprothesen (IPOM) 2015/22
in-vitro-Vaskularisation 2012/178
in-vivo-Vaskularisation 2012/179
intravesikaler Druck (IVP) 2017/333
Invaginationstechnik 2017/58
inverse Prothese (RSA) 2017/252
Inzidentalom 2010/148; 2011/181
Ionisierende Strahlung 2017/426
IPOH-Reparation 2010/79
IPOM-Reparation 2010/83, 84
- Netzschrumpfung 2010/84
- postoperative Komplikation 2010/83
- postoperative Schmerztherapie 2010/83
- Reoperation 2010/84
- Rezidiv 2010/84
Ischämie
- Reperfusionsschaden 2012/26
- Zeit, kalte 2012/26
Ivor-Lewis Ösophagektomie 2015/31

J

Jarvik 2000 2012/231
JenaValve 2012/215
Jobe-Test 2013/328
Journal Citation Reports 2015/397

K

Kachexie-Anorexie-Syndrom 2017/118
Kalorienzufuhr
- Modalität 2017/394
Kameraführungssystem SoloAssist 2015/104
Kanzerogenität von Fetttransplantaten 2014/260

Stichwortverzeichnis

Kappen-Endoprothesen 2017/353
Kapsel-Management 2015/256
Kardiakarzinom 2017/39
Kardiakarzinom 2010/36; 2016/31
Kardiomyozyten 2012/173
Kardioversion 2010/188
– elektrische 2010/188
– medikamentöse 2010/188
Karotisthrombendarteriektomie 2012/250
Karpaltunnelsyndrom 2017/321
Karzinom
– bronchovaskuläres 2017/235
Karzinom, hepatozelluläres (HCC) 2015/62
Kausch-Whipple (PD) 2015/47
Kawashima-Operation 2013/225
Keimzelltumor 2015/197
Keramik-Keramik-Gleitpaarungen 2017/356
Kielbrust
– externe kontinuierliche Kompressionsbehandlung 2017/150
– Klassifikation 2017/147
– Orthese 2017/148
Kinderchirurgie 2011/293; 2013/215; 2014/175
– abdominales Neuroblastom 2016/186
– ambulante 2013/233
– Amyand's Hernie 2016/179
– Darmverlängerung 2016/194
– Gastroschisis 2014/182
– Kurzdarmsyndrom 2016/191
– Leistenhernie 2016/179
– Leistenhernienrezidiv 2016/180
– Morbus Hirschsprung 2014/183; 2016/189
– MIC 2014/179
– Megaurether 2014/177
– supraumbilikale Duodenoduodenostomie 2014/182
– transamniotische Stammzellen bei Gastroschisis 2016/190
Kinderchirurgie, minimalinvasive 2015/161
– Colitis ulcerosa 2015/164
– familiäre adenomatöse Polyposis 2015/164
– Gastrostomaanlage 2015/163
– Leistenhernie 2015/162
– Natural Orifice Transluminal Endoscopic Surgery (NOTES) 2015/163
– perorale endoskopische Myotomie (POEM) 2015/163
– Wilmstumor 2015/166
Kinderchirurgie, minimalinvasive-onkologische 2015/194
– Hepatoblastom 2015/197
– Keimzelltumor 2015/197
– Lungenmetastasen 2015/198
– Neuroblastom 2015/195
– neurogene Tumoren, Thorax 2015/198
– Nierentumor 2015/196
– Pankreastumor 2015/197
– Phäochromozytom 2015/196
– thorakale Teratome 2015/199
– Thoraxtumor 2015/198
Kinderchirurgie, onkologische 2011/305; 2015/185
– Blasen-Prostata-Rhabdomyosarkom 2015/189

– hypertherme intraperitoneale Chemotherapie (HIPEC) 2015/185
– peritoneale Sarkomatose 2015/185
– Peritonealkarzinose (PC) 2015/185
– zytoreduktive Chirurgie 2015/185, 192
Kinderorthopädie 2017/284
Kinderorthopädie 2013/259
Kindertraumatologie 2017/240
– BMI 2017/240
– Oberschenkelfrakturen 2017/244
– suprakondyläre Humerusfraktur 2017/241
– Unterarmfrakturen 2017/243
– Unterschenkelfrakturen 2017/246
Kindertraumatologie 2011/299; 2012/267; 2013/220; 2014/177; 2015/169
– Bauchtrauma 2016/204
– Beckenfraktur 2016/203
– bioresorbierbare Implantate 2016/199
– minimal-invasive ESIN-Osteosynthese 2016/202
– Oberarmcast (long-arm cast\; LAC) 2016/202
– Oberarm-Doppelschiene (double-sugar-tong splint, DSTS) 2016/202
– Schenkelhalsfrakturen 2015/173
– suprakondylare Humerusfraktur 2015/170; 2016/200
– Ultraschalldiagnostik 2016/199
– Unterarm-Doppelschiene (single-sugar-tong splint) 2016/203
– Unterarmschaftfraktur 2015/171; 2016/202
– venöse Thrombembolie (VTE) 2016/199
Kinderurologie 2011/296; 2012/265; 2013/218; 2014/176, 185; 2015/202
– angeborene anorektale Malformationen (ARM) 2015/206
– Blasenekstrophie 2015/205; 2016/185
– Enuresis 2016/188
– Hypospadie 2016/186
– laparoskopisch assistierte Hodenverlagerung 2016/187
– minimalinvasive 2015/166
– primär obstruktiver Megaureter 2015/202
– Shehata-Technik 2016/187
– Tissue Engineering 2015/211
– Traktionsorchiopexie bei Kryptorchismus 2016/187
– vesikoureteraler Reflux 2015/204; 2016/188
Kirschner-Drahtentfernung, perkutane, in Pädiatrie 2015/221
Klatskin-Tumor 2017/77
Klatskin-Tumor 2015/54
Klavikulafraktur 2010/312; 2012/335; 2013/272
klinische Pfade 2010/475
kloakale Fehlbildungen 2017/226
Kneifzangen-Impingement 2013/344
Knicksenkfuß, flexibler 2017/289
Kniebandchirurgie 2017/269
Kniechirurgie 2010/371
– arthroskopische 2013/369
Knieendoprothesen 2017/359
– Frührehabilitation 2017/359
– Sägeschablonen 2017/354
Knieendoprothetik 2017/259
– Robotertechnik 2017/354

Stichwortverzeichnis

Knieendoprothetik 2010/319, 380; 2011/374
- minimal-invasive 2010/319; 2011/375
- Monoschlitten 2011/376
- periprothetische Frakturen 2010/380

Kniegelenkendoprothetik 2017/264

Knochen
- Chirurgie, septische 2015/263
- Defektrekonstruktion nach Masquelet 2015/265
- Enersatz, synthetischer 2010/278
- Markkonzentrat 2011/34
- Stammzellen, autologe 2013/72
- Wachs, Knochenwachs 2012/191
- Zzyste, benige 2011/299

Knochentransplantat
- allogenes 2011/32
- alloplastisches 2011/32
- autologes 2011/31
- xenogenes 2011/32

Knochenzyste
- juvenile 2017/289

Knorpel
- Ersatz 2010/278; 2013/41
- Regeneration 2012/360; 2013/35
- Rekonstruktion 2013/40
- Zellimplantation, matrixassoziierte 2012/360
- Zelltransplantation, autologe 2012/360

Knorpelchirurgie 2013/35, 335; 2015/255
- Arzneimittelgesetz 2015/226
- chondrogen prodifferenzierte allogene mesenchymale Stammzellen (CMSC) 2015/225
- mesenchymale Stammzellen (MSC) 2015/225

Knorpel-Knochen-Ersatz, synthetischer 2013/369

Kohlendioxid-Insufflation, MIC bei Kindern
- warm, angefeuchtet 2014/179

Kolektomie 2017/91

Kolektomie
- subtotale 2013/96
- totale 2013/110

Kollateralbandplastik
- laterale ulnare (LUCL-Plastik) 2015/217
- mediale (MCL-Plastik) 2015/217

Kolloide 2011/431

Kolonkarzinom 2017/83
- Peritonealmetastasen 2017/121

Kolonkarzinom 2014/69; 2015/70; 2016/69
- s.a. kolorektales Karzinom
- adjuvante Therapie 2011/112
- Anastomoseninsuffizienz 2015/71
- Antikörper-Therapie 2011/112
- chirurgische Therapie 2013/98
- FOLFOX4 2016/71
- komplette mesokolische Exzision (CME) 2015/70
- laparoskopische Technik 2011/109; 2014/69
- Lymphadenektomie 2011/111
- Morbidität 2015/404
- Mortalität 2015/404
- neoadjuvante Therapieansätze 2014/70
- nodal-negative Kolokarzinompatienten 2014/70
- präoperative Darmlavage 2013/98
- Primärtumorresektion 2014/69

Kolonresektion 2010/28; 2012/90; 2014/67
- partielle 2012/90
- elektive 2010/28
- laparoskopische 2013/97

Kolorektalchirurgie 2017/84
- roboterassistiert 2017/29

Kolorektalchirurgie 2015/68
- DaVinci-System 2015/102

kolorektale Lebermetastasen 2017/30, 96

kolorektale Metastasen (CRLM) 2017/102

kolorektales Karzinom 2017/115
- palliative Systemtherapien 2017/118

kolorektales Karzinom 2012/89; 2013/154; 2014/71, 109
- aboraler Sicherheitsabstand 2014/72
- hypertherme intraperitoneale Chemotherapie (HIPEC) 2016/137
- laparoskopische Therapie 2011/140; 2013/98
- Lokalstaging MRT 2014/73
- Lymphadenektomie 2011/142
- Peritonelakarzinose 2016/137
- Prognose 2013/99
- Koloskopie 2015/79
- zytoreduktive Chirurgie 2016/137

Koloskopie
- Divertikulitis 2017/82

Kolostogramm 2017/227

Kolostomie 2017/227

Kommission für Organentnahme (KfO) 2015/351

Kompartment-Syndrom 2010/334; 2011/385; 2014/328

komplette mesokolische Exzision (CME-Chirurgie) 2017/83

komplexe physikalische Entstauungstherapie (KPE) 2015/309

Komplikation
- Klassifikation nach Dindo-Clavien 2016/29, 102
- Rate, Senkung 2015/334

Kondylengelenk 2017/269

Kondylome, spitze 2015/83

Kongenitale Pulmonale Malformation
- Malignitätsrisiko 2017/236

Kongenitale Thorakale Malformation 2017/234
- asymptomatische 2017/235
- thoraskopische Resektion 2017/238

konservative regionale Axilla-Exzision (CARE) 2015/304

„kooperative" OP-Systeme 2015/106

Kopf-Hals-Rekonstruktion
- Lappenplastik, freie 2015/322
- STEPA-Lappen (Super Thin External Pudendal Artery Flap) 2015/323

Kopfschmerz, posttraumatischer 2012/385

Koronarchirurgie 2012/190

Krankenhaus, Versorgungsauftrag 2017/415

Krankenhausstrukturgesetz (KHSG) 2016/304

Kreislaufstillstand, hypothermer 2012/273

Kreislauftherapie 2012/435

Kreuzband
- Ausriss, knöcherner 2013/259
- Chirurgie 2013/376
- Ersatzplastik 2013/380
- Ruptur 2012/369; 2013/378

Kreuzband, vorderes

Stichwortverzeichnis

- anatomisches VKB-Rekonstruktionskonzept 2017/274
- Ruptur 2017/271
- Transplantatwahl 2017/272

Kreuzband, vorderes (KBV) 2017/269
Kreuzschmerz 2012/309
Krisengebiete
- abdominelles Trauma 2014/ 321
- Amputation 2014/329
- anorektale Verletzungen 2014/323
- Beckenfraktur 2014/326
- Bedrohungslage 2014/318
- chirurgische Versorgungsstufen 2014/318
- Damage Control Surgery (DCS) 2014/320
- Extremitätenverletzung 2014/328
- Frakturbehandlung 2014/325
- Thoraxtrauma 2014/324
- Verletzungsentitäten 2014/319
- Weichteilverletzung 2014/327
- Wirbelsäulentrauma 2014/327

Kristalloide 2011/432
Kunstherz 2012/223; 2014/151
- Antikoagulation 2012/233
- HeartMate II 2012/230
- HeartMate III 2014/158
- implantierbare extraaortale Gegenpulsationspumpe 2014/154
- Komplikationen 2012/234
- Kunstherz SynCardia 2014/155
- parakorporale Systeme 2014/152
- ReinHeart 2014/158
- Systeme 2012/224
- Total Artificial Heart (TAH) 2014/154

künstliche Ernährung, Intensivmedizin 2014/289
künstliche Fingernägel
- Verbrennungen 2017/336

Kurzdarm 2016/125
Kurzdarmsyndrom 2016/125
- Kinderchirurgie 2016/191
- Spiraltechnik 2014/175

Kurzschaft-Endoprothesen 2017/353
Kurzzeitsysteme, Herzunterstützungssysteme 2014/151
Kyphoplastie 2010/276, 289

L

Laborleistungen, Abrechnung 2013/449
Labrum
- Debridement 2015/253
- Läsion 2013/346
- Refixation 2015/253
- Rekonstruktion 2015/254

Lageanomalien des Intestinums (Malrotation), Neugeborenenchirurgie 2016/185
Laparo-Endoscopic Single-Site-Surgery 2010/102
Laparoskopie 2017/228
Laparoskopie 2012/49
- Appendektomie bei Kindern 2014/178
- beim adrenalen Neuroblastom 2014/180
- diagnostische 2012/49
- Schwangerschaft 2011/139

- Thromboseprophylaxe 2015/403

laparoskopische bariatrische Chirurgie 2017/35
laparoskopische intraperitoneale Onlay-Mesh (IP-OM)-Technik
- Narbenhernie 2015/20

Laparoskopische Lavage
- perforierte Sigmadivertikulitis 2017/81

laparoskopische Myotomie nach Heller 2015/29
Lap-IPOM 2010/105
laparoskopische ventrale Meshrektopexie (LVMR) 2017/111
laparoskopische Versorgung anorektaler Fehlbildung (LAARP) 2017/228
Laparotomie 2017/228
Lappenplastik 2015/292
- freie 2016/237
- Kopf-Hals-Region 2015/322
- lokale 2016/236

Lappenplastiken
- myofasziokutane 2017/311
- perforatorbasierte 2017/311

Lärmschwerhörigkeit
- operativ tätige Orthopäden 2017/425

Laser Speckle-Technik 2017/334
Laser-Doppler-Spektrophotometrie 2017/312
Laserbehandlung, fraktionierte 2017/338
Laserendomikroskopie, konfokale 2011/213
LASER-Hämorrhoidoplastie (HeLP) 2015/80
laterale Internussphinkterotomie (LIS), Analfissur 2015/82
laterale ulnare Kollateralbandplastik (LUCLPlastik) 2015/217
Lebendspende 2010/163; 2013/135
Lebensqualität 2012/399; 2014/68, 343
- Erfassung 2012/399
- Erhebungsbogen SF-36 2015/308

Leberchirurgie 2017/95
- ALPPS – Associating Liver Partition with Portal Vein Ligation for Staged Hepatectomy 2017/99
- Chemotherapie 2017/95
- intraoperativer Kostrastmittelultraschall 2017/96
- laparoskopische 2017/97
- roboterassistierte 2017/30
- Transplantation 2017/98
- Versiegelungstechnik 2017/96

Leberchirurgie 2010/62; 2013/69; 2014/61; 2016/91
- ALPPS (Associating Liver Partition and Portal vein Ligation for Staged hepatectomy) 2016/92
- chirurgische Optionen 2014/63
- Enhanced Recovery Surgery 2014/62
- Komplikationsvermeidung 2014/62
- laparoskopische 2011/88; 2013/70; 2014/61; 2016/94
- multimodale Behandlungskonzepte 2014/63
- perioperative Chemotherapie 2014/64
- Steigerung der Resektabilität 2014/63

Leber
- Hämangiom 2011/97
- Insuffizienz 2013/72
- Lebendspende 2010/166
- laparoskopische 2010/62
- Progenitorzelle 2013/30

- Regeneration 2015/133
- Spende 2013/135
- Splitting 2013/72, 86
- Zelladenom 2010/64
- Zirrhose 2015/63
- Zirrhose, alkoholische 2013/137
- Zyste 2011/99

Leberlebendspenden 2017/98

Lebermetastasen
- kolorektale 2017/95
- Langzeitüberleben 2017/41
- Mammakarzinom 2017/96

Lebermetastasen 2010/64
- Chemotherapie 2011/75
- kolorektale 2010/64; 2011/75
- Mammakarzinom 2011/82
- Magenkarzinom 2011/82
- Melanom 2011/83
- Nierenzellkarzinom 2011/83
- portalvenöse Embolisation 2011/78
- synchrone 2011/79
- Therapiealgorithmus 2011/84

Leberprotrusion
- intrathorakale 2017/192

Leberresektion 2010/62; 2011/79; 2012/65; 2013/69; 2015/54, 62
- Blutverlust 2012/65
- Indikationen 2011/95
- laparoskopische 2011/147; 2012/67
- Liver-first-Resektion 2011/79
- minimalinvasive 2010/62; 2011/147
- postoperative Komplikationen 2012/66; 2013/71
- präoperative Planung 2013/73
- Steigerung der Resektabilität 2014/63
- Teilresektion 2013/81

Lebertransplantation 2010/164–166; 2012/109, 110, 114; 2013/28
- AB0-inkompatible 2010/165
- Allokation 2012/110
- Hepatitis B 2011/198
- Hepatitis C 2011/198
- Immunsuppression 2010/164
- Leberentnahme 2010/166
- Malignome 2011/199
- marginale Spende 2011/197
- MELD 2012/110; 2013/133
- Pfortaderthrombose 2015/64
- Spenderorgane 2012/114
- Spenderorganmangel 2012/110
- transjuguläre portosystemische Stent-Shunts (TIPS) 2015/63
- Überbrückungsverfahren 2015/63

Lebertumor 2010/61
- Diagnostik 2011/95
- Leberbiopsie 2011/97
- operative Therapie 2010/61; 2011/87
- Parenchymdurchtrennung 2010/62; 2011/88
- primärer 2010/61
- sekundärer 2010/61

Lebertumore
- primäre 2017/95

Left Ventricular Assist Device (LVAD) 2014/152

Leistenhernie 2010/89, 93, 99, 101, 102; 2012/135
- Anästhesie 2010/102
- bilaterale 2016/19
- Diagnostik 2010/101
- Erwachsenenalter 2010/99
- Gleithernie 2016/22
- Guidelines 2016/15
- Kindesalter 2011/295; 2016/179
- Komplikation 2010/102
- Nachbehandlung 2010/102
- Netzmaterial 2010/101
- Operationsindikation 2012/135
- Pathogenese 2012/135
- primäre unilaterale 2016/23
- Reparationen 2010/93, 101, 102
- Rezidiv 2016/15
- Risikofaktoren 2010/101
- Therapie 2010/99

Leistenhernienchirurgie 2010/94; 2012/135, 271
- Antibiotikaprophylaxe 2016/23
- biologisches Netz 2016/18
- chronischer Schmerz 2016/16, 19, 22
- Desarda-Operation 2016/20
- European Hernia Society 2016/15
- Guidelines 2016/15
- Herniamed-Register 2016/22
- International Endohernia Society 2016/16
- laparoskopische 2010/94; 2012/271; 2016/16, 17
- Lichtenstein-Operation 2016/15
- Mehr-Port 2016/20
- offene 2012/271; 2016/15
- Onstep-Operation 2016/20
- Plug- und Patch 2016/15
- postoperative Komplikationen 2016/21
- Resektion Nervus ilioinguinalis 2016/16
- Rezidiv-Risikofaktoren 2016/17
- Shouldice-Technik 2016/15
- Single-Port 2016/20
- TAPP 2016/15, 17
- TEP 2016/15, 17
- Verfahrenswahl 2012/136
- watchful waiting 2016/15

Leistenverletzung 2013/332

Lethal Triad 2014/321

Levosimendan 2010/206

Lichtenstein-Operation 2010/90; 2012/136
- Rezidiv-Leistenhernie 2016/18

Lift-off-Test 2013/328

LIFT-Verfahren 2012/165

Linksherzsyndrom, hypoplastisches 2012/277

linksventrikuläre Herzunterstützungssysteme s. Left Ventricular Assist Device (LVAD) LINX®-Magnetband 2015/28

Lipektomie, aspirative 2014/280

Lipödem 2014/277

Lipofilling 2013/417 s.a. Fetttransfer
- Anwendungsgebiete 2014/254
- autologes

Stichwortverzeichnis

- Evolution 2014/251
- Geschichte 2014/251
- Komplikationen 2014/259
- Rekonstruktion 2014/251
- Risiken 2014/259

Liposarkom 2013/397
Liposkulptur, aspirative 2014/282
Liposuktion
- Komplikationen 2014/259
- Risiken 2014/259

Lipotransfer 2017/313
Lisfranc-Gelenk 2010/353; 2012/364
Low-grade-Dysplasie (LGD), Colitis ulcerosa 2015/76
Luftembolie 2014/170
Lungenemphysem
- Lungenvolumenreduktion 2017/131

Lungenkarzinom 2012/185
- Chemotherapie 2011/234
- Früherkennung 2012/185
- Mikrometastasen 2011/233
- nicht-kleinzelliges (NSCLC) 2011/234; 2013/167; 2016/155
- oligometastasierendes 2015/124; 2016/155
- Operation bei N2-Status 2016/149
- Screening 2011/232; 2012/185

Lungenkrebs 2017/138
Lungenkrebszentren
- Zertifizierungssystem 2017/138

Lungenmetastasenchirurgie 2015/198
- Lungenresektion, thorakoskopische 2014/180

Lungensequester 2017/235
Lungentransplantation 2010/221, 223; 2012/200
- blutgruppeninkompatible 2010/223
- ECMO 2013/173
- Ischämiezeit 2010/225
- Lebendspende 2010/222; 2013/181
- OCS 2012/200
- Organspender mit Herzstillstand 2010/222
- Spenderalter 2010/224
- Spendererkrankungen 2010/225

Lungenversagen 2011/286
Lungenvolumenreduktion 2017/131
LVAD-Systeme 2012/224
Lymph(angio)graphie-Techniken 2015/306
Lymphabflussstörungen, chronische 2017/309
Lymphadenektomie 2017/78
- prophylaktische 2017/21

Lymphadenektomie 2010/143, 145
- im Milzhilus 2014/44
- laterale 2010/145
- zentrale 2010/143; 2014/80

Lymphchirurgie 2015/303
Lymphgefäßrekonstruktion 2017/310
Lymphgefässystem-Erkrankungen 2016/239
Lymph-ICF 2015/308
Lymphknoten 2017/78
Lymphknotendissektion, zentrale
- akzidentelle Parathyreoidektomie 2017/24

Lymphknotenmetastasen 2017/23, 52
Lymphknotentransplantation
- mikrovaskuläre 2017/310

Lymphknotentransplantation 2014/281; 2015/311
- lymphodivergierend 2015/310
- lymphorekonstruktiv 2015/310

Lymphödem (LÖ) 2015/303
- Diagnose 2014/275
- Differentialdiagnose 2014/277
- Index 2015/308
- Komplikationsvermeidung 2014/283
- konservative Behandlung 2014/278
- Lymphknotentransplantation 2014/281
- lympholymphatische Anastomose 2014/281
- lymphovenöse Anastomose 2014/280
- operative Therapie 2014/278
- Pathophysiologie 2014/275
- primäres 2014/277
- sekundäres 2014/277

Lymphographie, Fluoreszenzfarbstoff-gestützte, Indocyanin-Grün (ICG) 2015/306
Lympho-Magnetresonanztomographie (MRT) 2015/307
Lymphoszintigraphie 2015/307

M

M. Crohn, Crohn-Colitis 2015/75
M. Hirschsprung
- Frühgeborenes 2014/182
- Natural Orifice Transluminal Endoscopic Surgery (NOTES) 2015/164

Magen 2010/132; 2014/39
- Chirurgie 2015/27, 412; 2016/26
- Chirurgie, laparoskopische 2011/137
- Ballon 2012/148
- Elektrostimulation 2010/132
- Schlauch 2012/148
- Schlauch, Insuffizienz 2014/102
- Schrittmacher 2010/116; 2012/148, 154
- Straße 2012/148

Magenanastomose 2017/59
Magenband 2010/111; 2012/148
- laparoskopisches 2012/148
- steuerbares 2010/111
- verstellbares 2012/148

Magenbandimplantationen 2017/35
Magenbypass 2010/112, 115, 130; 2014/103
- banded 2010/115
- distaler 2010/115; 2012/148
- proximaler 2010/112

Magenentleerung bei Kindern, gastroösophageler Reflux 2014/175
Magenentleerungsstörung 2017/59
Magenkarzinom
- minimal-invasive Verfahren 2017/42
- perioperative Chemotherapie 2017/41

Magenkarzinom 2010/39–42; 2012/49, 51, 52; 2013/52, 55, 155; 2014/43, 111
- Adenokarzinom 2011/52
- adjuvante Therapie 2011/43; 2012/51; 2015/35
- Chemotherapie, regionale 2014/111
- chirurgische Therapie 2010/39; 2013/52; 2014/345
- Diagnostik 2011/42

- FLOT-Schema 2015/34
- Frühkarzinom 2010/39; 2014/43, 345
- fortgeschrittenes 2014/345
- HIPEC 2013/155
- intraperitoneale Chemotherapie 2012/52
- lokal fortgeschrittenes 2012/49
- Lymphadenektomie 2011/42
- Lymphknotenmetastasierung 2014/43
- metastasiertes 2013/53
- minimalinvasive Chirurgie 2015/33
- multimodale Therapie 2012/51; 2013/55; 2015/34
- neoadjuvante Chemotherapie 2010/41
- neoadjuvante Therapie 2011/42
- palliative Therapie 2010/41; 2011/43
- perioperative Chemotherapie 2015/34; 2016/32
- Prognosefaktoren 2010/40; 2011/53
- S3-Leitlinie 2011/44; 2012/49
- Second-Line-Therapie 2015/35
- Spezialisierung 2016/30
- Staging 2010/39
- TNM-Klassifikation 2010/42

Magenresektion 2012/50
- abdominale Drainage 2012/50
- laparoskopische 2016/31
- minimalinvasive 2013/53
- Operation nach Kausch-Whipple (PD) 2015/47
- palliative 2012/50; 2013/53

Magenstumpfkarzinom
- Japanese Gastric Cancer Association 2016/31
- Prognose 2016/31
- Therapie 2016/31

Magnetresonanz-Cholangiopankreatikographie (MRCP) 2015/54
Magnetsphinkter (FENIX®) 2017/110
MAHORN 2013/347
Makrophagen 2012/35
Malabsorption 2010/109
Malassimilation 2010/109

Malformation
- angeborene anorektale (ARM) 2013/255; 2015/206
- kongenitale zystisch adenomatoide 2013/249

Malgaigne-Defekt 2012/329
Malleolarfraktur 2012/357
Malrotation 2012/264

Mamma
- Karzinom 2015/303
- Reduktionsplastik 2012/411
- Rekonstruktion 2011/406; 2015/303

Marfan-Syndrom 2011/295
Maschinelle Autotransfusion 2017/390
Mason-II-Fraktur 2015/215
Masquelet, Knochendefektrekonstruktion 2015/265
Masquelet-Technik 2017/297
Massenunfall 2011/498
Master-Slave-System DaVinci 2015/101
Mastopexie 2012/411
Mastzellen 2012/35
Mayo-Elbow-Performance-Score 2015/217
May-Thurner-Syndrom 2013/199
MAZE-Operation 2010/190

Meatusstenose 2015/211
mediale Kollateralbandplastik (MCL-Plastik) 2015/217
Mediastinitis 2012/189, 190
- chirurgische Technik 2012/190
- Genese 2012/189
- Keimspektrum 2012/190
- postoperative 2012/190
- Risikofaktoren 2012/190

Medizinproduktesicherheitsplanverordnung 2017/379
Medtronic CoreValve 2012/216
Medtronic Engager 2012/216
medulläres Schilddrüsenkarzinom (MTC) 2014/82
Megaurether, primär obstruktiver 2014/177; 2015/202
MELD-Allokation 2013/133
MELD-Score 2012/111
MEN1 2010/150; 2011/186
MEN2 2011/188
MEN2A 2010/150; 2011/188
MEN2B 2011/188
Meniscal Wrapping 2013/371

Meniskus
- Chirurgie 2012/370; 2013/370
- Implantat 2013/370
- Wurzel-Refixation 2013/374

Meniskusverletzungen, sekundäre 2017/270
Mesotheliom 2012/25; 2013/154
- diffuses malignes peritoneales 2016/145
- HIPEC 2013/154
- malignes peritoneales; 2012/25; 2016/137

metabolische Chirurgie s. bariatrische Chirurgie
metabolisches Syndrom 2010/125; 2012/155
- Pathophysiologie 2010/126

Metall-/Metall-Gleitpaarungen 2017/356
Metastasen
- intrapankreatische, Resektion 2015/49
- peritoneale, Resektion 2016/137
- multimodale Therapie 2014/265

Methylnaltrexon 2012/41
Mid-portion-Tendinopathie 2012/375
Mikrochirurgie, rekonstruktive 2012/404
Mikrofrakturierung 2010/377
Mikrokarzinom, papilläres 2017/21
Miktionszysturethrogramm (MCU) 2017/227
Milzchirurgie, laparoskopische 2011/149
Minimal-Access-Laparoskopie 2013/454; 2015/165
minimal-invasive Chevron-Akin-Osteotomie (MICA) 2017/304
minimal-invasive Chirurgie (MIC) 2011/301; 2013/453; 2014/61
- Kindesalter 2011/301; 2014/178

Mini-Thorakotomie 2010/192
minimal-invasive Fußchirurgie (MIS) 2017/301
Mirizzi-Syndrom 2015/58; 2016/61
MIRPE 2011/295
Mitraclip 2011/239
MitraClip-Implantation 2017/220
Mitralklappen
- Chirurgie, endoskopische 2011/237
- Intervention, katheterbasiert 2015/157
- Rekonstruktion 2011/238

Stichwortverzeichnis

– Stent 2015/158
Mitralklappenanuloplastie 2017/219
Mitralklappeneingriffe
– Katheter-basiert 2017/217
Mitralklappeninsuffizienz 2017/218
Mitralklappenverfahren, interventionelle 2017/217
Mitrofanoff-Stoma 2015/205, 208
Mittelgesichtsrekonstruktion 2012/423
Mittelhandfraktur 2013/220
MIVAT 2012/98
MKG-Knochenersatz 2015/133
modified Harris Hip Score (mHHS) 2015/251
modifizierter Blalock-Taussig-Shunt (MBTS) 2017/198
Monoport-Chirurgie 2013/454, 455
Monorailsystem 2013/305
Monoschlitten 2011/376
Morbus Crohn 2015/75; 2016/78
– Anastomosentechnik 2013/105
– intraabdomineller Abszess 2013/105
– Kolonbefall 2013/107
– minimalinvasive Chirurgie 2013/108
– Hirschsprung 2011/294295
– Dupuytren 2012/398; 2013/381
– Perthes 2013/266, 349
Morbus Dupuytren 2016/267
Morbus Hirschsprung, Stammzelltherapie 2016/189
Morbus Perthes 2017/286
Morell-Lavallé-Läsion 2010/334; 2011/386
Mosaikplastik 2010/349
Mosapride-Citrat 2012/39
MRSA 2012/433
MRT-Fähigkeit 2014/166
MSSA 2012/434
Mukosaflap 2017/108
Mukosakarzinom 2010/40; 2012/47
– differenziertes 2010/40
– Therapie 2012/47
multinoduläre Struma 2017/21
Multiple Endokrine Neoplasie s. MEN
Multiviszeraltransplantation 2010/175; 2016/129
Mundchirurgie, Schleimhautersatz 2015/133
Musculus-latissimus-dorsi-Lappenplastik 2012/395
Mutterschutz
– Chirurgen 2017/429
muzinös-zystische Neoplasie (MCN) 2015/43
Myelomeningozele, pränatale Chirurgie 2013/249
Myokardinfarkt 2010/241
– akuter 2010/241
– Revaskularisierung 2010/241
Myotomie 2013/49
– perorale endoskopische (POEM) 2013/49; 2015/29
– laparoskopische nach Heller 2015/29

N

Myotomie, laparoskopische 2017/44
Nachwuchs
– Förderung 2010/523
– Mangel 2010/521; 2011/491
Nadelrollertherapie 2017/338

Nadelstichverletzungen 2017/427
Nagel, intramedullärer 2013/272; 2014/213
Nagelung, elastisch-stabile intramedulläre (ESIN) 2015/173
Nahinfrarot-Fluoreszenz-Cholangiographie (NIRFC) 2017/77
Naht
– Material, Spinnenseide 2015/318
– Technik, transmurale endoskopische 2011/217
Narbenhernie 2010/80, 103; 2012/138, 139
– Adipositas 2015/21
– Aponeuroplastie mit Onlay-Netz 2015/20
– Bauchdeckenverschluss 2015/19
– besondere Lokalisation 2015/23
– Bulging 2015/21
– chirurgische Therapie 2010/80
– Diagnostik 2010/80
– Klassifikation 2010/103
– laparoskopischer intraperitonealer onlay mesh (IPOM) 2015/20
– laparoskopische Reparation 2010/79
– Netzmaterial 2010/81; 2012/140; 2015/22
– Operationsindikation 2012/138; 2015/19
– Operationstechnik 2012/139
– Pathogenese 2012/138
– parastomale 2015/24
– progressive präoperative Pneumoperitoneumanlage (PPP) 2015/21
– Rezidiv 2015/23
– Sandwich-Technik 2015/20
– small-bites-Technik 2015/19
– Sublay-Netz-Technik 2015/20
– subxyphoidale 2015/23
– suprapubische 2015/24
– Verfahrenswahl 2015/20
Narkosegase 2017/426
Nasenrekonstruktion, Knorpel, Tissue Engineering 2015/131
NASH 2010/119
– Gewichtsreduktion 2010/119
nationaler kompetenzbasierter Lernzielkatalog Medizin (NKLM) 2014/335
nationaler Krebsplan 2014/89
– Barrieren 2014/90
Nationaler Lernzielkatalog Chirurgie (NLC) 2014/335
Natural Orifice Transluminal Endoscopic Surgery s. NOTES
Near Infrared Spectroscopy (NIRS) 2017/205
Nebennereninzidentalom 2011/181
Nebennierenresektion
– retroperitoneoskopische 2013/128
– Roboter-assistierte 2013/128
– transabdominellen 2013/128
Nebennierentumor
– hormonaktiver 2011/182
– maligner 2011/183; 2013/128
Nebenschilddrüse 2017/24
Nebenschilddrüsenchirurgie 2017/19
negative Unterdrucktherapie (NPWT) 2017/337
nekrotisierende Enterokolitis (NEC) 2011/293; 2016/191
Neo-Aortenklappe, bikuspide 2013/227
Neoplasie 2017/91

Neoplasie
- anale intraepitheliale (AIN) 2015/83
- intraduktale papillär muzinöse (IPMN) 2015/43

Neoureterozystostomie 2012/270
- minimalinvasive 2012/270

Nephrektomie
- Willms-Tumor 2011/308
- partielle 2011/309

Nephroblastom 2011/306
- bilaterales 2011/310

Nephroblastomatose 2011/313

Nerven
- Blockade, ultraschallgezielte 2013/490
- Evaluation, perkutane (PNE) 2015/88
- Koaptation, mikrochirurgische 2015/286
- Modulation, sakrale (SNM) 2015/88
- Transposition 2013/386

Nervenregeneration
- Spinnenseide 2015/317
- Nervenstimulation, sakrale (SNS) 2015/88

Nervus ilioinguinalis, Resektion 2016/16
Nervus laryngeus recurrens 2017/23
Nervus laryngeus recurrens, Verletzung 2011/159

NET 2010/151–156; 2013/63
- arterielle Chemoinfusion 2010/154
- Bildgebung 2013/143
- Biomarker 2013/143
- Biotherapie 2013/144
- Chemoembolisation 2010/154
- Chemotherapie 2013/145
- chirurgische Therapie 2010/152; 2013/146
- Diagnostik 2010/151
- Epidemiologie 2013/143
- gastroenteropankreatische s. gastroenteropankreatische neuroendokrine Tumoren (GEP-NET)
- hereditäre 2010/155
- konservative Therapie 2010/156
- Lebermetastasen 2013/145
- Lebertransplantation 2013/146
- Lokalisationsdiagnostik 2010/151
- metastasierte 2010/153; 2013/144
- nicht-funktionelle 2013/147
- nuklearmedizinische Therapie 2013/144
- Prognose 2013/143
- Staging 2013/63, 141
- Targettherapie 2013/145
- TNM-Stadieneinteilung 2013/141
- WHO-Klassifikation 2013/141

Neugeborenenchirurgie 2012/261; 2013/245; 2014/181
- anorektale Malformation 2016/184
- Gastroschisis mit assoziierter intestinaler Dysmotilitat (GAID) 2016/181
- kongenitales Steisteratom 2016/184
- kongenitale Zwerchfellhernie 2016/181
- Lageanomalien des Intestinums (Malrotation) 2016/185
- nekrotisierende Enterokolitis (NEC) 2016/180
- Osophagusatresie 2016/182

neurasthenisch-depressives Syndrom 2012/385
Neuroblastom 2011/314; 2015/195, 198
- abdominelles, Kinderchirurgie 2016/186

Neurochirurgie 2012/383
- pädiatrische 2011/300

neuroendokrine Tumoren s. NET
Neurofibrom 2015/198
Neuromonitoring 2011/158
Nexus-Rule 2013/326
NFkB 2014/24
Nicht-Opioid-Analgetika 2011/451
niedermolekulare Heparine (NMH) 2017/259
niedrigenergetischer Ultraschall 2014/219
Nieren
- dysplastische 2017/226

Nierenersatztherapie 2017/182
- mechanische 2017/396

Niereninsuffizienz
- chronische 2017/25
- terminale 2017/182

Niereninsuffizienz, akute 2013/425

Niere
- Lebendspende 2010/168
- Trauma, stumpfes 2011/297
- Tumor 2015/196
- Versagen, akutes 2010/450; 2011/426

Nierentransplantation 2017/25, 176
Nierentransplantation 2010/168, 169, 172, 173; 2011/197
- Antihypertensiva 2010/172
- Erythropoetin 2010/173
- Immunsuppression 2010/173
- Kindesalter 2011/297
- Organverteilung 2011/500
- Spenderalter 2010/169

Niibe-Onishi-Chang-Klassifikation (NSCLC) 2015/124
- zerebrale Oligometastasen 2015/125

Nikaidoh-Operation 2012/273, 275
Nockenwellen-Impingement 2013/344
Non Alcoholic Fatty Liver Disease (NAFLD) 2016/104
Non Arthritic Hip Score (NAHS) 2015/251
normotensive Kreislaufwiederherstellung 2017/161
Notaufnahme, Organisation 2011/461
Notch-Signalweg 2012/22
NOTES 2014/122; 2015/29, 163
- Chirurgie 2010/111; 2011/205; 2011/217; 2012/105; 2013/454, 457
- Prozeduren 2014/120
- Zugang 2014/119

Notfallshunt, portokavaler 2015/65
Notfallthorakotomie 2012/265

O

Nuss-Operation 2017/148
OATS-Plastik 2012/371
Oberarmfraktur, distale 2012/295
Oberschenkelhalsfraktur 2011/331
Obstipation 2017/230
Obstipation 2016/86
Obstructive Defaecation Syndrome (ODS) 2017/111
Octreotid 2013/144
Offenbarungspflicht, Behandlungsfehler 2014/302
Öffentlichkeitsarbeit 2014/246

Stichwortverzeichnis

Off-label Verwendung, Implantate 2014/168
Ökonomie 2010/515; 2014/164, 312
Olekranon
– Fraktur 2013/273
– Osteotomie 2012/341
Oligoganglionose 2017/74
Oligometastasen
– adrenale 2015/128
– extrapulmonale 2015/128
– Lunge 2015/127, 128
– metachrone zerebrale 2015/126
– Nebenniere 2015/126
– synchrone zerebrale 2015/126
Oligometastasierung 2017/41
Omarthrose 2010/307
Omega-Loop-Magenbypass 2010/115
Onkologie, molekulare 2013/22; 2014/16
OnkoZert 2017/140
Onlay-Technik 2012/139
Onstep-Chirurgie 2016/20
Open Access 2016/311
open book-Lappen 2010/438
Operationssaal
– Lärm 2017/425
Opferelektrode 2014/168
Opiate 2011/152; 2012/40
– Antagonist 2012/40
Orbita
– Implantat 2012/423; 2013/410
– Rekonstruktion 2013/409
– Orbitopathie, endokrine 2013/124
Organ- und Spendercharakterisierung 2015/344
Organentnahme
– Entnahmeteams 2015/351
– Kommission (KfO) 2015/351
– Koordination 2015/343
– Organisation durch die DSO 2015/347
– Qualitätssicherung 2015/340
– Richtlinien 2015/340
– Transplantationsgesetz (TPG) 2015/343
Organhandel 2010/163
Organkrebszentren 2017/139
Organspende 2017/418
– Hirntoddiagnostik 2017/420
– Hirntodkonzept 2017/419
Organspende 2010/161
– Spendebereitschaft 2010/161
– Zahlen 2015/344
Organspender
– Unwirksamkeit d. Einwilligung 2017/404
Organspender, potenzieller
– Intensivtherapie 2017/420
Organspender, Qualitätssicherung 2015/343
Organverletzungen
– Hohlorgane 2015/98
– Leber 2015/96
– Milz 2015/97
– Pankreas 2015/97
Orthopädie, rekonstruktive 2013/265
OSG-

– Arthrose 2015/236
– Prothetik 2015/236
– Totalendoprothetik, Komplikationen 2015/241
Ösophagektomie 2017/39
Ösophagektomie 2010/30, 36; 2012/47
– High-Volume-Zentren 2015/32
– Komplikation 2010/36
– minimal-invasive 2012/47; 2013/50
– offene 2013/50
– transhiale (THE) 2015/31
– transthorakale (TTE) 2013/51; 2015/31
ösophagogastraler Übergang (AEG), Adenokarzinom 2011/51; 2016/31
Ösophagus 2010/33; 2014/39
– Atresie, Neugeborene 2011/294; 2012/262; 2016/182
– Chirurgie 2015/27, 412; 2016/26
– GIST 2015/36
– hypersensitiver 2015/27
– Perforation 2014/40
– Sphinkter, elektrische Stimulation per Schrittmacher 2015/28
Osophaguschirurgie
– Adenokarzinom 2016/27
– Ivor-Lewis-Osophagektomie 2016/29
– Lymphadenektomie 2016/27
– minimal-invasive Osophagektomie 2016/29
– offene 2016/27
– perioperatives Management 2016/29
Ösophaguskarzinom 2017/39
Ösophaguskarzinom 2010/30, 33–37, 42; 2012/46, 48; 2013/56; 2014/41; 2015/30
– Adenokarzinom 2011/47; 2016/27
– chirurgische Therapie 2010/30, 35; 2011/39; 2013/50
– Epidemiologie 2010/33; 2011/38; 2012/46
– fortgeschrittenes 2012/48
– Frühkarzinom 2010/34; 2012/46
– high-grade intraepitheliale Neoplasien (HGIEN) 2016/26
– Klassifikation 2011/39
– Langzeitüberleben 2014/42
– laparoskopische Therapie 2011/136
– Lokalisation 2010/42
– low-grade intraepitheliale Neoplasien (LGIEN) 2016/26
– Molekularbiologie 2012/49
– multimodale Therapie 2013/56; 2014/41; 2016/28
– neoadjuvante Therapie 2010/37; 2012/48
– neoadjuvante Radiochemotherapie 2016/29
– Pathogenese 2011/48
– Plattenepithelkarzinom 2011/50; 2016/27
– präoperative Radiochemotherapie 2010/36
– Prognosefaktoren 2010/34; 2011/49
– Risikofaktoren 2011/38, 47
– S3-Leitlinie 2016/26
– Therapieansprechen 2010/36
Osteitis
– chronische 2013/313; 2015/263
– Therapie 2013/305
osteogener MSCs 2014/224
Osteoinduktion 2010/298; 2011/362
Osteokonduktion 2011/29
Osteomyelitis 2015/296

- Diagnostik 2013/301
Osteoporose 2010/273
- Beckenfraktur 2013/293
- Spontanfraktur 2013/359
- Wirbelkörperfraktur 2013/284, 293
- Osteosynthese-Steifigkeit, Modulation 2014/213
Osteotomieverfahren
- Hallux valgus 2017/302
Ottawa Knee Rules 2013/322
Ovarialkarzinom 2017/122
Ovarialkarzinom 2013/154; 2014/110; 2015/197
- Chemotherapie, regionale 2014/110
OVESCO 2011/217
Oxford-Elbow-Score 2015/220

P

Palliativmedizin 2017/144
Palm-up-Test 2013/328
PAMP 2012/27; 2013/29
Pankreas
- Anastomose 2014/55
- Erkrankung 2014/49
- Fistel 2015/48
- Insuffizienz, exokrine 2015/40
- Kopfresektion 2015/48
- Transplantation 2010/175
- Verletzung 2012/264; 2014/322
Pankreasanastomose 2017/58
- robotische 2017/33
Pankreaschirurgie
- minimal-invasive 2017/62
- roboterassistiert 2017/31
Pankreaschirurgie 2015/39, 101; 2016/35
- Drainagenanlage 2016/45
- laparoskopische 2011/149; 2015/49; 2016/47
- Mindestmengenvereinbarung 2011/512
- multimodale Rehabilitation 2016/46
- Pankreasfistel 2016/45
- postoperative Morbidität 2016/46
- Somatostatinanaloga 2016/46
- Stumpfdeckung 2016/45
Pankreasfistel 2017/60
- Amylasewert 2017/60
Pankreaskarzinom 2017/50
- Body-Mass-Index (BMI) 2017/51
- Risikofaktoren 2017/51
Pankreaskarzinom 2010/53–57; 2012/59; 2013/62; 2014/54, 111; 2015/197
- adjuvante Therapie 2010/57; 2011/68; 2014/54; 2015/45; 2016/42
- Borderline-Resektabilität 2015/46
- Chemotherapie, regionale 2014/111
- chirurgische Therapie 2010/54; 2011/69; 2013/64
- Diagnostik 2010/54
- Drainagenanlage 2015/48
- duktales 2010/54; 2012/59
- erweiterte Resektion 2016/42
- Irresektabilität 2015/47
- lymphatische Metastasierung 2016/40

- neoadjuvante Therapie 2010/56; 2011/67; 2014/54; 2015/44; 2016/41
- palliative Therapie 2010/57
- Pankreasfistel 2015/48
- Prognosefaktoren 2010/53
- pyloruserhaltende Pankreatoduodenektomie (PPPD) 2015/47
- Rekonstruktionstechniken 2016/43
- zystische Läsion 2014/53
- zystischer Tumor 2016/39
Pankreaskopfresektion 2017/31
- adipöse Patienten 2017/33
- Drainagen 2017/61
- Stents 2017/61
Pankreaslinksresektion 2017/58
Pankreasresektion
- Hospital volume 2017/63
- progressive Post-Resection-Programm (pPRP) 2017/64
Pankreasresektion 2010/153; 2012/59; 2014/346
- Komplikationen 2012/61
- laparoskopische 2010/153; 2011/149; 2012/61; 2014/56
- offene 2010/153
Pankreat(ik)oduodenektomie (SSPPD) 2012/56; 2015/47
- laparoskopische 2012/61
- partielle 2012/56
Pankreatektomie 2017/33
Pankreatektomie, totale (TP) 2015/42
Pankreatitis 2017/48
- akute 2017/48
- autoimmune 2017/50
- chronische 2017/50
- Kausch-Whipple (PD) 2017/56
- pyloruserhaltende Pankreatoduodenekomie (PPPD) 2017/56
- Schmerztherapie 2017/50
- schwere akute 2017/49
Pankreatitis 2012/55, 56
- akute 2011/63; 2012/55; 2013/59; 2014/49; 2015/39; 2016/35
- autoimmune 2011/65; 2016/38
- chronische 2011/64; 2012/56; 2013/60; 2014/51; 2015/41; 2016/36
- milde akute (MAP) 2015/39
- schwere akute (SAP) 2015/39
- Stentimplantation 2015/41
- Pankreatoduodenektomie
- antrumerhaltende, pylorus-resezierende (SSPPD) 2015/47
- partielle (PD) 2015/41
- pyloruserhaltende (PPPD) 2015/47
Panthrombose, portomesenterisches System 2015/64
Paragangliom 2010/148; 2011/190; 2013/128
Parathormon-Assay, intraoperativer 2012/103
Parathyreoidektomie 2017/25
Parathyreoidektomie 2010/148, 149; 2013/128
- totale 2010/149
Parenchymdissektion 2017/30
Parenteral Nutrition Associated Liver Disease (PNALD) 2016/191
partielle Linksherzunterstützungssysteme 2014/153

Passivlegitimierter
- Arzthaftungsprozess 2017/404

Patellarückflächenersatz 2010/321

Patho-anatomische Betrachtung der Sondenlage 2014/164

Patient Blood Management (PBM) 2017/386

Patientenakte
- Dokumentation 2014/307
- Einsichtnahme 2014/307

Patienten
- Aufklärung 2010/464
- Sicherheit 2015/329
- Verfügung 2010/491
- Willen 2010/492
- Zufriedenheit 2010/486

Patientenrechtegesetz 2014/301; 2015/335
- Behandlungsvertrag 2014/302
- Einwilligung, Aufklärung 2014/304
- Mitwirkungs-, Informationspflicht 2014/302
- Offenbahrungspflicht 2014/302
- Patientenakte, Dokumentation u. Einsicht 2014/307

Patientenwillen 2017/418

PCA 2011/454

PCO-Syndrom, Gewichtsreduktion 2010/119

Pectoralis major-Lappen 2015/324

Pedikelschraube 2011/364

PEG 2011/301

Peptid YY 2012/151

Percutaneous Tibialis Nerve Stimulation (PTNS) 2015/89

Perforatorlappen
- freier Lappen2015/326
- gestielter Lappen 2015/326
- Lappenplastik 2011/406; 2012/404, 413
- Pedikel 2012/394

Periduralanalgesie 2011/456

perihiläre Cholangiokarzinom (PHCC) 2017/77

Perineum, plastisch-chirurgische Rekonstruktion 2013/391

Peritonalkarzinose (PC) 2012/25; 2013/151; 2015/185; 2016/145
- Chemotherapie 2013/151
- Dünndarmbeteiligung 2016/140
- hypertherme intraperitoneale
- Karzinoseindex 2013/152
- Karzinoseindex nach Sugarbaker 2016/140
- kolorektales Karzinom 2016/137
- Siegelringzell-Differenzierung 2016/141

Peritonealdialyse 2012/130

Peritoneallavage 2013/216

Peritonealmetastasen 2017/115
- zytoreduktive Chirurgie 2017/118

Peritoneal Surface Disease Severity of Patients (PSDSS) 2017/124

Peritonitis 2017/81, 120

Peritonitis 2012/119, 120, 121, 125, 126, 128, 130
- Antibiotikatherapie 2012/124
- chirurgische Therapie 2012/121
- Divertikulitis, assoziierte 2012/121
- eitrige, laparoskopische Lavage 2015/69
- Intensivtherapie 2012/128
- Peritonealdialyseassoziierte 2012/130
- postoperative 2012/126

- primäre 2012/119
- sekundäre 2012/121, 125
- spontan-bakterielle 2012/120
- tertiäre 2012/121, 128

Perizystektomie 2015/41

perkutane endoskopische Gastrostomie 2011/301

perkutane N. tibialis-Stimulation (PTNS) 2017/111

perkutane Nervenevaluation (PNE) 2015/88

perkutane transhepatische Cholangiodrainage (PTCD) 2017/77

perkutane transluminale Angioplastie 2012/249

Peronealsehnenluxation 2010/360

Peroral Esophageal Myotomy (POEM) 2014/122

perorale endoskopische Myotomie (POEM) 2015/29
- Achalasie 2015/163

Perthes-Läsion 2012/320

Pes plano valgus 2012/364

Pfortader
- akute Thrombose 2015/61
- chronische Thrombose 2015/61
- Embolisation 2013/72, 81
- Thrombose, Lebertransplantation 2015/64
- Thrombose, Leberzirrhose 2015/63

PGA (Polyglycolic Acid)-Matrix 2015/211

Phäochromozytom 2011/183; 2013/128; 2015/196
- familiäres 2011/190
- Genetik 2013/129
- sporadisches malignes 2011/183

physische Belastungen
- Chirurgen 2017/428

Pilonfraktur 2012/358

PINCER-Impingement 2013/344

PIPAC 2017/122

PIPAC 2014/112

PIP-Implantat 2013/416

Piriformissyndrom 2013/332

Pittsburgh Knee Rules 2013/323

PJ
- Ausbildung, kompetenzbasierte 2014/337
- Muster-Logbuch 2014/337, 338

Plantarfasziitis 2012/374

plastisch-rekonstruktive Chirurgie 2011/403; 2012/393, 401; 2013/389; 2014/251; 2015/291; 2016/236
- Komplikationsvermeidung 2012/393

plastische Chirurgie
- postbariatrisch-rekonstruktiv 2017/342

Platelet-Rich Plasma 2012/375

Plattenosteosynthese
- minimal-invasive Verfahren 2017/251
- palmare 2017/318
- palmare winkelstabile 2017/317
- winkelstabile 2017/250

Plattenosteosynthese 2012/296
- palmare 2012/296
- polyaxial-winkelstabile 2013/272
- winkelstabile 2013/271

Pleura
- Fibrom 2015/120
- Mesotheliom, malignes 2015/118
- Mesotheliom, Lymphknotenstatus 2015/119

Pleuratumor 2014/135; 2015/118
- intraoperative hypertherme Chemotherapie 2014/135
- solitär fibröse Tumoren der Pleura (SFTP) 2015/121
- Klassifikation 2015/121
- multimodale Behandlungskonzepte 2015/120
Pleurektomie/Dekortikation (P/D) 2015/119
Pleuropulmonales Blastom (PPB) 2017/235
Plexus brachialis 2017/322
Plexus-brachialis-Läsion 2013/386
PLIF 2010/298
PNET 2012/60
Pneumonektomie, extrapleurale 2015/119
Pneumonie 2010/446
- beatmungsassoziierte 2011/425
- nosokomiale 2010/446
Pneumoperitoneum 2010/95
Pneumothorax 2015/110, 114
POEM (Perorale endoskopische Myotomie) 2017/45
Polyposis, familiäre adenomatöse (FAP) 2015/164
Polytetrafluorethylen-Netz (PTFE) 2015/22
Polytrauma 2010/405; 2012/302; 2013/277; 2015/94
- Diagnostik 2010/405
Polyvinyldifluorid-Netz (PVDF) 2015/22
POPF-Definition 2017/61
portale Hypertension 2015/61
- kolorektaler Eingriff 2015/65
posterior sagittaler Zugang (PSARP) 2017/228
posteriore Fundoplikatio nach Toupet 2015/29
posteriore sagittale anorektale Rektoplastie (PSARP) 2015/206
postoperative Radiojodtherapie 2017/23
Pouch
- ileoanaler 2017/91
Pouch 2011/109; 2012/88
- ileoanaler 2012/88; 2013/96
- Deviation 2013/116
- Exstirpation 2013/116
- Versagen 2013/115
p-POSSUM 2013/463
Pränatalberatung 2017/191
präoperative Gallenwegdrainage 2014/55
präoperative Kortikosteroidgabe 2010/23
Prasugrel 2013/473
Praventionsgesetz 2016/303
Praxis, Nachbesetzungsfähigkeit 2010/471; 2013/448
primärer Spontanpneumothorax (PSP) 2015/111
Pringle-Manöver 2012/65; 2013/69
Privatliquidation 2015/391
Produkthaftung des Herstellers 2015/390
progressive präoperative Pneumoperitoneumanlage (PPP) 2015/21
Proktokolektomie 2017/91
Proktokolektomie 2012/88; 2013/96, 110
- minimalinvasive 2013/111
- Präparate 2015/76
- Lebensqualität 2012/88
- restaurative 2012/88; 2013/111; 2015/164
- totale (TPC) 2015/164
Proktologie 2015/79; 2016/84
Proktoskopie 2015/79

Pronatio dolorosa-Reposition 2015/221
Propellerlappenplastik 2012/394
Prophylaxe der venösen Thromboembolie (VTE) 2017/258
Prostataresektion, radikale transabdominelle 2010/94
Prothesen
- inverse 2017/251
Prothetik, myoelektrische 2015/285
Protonenpumpeninhibitoren (PPI) 2012/45; 2015/27
proximaler Humerus 2017/289
PRR 2012/27
Pseudarthrose 2017/294
- Beckenkammspongiosa 2017/295
- Klassifikation 2017/294
- RIA-Methode 2017/295
- Zytokine 2017/295
Pseudarthrose, hypertrophe 2014/219
- operative Verfahren 2014/220
- konservative Behandlung 2014/219
- Therapie 2014/217
- Wachstumsfaktoren, Einsatz 2014/223
Pseudomyxoma peritonei 2012/25; 2013/154; 2014/110; 2016/137, 143
- Debulking 2016/145
psychische Belastungen am Arbeitsplatz
- Beurteilung 2017/432
Psychoonkologie 2017/144
psychosoziale Belastungsfaktoren
- Chirurgen 2017/430
PTC 2014/80, 81
PTFE-(polytetrafluoroethylene)Bypass 2015/294
Pulmonalatresie 2013/229
Pulmonalvenen-Isolation 2013/212
Pyeloplastik
- bei Kindern, Roboter-assistierte (RAP) 2015/167
- retroperitoneale laparoskopische 2013/218
pyloruserhaltende Pankreatoduodenektomie (PPPD) 2015/47
Pylorusstenose, hypertrophe 2013/217

Q

Querschnittslähmung 2013/288

R

Radialislappen 2015/324
Radikulopathie 2010/296
Radiochemotherapie, neoadjuvante 2017/39
Radiofrequenzablation 2012/67
Radiusfraktur, distale 2012/296, 343; 2013/220, 273
- Behandlungsergebnis, Feststellung 2016/210
- Fraktur-Klassifikation 2016/208
- Instabilitatskriterien 2016/207
- karpale Begleitläsionen 2016/209
- Komplikationen 2016/211
- Rehabilitation 2016/210
- Therapiewahl 2016/208
Radiuskopffraktur 2015/215
Rauchgasinhalationen 2017/332
Reaming-Irrigator-Aspirator-System (RIA) 2014/222

Rechtsprechung 2010/463; 2011/475; 2012/461; 2013/439; 2015/384; 2016/287
Recto-Anal-Repair-Hämorrhoidalarterienligatur (RAR-HAL) 2012/161; 2015/80
Rectus abdominus-Lappen, myokutaner 2015/322
Recurrensparese, permanente 2017/21
Refluxerkrankung, gastroösophageale (GERD) 2015/27
Refluxmanagement-System, magnetisches 2015/28
Refluxösophagitis
– erosiv 2015/27
– nicht-erosiv 2015/27
regenerative Medizin 2013/29
Regionalanästhesie 2011/355
– rückenmarksnahe 2011/456
Registrierung, Implantate 2014/245
Regress 2015/387
– ReinHeart 2014/158
Rekonstruktion der Körperform 2017/344
Rekonstruktion, lympho-lymphatische 2015/309
Rektoplastie, posteriore sagittale anorektale (PSARP) 2015/206
Rektoskopie 2015/79
Rektum
– Chirurgie 2014/67
– Saugbiopsie 2014/182
Rektumkarzinom 2017/86, 91
– roboterassistierte Chirurgie 2017/30
Rektumkarzinom 2012/90, 91; 2014/71; 2015/70; 2016/72
– s.a. kolorektales Karzinom
– Induktionschemotherapie 2012/91
– Kurzzeitradiatio 2012/90
– Laparoskopie 2015/72
– Lokalstaging 2014/75
– Lymphknotenmetastasen 2013/99
– multimodale Therapie 2011/113
– neoadjuvante Chemotherapie 2012/91
– neoadjuvante Radiochemotherapie 2014/73
– neoadjuvante Therapie 2013/100; 2014/71
– operative Therapie 2011/114; 2014/71
– Prognose 2013/99
– tiefes, aboraler Sicherheitsabstand 2014/72
Rektumprolaps 2017/111
Rektumprolaps 2016/87
– Komplikationsmanagement 2016/88
– laparoskopische ventrale Meshrektopexie (LVMR) 2016/88
Rektumresektion 2012/92
– laparoskopische 2012/92; 2014/72
– offene 2012/92
Rekurrensparese 2012/97
Remnant Augmentation 2017/274
reproduktive Medizin 2014/181
Resektion, transthorakale 2017/39
Residenzpflicht 2011/481
Reverdin-Isham-Osteotomie 2017/303
Revision
– Chirurgie, arthroskopische 2015/257
– Endoprothetik 2013/353
Rhabdomyosarkom (RMS) 2011/323; 2015/185
Riesenzelltumor (RZT) des Knochens 2016/218

– Denosumab 2016/218
Risiko
– Abschätzung, präoperative 2013/463
– Aufklärung 2012/461
Rivaroxaban 2011/275; 2013/474, 482
Roboter-assistierte Pyeloplastik (RAP) 2015/167
roboterassistierte bariatrische Chirurgie 2017/34
roboterassistierte Chirurgie 2011/225, 364
– bariatrische Chirurgie 2015/103
– isozentrischer C-Bogen 2015/105
– Orthopädie 2015/103
– Pankreaschirurgie 2015/101
– Unfallchirurgie 2015/103
Röntgengenehmigung 2015/385
Ross-Operation 2015/148
Rotatorenmanschettenruptur 2010/306, 307
– Rekonstruktion 2010/307
Roux-en-Y-Hepatikojejunostomie 2013/215
Roux-Y-Hepatojejunostomie 2011/294294
Roux-Y-Magenbypass
– roboterassistiert 2017/35
Roux-Y-Magenbypass 2012/148, 150
Rückenmarksverletzung 2010/278; 2013/288
RVAD 2012/224

S

S3-Leitlinie „Chirurgie der Adipositas" 2017/343
Sachverständiger
– medizinisches Fachgebiet 2017/405
sakrale Nervenmodulation (SNM) 2015/88
sakrale Nervenstimulation (SNS) 2015/88
sakrale Neuromodulation (SNM)
– chronische Obstipation 2017/110
– Stuhlinkontinenz 2017/110
Sakralnervenstimulation (SNS) 2017/230
Sakrumfraktur 2010/338; 2011/388
Salto-Endoprothese 2012/358
Sandwich-Technik, Narbenhernie 2015/20
Sano-Shunt 2017/198
Sarkom, pleomorphes 2013/397
– Sarkomatose, peritoneale 2015/185
Sauerstofftherapie, hyperbare 2013/436
Scapula-Lappen, osteokutaner 2015/322
Schädel-Hirn-Trauma 2012/383, 386; 2015/272
– Diagnostik 2012/383
– leichtes 2012/383
– schweres 2012/386
– Therapie 2012/387
– zerebrale Funktion 2014/293
Schenkelhernie 2016/15
Schilddrüse 2017/19
Schilddrüse 2010/139
– Feinnadelpunktion 2010/139
– Knoten 2012/95
– Resektion s. Thyreoidektomie
Schilddrüsenchirurgie 2017/19
– Komplikationsvermeidung 2017/23
Schilddrüsenchirurgie
– Diagnostik 2013/121

- laparoskopische 2011/161
Schilddrüsenkarzinom 2010/143, 146; 2012/95, 98–102; 2014/77
- anaplastisches 2011/171; 2012/102
- Chemotherapie 2011/172
- differenziertes 2010/143; 2011/162; 2011/188; 2012/98; 2013/124
- familiäres, nicht-medulläres 2011/172
- Feinnadelpunktion 2012/95; 2014/79
- folliculäres 2011/168; 2012/99; 2014/82
- hereditäres 2010/146
- Inzidenz 2012/98
- juveniles 2011/169
- Lymphadenektomie 2013/124
- medulläres 2010/146; 2011/171; 2012/102; 2013/125; 2014/82
- metastasiertes 2011/170, 172
- Mikrokarzinom 2012/100
- minimal-invasives 2011/169; 2014/82
- molekulare Diagnostik 2012/99
- Nachsorge 2014/83
- onkozytäres 2011/169
- operative Therapie, minimalinvasive 2011/164
- operative Therapie, roboter-assistierte 2014/82
- papilläres 2011/165; 2012/100; 2013/124; 2014/80
- Lymphknotendissektion beim papillärem Ca 2014/80
- Prävalenz 2012/98
- sporadisches 2010/146
- Therapie 2010/146; 2011/170
- Ultraschall 2014/79
- undifferenziertes 2014/83
Schilddrüsenkarzinome
- klinisch-pathologische Charakteristika 2017/22
- Rezidivrisiko 2017/22
Schilddrüsenknoten 2017/19
- Diagnostik 2017/20
- Operationsausmaß 2017/20
Schilddrüsenmalignom 2017/19
Schlafapnoe 2010/118
- Adipositas 2014/101
- Gewichtsreduktion 2010/118
Schlauchmagen (SG) 2010/112, 130, 135; 2012/148, 149; 2014/103
- mit intestinaler Transposition 2010/135
Schleimhautersatz 2015/133
Schmerz 2012/451, 457
- akuter 2011/447; 2012/457
- chronischer 2012/451
- Evaluation 2011/450
- Pathophysiologie 2011/447
- Klassifikation 2011/448
Schmerztherapie 2012/451, 454
- interdisziplinäre 2013/487
- Opioidtherapie 2011/451
- patientenkontrollierte 2011/454
- postoperative 2011/447, 458; 2012/451
- systemische 2012/454
Schock 2010/448
- septischer 2010/448
- Raum 2012/315; 2014/201; 2015/94

- Therapie 2011/424
Schrittmacher
- Implantationszahlen 2014/163
- intravasale Sondenanteile 2014/169
- Luftembolie 2014/170
- sondenloser Schrittmacher 2014/172
Schulter
- Chirurgie 2010/301
- Endoprothetik 2010/308, 310
- Gelenksverletzung 2013/328
- Hemiprothese, rheumatoide Arthritis 2010/310
- Prothese, inverse 2010/310
- Stabilisierung, arthroskopische 2010/304
- Totalendoprothese, offene 2010/304
Schulterinstabilität 2010/303; 2012/319, 320
- konservative Therapie 2010/303
- multidirektionale 2012/329
- operative Therapie 2010/303
- vordere 2012/320
Schulterluxation 2010/306; 2012/319, 326
- Epidemiologie 2012/319
- hintere 2012/326
- konservative Therapie 2010/306
Schwannom 2015/198
Schwerbrandverletzte
- initale Versorgung im Schockraum 2017/331
- Transfusionen 2017/335
schwere akute Pankreatitis (SAP) 2015/39
Schwerverletzte
- Rehabilitation 2011/337
- Versorgung 2014/199
Segmenttransport 2013/305
sekundäre/indirekte Frakturheilung 2014/212
Selbstbestimmungsrecht des Patienten 2017/405
Sentinel Node 2014/81
- Sentinel-Node/Lymphknoten-Biopsie (SLNB) 2015/303
Sepsis 2017/398
Sepsis 2012/27; 2013/29; 2014/22
- Intensivtherapie 2012/129
- schwere 2013/423
Sequestrektomie, radikale 2013/305
seröse zystische Neoplasie (SCN) 2017/54
SF-36 2014/344
SGB V 2014/309
Shehata-Technik, Kinderurologie 2016/187
Shuntchirurgie 2017/183
- EPTFE-Prothese 2017/185
Sicherheitskultur, gelebte 2015/334
Sick-Sinus-Syndrom 2012/238
Siegelringzellkarzinom 2014/44; 2016/141
Sigmadivertikulitis
- laparoskopische Lavage 2017/81
Sigmadivertikulitis 2011/105; 2012/85; 2013/93; 2014/67; 2015/68; 2016/65
Sigmaresektion 2012/86, 87; 2014/68
- elektive 2012/86
- laparoskopische 2012/87
- operative Therapie 2012/86
SILS-Technik 2012/89
Single Incision Laparoscopic Surgery 2010/111

Single Nucleotide Polymorphismen 2010/37
Single-Port-TAPP 2010/91
Sinus urogenitalis, hoher 2013/218
Sinus-tarsi-Syndrom 2010/349
Skaphoidfraktur 2012/298; 2013/331
– frische 2016/263
Skrotalfehlbildungen 2017/226
Skrotalhernie 2010/94
sleeved duodeno jejunal bypass 2010/134
Sleeve-Gastrektomie 2012/148, 149
Sleevegastrektomie
– roboterassistiert 2017/35
Slow Transit Constipation 2017/110
Smith-Fraktur 2012/343
solitär fibröse Tumoren der Pleura (SFTP)
– Klassifikation 2015/121
– multimodale Behandlungskonzepte 2015/120
– Prognose 2015/121
Sonderbedarfszulassung 2010/470
Sondylolyse 2011/360
Soong-Klassifikation 2017/317
Sorafenib 2012/74
Sotrastaurin 2011/196
Sozialversicherungspflicht 2016/299
Spalthauttransplantation 2015/293
Spenderleber, postmortale 2013/133
Spenderlunge 2010/224, 227; 2012/199
– Allokation 2013/175
– chirurgische Verkleinerung 2010/224
– Ex-vivo-Rekonditionierung 2010/227
– marginale 2010/224
Sphinkter
– Augmentation 2015/28
– Repair 2015/88
– Rekonstruktion 2012/164
– Relaxation 2012/168
– Schlinge, magnetische 2015/89
Sphinkterotomie 2017/109
Sphinkterotomie 2016/85
– biliäre 2015/41
– pankreatische 2015/41
Spiegeltherapie 2012/457
Spieghel'sche Hernie 2015/24
Spinnenseide 2015/314
Splenektomie 2014/44
Spondylodese 2010/288
– dorsale 2010/288
– posteriore lumbale interkorporelle 2013/285
– zervikale 2013/285
Spondylolisthese, lytische 2011/360
Spongiosaplastik 2013/305
Spontanpneumothorax 2015/110
– ambulante Versorgung 2015/112
– Drainagebehandlung 2015/114
– operative Versorgung 2015/111, 114
– verlängerte Luftfistelung 2015/114
Sprunggelenk 2010/354
– Endoprothese 2010/345; 2012/358
– Läsion, osteochondrale 2012/372; 2013/324
– Fehlstellungen 2010/354

– Fraktur 2010/343; 2012/300; 2012/357
– Prothetik 2015/236
Stage-I-Palliation 2017/198
Stage-II-Palliation 2017/198
Stage-III-Palliation 2017/198
Stammzellen 2010/393; 2012/28; 2013/29
– adulte 2012/28; 2013/44
– embryonale 2013/29
– hämatopoetische 2012/28
– mesenchymale 2010/393; 2011/33; 2013/44, 313
– multipotente 2013/29
– pluripotente 2013/29
– somatische 2012/28
– Therapie 2010/244; 2012/28
– Therapie, kardiale 2010/244
Standesrecht, ärztliches 2010/493
Ständige Kommission Organtransplantation (StäKO) 2015/341
Staple-Refixation 2010/304
Staplerhämorrhoidopexie (SH) 2012/161; 2015/81
STAR-Endoprothese 2012/358
STAT3 2014/23
Steatohepatitis 2013/74
– nicht-alkoholische 2013/74
Steißbeinteratom 2011/301; 2012/269; 2015/197
– kongenitales, Neugeborenenchirurgie 2016/184
Stentgraft 2010/255, 256; 2012/206
– endovaskulärer 2011/243
– fenestrierter 2010/255
– gebranchter 2010/256
– mit Scallops 2010/256
– verzweigter 2012/206
Stent-PTA 2012/249
Stent-Shunts, transjuguläre portosystemische (TIPS) 2015/63
STEPA-Lappen (Super Thin External Pudendal Artery Flap) 2015/323
Sterbehilfe 2012/463
– aktive 2011/496
– indirekte 2011/496
– passive 2011/496; 2012/463
Stereolaparoskopie 2013/455
Sternotomie, komplette 2010/192
Sternumosteomyelitis 2016/236
Stewart-Treves-Syndrom 2013/397; 2014/279
Stoma, distales 2017/228
Stoßwellentherapie, extrakorporale
– Verbrennungsnarben 2017/339
Stoßwellentherapie, extrakorporale 2012/374, 397
Strafrecht 2012/463; 2013/449
Strecksehnenrupturen 2017/319
Strikturoplastik 2013/106
Stromatumor, gastrointestinaler (GIST) 2015/36
– strukturierter 2010/525
Struma
– Diagnostik 2011/156
– Feinnadelpunktion 2010/140; 2011/156
  multinodosa 2010/140
– operative Therapie 2011/156
Struma multinodosa 2017/21

Struma uninodosa 2017/22
Studiengang Bachelor of Science (Medizinische Assistenz Chirurgie) 2015/354
Studiennetzwerk der Deutschen Gesellschaft für Chirurgie (CHIR-Net) 2015/398
StuDoQ-Register 2017/365
StudyBox 2017/143
Stuhlinkontinenz 2017/230
– postoperativ 2017/109
Stuhlinkontinenz
– GatekeeperR Prothese 2016/87
– Magnetsphinkter 2016/87
– perkutane N. tibialis-Stimulation (PTNS) 2016/87
– sakrale Neuromodulation (SNM) 2016/87
– Therapie 2015/86
Stumpfverschluß bei Pankreaslinksresektion 2014/56
Stylets 2014/169
subaxiale HWS 2015/282
Subclavian-Crush-Syndrom 2012/239
Subduralhämatom 2012/388
Sublay-Netz-Technik 2012/139
– Narbenhernie 2015/20
Submukosakarzinom 2012/47
Substantiierungspflicht 2013/442
Suchtproblematik
– Chirurgen 2017/431
Sunitinib 2013/145
supraklavikulärer Insellappen (SIF, Supraclavicular Island Flap) 2015/326
suprakondyläre Humerusfraktur
– Physiotherapie 2015/221
supraumbilikale Duododenoduodenostomie, bei Duodenalatresie 2014/182
Symetis Acurate 2012/215
Sympathicusblockade 2013/166
SynCardia, Total Artificial Heart 2012/228; 2014/155
Syndaktylietrennung 2010/439

T

TACE 2012/68
TachoSil® 2017/62
Tacrolimus 2012/26
TAH-Entwicklung, Kunstherz 2014/158
Talusenukleation 2010/349
Talusfraktur 2010/348, 349; 2012/361
– osteochondrale 2010/349
– zentrale Frakturen 2010/348
Tapentadol 2013/488
TAPP-Reparation 2010/90, 95; 2012/136
– Anästhesie 2010/95
Targeted Muscle Reinnervation (TMR) 2015/285
Tasocitinib 2011/196
tätowierte Verbrennungsareale 2017/334
TAVI-Implantation
– Blutverdünnungsmanagement 2017/214
TAVI-Komplikationen 2017/215
Tendinopathie 2012/373
Tendovaginosis stenosans 2017/320
– de Quervain 2017/320

TENS 2011/458
Teppichphänomen 2013/347
TEP-Reparation 2010/91; 2012/136
Teratome, thorakale 2015/199
Terrible-Triad-Verletzung 2015/214
Tetraplegie 2013/385
T-Graft-Prothese 2010/254
Thoracic Remodeling 2017/148
Thoratec HeartMate I/XVE 2012/227
Thoratec PVAD/IVAD 2012/226
Thorax, instabiler (flail chest) 2015/140
– Trauma 2014/323
– Trauma, chirurgische Behandlung 2015/139
Thromboembolie, venöse 2017/387
– Prophylaxe 2017/258
Thromboseprophylaxe
– Faktor-Anti-Xa-Spiegelmessung 2017/263
– Traumatologie 2017/263
Thromboseprophylaxe, medikamentöse
– Hüft-/Kniegelenkersatzoperationen 2017/259
Thrombose-Prophylaxestrümpfe (MTPS) 2017/259
Thromboserisiko 2017/260
Thrombozytenaggregationshemmer 2017/389
Thrombozytenaggregationshemmung 2017/214
– duale 2017/178
Thrombozytenkontrolle 2017/259
Thyreoidektomie, totale 2017/21
„Thyroid Imaging Reporting And Data Systems" (TIRADS) 2017/20
Tissue Engineering 2017/381
Transfusionstherapie 2017/397
Transkatheterverfahren, Herzchirurgie 2017/209
Trikuspidalklappeninsuffizienz 2017/210, 220
Tumor 2015/198
Thoraxchirurgie 2011/231; 2012/265; 2013/165
– Lungenkarzinom, oligometastasierendes 2015/124
– Lungenresektion, anatomische 2016/161
– mediastinale 2016/163
– pädiatrische 2011/295; 2012/265
– Roboter-assistierte 2016/160
Thrombendarteriektomie 2012/249
Thromboembolie, venöse 2011/267
Thromboseprophylaxe 2015/403
– medikamentöse 2011/268
– perioperative 2011/265
– physikalische 2011/266
– rationale 2011/266
– S3-Leitlinie 2011/268; 2011/339
– Wirbelsäulenverletzung 2011/357
Thrombozytenaggregationshemmer 2013/4732015/27
Thrombozytopenie, heparininduzierte 2011/272
Thyreoidektomie 2012/98
– minimal-invasive videoassistierte 2012/98; 2013/123
– postoperative Komplikationen 2013/123
– prophylaktische 2013/125
– videoskopische 2012/98; 2013/123
Tibia
– distale Fraktur 2012/300
– Kopffraktur 2011/334
– Marknagel 2012/300

- Pseudarthrose 2015/297
- Schaftfraktur, kindliche 2012/301

Tibialis-anterior-Sehnenläsion 2010/360
Tibialis-posterior-Sehnendysfunktion 2010/360
Ticagrelor 2013/473
Time-of-Flight 2011/225
Tissue Engineering 2011/29; 2012/23, 172, 266, 312; 2015/131
- Kinderurologie 2015/211
- Leberregeneration 2015/133
- MKG-Knochenersatz 2015/133
- myokardiales 2012/172
- Schleimhautersatz 2015/133
- Tracheaersatz 2015/135
- Urothelzellen 2012/266
- Vagina-Rekonstruktion 2015/134
- Vorbeugung von Gefäß-Restenosen 2015/134
- Wirbelsäulenchirurgie 2012/312

TLIF 2010/298
TNF 2014/22
Toll-Like-Rezeptoren 2013/26, 29
Total Artificial Heart (TAH) 2014/154
Total Transanale LESS Pull-through Colectomy 2014/179
totale Pankreatektomie (TP) 2015/42
totale Proktokolektomie (TPC) 2015/164
totale urogenitale Mobilisation (TUM) 2015/208
Tracheaersatz 2015/131
TRAM 2012/413
Tranexamsäure 2013/425
Transcatheter Aortic Valve Implantation (TAVI) 2015/144, 148, 157
Transfusionsmedizin 2010/450
Transition, epitheliale mesenchymale 2013/23
transjuguläre portosystemische Stent-Shunts (TIPS) 2015/63
Transplantat, Ischämie-Reperfusionsschaden 2012/26
Transplantation 2016/114
- Beauftragter 2015/351
- Immunologie 2013/27
- simultane 2016/113
- vascularized composite allotransplantation (VCA) 2016/111

Transplantationschirurgie 2010/161; 2011/195; 2012/109; 2013/27, 133; 2014/23
- Extremitatenverlust 2016/111
- hamatopoetischer Chimerismus, Knochenmark 2016/120
- Immunologie 2016/119
- International Registry on Hand and Composite Tissue

Iransplantationsgesetz (TPG) 2015/343
Transport mit ECLS 2014/325
Transversus-abdominis-Block 2012/456
Trauma
- abdominelles 2014/321
- Krisengebiete 2014/317
- Register 2010/407; 2012/352
- schweres 2014/27

TraumaNetzwerk 2012/349, 350, 351
- Audit 2012/351
- Konzept 2012/350

- Zertifizierung 2012/351
- Ziele 2012/351

Tuberositasmedialisierung 2010/373
Tumor
- Chirurgie, orthopadische 2016/217
- Immunologie 2013/26; 2014/20
- Metabolismus 2013/24; 2014/18
- Progressionsmodell 2013/22
- Schmerz 2013/489
- Zellen, zirkulierende 2014/16

Tumorendoprothese
- Antibiotikagabe 2016/220
- inverser proximaler Humerusersatz 2016/222

Tumor-Nekrose-Faktor α 2012/36
T-Wellen Oversensing 2014/165
T-Zell-Lymphom 2012/396
- anaplastisches großzelliges 2012/396; 2013/415

U

Ulkus, venöses 2011/442; 2012/443
Unfallchirurgie 2010/273; 2011/331, 343; 2012/295, 301; 2013/271
- pädiatrische 2012/301
- septische 2012/301

unfraktioniertes Heparin (UFH) 2017/259
univentrikuläres Herz 2017/198
Unterarm
- Fraktur 2013/220
- Lappen, osteokutaner 2015/322

Unterdruckbehandlung 2012/192
Unterkieferrekonstruktion 2012/417
Ureterabgangsstenose 2011/298
Ureteroureterostomie 2011/302
Urethralhypoplasie 2017/226
Urologie, pädiatrische 2011/296; 2014/185
Urothelzellen 2012/266

V

VAAFT-Verfahren 2012/165
VAD-Entwicklung 2014/158
Vaginalagenesie 2017/229
Vaginoskopie 2017/227
Vagus-Blockade-VBLOC-Therapie 2010/133; 2012/154
- intermittierende 2010/133

Vakuumtherapie 2012/124, 446; 2013/437
- abdominelle 2012/124

Vakuumversiegelung 2012/397, 406
Validität, externe 2013/496
Varicosis, endoluminale Therapie 2013/195
Varizenchirurgie 2013/195
Vascular Quality Initiative (VQI)
- Extremitätenischamie, kritische 2016/168

Vascularized Composite Allotransplantation (VCA) 2015/297
vaskulär kompromittierte Extremität
- chronische Wunden 2015/294

vaskuläre Versorgungsforschung, Deutschland 2014/139
Vasokonstriktorentherapie 2017/397

Stichwortverzeichnis

VATS 2011/296
vegetatives Syndrom 2012/385
Vena cava superior, Rekonstruktion 2011/232
Venen
− Chirurgie 2013/195
− Thrombose, tiefe 2013/197
ventrale zervikale Fusion 2012/311
Verbrennungsmedizin 2017/329
− Acryl-Nägel 2017/337
Verbrennungsmedizin 2010/429, 431; 2011/409; 2016/252
− chirurgische Nekrosektomie 2016/256
− Ernährungsmanagement 2010/431
− Hautersatz 2011/410
− Hypothermie 2016/253
− Intensivtherapie 2010/430; 2011/409; 2016/254
− Lappenplastik 2015/325
− letale Trias 2016/252
− prästationäres Management 2011/409
− Rehabilitation 2011/411
− sekundäre Eingriffe 2016/259
− Standardisierung der Erstversorgung 2016/253
− Transplantation 2016/256
− Wundauflage Spinnenseide 2015/319
− Wundbehandlung 2010/429
Verbrennungsnarben
− Lipofilling 2017/337
Verbrennungsrekonstruktion, sekundäre
− Expander 2017/337
Verbrühungen 2017/330
Verdrängerpumpen, Kunstherz 2014/152
Vergütungsrecht 2015/391; 2016/297
Verhaltenspflicht, Arzt 2017/403
Verletzung, anorektale 2014/323
Vermeidung von Bauchwandinzisionen bei Kindern 2014/179
Verriegelungsplatte 2013/272
Versorgungsaufträge
− hälftige 2017/413
− vertragsärztliche 2017/415
Verstoss gegen glaubensbezogene Loyalitätserwartungen
− konfessionelle Krankenhäuser 2015/392
Vertebroplastie 2010/290
Vertragsarzt
− Zulassungsverzicht 2017/412
Vertragsarztrecht 2010/468; 2011/477; 2012/466; 2013/445; 2015/384; 2016/287
vesikorenaler Reflux (VUR) 2012/267; 2013/219; 2015/204
− Kinderurologie 2016/188
Vessel Sealing 2011/162
Video-Urodynamik 2015/208
Vierer-Zeichen 2013/332
Vigilanzstörungen, postoperative 2011/391
Viszeralchirurgie, pädiatrische 2011/294294; 2013/215; 2014/175
Viszeralgefäßthrombose 2015/61
Vitamin-K-Antagonist 2013/481
VKB-Rekonstruktion 2017/269
Voclosporin 2011/196
Volumenersatztherapie 2011/431
Volumenmangelschock 2013/421

Volumenreduktion 2017/131
− bronchoskopische Verfahren 2017/134
− endoskopische Verfahren 2017/134
− Lungenfunktionsparameter 2017/132
− Video-assistierte Thoraxchirurgie 2017/132
von Hippel-Lindau-Syndrom 2011/189
Vorfußchirurgie 2012/365
Vorhofflattern 2010/188
Vorhofflimmern 2010/187, 188, 189, 191
− chirurgische Therapie 2010/187, 189; 2013/205
− Diagnostik 2010/188
− elektrophysiologische Aspekte 2013/205
− endoskopische Ablation 2013/212
− Epidemiologie 2010/187
− Kardioversion 2010/188
− linksatriale Ablation 2013/209
− paroxysmales 2010/187, 191; 2013/206
− permanentes 2010/187, 191; 2013/206
− persistierendes 2010/187, 191; 2013/206
Vorhofkatheter 2017/182
VTE-Prophylaxe
− adipöse Patienten 2017/266
− Heparin-basierte 2017/263
− Hüft-/Knieendoprothetik 2017/264
− pädiatrische Patienten 2017/266
Vulva, plastisch-chirurgische Rekonstruktion 2013/391

W

Wachstumsfaktoren 2014/252
Warburg-Effekt 2013/24
Warshaw-Prozedur 2017/56
„Watershed"-Linie 2017/318
Weichteilsarkom 2013/397
− chirurgische Therapie 2014/266
− medikamentöse Therapie bei
Weiterbildung 2010/525
− berufsbegleitend 2015/373
− Dokumentation (Logbuch) 2015/372
− Inhalte 2015/368
Weiterbildungsordnung 2010/525; 2012/473
− Novellierung 2015/368
Werberecht der Ärzte
− Bewertungsportale 2017/405
Werbung 2010/467
Wettbewerbsrecht 2015/393
Wiederverwendung von Geräten, Schrittmacher 2014/171
WIFI-Klassifikations-System
− Extremitätenischamie, kritische 2016/166
Willms-Tumor 2011/306; 2012/268; 2015/166
Wirbelkörperfraktur 2010/289
− osteoporotische 2010/289; 2013/293
− thorakolumbale 2013/281
Wirbelkörperfusion 2010/298
Wirbelsäule
− Chirurgie 2010/276, 285; 2011/353; 2012/305; 2013/277, 281
− degenerative Veränderungen 2011/259
− Freigabe 2010/277
− Trauma, Krisengebiete 2014/327

Wirbelsäulenverletzungen 2010/276
- Bildgebung 2011/357
- Dekompression 2011/353
- Thromboseprophylaxe 2011/357

WNT-Signalweg 2012/20
Wunden 2012/444
- Behandlung 2011/439; 2012/397, 441; 2013/431
- chronische 2012/444; 2013/436
- Heilungsstörung 2012/192
- Infiltration 2012/456
- infizierte 2012/444
- Management 2016/279
- Randabdeckung, intraoperative 2015/400
- Wundauflage 2012/447

Y

Yergason-Test 2013/328

Z

Zahlen 2014/165
Zementaugmentation 2017/253
zentrale Lymphknotendissektion 2014/80
zerebrale Funktion, SHT 2014/293
Zero-Profile-Cage 2012/311
Zertifizierung 2011/521
- für Operateure 2014/163

ZEUS 2015/101

Zirkulatorische Therapie 2017/397
Zirkumzision - Beschneidung 2015/209
- Autismus-Spektrum-Störung (ASS) 2015/210
- Komplikationsrate 2015/209
- Meatusstenose 2015/211
- postoperative Schmerzen 2015/209

Zulassung 2010/469
- Anfechtungsbefugnis 2013/448
- Fähigkeit 2010/470
- vertragsärztliche 2010/469; 2011/480; 2013/447

Zweigpraxis 2010/468
Zwerchfelldefekt
- operative Korrektur 2017/194

Zwerchfellhernie
- ECMO-Therapie 2017/194
- kongenitale 2017/189
- minimal-invasive Operationstechniken 2017/194

Zwerchfellhernie 2012/261
- kongenitale 2011/293; 2012/261; 2013/248; 2016/181
- linksseitige 2013/254
- operative Therapie 2012/261
- pränatale Chirurgie 2013/248
- rechtsseitige 2013/254

Zystadenom, intrahepatisches 2011/100
Zysten, bronchogene 2017/235
zystische Tumore 2017/54
zystische Tumore 2015/43
Zystoskopie 2017/227
Zytoreduktion 2017/120
zytoreduktive Chirurgie 2015/185